WITHDRAWN FROM CAMDEN PUBLIC LIBRARIES

GH01144379

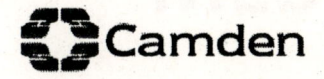

Camden Libraries

KILBURN LIBRARY CENTRE
12-22 KILBURN HIGH ROAD
LONDON
NW6 5UH
TEL. 020 7974 4001

You may return this book to any Camden library. For a full list please see www.camden.gov.uk

2/13

For terms and conditions of library membership
www.camden.gov.uk/libraries

For 24 hour renewals
www.camden.gov.uk/libraries and click renew
(library card and pin number needed)

Tel: 020 7974 4444 for all library enquiries

Preface

The first edition of this dictionary provides full coverage of all the important terms and concept used in medicine today. It is intended primarily to enable all Somali people to understand the use of medical words and terms. It will also be invaluable for medical students and nurses who are practising at present. A feature of the dictionary is that articles are written clearly and concisely in the Somali language without the use of unnecessary technical jargon. For this reason the book will also be of interest and value to the general reader who needs a home medical dictionary, the rapport between patient and doctors, understanding the use of medicines and understanding diseases and their affects. This book is not intended for self-diagnosis or to undermine the medical profession but simply to help the Somali community to understand medical terms and words.

The dictionary defines terms in anatomy, physiology, biochemistry and pharmacology as well as all major medical and surgery specialities, it covers psychology and psychiatry, surgical techniques, infertility treatment, genetics, imaging, dentistry and new drugs. Each entry has been explained in the Somali language. There are words that cannot be found and therefore an explanation as near as possible is given; e.g. infection and inflammation are hard to explain or define in plain Somali language so these words are explained in the clearest and easiest way Somali to understand. The inclusion of these terms in a dictionary reflecting the practice of modern medicine is of questionable value and their meaning can be derived from the definition in the medical prefixes and suffixes, which can be found in the book. Some words have been used in a definition indicating that this term has its own entry in the dictionary and that additional information can be found there. Some words refer the reader to another entry, indicating that they are the same or are being used in parallel. The advantage of this book is that it has a section that explains how to speak with your doctor and the questions you should be asking both your hospital and family doctor.

L.A.Diriye
2011

Gogoldhig

Qaamuuskaan caafimaad oo ah daabacaadii ugu horeeysay ahna kii ugu horeeyay oo af soomaali lagu qoro, waxaa ku dhan dhamaan ereyada iyo fikradaha muhiimka ah ee manta laga isticmaalo caafimaadka marxaladahiisa kala duwan. Waxaa si gaar ah loogu talagalay in qof walba oo soomaali ah fahmo luqada caafimaadka, iyo sida loo isticmaalo. Waxaa kale uu aad muhiim ugu yahay, ardayda baraneysa maadada caafimaadka iyo kalkaaliyeyaalka waqtigaan wax barasho ku jirta. Sifada qaamuuskaan ku cad waxay tahay eryada waxaa lagu sharxay micno sahlan iyo af soomaali qeexan, ayadoon laga tagin dhuuxa iyo micno u yeelka xirfada ereyga, sidaa daraadeed waxa kale oo buugaan anfacaa akhristaha guud ee u baahan ku isticmaalka guriga, xiriirka u dhaxeeya bukaanka iyo takhtarka, in la fahmo daawooyinka iyo isticmaalkooda, in la fahmo cudurada iyo dhibaatooyinka ay leeyihiin. Buugaan marna looma qorin in qofka uu naftiisa ku daaweeyo ama takhtarka iyo aqoontiisa caafimaad lagu liido, ee waxaa keliya oo loo qoray in dadka soomaalida ay fahmaan ereyada laga adeegsado caafimaadaka.

Qaamuuskaa wuxuu qeexaayaa hab dhiska jirka, qaabka ay u shaqeeyaan, sida unugyada wax u qabtaan, hab dhiska kiimikada iyo sida ay u shaqeeyaan, daawooyinka siday wax u taraan iyo dhibka ay keenaan, waxaa sii wehliya dhamaan xirfadaha qaliinka waaweyn, cilmi nafsiga, jirrooyinka madaxa, ciladaha cilmiga hiddaha iyo sida loo daaweeyo, ciladaha hoos u dhiga taranka, dhalmada iyo daawooyinkooda, cudurada ilkaha iyo daaweeyntooda iyo ugu danbeyn daawooyinka wax tarkooda iyo dhibaatooyinkooda. Erey kasta waxaa lagu sharxay af soomaali, waxaa jira ereyo aan la heli karin in lagu micneeyo af soomaali, kuwaas oo kale waxaa loo sharxay sida ugu dhow ee soomaaliga ah. Tusaale: ereyada Infection Iyo Inflammation, looma haaye af soomaali si toos ah u sharxa ama qeexa, sidaa daraadeed waxaa lagu micneeyey sida ugu dhow uguna sahlan oo loogu heli karo afka soomaaliga. Waxyaabahaan buugaan lagu kooban waxay tusmo u tahay caafimaadka iyo qiimaha uu dadka u leeyahay, badanaa ereyada caafimaadka waxaa micne u yeela horgale iyo dabagale buugaan ku jira. Erayada qaarkood waxay leeyihiin micne u gooni ah iyo mid la mid ah oo soo noq-noqda, sidaa daraadeed waxaa akhristaha buuga u tilmaamaa inuu ereyga la mid ah akhriyo.

Qaamuuskaan waxaa si gooni ah ugu jiro, tusaale ku saabsan sida takhtarkaada loola xaajoodo, sida su'aalaha loo weeydiyo labada takhtar ee kala ah, kan ka shaqeeya isbataalka iyo kan ah takhtarka familka.

L.A.Diriye
2011

Mahadnaq

Ilaahigii aqoonta isiiyey suurtagalna ka dhigay inuu qaamuskan u dhamaado sida aan ugu talagalay baa mahad u sugnaatay. Intaas kadib waxaa mahad muddan Hooyo Fadumo iyo Aabe (alla naxariis korkiisa ka yeel) oo la'aantooda aan aduunka joogeen, waxaa soo raaca xaaskeyga oo aan aad u jeclahay Barlin Osman oo aan iloobi karin hawlaheeda waajibnimo markey gudatay, ka sokow fikrad iyo talooyin ku saabsan hab qoraalka luqada soomaaliga oo aad muhiim u ah igu kordhisay, kuwaasoo la'aantooda aan suurtagal aheyn qaamuuska inuu dhamaado. Waxaa kale oo asna mahad muddan wiilkeeda Osman Mohamed Abshir oo gacan weyn ka geystay sawirada habdhiska jirka iyo tusmadooda ku muujisan, waxaa kale oo mahad muddan gabadha aan abtiga u ahay Viollca Vuciterni oo laheyd farshaxanka baalka kore ee buuga iyo Samir Vuciterni oo igu kalmaameeyey naf jaceyl. Waxaa mahad weyn siinayaa dhamaan walaalahay Sahra iyo caruurteeda, Saylon iyo caruurteeda, Xini iyo caruurteeda, Abdirahim iyo caruurtiisa, Jamal iyo caruurtiisa, Cabaas iyo caruurtiisa Amal iyo caruurteeda. Waxaa kale oo mahad ballaaran muddan Abti Mahamud Jimale Ahmed oo igu dhiira geliyey garabna igu siiyey inaan jaamacada cafimaadka helo kana baxo, sidoo kale Abti Ahmed jimale Ahmed oo ereyo badan oo buugaan aan ka maqneeyn igu kaalmeeyey. Waxaan kale oo aan mahad u celinayaa dhamaan kooxda aan la shaqeeyo ee qaybta lafaha iyo dhiiga ka shaqeeya ee isbataalka Northwick Park Hospital oo ogaan iyo ogaan la'aanba igu kaalmeeyey fikrado ku saabsan cudurada qaliinka iyo dhiiga jeermiska gala.

Waxaa sidoo kale mahad ballaaran muddan Mohamed Abdullaahi Keenan oo lahaa fikrada koowaad ee buuga iyo Mrs Edna oo ka socota Reeve Bureau word processing/secretarial services oo hawl ka qabatay sida loo dhisay buuga gacantana ku dhuftay qoraalka ereyga ugu horeeyey qaamuuska.

Waxaa qaamuuskaan caafimaad ku xusaa Alla ha u naxariistee
Aabe Ali Diriye iyo Aboowe Abdixamiid Ali Diriye (Sh, Nuur) iyo
Cunugeena oo aan arag

L.A.Diriye
2011

Acknowledgements

Praise is due to Allah who gave me the knowledge and opportunity to finish this dictionary. I would then like to thank my mother Fadumo and my father (peace be upon him) without whom I would not be here. I wish to give my heartfelt thanks to my wife, who I love deeply, and who has given me unconditional love and support throughout the preparation of this dictionary, who gave me invaluable advice on writing and correcting the Somali language, who helped me in formatting the manuscript and without whose help the book would not have been finished. I thank her son Osman, nephew Samir, niece Viollca and their mother Shamsa who all helped me set up the design of the book and the structures of the human body. I am also greatly indebted to all my brothers and their family, my sisters and their family who not only gave me invaluable advice but also gave me moral support. To Mrs Edna Reeve of Reeve Bureau I give thanks for her word processing services and the comprehensive copy edit of most of the dictionary, including the first word in the book. Mohamed Abdullahi Keenan for his idea and valuable contribution in the first stages of this project, I also wish to thank my work colleagues from both Haematology and Orthopaedic Surgery departments at Northwick Park Hospital, North London, who both knowingly and unknowingly contributed towards this medical dictionary.

I dedicate this medical dictionary.
Both (may Allah have mercy upon them)
My father Ali Diriye and brother Abdixamid Ali Diriye (Sh. Nuur)
our baby which we never met.

L.A. Diriye
2011

How to quiz your doctor

I believe that patients have the right to question their doctor about treatment as much as they need to until they feel reassured. But it can sometimes be hard to know the right questions to ask to make sure you're getting the best care.

This isn't helped by the fact that some people still cling to an old fashioned view that the doctor's word is law and must never be questioned. Of course this isn't true and no good doctor will mind being asked to explain things – the patient-doctor relationship should be based on mutual trust and respect.

So don't hesitate to say "I don't understand, please talk me through it again." Doctors are only human and often don't know when they haven't explained something well, or in terms that are easy to understand. When in doubt, repeat what your doctor has told you and ask if you've got it right. Here's my insider's guide to the questions you need to ask when you're anxious about what will happen next…

You'r going for a serious op

HOW TO APPROACH IT
A major procedure such as a heart bypass or hysterectomy can be scary and it's fine to ask for reassurance. You'll feel better if you know what to expect before and after the op.

BE SURE TO ASK YOUR GP:
- What are the risks and benefits of this surgery?
- Can I reduce any of these risks and speed up recovery time?
- Should I stop smoking/taking the Pill/lose some weight?
- How long will I be in hospital for?
- How long do I stay in bed after?
- What's the average recovery time?
- What will happen if I don't have this surgery?
-

THE SURGEON:
- How many time have you performed this procedure and is it usually successful?
- What's your expected outcome?

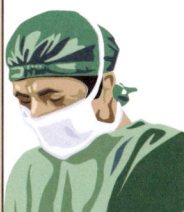

You've been newly diagnosed with a condition

HOW TO APPROACH IT
You need to gather as much information as you can at a difficult time when you may still be in shock – especially if you're facing a difficult diagnosis such as cancer.

This is one time when it really pays to have a friend or family member with you to listen, as they will remember many things you don't.

BE SURE TO ASK:
- Is it serious – should I see a specialist?
- How can you be sure I have it?
- What tests have you done, or will you do, to confirm the diagnosis? What do they show or what will they show?
- Do I need to go to hospital?
- Will the condition get better or worse? Is there a cure?
- Will I need to stay on medication long term?
- Will I need regular checks?
What's the latest research on this condition and could I benefit from it??

You need to make a decision about treatment options

HOW TO APPROACH IT
These days doctors don't expect to make treatment decisions themselves – they aim to give the patient enough information to make his or her own choice.

An example could be whether to have surgery to remove a slow-growing prostate tumour or to adopt a watch-and-wait policy.

BE SURE TO ASK:
- Which option/treatment do you think is likely to be successful?
- What is the success rate of each of the possible treatments?
- What are the side effects and the pros and cons of each in your opinion?
- Does my age affect which treatment is best?

If the treatment doesn't work, what else can we try ?

You've been offered a new drug

HOW TO APPROACH IT
New and experimental drugs are developed and tested all the time and there's a chance you may be offered one, for example with breast cancer or multiple sclerosis. New drugs are often better and targeted but you still need to arm yourself with the facts before agreeing to try something.

BE SURE TO ASK:
- How much more effective is it than the established treatments?
- How many reports in medical journals have there been of its success?
- What are the side effects?
- Why do you have so much confidence in it?
- Have you ever prescribed this treatment before – and did it work?
- Could it interfere with any other drugs I'm taking ?

You're going for a scan or investigative procedure

HOW TO APPROACH IT
If a patient needs further investigation, scan can help to find out why certain symptoms are occurring. This could take the form of a brain scan or perhaps a chest X-ray. Tests like this can seem daunting so find as much detail about the procedure as possible. Ask your doctor to talk you through what will happen and if he has any information you can read up on beforehand.

BE SURE TO ASK:
- Why are you doing this procedure?
- What are you expecting to find?
- What does it involve – could you take me through it all step-by-step?
- Are there any risks linked with this kind of scan?
- If you're worried about a CAT or MRI scan, you could explain you get claustrophobic so is it possible to be sedated for the scan?

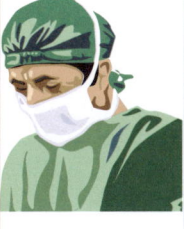

Sida loo su'aalo takhtarkaada.

Waxaan rumeysanaha qofka inuu xaq u leeyahay waxwalba uu rabo inuu takhtarkiisa su'aali karo, ilaa uu ka helo wuxuu raadinayey uu ku qanci karo. Laakin mararka qaarkeed waa adagtahay inaad hesho su'aalsha saxda ah oo aad rabto in aad weydiiso si aad u heshid jawaab sax ah oo aad ku qanacdo. Waxaa arinta sii adkeysa dadka markay aaminaan takhtarka hadalkiisa waa mid cad, sidaa daraadeed marna ma wanaagsana in la su'aalo, taasi waa fikrad danbeysa, takhtarka wanaagsan marna ma diido in la su'aalo, lagana cosado inuu sharxo waxa uu sheegayo. Bukaanka iyo takhtarka waxaa u dhaxeeya xiriir ku dhisan daacad iyo is xushmeen. Sidaa daraadeed marna ha baqin in aad ku dhahdo takhtarka !ma fahmin waxaad ii sheegtay ma igu soo celinkartaa! Xasuusnow takhtarka waa bani aadam, waxaa dhici karta in uusan wax u sharxin sidii la rabay. Hadii ay wali mugdi kaaga jiraan, waxaad ku celisaa wuxuu takhtarka kuu sheegay adigoo su'aalaya !sidaas miyaad igu tiri!. Halkaan waxaan ku soo bandhigay waxyaabaha ku haboon oo aad su'aali karto takhtarkaada maraad walwal iyo cabsi aad ka qabto takhtarka.

•••
Qaliin aad galeysaa:
Sida loola xaajoodo!

Qaliin weyn oo aad u cabsi badan ayaad galeysaa, sida wadno ama ilma galeenka la soo saaro, way haboon tahay in aad hesho niyad san iyo hadal aad ku degto inta aadan qaliinka galin.

Takhtarkaada su'aal
* maxaa iiga imaan kara qasaaro iyo faa'ido qaliinkaan?
* qasaarahiisa ma ka badbaadi karaa, intee qaadaneysaa in aan kareysto/ cabida sigaarka/ daawo majoojiyaa? Misaankeyka hoos ma u dhigaa? Meeqa maalmood ayaa isbataalka ku jiraa? Maaqa maalmooda ayaa guriga jogaa?
*maxaa dhici kara hadii aan iska daayo qaliinka?

Takhtarka qaliinka: ma sameeysay qaliinkaan hada ka hor? Maku guuleeysatay, maxaadse adigu sugeysaa inay ka soo baxaan?

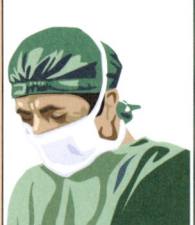

•••
Cudur kugu cusub ayaa lagu sheegay:
Sida loola xaajoodo!

Waxaad u baahantahay inaad soo uruurisid aqbaar badan oo aad u baahantahy si walba oo aad weli u naxsan tahay. Gaar ahaan markii lagugu sheegi in aad qabtid cudurka kansarka. Waqtigaan oo kale ayaa haboon inuu kula socdo qof aad ku kalsoon tahay, maxaa yeelay waxaadan xusuusan karin ayuu qofka kale xusuussan karaa.

Takhtarkaada su'aal:
Ma'halis baa. Ma u baahanay qof ku takhasusay? Side u hubtaa inaan qabo cudurka? Maxaad baarid ah aad sameeysay? Mar labaad ma ku celinkartaa si aan u hubsano? Maxaan ka arki karnaa? Ma u baahanahay inaan isbitaal tago? Xaalada miyey noqonkartaa mid is badesha, mise waa ka dartaa? Daawo hadii aan qaato, muddo dheer miyaan wadaa? Baarid joogta ah miyaan u baahanahay? Xaaladaan wax cilmi baarid ah malagu sameeyey, maxaa natiijo ka soo baxay?

•••
Waxaad u baahantahay in aad go'aan ka gaarto habka laguu daaweeyo.
Sida loola xaajooda!

Maalmahaan danbe kuma xirna takhtar keligiis inuu go'aan ka gaaro sida laguu daaweeyo, ula jeedadooda ugu weyn waxay tahay inay bukaanka siyaan wax kasta oo aqbaar ah u baahanyahay, si uu bukaanka u gaaro wuxuu door biday, waxaa dhici kartaa in aad qaliin yar oo lagu gooyo buro si tartiib ah u kareyso gasho, maxay tahay dariiqa ku haboon.

Takhtarkaada su'aal:
Habkee ugu wanaagsan ee kula tahay in lagu guul gaaro? Maxay tahay heerka guul gaarka laga gaaray daawada noocaan ah? Fikradaada maxay dhibaato iyo faa'do leedahay isticmaalka habkaan daawo? Xanuunka aan qabo daawadee ku haboon? Hadii daaweeynta noocaan ah aysan shaqeyn, maxaan kale oo aan sameeynkarnaa?

•••
Waxaa laguu fidiyey daawo cusub.
Sida loola xaajooda!

Daawo cusub oo weli baarid ku socda ayaa laguu fidiyey, sida kasarka ku dhaco naasaha, ama cudurka burbur murqha jirka, daawo walba daawo ka cusubtahay waa ka wanaagsan tan sidaa daraadeed, waxaa dhici karta in si tijaabo ah lagugu fiiriyo, marka inta aadan ku raacin isticmaalka daawadaas waxaa haboon in aad hubsato wax walba oo ay daawadaas qabto.

Takhtarkaada su'aal:
Daawada cusub side kaga duwantahay tii hore ee la isticmaali jiray? Meeqa mar ayaa la soo bandhigay intee lagu soo bandhigay guusha laga helay? Ma aaminsantahay daawadaan? Qofse ma u qortay weli ma shaqeysay? Wax isbadel miyey ku ridaa daawada aan hada isticmaalayo?

•••
Baarid raajo iyo qalab kumbuyuutar la dhex maro ayaad u socotaa.
Sida loola xaajoodo!

Hadii bukaanka u baahan yahay baarid leh, iyo in la ogaado waxa uu qabi Karo, raajo ama qalabka kumbuyuutarka la dhex maro ayaa aad u soo saara jirka waxa uu qabi kara. Sida daraadeed takhtarkaada su'aal hadii uu kuu sharxi karo, waxa iyo sababta loo sameeynayo baaridaan raajo, iyo hadii uu haayo waxyaabo aad aqrin karto oo ku siin kara fikrado kale oo ku qanci kara.

Takhtarkaada su'aal:
Maxaad u sameeyneysaa baaridaan? Maxaad sugeysaa inaad ka hesho? Maxay sugeeysaa, si tartiib tartiib ah ma iigu shrxi kartaa? Wax dhib ah miyey leeyihiin noocaan baarid? Hadii aad baqdin ka qabto kumbuyuutarka la dhexmaro, waa lagu suuxin karaa hadii aad rabto, su'aal takhtarka

A

a- (an-) *horgale*: tilmaama; aanlahayn, kamaqan. Tusaale: *amastia* (naas la'aan) amorphic (aan lahayn shay lagu garto); atoxic (aan sun lahayn).

ab *horgale;* tilmaama; ka fog, ka dheer. Tusaale: abembryonic (ka fog, ka dheer ama ka soo horjeeda uur jiifka)

abarticulation *n.*kalabaxa halka lafaha iska galaan.

abasia *n.* aan la socon Karin, awood daro socod la'aan ah ayadoo wax dhibaato ah aysan jirka ku dhicin.

abdomen *n.* ubucda. jirka qaybta ka hooseesa xabbadka ilaa xuddunta. Ubucda waxay ka kooban tahay unugyada caloosha, dheefshiidka, beerka, mindhicirka, kelliyaha, kaadi haysta. dumarkana waxaa u sii dheer ugxaan sidaha iyo ilma galeenka. (fiiri masawirka hoose)

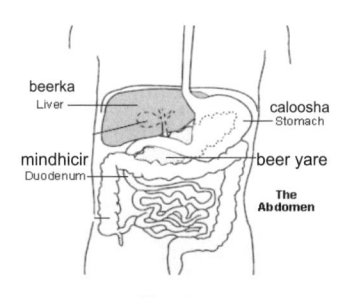

beerka Liver
caloosha Stomach
mindhicir Duodenum
beer yare
The Abdomen

Ubucda

abdomin- (abdomin-) good ahaan ubucda iyo wixii quseeya. Tusaale: *abddominalgia* (ubuc xanuun).

abdominoscopy *n fiiri (eeg)* laparoscopy.

abducens nerve dareen wade lixaad oo ku yaala indhah dabadooda oo mas'uul ka ah dhaqdhaqaaqa iyo wareega indhaha.

abduct *vb.* xubin ama meel kasta oo jirka kamid ah laga dheereeyo bartamaha jirka.

abductor *n.* muruq ka taga ama ka dhaqaaqa meeshiisii, oo taga booskale oo jirka ka mid ah ama ka fogaada bartamah jirka.

aberrant *n.* xaalad aan caadi ahayn. badanaa waxaa loo adeegasadaa xididada dhiiga ama dareen wade dariiqiisa ka weecda.

abiotrophy *n.* hallaaba ama sii xumaada oo shaqadoodu yaraata sabab la'aan. Tusaale: *retinal abiotrophy*: araga indhaha oo sii daciifa, waxay tani kadhalataa hiddo wade cudur ama cilad ku dhacday.

ablatio *n.* kala go, kala qaybsama. Wax kala go'a, kala fuqa. Gaar ahaan waxaa loo adeegsadaa indhaha la fiiqo, ama dhaawac dareedeed soo go'a.

ablation *n.* goyn ama ka saarid laga soo saaro xubno jirka ka mid ah. badanaa waxaa loo adeegsadaa waxyaabo aan si caadi ahayn jirka uga dhex kora.

ablepharia *n.* aan laheyn ama baalsha isha la yareeyo.

ablepsia *n.* indhaha la' ama arag la'aan.

abortifalient *n.* daawo loo isticmaalo ilma soo xaakhida. waxay jirka ku boorisaa inay ilmaha soo hallaabaan inta aysan gaarin waqtigooda.

abortion *n.* ilma soo xaakhid. Ilmaha layska soo saaro inta aysan gaarin waqtigooda inta u dheexeeysa markay caloosha galaan ilaa ay ka gaaraan 24 asbuuc. sababaha ilmaha laysaga

1

soo xaakho sedex ayay u kala baxaan 1- *caafimaad daro*, oo astaan u ah ubuc xanuun, dhiig bax ka yimaada ilma galeenka, laakin ilmahii weli waa ay nool yihiin. mar hadii ay ilmaha dhintaan lagama maar-maan ayay noqonaysaa in cunuga la soo saaro. 2. hooyada oo jirran ama ilma galeenka oo aan caadi ahayn, sidaa daraadeed waxaa badanaysa in ilmaha ay si joogta ah u soo hallaabaan, mar walba uu uur yimaado. waxaa halis ah in la soo xaakho inta ilmaha ay san gaarin 20 - 22 asbuuc. 3. qof iska doorbida in uu uurka sabab la'aan iska soo xaakho. tani hadii ay joogto u dhacdo, wadanka UK sharci daro ayay ka tahay, waxaa sidaa inoo sheegaya sharci soo baxay 1967 isla markaana aad loo xoojiyay 1991, qodobadiisa waxay tilmaamayaan in laba takhtar ay isku raacaan marka qof go'aansado in uu ilmaha caloosha ku jira noloshooda gaba-gabeeyo isla markaana lagu sameeyo meelo loogu talagalay, dad cilmigaas yaqaanana ay sameeyaan. dadka cafimaadka quseeyaa waxay kala saaraan, soo xaakhida iyo ilmaha dhicis soo noqda. ayadoo ay soo xaakhida ku tilmaamaan in ulla kac loo sameeyo, dhicisnimadana ay nasiib daro ku dhalatdo. dadka caafimaadka ka shaqeeya labada farqi aad ayay ulla socdaan.

abortus *n.* uur jiif culays koodu ka yar yahay 500g oo uurka ka soo daata, ayagoo dhinta ama aysan awoodin in ay sii noolaadaan.

ABO system *fiiri (eeg)* blood group.

abreaction *n.* xirfad ay adeegsadaan takhaatiirta cilmi nafsiga, taasoo ay maskaxda ka xureeyaan xusuus la'aanta, walwalka, iyo cabsi qab xad dhaaf ah. inkastoo maskaxda caadi loogu arko xaaladaan, hadana takhaatiirtaan si ulla kac ah ayey u adeegsadaan cilmi nafsi, aragti qiyaaseed ama mid mala'-awal ah, qofka maqane jooge laga yeelo iyo daawo sida *thiopentone*. xirfadaan waxaa loo haystaa inay qofka u soo celiso xusuusta ka lunta iyo maskaxda cadaadiska haaya ay ka xorowdo.

abruption (ablation) *n.* kala-saarid (kala soocid)

abruption placentae dhiig bax ka yimaada mandheer si caadi ah booskeeda ku taal. waxaa keeni kara, in mandheerta ay ka soo go'do ilma galeenka waqtiga uurka uu jiro 24 asbuuc. badanaa waxaa sababa cudurka dhiig karka iyo dhibaatooyinkiisa.

abscess *n.* maal, malax.

abscission n. xubin goyn.

absorption *n.*(la xiriira hab dhiska unugyada jirka iyo shaqadooda) dheefshiid, nafaqo kaydin. nuugid gaar ahaan dareere ama walax lamid ah. Badanaa cuntada la cunay waxaa lagu dheefshiidaa mindhicir yareha, oo markii ay dhuunmareenka ka timaado cuntada waxay u kala gudbaan hab dhiska dhiig wareega iyo unugyada jirka waaweyn.

abulia *n.* awood daro, daciifnimo qof ka qabsata itaalka, wax qabadka. Qofku wuxuu haystaa damacii uu wax ku qabsan lahaa lakin marna marabo inuu wax is taro ama qabsado.

abutment *n. (la xiriira ilkaha) fiiri (eeg)* bridge.

acalculia *n.* awood daro, qofka uusan karin inuu xisaabiyo, xisaabta mida ugu yar ama ugu sahlan xisaabaha. Waa astaan lagu garto cudur ku dhaca cakawga maskaxda qayb ka mid ah.

acantha *n.* laf ka soo taagan ricirka (lafaha laf dhabarta ka kooban tahay).

acanthamoeba *n.* cayayaan ku dul nool xoolaha oo xanuun xad dhaaf ah ku dhaliya dadka gaar ahaan xuubka daboola bikaaca (birta) isha.

acanthion *n.* caarada laf dhabarka, meesha ay ka billaabato, halka ay ku kulmaan wajiga iyo daanka.

acanthosis *n.* kor u kaca (siyaado), tirada unugyada maqaarka adkeeya, gaar ahaan gudaha maqaarka hoostiisa, tasoo dhalisa adadeega dusha maqaarka jirka.

acapnia (hypocapnia) *n.* xaalad hawada qofka neefsado ay ku yartahay dhiiga, tasoo keenta qofku inuu neeftuuro marka uu hawl haayo.

acardia *n.* wadne la'aan lagu dhasho. Xaaladaan waxaa lagu arkaa mataanaha dhasha ayagoo isku dhegan, mataanaha wadnaha la dhasha ayaa mas'uul ka ah hab dhiig wareega jirka.

acariasis *n.* shillin iyo boorka oo laga qaadi karo cuduro, gaar ahaan xasaasiyada jirka.

acaricide *n.* kiimiko walba oo loo adeegsado baabi'inta shillinta iyo boorka.

acarid *n.1.* shillin (cayayaan dhiiga ka dhuuqa xoolaha). *2.* boorka.

acarus (tyroglyphus) *n.* cayayaan ku dhex nool burka iyo daqiiqa, ma'ahan kuwo jeermis dhaliya laakin waxay dhaliyaan xasaasiyad aad halis u ah, gaar ahaan dadka ka shaqeeya meelaha burka iyo daqiiqa lagu kala sooco.

acatacasia *n.* falgal de-dejiye jirka ku yar, ama la'aan lagu dhasho, taasoo dhalisa jeermiska cirridka oo soo noq-noqda iyo af xanuun. badanaa waxaa lagu arkaa dadka Jabanayska.

acceptor *n.* *(la xiriira cilmiga kiimikada)* walax caawiya dib u soo celinta hawada caadiga ah ee dadka neefsado.

accessory nerve dareenwade kow iyo tobnaad, oo ka yimaada laba jirid oo kala ah maskaxda iyo laf dhabarka dushiisa kore, kan ka yimaada maskaxda wuxuu raacaa xiidmo sida dun oo kale isugu xir-xiran wuxuu gaaraa xubnaha dhuunta isla markaana caawiya murqaheeda. Midka ka yimaadana laf dhabarka dusheeda wuxuu raacaa xiidmo sidoo kale ah dun isugu xir-xiran oo caawiya lafta u dhaxeysa labada naasood ee xabadka markaana xoog siiya murqaha qoorta hore iyo gadaalba.

accident *n.* musiibo shil dhacdo ah oo ku dhacda qeyb ka mid ah jirka. *Accident and emergency medicine (A&E)* waxay qusaysaa maadada caafimaadka deg-deg ah.

accommodation *n.* haagaajin ama isku toosin lagu sameeyo qaabka muraayada wax lagu arko, bikaaca si uu u badello ku aadka ama bartamaha isha.

accommodation reaction cadaadis lagu cadaadiyo bikaaca (birta) isha, marka qofka uu isha ku toosiyo wax ama shay uu rabo inuu arko.

accouchement *n.* dhalin, ilmaha oo la dhaliyo, ummulin.

acebutolol *n.* daawo loo isticmaalo daaweynta dhiig karka iyo xididada dhiiga u geeya wadnaha marka ay xermaan. Afka ayaa laga qaataa. Waxay dhalinkartaa dhibaatooyin ah neef ku dheg, gaar ahaan dadka qaba cudurka neefta, xiiq, gacmo iyo lugo qabow. *Waxaa kale oo loo yaqaanaa* **Sectral**.

ACE inhibitor kooxo daawo ah oo lagu daaweyo dhiiga kor u kaca iyo wadane istaaga ACE waxay u shaqeesaa inay farageliso falgal de-dejiye daciif ah oo xididada wadnaha ballaariya, marka ay ficilkaas ka hortaga ay sameeyso, dhiiga hoos ayuu dhacaa. afka ayaa laga qaataa. Waxay dhalinkartaa dhibaatooyin ah daciifnimo iyo warwareer.

acentric *n.* *(la xiriira cilmiga hiddaha)* hiddowade ama ja-jabkiisa aan lahyn jirad ku xirta kooxo la mid ah, sidaa daraadeed wuxuu noqdaa mid ka hara hiddo wadaha la mid ah, marka unugyada kala qeybsamayaan ama taran sameeyaan.

acephalus *n.* uur jiif madax la'aan ah.

acervulus cerebi *n.* jariir ama budo macdan ka kooban oo lagu arko qanjirada caawiya maskaxda, waxay shaqadoodu billaabaan dadka marka ay da'dooda gaarto 17 sano.

acetabulum (cotyloid cavity) *n.* lafta sinta, misigta labadeeda gees ee daloolasha, taasoo ah meesha kulmisa lafta cajirka (*bowdada*) iyo is galka sinta, misigta.

acetaminophen *n. fiiri (eeg)* paracetamol.

acetazolamide *n.* daawo lagu daaweeyo arag yarida. isticmaalkeeda wuxuu quseeyaa cadaadis ka yareeynata culayska kora bu'da isha, waxaa kale oo loo isticmaalaa daaweynta dadka ku calool rogma meelaha dhulka ka dheer. Waxaa dhibaatooyinkeeda kamid ah in lays ku arko warwareer, kabaabyo iyo jiriirico gacmaha iyo lugaha ah, *waxaa kale oo loo yaqaanaa* **Diamox**.

acetoacetic acid aasiidh badan oo beerka sameeyo, si loo burburiyo cadiinta badan ee ka dhalata xaaladaha baahida ka yimaada.

acetohexamide *n.* daawo lagu daaweeyo kaadi sonkorowga. waxaa laga qaataa afka, waxaay dhalinkartaa madax xanuun, warwareer iyo walwal joogta ah.

acetylcyteine *n.* daawo loo isticmaalo burburinta xuub adeega jirka gudahiisa. afka ayaa lagu buufiyaa marka la isticmaalayo, waxaa kale oo loo isticmaalaa ka hor taga dhibaatooyinka beerka, markii daawooyin kale qiyaas badan oo aan caadi ahayn la qaato. Waxay leydahay dhibaatooyinka, lalabo, matag iyo qandho.

acetylsalicylic acid *n. fiiri (eeg)* aspirin.

achalasia (**cardiospasm**) *n.* xaalad aan murqaha cunto-mareenka aan caadi ahayn, gaar ahaan intooda hoose, taasoo dhalisa cuntada la qaatay in ay ka daahdo hoos u gudubka jirka.

achilles tendon *n.* seedka muruqa ku yaala kubka lugta inta u dhaxeesa lafta ciribta ilaa jilibka.

achlorhydria *n.* aasiidhka caawiya caloosha oo jirka ku yaraada. Waa arin iska caadi ah, hase ahaatee dadka qaarkiisa wax ku dhalisaa dhiig yari. In kastoo la' og yahay wax dhibaato ah in aysan dhalin, dadka arinkaan haysatana wax daawo ah uma baahna.

acholia *n.* xammeetada ama dacarta oo jirka ku yar, ama awooda ay ku geli lahayeen cunto mareenka oo ka yaraata. tuubbooyinka ay sida caadiga ah u dhexmari lahaayeen oo xerma awadeed.

acholuria *n.* dacarta kaadida midabka u yeesha oo jirka ku yaraata. badanaa xaaladaan waxaa la arkaa marka uu jiro cudurka cagaarshowga (indha caseeye).

achondroplasia *n.* jirro layska dhaxlo, taasoo ah lafaha gacmaha iyo lugaha oo si aan caadi aheyn u koraan, cilad firka ka haysata carjawda iyo lafaha jirka daraadeed. waxay sabaabtaa cilinnimo, inkastoo caqliga iyo koritaanka madaxa uu caadi yahay.

achromatic *adj.* aan midab lahayn.

achromatic lenses muraayad loogu tala galay in loo adeegsado qalabka lagu baaro ilma'aragtada.

achromatopsia *n.* indhaha oo awood u waaya midab araga. aad ayay u yar tahay xaaladaan, laakin hadii ay dhacdo waa arin layska dhaxlo.

achylia *n.* caloosha oo aan awoodin inay dheecaan sii deyso, xuubkeeda oo ka adkag aawadeed.

acidaemia *n.* aaysiidhka dhiiga oo xad dhaaf u siyaada. waxay ka dhalinkartaa walaxda aaysiidhada ka sameeysan oo is uruursada.

acidosis *n.* xaalad dheecaanada iyo xubnaha jirka uu aasiidh ku bato, taasoo ka timaada unugyada mas'uulka ka ahaa kala sooxa iyo isku dheelitirka aaysiidhyada oo shaqadoodu yareeya ama joojiya.

acinus *n.* kiish ama duleel ay ku wareegsan yihiin qanjiro dheecaano sii daaya.

aclarubicin *n.* daawo loo isticmaalo daaweeynta kansarka dhiiga gala. waxay ka hortagtaa unugyada jirran in ay isqeybiyaan. Sida irbad (duro, mudo) oo kale ayaa loo qaataa. Waxay dhalisaa, lalabo, matag iyo timaha madaxa oo gurma.

aclasis *n. fiiri (eeg)* diaphysial aclasia.

acne (acne vulgaris) *n.* finan, nabro yaryar oo si caadi ah loogu arko wajiga, dhabarka iyo xabbadka. waxyaabaha keena lama oga.

acoustic *adj.* la xiriira dhawaaqa ama wax maqalka.

acoustic holography xirfad loo adeegsado sawir ka qaadka jirka, ayadoo la isticmalaya qalabka waata mawjadaha danabka, ka dib jirka laga qaado sawiro sedex gees oo isku cabbir ah, ayadoo mawjadaha ay dhexmarayaan unugyada la rabo in la'arko, si loo baaro.

acoustic nerve *fiiri (eeg)* vestibulocochlear nerve.

acquired *adj.* xaaladaha jirrooyinka lagu tilmaamo, kuwaasoo ah jirro dhacda ah oo aan aheyn jirro lagu dhasho.

acquired immune deficiency syndrome *fiiri (eeg)* AIDS

acrania *n.* cillad lagu dhasho oo ah baso la'aan (lafta madaxa la'aanteed). Cilad korida ah daraadeed.

acriflavine *n.* dareere loo diyaariyey in lagu daaweeyo maqaarka jirka iyo jeermis in laga dillo, gaar ahaan meelaha dhaawac ka gaaray.

acrivastine *n.* daawo loo isticmaalo daaweeynta xasaasiyada. afka ayaa laga qaataa. Waxay leedahay lulmood.

acro- *horgale:* tilmaama; 1- heerka ugu sareeya; meesha ugu danbeesa. Tusaale: *acrohypothermy* (gacmo iyo lugo xad dhaaf u qabow). 2. meesha ugu sareesa.

acroceneric *n.* hiddo wade bu'diisa (bartamaha) ah meel kale oo midkale ku dhamaada.

acrocyanosis *n.* midabada gacmaha iyo lugaha oo isu badella gaduud iyo buluug isku jira, dhiig wareega jirka oo yar, ama aan soo gaarin daraadeed.

acrodermatitis *n.* xanuun iyo bar-barar ka yimaada cagaha iyo gacmaha, kasoo noqda mid aad u barara oo dil-dillaaca. sababaha keena lama'oga, wax daawo ahna looma haayo.

acrodynia *n. fiiti (eeg)* pink disease.

acromegaly *n.* wejiga, gacmaha iyo cagaha oo si siyaado ah u kora. hoormoonka korida jirka oo bata daraadeed. Taasi waxaa dhaliya buro ka soo baxda qanjirada qaangaarka ee ku yaala maskaxda horaadkeeda. waxaa burada lagu daaweeyaa shucaaca ilayska quwada badan oo lagu gubo, ama in la gooyo meesha ay ku taal. *fiiri (eeg)* gigantism.

acromion hawl ka socota laf dhabarka meesha ugu koreyso. Taasoo noqoto leydi, islamarkiiba isku badella leydi afar geesood ah, kaasoo laba-laba isu la'eg, kadib noqota halka lafta qoorta ka gasha lafdhabarka.

acroparaesthesiae *n.* jiriirico laga dareemo gacmaha iyo cagaha. *fiiri (eeg)* paraesthesiae.

acrosclerosis *n.* cudur ku dhaca maqaarka jirka si guud ahaan.

acrosome *n.* shahwada (biyaha) raga qeybta hore ee shabbahda koobka. waa ay kala go' daa inta aysan gaarin waqtiga bacriminta ayadoo sii deysa falgal de-dejiye caawiya shahwda kale, si ay uga gudbaan xuubka daboola ugxaanta dumarka ilmaha ka abuurma. hadii shahwada raga aysan awoodin hawl qabadkaan, waxay cadeynaysaa inuu ninka yahay mid madhalle ah.

ACTH (adrenocorticotrophic hormone, adrenocorticotrophin, corticotrophin) hoormoon ku keydsan kana yimaada qanjirada ka mas'uul ah korida jirka, kaasoo ku yaala maskaxda bartamaheeda. tiro aad u badan ayay sii deysaa marka ay dareento walwal, walaac iyo cadaadis.

actin *n.* borootiin laga hello murqaha jirka, kasoo aad u caawiya markay shaqaynayaan.

actinomycin *n.* daawo laga soo dhiraandhariyay jeermis noole ah. Dawadaan waxaa loo isticmaalaa ka hortaga iyo joojinta cudurka kansarka ee ku faafa unugyada jirka. Waxay leedahay laba nooc oo sida irbada (duro, mudo) oo kale loo isticmaalo. *1 Actinomycin C.* oo dhibaato u keeni karta laf dhuuxa dhiiga ka soo fircama iyo. *2 Actinomycin D.* labadaba dhibaatooyinkooda waxaa kamid ah matag, shuban iyo cuduro ku dhaca dhiiga.

actomyosin *n.* borootiin isku qas ah oo laga helo murqaha jirka marka ay is uruuris iyo shaqo ku jiraan.

acupuncture *n.* hab daawo dhaqameed, caado u ah wadanka shiinaha. taasoo ay u adeegsadaan, daweynta cudurada qarkood irbado jirka lagu mud-mudo (duro). aragtiyo qaarkeed ayaa waxay aaminsantahay irbadahaas inay kiciyaan dareen wade maskaxda ku dhiira geliya inuu sii daayo dheecaan xanuun yareeye ah, taasoo si caadi ah maskaxda ay u sameeysato marka ay xanuun dareento. Hab daawo dhaqankaan, caado ayey ka tahay wadamada aasiya. wadanka shiinaha waxay xirfadaan u adeegsadaan si kabaabyo ka dhig ah marka ay qaliin weyn sameenayaan, uma baahna kiimikada ama daawo laysku suuxsiiyo.

acute *adj.* 1. Tilmaam lagu sameeyo cudur ama xanuun siduu kuu hayo iyo waqtiga uu kugu billaabmay. 2. Qeexida xanuunka hadii uu yahay mid qoto dheer ah ama mid yar oo laga kici og yahay.

acute abdomen *n.* xaalad qaliin deg-deg ah oo lagu sameeyo unugyada waaweyn ee ubucda, kadib markii uu cudur ama shil ku dhaca. Waa arin aad halis u ah, xanuun badan wadata uu qofku ku arga-gaxo.

acute rhelimatism *n. fiiri (eeg)* rheumatic fever.

acyclovir *n.* daawo jeermis dile ah oo ka hortagta ama istaajisa jeermiska faafa gaar ahaan kuwa leh hiddo wade is abuura.

ad- *horgala;* tilmaama; u dhow ama xagiisa. Tusaale: *adrol* (u dhow afka ama xagiisa).

ADA deficiency *fiiri (eeg)* adenosine deaminase deficiency.

adam's apple (laryngeal prominence) carjawda raga dhuuntooda ka soo taagan.

adams – stoke syndrome *fiiri (eeg)* Stokes Adams syndrome

adaptation *n.* cajiibka lagu arko unugyada jirka, si tartiib tartiib ah ulla qabsada wixii agagaarkooda ka dhow. Tusaale: sanka, wuxuu kamid yahay unugyada mucjisada ah maxaa yeelay wuxuu awood u leeyahay inuu si tartiib tartiib ah uu u qabsado ama u barto ur kacarrarka uu uriyo, sidaa daraadeed markuu urkii markale la kulmo marna lagama yaabo inuu u gudbiyo jirka oo waxay noqotaa mid uu bartay

addiction *n.* xaalad uu qofku ku xiranyahay in uu isticmaalo maandooriye ha ahaato daawooyin ama mukhaadaraadka. mararka qarkeed waxay xaaladaan noqotaa maskixiyan qofka u aamino in uusan ka maarmin maandooriyah uu caadaystay isticmaalkeeda. Daaweynteeda waxay ku xirantahay qofku siduu u rabo in uu kaga haro wuxuu caadaystay iyo in si tartiib tartiib ah looga gooyo wuxuu caado ka dhigtay isticmaalkooda.

addison's disease *n.* xaalad laba qanjiro ee ku yaala kellida korkeeda ay yareeyaan hoormoonka ay sameeystaan oo jir difaac ah. waxaa sababi kara cudurka qaaxada. Waxaa laysku arkaa daciifnimo, dhiiga oo hoos u dhaca. xaaladaan halis ayey ahaan jirta, laakin waqtiyaan danbe waa la daaweynkaraa oo waxaa daawo u ah in hoormooka quseeya la badello.

adduct *vb.* Xubnaha jirka midkood loo dhaqaajiyo bartamaha jirka. **adduction** *n.*

adductor *n.* muruq kasta oo ka dhaqaaqa meel ka mid ah jirka, unna dhaqaaqo bartamaha jirka ama agagaar kale.

aden- (**adeno-**) *horgale:* tilmaama; qanjir ama qanjiro. Tusaale: *adenalgia,(xanuunka qanjirada), adenogenesis,(qanjiro korid).*

adenine *n.* mid ka mid ah curiyeyaalka aan midab iyo ur toona laheyn oo aasaase u ah hiddo wadeha iyo aaysiidhka bu'da unugyada.

adenitis *n.* xanuun iyo barar ku dhaca qanjiro, ama xubno la mid ah oo isu qaab ah.

adenocarcinoma *n.* buro halis ah oo ka soo farcanta qanjirada unugyada jirka badankood. aad ayay qatar u yihiin, xaaladaheedana waxaa lagu kala saaraa habda sida ay u korto iyo dheecaanada ay la timaado.

adenohypophysis *n.* horaadka dheer ee qanjir maskaxda ku yaalo.

adenoidectomy *n.* qaliin lagu gooyo xubno dhiig cadcad oo isugu taga duleelka dhegta. ama hawo ka qaadashada sanka tahay mid xiran.

adenoids (**nasopharyngeal tonsil**) *n.* isu taga ama is uruuriska xuubabka dhiiga cadcad ay isugu tagaan meesha ugu gadaalayso ee sanka, taasoo dhalisa inay dhibaan neef qaadashada sanka ama isugu taga tuubbooyinka dhegta, sidaa daaraadeeda dhalin kara maqal la'aan.

adenolymphoma *n. fiiri (eeg)* Warthin's tumour.

adenoma *n.* buro aan dhibaato lahayn oo ka soo farcanta qanjirada unugyada jirka badankood. Hadii ay burodaan sii socoto waxay isu badellikartaa mid halis ah. buro walba waxaa lagu kala gartaa midabka dheecaanada ay timaado iyo sida uu qaabkoodu yahay.

adenomyosis *n. fiiri (eeg)* endometriosis.

adenosine deaminase deficiency (**ADA deficiency**) cudur hiddo wadaha ka yimaada oo ku dhaca, 25,000 ilmahii dhasha midkood. Wuxuu quseeyaa falgal de-dejiye caawiya unugyada dhiiga cadcad ee jirka difaaca oo aad u yar, sidaa daraadeed dhaliya xaalad loo yaqaan *severe combined immune deficiency* (SCID) oo ah cudur leh dhibaatooyinka uu leeyahay cudurka aaydhiska. sababtana tahay in ilmaha jirkoodo aysan laheyn awood ay isaga difaacaan cudurada jeermiska ee soo weerara. Sidaa daraadeed waxaa ilmaha lugu hayaa dhalo loo casriyeeyay inta ay noloshooda sii jiri karto. Sababta oo ah fursada ay nolosha ilmahaas ku sii jirto aad ayay u yar tahay, oo inta aysan gaarin lix bilood nolosha halis ayay ku jirtaa, sidaa daraadeeda ayaa waxaa loogu hormariyaa dadka lagu daaweeyo cilmiga hiddo toosinta. taasoo tijaabbo waqtigaan la joogo lagu haayo.

adenosine diphosphate *fiiri (eeg)* ADP.

adenosine monophosphate *fiiri (eeg)* AMP.

adenosine triphosphate *fiiri (eeg)* ATP.

adenosis *n.* (*pl. adenoses*) *1.* Qanjiro si xad dhaaf ah u koro. *2.* cudur kasta oo ku dhaco qanjirada ama unugyo u qaab eg, gaar ahaan unugyada qanjirada caawiya dhiiga cadcad.

adenovirus *n.* jeermis noole il-ma'arag ah oo hiddo wade leh, kaasoo u sahla inay is taran sameeyaan, islamarkaana jeermis ku dhaliya xubnaha habdhiska neefmarka, kaasoo calaamadahiisa la mid ah sida hargabka oo kale.

adiadochokinesis *n. fiiri(eeg)* dysdiadochokinesis.

adie's syndrome (homes-adie syndrome) xaalad aan caadi ahayn oo lagu arko bikaaca (birta) isha. mid keliya ayay dhibaatadaan ku dhacdaa ee ma'ahan labada indhood. taasoo noqota mid aan u adkaysan karin ifka, isku soo dhaweyska baalasha ishana ay adagtahay, waxaa dhaliya seed ka mid ah kuwa indhaha dhaqdhaqaajiya oo booskiisa ka durqa. xaaladaan waxa lagu arkaa dumarka oo keliya.

adipose tissue xiidmo xinjiro ka sameeysma baruur isku uruurtay, taasoo si keyd ah isugu taga kelliyaha iyo barida. waxay yeelataa laba waxtar oo mid dhibaato keena, midna faa'ido leh oo tamarta jirka u keydiya.

adiposis (liposis) n. xalaad ay baruurta ama cadiinta jirka ku badato. waxaa dhalinkara cuntada oo six ad dhaaf ah loo cuno iyo hoormoon ka mas'uul ah dheelitirka cuntada oo yar. Xaaladaan waxay ku badantahay dumarka, oo waa arin ku yar raga.

aditus n. duleel ama meel unugyada jirka ka furan. Tusaale: duleelka dhegta oo kale ilaa uu ka gaaro unugyada diyaariya dhukayga.

adnexa pl. n. unugyo isku xiriirsan ama isku xig-xiga. Tusaale: labada tuubbo ee ugxaanta dumarka u marto ilma galeenka

ADP (adenosine diphosphate) kiimiko isku dhis ah oo ku jirto unugyada gudahooda taasoo ka caawisa tamar kala gudbinta jirka. fiiri (eeg) ATP.

adrenal glands (suprarenal glands) laba qanjir oo qaab sedex xagal ah u sameesan, kuwaasoo ku dul yaal dusha kelliyaha. waxay mas'uul ka yahiin qaybinta iyo kala gudbinta hoormoonada jirka badankooda.

adrenaline (epinephrine) n. hoormoon aad muhiim u ah, oo ka yimaada qanjirada qaybiya hoormoonada. Wuxuu ku shaqo leeyahay inuu jirka ugu jawaab celiyo ama u diyaariyo cabsida duulimaadka iyo dagaalada. wuxuu awood faafta ku leeyahay hab dhiska wareega dhiiga, murqaha iyo burburinta sonkorta, waxaa kor u kaca garaaca wadnaha, neeftuurka aad ayuu u bataa, murqaha aad ayay u awood bataan, laakin waxaa yaraata dhiigii gaari lahaa mindhicirka iyo kaadi haysta.

adrenocorticotriphic hormone (adrenocorticotrophin) fiiri (eeg) ACTH

adrenogenital syndrome hoormoonada qaarkooda oo jirka ku bata. taasoo dhalisa in qaabka gabdhaha jirkoodu uu yeesho sida qaabka wiilasha oo kale. Wiilashana ka dhiga kuwa dhaqsi u qaangaara. waxaa xaaladaan dhalinkara cilad gasha hiddo wade u qaabilsan hoormoonada jirka.

adronoleukodystrophy n. xaalad hiddo wadayaalka dareemayasha jirka hallaabaan, ilmaha iyo dadka waaweynba waa lagu arkaa. Waxaa luma dhaqdhaqaaqa iyo dareenka lugaha. daawo looma haayo, laakin ka hortag ayaa la qorsheeyn karaa hadii baarid lagu sameeyo inta ilmaha ay caloosha ku jiraan.

advancement n. xirfad qaliin ah oo loo adeegsado in muruq ama seed la soo gooyo oo meel kale lagu abuuro. waxaa la sameeyaa qaliinkaan markii meel jirka ka mid ah la rabo in la badello ama la qurxinaayo.

-aemia dabagale; tilmaama: kiimikada nool ee dhiiga. Tusaale: *hyperglycaemie (sonkorta dhiiga).*

aer- (aero-) horgale; tilmaama: hawo ama gaas. Tusaale: *aerogastria (gaaska caloosha).*

aerobe jeermis il-ma'arag ah oo u baahan in uu helo hawo uu ku noolaado. la'aanteedana aysan noolaan karin.

aerobic exercises fiiri (eeg) exercise

aerodontalgia n. ilko xanuun ka yimaada afka marka ay aaryo, ama hawo marto, ama buuraha dhaadheer la saran yahay.

aeroneurosis n. xaalad walwal, shucuur kac iyo hurdo la'aan ah, oo lagu arko dadka diyaaradaha duuliya (duuliye).

aerophagy *n.* hawo laqid, aaryo cab, ayadoo cunto la cunaayo si isboobsiis ah hawada afka gasho.

aetiology (etiology) *n.* 1. barasha cilmiga cudurada. 2. barashada cudurada waxyaabaha dhaliya.

afebrile *n.* aan la'hayn qandho, ama aan jirin calaamadaheeda.

affect *n. (la xiriira cudurada madaxa)* 1. xaalad qofku uu qiiro si qaalib ah maskaxdiisa ku lifaaqo. 2. qiiro lagu xiro fikrad gaar ah.

affective disorder *n.* cudur kasta oo maskaxda dhibaato gaarsiiya, taasoo ah ku fakarka qiiro xun, niyad is badbadal iyo hadal la'aan. tan ugu xun waa waalida, niyad jabka iyo murugada.

afibrinogenaemia *n.* dhiiga oo aan lahayn wixii xinjiraha u yeeli lahaa. dhiiga aan xinjiroobin. La bar bardhig *hypofibrinogenaemia.*

aflatoxin *n.* walax sumaysan oo ka dhasha jirradka geedka buruqa. waxaa la'og yahay in xoolahii cuna cudurka kansarka ka qaadaan. dadka cunana sida dhirta suntan gaartay oo la mid lawska, inuu ku dhaliyo kansarka beerka, gaar ahaan dadka kunool meelaha cimilada kululshay.

afterbirth *n.* mandheerta, xudunta iyo xariga u dhaxeeya uur jiifka iyo hooyada, oo si caadi ah uga soo go'da ilma galeenka ka dib layska tuurro saacado kadib.

afterpains *n.* xanuun ka yimaada ilma galeenka ka dib markuu cunuga dhasho, gaar ahaan marka ay naaska nuugayaan. sababta keentana ay tahay inuu jirka sii daayo hoormoon caawiya ilma galeenka in uu ku laabto sidii hore, waxaa xaaladaan lagu arkaa dumarka dhalmadoodu badantahay.

agammaglobulinaemia *n.* unugyada dhiiga ee aan midabka lahayn uu ku yaryahay borootiin.

agenesis *n.* uur jiifka (ilmaha caloosha ku jira), oo unugyo jirkooda ka mid ah aan korin.

agglutination (clumping) *n.* isku dhegan, is haysta, meel isugu tagaan. gaar ahaan unugyada dhiiga gaduudka ah (dhiiga cas). ama jeermsika oo markii lagu fiiriyo qalabka ilma'araga loo adeegsado waxay si cad ah u muujiyaan isku dheganaansho ballaaran.

agglutinin *n.* unug lid ku noqde, soo horseeda jeermiska iyo unugyada dhiiga inay noqdaan kuwa isku dheg-dhega.

aglosia *n.* carab la'aan. waa xaalad lagu dhasho.

agnathia *n.* daanka, dhabanka oo bar ka maqan ama dhamaantiis la'aan lagu dhasho

agnosia *n.* xaalad maskaxda awoodeeda dareen, uris, maqal, taabasho iyo arag ay isku qasantahay. Waxaa sababa xuubab dhegta daboola oo cudurro ku dhaca. inkastoo unugyada shaqadaas qabta sidii caadiga aheyd ay u shaqaynayaan, hadana waxay dareemaan, uriyaan, maqlaan, tabtaan ama arkaan ma awoodaan inay tilmaamaan waxay yihiin.

agoraphobia *n.* cabsi, baqdin aan badnayn oo laga qabo meelaha dadka isugu yimaadaan ama dadka ay ku badan yihiin.

agranulocytosis *n.* xaalad dhibaato leh oo unugyada dhiiga cadcad ay jirka ku yar yihiin. waxaa sababa daawooyin sun ah oo dhibaato gaarsiiya dhuuxa dhiiga ama dhiigaas abuura. Waxaa astaan u ah qandho aad xad dhaaf ah, boog ka soo baxda afka iyo dhuunta. waxay keeni kartaa tabar dari horseeda geeri dhaqsi u dhalta. waxaa daawo u ah in la isticmaalo dawooyinka jeermiska dila iyo in dhiiga cadcad qofka lagu shubo.

ague *n. fiiri (eeg) malaria.*

AIDS *(acquire immune deficiency syndrome)* aaydhis. waxaa cudurkaan markiisa ugu horeysay la ogaaday 1981kii wadanka mareekanka magaalada Los Angeles waxaa sanadkii 1983 la ogaaday xaaladaha dhaliya, inay yihiin jeermis unugyada jirka difaaca burburiya. Wuxuu jeermiskaan hawlshiisa ku billaabaa inuu burburiya unugyada dhiiga cadcad qeybta ku shaqo leh inay jirka difaacaan. sidaa daraadeed jirka awood uma laha inuu is difaaco. Marka ugu horeysa aaydhiska waxaa lagu kala qaadaa isu taga (wasmada, galmada) u dhaxeysa lab iyo dhedig, ama laba shaqsi oo isku mid ah sida lab iyo lab ama dhediga is leh ay isutagaan. waxaa kaloo jirta labo xaaladood oo uu ku faafi karo cudurkaan ama lagu qaado, sida dhiig jeermiskii ku jiray lagu shubo qof aan cudurka qabin (inkastoo arintaan idilkeedaba waqtigaan la joogo laga hortagay aysan dhicin dhiig qof lagu shubo oo uu ka dhasho cudurka aaydhiska) iyo uur jiifka hooyada dhashay ka qaada cudurka inta ay uurka ku jiraan, ama naas ka nuuga hooyada qabta cudurka. Cudurka aaydhiska waqtigaan la joogo aad ayuu halis u yahay, inkastoo midka iyo noocu uu yahay ay ku kala duwan yihiin geeri horseedka, wuu soo de-dejiyaa geerida, wax daawo ah oo loo hayo aaydhiska majirto inkastoo daawooyinka jeermiska dila sida *zidovudine,* loo isticmaalo inay nolosha u dheerayso dadka aaydhiska qaba.

AIH *fiiri (eeg)* artificial insemination.

ainhum *n.*faraha cagta gaar ahaan suulasha waaweyn oo aan lahayn xiidma xinjiro ah oo isku xir-xirta (isku duubta). taasoo keenta in la gooyo. Xaaladaan waxaa lagu arkaa dadka afrika degan ee caga cadaanka socda.

air embolism hawo isku xirta ama gasha xididka midigta ee wadanaha, taasoo horistaagta dhiiga ka soo qulqula wadnaha. Waxaa sababa qofka marka qaliin lagu sameeyo, taasoo u sahalsha hawada in ay dhiig wareega gasho ama dhaawac gaaray qofka. waxaa u roon, in qofku loo seexiyo dhanka bidix, lugahiisa kor loo qaado si aay hawada jirka kaga baxdo.

alactasia *n* kiimikada falgal de-dejiyaha caanaha oo jirka ku yar. taasoo aad muhiim ugu ah dheefshiidka caanno sonkorta. ilmaha oo dhan waa la dhashaan kiimikadaan laakin marka ay waynaadaan waa ka yaraataa jirka. ilmaha ku nool afrika iyo aasiya ayaa dhibaatadaan u badan waxayna u keentaa shuban iyo calool xanuun.

alanine *n. fiiri (eeg)* amino acid

alastrim *n.* nooc kamid ah furuq, kaasoo ah mid daciif ah oo keena qandho aan badneyn iyo nabaro yaryar oo kala firirsan. *Waxaa kale oo loo yaqaanaa* **variola minor.**

albendzole *n.* daawo loo isticmaalo gooryaanka noocyadiisa kala duwan. isticmaalkeeda waxay leedahay madax xanuun, warwareer, qandho, nabaro yaryar oo korka ka soo baxa iyo timaha oo gurma. *Waxaa kale oo loo yaqaanaa* **eskazole.**

albers-schönberg disease *fiiri (eeg)* osteopetrosis.

albinis *n.* jirka oo aan lahayn waxyaabahi midabka u yeeli lahaa. waa xaalad ku timaada dhaxal. *fiiri (eeg)* albino.

albino *n.* dad aan jirkoodu lahayn midabada caadiga ah ee dadka lagu kala garto sida (cadaan iyo madow), dadkaan midabkooda maqaarka wuxuu yahay gaduud (casaan) tin cadaan ah iyo indho gaduudan (casaan ah), waxaa sababa dhiig ka qariya dhiiga midabka dhaliya.

albumin *n.* borootiin ku milma biyaha, heer kulkana uu adkeeyo. waxaa laga helaa dhiiga aan midabka lahayn, kaasoo aad muhiim ugu ah inuu kor u qaado tiradooda. Borootiinkaan waxaa kala qaybiyo beerka, hadii uusan shaqadaas qaban karin waxay cadaynaysaa in beerka uu jirran yahay.

alclometazone *n.* daawo jirka dushiisa la marsado sida kareemada oo kale. waxaa loo qaataa xanuunka, dil-dillaaca iyo bar-bararka maqaarka jirka. waxay dhalinkartaa maqaarka oo aad u jilca iyo xasaasiyad. *Waxaa kale oo loo yaqaanaa* **modrasone.**

alcohol *n.* aalkolo, walax kiimikadeedu isku dhis ah oo la qamiiriyo si dhismahoodii hore laga badello. aalkoloda la cabo waxay leedahay astaanta kiimiko ah C_2H_5OH Waxaa laga sameeyaa sonkor la qamiiriyey oo qamadi lala kaashaday.

alcoholism *n.* xaalad uu qofku ku xiran yahay cabida aalkoloda. ilaa ay gaarsiiso inuu maskax ahaan dadka kale ka dheeraado, taasoo ka timaado walwal, dhalanteen ku jire iyo khayaal ku noole. waa jirro aad u xun oo u baahan fahmid iyo in gargaar loo fidiyo qofka ay haysato.

alcuronium *n.* daawo dhalisa in murqaha jirka oo idil shaqada joojiyaan, waxaa badanaa loo isticmaalaa sooxdinta qofka la qalaayo, waxaa loo qaataa sida irbada (duro, mudo) oo kale. Waxay daahin kartaa qofka inay neefta si dhaqsi ah ugu soo laabato. sababtaa daraadeed ayaa waxa loo baahan yahay in la isticmaalo qalabka hawo siinta afka la saaro. *Waxaa kale oo loo yaqaanaa* **alloferin**.

aldesleukin *n.* borootiin loo isticmaalo cilmiga hiddaha, kaasoo ka yimaada hiddo wade la toosiyay, la saxay. Waxay caawisaa unugyada difaaca jirka oo ka hortaga cudarka kansarka. waxaa loo qaataa sida irbada (duro, mudo) oo kale. *Waxaa kale oo loo yaqaanaa* **proleukin**.

aldomet *n. fiiri (eeg)* methyldopa.

aldosterone *n.* hoormoon daawo oo kale loo isticmaalo, kaasoo laga soo dhiraandhariyo qanjirada ku yaala dusha labada kelli, *fiiri (eeg) corticosteroid.* waxay kelliyaha ku dhaliyaan in ay isku dheelitirtaan cusbada iyo biyaha. waxaa loo qaataa sida irbada (duro, mudo) oo kale.

aldosteronism *n.* hoormoonada ka yimaada qanjirada ku yaala dusha kellida midkood oo si xad dhaaf ah jirka ugu bata. Waxay taasi keenta jirka inuu yareeyo isku dheelitirka cusbada iyo biyaha. waa waxyaabaha dhaliya dhiig karka.

aleppo boil *n. fiiri (eeg)* oriental sore.

aleukaemic *n.* marxalada kansarka dhiiga ku dhaca joogo oo aan marna iska badellin xaaladii lagu ogaa. waxaa lagu gartaa in unugyada dhiiga cadcad ay si xad dhaaf ah dhiiga ugu bataan. taasoo lugu tilmaamo kansarkii inuu marxalad kale galay.

alexia *n.* cudur ku dhaca dhanka bidix ee maskaxda dadka gacanta midig isticmaala ama wax ku qora. taasoo dhalisa in aysan awoodin wax akhriska. Dhibaataan waxay dhalisaa in qofka ay isaga qasmaan waxa uu rabo inuu akhriyo laakin awood ayuu u leeyahay inuu wax qoro, hadalkiisana waa caadi.

alfacalcidol *n.* daawo laga soo dhiraandhariyey fiitimiin D, si ay u siyaadiso macdanta jirka u baahanyahay ee dhiiga ku jirta, taasoo la'aanteeda dhilisa lafo xanuun iyo daciifnimo lafaha ah, waxaa keena labada kelli oo jirran. afka ayaa laga qaataa qaar kalena sida irbada (duro, mudo) oo kale ayaa loo qaataa. *Waxaa kale oo loo yaqaanaa* **One-Alpha**.

alfentanil hydrochloride daawo maandooriye laga soo dhiraandhariyey oo xanuun qaade ah, waxaa loo isticmaalaa xanuunka xad dhaafka ah. waxaa loo qaataa sida irbada (duro, mudo) oo kale. *waxaa kale oo loo yaqaanaa* **Rapifan**.

ALG (antilymocyte globulin) *fiiri (eeg)* antilymphocyte serum.

algesimeter *n.* qalab yar oo loo adeegsado ogaanta adkeesiga maqaarka jirka iyo dhibaatooyinka uu qaba, ayadoo jirka lagu tab-taabto gaar ahaan meelaha xanuunka ka jira.

-algia *dabagale;* tilmaama; xanuunka. Tusaale: *neuralgia (xanuunka dareen wadaha)*

algid *adj.* qabow, badanaaba qabowga korka lagu tilmaamo marka ay jiraan qandho ka timaada cudurada kaneecadu, duumo, keento.

alginic acid *n.* daawo loo qaato laab-jeexa ka yimaada aasiidh soo butaacay. Waxaa laga qaataa afka. *Waxaa kale oo loo yaqaanaa* **Gastrocote, Gastron**.

alienation *n.* 1.*(la xiriira cilmi nafsiga)* qof aaminsan in caqligiisa qof kale xakumo ama dad kale ay la wadaagaan siduu u fakaro. Waa calaamadaha lagu garto waalida. *2. Waali,* miyir la'aan.

alimentary canal hunguri marka, tuubbo dheer oo cuntada marta si loo dheefshiido. waxay ka billaabataa afka illaa futada. waxay leedah qeybo badan oo u qaabilsan shaqooyin gooni ah oo kala duwan, ayagoo u diyaar ah cuntada lagu soo burburiyay afka in ay dheef iyo kiimiko ka dhigaan, oo u gudbiya caloosha, mindhicir yareha oo lagu kala sooco nafaqada iyo wixii qashin ah oo ka soo hara loo dhaweeyo mindhicirka meesha ugu hooseysa si futada ay u saarto qashinkii la soo soocay.

alkalaemia *n.* curiye kiimikeed hawo ah oo ur iyo midabba toona laheyn, aadna ugu bata dhiiga. *fiiri (eeg) alkalosis.*

alkaloid *n.* mid ka mid ah curiyeyaasha hawada ah oo midabka iyo ur aan laheyn, badanaa waxaa laga helaa dhirta. awood aad u balaaran ayey ku leeyihiin jirka dadka, oo daawooyin aad muhiim u ah ayaa laga sameeyaa sida *morphine, quinine, atropine iyo codeine.*

alkalosis *n.* xaalad dheecaanada jirka iyo xubno jirka kamid ah, ay aad ugu badato kiimikada curiyeyaha hawada ah oo urka iyo midabka toona lahayn. tani waxay timaadaa xubnaha jirka markay awoodi waayaan inay isku dheelitiraan aasiidhka jirka iyo kiimikada badanaa mara halbowlayaasha dhiiga.

alkylating agents daawooyin isku dhis ah oo loo adeegsado daaweynta iyo burburinta cudurka kansarka. waxaa kamid ah *cyclophosphamide, melphalan.*

allantois *n.* xuub sida kiishka oo kale u eg oo ka dul kora uur jiifta caloosha ku jira, wuxuu siddaa xididada dhiiga oo uu gaarsiiyaa mandheerta tasoo awood u hesha in ay sameeyso xariga xudunta. Xuubkaan wuxuu noqdaa mid sii yaraada kolkay ilmaha uurka ku jiro koraan.

allele (**allelomorph**) *n.* mid ka mid ah labada fir sameeyaha ah oo isku qayb ah, kaasoo noqon kara midka keliya oo laga helo hiddo wadayaalka. fir sameeye kasta wuxuu haystaa labo fir oo hal gees, meel u wada fadhiya labalaba, lagu magacaabo *(homologous chromosomes= hiddo wadayaal is leh)* hadii labada fir ay yihiin kuwo isku eg qofku wuxuu noqonayaa qof calaamadaha firkiisa ay isku eg yihiin oo lagu magacaabo *(homozygous).* hadii firka ay kala duwanyihiin qofka wuxuu noqdaa qof calaamadaha firkiisa ay kala gadisan yihiin waxaa lagu magacaabaa *(heterozygous= hiddo wade kala duwan).*

allelomorph *n. fiiri (eeg) allele*

allergen *n.* jeermis dadka ku dhaliya xasaasiyad, gaar ahaan daka daciifka u ah xasaasiyada, jeermiskaan si kala duwan ayuu jirka iyo xubnahiisa wax u gaarsiiyaa. Tusaale: buddo jaalle (huruud) ah oo ka timaada ubaxa, dufta xayawaanada qaarkood, baalasha shibir-aha iyo boorka waxay keeni karaan xasaasiyada cawska, sanka oo xerma, hindhiso joogta ah iyo indho il-meyn. Cayayaano yar yar oo ku badan dufta xayawaanada iyo guriga qaar ka mid ah ayaa waxa lagu tilmaamaa in ay dhalin karaan cuduro ay neefta (xiiqda) ka mid tahay. rinjiga dumarka ay isku qurxiyaan, daawooyin qaarkood iyo kiimiko badan waxay dhalin karaan nooc kamid ah xasaasiyada, oo maqaarka jirka ka soo bixisa nabro yar yar firiric ah, oo isla markiiba barara. Cuntada qaarked xasaasiyad ayey keentaa waxay dhalisaa shuban iyo calool deeg. qofka xaaladaan haysata hadii la'ogaado nooca ay xasaasiya ah waxaa suura gal ah in jirkiisa loo diyaariyo sidii ugu wanaagsan looga hortago markii ay wax yaabahaas xaasaasiyada dhiliya soo weeraraan.

allergy *n.* xasaasiyad. jirro sahlan oo qufka jirkiisa uusan u dulqaadan karin jeermisyada laga qaado hawada iyo boorka qaarkood, cuntada la cuno iprax laysku duro, mudo. Caadi ahaan jirka wuxuu haystaa jeermis la daris, ka hortaga jeermis jirka soo gala oo markiiba hor istaaga jeermiska intii uusan hanaqaadin, ha yeeshee waxaa suurta gal ah xunbaha jirka inay qarsadaan jeermis la dariska jirka diyaarsaday inuu isaga difaaco wixii soo weerara, kaasoo noqdo cuduro halis ah, sida cudurka neefta (xiiqda), calool xanuun iyo maqaarka jirka oo barara.

12

allogeneic *n.* tilmaam lagu muujiyo xubin jir laga soo gooyay oo lagu abuuro xubin kale oo lamid ah laakin aan isku jinsi aan ahayn.

allopurinol *n.* daawo loo isticmaalo in lagu daaweeyo cudurada bararka isgalka lafaha, gaar ahaan suulasha waaweyn ee cagta. waxaa laga qaataa afka, waxay dhalin kartaa lalabo, matag, madax iyo calool xanuun, marar dhif ah waxay dhaawici kartaa dareen wadaha jirka iyo in beerka oo yara ballaarta. *Waxaa kale oo loo yaqaanaa* **Hamarin, Zyloric.**

allylestrenol *n.* daawo laga soo dhiraandhariyey hoormoonka dareen kiciyaha dumarka, taasoo loo adeegda daaweeynta dhiig baxa ka yimaada ilma galeen. Afka ayaa laga qaataa. *Waxaa kale oo loo yaqaanaa* **Gestanin.**

alopecia (baldness) *n.* bidaar, timo la'aan meel timaha ka soo bixi jiray oo timahii ka gorma.

aloxiprin *n.* daawo la dhis ah aasbariinka oo laga sameeyey macdanta dhaariyaasha, isticmaalkeeda iyo wax tarkeeda waxay la mid tahay sida aasbariinta oo kale, laakin waxaa la'ogaaday in ay ka degantahay oo aysan laheyn calool xanuun iyo in caloosha ay dhiig baxdo.

alpha blocker (alpha-adrenergic blocker) daawo ka hortagta dareen kicinta gunta dareen wadayaasha u jilicsan hoormoon ogolaanshaha, tasoo dhalisa in halbowlayaasha ay ballaartaan, dhiigana uu hoos u dhaco. waxaa kamid ah daawooyinka *doxazosin, phentolamine* iyo *phenoxybenzamine, thymoxamine, indormin* iyo *prazosin.*

alpha-fetoprotein (afp) *n.* borootiin laga helo beerka iyo kiishka haya dheecaanka ku wareegsan uur jiifka caloosha ku jira, heerka uu gaarsiisan yahay borootiinkaan waxaa lagu ogaan karaa dhiig laga qaado hooyada uurka leh inta u dhaxeeysa 16^{ka} ilaa 18^{ka} asbuuc, marka uu urka jiro si loo ogaado hadii ilmaha caloosha kujira ay haystaan dhibaatooyin la xiriira cudurada qaarkood, hadii borootiinkaan siyaado yahay waxay saadaalisaa in ilma caloosha ku jiraan ay qabi karaan cuduro la xiriira muuqaalka jirka, sida laf dhabarka oo kala go'an. Hadii uu hoos u dhaca borootiinka waxay cadeynaysaa in ilmaha ay qabi karaan cudurada ku dhaca fir sidaha. si kastaba wax walba waxay ku xirantahay baarid badan in la sameeyo oo aan go'aan lagu gaarin sidaan oo keliya.

alpore's syndrome cudur dhaxal ah oo dhaliya kelli xanuun iyo maqal la'aan, badanaa u badan raga oo aad ayuu ugu yar yahay dumarka.

alprazolam *n.* daawo ka mid ah nooc loo adeegsado miyir dejinta, waxaa loo isticmaalaa daaweynta walwalka iyo baqdinta joogtada ah, waxay keeni kartaa warwareer iyo madax fudeed, *waxaa kale oo loo yaqaanaa* **Xanax.**

alprostadil *n.* daawo laga soo dhiraandhariyey hoormaanada jirka oo loo qaato sida irbada (duro, mudo) oo kale, waxay caawisaa qulqulka dhiiga sanbabada ilmaha ku dhasha wadne xanuunka ee sugaaya in qaliin lagu sameeyo wadnahooda. Waxay daawadaan ka hor tagtaa is xirka xidida dhiiga qaada ee u dhaxeeya halbowlayaasha wadnaha iyo sanbabada, *waxaa kale oo loo yaqaanaa* **Prostin VR.**

ALS 1. *fiiri* (eeg) antilymphocyte serum. 2. motor neurone disease.

alteplase *n.* daawo laga soo dhiraandhariyey xubno hiddo wade la sanceeyay, taasoo loo isticmaalo ka hortaga dhiiga xinjirooba, gaar ahaan xididada halbowleyaasha wadnaha. Waxaa loo qaataa sida irbada (duro, mudo) oo kale, waxay keeni kartaa dhiig bax si gaar ah maskaxda uga yimaada, lalabo iyo matag. *waxaa kale oo loo yaqaanaa* **Actilyse.**

aluminium hydroxide *n.* daawo aan dhib badan keenin oo si tartiib-tartiib ah wax u tarta. waxaa loo isticmaalaa gaaska caloosha iyo calool baxa, waxaa laga qataa afka. *waxaa kale oo loo yaqaanaa* **Aludrox.**

alveolitis *n.* xanuun iyo barbarar ku dhaxa xuubab yaryar oo ku wareegsan sanbabada. waxaa badanaaba dhaliya boor (habaas) la neefsado ama cudur ku dhaco xuubabkaas. Taasoo mid halis ah isku badelli karta, hadii la daaweeyo wax dhibaato ah ma keenaan oo sidoodii hore ayay ku noqdaan.

alveolus *n.* 1.*(*la *xiriira sanbabada)* xuubab yaryar oo il-ma'argta ah, mid walba wuxuu ka kooban yahay qiyaas ahaan 30, u furma dhuun xaga hab dhiska neefta ka soo billaabata. waxay haystaan weelal godan oo dalool leh. xuubabkaan waxay ka soo wada jeedaan hal qar, kaasoo noqda mid aad u adag oo u dhaxeeya hawada jirka soo gasha iyo dhiiga qaada hawadaas, waxay fududeyaan neefta jirka soo gasha kana baxda. ilmaha waxay ku dhashaan 20 milyan oo xuubabkaan ah, dadka waaweyn ka bilaabato markay gaaraan 8 sano waxay haystaan 300 milyan oo xuub. 2. qeybta lafta daanka ee isku haysa jiradka ilkaha.

alverine citrate daawo cadad badan oo loo isticmaalo cudurada mindhicirada. waxaa laga qaataa afka, waxay keeni kartaa mindhicir barar. *Waxaa kale oo loo yaqaanaa* **Alvercol, Spansmonal.**

alzheimer's disease jirro faafta oo xusuusta qalbiga ka tagta. waxaa lagu qeexi karaa wax garadka iyo caqliga oo taga, fakarka oo yaraada ama dhamaanba taga, xusuus la'aan, hilmaan badan ama maskax la'aan. Wax lagu daaweeyo looma haayo, lakiin waxaa waqtiyadaan danbe aadd loo xiiseeyaa baarida hiddo wadaha lambarkiisa yahay 21, kaasoo loo maleeyo inay jirradaan tahay mid dhaxal laysaga qaado ama ah mid ku dhalankarta.

amalgam *n.* mid ama kooxo kiimiko macdan isku ah, oo takhaatiirta ilkaha u adeegsadaan in lagu buuxiyo meeshii ilig laga bixiyey.

amanita *n.* dhir jirakeeda keydata cayayaan sumeysan oo il-ma'arag ah. waxay caloosha ku dhaliyaan jeermis sun ah oo leh matag daran iyo shuban is daba jog ah, hadii aan la daaweeyn waxay dhalinkartaa dhimasho ka dhalata beerka oo shaqa joojiya.

amantadine *n.* daawo jeermis dile ah oo loo adeegsado ka hortaga jeermiska ka yimaada hargabka. waxaa kale oo loo isticmaalaa daaweynta cudur jareeska maskaxda ka yimaada, waxay keeni kartaa walwal iyo baqdin, murqaha oo aan isla shaqeen iyo hurdo la'aan. *waxaa kale oo loo yaqaanaa* **Symmetrel.**

amaurosis *n.* indho la'aan. (araga oo qayb lunta).

amaurotic familial idiocy *n.* fiiri (eeg) Taysachs disease.

ambivalence *n.* (la xiriira cilmi nafsiga) xaalad qofku uu haysto dareen cagsiga ah, kaasoo isku si maskaxdiisa ka helo, sida jacel iyo nacayb isku mar ah uu qabo qofka la nool. waa saasaanta lagu arko qofka waalan.

amblyomma *n.* cayayaano badan oo ay shillinta kamid tahay oo jeermiskey dhaliyaan qandho, jarees iyo dhaxan qofka u soo gubiya. Waxaa dhici karta, marka ay dadka qaniinaan inay cuuryaanimo halis ah sababaan.

amblyopia *n.* arag daciifnimo, araga oo liita, taasoo aan ka dhalan cudur ku dhaca isha.

amelia *n.* gacmo iyo lugo la'aan lagu dhasho taasoo ka timaada cilad ku dhacda koritaanka ilmaha inta ay caloosha ay ku jiraan, waxaa la og yahay inay ciladaan ka timaado isticmaalka daawada *thalidomide,* ilmaha uurka ku jira maalmahooda hore.

ameloblast *n.* xuub ku dheehan gowska ama ilkaha inteysan soo bixin. markey soo baxaana waa laga waayaa meeshii.

amelobratoma *n.* buro halis ah oo ka soo baxda daanka gudihiisa. waxaa loo haystaa in ay ka soo aasaasanto xuub ku dheehan ilkaha inta aysan soo bixin.

amenorrhoea *n.* caado la'aan, dhiiga dumarka oo maqan. waa wax caadi ah in uu dhiiga ka maqnaado dumarka inta aayan qaangaarin, baaluqin, inta ay uur leeyihiin, marka ay ilmaha nuujinayaan iyo marka ay dhalmo joojiyaan.

amentia *n.* caqli dhumis, caqliga oo kori waayo. *fiiri (eeg) mental retardation.*

amethocaine *n.* daawo aad u quwad badan oo loo isticmaalo kabaabyada sahlan, taasoo loo adeegsado qaliinka maqaarka xuubka kore ee isha, dhegta, sanka iyo dhuunta. Waxaa kale la'ogyahay in loo isticmaalo qaliinka lafdhabarka.

ametropia *n.* cudur isha ku dhaliya in ay u jawaab celin waydo marka isha ifka ku dhaco, taasoo dhalisa araga inuu caad koro ama galo.

amiloride *n.* daawo loo adeegsado jirka in ay kasoo saarto cusbada iyo macdanta ku badan, waxay keeni kartaa warwareer iyo daciifnimo. *Waxaa kale oo loo yaqaanaa* **Midamor**

amino acid *n.* kooxo kiimiko ah oo salkoodu isku dhis yahay, waxay aasaasi muhiim ah ugu yihiin borootiinka oo idil.

aminobenzoic acid *fiiri (eeg)* para-aminobenzoic.

aminoglutethimide *n.* daawo loo isticmaalo daaweynta kansarka naasaha ee faafa. waxaa laga qaataa afka, hadii qayaasta la qaato badato waxay dhalin kartaa lulmood, warwareer iyo korka oo kasoo baxo firar yar yar. *Waxaa kale oo loo yaqaanaa* **Orimeten**.

aminoglycosides *n.* kooxo daawo isku dhis ah oo la dagaalama jeermika nool ee ilma'aragtada ah. waxaa kamid ah *gentamicin, kanamycin, neomycin iyo streptomycin.* Daawooyinkaan sunta ay leeyihiin, daraadeed waxay dhibaato ku dhaliyaan dhegaha iyo kelliyaha, waxaa loo qaataa sida irbada (duro, mudo) oo kale.

aminopeptidase *n.* kooxo kiimiko ah oo haysta falgal de-dejiye isku dhis ah, laga helo mindhicirka, taasoo dhalisa burburinta kiimikada isku dhiska ah ee borootiinka caawisa.

Aminophylline *n.* daawo dabcisa murqaha jilicsan ee jirka, waxayna sahalshaa neef marka jira, waxaa loo isticmaalaa in ay fududayse hawada jirka gasha kana baxda gaar ahaan dadka ay ku adagtahay xaaladaa oo qaba cudarka neefta iyo cudurada sanbabada, waxaa loo qaataa sida irbada oo kale (duro, mudo) ama soboostada futada lagaliyo. Waxay keeni kartaa lalabo, matag warwareer iyo wadno garaaca oo siyaada, *waxaa kale oo loo yaqaanaa* **Pecram**.

amiodarone *n.* daawo loo isticmaalo wadno garaaca khaldan iyo garaaca wadnaha saa'idka ah. waxaa laga qaataa afka ama sida irbada oo kale (duro, mudo) dhibaatada ay keento aad ayay u yar tahay, *waxaa kale oo loo yaqaanaa* **Cordarone X**.

amitosis *n.* xaalad bu'da unuga ay kala baxda oo aan quseyn in aay kala qaybsanto.

amitriptyline *n.* daawo lagu daaweeyo jirrda niyad jabka, murugada iy cadaadiska maskaxda. waxay dajisaa madaxa, waxayna keeni kartaa lulmood, warwareer iyo jiriirico xaga lugaha iyo gacmaha ah, *waxaa kale oo loo yaqaanaa* **Elatrol, Tryptizol**.

amlodipine *n.* daawo loo isticmaalo wadno xanuunka ka dhasha xididada dhiiga wadnaha oo xirma. Waxay dhalinkartaa madax xanuun, warwareer, daal, lalbo iyo jirka oo kaydsada biyaha, *waxaa kale oo loo yaqaanaa* **Istin**.

amnesia *n.* xusuus la'aan, xusuusta oo lunta marka qofku ku dhaco shil ama cudur ama wax yaabaha maan-dooriyaadka la isticmaalo.

amnihook *n.* qalab caag yar oo qaroofan ka sameeysan, kaasoo loo adeegsado in lagu caawiyo ilmaha dhalanaya, si dibada luugu soo saaro.

amniocentesis *n.* tijaabo baarid ah oo lagu sameeyo ilmaha ku jira caloosha, taasoo ah in dheecaan yar laga soo qaado biyaha ku wareegsan ilma galeen. caloosha ayaa dalool yar laga sameeyaa kadib dheexaanka ayaa loo tagaa, dheecaankaas waxaa laga helaa unugyo ka mid ah maqaarada ilmaha caloosha ku jira, sidaa dareedeed waxaa laga baaraa cudurada hiddo wadaha ka yimaada iyo cuduro kale oo ilmaha ku dhalan karaan. inkastoo hadii, dad xirfad u leh sameeyaan aysan dhibaato laheyn hadana sabab loosameeyo ma jirto hadii aysan waalidka ilmaha caloosha ku jira ku raacsanayn in ilmaha la soo daadiyo ama uurka la gaba-gabeeyo.

amnioscopy *n.* baarid lagu sameeyo uur jiifka biyaha ku wareegsan, ayadoo la adeegsanayo qalab yar oo lagu dalooliyo caloosha, taasoo sahalsha in si toos ah loo arko uur jiifka koreysa.

amniotic cavity dalool dheecaan dareere ah ku buuxo oo u dheexeeya uur jiifta iyo xuububka daboola.

amniotic fluid dheecaan meel dalool ah ku jira oo isku wareejiya xuubabka daboola uur jiifta. kaasoo ka ilaaliya dhibaatooyinka kor uga yimaada.

amniotomy (**artificial rupture of membranes, ARM**) hab xirfadeed qaliin ah oo loo adeegsado in fool lagu dhaliyo hooyada uurka leh. taasoo ah in la dillaaciyo xuubka ay ku jiraan biyaha ilmaha ilaaliya, ayadoo la adeegsado qalab caag yar ah oo qaroofan.

amodiaquine *n.* daawo ka hortagta cudurka kaneecada (duumo) oo wax tarkeeda iyo isticmaalkeeda ay la mid tahay tan loo yaqaan *chloroquine*. Inkastoo loo adeegsado daaweeynta cuduro kale, hadane qiyaasta loo qaato cudurka kaneecada wax dhib ah ma keento.

amoeba *n.* il-ma'arag nool oo hal unug ka sameeysan, taasoo si joogta ah isu badesha. waxaa laga helaa biyaha, ciida iyo meelaha qashinka lagu daadiyo. waxay wax u cunaan una dhaqdhaqaaqaan hadba siduu jirkoodu u fidsamo. qaarkood waxay dhaliyaan cuduro.

amoebiasis *n. fiiri (eeg)* dysentery.

amoeboma *n.* buro ka soo baxda malawadka oo ka dhalatay jeemis ku dhaca mindhicirka, aad ayay qatar u tahay. waxay dhalisaa inay gidaarada mindhicirka weerarto, dil-dillaac malax leh ka yeesho kadibna waxay noqotaa mid adkaato, oo waxaa dhici karta in ay hor istaagto mindhicirka shaqooyinkiisa.

amorolfine *n.* daawo loo isticmaalo daaweeynta gooryaanka warwareegsan iyo cuduradiisa, waxaa kale oo lagu daaweeyaa jeermiska ku dhaca maqaarka dushiisa. waxaa loo isticmaalaa sida kareemada oo kale, korka ayaa la mariyaa, waxay dhalinkartaa cuncun iyo kor hur, *waxaa kale oo loo yaqaanaa* **Loceryl**.

amoxapine *n.* daawo taxane ah oo loo isticmaalo daaweynta isku dhexyaaca madaxa, walwalka, baqdinta (cabsi) joogtada ah iyo murugada qofka iska dareema. waxaa laga qaataa afka, hadii qiyaasta qadashada daawadaan layska badiyo waxay keentaa inay kellida shaqo joojiso, qallal iyo miyir beel.

amoxicillin *n.* daawo jeermis dile ah oo loo qaato ka hortagta iyo daaweeynta jeermisyada ay dhaliyeen jeermisyo nool oo il-ma'arag ah oo noocyo badan oo kala duwan leh. afka ayaa laga qaataa, waxay keeni kartaa lalabo, matag, shuban, firir oo korka ka soo baxa iyo dhiig yaraan.

AMP (**adenosine monophosphate**) kiimiko isku dhis ah oo ka kooban curiye aan midab iyo ur toona lahayn. waxaa laga helaa bu'da unuga waxay shaqadoodu tahay kala qaadka iyo kala gudbinta tamarta jirka.

amphetamine *n.* daawo awoodeeda garsiisan tahay inay dareen kiciso bartaha hab dhiska dareen wadka jirka. waxay quwad u leedahay inay yareeso daalka, ayadoo dhalisa feejignaan iyo firfircooni hor leh. dawadaan waxaa loo isticmaalaa daaweeynta isku dhexyaaca dabacsan, warwareerka iyo walwalka ka yimaada cadaadiska maskaxda. mararka qaarkeed waxaa loo isticmaalaa in laysku caateeyo oo lala dagaalamo cayilka xad dhaafka ah oo cuduro keena. Laakin waxaa si joogta ah oo ugu horeeyn loo isticmaalaa daaweynta ilmaha maskaxda ka jiran. waxaa laga qaataa afka, waxay keeni kartaa hurdo la'aan, daal la'aan iyo in la qabatimo isticmaalkeeda.

amphiarthrosis *n.* meesha lafaha iska galaan oo la yara dhaqdhaqaajin karo, taasoo ka timaada in sagxada lafta ay kala dhex galaan xiidmo carjaw ah.

amphoric breath sounds *fiiri (eeg)* breath sounds.

amphotericin *n.* daawo jeermis dile ah oo laga soo dhiraandhariyey jeermis nool oo isha aan qaban. waxaa loo adeegsadaa daaweeynta cuduro badan oo jeermisyada nool ay dhaliyaan. Afka yaa laga qaadan karaa, laakin waxaa badanaa xididada ayaa lagu duraa. Waxay keentaa, madax xanuun, qandho, shuban iyo murqo xanuun. waxaa la arkay dad ay dhib ka gaarsiisay kellida. *Waxaa kale oo lo yaqaanaa* **Fungilin, Fungizone**.

ampicillin *n.* daawo jeermis dile ah oo looga hortago jeermiska ay dhaliyaan jeermisyada nool oo il-ma'arag ah. gaar ahaan kuwa ku dhaca haddhiska neefta marta, kaadi mareenka, xammeetada iyo mindhicirka. Waxaa laga qaataa afka ama sida irbada (duro, mudo) oo kale, waxay keeni kartaa lalabo, matag shuban iyo in xasaasiyad yar laga qaado.

amputation *n.* goyn, jarid lagu sameeyo qayb kamid ah jirka, siiba gacanta ama lugta. marmarka qaarkeed waxaa lagu sameeyaa naasaha dumarka. Xaaladaan waxaa moodaa maalmahaan danbe in laga kaaftoomo oo aay yartahay sameenteeda ilaa ay dhalato arin qatar ah, oo qofku halis ku jiro, sida shil dhaco daraadeed ama dadka waayeelada ah ay ku dhalata in habdhis dhiig wareegoodu uusan gaarin xubnaha gacanta iyo lugaha taasoo, qasabta in uu jeermis fashfasha ku dhalato oo markaa la gooyo si ay unugyada kale uga badbaadaan jeermiskaas.

amsacrine *n.* daawo aad u quwad badan oo loo adeegsado daaweynta kansarka noocyadiisa badan. waxaa loo qaataa sida irbada (duro, mudo) oo kale, waxay dhalinkartaa lalabo, matag iyo timaha oo gurmo. *Waxaa kale oo loo yaqaanaa* **Amisidine**.

amygdala (amygdaloid nucleus) *n.* mid ka mid ah laba bu' oo kuyaala maskaxda labadeeda dhinac (gees). kaasoo sameeysan dareere shabbaha sida dambasta oo kale, taasoo qaabkoodu u eg qaabka miraha lawska oo kale, waxay la xiran yahiin habdhiska dareemaha. wax loo maleeyaa in ay shaqadoodu mas'uul ka tahay sida uu qofku dareemayo ama jawigiisa yahay, sida farxada, qiiraanyo iyo xusuusta waxyaabahii dhacay goor dhaw.

amylase *n.* falgal de-dejiye laga helo candhuufta iyo dheecaanka beeryareha. Wuxuu caawiyaa dheefshiidka dareeraha adag iyo burburinta sonkorta.

amyl nitrite *n.* daawo dabcisa murqaha dabacsan ee xididada dhiiga. badanaa waxaa loo isticmaalaa daaweynta xididada wadnaha oo ciriiri noqda ama xirma. waxay keeni kartaa madax xanuun, suuxdin iyo maqaarka jirka oo yeesha midab baluug ah.

amylobarbitone *n.* daawo loo isticmaalo kaalmeynta iyo dejinta maskaxda ama hurdo ka keento dadka hurdo la'aanta qaba. hadii isticmaalkeeda badato waxay noqotaa maandooriye halis ah oo dhibaato hor leh dhaliya.

amyloid *n.* dareeraha adkeeya nafaqada oo laga helo unugyada jirka badankooda, gaar ahaan beerka, kelliyaha iyo unuga dhiiga laga xakumo. Waxaa maalmahaan danbe la'ogaaday dareerahaan inuu ku jiro maskaxda dadka qaba cudurka xusuusta lumiya, laakin sababta iyo micnaheeda lama oga.

amyloidosis *n.* xaalad keenta dareeraha nafaqada adkeeya uu ku faafo unugyada jirka badankooda gaar ahaan beerka, kellida iyo unuga laga xakumo dhiiga. badanaa waxay ka timaadaa cuduro jirka ku dhaca sida qaaxada iyo juudaanka.

amylopectin *n. fiiri (eeg)* starch.

amylose *n. fiiri (eeg)* starch.

amyotonia congenital (floppy baby syndrome) tilmaam hore oo la adeegsan jiray in lagu sheego cudurada ilmaha ay ku dhashaan oo ah murqo jilicsan oo balaq-balaq ah, waxaase moodaa waqtiyadaan danbe in la joojiyey tilmaamtaan oo la helay siyaabo kale oo lagu sheego murqahaan jilicsan ee noqda balaq-balaqa ah.

amyotrophy *n.* tamar daro iyo daciifnimo ku faafta murqaha ishaysta oo isugu xir-xiran koox-koox. waxaa dhaliya cudur ku dhaca dareen wade mas'uul ka ah shaqada iyo kicinta murqahaas, waa astaanta lagu garto inay cuduro ku dhaceen dareen wadayaasha jirka oo ka yimaada cudurada sonkorta.

an- *horgale; fiiri (eeg)* a-.

anabolic *adj.* xirfada loo adeegsado in xubnaha jirka culayskooda kor loogu qaado. taasoo ah in la isticmaalo hoormoonka raga dareenka ku dhaliya, badanaa waxaa loo adeegsadaa waayeelada miisaankooda hoos u dhaco ama aad u jiran. hoormoonadaan qaarkood waxay dumarka jirkooda u badellaan qaabka jirka raga oo kale, beerkana dhibaato gaarsiiyaa.

anabolism *n.* kiimiko ka kooban nafaqo iyo baruur laga soo dhiraandhariyey noole isku mid ah oo laysku dar-daro.

anacidity *n.* aasiidhka oo ku yar dheecaanada jirka

anacrotsm *n.* xaalad uu qalooc aan caadi aheyn galo halbowlaha garaaca wadnaha laga dareemo oo qoorta ku yaal.

anaemia *n.* dhiig yaraan, xaalad unugyada dhiiga gaduudan (cas) oo shaqadoodu tahay in ay qaadaan isla markaana qaybiyaan hawada nadiifka ah ee jirka soo gasha. Waxyaabaha lagu garto waxaa kamid ah daal xad dhaaf ah, neeftuur, jirka oo jeermis qaadka u sahlan. sababo badan ayaa dhalinkara dhiig yaraanta, oo ay kamid yihiin dhiig bax ka yimaada qaliin, boogta caloosha ama baabasiirka iyo shil jirka ku dhaco, waxaa sii dheer macdanta oo ku yaraata jirka, taasoo ah mid muhiim u ah dhiiga unugyada midabka u yeela, waxaa kale oo dhaliya burburin iyo jajab ku timaada unugyada dhiiga gaduudan (cas). dhiig yarida waxaa loo kala saaraa cabbirka uu yahay unugyada dhiiga gaduudan (cas) kaasoo noqankara kuwa waaweyn oo loo yaqaan *macrocytic anaemia* ama kuwa aad u yaryar oo loo yaqaan *microcytic anaemia*, kuwu cabbirkoodu caadi yahay oo loo yaqaan *normocytic anaemia*. Daaweeynta dhiig yarida waxay ku xirantahay waxyaabaha sababa.

anaerobe *n.* noole il-ma'arag ah, kaasoo noolaankaro hawo la'aan.

anaesthesia *n.* dareenka jirka oo luma ama taga, taasoo ka imaan karta inuu jirka gaaro dhaawac ama cudur ku dhasho qeyba- ha dareen wadayaalka sida cudurka juudaanka. Inkastoo ay tahay xirfad loo adeegsado in lagu yareeyo dareemida xanuunka uu qof dareemi karo markii qaliin uu maraayo, taasoo la adeegsado daawooyin loogu talagalay in ay xanuun yareeyaan. Laba ayey u kala baxdaa dareen yareeynta jirka, mida hore waxaa lagu sameeyaa dhamaan jirka oo idil si uusan xanuun u dareemin, waxaa la isticmaalaa daawo laysku daro oo qofka lagu (duro, mudo) iyo hawo afka laga siiyo ayadoo maasgaro afka loo saarayo, taasoo sahalsha inuu hawada qaato kadib qofka dhamaantiis uusan dareemin wax sheegta xanuun ama nolol. Mida kale xigta waxaa lagu sameeyaa meel jirka ka mid ah oo loo diidaa in ay agagaarkaas oo keliya dareemin wax xanuun ah ama taabasho, ayadoo la isticmaalayo daawooyin loo diyaariyey. Badanaa waxaa tanni isticmaala takhaatiirta ilkaha oo agagaarka ay u baahan yahiin oo keliya xanuunka ka ilaaliya.

anaesthetic *n.* daawo yareeysa ama qaada xanuun dareemka jirka oo idil ama qayb ka mid ah. waxaa badanaa la isticmalaa marka qaliin la sameynayo, labadaba mid weyn iyo mid yarba.

anaesthetist *n.* takhaatiirta ku takhasusay sida loo isticmaalo daawooyinka dadka lagu suuxiyo ama xanuunka looga ilaaliyo iyo diyaarinta dadka qaliinka lagu sameenayo.

anagen *n.* marxalada koowaad oo timaha madaxa soo maraan marka ay soo baxayaan. taasoo qaadata muddo u dhexeesa laba ilaa sedex sano, waxaa ku xigta marxalad kala guur ah, kadib waxaa u danbeysa marxalad ay ku joojiyaan koritaankooda. timaha madaxa waxay dhan yihiin 100,000, malyan. waxaa maalintii qofkasta madaxiisa ka soo daadata qiyaas ahaan 100 xabo.

anākhrē *n. fiiri (eeg)* goundou.

anal *adj.* Futada. ama dabada ku shaqo leh.

anal canal meesha ugu danbeysa mindhicirka weyn, kaasoo ay ku wareegsan yihiin murqo mas'uul ka ah qashin saarka.

analeptic *n.* daawo loo adeegsado in ay qofka suuxsan miyirka ku soo celiso. waxaa ka mid ah *doxapram, nikethamide* iyo *naloxone.*

anal fissure dil-dillaac ku dhaca maqaarka futada ku wareegsan, kaasoo badanaa aad u xanuun badan marka ay futada dhaqdhaqaaq samayneyso, mararka qaarkeed dhiig baxda. Badanaa waxay arintaan ku timaadaa caloosha markay adagtahay ama shuban jiro, waxaa lagu daaweeyaa daawo sida kareemada oo kale loo isticmaalo laakin xanuunka hadii uu sii bata waxaa qasab ah in qaliin laga sameeyo.

analgesia *n.* shacuur dareenka xanuunka oo hoos u dhacda ayadoon miyirka tagin. Waxay xaaladaan ku imaan kartaa dareen wadayaasha jirka oo dhib gaara ama cudur ku dhaca ama si ulla kac ah loo adeegsado daawooyin xanuunka qaado.

analgesic *n. 1.* Daawo xanuunka qaada, xanuunka dabacsan sida madax xanuunka. xanuunka ilkaha iyo lafaha, daawooyinka ah aasbariinka iyo barasitamoolka ayaa xanuunyadaas dabacsan loo isticmaalaa. laakin kan daran ee ka dhasha qaliinka waxaa loo qaataa daawooyin aad u quwad badan oo awood u leh inay noqdaan maan-qaade. *2. adj.* xanuun yareeye.

analogous *n.* unugyo ama xubno isku si u shaqeeya, laakin aan isku mid ahayn oo qaab ahaan aad u kala duwan *(la bar bardhig homologous).*

analogue *n.* daawo dhiskeeda kiimiko ka yara duwan tahay tii laga soo aasaasay.

analysand *n.* qof lagu wado baarid cilmi nafsiyeed.

analysis *n. (la xiriira cilmi nafsiga)* xirfad baarid ah oo loo adeegsado in lagu fahmo caqliga maskaxda iyo qibrada. waxaa jirto habab badan oo loo adeegsado baarida cilmi nafsiga, hase ahaatee waxay ku xirantahay iskoolada wax laga barta iyo hababka ay adeegsadaan.

anamnesis *n.* xusuus, gaar ahaan qofka markuu xusuusan karo xaaladaha iyo calaamadaha uu arkay markii ugu horeysay oo cudur ku dhacay.

anaphase *n.* marxalada sedexaad ee uu maro unuga marka uu kala qaybsamayo. taasoo ah unuga inuu kala go'o oo uu noqda laba iska soo horjeeda.

anaphylaxis *n.* xaalad uu jirka maro marka uu la dagaalayo xasaasiyad ku dhacda, taasoo ah mid jirka ku dhalisa dhibaato hor leh, maxaayeelay xubnahii jirka difaaci lahaa ayaa aad uga badan waxyaabahii xasaasiyada dhaliyey ee jirka soo weeraray, taasoo keenta in ilin badan ay soo daadato, indhaha oo barara iyo mid taa ka daran oo ah, in jirka biyo galaan, wadnaha istaago, oo geeri dhalata.

anaplasia *n.* unug xubnaha jirka kamid ah oo si aan caadi ahayn u qarsooma ama u luma oo meeshiisii laga waayo. waa astaanta lagu garto in ay jirto buro halis ah oo si xawaari ah u faafta.

anasarca *n.* barar aad xad dhaaf u ah oo lagu arko lugaha, jiridda jirka iyo xubnaha dhalmada ee labka iyo dhedigaba. waxay ka timaadaa jirka oo ceshado biyaha gaar ahaan dadka wadnaha iyo kelliyaha aan shaqeyn.

anastomosis *n. 1. (la xiriira hab dhiska jirka)* xiriir u dhaxeeya laba kamid ah xididada dhiiga, ayagoo caawimaad aan uga baahnayn halka laga xakumo labadaba. *2.(la xiriira qaliinka)* xiriir loo sameeyo laba unug ama laba qaybood gaar ahaan mindhicirada kala go'ay. *fiiri (eeg)* shunt.

anatomy *n.* barashada hab dhismeedka unugyada nool. caafimaadka waxay u qeexan tahay barashada qaab, hab iyo dhamaan dhismaha jirka bani aadamka.

ancylostoma (ankylostoma) *n.* gooryaan laga helo dhamaan yurub, ameerika, aasiya iyo afrikaba oo ku nool mindhicirka yar ayagoo dhuuqa (jaqa) dhiiga meesha ay ku dhegan yihiin. waxay isticmaalaan ilkaha ay ku haystaan darbiga (gidaarada) xiidmadiisa.

ancylostomiasis *n.* gooryaan xad dhaaf ugu faafa mindhicir yareha. *fiiri (eeg)* hookworm disease.

andi erayo u yaal lagu qeexo ama sharxo cudurada aan halista aheyn oo ku dhaca naasaha dumarka, ama xubinta ugxaanta abuurta.

andr-(**andro-**) *horgale;* tilmaame; raga ama raganimoda. Tusaale: *androphobia* = *(laga yara baqanayo).*

androblastoma (arrhenoblastoma) *n.* buro ku dhacda xubinta abuurta ugaxda dumarka. taasoo ka sameysata unugyo sal iyo leydin u ah xuubka ugxaanta. waxay keeni kartaa siyaadinta hoormoonka raga ama dumarka, ayadoo siyaadinaysa raganimada. caruurtana waxay ku dhalinkartaa inuu qaangaarka u soo deg-dego. ilaa 30% buradaan aad ayey halis u tahay. ha yeeshee waxaa suurta gal ah ilaa 85% lagu daaweeyaa qaliin.

androgen mid kamid ah kooxo hoormoono ah caadiga ah, oo jirka laga helo kuwaasoo ay kamid yihiin *testosterone* iyo *androsterone*. Mas'uulna ka ah koritaanka xubnaha galmada raga iyo wax yaabaha lagu garto astaamaha raga. (tusaale: korida timaha garka raga kor, codka weyn iyo murqaha koridooda). Hoormoonadaan asal kooda waxay ka soo farcamaan xiniinyaha raga, waxaa kale oo lagu kala saaraa qanjiro kellida korkeeda ku yaal. inyar oo ka mid ah waxaa laga hellaa xubinta abuurta ugxaanta dumarka. inkastoo hadii hoormaankan uu dumarka jirkooda ku bato uu ka dhigi karo inay ka muuqato astaanta lagu garto raganimada. Hoormoonkaan caadi ahaan jirka ugu dhasha waxaa marmarka qaarkeed loo isticmaalaa daawo lagu daaweeyo wiilasha korida iyo qaangaarka ka daaha. kacsi darada ku timaada raga. waxay keeni kartaa jirka inuu keydsado cusbada iyo biyaha. lafaha oo koritaankooka siyaada iyo dumarka oo astaanta raganimada ku siyaado. Hoormoonkaan ma banaana in loo isticmaalo dumarka uurka leh iyo noocyo kamid ah kansarka raga ku dhaco.

andrology *n.* barashada cilmiga dadka aan dhali karin iyo awood kacsi darada raga ku dhacda. Baarid muhiim ah oo lagu sameeyay sababahaan, waxay cadaysay qaabka iyo dhaqdhaaqa shahwada oo aan caadi ahayn, laakin waxaa loo baahan yahay baarid badan in la sameeyo si loo ogaado waxyaabaha ku dhaliyey shahwada in ay noqoto waxtar la'aan.

androsterone *n.* hoormoon jirka caadi ugu dhasho. kaasoo badanaaba laga helo xiniinyada raga. wuxuu mas'uul ka yahay xukunka iyo koritaanka xubnaha galmada raga.

anencephaly *n.* lafaha madaxa, tan danbe oo maskaxda dhankeeda midig ku fadhido oo qayb ama gabigeedaba laheyn. waxaay ku timaada cilad ka dhalata koritaankeeda. Badanaaba waxaa lagu lifaaqaa cilada ku dhasha qaab dhismeedka dareen wadeyaalka jirka. Waxaa lagu ogaan karaa cudurkaan inuu jiro, baarid lagu sameeyo ilmaha inta ay uurka hooyada ku sido, iyo familka hooyada in ay dhaxal u leeyihiin cudurkaan iyo inkale.

anergy *n.* 1. aan awood u lahyn laga ficil celiyo jeermis ama xasaasiyad. 2. awood daro, aan tamar lahayn.

aneuploidy *n.* xaalad aan tiroda hiddo wadeyaalka unuga aan la mid aheyn tirada caadiga ah. *fiiri (eeg)* (monosomy, trisomy.) la bar bar dhig *(euploidy).*

aneurine *n.* *fiiri (eeg)* vitamin B_1.

aneurysm *n.* barar sida buufin oo kale u sameeysma, oo lagu arko darbiga halbowlaha dhiiga mara. Tani waxaa sababi kara cudur sii xumaanaya ama waraabowga, kaasoo dhibaato gaarsiiya daboolka xididada dhiiga murqahooda. ama waxay noqon kartaa cilad lagu dhasho. bararka halbowlayaalka wadnaha waxaa lagu arki karaa meel walba oo kamid ah halbowlaha. laakin bararka laf-gurida ah waxa uu badanaa dhib gaarsiiyaa halbowlaha intiisa kore, kaasoo wax u dhima daboolka murqaha isla markaana sii xumaaya. daciifnimadaan waxay jeexdaa halbowlaha fadhigiisa, taasoo u sahalsha in dhiiga soo galo darbiga daboola murqaha. bararkaan wuxuu ka dhashaa meel walba oo jirka ka mid ah, waana xaalad aad halis u ah, waxaa lagu daaweeyn karaa qaliin oo keliya.

angi (**angio-**) *n.* horgale. la xeriira dhiiga ama qanjirada xididada dhiiga.

angiitis (vasculitis) *n.* bar-barar yaryar oo kala baxsan, kaasoo ku dhaca darbiga xididada dhiiga yaryar. waxaa dhaliya xaalado badan oo kala duwan, sida kelliyaha oo barara,

20

waxaa lagu gartaa finan yaryar oo maqaarka dushiisa ka soo baxa, xanuunka lafaha halka ay iska galaan iyo kelliyaha oo shaqadooda yareeya.

angina *n.* dareemid neefta oo kugu xermata ama xanuun ka yimaada neefta ku xeranka. neefta oo ku dhibta. *fiiri (eeg)* angina pectoris, ludwig's angina.

angina pectoris xanuun ka yimaada bartamaha xabbadka, kaasoo ka sii dara jir dhisid ama jimicsiga, nasashada ku dega ama roonaada. wuxuu gaaraa daanka ilaa garbaha. Waxaa xaaladaan sababa xididada wadnaha ay ciriiri noqdaan aysan awoodin inay dhiiga gaarsiiyan wadnaha. badanaaba waxay ku timaadaa halbowlaha oo xiran. waxaa lagu daaweeynkaraa daawooyinka sida, *glyceryl trinitrate* iyo *propranolol* hadii daawooyinkaan ay noqdaan kuwa aan waxba tarin waxaa la sameeyaa qaliin ah in xididkii ciriiriga ahaa la ballaariyo, halbowlahana la furo.

angiocardiography *n.* baarid raajo ah lagu sameeyo gudaha wadnaha. kadib markii dhiigo lagu daro saliid naar si ay u fududaato araga wadnaha gudahiisa. xididada dhiiga iyo halbowlayaasha waaweyn midkooda ayaa lagu duraa saliid naarta, ayadoo la isticmaalay tuubbo yar oo laab-laabmaysa, taasoo lagu aadinayo boos ku hagaagsan siina marta xidid ama halbowle ilaa ay ka gaarto wadnaha kadib la sameeyo sawir deg-deg ah (raajo). arintaan waxay muhiim utahay ogaanta xanuunka wadnaha iyo marka qaliin loo diyaarinayo.

angiodysplasia *n.* xaalad aan caadi aheyn oo mindhicirka gidradiisa uruursado xididada yaryarka ee dhiiga, taasoo keeni karta dhiig bax. waxaa lagu ogaankaraa raajo. waxaana daawo u noqon karta in la qalo oo keliya.

angiogenesis *n.* sameynta xidid dhiigeed cusub, kaasoo ka dhasha buro koreysa. Xididkaan cusub wuxuu muhiim u yaha nafaqeynta iyo korida buradaas.

angiography *n.* baarid raajo lagu sameeyo xididada dhiiga. dareere muhiim u ah sawirada raajoda ayaa lagu duraa xididada dhiiga si meeshii loo baahnaa ay banaanka u soo saarto kadib la sameeyo raajo deg-deg ah.

angiokeratoma *n.* xididada dhiiga yaryar oo meel jirka ka mid ah isku uruursada, islamarkaana sameeyaan meel adag oo, feex oo kale noqota. badanaaba waxaa lagu arka maqaarka xubnaha galmada ee dadka waayeelada ama gacmaha iyo cagaha ilmaha. ma'ahan xaalad halis ah, waxyaabaha dhaliyana lama oga. badanaana waxaa lagu daaweeyaa qaliin. waxaa jirta feex joogta ah ama soo noqnoqota, taasoo wax u dhinta maqaar dushiisa iyo unugyada waaweyn ee gudaha jirka, sida wadnaha. beerka iyo caloosha. ayadoo ay ku timaado dhaxal halis noqota.

angioma *n.* buro aan dhib keenin oo badanaaba jirka lagu arko. unug kasta oo jirka ka mid ah ayay ku dhalankartaa, oo waxay ku xirantahay unugaas sida uu ulla macaamiloodo. Sidaa daraadeeda ayaa loo adeegsadaa mindi ku haboon lagu daaweeyo.

angio-oedema (**angioneurotic oedema**) *n.* fiiri *(eeg)* urticaria.

angioplasey *n.* halbowle ciriiri noqda ama dhamaan wada xirma. kaasoo qaliin loo adeegsado si loo furo, ama loo ballaariyo.

angiospasm *n.* fiiri *(eeg)* raynaud's disease.

anhidrosis *n.* aan dhidid lahayn, aan la dhididin. cilad lagu dhasho aawadeeda ama in ay jiraan waxyaabo lagu celiyo dhididka.

anhidrotic *1. n.* daawo kasta oo loo isticmaalo in dhididka lagu joojiyo. *2.* dhidid celin (joojin).

anhydraemia *n.* hoos u dhaca biyaha gudaha jirka, taasoo sababta in ayagana yareeyaan unugyada dhiiga aan midabka lahayn.

anhydrase *n.* falgal de-dejiye ku dhiira galiya in biyaha laga saaro hab isku dhis ah.

anima *n.*(*la xiriira cilmi nafsiga*) tusaale; meel dumarka ay la yimaadaan dabeecadaha raga.

animus *n.* (*la xiriira cilmi nafsiga*) tusaale; meel raga ay la yimaadaan dabeecadaha dumarka.

aniridia *n.* bu'da isha (birta isha) la'aan lagu dhasho. waxaa sababi kara hiddo wadeha lambarka 11 oo gacan tirma.

aniseikonia *n.* Xaalad ay labada il aysan isku si wax u arag, muqaalka oo labada il oo mugdi gala oo ay ku kala duwan yihiin iyo qiyaasta cabbirka iyo qaabka ay u yaalaan indhaha daraadeed.

anisocytosis *n.* unugyada dhiiga gaduudan (dhiiga cas) oo qiyaasta cabbirka aad u kala duwan. badanaaba waxaa lagu arki karaa cudur kasta oo ku dhaca dhiiga oo idil.

anisomelia *n.* qiyaasta cabbirka iyo qaabka gacmaha ama lugaha u sameeysan yihiin oo kala duwan.

anisometropia *n.* xaalad ay awooda iyo quwada il-biriqsiga hal il ay kaga duwan tahay isha kale.

ankle *n.1.* isgalka ay iska galaan lugta iyo cagta. 2. isgalka dhamaan lugta halka ay iska gasho. Cirib.

ankylosing spondylitis *fiiri (eeg)* spondylitis.

ankylosis *n.* isku-dhallaalid ka dhalata meesha xubnaha lafaha iska galaan. waxaa sababa lafta oo qafiifta ka dibna dhallaasha ama xubnaha isku xerka xiidmada oo soo gaabta. cudurkaan waxaa badanaa uu ka dhasha dhibaato badan oo taxana ah, oo ka yimaada bar-bararka iskagalka lafaha, taasoo ka timaada cudurada qaaxada iyo jeermiyada dabadheeraada.

ankylostoma *n.* fiiri (eeg) ancylostoma.

annulus *n. (la xeriira qaab dhismaha jirka).* furniin wareegsan. daloolwareegsan

anodontia *n.* ilko maqnaansho ama aan ilik lahayn. sababtana tahay inay soo bixi waayaan. badanaaba waxay caado u tahay ilkaha qaarkood oo aan dhalan.

anodyne *n.* Daaweeyn. daawo walba oo xanuunka dabcisa ama yareeysa.

anomalous pulmonary venous drainage xaalad lagu dhasho oo aan caadi aheyn. xididada dhiiga ka qaada sanbabada ay galaan furiinka midigeed ee wadnaha, ayadoo laga rabay inay galaan dhanka bidix ee wadnaha. waxaa keeni kara xididada oo cilad ku jira.

anomaly *n.* caadi ka weecsanaan kasta. ka duwan sanaan kasta. Aan caadi aheyn, gaar ahaan ciladaha lagu dhasho.

anomia *n.1.* hab qofka jirran uusan awoodin inuu sheego magaca shayga uu arko, inkastoo uu kari karo inuu tilmaam ku sheego. 2. Xushmad iyo garasho qof aan u heyn sharciyada jira. tani waxay astaan u tahay waali iyo qof maskaxda loogu soo socdo.

anonychia *n.* ka maqnaansho hal ciddi ama wax ka badan oo lagu dhasho.

anopheles *n.* cayayaan idilkooda ah kaneeco, oo lagu arko wadamada cimiladu kululshahay. waxay u kala baxo illaa 350 000 oo noocaan cayayaan ah. cudurka kaneecada, duumo waxa dhaliya hal qaniinyo oo ka timaada midkooda dheddiga ah.

anarchism *n.* xiniinyaha raga oo midkood maqan, ama labada xiniinyo la'aantood lagu dhasho.

anorexia *n.* rabid wax lagu cuno oo aan jirin.

anorexia nervosa jirro nafsiyin ah oo badanaa lagu arko hablaha qaangaarka ah. Kuwaas oo aamina inay aad u cayilanyihiin oo jirkooda hilib saran yahay, islamarkaana isticmaala xirfad kasta oo aay isku caateeyaan, sida inaysan raashid cunin, is mantajiyaan ama ay isticmaalaan daawooyinka lagu qaras baxo si ay hilibka ay aaminayn inuu jirkooda saran yahay ugu ridaan, ayagoo ka cabsanaaya inay cayilaan. tani waxay keentaa inay aad u caatoobaan, dhiiga caadada istaago iyo halis ah in ay dhimashada usoo deg-degto baahida iyo conto cunida la'aanteeda daraadeed. jirradaan waxa dhaliya waa arin aad u qasan, waxaa laga yaabaa inay jirto dhibaato familka ah, qofka inuu heli waayo qof jecel iyo arimo badan oo siyaadiya xaaladaan. waxaa markasta haboon qofka u jiran arintaan in lagu dhiiro galiyo cuno cunida si jirkooda uu u ahaado culeyskii caadiga ahaa ee loogu talagalay. naftooda qasan waxaa marwalba lagu daaweeyaa si cilmi nafsi ah. *Fiiri (eeg)* bulimia.

anosmia *n.* aa carfin karin, qofka aan awood u laheyn inuu wax carafsado. badanaa waxaa keena hargabka madaxa, waxaa kale oo keeni kara lafaha maskaxda haaya oo kharir ama jab gala, ama buro ka dhalta maskaxda hore.

anovular **(anovulatory)** *adj.* aan laheyn xubnahii hablaha (dumarka) u sameyn lahaa ugxaanta ilmaha ka abuurma. laakin dumarka ay haystaan dhiiga cadada, xili walbana uu sidii caadiga ahaa dhiiga uga yimaada.

anoxaemia *n.* xaalad ay awooda curiyaha hawada ay ku yartahay dhiiga gudahiisa. *fiiri (eeg)* anoxia, hypoxaemia.

anoxia *n.* xaalad xubabka jirka jilicsan aysan helin hawo ku filnayn. tani waxaa sababi kara marka meel dheer ah oo hawada ku yartahay la joogo, iyo qaabka hab wareega dhiiga oo yaraada, gaar ahaan dhiiga gaduudan (cas) iyo kan hawada jirka qaada, ama dhibaato ku dhacda qulqulka dhiiga. waxaa kale oo dhalinkara in hawada ay ku yaraato dhiiga gaaraya sanbabada, taasoo sabab u ah neefsasho yari ama cudurada sanbabada ku dhaca ee la xeriira neefta iyo habdhiskeeda..

ant- (**anti-**) *horgale*; qeexa; lid, caksi ku ahaansho. caaridid. ka soo horjeed u shaqeeya, dabciye. tusaale: *antarthritic*= (*dalinta xanuunka ama bararka jirka*) antibacterial = (*la baabiyo ama la joojiyo koritaanka jeermiska il ma'ragtada ah*).

antabuse *n.* fiiri (*eeg*) disulfiram.

antacid *n.* daawo dhexdhexaadisa aasiidhka midabka iyo urka toona laheyn ee ka yimaada dheecaanka dheefshiidka caloosha. Daawadaan waxaa ka mid ah, *aluminium hydroxide, calcium carbonate, magnesium hydroxide* iyo *sodium bicorbonate*. Intaba waxaa loo adeegsadaa dhibaatooyinka xubnaha dheefshiidka iyo boogta gaaska ka dhasho.

antagonist *n.1.* muruq ficilkiisa lid ku yahay ama diida muruq kale ficiladiisa. kaasoo marwalba hor istaaga dhaqdhaqaaqa muruqa kale. 2. daawo awood u leh in ay caksi ku ahaato daawo kale ficiladeeda.

ante *horgale*: muujiya; ka hor. Tusaale: antenatal = *dhalida ka hor*. Anteprandial = *cunto cunid ka hor.*

anteflexion *n.* unugyada jirka midkood oo horay u soo qallooca, horay u soo laaban. Horay u soo qalloocanka ilma galeenka waxaa loo arkaa inay caadi u tahay.

ante mortem dhimashada ka hor.la bar-bar dhig, post mortem = *dhimashada kadib.*

antenatal diagnosis *fiiri (eeg)* prenatal diagnosis.

antepartum *adj.* yimaada foosha ka hor. Wax dhaca inta aysan foosha imaan.

antepartum haemorrhage dhiig bax ka yimaada habdhiska xubnaha dhalmada, gaar ahaan tuubbada siilka, inta u dhaxeysa marka uu uurka gaaro isbuuca 24aad ilaa uu cunuga ka dhasho.

anterior *adj.1.*qeexid ama tilmaanta la xiriirta horaadka jirka. 2. qeexida unug qeybtiisa hore.

anthelmintic *n.1.* daawo ama kiimiko si goni ah laysku dar-daro oo loo isticmaalo in lagu baabi'iyo gooryaanada sumaysan, gaar ahaan gooryaanka isku xer-xeran iyo midka warwareegsan. daawooyinkaan waxaa kamid ah *albendazole, bephenium, hydroxynaphthoate, mebendazole, niclosamide, piperazine* iyo *praziquantel*. 2. *adj.* wax awood u leh inay baabi'iyaan gooryaanada sumaysan.

anthrocosis *n.* fiiri (*eeg*) coal-worker's pneumoconiosis.

anthracyclin *n.* 500 oo daawo jeermis dile oo laga so dhiraandhariyey jeermisyada nool ee il-ma'aragga ah. kuwaasoo loo adeegsado noocyo badan oo jeermis dhaliya. Waxaa kamid ah mid lagu magacaabo. *Doxorubicin*. oo ah tan ugu muhiimsan kooxahaan daawo, taasoo awood aad u balaaran u leh ka hortaga iyo burburinta burooyinka qatarta ah.

anthrax *n.* cudur jeermis halis ah, oo ka yimaada xoolaha beeraha lagu dhaqdo. taasoo ay dhasha jeermis noole il-ma'arag ah. kaasoo laga qaadi karo taabashada timaha xoolaha, ama cayayaanka xoolaha ku dul nool iyo saxarada xoolaha. Cudurkaan wuxuu bani aadamka wax ka gaarsiiyaa sanbabada, taasoo ku dhaliya qofka inuu neefsan waayo, maqaarka jirka aad u jeex-jeexa ama dalooliya. waxay isku badesha buro halis ah, hadii aan cudurkaan laga hortigin ama aan la daaweeyn aad ayuu halis u yahay. waxaa loo isticmaalaa daawooyinka jeermiska dila, gaar ahaan *penicillin*. qiyaas badan oo la adeegsado ayaa wax ka tarta.

anthrop- (**anthropo-**) *horgale*; tilmaama jinsiga aadanaha tusaale: anthropogeny ama anthropegesis (*ka soo bar-baarida ama ka soo farcanka*). anthropoid = (*u ekaansho*) anthropology (cilmiga faraca la xeriira).

anthropometry *n.* cabbir lagu sameeyo jirka aadanaha ama qayb kamid ah, si bar-bar dhigis loogu sameeyo laba qof oo kala duwan, kala jinsi ah, si loo ogaado ciladaha koritaanka ka dhalankara oo lagu kala duwanyahay.

anthropozoonosis *n.* cudur laga qaadi karo xoolaha ama xayawaaka. ama xoolaha iyo xayaawaanka ay ka qaadi karaan dadka. taasoo si caadi ah ku dhalan karta. cuduraas waxaa ka mid ah. *anthrax, rabies* iyo *leptospirosis.*

anti-androgen *n.* guruub walba oo daawo ah oo hor istaaga unugyada in ay qaataan hoormoonka testostaroonka oo ka yimaada qanjirka raga ka caawiya galmada (wasmada). isla markaana daawd ahaan looga hortaga kansarka ku dhala qanjirkaas. kaas ah burd ku xiran hoormoonkaas. iyo cilado aad ubadan oo raga kaceliya galmada (wasmada). daawadaan waxaa ka mid ah cyproterone.

anti-arrhyehmic *n.* daawo walba oo loo isticmaalo in lagu saxo garaaca wadnaha aan caadiga ahayn. daawodaan waxaa ka mid ah *aeropine, amiddarone, verapamil, quinidine, disopyramide* iyo *lignocaine.*

antibacterial *adj.* qeexid la qeexayo daawo disha ama ka hortagta jeermiska.

antibiotic *n.* jeermis dile. jeermis ka hortage nuxur ama walax dareera ah oo laga sameeyay il-ma'aragto nool. taasoo ka hortagta ama baab'isa il-ma'aragtada kale ee nool. Nuxurkaan ama dareeraha waxaa loo isticmaalaa in lagu daaweeyo jeermiska ka yimaada noole ku dulnool noole kale. laakin dhibaato ayay u keeni kartaa jeermis la deris aan dhibaato keenin, kuwaas oo lagu arki karo midhicirka, sanbabada iyo kaadi haysta. taasoo sabab u nuqota in jeerimskii loogu tala galay la'baabi'iyo faafo.

antibody *n.* jeermis la deris. nooc dhiig khaas ah oo ka soo farcama unugyada dhiiga cadcad, marka jirka uu la kulmo nooc dhiig kale oo khaas ah, kaasoo cuduro sida, si ay u baabi'iyaan kan cuduraysay. jeermis la deriska waa jir difaace khaas ah, oo mararka qaarkeed jirka ku soo noqda, waxaay ka mas'uul yihiin in ay jirka ku booriyaan diidida unugyada jirka ku cusub, sida kellida iyo sanbabada jirka lagu talaalo.

anticoagulant *n.* daawooyin laysku geeyo oo mas'uul ka ah ka hortaga dhiiga in uu xinjiro yeesha. waxaa jiraan ilaa in ka badan sedex daawo oo awood u leh in ay dhiiga xinjiroobidiisa ka hortagaan. daawoda *heparin* oo awood toos ah u leh in ay dhiiga xinjirida ka illaaliso meel walba uu dhiiga gudaha jirka kaga jiro iyo dibadaba. daawooyinka *warfarin* iyo *phenindione* waxay awoodaada keliya tahay inay ka hortagaan xinjirida dhiiga gudaha jirka, badanaa waxaa loo isticmaalaa inay ka hortagaa dhiiga inuu xinjiro ku noqdo xididada. hadii daawooyinkaan cabbirkooda in ka badan la isticmaalo waxay keeni kartaa dhiig bax halis ah.

anticonvulsant *n.* daawo ka hortagta ama yareesa xanuunka iyo jareeska ka yimaada cudurka qallalka.

antidepressant *n.* daawo loo isticmaalo in ay yarayso ama wax ka qabato cudurada madaxa, sida niyad jabka, muruqada ama hoos u dhaca qiirada iyo walwalka badan.

antidiuretic hormone (ADH) *fiiri (eeg)* vasopressin.

antidote *n.* daawo lid ku ah daawooyinka sumeysan dhibka ay keenaan, ama caksi ku ah daawo qiyaasteeda in ka badan la qaatay. Tusaale: daawada lagu magacaabo *dimercaprol.* waxay lid ku tahay sunta cayayaanka lagu dilo iyo dhibka ay keento macdanta dareerta.

antidromic *adj.* qeexid la qeexayo fariinta deg-dega ah oo dareen wadayaalka sidaan dariiq qaldan ku socota. Badanaa aad ayey u yartahay inay dhacdo arintaan. Laakin waxaa la'arkaa marka uu cadaadis ku yimaado dareen wadaha, sida inuu jeermis ku dhaco. taasoo dhalisa inuu dareen wadaha fash-fasho xanuun saa'id ahna keena, sidaa daraadeed fariintii uu siday waxay noqonaysaa inay dariiqii caadiga ahaa ay marijirtay ka lunto oo mid kale qaado.

antiemetic *n.* daawo joojisa mataga. Daawooyin badan oo kala duwan ayaa jira oo leh awood ay kaga hortagaan mataga sida kuwa loo isticmaalo xasaasiyda. Tusaale: *cyclizine, promethazine.* waxaa loo istilmaalaa calool wallaac ka yimaada hawoda iyo duulimaadka. Waxaa kale oo jira daawo joojiya lalabada iyo mataga ay dhaliyaan daawooyin kale oo caadi loo isticmaalo oo kamid ah *domperidone, metoclopram* iyo *ondansetron.*

antiepileptic drug *fiiri (eeg)* anticonvulsant.

antifibrinolytic *adj.* qeexid la qeexayo daawooyin laysku geeyay oo celisa in ay kala

24

go'aan dhiiga xinjiridiisa. daawooyinkaan waxaa kamid ah *aprotinin* iyo *tranexamic acid*.

antifungal (**antimycotic**) *adj.* qeexid lagu qeexayo daawo disha ama wax tarka ka yareeysa jeermiska ka dhasha boqoshaa (geed buruq iyo sal gaaban leh) iyo jeermiska khamiirka ka yimaada. daawooyinkaan waxaa kamid ah *amphotericin griseofulvin, imidazoles, nystatin, terbinafine*, iyo *tolnaftate*.

antigen *n.* walax dareera ah, ama nuxur kasta uu jirka u arko inay yihiin wax soo weerara oo sita wax jirka lid ku ah. dareerahaan waxay badanaaba yihiin borootiin. laakin macdata birta ah ayey noqonkartaa, marka la barbar noqoto ama lagu sacneeyo borootiinka jirka. waxaa loo yaqaanaa *haptens*.

antihelix (**anthelix**) *n.* maqaarka adag oo ka hooseeya dhamaan dhegta baalkeeda.

antihistamine *n.* daawo ka hortagta ama joojisa ficilka xasaasiyada jirka. daawadaan waxay is hor taagtaa unugyada ogolaada xasaasiyada kuwaasoo ah h_1 iyo h_2. markii ay soo gasho adeegaha h_1 wuxuu dhaliyaa hindhiso joogto ah, cuncun ka yimaada agagaarka indhaha iyo nabro yaryar oo korka kasoo baxa. *acrivastine. astemizole. azatadine* iyo *chlorpheniramine* daawooyin lagu magacabo ayaa ka hortaga dhibaatooyinkaas. waxay keeni karaan warwareer, sidaas daraadeeda waxaa badanaaba loo isticmaalaa hurdada. adeegaha h_2 waxaa laga helaa caloosha kaasoo kor ugu kaco markay caloosha soo weeraraan dheecaano dhaliya gaaska caloosha, sidaa daraadeeda daawooyinka *cimetidine* iyo *ranitidine* waxay ka hortagaan ficlkaas, islamarkaana hoos u dhigaan kor u soo kaca gaaska caloosha. waxaa badanaaba loo isticmaalaa boogta calcoosha ka timaada gaaska.

anti-inflammatory *adj.* 1. qeexid la qeexyo daawo hoos u dhigta bar bararka jirka. noocyadeeda badan oo kala duwan waxay lid ku yihiin halka uu bararka ka billaamo, ama meesha horseedka u ah. 2. daawo ka hortagta bararka iyo dhaaqwacyada xuubabka jirka. *fiiri (eeg)* NSAID.

antilymphocyte serum (**antilymphocyte globulin, als. alg**) dareere lid ku ah dheecaan laga soo dhiraandhariyey xoolaha oo daawo laga dhigay. dareerahaan wuxuu cadaadiyaa shaqada unugyada dhiiga cadcad, waxaana loo adeegsadaa in lagu daaweeyo unugyada jir diffaaca markay shaqadooda yareeyaan gaar ahaan markii jirka laga badello unugyada waaweyn. taasoo keenta jirka inuu diido unuga cusub oo jirka lagu tallaalo, sida kellida la badellay.

antimetabolite *n.* daawo faraha lagasha ama dhabqisa dhismaha dheefshiidka jirka iyo unugyada caadi shaqadaas u qabta. ayadoo unugyada dhexdiisa ku darta falgal de-dejiye. daawadaan qaarkood waxaa loo isticmaalaa ka hortaga iyo daaweeynta cudurka kansarka. waxaa kamid ah *fluorouracil, methotrexate* iyo *mercaptopurine*. daawooyinkaan waxay fara geliyaan ama dhabqaan koritaanka unug jirran falgalka ka dhex socda. kaasoo muhiim u ah bu'da unuga. daawooyinkaan waxay keeni karaan dhibaatooyin aad qatar u ah oo ka mid ah jirrooyin unugyada dhiiga ku dhaca iyo inay carqaladeeyaan xubnaha dheefmarka jirka. *fiiri (eeg)* cytotoxic drug.

antimitotic *n.* daawo joojisa ama horistaagta koritaanka iyo isqaybiska unugyada jirran. daawooyinka sida *doxorubicin* iyo *aclarubicin* waxaa loo isticmaalaa daaweeynta kansarka. *fiiri (eeg)* antimetabolite, cytotoxic drug.

antimutagen *n.* dheecaan ama dareere awood u leh inuu yareeyo ama gabigeedba ka hortaga is bad-badelka noole, in uu marwalba mid cusub dhalo ama mid cusub soo saara. *fiiri (eeg)* mutagen.

antimycotic *adj. fiiri (eeg)* antifungal.

anti-oestrogen *n.* mid kamid ah koox daawooyin ah oo diida ama lid ku ah hoormoonada dareenka naagaha. kan ugu muhiimsan daawooyinkaan waa *tamoxifen* oo shaqadiisa tahay inuu raadsado xubnaha aqbala kansarka ku nool hoormoonka dareenka naagaha. daawadaan badanaa waxaa loo isticmaalaa daaweeynta kansarka naasaha, cudurkaas oo ah mid ku nool hoormoonka dareenka naagaha ku dhaliya. qaar kamid ah daawooyinkaan sida *clomiphene* waxaaa loo isticmaalaa inuu ku booriyo ugxaanta dumarka ilmaha ka abuurma ay kor u siyaado. dhibaatada ay keeni karaan waxaa kamid ah kor hur gaduudasho leh, siil (farji) cuncun, lalabo, mantag, jirka oo dheecaanka kaydsada iyo mararka qaarkiis siilka oo laga dhiig baxo.

antioxidant *n.* walax. nuxur awood u leh inuu karti tiro aasaasi aan u baahnayn inuu ku noolaado curiyeha hawada. waxaa kamid ah maatarka sumaysan iyo koox kiimiko ah oo qatar ah oo ka soo farcama cudurada kala duduwan iyo dhibaatooyinka uu la yimaado sigaar cabka. jirka wuxuu caadi ahaan u leeyahay walaxdaan, nuxurkaan. laakin waqtigaan lajoogo waxaa aad loo xiiseeyaa in walaxda, nuxurka, loo istilmaalo ka hortaga dhibaatooyinka gaari kara unug ama xubnaha jirka, ayadoo laga dhigaayo daawo oo kale. kuwa sida badanaaba loo isticmaalo waxaa ka mid ah fiitimiin C iyo fiitimiin E. waxaa badanaa loo arkaa marka daawooyinkaa laysku geeyo inay yareeyaan qatarta ka timaada cudurada waaweyn qaarkood.

antipruritic *n.* dareere daawo ah loo isticmaalo sida kareemada oo kale, taasoo hoos u dhigta ama baabi'isa kor cuncunka. Daawadaan waxaa kamid ah *calamine*, *crotamiton* iyo *trimeprazine* oo loo isticmaalo cuncunka badan oo ka yimaad xasaasiyada.

antipsychotic *adj.* koox daawo ah oo lagu daaweeyo jirada waalida maskaxda qatarta ah. daawadaan qaarkood oo si qiyaas yar ah waxaa loo isticmaalaa daaweeynta walwalka walaaca badan iyo baqdinta aan la aqoon halka ay ka timaato. daawada jirrada waalida loo istioomaalo waxaa ka mid ah *chlorpromazine*, *haloperidol*, *flupenthixol* iyo *clozapine*. Daawooyinkaan hadii qiyaastooda layska badiyo waxay dhilinkaraan, dhaqdhaqaaqa jirka gudahiisa ama dibadiisa oo aan isku dheelitirneyn.

antipyretic *n.* daawo hoos u dhigta kulka qandhoda xad dhaafka ah ka dhasha. daawooyinka xanuunka ka hortagaba waa ay leeyihiin awoodaan hoos u dhiga kuleeylka ka yimaada qandhoda. waxaa kamid ah *aspirin*, *paracetamol*, *phenylbutazone* iyo *mefenamic acid*.

antisecretory drug *n.* daawo kasta oo hoos u dhigta xawaaraha caadiga ah ee dheecaanada kor ugu kacaan, badanaa waxaa daawadaan loo adeegsadaa inay hoos u dhigaan aasiidhka caloosha gaaska ku dhaliya.

antisepsis *n.* tirtirid, suulin lagu sameeyo jeermiska iyo wasaqda ay dhaliyaan noole il-ma'arag ah oo kudul nool, noole kale cudurada ay keenaan. ayadoo loo isticmaalo hab kiimiko ah ama hab ulla kac ah oo galanta loo adeegsado.

antiseptic *n.* kiimiko lagu baabi'iyo ama hor istaagta koritaanka cudurada ay dhiliyaan jeermiska iyo noolaha il-ma'arag ah. kiimikada ma'ahan mid sun ah, oo waxaa loo istilmaali karaa maqaarka dushiisa iyo in lagu dhaqo boogta si jeermiska looga ilaaliyo, ama waxaa loo isticmaalaa gudaha jirka si loo daaweeyo jeermiska mandhicirka iyo kan kaadi hayeha.

waxaa kamid ah kiimikadaan *cetrimide*, *chlorhexidine*, *dequalinium* iyo *hexamine*.

antiserum *n.* (*pl.*antisera) walax, nuxur leh awood jir difaac ah. oo ka hortaga jeermiska soo weerara jirka oo idil. waxaa loo isticmaali kara sida tallaalka oo kale, si uu jirka u siiyo difaac ku meel gaar ah oo ka celiya cudurada qaarkood. Hadii la rabo in la siiyo xoolaha sida fardaha oo kale qiyaas aad u badan ayaa loo adeegsadaa. shaybaarada waxay nuxurkaan, u deegsadaan in lagu ogaado il-ma'aragtada jeermiska dhalisa. *fiiri (eeg)* agglutination.

antispasmodic *n.* daawo loo isticmaalo in ay dabciso dubaaxinta iyo kol-kolka ka yimaada murqaha dabacsan.

antispastic *n.* daawo loo isticmaalo inay dabciso dubaaxinta iyo kol-kolka murqaha qalfoofta lafaha. waxaa kale oo la mid ah *antispasmodic*

antitoxin *n.* jir difaac uu jirka sameeysto markii ay soo weeraraan sunta ka timaada jeermiska soo gala iyo waxwalba oo jirka dhib u keeni kara.

antitragus *n.* carjaw yar oo ku taal dusha daloolka dhegta.

antitussive *n.* daawo awood u lah inay yareeyso qunfaca, ayadoo cadaadis ku sameeynayso sanbabada si maskaxda ay u yareeyso rabida qunfaca. daawadaan waxaa kamid ah *pholcodine*, *dextromethodrphan*, *codeine*, *diamorphin*. *fiir (eeg)* heroin iyo methadone.

antivenene (antivenin) *n.* daawo awood u leh in ay ka hortagto sunta maska, caaracaarada iyo bahalka dib-qallooca (hangaralle).

antiviral drug daawo aad wax uga tarta cudurada jeermiska iyo fayruska, gaar ahaan kuwa halista ah oo cudurada waaweyn dhaliya. daawooyinkaan waxaa kamid ah *acyclovir, ganciclovir, vidarabine, idoxuridine, trifluridine* (*viroptic*) *foscarnet, zidovudine, amantadine, ribavirin*.

antrectomy *n.1.* qaliin lagu saaraayo laf darbiyeed duleelsan oo ku taala caloosha. *2.* qaliin lagu soo saaro qayb kamid ah laf duleelka caloosha, kaasoo mas'uul ka ah dhibaatada gaaska iyo boogta caloosha. badanaa waxaa qaliinkaan lagu daaweeyaa dhibaatooyinka gaaska.

antroscopy *n.* baaris lagu sameeyo lafta daloolka sanka ee isku haysa dhamaan wejiga iyo maskaxda, ayadoo loo adeegsado tuubbo kaamero wadato oo loo yaqaan *antroscope*.

antrostomy *n.* qaliin loo habeeyo in laf duleel joogto ah loo sameeyo, taasoo sahali karta in dheecaano kasta halkaas laga soo saaro.

antrum n. duleel, gaar ahaan mid ku yaal laf.

anuria *n.* kelliyaha oo shaqada kaadi soo saarka gaba. tani waxaa lagu arkaa xaalado badan oo kala duwan, mas'uulna ka ah hoos u dhaca dhiiga. baarid deg-deg ah ayey u baahan tahay si loo kala ogaado inay kaadi yari jirto iyo in kaadida waxceliya ay jiraan oo ka yimaada kelliyaha.

anus *n.* duleelka ugu danbeeyoo ku yaala kanaalka raashinka maro. futada halka laga saxaroodo, xaaro.

anvil *n. fiiri (eeg)* incus.

anxiety *n.* cabsi, baqdin iyo walwal guud ahaan dhakhsi u faafi og. taasoo gabigeeda la wareegto nololsha bukaan socodka.

aorta *n. (pl.* **aortae, aortas***)* xidid ugu weyn jirka, kaasoo ay ka soo farcamaan dhamaan xididada jirka oo idil. xididka ugu weyn jirka wuxuu ka soo billaabmaa wadnaha dhankiisa bidix, kaasoo gaara laf dhabarka halka ugu danbeesa isla markaana qaybiya xidid weyn iyo mid yarba.

aortic aneurysm *fiiri (eeg)* aneurysm.

aortic arch xidid ugu weyn ee jirka, qeybta wadnaha dushiisa hore, kaasoo sare u baxa kadibna galaanke hoose u soo baxa, illaa uu gaaro laf dhabarka afaraad ee hoose. xididkaan waxaa shaqadiisa kamid ah ka warhaynta dhiiga kaca (dhiig karka).

aortic regurgitation dhiig si lama filaan ah oo xad dhaaf uga soo burcama xididka ugu weyn jirka, kaasoo gala gacanka bidix ee wadnaha oo mas'uul ka ah dhiiga gala inuu u kala qaybiyo xididada jirka. dhibaataduun waxay ku timaada xididka ugu weyn jirka halka mas'uul ka ah inay dhiiga joojiso oo xaganta, ama cuduro kale oo xidid ka dhib u keena sida cudurka juudaanka, cudurka lafo xanuunka iyo halka lafaha iskagalaan cadidka ka yimaada, waxaa dadka xaaladaan qaba isku arkaan neefta oo dhibta, wadnaha oo ballaarta, intaba waxay leeyihiin dhiig burcamid. xaaladaan badanaa waxaa lagu daaweeyaa qaliin. ayadoo lagu badellayo halka xididka weyn dhiiga u celiya dhibaatadeeda.

aortic replacement xirfad qaliin ah oo loo isticmaalo in lagu badello halka dhibka ka jira xididka ugu weyn jirka. badanaa waxay quseeysaa in tuubbo aad qafiif oo jilicsan lagu badello xididka halkiisa jiray, taasoo islamarkiiba qabata shaqadii iyo hawlshii loogu talagalay inuu qabtaan.

aortic stenosis xidid ugu weyn jirka halka uu iska xero, iskana furo marka uu dhiiga kala qeybinayo oo ciriiri noqota. qabsin daraadeed.

aortic valve xere, xire, fur ku yaal wadnaha oo u dhaxeeyo xididka dhiiga qaybiya iyo kan jirka ugu weyn. wuxuu ka kooban yakay sedex weel oo qaabkooda u ek dayaxa markuu nus yahay. waxay shaqadiisa tahay in uu hor istaago dhiiga ka baxa xididka ugu weyn jirka in uusan ku soo noqon.

aortitis *n.* barar iyo xanuun ku dhasha xididka ugu weyn jirka.

aortography *n.* baarid rajo ah oo lagu sameeyo xididka ugu weyn jirka.

apgar score hab loo adeegsado in lagu ogaado xaalada ilmaha marka ay dhashaan oo laga soo ag-qaado hooyada. ugu yaraan laba dhibic ayaa la siiyaa xaalad kasta oo muujisa in ilmaha caafimaadkooda uu ku fiicanyahay, inta u dhaxeeysa hal daqiiqo ilaa shan daqiiqo laga billaabo marka ah ilmaha dhashaan. sida ay u neefsanayaan, sida garaaca wadnaha uu yahay, sida uu midabkoodu yahay, xaalada murqaha iyo sida uu dareemkooda yahay. hadii ay toban dhibcood ku gaaraan mudo shan daqiiqo ah, ilmahaas waxaa la filayaa inay caafimaad qabaan. hadii ay dhibcaha ay ka yaraadaan toban. waxaa lagu cilliyaa baaridii mar labaad, ayaadoo daqiiqadaha loo dheereeyo, nasashana loo dhaxeesiiyo si loo ogaado inta ay xaaladooda caafimaad gaari karto.

aphakia *n.* isha oo aan haysanin bikaaca, birta madow, kadib qaliin markii lagu sameeyay.

aphasia (dysphasia) *n.* jirro luqada wax gaarsiisa, taasoo hoos u dhigta hadal soo saarka iyo fahamkiisa. Ma ahan jirrooyinka cuuryaanimada ku qasan, ee waa dhib si toos ah uga yimaada qeyb kamid ah maskaxda, gaar

27

ahaan barka bidix ee maskaxda dadka gacanta midig wax ku qora, waxaa taas u wehliya qoraalka iyo akhriska oo ku adag dadka noocaan ah.

aphonia *n.* cudur ku dhaxa xariga haaya codoka, ama ku dhaca afka iyo dareen wadeyaal iyo murqaha shaqadooda tahay kala habeynta iyo abuurka hadalka.

aphrenia *n.* caqliga iyo garaadka oo aan kordhin. Qof caqli yar.

aphtha *n.* (*pl.* aphthae) boogo yaryar oo mid keliya ama ayagoo badan ka soo baxa afka gudahiisa, noocoodana yahay dhibco cadcad ama gaduudan, sabab dhalin karta lama oga, daawana daryeel mooyee, waxkale looma haayo.

apical abscess boog malax la socoto oo ka soo baxda lafta haysa fiinta ilikta iyo agagaarkeeda. boogta oo joogta ah waa mid aad u xanuun badan oo dhalisa in uu daanka bararo, mararka qaarkoodna wajiga ka bararo. waxaa lagu daaweyn karaa in malaxda laga dhuuqo, hadii ay suurtagal tahay, ilikta la bixiyo.

apicectomy *n.* (*la xariirta cilmiga ilkaha*) qaliin lagu sameeyo fiinta ilikta jiridkeeda. badanaa waxaa la socota in halkii la baneeyay la buuxiyo si jiridkaas loo daaweeyo.

aplasia *n.* qayb kamid ah jirka ama unug ka mid ah jirka oo sidii la rabay u kori waayey. *fiiri (eeg)* agenesis.

apnoea *n.* neefsashada oo yara tagta, ama qofka neefta ku dhegta oo aan soo neefsan karin waqti yar. badanaa xaaladaan waa lagu arka ilmaha marka ay dhashaan waana xaalad aad qatar u ah oo u baahan in si deg-deg ah wax looga qabto oo aan la yareesan.

apocrine *adj.* 1. qeexid lagu tilmaamo qanjirada dhidhidka ay ka yimaadaan, kuwaas oo lagu arko oo keliya meelaha timah ka soo baxaan, gaar ahaan kilkisha ama shakhfasha iyo gumaarka. qanjiradaan waxaa la arkaa marka la qaangaaro, mas'uulna ka yihiin inay timo meelahaas ka soo baxiyaan . urka meelahaas ka yimaadana waxaa quseeya jeermis ku dhaca qanjirada dhidhidka dhaliya. 2. qanjir aan awood u lehay inuu sameeyo dhidid.

apomorphine *n.* walax dareera ah oo dhaliya matag. taasoo si toos ah u quseeysa bartamaha maskaxda keena mataga. waxaa loo isticmaalaa sida irbada oo kale, si dhaqso ahna ayey wax u tartaa oo mataga u dhalisaa. badanaa waxaa loo shaqaaleeyaa in lagu daaweeyo ka hortaga sunta afka laga qaatay. Waxay daawadaan noqotaa mid miyirka qaada hadii qiyaasteeda isticmaalka la badiyo.

aponeurosis *n.* xiidmo sida waraaqda afka lagu tirtirto oo kale u qafiifsan, laakin ah mid aad u xoog badan oo badella seed murqo kaasoo ah mid fidsan oo ballaaran islamarkaana ka laalaada meel uu ku dhegnaa sida laf oo kale.

apophysitis *n.* barar iyo dhaawac ku dhaca mid ama in ka badan ricir (lafaha lafdhabrka kooba) ama meelah ay iska galaan. tani waxa lagu arkaa cudurka xanuunka ku dhaca lafaha meesha ay iska galaan, xanuun xad dhaaf ahna dhaliya.

apoplexy *n. fiiri (eeg)* stroke.

appendicectomy *n.* qaliin lagu sameeyo tuubbada qabsiga. taasoo gabigeeda la soo saaro *fiiri (eeg)* appendicitis.

appendicitis *n.* barar ku dhaca tuubbo u dhaxeesa mindhicirka iyo gumaarka, qabsin cadaadis iyo kuleel xanuun keena leh. badanaa waxaa lagu arkaa dadka da'da yar. callaamadaha ugu waaweyn ee lagu garto waxa kamid ah ubuc xanuun, marka hore ka billaabma bartamaha ubucda kadibna u gudba dhanka midigta hoose ee ubucda islamarkaana meel adag nogoto agagaarkaas oo dhan. mararka qaarkeed qabsiga wuxuu ku dhacaa meel aan booskiisa aheyn oo dhibaato keena in la ogaan waayo xanuunka meesha uu ka imaanayo. badanaaba waxaa daawo u ah in qaliin lagu sameeyo tuubbadaas ka hooseeysa mindhicirka weyn.

appendicostomy *n.* qaliin lagu soo saaro tuubbada u dhaxeesa mindhicirka iyo gumaarka. si cadaadiska looga yareeyo mindhicirka. aad ayey u yar tahay sameeynta qaliinkaan oo wuxuu noqday mid laga kaaftoomo.

appendicular *adj.* 1. la xeriira ama cadaadiska ka yimaada tuubbada u dhaxeesa mindhicirka weyn iyo gumaarka. 2. la xeriira addinka lugaha iyo gacmaha.

appendix (vermiform appendix) *n.* tuubbo gaaban oo dhuuban dherirkeeduna lagu qiyaaso illaa 10 dhudhun. oo ku dhegan kiish yar oo mindhicirka weyn ku yaal. illaa hadana lama oga waxay shaqadeedu iyo waxtarkeedu

28

tahay. mida ay mas'uul ka tahay oo dhib badan waxay tahay inay cadaadis iyo barar xanuun leh u keento dadka da'dooda yartahay. *fiiri (eeg)* appendicitis.

apperception *n. (la xeriira cilmi nafsiga)* xaalad uu qofku aragtidiisa iyo waxwalba uu arko ku saleeyo fahamida aqoontiisa iyo garaadkiisa hore.

appestat *n.* maskaxda qeybta mas'uulka ka ah rabitaanka cuntada. qeybta baahida iyo rabida cuntada keenta.

apraxia (dyspraxia) aan awood u leheen in uu qofka sameeyo dhaqdhaqaaq cirfad leh, cudur maskaxda ku dhaca daraadeeda. qofka ma kari karo inuu keligiisa gacmaha wax ku qabsado ama yaraato awoodiisa dhaqdhaqaaq oo idil.

aproctia *n.* ku dhalasho futu la'aan. Daloolka halka laga saxaroodo oo xeran, kaasoo ah xaalad lagu dhasho. *fiiri (eeg)* imperforate anus.

aprosexia *n.* awood daro dareemida ka timaada, sida araga indhaha oo yar, wax maqalka oo yar iyo garaadka caqliga oo aad u yar.

aprotinin *n.* daawo ka hortagta burburka xinjirida dhiiga. waxaa loo istilmaalaa sida irbada oo kale, loona adeegsadaa in lagu koontoroolo dhiig baxa qatarta ah ee ka yimaada nooc kamid ah cudurka kansarka. *Waxaa kale oo loo yaqaanaa* **Trasylol**.

apyrexia *n.* qandho aan laheyn, xummad la'aan.

arachidonic acid fiiri (eeg) essential fatty acid.

arachnidism *n.* sunta ka dhalata caaracaarada qaniinyadeeda.

arachnodactyly *n.* faro dhaadheer oo aad caato u ah, badanaaba ku lug leh dheeraanta xad dhaafka ah oo qofku kor u dheeryahay iyo cilad wadne iyo indho xanuun ku dhalasho.

arachnoid (arachnoid mater) *n.* midka dhexe ee sedexda xuub oo daboola maskaxda *(fiiri, eeg* meninges) kaasoo u sameeysan sida xuub-caaro, ahna sulub aad u jilicsan. wuxuu daboolaa ilaa saqafka laf dhabarka.

arachnoiditis *n.* barar faafa oo ku dhaca xuubka mastaxda daboola, kaasoo dhaliya inuu xuubka adkaado islamarkaana dil-dillaaco illaa ay gaarto caaradka lafdhabarka. taasoo dhalisa dareen wadayaalka jirid kooda inay xayarmaan, agagaarkaas oo idilna noqoda mid xanuun dhaliya. waxaa kale meeshaas ahataa mid dareenka lumiya, daciif ama tabar daro ku dhalata.

arbor *n. (la xariira qaab dhismaha jirka)* meel kasta oo jirka ka mid ah oo qaabkeedu u sameeysan yahay sida geed oo kale. waxaa la mid ah qayb kamid ku taal maskaxda iyo gudaha hoosse ee qoorta ilma galeen.

arbovirus *n.* mid ka mid ah kooxo fayrus ah oo sidda hiddo wade u sahla inuu jeermis ka soo qaado cayayaanka uuna gudbiyo dadka, kaasoo dhaliya cudur ku dhaca maskaxda iyo qandho halis ah iyo cudurka kaduudiyowga.

arc magac u yaal ah **(aids-related complex)** cuduro la xiriira aaydhiska, kaasoo ah mid aan la fahmi karin. *fiiri (eeg)* AIDS.

arc-eye *n.* xanuun aad xad dhaaf u ah oo ku dhaca xuubka birta isha ku dahaaran, kaasoo ka yimaada hilaaca nalka bir-alxanka.

arch- (arche-, archi-, archo-) *n.* horgale; tilmaama ugu horeeyn, waayihii hore, halka laga soo fircamay. tusaale: *archinephron = (unuga kellida ugu horeeya ee abuurma marka ilmaha caloosha galaan.*

archenteron *n.* duleel sameesma marka ugu horeesa ee shahwada raga tagto ilma galeenka. kaasoo isku badella tuubbo dhuun oo kale u sameeysan kuna xerma khiiska haaya ilmaha. *fiiri (eeg)* gastrula.

areola *n.* **1** meesha midabkeedu yahay gaduud khafiif ah ama midabka madowga iyo boorka ee ku wareegsan ibta naasta. **2** xuubka cad ee ka hooseeyo bikaaca isha.

argentaffin cells unugyo diyaar u ah oo ku raalli ah inay isku wasaqeeyaan cusbo nooca midadka qalinka leh. waxaa ka mid ah qanjiro laga helo meesho ugu hooseysa xuubka ku dahaaran mindhicirka gudahiisa.

argentaffinoma (carcinoid) *n.* buro ku dhacda unugyada diyaarka u ah inay isku wasaqeeyaaw cusbada nooc qalin ah ee gudaha qanjirada mindhicirka. badanaaba waxaa buradaan lagu arkaa caarrada tuubbada u dhaxiisa mindhicirka iyo gumaarka. waxaayna kamid tahay burooyin badan oo si caadi ah ugu dhaco mindhicirka yar.

arginine *n.* kooxo kiimikadoodo isku dhis ah, oo mas'uul ka ah beerka inuu sameeyo ama soo saaro kaadida.

argon laser nooc kamid ah nal ifkiisa aad xad dhaaf u ah, oo xoogiisa ileys isku badella qalabka lagu qalo cudurada indhaha, gaar ahaan kuwa kayimaada cudurka sonkorowga.

Argyll Robertson pupil cudur ku dhaca isha. kaasoo sababa inay isha arki waydo ifka, ilayska. inkastoo isha aragti yar ay awoodo, laakin ma karto inay aragto iftiinka nalka.

ariboflavinosis *n.* kooxo callaamado ah oo lagu garto in fiitiimiinka nooca B_2 uu jirka ku yaryahay. waxaa kamid ah caallamadahaan carab barar. faruuryada iyo afka geesahiisa oo dil-dillaaca.

arrhenoblastoma *n. fiiri (eeg)* androblastoma.

arrhythmia *n.* kala weecnaashada qaraaca wadnaha. habka qaraca wadnaha oo kala duwan.

arsenic *n.* budo sun ah oo midabkeedu yahay sida dambaska oo kale. taasoo keenta lalabo, matag, shuban daran, jir gariir, jarees, qallal iyo miyir beel. hadii qiyaas badan laliqo waxaa si daawo ah looga hortagaa sunteyda daawo loo yaqaan *dimercaprol*.

arter- (**arteri-**, **arterio-**) *horgale;* tilmaama; halbowlaha dhiiga.

arteriectomy *n.* qaliin gooyn ah oo lagu sameeyo halbowlayaasha dhiiga ama qeybo kamid ah. badanaa waxaa lagu sameeyaa unug yar oo kamid ah in dibada loo soo saaro si baarid loogu sameeyo oo loo ogaado hadii halbowle uu xayiran yahay, ama halka ay iska xireen iyo dhibaatooyinka la xiriira.

arteriogram *n.* raad-raac lagu sameeyo qaab mowjadeed dhaliya garaaca halbowlayaasha. badanaa waxaa la adeegsadaa irbad lagu mudo halbowle si toos ah, kadib cadaadiska kayimaada la diiwaan galiyo (la qoro). si loo ogaado ciladaha wadnaha. kuwaasoo badanaa la yimaado qaab mowjadeed kala gedisan.

arteriography *n.* baaris raajo (sawir) lagu sameeyo halbowlaha dhiiga, ayadoo marka hore lagu duro irbad loogu talagalay inay sahalsho qabadka sawirka, kaasoo loo yaqaano (mowjad ifiye). waa arin aad muhiim u ah in la sameeyo, si loo ogaado inuu halbowla dillaac ku jiro iyo inkale siiba kuwa wadnaha iyo lugta.

arteriole *n.* gacan kamid ah halbowlaha ugu weyn xididada jirka. taasoo u kala baxda xidid yaryar qaab dalool ah leh, ayadoo ay ka amar qaataan dareen wadayaalka ka yimaada maskakda, hawlshooda waxay tahay koontoroolka qulqulka dhiiga iyo dhiig karka.

arteriolitis *n.* barbar ku dhaca xididada yaryar ee jira taasoo aad u sii qasa dhiig karka xad dhaafka ah islamarkaana keeni karta inay unugyada qaarkeeda dhintaan siiba kelliyaha. tan mid la mid ah waxay ku dhici karaan sanbabada.

arterioplasty *n.* qalin lagu sameeyo halbowle, siiba mid barara, taasoo ah mid halis ah hadii aan laga hortagin ama aan la daaweeyn. sidaas daraadeed qaliin lagu saxo ayaa lagu sameeyaa.

arteriosclerosis *n.* ku tilmaamid sax oo lagu magac yeelo xaalado badan oo wax yeeleeya halbowlayaasha. badanaa waxaa loo isticmaalaa xaaladaha kalmadahooda isku-micne ah. *fiiri eeg* atheroma.

arteriotomy *n.* gooyn ama irbad lagu daleeliyo gidaarka halbowle. badanaa waxaa arintaan la adeegsada marka la baarayo dhibaatooyinka haysta halbowlaha.

arteriovenous anastomosis xidid dhiiga qeybiya oo kor adag, kaasoo isku xira xididada dhiiga wada. badanaa xididkaan waxaa laga helaa maqaarka faruurta, dhegta, gacmaha iyo cagaha murqahooda sida derbiga u adag. waxay yareeyaan dhiig qulqulka ama bararan marka dhiig kasoo daato xubnahaas.

arteriovenous aneurysm is-gaarsiin (xiriir) si toos ah ugu dhaxeeya halbowle iyo xidid ayadoon dhuun u dhaxeeysa aysan jirin. waxay ku timaadaa in qaliin la sameeyo ama cilid la-gu dhasho. wakay dhibaato gaarsiisaa adima- ha, sanbabada ama unugyada ubucda.

arteriovenous malformation *fiiri (eeg)* angioma.

30

arteritis *n.* cudur barbarar ah oo ku dhaca dusha murqaha halbowlayaasha.

artery *n.* xidid weyn oo dhuun leh (sida weelka) oo dhiiga ka soo qaada wadnaha.

arhr- (arthro-) *horgale;* tilmaama; isgalka lafaha. Tusaale: arthrology = *cilmiga isgalka lafaha.* arthrosclerosis= *ad-adeega laf isgalka.*

arthralgia *n.* xanuunka isgalka lafaha oo aan barar laheyn, ama aan la imaan wax callaamado ah oo lagu garto bararka.

arthrectomy *n.* duleellin si qaliin ah loo adeegsado, taasoo lagu sameeyo isgalka lafta hawlsheeda yareeysa ama aan waxba tarin. duleeliskaan wuxuu dhalinkaraa jeermis halis ah oo adag wax ka qabadkeeda.

arthritis *n.* Is xoq, ama carjaw dhaamaad iyo barar ku dhaca, meel ama in ka badan halka ay lafaha iska galaan. waxaa lagu qeexaa barar yara qandac ah, gaduud (casaan) saa'id ah inay noqdaan dusha maqaarka ka koreeya halka lafaha iskagalaan. xanuun xad dhaaf ah iyo inay yaraato dhaqdhaqaaqa kala goysyada lafaha gaar ahaan halka uu bararka ku jiro, sida xaglaha, xusulada iyo jalaqleyda. ilaa 200 oo cudur ayaa keeni kara isgoys xanuunkaan oo ay kamid yihiin, jeermiska qaarkood, lafo xanuunka iyo cudurka qaaxada. Daawayneeda iyo wax ka qabadkeeda waxay ku xerentahay nooca xanuunkaan uu yahay. lafo asbariin iyo kuwa la mid ah ayaa loo istilmaalaa inay bararka cadaadiyaan si uu u yaraado xanuunka.

arthrodesis *n.* isku dhejin laysku dhejiyo kala goysyada lafaha si loo yareeyo, ama gabigeedaba loo joojiyo dhaqdhaqaaqa kala goysyada lafaha. badanaa arintaan sida qaliinka ah waxaa loo adeegsadaa marka uu jiro xanuun xad dhaaf ah oo ka yimaada kala goysyada lafaha.

arthrodic joint (gliding joint) nooc ka mid ah kala goysyada dhaqdhaqa oo aan lahayn wax celiya, sida isgoyska ay iska galaan gacanta iyo faraha.

arthrography *n.* xirfad baarid sawireed (raajo) lagu sameeyo kala goyska lafaha, si loo ogaado cilada ku jiri karta.

arthropathy *n.* cudur kasta ama xanuun ku dhaca kala goyska lafaha.

arthroplasty *n.* qaliin lagu toosiyo ama lagu habeeyo kala goyska lafaha cudureeysan. si looga hortago inay isku dheg-dhegaan qaliin ka dib.

arthroscope *n.* qalab loo adeegsado in lagu dalooliyo kala goyska lafta, si loo ogaado heerka ay gaarsiisantahay dhibaatada jirta inta aan la sameeyn qaliin ama gooyn.

arthrotomy *n.* qaliin loo adeegsado in la geliyo kiniini kaabsul ah, si loo arko xaalad iyo hadii ay malax ku jirto gudaha kala goyska lafha.

articulation *n.(la xiriira habdhiska jirka)* halka ama nooca ay laba laf ku kulmaan. *fiiri (eeg)* joint.

articulator *n. (la xeriira cilmiga ilkaha)* si cadaan ah loo arko ilkaha kore iyo kuwa hoose ee bukaan socodka marka ilko kale lagu rakibo oo aan kuwiisa ahayn. badanaa cirfadaan waa ay sahli kartaa dhaqdhaqaaqa daanka.

artifact (artefact) *n. (la xiriira qalabka lagu eego ilma aragtada)* dhismo laga arko unugyada marka la adeegsado qalabka lagu eego ilma'aragtada ah, dhismahaas oo aan jirin marka uu unuga nool yahay. tani waxay dhalinkartaa in unugyada lagu sheego cuduro aan jirin oo been ah, hadii aan laga taxadarin sida loodiyaariyey unuga loogu talagalay in lagu fiiriyo qalab lagu arko il-ma'aragtada.

artificial insemination hab xirfadeed loo adeegsado, in shahwada ninka lageliyo siilka, si ay naagta uur u qaado. Xirfadaan waxaa badanaa loo adeegsadaa marka ay naagta ugxaanteeda diyaar u tahay bacrimin. (biyaha) shahwada waxay ka imaan kartaa ninka naagta qaba, ama shahwo kale oo rag kala gaar ah sadaqeeystaan. hadii ninka naagta qaba uu yahay nin aan awood u laheyn inuu wax bacrimiyo cilad jirta aawadeed.

artificial kidney (dialyser) *fiiri (eeg)* haemodialysis.

artificial lung *fiiri (eeg)* respirator.

artificial respiration xaalad si deg-deg ah loo kontoroola qulqulka hawo qaadashada iyo soo celinta sanbabada bukaan socodka markey neefsashadii caadiga aheyd yaraato ama la waayo. tani waxay dhici kartaa qofka marka ay biyo qaaddaan ama uu sun liqo. iyo markii qaliin lagu sameeyo hab dhiska hawo mareenka iyo ubucda. Markaas oo la adeegsado daawooyin murqaha hawlshooda joojiya.

artificial rupture of membranes (arm) *fiiri (eeg)* amniotomy.

arytenoid cartilage mid ka mid ah laba carjaw oo qaabkoodu u sameeysan yahay sida sedex xagalka oo kale, kuwaasoo ku yaal dhuunta gadaasheeda halka laga xakumo codka.

arytenoidectomy *n.* qaliin lagu gooyo mid kamid ah ama labada carjaw ee ka gadaaleya dhuunta halka laga xakumo codka. taasoo daawayn u ah codka la waayo.

asbestosis *n.* cudur ku dhaco sanbabka. taasoo ka dhalan karta busta macdanta oo la neefsado. waxay isku badelli kartaa kansarka sanbabka kudhaco, hadii sigaar cabid ay sii dheer tahay.

ascariasis *n.* cudur ka dhasha gooryaan jirka gala, kaasoo jeermis ku noqda. gooryaanka waaweyn ee gala mindhicirka waxay dhalinkaraan ubuc xanuun, mantag, calool adeeg, shuban iyo qabsin. Hadii ay bataanoo ay noqdaan kuwa tarma, waxay dhaliyaan inay mindhicirka horistaagaan. Waxay ku badan yihiin meelaha caafimaad darada jirto. waxaa loo adeegsadan daawo loo yaqaan *piperazine*.

ascites (**hydroperitoneum**) dheecaan isku uruursada (isugu taga) unugyada ubucda, kaasoo keena ubuc xanuun saa'id ah oo barar xad dhaaf ah sita. waxaa keeni kara jeerimiska cudurka qaaxada, xidid barar, beerka oo aad u dabca iyo qaar kamid ah cudurka karsarka, gaar ahaa nooca gala beerka iyo ugxaan sidde yaalka dumarka. *fiiri (eeg)* oedema.

ascorbic acid *fiiri (eeg)* vitamin c.

asepsis *n.* gabi ahaan aan laheyn jeermis oo idil xitaa kuwa il-ma'araga ah oo dhaliya cudurada. arintaan waxay aad wax u tartaa markii hawl qaliin la sameeynayo, si loo gaaro heerkaas waxaa la adeegsadaa daawo lagu nadiifiyo qolka qalinka.

asherman syndrome xaalad dhiiga dumarka maqan yahay (caado la'aan) iyo awood daro uur qaad ah ay jirto oo ay wehliso dhiig bax inta ay ilmaha caloosha ku jiraan. waxaa dhilin kara in ilma galeenka uu iskudaya ka hortaga ama daaweenyta dhiig baxa qulqula. 50% dumarka arintaan ku dhacda waa ay adagtahay inay ilma caloosheeda galaan.

kuwii uur qaadana aad ayey ugu rafaadaan waqtiga foosha soo dhowdahay.

asparaginase *n.* falgale kiimiko ah oo hor istaaga, celiya koritaanka ama faafka burada kansarka qaarka mid ah. badanaa waxaa loo istilmaalaa daaweenta kasarka unugyada dhiiga cadcad. waxay keeni kartaa xasaasiyad waxaa kale oo loo yaqaanaa **Erwinase**.

asparagines *n. fiiri (eeg)* amino acid.

aspartic acid (**aspartate**) *fiiri (eeg)* amino acid.

asperger's syndrome jirro loo arko guud ahaan in dabciga qofka uusan caadi ahayn. waxaa lagu sifeeyaa inuu qofka uu ka fogaado ama ka xer-xermo la dhaqanka dadka kale. waxaa sabab u ah in ay maskaxdooda ku mashquulsantahay xirfadt kale oo ay qadariyaan (sida jadwalka). badanaaba waxaa dadkaan loo tixgeliyaa inay qabaan cuduro maskaxda shaqadeeda hoos u dhiga. *fiiri (eeg)* autism

aspermia *n.* shahwo la'aan ama raga oo shahwada ku yartahay. (badanaaba waxaa la isticmaalaa marka aaysan shahwo jirin). *fiiri (eeg)* azoospermia.

asphyxia *n.* neef ku dheg nolosha qatar galisa. taasoo ka timaada marka hawada neefta aysan gaarin unugyada jirka ama ay walax ku xermaan habdhiska hawo marka, dhibaato haysata daraadeeda. arintaan aad ayey halis u tahay hadii aan laga hortagin dhimasho ayey sababtaa, oo ah unugyada maskaxda dhinta. Unugyada ma'noolaan karaan hawo la'aan in ka yar afar daqiiqo, oo harey ayey ka dhintaan.

aspiration *n.* dhuuqid, dheecaan looga soo saaro jirka, ayado la adeegsanaay qalab sahla suu dhuuqida.

aspirin (**acetylsalicylic acid**) *n.* keniini, ah daawo aduunka oo idil laga isticmaalo oo loo qaato xanuun yareynta, islamarkaana yareeya xubno bararka iyo qandhada. afka ayaa laga qaataa keligeeda ama waxaa lala isticmaalaa daawooyinkale oo xanuunka yareeya. sida madax xanuunka, ilik xanuunka, lafo xanuunka iyo qandhada iyo hargabka. Waxaa kale oo aasbariin loo isticmaalaa si joogta ah, ka hortaga dhiiga inuu xinjiroobo ama adkaado iyo qallalka. Laakin wuxuu dhibi karaa fadhiga caloosha kaasoo keena lalabo, matag, xanuun iyo dhiig bax. kaniiniga marna ma haboona in ilikaha lagu qabta marka ay jirto ilik xanuun sababta oo ah wuxuu keenaa inay cirridka dil-

32

dillaaco. qiyaas badan hadii la isticmaalana wuxuu dhaliyaa warwareer, maqalka oo isku qasma, maskax isku buuq iyo neeftuur. *fiiri (eeg) salicylism.*

assay *n.* tijaabo ama raad-raac lagu go'aansado, awooda kiimiko laysku daray ama daawo faa'idada ay keeni karto iyo nadiifkeeda sida loo diyaariyey.

assimilation *n.* habka ama nidaamka uu cuntada loogu geeyo unugyada jirka, marka cuntada la dheefshiiday.

association area meel ku taala maskaxda agagaarkeeda danbe, oo ka fog meesha ka mas'uul ah ogolaasha mowjadaha dareenka iyo bilowga mowjada dhaqaaqa dhalisa. laakin waxaa ku xira oo gaarsiiya unugyo yaryar oo dareen wadayaal ah oo loo yaqaan xiidmo isgaarsiin. badanaa waxaa meeshaan loo maleeyaa in ay mas'uul ka tahay sharaxaada aqbaarka ka yimaada halka uga horeeysa ee laga dareemo dareenka. islamarkaana ku xiran halka quudisa aqbaarta xusuusta, sidaa daraadeed meeshaan waxay mas'uul ka tahay dayactirka dhaqdhaqaaqa caqliga maskaxda.

astasia *n.* awood daro aan la karin in la istaago. aan la-istaagi karin. ayadoo jirin wax dhibaato ah oo jirka ka muuqata ama wax dhaliya aan la'aqoon.

astemizole *n.* daawo loo qaato cuncunka iyo xasaasiyada dusha maqaarka. waxaa laga qaataa afka. waxaay keeni kartaa qofka inuu hilib koro, cayilo. qiyaas badan hidii la qaatana waxay dhalisaa garaaca wadnaha oo qasmo.

astereognosis *n. fiiri (eeg) agnosia.*

asteroid hyalosis *fiiri (eeg) hyalites.*

asthenia *n.* daciifnimo ama tabarta oo tagta. awood daro.

asthenic *adj. (la xiriira cilmi nafsiga)* qexid la tilmaamayo qof shaqsinimada iyo dabeecada ka liita. waxaa lagu sifeeyaa qof aan awood, tabar iyo dareen nooc walba haysan.

asthenopia *n. fiiri (eeg) eyestrain.*

asthenospermia *n. fiiri (eeg) oligospermia.*

asthma *n.* cudurka neefta, xiiqda. waxaa lagu qeexaa xaalad ay ciriiri gasho neefta gaarta sanbabada. taasoo sababta inay qatar noqoto dhibaato ballaarana dhaliso oo leh qunfac, hinraagid iyo neeftuurid. Neefta, xiiqda ka timaada ama dhalisa dhismaha hawo mareenka waxaa keeni kara ama kiciya dawooyinka qaarkood sida, asbariinka iyo kuwa kale oo loo qaato xanuun, daalka, qiiraanyada, jeermiska iyo wasaqda hawada la neefsado. Midka kale oo sabab la'aan iska yimaada waa mid lagu dhasho *(fiiri, eeg, atopic).* kaasoo qofka ay dhibayso wax kastoo sahlan sida cowska iyo maqaarka oo barbarara. wuxuuna ahaan karaa mid sii siyaada ilaa uu qofka ka qaangaara, ama jiri kara nololshiisa oo idil. waxaa lagu daaweeyaa wax dabciya dhismaha hawo mareenka, kaasoo badanaa mid budu ah oo lagu buufiyo afka. waxaa dardaaran ah in laga fogaado wax yaabaha xasaasiyada loo yahay sida busta guriga, xoolaha, xayawaanada iyo in la yareeyo sigaar cabka.

astigmatism *n.* cilad ku jirta araga kaasoo shaygii la fiirinayo loo arko si sirgaxmid ah labada dhinacba si toos ah ama si gees-gees ah. sababtoo ah ifka nalka marne ma qabto ku aadka isha, qaarkood waxay ku aadaan shayga la'arkaayo oo waa ay ka dabamaraan isha naftigeeda. badanaa waxaa keena bikaaca isha halka ay ku taalo oo qaabkeeda yahay sida ukunta oo kale, halka lagu rabay inay u sameeys naato qaab wareegsan. badanaa ciladaan waxaa lagu saxaa in la gashto muraayad loo toosiyey inay saxdo araga la arkayo shayga si cagsi ah, taasoo keenta inay tirtirto araga sirgaxmidka ahaa.

astringent *n.* daawo dhalisa inay unugyada isku soo uruuraan, soo yaraadaan, ama dib u noqdaan. badanaa waxay u sameeysan tahay sida kareemka oo kale. waxay difaacdaa in maqaarka uu dil-dillaaco ama dhiig ka yimaado nabraha ku soo dul baxa. waxaa kale oo loo isticmaalaa daawada af luq-luqa, daawada indhaha iyo barfuumka dhidid joojiska.

astrocyte (astrolial cell) nooc kamid ah unugyada dareen wadka maskaxda oo isku taxluujiya inuu isku fidiyo sida warqad (xaashi) oo kale. waa mid kamid ah inta nooc ee unug sameeya dhamaan maskaxda inta unug ay ka koobantahay. Unugyadaan waxaa loo aanayey (sabab looga dhigay). inay dareen wadka maskaxda ay nafaqo u sameeyaan kana qeyb qaatan inay maskaxda u kaydiyaan aqbaarta.

astrocytoma *n.* buro qatar ah oo ka soo baxda maskaxda. taasoo awood u leh inay is badiso (is dhash-dhasho). buradaan waxay leedahay wax walba oo dhibaato ah oo ay buro la timaado, inay faafto ilaa ay gaarto inay shabbahdo dhismaha dareen wadeenka jirka.

asymbolia *n. fiiri (eeg)* alexia.

asymptomatic *adj.* aan laheyn astaan cudureed. aan jirin wax lagu garto hadii uu jiro cudur iyo hadii kale.

asynclitism *n.* jan-jeer lafta madaxa ay u jan-jeerto labada dhinaca ee kala jira lafta sedex xagalka ah ee u dhaxeeysa madaxa iyo labada garab midkood. astaantaan waxay sah-alshaa ilmaha dhalanaya inay si fudud uga soo baxaan lafta misigta.

asyndesis *n.* fakar daro (fikir, ra'yi xanuun) kaasoo ka macna ah in xiriirka ra'yiga is daba jooga uu qasmo sidaa daraadeed fakarka iyo hadalka waxay noqdaan kuwa ja-jab ah. waa astaamaha lagu garto waalida, xusuus lunka iyo isku dhex-yaaca.

asystole *n.* xaalad uu wadnaha joojiyo garaaca. dhibaatadeeda iyo waxyaabaha dhaliyo waxay astaan u tahay wadne istaaga.

atacurium besylate daawo loo isticmalo in murqaha jirka lagu dabciyo ama lagu kaba-abiyo. waxaa loo isticmaacaa sida irbada oo kale. *waxaa kale oo loo yaqaanaa* **tracrium**.

ataraxia *n.* xaalad uu qofku daggan yahay kana xoroobo cabsida iyo walwalka. kadib markii loo adeegsado daawooyin dajiya.

ataxia *n.* dhaqaaqa jareeyska ee jirka u diido inuu si caadi ah u toosnaado. taasoo ka timaa-da maskaxda oo kari weyda shaqadii ay ku xakumi laheyd awooda, toosnaanta iyo adima-ha jirka. jareeyska dhaqdhaqaaqa jirka waxaa dhalin kara cuduro ku dhaca dhiska dareenwa-dayaasha ama maskaxda.

atel- (**atelo-**) *horgale*; tilmaama; wax aan dhamaan, aan buuxin.

atelectasis *n.* sanbabada oo qayb kamid ah gaba in ay koraan. sidii larabay inay u ballaart-taan aan noqon. tani waxay timaadaa kiishka hawada oo aan si fiican u korin, ama marka ilmaha ay ku dhashaan dhicisnimo ama cudur ku dhaco sanbabka. badanaa sanbabada se lagu caawini karaa inay ballaartaan ayadoo la isticmaalayo riix-riixa jirka iyo jir-dhisid. Marar-ka qaarkiisa waxay xaaladaan ahaan kartaa mid aan wax laga qabin karin.

ateleiosis *n.* jinsiga dheddig ama lab iyo dhismaha dareenka kacsiga oo aan si buuxda u korin, taasoo dhaliso in hoormoon mas'uul ka ah koritaanka jirka oo sidii la rabay aan u soo bixin. *fiiri (eeg)* infantilism, dwarfism.

atenolol *n.* daawo loo isticmaalo dhiig karka iyo cudurka wadne xanuunka gaar ahaan marka neefta soo bixideeda ay adag tahay. waxaa laga qaataa afka. wuxuu keeni karaa daal, niyad jab iyo calool kac.

atheroma *n.* korka xidhidada waaweyn oo xumaada ama sii hallaaba kadib markii cadiin kor korto ama ay kor dil-dillaacaan. tani wakay xayirtaa dhiiga wareesha diisa iyo inuu dhiiga noqdo mid xinjiro yeesha. badanaa xaaladaas waxay caado tahay oo lagu arkaa dadka aad u cuna cuntada xoolaha subagooda badanyahay iyo sonkorta sifaysan, caba sigaarka, cayilan iyo aan sameeyn wax dhaqdaqaan xirfaysan sida (orodka iyo dabaasha). *fiiri (eeg)* cholest-rol. waxaa noqon kartaa mid leh astaan aan la-gu garan laakin qatar u keenta xidhidada waaw-eyn ee dadka da' dhaxaadka ah iyo dadka waayeelka ah. waxaa daawo u ah oo keliya in laga hortago, inkastoo qaarkooda qaliin lagu sameeyo si loo difaaco xidhidada mar hadii ay dhalinkaraan wadne istaag.

atherosclerosis *n.* cudur ku dhaca xidhidada waaweyn ee jirka. kaasoo caddiin sumeeysan ay isku dabarto xidhidadaas gudah-ooda, taasoo dhalisa qulqulka dhiiga inuu aha-do mid jid xirma. *fiiri (eeg)* atheroma.

athetosis rafasho dhaqdhaqaaqeed aan koontorool lahayn, kaasoo ku dhaca gaar ahaan gacmaha, wajiga iyo carabka. badanaa waa nooc kamid ah cudurada maskaxda ku dhaca. waxay daciif ka dhigtaa awooda ilmaha ay ku hadlaan ama gacmaha ay wax ku qabs-adaan. badanaa caqliga wax dhib ah ma gaar-aan.

athlete's foot boog jeermis ah oo ka soo baxda u dhaxeedka faraha cagta.

athyreosis *n.* qanjirada qoorta ku yaal oo shaqadooda yaraata ama aan shaqaynba. midaas ilmaha ku dhalisa cilanimo aan korayn, dadka waaweyna noqdo kuwo maqaar adag.

atlas *n.* lafta ugu horeeyso ee qoorta, taasoo mas'uul ka ah halka ay lafdhabarka ka billaab-ato iyo isku xirka madaxa iyo lafdhabarka.

ATLS (Advanced Trauma Life Support) oo la soo gaabiyey una taala qorshe gargaar deg-deg ah oo loogu talagalay in loogu gargaaro dadka shil baabuur noloshooda qatar galisa iyo dadka dagaalada ku dhaawac ku gaara. takhaatiirta, kalkaaliyeyaalka, iyo dadka gaari, baabuurka gargarka deg-dega wada waxaa la siiyaa tababar gaar u ah gargaar deg-degaan.

atony *n.* xaalad ee murqaha noqdaan kuwu dabacsan, jilicsan oo aan laheyn laastiko sida caadiga ah u jiid-jiida.

atopen *n.* dareere walba oo dhaliya dabacsananta murqaha.

atopy *n.* nooc kamid ah xasaasiyada, kaasoo ah mid dhaxal ah ama qaab ahaan qof si sahlan xasaasiyada u qaada.

ATP (Adenosine Triphosphate) qeybo shay kiimiko ah ka koobma, kuwaasoo isku tagooda yahay kiimikada aan birta lahayn oo ay kamid yihiin kooxo isku dhis ah, oo laga helo gudaha unuga, shaqadoodana tahay inay keydiyaan tamarta quwada unuga, kaasoo u sahla inuu isku soo uruuriyo murqaha.

atresia *n. 1.* sii hallaabka, sii xumaadka ku dhacda unugyada dumarka ugxaanta u abuura ama u keydiya. taasoo dhalisa waqtiga dhiig caadado wareega ay sii daysa hal ugxaan oo keliya. *2.* Kamaqnaansho, aan laheyn daloolada jirka dheecaanada qaarkood maraan oo lagu dhasho, ama ciriiri noqoto oo ay adkaato inuu dheecaan mar-maro.

atri- (atrio-) *horgale;* tilmaama; xidid weyn oo labada gees u daloola (kor iyo hoos). gaar ahaan kuwa wadnaha.

atrial septal defect (ASD) *fiiri (eeg)* septal defect.

atrioventricular bundle (AV bundle, bundle of his) gunto murqaha wadnaha oo sida dunta oo kale u mayraxan oo si dib u habayn ku sameeysma. Kuwaasoo horay iyo gadaal u dhex mara kala qaybka u dhaxeeya xididada waaweyn ee wadnaha iyo faracyada ka baxa, islamarkana isu qaybiya gunta midig iyo bidix.

atrioventricular nude cadad badan oo gunto murqaha wadnaha si dib u habayn u sameeysma. kaasoo ku yaal hoosta dhexe ee gacanka xididka weyn ee wadaha gaarsiiya dhiiga aan hawada laheyn.

atrium *n.* (*pl.*atria) *1.* gacan xidideedka weyn ee daloola oo ku kala yaal wadnaha la badiisa dhinac korkooda. waa ka adag yahay xididada kale. gacan xideedka bidix wuxuu wadnaha gaarsiiyaa dhiiga hawada sidda ee ka yimaada sanbabada, dhiigaasoo soo mara xididka sanbabka. gacan xideedka midigeed wuxuu wadnaha ka soo qaadaa dhiiga aan hawada laheyn kaasoo soo mara xidid ka soo baxa wadnaha. *2.* meel kasta oo daloosha oo ku taala dhismaha jirka.

Atromid-S *n. fiiri (eeg)* clofibrate.

atrophy *n.* khasaaris, beer-daro, daciifnimo ku dhaca unugyada koray ee jirka taasoo ay dhalisay unugyadii yaryaraa ee taageerilahaa mashruucooda ay hallabaan, kadib markay nafaqo daro ku timaado, isticmaalkoodana yaroodo. is khasaariska unugyada qaarkeedu waxay qaas utahay dumarka, sida marka ay gaaraan da'da ay ilma dhalka joojiyaan (dhiiga caadada istaagto) markaas waxaa is gura oo khasaara xubinta ugxaan abuurta dumarka.

atropine *n.* daawo samaynteeda laga kaashaday wax laga soo miirto cayayaan ifa habeenkii iyo dhir halis ah isticmaalkeeda. daawadaan waxay hor istagtaa dhismaha dareen wadayaashaa qaarkooda. waxaa kale oo loo isticmaala in ay dabciso murqaha jilicsan, yareeyso xanuunka xammeetida, kelli xanuunka, boogta gaaska iyo in laga hor mariyo daawooyinka kabaabiyada jirka marka la qalaayo. waxaa kale oo loo isticmaalaa inay tirtirto bikaaca isha. daawadaan waxaa loo qaataa sida irbada oo kale, afkana waa laga qaataa iyo indho dhibcis. waxay keeni kartaa dhuun qaleel, oon (harraad). iyo araga oo daciifa. *Waxaa kale oo loo yaqaanaa* **Minims atropine.**

attachment *n.1. (la xiriira cilmi nafsiga)* koritaan ilmaha ay la koraan xiriir iyo jaceel qabka ay u hayaan dadka u dhow, gaar ahaan hooyada iyo cunugeeda xiriirka u dhaxeeya, kaasoo noqdaa mid aad uga yareeya ilmaha cabsida iyo kolsooni darada uga imaankarta meelaha ku cusub. tani waxay noqotaa inay ilmaha ka saacido noloshooda danbe iyo la dhaqanke dadka kale. *2. (wadanka UK)* dad waaxaha caafimaadka si ku lifaaq ah uga shaqeeya, oo aan mushaar qaadan, si ay qibrad u siyaasadaan. Badanaa waxaa arintaan lagu caawiyaa takhaatiirta iyo kalkaaliyaalka marka ay soo qalin jabiyaan jaamacadaha inay qibrad u noqoto, markay isbataalada ama meelaha dadka lagu daryeelo shaqo ka billaabaan.

attention deficit disorder fiiri (eeg) hyper kinetic syndrome.

atticotomy *n.* qaliin lagu soo saaro unugyo yaryar oo dhinta, kuwaasoo isugu taga dhegta gudaheeda halka ka horeeyso maqal dhaca.

atypical mole syndrome (dysplastic naevus syndrome) xaalad qofkii qaba uu korkiisa ka soo baxaan dhibicyo mad-madow (bar) oo badan. qaarkood ay aad u waaweyn yihiin, qaabkoodana uu u kala duwanyahay si aan caadi aheyn nooc gaduudan(casaan) leh. waxaa dhili kara inay dhaxal famileed tahay, cudur halis ahna yahay.

atypical pneumonia nooc walba oo ka mid ah cudurada ku dhaca sanbabada oo aan lagu daaweeyn karin daawada jeermiska looga hortaga.

audi- (**audio-**) *horgale;* tilmaama; maqalka ama dhawaaqa.

adiogram *n.* tusmo ku muujis lagu sameeyo heerka uu gaarsiisanyahay maqalka dhegta, ayadoo la isticmaalayo maqal cabbire.

audiology *n.* barashada cilmiga cudurka maqalka.

audiometer *n.* maqal cabbire. qalab loo adeegsada in lagu ogaado maqalka heerka uu gaarsiisan yahay. ayadoo dhegta lagu deeyo mowjado dhawaaqeed kala heer ah. waxay sahalshaa in la ogaado hidii ay jirto maqal la'aan (dhegoolnimo).

auditory *adj.* la xiriira dhegta ama dareenka maqalka.

auditory nerve fiiri (eeg) vestibulocochlear nerve.

auerbach's plexus (myenteric plexus) dareen wade isu uruursada sida dunta oo kala, kaasoo si habaysan oo wanaagsan isugu xer-xeran kuna darsama laan dareenwade u ah murqaha ku yaala darbiyada mindhicirka. waxay mas'uul ka tahay in ay muruqa siiso kharka uu yahay iyo in ay xakunto dhaqdhaqaaqa tuubbooyinka jirta.

aura *n.* digniinta ka horeeysa marka uu qallalka ama madax wareerka, xanuunka goonjabka ah imaanayo. digniinta qallalka ka horeeysa waxay leedahay noocyo badan oo kala duwan. digniinta ka horeeysa madax wareerka, xanuunka goonjabka ah waxay lee-dahay ifka araga indhaha leh danbaaburo (bood-boodid indhaha araga). waxay kaloo ay leedahay daciifnimo iyo dareen la'aan ku dha-lata adinka.

aural *adj.* la xiriira dhegta.

auronofin *n.* daawo laga sameeyay birta dahabka ah oo loo isticmaalo daaweeynta cudurka isgalka lafaha. waxay keeni kartaa lalabo, ubuc xanuun, shuban iyo afka oo jex-jeexma. *Waxaa kale oo loo yaqaanaa* **ridaura**.

aureomycin *n.* fiiri (eeg) chlortetracycline.

auricle *n.* kiishad yar oo ku taala darbiyada labada gacan xidideedka wadnaha.

auriscope (**otoscope**) *n.* qalab loo isticmaa-alo in lagu fiiriyo dhegta guduheeda, si loo ag-aado dhibaatooyinka ay qabi karto.

auscultation *n.* dhageesiga xabbadka iyo ubucda, ayadoo loo adeegsado qalabka takha-atiirta ay dhageha gashadaan, si loo ogaado dhibaatooyinka unugyada jirka qabaan, sida wadnaha, sanbabada iyo mindhicirka iyo kuwa la mid ah. dhageesigaan wuxuu ka caawiyaa ogaanta hadii ay cuduro jiraan, ayadoo lagu kala qeexo unug kasta inuu la yimaado dhaw-aaq u gooni ah marka ay jiraan cuduro haysta.

auscultatory gap qadar yar oo aamusna-an ah (dhawaaq la'aan ah) oo lagu dareemo qalabka dhegaha la gashado marka xididka dhiiga laga cabbiro la dulsaro, si loo ogaado cabbirka dhiiga uu yahay.

Australia antigen magac kale oo loo yaq-aan jeermiska cudurka beerka dhaliya. Cudur-ada beerka aad ayey u badan yihiin laakin waxaa ugu daran jeermis sedex nooc leh oo loo yaqaan A, B, C. sababta magacaan loogu bixiyey ayaa waxay tahay, marka jeermiskaan laga helay dhiiga dadka hindida madow ee degga duurka Australia.

aut- (**auto-**) *horgale*; muujiya iskiis, keli u taa-gan (kelinimo). tusaale: autokinesis (iskiis u dhaq-dhaqaaqe).

autism *n.* Dhakaak. *1.* cudur dhif ah, qatarna ah oo ku dhaca maskaxda caruurta intaysan da'dooda gaarin 2½. wuxuu leeyahay in ay caruurta ka xer-xermaan la dhaqanka iyo la heshiinta dadka kale. hadal barad aysan karin,

36

awood ay wax ku tilmaamaan ama ay ku gartaan aysan jirin. waxay leeyihiin aqlaaq iyo dabeecad kala duwan oo ayaga u gooni ah oo soo noq-noqad xadadan ah. waxay kale oo ay leeyihiin inay ka soo horjeestaan isbadelka lagu sameeyo waxay barteen ama meelaha ay yaqaanaan oo waxay noqdaan wax ku taagan had iyo jeer oo maskaxdooda aan ka faaruqin. Caruurta jirradaan qaba aad ayey ugu adagtay in ay fahmaan dadka kale siday qiiradoodu tahay, siduu dareenkoodu yahay. sidaa daraadeed waxay noqdaan kuwo gooni go' ah, xitaa markaay qaangaaraan, qarkood garaadkooda iyo caqligooda aad u liidataa, qaarkoodan waxay leeyihiin garaad iyo caqli xad dhaaf ah oo waxaa loo hibeeyay hal meel in ay si gaar ah ugu fiicnaadaan. waxaa dhalinkara qallad ku dhaca fir gudbinta jirka iyo maskaxda oo dhib gaara. daawo u gaar ah ma jirto, caqlaaq iyo cabsida ay qabaan waa laga koontoroli karaa ayadoo la adeegsanayo caqlaaq celis iyo daawo loo yaqaan *phenothiazines*. 2. Xaalad uu qofka maskaxiisa ka soo xiro xaqiiqda dunida, asagoo ku badesha fakar khayaali ah. waa astaan lagu garto waalida iyo jirrooyinka maskaxda.

autoagglutination n. isku dhega ay isku dhegaan unugyada dhiiga gaduudan (cas) ka dib markii ay la kulmaan jir illaaliye lid ku ah oo ka dhasha burburka cudurka dhiiga yarka.

autoantibody n. jir illaaliye, jeermis la deris u dhasha inuu a lid ku nooda borootiin jirka sameeysto marka uu is difaacayo. Waa jirro jeermis la derisku cudur ku noqdo xubnaha jirka.

autoclave n. qalab laagu nadiifiyo mindiyada iyo maqasta qaliinka caafimaadka. waxay haysata weel daloola oo shabbahda midaka cuntada lagu kariyo. markii qalabka qaliinka gudaha loo galiyo waxay ku sii daysaa uumi aad u kulul oo dila jeermiska.

autogenous vaccine *fiiri(eeg)* *autovaccine.*

autograft n. xubin ama meel kamid ah jirka oo la gooyo si meel kale oo jirka kamid ah lagu tallaalo. badanaaba waxaa cirfadaan la sameeyaa dhibka ka yimaada dabka jirka ku gubta. badanaana aarintaan waa ay suurtagashaa oo jirka ma diido xubnaha noocaan oo kale.

autoimmune disease cuduro kamid ah cudurada soo siyaadaya maalmahaan danbe oo aan ku xirnayn cuduro kale. waxaa hada loogu shaki sanyahay inay ka yimaadaan burburka iyo bar-bararka xubnaha jirka oo ka yimaada jeermis la deriska jirka diffaaci lahaa. lama oga sababta uu jirka u lumiyo awooda uu ku kala saari lahaa unugyadii jirka difaaci laahaa iyo kuwa soo weerara. waxaa kamid ah cuduradaan. burburka unugyada dhiiga gaduudan (cas) oo dhaliya dhiig yari, xanuunka isgalka lafaha iyo lafo xanuunka qaarkiisa.

autoimmunity n. jirro ku dhacda habdhiska unugyada jirka difaaca. taasoo ka dhalata jirka in sameeysto unugyo jeermis la deris ah oo burburiya xubnaha difaaca jirka, sababtoo ah wuxuu u arka inay yihiin xubno kale oo dibada kaga yimaada. *fiiri (eeg)* autoimmune disease.

autointoxication n. sun ka dhalata jirka gudahiisa, taasoo sumaysa jirka naftiisa.

autolysis n. burbur ku dhaca xubin ama unug jirka kamid ah, oo u keena ficil ka yimaada falgal de-dejiye jirka leeyahay.

automatism n. aqlaaq ku lifaaqan qallalka, taasoo bukaan socodka ka qeybqaato dhaqdhaqaaq si fiican u hagaagsan ama uu ka qeyb qaato hawl. dhaqdhaqaaqa wuxuu noqonkaraa mid sahlan oo cel-celin leh sida sacbiska. ama wuxuu noqonkaraa mid aad u dhib badan oo quseeya dhaadhaajiska.

autonomic nervous system qaybta dhismaha dareen wadka jirka ee mas'uul ka ah wax qabadka dhaqdaqaaqa jirka ee aan laga hagin maskaxda, kuwaas ay kamid yihiin garaaca wadnaha, dhaqdhaaqa mindhicirka, dhididka, iyo dhareerka. dareen wadehaan wuxuu u kala baxaa laba nooc oo ka kala yimaada, kala barka laf dharka iyo maskaxda kaasoo taga hoosta laf dhabarka. wadnaha, murqyada dabacsan iyo qanjirada badankooda waxay liil ka helaan labada nooc ee dareen wadeha ah.

autoploidy n. xaalad caadi ah oo unug kasta haysto laba nooc oo hiddo wade ah, isla markaana isku dhis iyo isku qaab ah, taasoo sahalsha inuu unugii si caadi ah isu qaybiyo.

autopsy (necropsy, post mortem) n. lafgurid iyo baarid lagu sameeyo jirka marka la dhinto kadib, si loo ogaado waxyaabaha dhaliyey dhimashada.

autoradiography (radioautography) n. xirfad loo adeegsado in lagu baaro sunta kaah falka unugyada.

autosome *n.* hiddo wade kasta oo aan laheyn lab ama dhedig. kaasoo lagu arko labada unugyo ee mas'uulka ka ah firka.

autotranfusion *n.* bukaan socod marka la qalaaya lagu shubo dhiigiisa ka baxa ama ka soo data. ayadoo marka hore laga nadiifiyo xunbada iyo xinjirada dhiiga uu leeyahay. ka dib lagu celiyo bukaan socodka xididadiisa mid kamid ah, ama dhiiga xididada laga siiyo.

autotrophic (**lithotrophic**) *adj.* qiixid lagu tilmaamo noole il-ma'arga ah, kaasoo jiritaan-kiisa ku dhisantahay neefta noole neefsado iyo kiimikada loo adeegsado bacriminta beeraha. waxaa kale oo jira noole il-ma'arag ah ama jeermis iyo dhirta caleen cagaarta awooda iyo nolosha ka hela ifka qoraxda (cadceeda).

autovaccination *n.* tallaal la adeegsado jeermiska suntiisa.

autovaccine (**autogenous vaccine**) *n.* tallaal laga sameeyey jeermiska uu bukaan u jirran yahay. kaasoo dibada loo soo saaro jeermiska nool, la koriyo kadibna la dilo isla markaana lagu tallaalo bukaankii u jirranaa. waxaa la rajaynayay adkaysi jirka uu u qabo jeermiskaas ay kor u kacdo. inkastoo tallaalka noocaan ah loo adeegsan jiray daaweeynta kasoobaxa (finka), wax cad ah looma haayo in jeermiska dhintay jirka difaac u noqonayso ayadoo kii noolaa weli uu jirka ku jirto.

aux- (**auxe-**) *horgale;* tilmaama koritaanka, weynaanta ama sii badashada. tusaale *auxocardia = wadne ballaar.*

auxotroph *n.* noole il-ma'aragta ah oo koritaankiisa iyo is bad-badelkiisa aan u bahnay jinsiga ay ka soo farcameen.

avascular *adj.* aan laheyn xididada dhiiga gaarsiiya ama aan gaarin dhiig ku filan. Bada-naa waxaa loo istilaalaa ama lagu tilmaamaa carjawda.

avitaminosis *n.* xaalad ka dhalata fiitimiin yari. *fiiri (eeg)* deficiency disease.

avulsion *n. 1.* (evulsion) kala-jeexid ama xoog lagu kala gooyo qayb ka mid ah dhismo dhisan. Tusaale: seed waxaa laga goyn karaa lafta uu ku dhegan yahay. *2* (*la xiriira cilmiga ilkaha*). ilik xoog lagu soo bixiyo ama soo dhacda. iligta waa lagu celin karaa halkeeda.

axilla *n.* (*pl.* axillae) kilkisha, shakhfasha.

axis *n. 1.* xarriiq sax ah ama mala-awool ah, taasoo dhex marta bartama jirka. *2.* lafaha laf dhabarka ka kooban mideeda labaad, taasoo ku taala meesha madaxa iyo lafdhabarka xudun u ah islamarkaana u ogolaato madaxa dhaqaaqa jeed-jeediska uu sameeyo.

axolemma *n.* unug xuub dhuuban leh, oo lagu arki karo oo keliya qalbka loo adeegsado il-ma'ragtada kaasoo xirra dareeraha liil ama xiidmo dareen wade ah.

axon *n.* xiidmo dareen wade, oo hal liil keliya ah. kaasoo ka soo fidsama unuga fariin gaars-iiyaha jirka islamarkaana dareenka ka qaada. Waa mid u dheer oo cabbirkiisa gaarayo ilaa in ka badan hal dhu-dhun.

axonotmesis *n.* dillaac ku dhaca xiidmada ama dareen wadka.

axoplasm *n.* dareere, dheecaan laga helo xiidmo ama liilka dareen wadka. kaasoo si tartiib ah dibada uga qulqula jirka unuga.

azapropazone *n.* daawo loo isticmaalo kahortaga bar-bararka lafo xanuunka, ama xanuunka ka yimaada isgalka lafaha. waxaa laga qaataa afka. waxayna keeni kartaa maqaarka jirka oo u adkaysan waayo iftiinka qoraxda, jirka oo dheecaanada keydsada iyo dhiig bax ka yimaada mindhicirka. *waxaa kale oo loo yaqaanaa* **rheumox.**

azatadine *n.* daawo loo isticmaalo ka hort-aga xasaasiyada cowska ka timaada, tan kor cuncunka iyo mici mudida (khodax mudid). waxay dhalinkartaa, lulmood, madax xanuun, lalabo iyo cuntada oo laga suulo. *waxaa kale oo loo yaqaanaa* **optimine.**

azathioprine *n.* daawo cadaadisa ama ka hortagta unugyada jirka difaaca si ay u saaci-do bad-baadka unug ama xubno jirka lagu ta-llaalay. waxaa kale oo lagu daaweeyaa cudurka kasarka dhiiga iyo bar-bararka mindhicirka. daawadaan waxay dhib gaarsiin laf dhuuxa dhiiga laga abuuro, waxay kale oo dhalin kart-aa murqaha oo is gura. *Waxaa kale oo loo yaqa-anaa* loo **imuran.**

azelaic acid daawo lagu baabi'iyo nabraha yaryar ama finanka korka ka soo baxa, waxaa la mariyaa korka sida kareemada oo kale. *waxaa kale oo loo yaqaanaa* **skinoren.**

azelastine *n.* daawo looga hortago xasaasiyada, waxaa laga qaataa sanka ayadoo loo isticmaalayo san buufin. waxay keeni kartaa san cuncun iyo dhadhanka oo yara khaldama. *waxaa kale oo layaqaanaa* **Phinolast.**

azithromycin *n.* daawo jeermis dile ah loo isticmaaco jeermiska gala dhismah neefta, maqaarka jirka iyo xubnaha dabacsan. waxaa laga qaataa afka, waxay keeni kartaa lalabo, matag iyo xasaasiin. *Waxaa kale oo loo yaqaanaa* **Zithromax.**

azlocillin *n.* daawo sida penicillin oo kale ah oo loo isticmaalo in loogu hortago jeermis ka yimaada nool ee il-ma'arag ah. waxaa laga qaataa xididada gacanta ayadoo korka lagu shubo. waxay keeni kartaa lalabo iyo mantag. *Waxaa kale oo loo yaqaanaa* **Securop- en.**

azo- (azoto-) *horgale;* tilmaama; isku dhis leh ama wata kiimikada aan ur iyo midaba laheyn, sida kaadida jirka ka soo baxda kiimikada ka sameeysanta.

azoospermia (aspermia) *n.* dheecaanka raga ka yimaada oon aan lahay shahwo gabigeedaba, tani waxaa dhaci karta xiniin yaha inaysan sameyn wax shahwa ah. ama ay xermato tuubbada ay soo maraan marka ay xiniinyada ka soo baxayaan. baarida xiniin yada waay haboon tahay in lasameeyo si loo kala ogaado mida ay labada nooc tahay. hadii ay tubbada xiran tahay qaliin ayaa lagu daaweeyaa karaa. *fiiri (eeg)* epididymo vasostomy.

azotaemia *n.* magic hore oo loo yaqiinay, soo saarka jirka uu isaga soo saaro kiimikada urka iyo midab aan laheyn ee dhiiga ku bata. taasoo kelliyaha ay dibada u soo saaraan sida kaadida oo kale.

azoturia *n.* kaadida oo ku badata kiimikada urka iyo midabba aan laheyn.

aztreonam*n.* daawo jeermis dile, ah oo loo qaato sida irbada oo kale, waxaa lagu daaweeyaa jirrada jeermiska sanbabada, lafaha, maqaarka iyo xubnaha dabacsan ee jirka. gaar ahaan waxay faa'ido u tahay daaweeynta jirrada sanbabada dhaxalka ku dhasha. waxay dhalin kartaa nambro korka ka soo baxa, shuban iyo mantag. *waxaa kale oo loo yaqaanaa* **azactam.**

azygos vein xidid keligiis ah, oo ku yaal bartamaha xabbadka. Kaasoo dhiiga ka soo qaada xidid kore oo la mid ah, kadibna dhiiga soo gaarsiiya qaarka danbee ee jirka. gaar ahaan xubnaha ubucda.

B

babinski reflex *fiiri (eeg)* plantar reflex.

baby blues magic lahjo-suuq ah (af-guri) oo lagu tilmaamo murugada gaaban iyo oohin badan oo lagu arko naagaha uurka leh, gaar ahaan kuwa uurka ugu horeeya. Waxaa aad muhiim u ah inaan xaaladaan lagu khaldin astaamo kale oo qatar galiyo hooyada cusub iyo nolosha ilmaha dhalanaya.

bacillaemia *n.* jeermis lagu arko dhiiga gudahiisa, kaasoo dhaliya jirrada dhiiga.

bacilli calmette-guerin *fiiri (eeg)* BCG.

bacilluria *n.* jeermis lagu arko kaadida taasoo. ka timaada kaadi mareenka, ama kelliyaha jeermis ku dhaca *fiiri (eeg)* cystitis.

bacillus *n.* jeermis noole ah oo il-ma'aragta ah oo si qaab dheer u samaysan. *fiiri (eeg)* bacillus, lactobacillus, stretobacillus.

bacillus *n.* jeermis weyn oo ah noole il-ma' aragta ah oo badanaaba laga helo carrada dhulka. waxay ku nool yihiin cunida il-ma'arag kale. waxayna mas'uul ka yihiin kharribida raashinka. waa jeermis laysku gudbin karo uu dadka ay ka qaadi karaan xoolaha la dhaqdo. waxaa mararka qaarkeed jeermiskaan laga dhigi karaa daawo jeermis dile ah.

bacitracin *n.* daawo jeermis dile ah, taasoo laga sameeyey jeermisyada badankooda isla markaana aad u baaba'isa jeermiska il-ma'araga ah. waxaa loo isticmaalaa sida kareemada oo kale oo lagu daaweeyaa maqaarka, sanka iyo indhaha jeermiska ku dhaca. afkana waa laga qaadan karaa si loogu daaweeyo mindhicirka jeermis ku dhaca. sida irbada oo kalena waa loo qaadan karaa. mida ugu weyn oo dhibaato ah ay dhaliso waxay tahay inay halis daran galiso kelliyaha. *waxaa kale oo loo yaqaanaa* **Cicatrin, Polybactrin.**

backbone (spinal column, spine, vertebral column) *n.* Laf dhabar. laf saf gudboon (tiir) ah oo laab-laabmaya, kaasoo ka soo bilaabma lafta maskaxda ilaa dabada lafta ugu hooseeysa. waxay dabooshaa oo ay difaacdaa lafaha dhabark. taasoo isku xirto lafta madaxa, feeraha iyo lafta misigta (sinta) ku fariisato. ilsla markaana ka kooban lafo gooni-gooni ah oo isku xiran (ricir), *fiiri (eeg)* vertebra oo dabad-

39

oodu ku xirta lafta kale uu dhaxeeyo carjaw yar oo u fidsan sida saxanka oo kale, taasoo haysta seed ku xira lafta ka koreeysa iyo tan ka hooseeysa. Ilmaha marka ay dhashaan waxay lafdhabartooda ka kooban tahay 32. marka ay dadka weynaadaan tirradaa waxay noqotaa 26. oo waxaa iska darsama lafaha ugu hooseeya laf dhabarta si ay boos ugu sameeyaan lafta misigta (sinta).

bacteraemia *n.* jeermis lagu arko dhiiga. waa callaamad muujinaysa jirrada dhiiga.

bacteri- (**bacterio-**) *horgale;* Muujinaaya, tilmaamaya, jeermiska nool.

bacteria *n.* koox jeermis noole il-ma'aragta ah oo aan laheyn bu'da unugyada kale ee xoolaha iyo dhirta. taasoo sahalsha in daawada jeermiska disha ay baabi'iso gidaarka jeermiska nool. jeermisyada meel badan ayaay ku nool yihiin, qaarkood waxaa lagu arkaa carada qaarkood waxay ku nool yihiin biyaha, qaarkoodna waxay ku dul nool yihiin dadka iyo xoolaha. kala noolol iyo kala qaab ayay leeyihiin badankoodana dadka wax ma gaarsiiyaan.

bactericidal *adj.* walax awood u leh inay baaba'iso jeermiska nool.

bacteriology *n.* cilmiga barashada jeermiska nool. waxay quseysaa gacanka adeega qalabka lagu fiiriyo il-ma'aragtada.

bacteriolysin *n. fiiri (eeg)* lysin.

bacteriophage (**phage**) *n.* fayrus weerara jeermisyada nool. guud ahaan wuxuu fayruska noocaan ah wuxuu jirkiisa ka kooban yahay madax, dabo iyo dabo liil ah, ayagoo leh borootiin quruubta maatarka. Marxalado badan ayaay maraan oo ugu danbeyn ku laayaan jeermiska nool.

bacteriostatic *adj.* awood u leh ka hortaga ama celinta koritaanka jeermiska iyo is dhaldhalkiisa. daawada *erythromycin* waxay awood u leedahahay ka hortaga iyo celinta jeermiska nool.

bacterium *n. fiiri (eeg)* bacteria.

bactrim *n. fiiri (eeg)* co-trimoxazole.

bagassosis *n.* nooc kamid ah xasaasiyad ka dhalata boorka iyo busta haraga ka hara marka qasabka sonkorta laga sameeyo laga dhigo sonkor. Astaanteeda badanaa waxay timaadaa habeenkii kadib maalintii marka ay bustaa markay jirka gaarto, waxaa layksu arkaa qandho, caajis badan, neef ku dheg iyo qunfac.

baghdad boil *fiiri (eeg)* oriental sore.

baker's cyst boog-hoosaad ka soo baxda jilibka dhankiisa danbe.

bal 1 *fiiri (eeg)* bronchoalveolar lavage 2. british anti-lewisite *fiiri (eeg)* dimercaprol.

balanitis *n.* barar xanun leh oo ku dhaca qanjirada guska, badanaa waxay ka timaadaa dhuuqsanaanta beejoda (buuryada). waxaa lagu arkaa caruurta oo dadka waaweyn waa ay ku yartahay. waxaa daawo u ah in la isticmaalo daawooyinka jeermiska dila ama in gudiniin lagu sameeyo.

balantidiasis *n.* jeermis ku faafa mindhicirka weyn ee dadka. waxay ku timaada inuu qofka cuno xoolo jeermis qaba, gaar ahaan doonfaarka iyo xoolaha beeraha lagu dhaqdo. Jeermiska wuxuu dhameeyaa gidaarada mindhicirka, kadibna dhaliyaa shuban, axal iyo calool xanuun daran. badanaa waxaa daawo u ah in la adeegsado daawooyinka jeermis dila.

baldness *n. fiiri (eeg)* alopecia.

balkan nephropathy nooc kamid ah kelli xanuun ama kelliyo beel ku baahsan, shaac ku ah wadamadii hore ee yugoslafiya.

ball-and-socket joint *fiiri (eeg)* enarthrosis.

ballistocardiograph *n.* qalab lagu ogaado hadii jirka wax ka khaldan yahay, ayadoo irbad dhiig ah lagu duro wadnaha. badanaa wuxuu qalabkaan sheegaa cudurada wadnaha iyo halbowlaha dhiiga. *fiiri (eeg)* aortic stenosis, aortic regurgitatio.

balloon *n.* dhululubo hawo lagu shubi kara oo jiid-jiidmaysa qiyaas weyn oo kala duwana leh, kadib loo adeegsado in la geliyo xididada dhiiga ciriiriga noqday guduhooda si ay waasac u noqdaan, taasoo sahalsha in dhiiga uu si fudud u dhex maro. waxaa kale oo loo isticmaali karaa ciriiriga dhuunta cuntada marto, iyo xididka dhiiga weyn ee loo maro marka wadne xanuunka la baarayo.

ballottement *n.* xirfad la isticmaalo in lagu baaro biyaha iyo dheecaanka jirka ku jira waxyaabaha dhex qulqula. marka hooyada uur leedahay oo caloosha far lagu gar-garaaco ama farta laga galiyo siilka waxay dhalisaa in ilmaha ay ka fogaadaan ilma galeenka kadib ku soo laabtaan halkii ay ka tageen, markii garaaca caloosha la joojiyo ama farta laga saaro siilka. taas waxay u sahalshaa qofka wax baaraya in waxa uu raadinayo ay yihiin ilmo ama cuduro kale oo qatar ah, sida buro ku taala ilma galeenka.

balneotherapy *n.* qubays, mayrasho lagu daaweeyo cudur jira, badanaa biyaha macdanta mar bay caado ahaan jirtay in biyaha daawo oo kale loo isticmaalo, faa'idadeeda laga arki jiray si maskixiyan ah, laakin aan marna la arag wax ka badelka cudurkii la daaweeynayo. cilmiga riix-riixa ayaa u isticmaalo biyaha xanuun ka dejinta korka iyo fududeeynta wareega dhiiga iyo dabcinta dhaqaaqa bukaanka.

bandage *n.* faashad ama sharooto loogu talagalay in lagu daboolo dhaawaca jirka gaaray.

bandl's ring *fiiri (eeg)* retraction ring.

banti's syndrome cudur ku dhaca unung weyn oo dhiiga jirka ka soo farcama, kaasoo noqda mid aad uga ballaarta cabbirkiisa caadiga ah, markuu gaara cadaadis ka yimaada xididka unuga dhiiga. Unugaan wuxuu ku yaal beerka hoostiisa. badanaa waxaa xaaladaan u keena jirrooyinka beerka ku dhacda.

barbiturate *n.* koox kamid ah daawooyin loo qaato maskax dejinta. waxaa loo kala qeybiyaa sedex qaybood, ayadoo loo fiiranayo wax tarkoodo heerka uu gaarsiisan yahay. sida qoto yar, mid dhex-dhexaad ah iyo mid qoto dheer socda. Sababta oo ah waxay leeyihiin u barasho oo qofka hadii uu u barto oo uusan dhaafi karin maskixiyan iyo muuqaalba. waxay dhilayaan xaalado aad halis u ah, hadii cabbirkooda qiyaas layska badiyo. sidaa daraadeeda istilmaalkooda caafimaad waa la badelay. daawooyin kale oo aad u dhib yar sida, *thidpentone* oo loo isticmaalo kabaabyada lago dhaliyo qofka marka la qalayo, iyo *phenobarbitone* oo loo isticmaalo yareynta qallalka.

barbiturism *n.* caadaysi la caadaysto in daawooyinka maskaxda dejiya oo aan layska deynkarin. callaamadaha lagu garto waxaa ka mid ah isku dhexyaac, hadal tartar, xusuusta oo lunta, hurdo la'aan, halaaqo, isku dheelitir la'aan iyo murqaha oo yareeya wax tarkooda. joojinteeda waxay qaadataa 1 ilaa 3 asbuux, si looga hortaga dhibaatada ka imaan karta

markii gabigeeda la joojiyo, taasoo ah xaalad kale oo halis ah.

barefoot doctor *fiir(eeg)* medical assistant.

baritosis *n.* cudur sanbabeed, jirro ku dhacda sanbabka oo ka timaad boorka, busta qalinka laga sameeyo muraayadaha. waxaa raajada xabbadka laga arkaa hoos aad cajiib u ah, laakin neefta qaadashada waa caadi.

barium sulphate cusbo qalin ah oo biyaha ku milanta, taasoo loo isticmaalo marka caloosha iyo mindhicirka raajo la saarayo si ay banaanka ugu soo baxaan oo sawir fiican looga qaado. *fiiri* (eeg) enema.

barlow's sign *fiiri (eeg)* congenital dislocation of the hip.

baroreceptor (baroceptor) *n.* uruuris ay isu tagaan dhamaadka (dabada) unugyada dareen wadayaasha mas'uul ka ah ka war heynta cadaadiska dhiiga (dhiig karka) Is badelka ku yimaaka. midka ugu weyn wuxuu ku yaalaa bartamaha gacanka halbowlaha, kuwa kale waxaa laga helaa darbiyada xididdada kale ee waaweyn, qaar kalena waxay ku dhex yaalaan darbiyada wadnaha.

barotitis *n.* cudurka dhegaha. xanuunka dhegta ka yimaada marka cadaadiska hawada ay kor u kacda, sida la arko marka diyaarad la raaco.

barr body *fiiri (eeg)* sex chromatin.

barrett's oesophagus xaalad ay lafta ka billaabata tuubbada cuntada maraan wixii difaaci lahaa ay isku badesho mid adag, kadib markii ay cudur dil-dillaac ah ay ku dhacdo, ama lagu arko arin ka qatarsan, taasoo noqon karta buro.

barrier cream daawo loo diyaariyey sida kareemada oo kale, markaa korka la marsado si uu u diffaaco maqaarka korka.

bartholinitis *n.* barbarar iyo waxuun ku dhaca laba qanjir oo siilka gudahiisa ku yaala. waxaa dhici karta inay boog hoosaad ka soo baxdo qanjiradaa, hadii ay xidikooka dhuunta ah is xidho.

bartholin's glands (greater vestibular glands) laba qanjir oo siilka laba dhinal ugu kala yaal kuwaas oo sahla in xubnaha dhalmada ay kala furmaan, isla markaa na dheecaan sii daaya kaasoo caawiya guska waqtiga galmada.

basal cell carcinoma (BCC) nooca kansarka badanaa ku dhaca maqaarka jirka, inkastoo lagu tilmaamo buro halis ah, oo tartiib-tartiib u soo korto. kansarka noocaan ah badanaa wuxuu ka soo baxaa agagaarka bartamaha wejiga, marka hore waxay ahaataa bar yar kadibna waa ay weynaataa oo ay isu badeshaa cad yar oo buro ah.

basal ganglia dhowr dheecaano caddadkoodo aad u weyn, aadna u badan, ahna wax la'arki karo, lana taaban karo oo isugu tagay ama isku ururrsada bartamaha maskaxda isla markaana dhowr unugood ka kooban. Dheecaankaan unugeedka waxay shaqaduudu tahay kala hagga iyo koontoroolka dhaqdhaqaaqa jirka uu sameeynayo marka uu fariin ka hello maskaxda.

basal metabolism caddadka ugu yar ee tamareed, awoodeed ee jirku fidiyo ama sameeysto, si ay ugu sahlanaato awooda neefsashada, dhiig wareega jirka, iyo dheefshiidka cuntada.

basement membrane xuub aad u qafiifsan, oo ka hooseeya xubnaha daboola unugyada jirka gudahiisa, kaa soo ka kooban dheecaan iyo liil borootiin ah oo u keydiya awooda.

base pairing isku xirka labada gacan ee hiddo wade. kaasoo ka kooban afar gacameed lamaane ah oo mid walba midkeedii salka u ah ka soo horjeeda sida.

basilic vein xidid weyn oo dheer, oo ku yaal afka hore ee gacanta illaa garabka kaassoo ku war-wareega gacanta hore iyo gadaal.

basophil *n.* nooc kamid ah unugyada dhiiga cadcad oo kala duwan. waxaa lagu gartaa bu'da iniinta yaryar oo nooca midabkooda yahay madow iyo buluug madow xigeen ah. wax tarkooda illaa iyo hada wax yar ayaa laga yaqaanaa, laakin waxay awood u leeyihiin inay la dagaalaan waxyaabaha jirka uusan laheeyn oo soo gala.

basophilia *n.* kor u kaca ama siyaadka nooc kamid ah unugyada dhiiga cadcad oo lagu arko dhiiga. taasoo badanaa la'arko markuu cudur dhiiga ku jiro.

bathyaesthesia *n.* dareen xanuun hooseed laga dareemo murqaha jirka iyo lafaha meesha ay iska galaan.

batten' disease cudur dhif ah oo mar uun la arko. kaasoo caddiin isku buuxisa xididada dareenka wada. markaana dhaliya xasuusta oo lunta, qallal iyo indho beel. xaaladaan waxay billaabataa caruurta marka ay yaryihiin illaa qaangaarka ay ka gaaraan. wax daawo ah looma haayo.

battered baby syndrome *fiiri (eeg)* non accidental injury.

bazin's disease cudur dhif ah oo mar-mar la arko, kaasoo dhaca kubka dumarka da'da yar. waxaa hoosta maqaarka ka soo baxa nabar adag oo mararka qaarkeeda dil-dillaaca oo boog noqda laakin markiiba reeysta. sababta dhalisa lama yaqaano.

BCC *fiiri (eeg)* basal cell carcinoma.

BCG (Bacille Calmette-Guērin) jeermis noole il-ma'arag ah, oo ay ka tagtay awoodii uu ku dhalin lahaa cudurka qaaxada laakin ah mid cudur sidda. sidaa daraadeed waxaa suurtagal ah in laga abuuro tallaalka looga hortago cudurka qaaxada.

beau's lines xariijimo jiifa oo lagu arko ciddida gacmaha, kadib markii qofka ku dhaceen cudurada sanbabada iyo wadnaha ku dhaca.

beclomethasone *n.* daawo loo qaato daweeynta cudurka neefta, xiiqda iyo xasaasiyada jirka qaarkeed. waxay leedahay sanka oo cuncuna iyo codka oo xerma. *waxaa kale oo loo yaqaanaa* **Beconase, Becotide, Propaderm.**

bedsore (decubitus ulcer, pressure sore) boog dil-dillaacda oo ka soo baxda meel kamid ah maqaarka dushiisa oo ka timaada ama la arko dadka korka cuncuna iyo cadaadiska ka yimaada qaybo jirka kamid ah. waxyaabaha dhib u keeni kara in laga illaaliya ayaa haboon, gaar ahaan dadka aan awood u laheyn inay iska warqabaan, sababtana ay tahay boogtaan reesashadeeda waxay ku xerantahay in dhiiga aysan helin ama uu gaarin meesha ay ku taal. taana naftigeeda qatar kale ayey dhalin kartaa oo waxay noqonkartaa mid sii faafta oo qurmis ahaan karto, marka waxaa loo baahan yahay taxadir aad u badan oo boogtaan oo kale loola dhaqmo.

bedwetting *n. fiiri (eeg)* enuresis.

behaviourism *n. (la xirira cilmi nafsiga)* takhaatiirta cilmi nafsiga oo aragtidooda ku saleeya in aqlaaq baradka ay u baahan tahay fiiris oo keliya. ayagoo beeninaya ficilka uu qofka sameeyo ay tahay ogaan daro. Waxay badanaa muhiimada siiyaan ilaalada sharciyada wadanka ka jira.

behaviour therapy hab daaweeyn lagu saleeyo aaminka in dhibaatooyinka cilmi nafsiga ay tahay khalad ku dhacay barashada aqlaaqda, oo aan aheyn cudur ka danbeeya ama ku dhaca aqlaaqda qofka. sidaa daraadeed takhaatiirta cilmi nafsiga waxay xooga saaraan toosinta aqlaaqda qofka jirran.

bejel (endemic syphilis) *n.* nooc kamid ah cudurka juudaanka oo aad u qoto dheer isla markaana aan ku dhalan ama aan lagu kala qaadin galmada (wasmada). Cudurkaan waxaa badanaa lagu arkaa wadamada yurubta koonforta bari, turkiga iyo waqooyiga wadamada afrika ee dhulka egagan. waxaa caado ah oo uu ku dhacaa ama lagu arkaa dadka nadaafada ku yartahay, wuxuuna ku faafaa ilmaha iyo istaabashada, u dhawaanta dadka waaweyn. waxaa astaantiisa hore ah dil-dillaac lagu arko maqaarka jirka gaar ahaan afka kilkilyaha iyo gumaarka kadibna wuxuu la yimaadaa burbur dil-dillaac ah oo lagu arko xubnah galmada iyo futada. cudurka oo aan sidaa halis u sii aheyn waxaa lagu daaweeyaa daawooyinka jeermis dilaaga ah sida *Penicillin*.

bell and pad xirfad cilmi nafsi ah, oo loo adeegsado in lagu daaweeyo caruurta iyo dadka waaweyn qaarkood oo habeenkii isku kaadiya. waxaa sariirta la kor saaraa maro wadata gambaleed (jalas) aad u qeyliya markuu qofka billaabo kaadida si uu hurdada uga kaco oo caadi uu usoo kaadiyo. sidaa daraadeed, wuxuu qofka baranayaa inuu sariir ku kaadiska joojiyo. Xirfadaan waa wax aad u faa'ido baban oo gaaraysa illaa 80%.

bell's palsy dareen beel ku dhaca dareen wadaha ku yaala wejiga, taasoo sababta hal dhinac oo kamid ah wejiga murqahiisa ay daciif noqdaan oo keenta inay xermi weyso isha ku taala dhinaacaas, waxaa dhici karta in maqalka agagaarkaas uu waxyeeloobo, oo dhawaaq kasta wuxuu noodaa wax aad u qeyliya, dhadhankana wuu lumaa. sababta cudurkaan dhalin karta lama yaqaan, reeysashadiisana waxay ku timaadaa si lama filaan ah.

belly *n. 1.* caloosha, ubucda. *2.* bartame ku yaalo murqaha jirka meel hillibeysan.

bence-jones protein (bence-jones albumose) borootiin uu culayska maatarkiisu uu yaryahay oo lagu arko kaadida bukaanka u jirran noocyo badan oo kamid ah cudurada kansarka dhiiga.

bendrofluazide (bendro flumethazide) *n.* daawo aad u awood badan, aad wax u tarta oo loo isticmaalo jirka in uu iska soo saaro dheecaanada uu ceshanaayo, gaar ahaan kaadida jirka ku dhegta. waxaa lagu daaweeyaa dadka wadne xanuunka qaba, dadka dhiig karka ama dadka unugyada jirkooda biyo ka galaan.

benedict's test xirfad baarid loo adeegsado in lagu ogaado sonkor ku jirta kaadida ama dheecanada kale ee jirka.

benethamine penicillin daawo loo adeegsado inay disho jeermiska nool ee il-ma'arag ah.

bening *adj. 1.* sifayn lagu tilmaamo, qeexo buro aan dhibaato laheyn ama aan ku faafin xubnaha jirka aay ka soo abuurantay. tusaale buro aan kansar ahayn. *2.* sifayn lagu tilmaamo ama lagu qeexo xaalad ama cudur aan dhibaato waxyeelo ah laheyn. la bar-bar dhig malignant.

bening intracranial hypertension (pseudotumour cerebri) xaalad caddaadiska maskaxda ay ku fadhiso xad dhaaf u siyaado. taasoo sababta in dib u qaadashada (dib u dhuuqida) dheecaanka ka yimaada maskaxda uu daciif noqdo. aaladaha lagu garto waxaa ka mid ah madax xanuun, mantag, araga indhaha oo laba-laba noqda iyo barbar gala xididada dareen wadka indhaha. caddaadiskaan wuxuu yaraadaa ayadoon la filayn, laakin mararka qaarkiisa in la daaweeyo waa loo baahan haboon tahay, si coo illaaliyo araga indhaha.

bening prostatic hypertrophy (BPH) *fiiri (eeg)* prostate gland.

benorylate *n.* daawo layysku daray oo laga sameeyey aasbariin iyo barasitamool. taasoo ah mid xanuunka yareesa, bararka iyo qandhada dejisa. daawadaan ayaa la isticmaalaa intii la isticmaali lahaa aasbariin, gaar ahaan xanuunka ka yimaada halka lafaha iska galaan. waxay keeni kartaa lulmo qeylo maqal iyo finin ka soo baxa karka. *Waxaa kale oo loo yaqaanaa* **Benoral**.

benperidol *n.* daawo lagu daaweeyo waalida, gaar ahaan qofka la yimaada ficil iyo aqlaaq xumo wax gaarsiisa dadka kale. *Waxaa kale oo loo yaqaanaa* **Anquil.**

benserazine *n.* daawo loo isticmaalo ka hortaga burburka iyo faa'ido darada ka dhalan karta daawo kale, sida daawoda loo yaqaan *levodopa* oo loo isticmaalo buro ka soo baxda maskaxda taasoo xadida is xakunka dhaqdhaqaaqa qofka gaar ahaan gacmaha, luguha iyo istaaga qofka uusankarin. waxay daawadaan keeni kartaa lalabo, mantag, cunto daro, dhaqdhaqaaqa jirka oo aan la xakumi karin iyo suuxdin ku dhalata qafka markuu istaago.

benzathine penicillin daawo waxtarkeeda aad u qoto dheer, loona isticmaalo ka hortaga jeermiska nool ee il-ma'aragtada ah. waxaa loo qaataa sida irbada (duro, mudo) oo kale, afkana waa laga qaat. waxaa laga yaabaa inay dadka xasaasiyad ku kiciso.

benzhexol *n.* daawo loo qaato yareenta murqo xanuunka ka yimaada jareeska iyo gargariirka ka dhasha burada maskaxda ku taala.

benzocaine *n.* daawo loo isticmaalo kabaabiyada yar ee jirka korkiisa, sida in jirka la kor mariyo, in la dhuuqo ama sanka lagu buufiyo, ayadoo loogu talagalay inay xanuunka jirka yareeso, gaar ahaan maqaarka dil-dillaaca, afka iyo carabca ama boogta gaaska caloosha ayaa loo adeegsankaraa.

benzodiazepines *n.* kooxo daawo ah oo laysko sanceeyey, oo loo isticmaalo maskax dejinta yo miyir beelka. Kooxahaan daawo waxaa kamid ah *bromazepam, chlordiazepoxide diazepam* iyo *oxazepam*.

benzoic acid daawo loogu talagalay in lagu daaweeyo boogtii fashfashta oo jeermis ku dhasha, badanaa waxaa lagu daraa cuntada. si daawo ahaana waa loo qaadan karaa oo waxay ka hortagtaa jeermiska ku dhaca maqaarka jirka.

benzoyl peroxide daawo si gooni ah loogu diyaariyey daaweeynta cambaar maqaarka ka soo kor baxa iyo saalado kale oo maqaarka wax gaarsiiya. waxaa loo isticmaalaa sida kareemada oo kale. waxay dhalin kartaa kor cuncun, nambraha oo fuq-fuqa iyo korka oo jeex-jeexmada. *Waxaa kale oo loo yaqaanaa* **Acetoxyl, Acnegel, Benoxyl.**

benzthiazide daawo loo isticmaalo in uu jirka iska soo saaro dheecaanada uu ceshado (keydsado). waxaa lagu daaweeyaa dadka wadne xanuunka qaba, dadka dhiig karka qaba iyo dadka unugyada jirka biyo ka galaan. *Waxaa kale oo loo yaqaanaa* **Dytide.**

benztropine *n.* daawo wax qabadkeeda badan yahay, oo loo kala isticmaali karo ka hortaga xasaasiyada, kabaabyada yar ee jirka iyo kaalmaynta qofka. laakin shaqadeeda ugu weyn waxay tahay, daaweenta dadka maskaxda burada kaga jirta oo jareeyska daraadiis murqaha adeeg noqdaan. dhibaatooyinkeeda kale aad eyey u yartahay, laakin waxay yara leedahay lulmo iyo madax khas.

benzydamine hydrochloride daawo loo qaato yareynta kor bararka. waxtarkeeda waxaa sii siyaadiya yareynta xanuunka murqaha, waxaa loo qaataa sida kareemada oo kale, korka ayaa la marsadaa. *Waxaa kale oo loo yaqaanaa* **Difflam.**

benzyl benzoate saliid carafaysa,oo korka la mariyo. waxaa loo isticmaalaa daaweynta isnadaamiska. waxaa kale oo daawo loogo dhigaa cuncunka madaxa ay dhalisay injirta. *Waxaa kale oo loo yaqaanaa* **Ascabiol.**

benzylpencillin *n. fiiri (eeg)* penicillin.

bephenium hydroxynaphthoate daawo loo qaato in lagu dilo gooryaanada caloosha. waxaa lagu qaataa afka waxayna keeni kartaa calool xanuun. waxaa *kale oo loo yaqaanaa* **Alcopar.**

beriberi *n.* nafaqo daro ka dhalta yaraanta jirka ku yartahay fiitimiin B_1. waxay aad ugu badan tahay wadamada laga cuno bariiska laga nadiifiyey xuubabka daboola, kaasoo ah mid ay aad ugu badantahay nafaqada keenta fiitimiinka B_1. xaaladaan waxay sababtaa dareen wadeha jirka oo hallaabo iyo wadne istaag, taasoo dhalin karta dhimasho.

berry aneurysm *fiiri (eeg)* aneurysm.

beta blocker daawo ka hortagta kor u kicinta ama dhiira gelinta unugyo ogolaada fariin hoormooneed ka timaada dhamaadka liid dareenwade ah, taasoo dhalisa inay hoos u dhigto shaqada wadnaha. daawadaan waxaa kamid ah *acebutolol, betaxolol, bisoprolol, oxprenolol, propranolol,* iyo *sotalol*. waxaa lagu daaweeyaa garaaca wadnaha aan caadiga aheyn iyo in hoos loogu dhigo dhiig karka. aad ayey waajib u tahay daawooyinkaan marka la isticmaalayo taxadir weyn la siiyo sida loo qaato.

betahistine *n.* daawo loo isticmaalo daaweeynta maqal la'aanta (dhegoolnimo) ka timaada dhega xanuunka iyo guuxa ka dhex yeera dhegaha. waxaa caado ah inay keento lalabo. *Waxaa kale oo loo yaqaanaa* **Serc.**

betamethasone *n. fiiri (eeg)* prednisolone, cortisone.

betakolol *n.* daawo loo isticmaalo daaweeynta dhiig karka iyo cudurada indhaha ee ka dhasha dhiig karka. afka ayaa laga qaataa iyo indho ku dhibcin. waxay keeni kartaa neef ku dheg, daal, qabow aad xad dhaaf u ah iyo hurdo yari. *Waxaa kale oo loo yaqaanaa* **Kerlone, Betoptic.**

bethanechol *n.* daawo loo isticmaalo in kaadi hayaha iyo mindhicirka ay ku dhiira galiso wasaq iska saarka, sida saxarada iyo kaadida si sahlan ay u soo saaraan. Afka ayaa laga qaataa, waxayna keeni kartaa matag iyo ubuc xanuun. *Waxaa kale oo loo yaqaanaa* **Myotonine.**

bethanide *n.* daawoo loo isticmaalo dejinta dhiig karka. afka ayaa laga qaataa, ayadoo shaqadeedu tahay inay hor istaagto xididada dareen wadka dhiiga ay qaybiyaan. waxaa caado u ah inay keento warwareer, suuxdin, unugyada jirka oo biyo galaan iyo neef ku dheg.

bezafibrate *n.* daawo loo isticmaalo hoos u dhiga subago dhiiga ama cudurka dhiig subaga. waxaa laga qaataa afka, waxayna keeni kartaa nabro korka ka soo baxa, lalabo, matag iyo murqo xanuun. *waxaa kale oo loo yaqaanaa* **Bezalip.**

bi – *horgale;* tilmaama; laba-laba. tusaale (biciliate) labada bikaac (bir) ee indhaha.

biceps *n.* muruq haysta laba madax, sida muruqa u dhaxeeya garabga iyo gacanta, kan u dhaxeeya cajarka ka danbeeya jilibka iyo kubka lugta.

bicuspid valve *fiiri (eeg)* mitral valve.

bifid *n.* kala go' ama kala jeex u kala baxa laba qayb.

bifurcation *n. (la xiriira dhismaha jirka).* Barta ay laba dhis ku kala qeybsanto oo u kala baxdo qaybo kala duwan. Tusaale waxaa u ah xididada dhiiga ama hunguriga cadka.

bigeminal body mid kamid ah laba barar ee ka soo kobca (kora) saqafka dhexda maskaxda, waqtiga ay ilmaha billaabaan in ay ku dhex koraan caloosha hooyada.

biguanide *n.* mid kamid ah kooxaha daawo, oo loo isticmaalo daaweeynta nooca labaad ee kaadi sokorowga iyo dhiig sokorowga. Afka ayaa laga qaataa, waxaa shaqadeeda tahay inay hoos u dhigaan sonkorta uu beerka sii daayo isla markaana murqaha jirka ku booriya inay sonkor qaataan.

bilateral *adj. (la xiricra dhismaha jirka)* tilmaama. la xiriira jirka labadiisa dhinac, xubin ama unug ka mid ah jirka. tusaale (indhaha, naasaha, iyo unugyada ugxaanta dumarka ee ilmaha ka abuurmaan).

bile *n.* dacar, dheecaan xammeeti adag oo jiid-jiidma kaasoo ka soo burcama beerka, islamarkaana lagu kaydiyo unug tuubbo oo kale u sameeysan oo beerka ku ag yaal, oo lagu magacaabo xammeeti haye. islamarkiiba dheecaanka la soo tuuro sida wax xabsi laga soo saaray oo kale, waxay ku qulqulaan tuubbo ugu horeeysa ee mindhicirka yar. dheecaanka wuxuu leeyahay sedex midab oo kala duwan. Jaalo (huruud), Cagaar iyo Maroon ama Boorka. xammeetida, shaqo badan ayay qabtaa, mida ugu muhiimsan waxay tahay in uu caawiyo beer yareha marka uu cuntada la cunay dheefshiidayo.

bile duct tuubbo beerka ka soo qaada dheecaanka dacarta, xammeetada. waxaa beerka ka soo dhuuqa toobbooyin aad u yar yar, kuwaasoo kuwada kulma hal tuubbo, oo dheecaanka xammeetada ku shubta mindhicirka yar.

bile pigments dheecaan midab leh oo isku dhis ah. kaasoo u kala baxo nafaqada dhiiga midabk gaduud (cas) ka dhiga islamarkaana caawiya nafaqa kala qeybinta gaar ahaan birta macdanta iyo hawada. iyo nooc kale oo leh midab jaale (huruud) ah iyo cagaar, oo ku qasma mindhicirka wasaqda uu soo daayo, kaasoo midabka u sameeya saxarada, xaarka. kaasoo loo yaqaano *bilirubin*.

bilharzias *n. fiiri (eeg)* schistosomia.

bilharziasis *n. fiiri (eeg)* schilstosomiasis.

bili– *horgale;* tilmaama; dheecaanka xammeetada, dacarta.

45

biliary *adj.* la xiriiri ama dhibaatada ku dhacda tuubbada haysa dheecaanka xammeetida ama dheecaanka naftigiisa.

biliary colic xanuun ka yimaada tuubbada keydisa dheexaanka xammeetada, dacarta ama meesha ay maraan. Badanaab waxaa sababa dhagax meelahaas gala. xanuunkaan ah mid aad xad dhaaf u ah waxaa laga dareemaa ubucda korkeeda, dhexdeeda iyo dhankeeda midig. waxaa xanuunkaan la arkaa hal saac ka dib markii raashin la cuno, gaar ahaan cuntada caddiinto iyo subaga ku jiraan. wuxuuna jiri karaa saacado badan, waxaana wehliya matag.

bilious *adj.* 1. dheecaano sita dheecaanada xammeetida, sida matag noociisu yahay jaalo (huruud) ama cagaar. 2. tilmaan lagu sharaxo lalabo iyo matag joogto ah.

bilirubin *n.* xammeeti, dacar. *fiiri (eeg)* bile pigments.

bilirubinaemia *n.* xammeetada ama dacar oo si xad dhaaf ugu badata dhiiga. waa astaanta lagu garto inuu jiro cudurka cagaarshowga (indho caseeye). waxaa loo baahan yahay in qiyaas aad u yar oo xammetada ah laga helo dhiig. hadii uu cabbirkeeda ka bato qiyaas yar, waxaa markaas cad inuu jiro cudurka cagaarshowga (indho caseeye).

biliuria (choluria) *n.* midabka kaadida oo lagu arko in uusan aheyn midabkii caadiga ahaa. waa astaan muujisa inuu jiro cudurka cagaarshowga (indho caseeye).

biliverdin *n. fiiri (eeg)* bile pigments.

billings method nidaam ama hab lagu qorsheeyo waqtiga ay ilmaha caloosha gali karaan (laakin xiligaan aan la isticmaalin). waxay quseeysaa in la baaro, dheecaan laga soo saaro inta u dhaxeeysa siilka iyo saqafka ilma galeenka, kaasoo midab iyo muuqaal ahaan kala duwan dhamaan waqtiga wareega caadada dhiiga. waxaa la sameeyaa jadwal lagu aqoonsado dheecaanka u sahlaayo inay naagta hesho lix maalmood oo digniin ah, taasoo u digta waqti ay bacriminta diyaar u tahay. arintaan waa saadaalin aan la aaminikarin.

bimanual *adj.* isticmaalka labada gacmood shaqu lagu qabanaayo. Sida takhtarka dumarka hoos ka baara.

binaural *adj.* la xiriira ama quseeya isticmaalka labada dhego.

binge-purge syndrome *fiiri (eeg)* bulimia

binocular *adj.* la xiriira ama quseeya isticmaalka labada indho.

bio— *horgale;* tilmaama; nolol ama noole ilma aragt ah. tusaale: biosynthesis= *walax iskudhis ah oo ku dul nool, noole kale.*

bioassay *n.* qiyaas lala barbardhigo awooda ay daawo leedahay iyo waxtarka ay ku leedahay noole iyo il-ma'aragtada nool. badanaa wax aa la isticmaalaa xaaladaan hadii aysan jirin habkale iyo qiyaaskale oo lagu ogaado awooda ay leeyihiin hoormoonada iyo kiimikada wax tara.

biochemistry *n.* cilmiga barashada kiimikada iyo shaqadooda iyo wax tarka ay u taraan noolaha.

biology cilmiga barashada waxyaabaha nool. Sida dhirta, xoolaha, xayawaanada iyo il-ma'aragtada nool, dhiskooda jirka sida uu yahay, shaqada jirkooda, kala duwanaanta iyo xiriirka u dhaxeeya dhamaantooda.

biometry *n.* cabbiraada lagu sameeyo wixii nool iyo shaqada quseeysa noole. Waxaa ka mid ah xisaabta oo lala tiigsado, ama tirakoob lagu xaliyo dhibaatooyinka ku yimaada noole.

bionics *n.* qalab ama koranto leh hab u Shaqeeya sida wax nool oo kale.

bionomics *n. fiiri (eeg)* ecology.

biopsy *n.* xubin kamid ah jirka la soo gooyo, si baarid lagu sameeyo oo lagu ogaado nooca uu yahay cudurada jira iyo inta uu dhibkoodu gaarsiisan yahay. waxaa arin aad muhiim u ah oo lagu ogaankaro cudurka kansarka ayadoo waxyar oo il-ma'aragta ah laga soo jaro burooyinka jirka ku yaala. waxaa la adeegsadaa irbad u gooni ah shaqadaan, isla markaana lagu mudu beerka iyo kellida ama unugyada kale oo jirka kamid ah, taasaa wax dhib ah aan u keenin dadka jirkooda lagu mudu irbadaa.

biostatistics *n.* ogaansho tirakoob ah iyo xirfad loo adeegsado barasho caafimaadeed iyo dhibaatooyinka bulshada. taasoo quseeysa ama la micna ah qeybta tirakoobta muhiim ah ee dhalmada iyo dhimashada.

biotechnology *n.* kobcinta xirfad loo adeegsado in noole jirka laga soo saaro, ama laga sameeyo daawo waxtarta. gaar ahaan daawooyinka jeermiska nool dila, kuwaasoo laga sameeyay noole il-ma'aragta ah. xirfada ugu danbeeysa oo maalmahaan la xiiseeyo waxay tahay, in la abuuro hiddo wade kamid ah jirka dadka, lagu abuuro jeermis noole ah, taasoo sahalsha in la helo tallaal daawo ah, hoormoonada daaweeyntooda iyo waxyaabaha kale oo waxtara.

biotin *n.* nafaqo ka kooban fiitmiinka B oo muhiim u ah burburinta caddiinta iyo subaga la cunay.

biperiden *n.* daawo loo isticmaalo daaweeyta buro ka soo baxda maskaxda. gaar ahaan tan dhalisa qallalka iyo murqaha oo aan isla shaqeyn. waxaa laga qaataa afka. *waxaa kale oo loo yaqaanaa* **Akineton**.

bipolar *adj. (la xiriira dareen wadayaalka jirka)* tilmaamid lagu sameeyo unug dareen wade ah oo qabta laba shaqo oo u kala baxa laba dariiq oo kala duwan markay ka soo tagaan meesha ay ka soo farcamaan.

bipolar disorder *fiiri (eeg)* manic-depressive psychosis.

bird-fancier's lung nool kamid ah xasaasiyda banaanka ka timaada oo ku dhacda sanbabada. taasoo ay dhaliyaan baalka ka daata shinbiraha iyo qoolleeyda. dadka beeraleyda ah waxay qabaan laba nooc oo xasaasiyada kamid ah, mid yar iyo mid joogto ah.

birth *n. fiiri (eeg)* labour.

birth control hab loo isticmaalo ka hortaga ilmaha in ay caloosha galaan. waxaa loo adeegsadaa (labka iyo dhedigaba).

birthing chair kursi loo adeegsado inay hablaha ku fariistaan marka ay dhalayaan, si ay ugu sahlanaato ilmaha inay si fudud uga soo baxaan. waqtiyadaan danbe aad ayaa loo adeegsadaa, kadib markii ay badatay baahidii loo qabay in hablaha dhalaya ay helaan dhaq dhaqaaq u fududeeya marka ay ku jiraan xiliga foosha.

birthmark *n.* bar, callaamad lagu arko dusha maqaarka jirka islamarkii ay ilmaha dhashaan. sababta keenta lama yaqaan laakin badanaa waxay callaamadaan jirtaa inta ay ilmaha uurka ku jiraan.

bisacodyl *n.* daawo loo isticmaalo calool baxa, qaras bax. *waxaa kale oo loo yaqaanaa* **dulcolax**.

bisexual *adj.* 1. qof shaqsi lamid ah ka hela nin iyo naag labadaba. 2. tilmamid shaqsi la yimaada shaqsiyada ay leeyihiin ninka iyo naagta labadaba.

bismarck brown midab sacfareyn loo adeegsado in lagu qalajiyo xubnaha jirka laga soo gooyo ama jeermiska il-ma'aragtada qaar kamid ah, si loo baaro dhibaatooyinkooda.

bismuth carbonate daawo loo adeegsado daaweeynta boogta caloosha, gaar ahaan nooca ka dhasha jeermiska il-ma'aragtada ah. afka ayaa laga qaataa. *waxaa kale oo loo yaqaanaa* **APP**.

bisoprolol *n.* daawo kamid ah kooxo daawo ah oo loo adeegsado ka hortaga wadne xanuunka. waxaa laga qaataa afka. waxayna keeni kartaa neef ku dheg, daal, qabow aad u badan iyo hurdo yaraan. *waxaa kale oo loo yaqaanaa* **Emcor, Monocor**.

bistoury *n.* mindi aad u af dhuuban dabadeeda ballaaran tahay oo loo isticmaalo qaliinka guud ahaan. waxay kale oo leedahay mid afkeeda hore qalloocan yahay.

bite-wing *n.* sawir raajo ah oo laga qaado ilkaha, si loo ogaado jirrooyinka ay qabaan.

bivalent *n. (la xiiriira cilmiga hiddaha, firka)* dhisme ka kooban laba hiddo wade ah oo isku dhis iyo isku qaab ah, oo isku dhegan illaa ay ka qaybsamaan waqtiga unuga tarmayo.

black death *fiiri (eeg)* plague.

black eye dhaawac (nabar, jug) gaara daboolka isha.

blackhead *n.* dheecaan subageeysan oo meel isku uruursada, gaar ahaan maqaarka jirka, (fiiri (eeg)) acne). cudur ahaan waxaa loo yaqaanaa **comedo**.

black heel meel madow oo lagu arko seedka weyn ee isku xira ciribta lugta iyo kubka, taasoo sababta dil-dillaac ku dhaca xididada dhiiga lugaha, badanaa waxaa lagu arkaa dadka dheela cayaarta kubada kolayga, teeniska iyo wixii la mid ah. waxaa lagu khaldi karaa in loo arko kansarka maqaarka.

blackwater fever marxalad dhif-dhif ah oo aad halis u ah, mashaakilna sidata oo ka timaada cudurka kaneecada (duumada). taasoo burbur aad u ballaaran ku dhalisa unugyada dhiiga gaduudan (cas). taasoo dhalisa in midabka kaadida isku badesho sida midabka dhiiga oo kale. badanaaba xaaladaan waxay ku timaada korna u sii siyaadiya daawo iyo daryeel la'aan. waxaa astaan u ah qandho, kaadi dhiig, cagaarshow, matag, beerka oo ballaarto iyo daal joogta ah oo sita dhiig yari, mar-marka qaarkiisa waxaa qatar ah oo la arkaa kaadida oo yaraata taasoo dhalisa inay is xiraan tuubbooyinka kelliyaha jirka. waxaa daaweeyn u ah nasasho, iyo in qofta lagu shubo dhiig iyo biyo sonkor.

bladder *n. 1.* urinary bladder = kaadi kaydiye, kaadi haye. Xubin ama unug qaabkeeda u sameeysan sid kiishada oo kale, isla markaana ka kooban darbi (gidaar) murqo aad u dabacsan leh, taasoo shaqadeedu tahay in ay kaydiso kaadida ay dhaliyaan kelliyaha. kaadida waxay soo marta kaadi kaydiye (kaadi haye) ayadoo u soo marayso tuubbo kaadi mareen ah. *2.* xubin unugeed kasta oo ah god ama meelgodan, awoodna u leh inay heyn karto dheecaanada jirka ka dhasha.

bladder augmentation (**bladder enhancement**) hab xirfad qaliin ah oo lagu ballaariyo mugga kaadi hayeha (la siyaadiyo inta kaadi hayeha uu qaadi karo).

bladder replacement *fiiri (eeg)* cysticercus.

bladderworm *n. fiiri (eeg)* cysticercus.

blast *n.* dhaco taxane ah aad halis u ah, oo keenta qarax aad u ballaara oo isdaba joog ah oo ku dhaca xubnaha dabacsan ee jirka. Taasoo dhaawac weyn ku dhalisa xubnahaas, gaar ahaan waxaa halis ku jira sanbabada, durbaanada maqalka dhegta iyo dhuunta mindhicirka. intaba waxaa qatar gelin kara mowjadaha ka yimaada qaraxa ku dhaca xubnaha dabacsan ee jirka.

-blast *dabagale;* tilmaama; unug ama xubin ka sameeysantay unugyo kale oo qarax ku dhacay, ama unug unug kale ka sameeysama.

blastema *n.* meel walba oo kamid ah xubnaha ilmaha caloosha ku jira, oo sii kala qeybsanta, koritankoodana sii siyaada si ay u noqoto unug buuxa. badanaaba waxaa ereygaan loo isticmaalaa xubnaha kora ee ka abuurma kelliyaha.

blasto- *horgale;* tilmaama unugyada il-ma'aragtada ha, sida jeermiska iyo shahwada ilmaha isu badella. Tuusaale blastogenesis= *kori taanka ugu horeeya ee shahwada ilmaha isu badella.*

blastocoele *n.* dheecaan aad buuxa, oo iska buuxiya dalool ku wareegsan shahwada ilmaha noqda. Waxuu dheecaan u sahlaa in ilmahaa meesha ay ku jiifaan u dabacsanaato taaso suurta gelisa in ilmaha ay helaan nafaqo iyo hawo.

blastocyst *n.* marxalada ugu horeeysa ee koritaanka ilmaha caloosha galay, taasoo ka kooban god banaan oo sida kubada oo kale (banooni) u wareegsan iyo unugyo maqaar adag ay ku wareegsanyihiin afka godkaa oo idil, kadibna noqda ilmaha saxda ah ee uurka gala. ugu horeen meel mahaystaan ilmaha, laakiin waxay dhaqsadiiba ku dhegaan gidaarada ilma galeenka.

blastula *n.* marxalada ugu horeeysa ee koritaanka ilmaha caloosha galay. Waxaa la arkay in xayawaanada badankood ay caloosha u galaan sida kan bani aadanka oo kale.

bleeding *n. fiiri (eeg)* haemorrhage.

blenn– (**blenno-**) *horgale:* tilmaama; diif (duuf). tusaale: blennorrhagia = *diif xad dhaaf u soo daadata, sida dheecaan iska socda.*

blennophthalmia *n.* (waqtigeedii waa dhamaaday) ku dhalasho lagu dhasho dheecaan midabka huruudka oo kale, ahna mid dheg-dhega oo ka soo daata isha.

blennorrhagia *n.* dheecaan aad u badan sida diifka (duuf) u jiid-jiidma ee ka soo daata kaadi mareenka, kaasoo dhaliya in jeermis ka dhasha kaadi mareenka oo barara. Mararka qaarkeed xaaladaan waxaa lagu arkaa qanjirada ka gadaaleeya kaadi hayeha. Waxaa daawo u ah in lagu nadiifiyo jeermis dile waxyaabaha il-ma'aragtada ah dhaliyey jeermiska.

bleomyclin *n.* daawo jeermis dile ah oo ficilkeedu yahay mid lid ku ah unugyada kansarka ah. badanaaba waxaa loo adeegsadaa daaweeynta kasarka. Waxaa loo qaataa sida irbada oo kale. Waxay keeni kartaa inay unugyada jirka sida sanbabada iyo maqaarka ay ku dhaliso sun qatar galisa. Sidaa daraadeed marnaba ma haboona in loo isticmaalo dadka kelliyahooda ay daciif yahiin iyo dadka qaba cudurada sanbabada sida neefta, xiiqda.

blephar- (**blephro-**) *horgale*; tilmaama isha baalkeeda, dahaarka isha daboola. tusaale: blepharotomy = *dalool ama jeex lagu sameeyo isha baalkeeda, dahaarka isha daboolo*.

blepharitis *n.* bar-barar ku dhaca isha-baalkeeda (daharka isha daboola). badanaa waxaa dhalinkara agoolka gala timaha madaxa, kaasoo ku soo data baarka indhaha oo dhaliya inay isha-baalkeeda dil-dillaacaan ka dibna baalka indhaha gurmaan. waxaa kale oo dhalinkara xasaasiyada ka dhasha daawooyinka iyo waxyaabaha layski qurxiyo oo indhaha la marsado.

blepharophimosis *n.* dalool yar oo ku yaala baalalka isha daboola dhexdooda, badanaa waa mid lagu dhasho.

blepharoplasty (**tarsoplasty**) *n.* qaliin walba oo laga hagaajiyo isha baalkeeda, dahaarka isha daboola. waxay quseesaa in baalalka la hagaajiyo ama xubin kale oo jirka kamid ah la soo gooya oo lagu hagaajiyo halkaa.

blind loop syndrome (**stagnant loop syndrome**) xaalad ay joogsato shaqada mindhicir yareha, taasoo dhalisa jeermis nool oo il-ma'arag ah uu ka dhasho mindhicir yarka. Taasoo sabab u noqota inay dhaliso nafaqo daro.

blindness *n.* indho la'aan. Indhoole, aan indha lahayn, ay aragtida ku yartahay.

blister *n.* jirka meel ka bararta oo biyo gala ama dhiig ku hoos ku jira, mararka qaarkeeda malax lagu arko. Badanaaba waxaa daawo u ah in la bajiyo bararkaa ama (bocolshaa) si dheecaanka ku jira banaanka uu u soo baxo.

block *n.* si walba oo ka hor istaag ah, hakad gelin ah loo sameeyo oo la xeriira labadaba si maskaxiyan ah iyo shaqada unugyada ay qabtaan. Ayadoo ugu talagal loo sameeyo si looga hortago cudurada qaarkooda, ama daawo oo kale loo isticmaalo.

blocking *n.* (*la xiriira daaweeynta cudurada maskaxda*) deg-deg u joojin, ama loo hakiyo qulqulka fakerka ama hadalka. joojinta fakerrka la socda in maskaxda laga tirtiro dareenka fakar. waa astaanta lagu garto waalida qaarkeed. (madaxa ka waalan).

blood *n.* (dhiig) xubin dareere ah oo ku wareegta dhamaan gudaha jirka oo idil. Dariiqna u ah gudaha xidadaha waaweyn iyo kuwa yaryar. Dareerahaan waxay shaqadiisa tahay inuu kala qaad-qaado wax walba oo jirka gala islamarkaana u geeya unugyada iyo xubnaha jirka uu ka kooban yahay. dhiiga wuxuu ka kooban yahay unugyo gooni-gooni u kala baxa qof walbana, gaar ahaan raga waxaa jirkooda ku jira 5 liiter oo dhiig ah.

blood bank qayb kamid ah isbataalada oo lagu keydiyo dhiigaga laga soo uruuriya dadka dhiigooda sadaqeeya. Si loogu shubo dadkale oo u baahan. Waxaa waajib ah in dhiiga lagu keydiyo meel cimiladeedu tahay 4°C waxaana dhiigaas la isticmaali karaa ilaa muddo 4 asbuuc ah.

blood–brain barrier meel ku wareegsan unugyada maskaxda, oo shaqadeedu tahay in ay kala soocdo wareega dhiiga ee soo gaara maskaxda unugyadeeda si ay u sii deeyso xubnaha dareera, is hor istaajisa wixii adag oo aan dareerin.

blood cell (**blood corpuscle**) unugyada uu ka kooban yahay dhiiga. marwalbaba hadii dhiiga ay jirro ku jirto ama uu caafimaad qabo. Dhiiga waxaa loo qaybiyaa laba qayboob oo kala ah (*erythrocytes* "unugyada dhiiga gaduudan (cas) iyo *leucocyte* oo ah unugyada dhiiga cadcad"). Waxaa kale oo dhiiga leeyahay unugyo lagu magacaabo *platelets* oo dhiiga ka caawiyo inuu xinjiro yeesho.

blood clot dhiiga oo dareerkiisa isu badello xinjiro adeeg ku noqdo gudaha xidadaha ama wadnaha iyo meelaha kale oo jirka kamid ah.

blood clotting *fiiri* (*eeg*) blood coagulation.

blood coagulation (**blood clotting**) meel dhiiga qulqula ee dareeraha ah uu isu badello mid adeeg ah oo dhega, kadib marka dhiiga uu soo gaaro dhibaatooyin dibada uga yimaada ama xubin jirka kamid ah ay dhaawac gaarto. Mararka qaarkeed waa wax loo baahan yahay in dhiiga u adkaado si xinjiro ah, si uu u joojiyo dhiig baxa xad dhaafka noqon kara.

blood corpuscle *fiiri* (*eeg*) blood cell.

blood count tirada kala duwan uu leeyahay unugyada dhiiga, marka caddad la ogyahay qayaastiisa lagu sameeyo baarid. Tusaale unugyada dhiig in lagu arko liiter. In yar oo dhiig ah ayaa waxaa lagu daraa kiimiko loogu talagalay kadib waxaa la isticmaalaa qalab loogu talalay in lagu tiriyo unugyada dhiiga kala duwan inta ay la egyihiin. arintaan aad ayey muhiim u tahay in la sameeyo si loo ogaado cudurada dhiiga.

blood donor qof dhiigiisa siiyo ama ku sadaqeeya meel dhiiga lagu kaydiyo, si loogu shubo qof u baahan.

blood group nooc kamid ah noocyada badan ee qofka dhiigiisa lagu garto ama luugu tilmaamo inuu haysto. Waxaa lagu kala gartaa inuu dhiiga leeyahay ama uu ka maqan yahay walax ku dhegan dhusha unugyada dhiiga gaduudan (dhiiga cas) oo si dhaxal ah ku yimaada. mid kamid ah noocyada dhiiga wuxuu haystaa jir diide cagsi ku ah mid kale ee nooyada dhiiga unugyadiisa. Waxaa jiraan ilaa 30 nooc ee dhiiga kamid ah, laakin waxaa ugu muhiimsan hab nooceedka loo yaqaan (ABO). habkaan wuxuu ku dhisan yahan lahaanshaha ama ka maqnaanta walax (A) ama walax (B) ee dusha dhiiga gaduudan (cas). Nooca dhiiga (A) iyo (B) waxay haystaan, walax (A) iyo (B). nooca dhiiga (O) labadaba waa ay ka maqan yihiin. nooca dhiiga (A) wuxuu leeyahay jir diide lid ku ah walaxda (B). nooca dhiiga (B) wuxuu leeyahay jir diide lid ku ah walaxda (A). nooca dhiig (AB) midna malaha. Nooca dhiiga (O) wuxuu leeyahay jir diide lid ku ah labadaba A, B. Qof nooca dhiigiisa uu leeyahay jir diide lid ku ah labada nooc laguma shubi karo dhiig noocaas ah ama haystaa walaxdaas. Qof kasta dhiiga noociisa ah, iyo kan lagu shubi karo tusmada ayaa lagu sharxay.

Nooca dhiiga Dadka yihiin	Nooca dhiiga dadka lagu shubi karo	Nooca dhiiga Dad, aysiin karan
A	A, O	A, B
B	B, O	B, AB
AB	A, B, AB, O	AB
O	O	A, B, AB, O

blood plasma *fiiri (eeg)* plasma.

blood poisoning dhiiga oo lagu arko sunta jeermiska nool ee il-ma'aragtada ah ama ay ku badato hab dhismaha dhiiga oo idil taasoo dhilasa jiro aad qatar u ah. *fiiri (eeg)* pyaemia, septicaemia toxaemia.

blood pressure dhiig kar, cadaadis dhiiga ka yimaada oo aad ugu dhac-dhaca gidaarada halbowlayaanka waaweyn. Cadaadiskaan wuxuu ugu daran yahay waqtiga dhiiga jirka ku wareego, kaasoo ku yaraado gudaha gaarka wadnaha. wuxuuna aad u yaryahay marka dhiig wareega soo gala wadnaha markuu degan yahay ama uu nasasho ku jiro wadnaha. cadaadiska dhiiga waxaa lagu cabbiraa habka milimitirka mugiisa ah. ayadoo la isticmaalayo qalab loogu tala galay oo lagu cabbiro dhiiga, kaasoo lagu xiro xididka halbowlaha ku jira gacanta, kaasoo qiyaas ahaan muujiya cadaadiska dhiiga wadnaha ka soo qulqula. cabbirka dhiiga wuxuu ku xiran yahay da'da. dadka da'da yar waxaa laga rabaa cabbirka dhiiga in uu noqdo 120 kan kore, kan hoose 80. taasoo loo qoro 120/80.

blood serum *fiiri (eeg)* serum.

blood sugar qiyaas sonkoreed lagu arko dhiiga kaasoo lagu cabbiro hal milimiter literkii. Inta laga rabo caadi ahaan in laga helo dhiiga waxay tahay qiyaas ahaan 3.5 ilaa 5.5 cabbirka sonkorta dhiiga aad ayey muhiim u tahay si loo ogaado cudurada kala du-duwan gaar ahaan kaadi sonkorta.

blood test baarid kasta oo lagu sameeyo dhiiga, si loo ogaado hadii ay jiraan wax dhibaato ah oo dhiiga ku jira sida aalkolo, maandooriye ama jeermis iyo ogaanshaha dhiiga noociisa.

blood transfusion *fiiri (eeg)* transfusion

blood vessel tuubbo dhiiga ka qaada wadnaha ama u geeysa, marka dhiiga uu ku wareeganayo jirka.

blue baby ilma ku dhasha wadne jiran. Taasoo sababta in halbowlayaasha waaweyn ay ka abuurmaan meel aan loogu talagalin, taasoo dhalisa in dhiig wareega jirka uu maro meelo kale oo aan loogu talagalin. sidaa daraadeed uu wadnahu gaaro dhiigii hawada u sida, kaasoo midabkiisu yahay mid buluug ah. sidaa daraaded midabka korka ilmaha iyo fururada wuxuu noqdaa midab buluug yo gaduud isku qasan. waxaa lagu daaweenkaraa hab qaliin lagu saxo halbowlayaalka boosaskooda. hadii kalena caruurta waa ay ka badbaadaan qatartiisa marka ay weynaadaan.

boari flap qaliin lagu sameeyo tuubbada kaadida ka soo qaada kaadi hayeha, marka ay dhibaato gaarto ama cudur la burburto.

body *n. 1.* jirka xayawaanka nool oo idil. *2.* jirridda shaqsiga uu ka koobma. *3.* jirka aadanaha marka laga reebo gacmaha iyo lugaha oo ay kamid yihiin caloosha iyo ilma galeenka.

body temperature kuleel aad u xoogan ee ka yimaada jirka, kaso lagu cabbiro qalab loogu talagalay cabbirka kulka. Kuleelka jirka waxaa laga xakumaa meel ku taala salka maskaxda, caadi ahaan kuleelka jirka waxaa laga rabaa inuu ahaado 37°C (98.4°F). heer kulka badanaaba wuxuu ka yimaadaa shaqooyinka muhiimka ah ee jirka qabto, dhismaha neefta, garaaca wadnaha, hab dhis wareega dhiiga ee gudaha jirka, dheefshiidka iyo murqaha marka la cayaarayo cayaaraha. Kuleelka jirka hadii uu kor u kaco, wuxuu isku badellaa qandho.

boil *n.* nabar yar oo adag ah oo ka soo baxa maqaarka dushiisa, kaasoo ah mid maal ama dheecaan leh. jeermiska badanaaba waxaa keena jeermiska nool ee il-ma'aragtada ah ee jirka kagala meelaha timaha maqaarka ay ka soo baxaan, ama meelaha jirka ka dil-dillaaca. Badanaaba nabaradaanu waa ay reestaan markii maalsha ama dheecaanka laga saaro ama la isticmaalo daawooyinka jeermiska dila. inkastoo ay dhibaatooyin badan ay keeni karaan.

bolus *n.* cunto badanoo jilcan isla markaana la calaanjiyay, ama daawo si isku dar-dar ah loo diyaariyey oo la liqo.

bonding *n.* 1. (*la xiriira maadada cilmi nafsiga*) koritaan xiriir jaceylka u dhaxeeya hooyo iyo ilmaha marka ay dhashaan saacadaha ugu horeeyo ay ilmaha iyo hooyada kulmaan. Taas waxay kor u qaadaa jaceylka ay hooyada u heysa ilmaheeda. 2. (*la xiriira ilkaha*) xiriirka loo sameeyo ilkaha marka uu midkood lagu dhejiyo mid kale ama dalool ilikta lagu arko la malaaso.

bone *n.* laf, lafaha jirka noolaha oo idil. Waxay ka kooban tahay xiidmo isku dhegdhegan oo jiid-jiidma, caawiya cusbo laafeed. Lafaha ma'ahan oo keliya in ay sameeyaan dhismaha jirka uu ka kooban yahay, waxaa kale oo shaqadoodu tahay inay jirka u kaydiyaan nafaqada cusbada iyo aasaaska unugyada dhiiga gaduudan (dhiiga cas).

bone marrow (**marrow**) dhuuxa lafta. Xubin unugeed laga helo lafaha dhexdooda marka ay ilmaha dhashaan lafaha gudahooda waxaa ka buuxa xubno mas'uul ka ah abuurka iyo aasaaska unugyada dhiiga gaduudan(dhiiga cas)

laakin nolosha danbe ee ah marka la koro xubnaha ku jira lafaha gudahooda waxay isku badellaan cadiin (xubno huruud ah). Xubnahaas waa laga soo saari karaa lafaha ayadoo la adeegsanayo irbad aad u dheer oo looga soo dhuuqo laf dhuuxa gudahooda si loo baaro jirrooyinka jiri gala.

bony labyrinth *fiiri (eeg)* labyrinth.

borborygmus *n.* (borborygmi *pl*) guux ka yimaad ubuxda oo sababa dhaqdhaqaaqa mindhicirka ku dhaliya gaaska ama biyaha. Guux xad dhaaf ah wuxuu dhashaa marka dhaqdhaqaaqa mindhicirka saa'id yahay ama gaas mindhicireed uu jiro iyo markii ay ku dhalato hor istaagid.

borderline *adj.* 1 qeexid lagu tilmaama qofka maskaxdiisa aan dhameen ee leh shaqsiyad xiriir la'aan ah, dadka kale ula dhaqma si xirfadeen ah. dhaqsidiiba is bad-badella, isla markaana dareema dhibaato in uu is gaarsiiyo ama uu nafta iska qaadi karo. 2. *fiiri (eeg)* schizotypal.

bordetella *n.* jeermis nool oo il-ma'aragta ah. dhiliya qiix-dheerta. jeermiska nool qaarkood waxay awoodaan burburinta unugyada dhiiga gaduudan (dhiiga cas), keenana cuduro shabaha qiix-dheerta.

bornholm disease (**devil's grip, epidemic myalgia, epidemic pleurodynia**) cudur ay dhaliso jeermis noole lagu arko dhuunta mindhicirka. Waxaa laysaga qaadaa istaabashada, waxayna faaftaa waqtiga kuleelka jiro. Mararka qaarkeeda waxaa la'arkaa waqtiga roobabka jiraan. Astaantiisa waxaa ka mid ah qandho, madax iyo xabbad xanuun hoose lama filaan ah. jirrada waxay socotaa ilaa todobo maalmood wax sidaa dhib u ahna malahan, daawo u gaar ahna majirto.

borrelia *n.* jeermis noole il-ma'arag ah kooda ugu weyn, kaasoo keena qandho dib u soo noq-noqota, gaar ahaan wadamada Africa, aasiya, waqooyiga ameerika iyo yurub.

botulinum toxin sun aad u quwad badan oo laga sameeyay jeermis noole il-ma'arag ah. suntaan oo awoodeeda waxtar la arko daqiiqad gudaheeda. Waxaa loo adeegsadaa daaweeynta murqo xanuun iyo xanuun ka yimaada unugyada gudaha maskaxda *(fiiri (eeg) dystonia)*. Waxaa loo isticmaalaa sida irbada (duro, mudo) oo kale, waxay keeni

51

kartaa dhibaato ah murqaha inay dareen beellaan. *Waxaa kale oo loo yaqaanaa* **Disport.**

botulism *n.* sun halis ah oo ka dhalata cuntada jeermis uu ku jiro. Suntan waxay si toos ah u aadaa, hab dhiska dareen wadka maskaxda, taas hadii ay dhacdo, mida keliya oo la sugo waa geeri, maxaa yeelay waxaa dhalaneysa in wadnaha istaago, sanbabada ay shaqo joojiyaan. Jeermiskaan waxaa laga helaa hilibka gasacyada ku jira, sidaa daraadeed hadii aan si fiican loo karin, jeermsika ma dhinto.

bouchard's node barar carjaweed ku wareega lafta isgalka farta marka ay jirto cudurka lafa xanuunka.

bovine spongiform ncephalophathy (BSE) *fiiri (eeg)* spongiform encephalopathy.

bowel *n. fiiri (eeg)* intestine.

bow-legs *pl.* dalbo. lugaha oo si aan caadi ahayn u qal-qallooca ka soo billaabata inta ka hooseesa jilbaha. Badanaaba ciladaan waxaa dhalisa, bar bararka iyo xanuunka ku dhaca isgoyska lafaha. xaaladaan waxaa lagu daaweeyn karaa in lafaha la qalo ama la adeegsado xirfad toosin ah.

bowman's capsule meesha ugu danbeeysa ee kellida, oo qaabkeeda u sameeysan yahay sida koobka oo kale, taasoo shaqadeeda tahay inay sifeeyso dhiiga galaya kelliyaha.

BPH benign prostatil hypertrophy. *fiiri (eeg)* prostate gland.

brachi- (brachio-) *horgale;* tilmaama; gacanta. Tusaale: brachialgia = *gacan xanuun.*

brachial *adj.* laxeriira ama quseeya gacanta.

brachial artery xidid weyn oo ka soo fidsama kilkisha islamarkaana ku wareega unugyada gacant oo idil.

Brachialis *n.* muruqa ku yaala garabka gacanta horay iyo gadaal, kasoo ku sii fidsama gacanta oo idil.

brachial plexus dareen wadeyaal isugu xiran si xiidmo oo kale, kuwaasoo ka farcama halka ugu sareeysa laf dhabarka ee ku xirinta qoorta. meeshaas oo ah halka u sahalsha inay gaaraan gacanta, faraha iyo qayb kamid ah garabka.

brachiocephalic artery *fiiri (eeg)* innominate artery.

brachium *n.* (*pl.* brachia) gacanta, gaar ahaa inta u dhaxeesa garabka iyo xusulka (suxulka).

brachy *horgale;* tilmaama; gaab-gaabka (yaryaraadka) xubnaha jirka. tusaale: brachydactylia = *far gaaban ama suul yar.*

brachycephaly *n.* laf madax gaaban ama baso yar. Lafta madaxa oo aad u yar.

brachytherapy *n.* xirfad loo adeegsado daaweeynta burada qaarkeed, gaar ahaan burada qatarta ah oo banaanka taala. sida kansarka naasaha. Waxaa la'adeegsadaa fiilo (silig) shucaaca ilayska sidda oo lugu qabto burada ama loo dhaweeyo si ilayska shucaaca quwadiisa ay u burburiso burada.

brady- *horgale;* tilmaama; tartiib, aayar, qunyaraanta. Tusaale: bradylalia = *qunyar hadalka aan caadi aheyn,* hadal yari.

bradycardia *n.* garaaxa wadnaha oo aad u yaraada, in ka yar 50 mar daqiiqadii. xaaladan waxaa lagu arkaa dadka caafimaadka qaba gaar ahaan dadka orda. Laakin badanaa waxa si joogta ah loogu arkaa dadka hoormoonada jirka shaqada yareeya, dadka cagaarshowga qaba, iyo dadka heerkulka jirkoodu yaryahay.

bradykinesia *n.* astaan lagu garta cudurka maskaxda, oo dhaliya jar-jareeyska jirka oo idil gaar ahaan xubnaha dhaqdhaqaaqa sameeya. taasoo maskaxda ka timaada fariin cadaadis ah oo awood u dhida jirka inuu dhaqdhaqaaqo socod iyo is xukunna sameeyo. kaasoo mar walba isla gariira.

braille *n.* qorraal xuruufeed oo ka timid maskaxda, nin lagu magacaabi jiray Louis Braille (1809 – 1852) sanaadkii 1837 waxaa la sameeyay dhibco-dhibco waaweyn oo shabbaha xaraf kasta oo xuruufta qorraalka kamid ah. kadib taabashada lagu aqrin karo. Waa habka goonida u ah dadka indhaha la' (indhoole) wax ku aqriyaan.

brain *n.* maskaxda. unug ballaaran oo ka kooban dareen wadeyaal badan oo si aad ah u koray.

52

brain death *fiiri (eeg)* death.

brainstem *n.* gacan ballaaran oo sal u ah unugyadada maskaxda qaarkood, gacankaan oo ku fadhiya basada iyo lafdhabarka.

brain tumour *fiiri (eeg)* cerebral tumour.

branchial arch *fiiri (eeg)* pharyngeal arch.

branchial cleft *fiiri (eeg)* pharangeal cleft.

branchial cyst boog (nabar) ka soo baxa mid kamid ah labo qanjir oo ku yaal dhuunta uur jiifka in ta aysan dhalan taasoo ka danbeeysa inay si aan caadi ahayn u koraan.

branchial pouch *fiiri (eeg)* pharyngeal pouch.

brandt andres method xirfad loo adeegsado in mandheerta dibada loogu soo saaro ilma galeenka. Cadaadis xaga sare ah ayaa ilma galeenka laga saaraa xaga ubucda ayadoo gacanta lagu hayo xudunta xarigeeda. Markii ilma galeenka kor u soo kaco, mandheerta waxay u soo duruqdaa siilka afkiisa hore. kadib dibada loo soo saaraa ayadoo cadaadis laga haayo salka ilma galeenka.

breakbone fever *fiiri (eeg)* dengue.

breast *n.* naas. (naaska dumarka) laba qanjiro ee ku yaala naasleeyda. kuwaasoo dhaliya caano. Naas walba wuxuu ka kooban yahay qanjiro kala qeybsanta, iyo meel caano siiddeysa isla markaan cadiin ku malaasantahay. (fiiri tusmada masawirka)

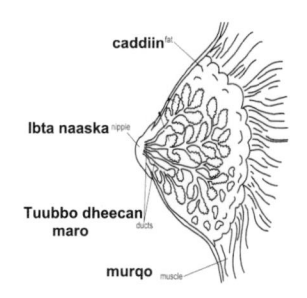

caddiin *fat*
Ibta naaska *nipple*
Tuubbo dheecan maro *ducts*
murqo *muscle*

Naaska dumarka

breastbone *n. fiiri (eeg)* sternum.

breast cancer buro halis ah oo naasleeyda ku dhacda, raga aad ayey ugu yartahay. badanaaba waxay gashaa xubnaha u dhaxeeya maqaarga iyo unugyada jirka, mararka qaarkeed labada naasba waa ay ku dhacdaa. si kasta oo huromar looga gaaray baarida cudurada iyo waxyaabaha dhaliyey, hadane arintaan lama oga waxa dhalinkara, inkastoo lugu tuhmo inay farac famil tahay. Astaanta ugu sahlan ee lagu arko waxay tahay in barar yar oo kuusan lagu arko naaska kadib markii uu dhib yar gaaro. Dhiig bax ama dheecaan ka soo daadata ibta naaska oo joogto loo arko. Ugu horeeyn meel kuusan ayaa kilkisha lagu arkaa, taasoo buro faafta noqota, oo gaarta lafaha, sanbabada iyo beerka. Daaweeynta hada loo haayo oo keliya waxay tahay qaliin naasaha oo idil la gooyo.

breast implant naaso aan dhab ahayn oo lagu badello kuwa runta ah, markii jirro daawo aawadeed qaliin lagu sameeyo naasaha ama dhamaan lagooyo.

breath-holding attacks xaalad ay ilmaha oohin dardeed neefta ku dhegto, kadib midabka jirkoodu uu isu badello buluug. Waa xaalad caadi ah oo dhacdo. ilmaha aad ayey ooyaan si ay waxay rabaan u helaan. Mararka qaarkeed waxaa ilmaha ka taga miyirka oo ogaanta ayey lumiyaan. Wax daawo ah uma baahna oo xaalada isla markiiba waa ay istaagtaa.

breathing *n.* neefsasho, ficilka awood tarka hawo qaadashada ama soo celinta hawada ee afka iyo sanka ay geeyaan sanbabada. Markii hawada ay tageyso sanbabada waxaa aad u xoogaado oo gadaal u noqda murqaha caloosha kadib neefta ayaa gudaha u gasha sanbabada marka hawada soo baxeeysana waxaa dabca murqaha caloosha oo neefta ka soo baxda sanbabada. Neefta qeybo badan ayey u kala baxdaa oo lagu kala gartaa hadii ay caadi tahay iyo hadii kale, sida maqalkeeda, sida saamiga neefta iyo sida ay u dhawaaqeeyso aysan aheyn mid caadi ah. *fiiri (eeg)* apnoea, bronchospasm, Cheyne-seokes respiration, dyspnoea iyo stridor.

breathlessness *n. fiiri (eeg)* dyspnoea.

breath sounds dhawaaqa neefta ee laga maqlo sanbabada ayadoo la adeegsanaayo qalabka dhegaha takhtarku gashado. Neefta caadiga ah waxay u yeertaa si dabacsan. Neefta tilmaamtana inuu cuduro jiraan waxay u dhawaaqdaa si culus oo xargafgaf leh.

breech presentation meel ilmaha uurka ku jira ay soo-baxooda u soo hormarsadaan

53

dabada, barida (salka lagu fariisto) intii ay soo hormarsan lahaayeen sida caadiga ahaa ee madaxa. Ilmaha inay sidaan ku dhashaan ma wanaagsana oo dhibaato ayay u keeni kartaa in jirkooda dhaawac noqdo. Fiiri (eeg) cephalic version, lovset's manoeuvre.

bregma n. bartamaha ugu koreeya ee lafta madaxa, gun-gumada madaxa, baso. halkaasoo ah halka ay ku kulmaan foolka iyo jeegada. Meeshaas oo ah meel furan inta ay ilmaha aad u yaryihiin.

bretylium tosylate daawo la siiyo dadka wadnaha istaaga si ay u sooceliso dhiiga wadnaha qulqulkiisa, kaasoo markiisii hore istaagay. Waxaa loo qaataa sida irbada oo kale. Waxaa kale oo loo yaqaanaa **Bretylate**.

bridge n. (la xiriira daaweeynta ilkaha) xirfad loo adeegsado rakabka ilkaha afka ka daatay. Taasoo ilik aan dhab ahayn lagu rakabo ilkaha saxda midkood, kadib dabool looga dhigo midii lagu rakibay, kadib ay ahaato ilik caadi ah.

bright's disease fiiri (eeg) nephritis.

briquet's syndrome fiiri (eeg) somatisation disorder.

British anti-lewisite (BAL) fiiri (eeg) dimercaprol.

broca's area matorka maskaxda ee mas'uulka ka ah bilowga hadalka, badanaa dad wax ku qora gacanta midig ama isticmaala gacanta midig, waxay meeshaan ku taalaa foolka maskaxda, meesha 44aad ilaa 45aad.

brodie's abscess malax lafta gasha, laf malaxeed oo aan ka dhalan cudarka qaaxada ama cudurka waraabowga. waxaa daawo u ah in malaxdaas lasoo dhuuqo si qaliin ah iyo isticmaalka daawada jeermiska disha.

brodmann areas tilmaan lambareed loo sameeyay maskaxda halka ay ku taalo. si loo garto shaqooyinka iyo habka loo habeeyay unugyada maskaxa ka qaada dareenka iyo fariimaha. lambaradaas oo ka kooban 1 ilaa 47. Tusaale: tilmaanta labarka 4aad wuxuu ku yaalaa meesha matorka maskaxda ugu weyn. halka lambarka 17aad ay mas'uul ka tahay araga.

bromazepam n. daawo kamid ah kooxaha daawo ee wax tarkoodu qoto dheer yahay, oo loogu talagalay ka hortaga walwalka. waxaa laga qaataa afka. waxaa kale oo loo yaqaanaa **Loxetan**.

bromocriptine n. daawo loo isticmaalo daaweenta jir gariirka ka yimaada maskaxda. waxaa laga qaataa afka. waxay keeni kartaa warwareer, iyo isku dhexyaacid ka timaada maskaxda.

brompheniramine n. daawo loo isticmaalo ka hortaga xasaasiyada ama ficilka ay leedahay. waxay laysku arkaa astaan af iyo dhuunta oo qalala, lulmood, warwareer iyo calool walaac.

brompton cocktail daawo isku dardar ah oo laga sameeyay aalkolo iyo maandooriye. waxaa loo isticmaalaa xanuunka xad dhaafka ah ee haysta dadka jirradooda aan loo hayn daawo.

bromsulphalein n. asal midabkiisa buluug yahay oo loo isticmaalo baarida jirrada beerka, iyo shaqadiisa. caddad yar oo asalka ah ayaa lagu tallaalaa dhiiga dhismahiisa, kadib ayaa la cabbiraa heerka asalka uu gaarsiisan yahay muddo u dhaxeeso ilaa 45 daqiiqo. hadii asalka ku jira dhiiga la cabbirayo uu gaarayo ilaa 10%, 45 daqiiqo kadib waxay cadeeysaa in beerka uu jirran yahay, shaqada uu qabtana ay yartahay.

bronch- (**broncho-**) horgale: tilmaama hab dhismaha dhuunta neefta jirka u marta.

bronchial carcinoma kansar ku dhaca hab dhiska neefta. badanaaba dadka u dhinta waxay u badan yihiin dadka sigaarka caba.

bronchial tree hab dhismaha neefta jirka u kala qeybisa oo taga ilaa sanbabada.

bronchiectasis n. barar ballaarin ah oo ku dhaca hab dhiska neefta iyo gacankooda. Waxay ku imaan kartaa jeermis ku dhasha hab dhiska, gaar ahaan xiiq dheerta, ama arin lagu dhasho oo noqonkartaa malax lagu arki karo dhuunta hawo mareenka, taasoo keenta qofka inuu soo qufaco qaaxo dhiig ku jira. waxaa loo isticmaalaa daawooyin jeermis dila ama qaliin lagu soo saaro qaar ka mid ah hab dhis- ka neefta.

bronchiole n. hab dhismaha neefta gacantiisa sii kala qeybsanta, taasoo aan qaabkooda laheyn carjaw iyo qanjirada candhuufta. dhowr gacan ayey u kala qeybsantaa gacankaan ilaa ay ka gaarto sanbabka.

bronchiolitis *n.* barbarar ku dhaca neef mareenka yaryar ee sanbabada, badanaaba waxaa dhaliya jeermis ku dhaca dhiska neefta.

bronchitis *n.* barbarar ku dhaca faraca ugu hooseeya ee hab dhismeedka neefta. bararka qotada yar waxaa keena jeermis nool ee ah ilma'arag oo lagu qeexaa qufac sita qaaxo jiidjiidmata. iyo cirriiri ku timaada dhuunta hawada marta, kadib markay murqaha caawin lahaa uu cadaadis ku yimaado. *fiiri (eeg)* bronchospasm barbararka qotada dheer bukaanka wuxuu qufacaa candhuuf xad dhaaf ah oo kayimaada qanjirada weynaada ee dhuunta hawo mareenka. badanaa cadaadiska ku yimaada murqaha caawiya hawo marka daraadeed. laguma daaweeynkaro daawada neefta, xiiqda loo adeegsado, madaama aysan aheyn barar xaaladeed, inkastoo jeermis ku jiro, taasoo xaalada sii walaaqda.

bronchoconstrictor *n.* daawo keenta in ay cirriiri noqdaan murqaha dabacsan ee dhuunta hawada u marta jirka.

bronchodilator *n.* daawooyin dhaliya in ay ballaariso dhuunta hawada u marta jirka. Ayadoo ay dabciyaan murqaha jilicsan ee tuubbada hawadu marta. daawadaan waxaa kamid ah *ephedrine, isoprenaline, salbutamol* iyo *terbutaline*. kuwaasoo ah daawooyin aad u quwad badan oo loo istilmaalo cudurka neefta, xiiqda iyo bararka faraca ugu hooseeya ee hab dhiska neefta marto. daawooyinkaan aad ayey wax u taraan, inkastoo istilmaalka qiyaastooda badan ay dhib u keeni karto wadnaha.

bronchopneumonia *n.* *fiiri (eeg)* pneumonia.

bronchospasm *n.* cirriiri inay noqoto dhuunta hab dhiska neef marka, kadib marka uu murqaha agagaarkaas ay dhibaato soo food saarto. sida cudurka neefta, xiiqda iyo barbararka gacanka ugu hooseeya ee hab dhiska neefta. qofka marka ay xaaladaan haysato waa uu awoodaa inuu neefta qaato laakin waxaa ku adag soo celinta neefta, oo marka u rabo inuu neefta soo celiyo waxaa isla kaca dhamaan korkiisa oo idil, oo si sahlan ayey u muuqataa. waxaa daawo ahaan loo isticmaalaa daawooyinka dabciya murqaha dhuunta hab dhiska neefta.

bronchus *n.* *(pl bronchi)* farac walba ee hawada (neefta) jirka u marto ee ka hooseeya hunguri cadka, kaasoo leh carjaw iyo qanjiro candhuufta dhaliya. Hunguriga cad wuxuu kala qeybiyaa hab dhiska neefta, labadaa qaybood ayaa u sii kala baxa shan farac oo laab-laaban labaatan farac oo kala gabalo ah, iyo labo ilaa sedex qeybood oo kale. *fiiri (eeg)* branchial.

brown fat nooc ka mid ah baruur oo isugu taga xubnaha u dhaxeeya maqaarka iyo hilibka jirka, baruurtaan oo ah mid aad u tabar badan oo jirka siiya awood waxtar leh, sida inuu kul dhaliyo, waxaa loo maleeyaa inay sabab u tahay kala saarka iyo isku dheelitirka raashinka la cunay. waxaa sabab looga dhigaa hadii uu baruurtaan jirka ku yar tahay in qofka uu ahaanayo qof aad u buuran (cayilan).

brown-sequard syndrome jirro quseeysa dareemayasha jirka. xaaladaan oo dhalata markii lafdhabarka qayb kamid ah la jeexo si looga gooyo qaybta kale ee dareemka, waxaa dhalata dareen la'aan ku dhalata maqaarka jirka iyo dareen beelid ku timaada inta ka hooseeysa meeshii la gooyay. Dhanka kalena waxaa ku dhalata xanuun dareen la'aan iyo kuleelka aan la dareemi karin.

brucella *n.* cayayaan il-ma'aragta ah, hawo ku noolna ah, oo u eg ul dheer ah oo wareegsan jeermisna sita. kaasoo dhaliya qandho mawjadeed xad dhaaf ah halisna galisa qofka, inkastoo ay ku badan tahay xoolah la dhaqdo.

brucellosis (malta fever, Mediterranean fever, undulant fever) cudur taxane ah ee ku dhaca xoolaha la dhaqdo, kaasoo dhaliya cayayaanta il-ma'aragtada ah ee hawo ku noolka ah, kaasoo dadka ay ka qaadi karaan xoolaha marka ay cabaan caanaha aan la taxadirin ama ay la noolaadaan xoolo qaba cudurkaan. calaamadaha lagu garto waxaa ka mid ah madax xanuun, qandho, kor xanuun, lalabo, cunno daro iyo daciifnimo. waxaa daawo u ah isticmaalka daawooyinka jeermis dila ah sida *streptomycin*.

brufen *n.* *fiiri (eeg)* ibuprofen.

brugia n. gooryaan isku-xir oodheer jeermis leh oo aad qatar ugu ah bani aadamka (fiiri, filarial).

bruise (contusion) *n.* meel jirka kamid ah oo nooca midabkeeda isbadellay. taasoo ka timaada marka ay xididada dhiiga maraya dildillaacaan dhaawac gaaray aawadeed. marka hore waxaa agagaarka maqaarka korkiisa lagu arkaa meel midabkeedu yahay meel gaduud (casaan) iyo gaduud xigeen (casaan xigeen) kadib isku badella cagaar iyo jaalo, huruud isku lifaaqan. waxaa waajib ah in dhiiga fariistay

55

meeshaas laga soo saaro ayadoo la adeegsa-naya irbad (lagu soo dhuuqo) si ay u reesato.

bruit *n. fiiri (eeg)* murmur.

brunner's glands kooxo qanjiro ah oo ku yaal mindhicir yareha qeybtiisa kore iyo korka bartamaha mindhicir yareha. waxay ku dhegan yihiin gidaarada dheecaanada soo saara, wax-ayna mas'uul ka yihiin soo saarka dheecaanka jirka.

brush border *fiiri (eeg)* microvillus.

bruxism *n.* xaalad uu qofku caadi ka dhigto inuu ilkaha isku-xoqo, (isku ridqid sameeyo). xaaladaan badanaa waxaa la'arkaa qofka marka uu jiifo (hurdaayo).

BSE (Bovine Spongiform Encephalpathy) *fiiri (eeg)* spongiform encephalopathy.

bubo *n.* barar ku dhaca qanjiro ku yaala kilkisha iyo gumaarka, oo aad u xanuun badan. Kaasoo ka dhasha jeermis ku yimaada galmada (wasmada).

bubonic plague fiiri (eeg) plague.

buccal *adj. 1.* la xiriira afka ama canka halkiisa godka ah. *2.* tilmaamida halka ay ilkaha kaga dhegan yihiin canka (dhabanka).

buccal cavity daloolka afka ee laga helo carabka iyo ilkaha, kaasoo kuu horseeda dhuunta. meeshaan ayaa cuntada lagu dhadha-miyaa, lagu calaanjiyaa isla markaana lagu daraa candhuuf taasoo bilowda mashruu-ca dheefshiidka.

buccal glands qanjiro yar oo ku yaala dabool dheecaan dhaliya ee ku yaala afka, waxay mas'uul ka yihiin soo saarka walax ku qasma candhuufta.

buccinator *n.* muruq ku yaala daanka, kaasoo ka soo farcama lafta kore ee daanka. waxay aad muhiib u tahay isku-uuurinta daan-ka iyo calanjinta.

buclizine *n.* daawo xasaasiin ka hortag ah oo awood u leh hurdo keen ama daroon dejin.

budo-chiari syndrome xaalad jirro aad ugu yar aduunka, dhif-dhif la'arko. taasoo ah in xididada yaryar ee dhiiga oo ku dhegan beerka oo xirma, aan awood u laheyn inay dhiig ka qaadaan ama u geeyaan, xinjir is dhex taagta

ama buro daraadeed. waxaa lagu tilmaamaa inay yihiin beer qafiifin, aadna isu guro iyo inuu xaaladaan beerka ka soo laaban.

budesonide *n.* daawo laga sameeyay hoormoonka jirka mid kamid ah, oo loo istic-maalo ka hortaga xasaasiyada iyo neefta, ayadoo sanka ama afka lagu buufiyo. Marm-arka qaarkeedana waxaa loo adeegsadaa cudurada maqaarka jirka, ayadoo korka la marinaayo sida kareemka oo kale.

buerger's disease xaalad ah in halbowlayaasha dhiiga, gaar ahaan kuwa lugaha ay barbararaan. badanaa waxaa lagu arkaa raga da'da yar ee sigaarka caba. waxaa la arkaa xanuun saa'id ah oo ka yimaada dhi-ig yara gaara lugaha, markaa waxaa dhalan karta in lugahii ay la yimaadaan cudurka qurm-ista, kadib la gooyo. waxaa dhalan karta wadn-aha inuu gaari waayo dhiig wareega jirka. wax-aa daawo u ah ugu horeeyn in la joojiyo sigaar cabka, kadib la arko xaalada heerka ay gaarsiisan tahay.

bufexamac *n.* daawo ka hortagta bararka iyo cuncunka maqaarka jirka, ayadoo la mari-naayo maqaarka, sida kareemada oo kale.

bulb *n.* (la xiriira hab dhismaha jirka) meel walba ama unug walba ee jirka oo leh qaab wareegeed dhis ah afkiisa hore ama gadaash-iisa danbe.

bulbourethral glands *fiiri (eeg)* cowper's glands.

bulimia *n.* cunto cun badane, oo aan la dharjin karin. waxay xaaladaan loo heestaa in ay tahay mid cilmi nafsi ah.

bumetanide *n.* daawo si dhaqsi ah wax u tarta, oo loo isticmaalo dheecaanka jirka ku haro ama jirka ceshado kadib marka wadnaha shaqadiisa yar tahay ama ay jirto kelli xanuun iyo beer xanuun. waxaa laga qaataa afka ama irbad oo kale, waxay keeni kartaa warwareer. *waxaa kale oo loo yaqaanan* **Burinex**.

bundle *n.* xiidmo kooxeed isku xiran oo ah muruqyo ama dareemayaasha jirka oo hal dariiq u wada jeeda.

bundle brach block cilad ku dhacda xubnaha ku xiran wadnaha ee shaqadoodu ugaar tahay wadnaha oo keliya. kaasoo lagu ogaado qalabka wadne garaaca cabbira. Mar-marka qaarkeed waxaa dhici karta in qeybta midig iyo tan bidixda ay is xiraan oo dhalato wadne istaag.

bundle of his *fiiri (eeg)* atrioventricular bundle.

bunion *n.* barbarar gala, kala goyska lafta suulka weyn ee lugta iyo lafta cagta ku fadhido. waxaa ugu horeeyn la arkaa barar weyn oo biyo ku jira oo ka soo baxa geeska suulka. markaas wuxuu suulka noqdaa mid aan booskiisa haysan. xaaladaan waxaa badanaa dhaliya markii la isticmaalo kabo cabbirkooda ka duwan yahay lugta cabbirkeeda. waxaa daawo u ah in la qalo oo keliya.

buphthalmos (**hydrophthalmos**) *n.* cudur ugbeed ama lagu dhasho oo ah indho la'aan (arag la'aan). waxaa la'arkaa cadaadis aad u xad dhaaf ah oo ku yimaado isha kadib markii ay cilad korid la'aan ay ku dhalato xubnaha mas'uulka ka ah inay ka soo saaraan dheecaanad indhaha. mar haday isha ay soo foocsan tahay, isha caruurta cilada ku dhasha waa ay isbalaarisaa waxaana markaa ku qulqula dheecaanada. xaaladaan waxaa lagu arkaa labada il, islamarkaana waxaa siyaadiya xubin daro ka jirta jirka intiisa kale. waxaa daawo u ah qaliin oo keliya.

bupivacaine *n.* daawo aad u quwad badan oo loo adeegsado dareen joojin laga sameeyo meel ka mid ah jirka, aad ayey wax tarkeeda ug qoto dheer yahay daawooyinka kale ee dareen joojiya. waxaa loo istic maalay naagaha dhalaya, laakin waxay dhalin kartaa wadnaha cunuga ay yareeso shaqadiisa ama unuga uu dhinto. waxaa kale oo loo yagaanaa marcain.

buprenorphine *n.* daawo aad u quwad badan oo loo isticmaalo joojinta xanuunka xad dhaafka ah. waxay leedahay warwareer, lalabo, lulmo iyo dhidid. *Waxaa kale oo loo yaqaanaa* **Temgesic**.

Bur (**burr**) *n.* qalab wax lagu dalooliyo, kaasoo takhaatiirta ilkaha ay isticmaalaan. badanaaba waxay u adeegsadaan inay gooyaan ilik daloosha.

bur hole dalool wareegsan oo laga dalooliyey xuubka maskaxda si looga dabciyo cadaadis kaga yimid dhiig ama malax iyo dheecaan isku uruursaday meel kamid ah maskaxda.

burkitt's lymphoma (**burkitt's tumour**) buro aad halis u ah oo ku dhacda hab dhiska jirka ee mas'uulka ka ah koontoroolka dhiiga, biyaha iyo dareenka. badanaaba waxaa caadi ahaan lagu arkaa caruurta afrikada bari iyo tan waqooyi ee ka jira 15º dhulbareedka. waa buro aad u faafta, dhaqsana u weynaata oo laba jibaar noqota shanta maalmood ugu horeeysa. waxay ka soo baxi kartaa meelo kala duwan oo jirka kamid ah, laakin waxaa badanaa ka soo baxdaa dhismaha wejiga (foolka). waxay wax gaarsiisaa hab dhiska dareen wadka ilaa 50%. waxaa waayahaan danbe la 'ogaaday in ay ku dhacdo dad aan ahayn afrikaan. aad ayey ugu adagtahay daawada loo adeegsado kansarka daawooyin kalena looma haayo ilaa hada.

burn *n.* dhibaato gaarta xubnaha jirka oo ka yimaada kuleelka sida dabka, kiimikada, korontada, ifka qoraxda iyo tamarta shucaaca ifka timaada hubka khumbolo dooriyeha. gubniinka koowaad wuxuu wax gaarsiiyaa maqaarka dushiisa kore, kan labaadna wuxuu wax gaarsiiyaa maqaarka kore iyo xubnaha ka hooseeya.

burr *n.* fiiri *(eeg)* bur.

buserelin *n.* daawo laga soo dhiraandhariye hoormoonka jir mid kamid ah, oo lagu daaweeyo cuduro ku dhaca xubnaha ay ku fadhiyaan ilma galeenka (rixim), sida kansarka sii faafaya. waxaa lagu buufiyaa sanka, sida daawooyinka neefta oo kale sanka ayaa laga qaataa. waxay dhalin kartaa nabro yaryar oo korka ka soo baxa, madax xanuun. qiiro daro iyo dareenka (kacsiga) oo taga. *waxa kale oo loo yaqaanaa* **Suprecur**, **Suprefact**.

buspirone N. daawo maskax dejiye ah (kaalmaata), oo loo isticmaalo walwal, walaac tirka iyo cabsi joojin. waxaa laga qaataa afka, waxay keeni kartaa madax xanuun, warwareer iyo cabsi qab. *Waxaa kale oo loo yaqaanaa* **Buspar**.

busulphan *n.* daawo burburisa unugyada kansarka qaba, taasoo iska dhigta laf dhuuxa ay ka soo abuurmaan unugyada dhiiga gaduudan (dhiiga cas). waxaa laga qaataa afka. Waxay dhalin kartaa cudurada dhiiga keena dhiig bax. *Waxaa kale oo loo yaqqanaa* **Myleran**.

butobarbitone (**butobarbital**) *n.* daawo dhaqso u hawl gasha oo loo isticmaalo hurdo la'aanta. markii afka laga qaato islamarkiiba horay ayey wax u tartaa ilaa muddo 6 saacadood ayuu qofka hurdaa. dhibaato weyn ayey leedahay hadii joogto loo isticmaalo, marka la isticmaalayna waxaa haboon in aan layska badinin, aalkoloda aan lala cabin. *Waxaa kale oo loo yaqaanaa* **Soneryl**.

byssinosis *n.* cudur ku dhaca sanbabada oo badanaa lagu arko dadka warshadaha iyo guryo dhiska ka shaqeeya ee busta oo boorka sanka iyo afka ka gala.

C

cac- (caco-) *horgale;* tilmaama; cudur, jirro xanuunka tusaale: cacosmia= ur-aad u qurun badan oo ka yimaada nabar fash-fashay.

cachet *n.* caag yar oo ballaaran oo u sameeysan sida kaabsulka (aabburan) oo kale. Taasoo daawo aad u dhadhan xun ay ku dhex-jirto, si qofka cunaya daawada uusan dha-dhankeeda dareemin. ayadoo is wadata ayaa la liqaa.

cachexia *n.* xaalad uu qofka aan si caadi ahayn u caatoobo uu daciif u noqdo, tabar daro ay ku timaado. waxay ka dhalataa cudurada kansarka, qaaxada iyo sanbabada, oo ay wehliso cudurka kaneecada (duumo).

cacosmia *n.* xaalad qofka uu sida wax u uriyo aan caadi ahayn. tani waxay ka imaan kartaa dhibaato gaarta halka urka maro ee maskaxda, ma'ahan dhib ku jira ur dareenka sanka.

caecostomy *n.* qaliin lagu sameeyo halka ugu hooseeysa mindhicirka, kadib markii ay dhibaato gaarto ama halka qashinka mara ay xermato. xirfadaan qaliin la sameeyaa halka ugu hooseeysa mindhicirka dibada looga soosaaro ubucda korkeeda kadib dhibka haysta laga daaweeyaa.

caecum *n.* mindhicirka weyn iyo kanyar halkiisa hoose aan caadi loo arag. *fiiri (eeg)* alimentary canal.

caeruloplasmin *n.* borootiin maar, naxaas ku jirta oo lagu arko, dhiiga qaybtiisa aan midabka laheyn. hadii xaaladaan tahay mid lagu dhasho waxaay dhalin kartaa cudurada beerka iyo maskaxda. *fiiri (eeg)* wilson's disease.

caesarean section xirfad qaliin ah oo loo adeegsado in ilmaha uurka hooyo ku jira lagu dhaliyo, lagu soo saaro, xaga ubucda. qaliinka ilma dhalinta badanaa la sameeyo, waa kan la kala qeybiyo ilma galeenka hoose ee hooyada. ayadoo si dadban loo jeeco (dalooliyo) ubucda hooyada. Xirfadaan qaliin oo ilmaha lagu dhaliyo waxaa keena marka hooyada awoodeeda yartahay inay si caadi ah u foolato, marka cunuga caloosha ku jiro ay naftiisa qatar ku jirto iyo marka horay loo arkay (waqtiga hooyo ku gudu jirto inta ay uurka leedahay) in cunuga dhawaaqiisa yaryahay, ama ilmaha ay dhicis ahaan u karaan). waxaa aad u mahiin ah hadii ay xaaladaan jiri karto, sida ugu dhaqsiyaha badan loo sameeyo qalinkaan ayadoo ay ku jirto bad-baadada ilmaha iyo hooyadaba. waxa kale oo loo sameeyaa qaliinkaan, hadii hooyada ay ilmo badan horey u soo dhashay.

café au lait spots bar. sifiican u qeexan oo midabkeedu tahay boor qafiif ah, maqaarka dushiisa ka soo baxda. 20% oo dadka qaba barta waa cadi lagu arko, laakin hadii ilaa 6 ay ka badato qoofkii, waxaa lagu tilmaamaa inay jirto buro aan dhib keenin.

caisson disease *fiiri (eeg)* compressed air illness.

calc- (calci-, calco-) *horgale;* tilmaama; curiye maxdanta ah, ama cusbo (milix).

calcaneus (heel bone) *n.* lafta ciribta.

calciferol *n. fiiri (eeg)* vitamin D.

calcification *n.* xubnaha jirka oo kaydsi ku sameeysta curiyaha macdanta iyo cusbada (milix). tani waxay dhalataa marka lafaha ay korayaan *fiiri (eeg)* (ossification).

calcinosis *n.* xubnaha jirka oo si xad dhaaf ah oo aan caadi ahayn u kaydsada curiyaha macdanta korka u bahan yahay iyo cusbada (milixda).

calcipotriol *n.* daawo laga sameeyay fiitimiin D, oo lagu daaweeyo maqaar cuncunka. waxaa loo istilmaalaa sida kareemada oo kale. *Waxaa kale oo loo yaqaanaa* **Douonex**.

calcitonin *n. fiiri (eeg)* thyrocalcitonin.

calcium *n.* curiye macdan ah. qayb weyna ka qaata koritaarka jirka iyo hab dhiska shaqooyinkiisa. curiyaha macdanta aad ayuu muhiim ugu yahay lafaha iyo ilkaha jirka. Dhiska lafta iyo dhuuxeeda waxay ka koobantahay

58

macdan, qiyaas ahaan 99%. waxaa muhiim ah maalintii in nafaqo ahaan loo qaato 1g halbeeg oo ay ku jirto maldanta nafaqadeeda, waxaana laga helaa caanah iyo farmaajada. hadii ay jirka ku yaraato waxay leedahay lafo xanuun. jirka aad ayuu ugu baahan yahay curiyahaan macdanta ah.

calcium antagonist daawo ka hortagta, joojisa curiyaha macdanta iyo saxarka ugu yar ee maatarka ka sameeysan yahay inay ku soo qulqulaan unugyada wadnaha iyo murqaha dabacsan. tasoo dhalisa in wadne garaac bato xanuuna dhaliya. daawooyinkaan waxaa ka mid ah *amlodipine, diltiazem, nicardepine, nifedipine* iyo *verapamil*. kuwaasoo ah daawooyin lagu daaweeyo wadne xanuunka iyo dhiig karka.

calculosis *n*. dhagaxyo fara badan oo lagu arko jirka gudahiisa. *fiiri (eeg) calculus*.

calculus *n. (pl. caculi) 1*. dhagax. shay aad u adag oo shabbaha dhagax-dixeedka, dhagaxa xeebaha iyo biyo fariisadka laga helo. oo lagu arko jirka gudahiisa, gaar ahaan xammeetida iyo kaadi haysta, ama meel kasta oo kamid ah kaadi marta. dhagaxyada lagu arko kaadi marta, badanaa waxay ka sameeysmaan macdanta jirka iyo dheecaan aasiidh ah jirka ka yimaada, oo isku taga markaas noqda shay aad u udag oo u sameeysma sida dhagax oo kale. dhagaxaas oo si sahlan loogu arki karo raajo baarideeka, dhagaxyada jirka laga helo meel walba oo lagu arko xanuun ayey leeyihiin, badanaa waxaa la adeegsadaa xirfad qaliin ah ama in halka ay ku jiraan lagu burburiyo. si looga hortago xanuunka iyo is hor taaga kaadi soo saarka jirka. *2*. macdanta jirka oo cusbo (milix) ku jirta oo isugu tagta cirridka afka, mar-marka qaarkeed dhagax waxaa lagu arkaa dhuunta qanjirada candhuufta sameeya.

calibrator qalab loo adeegsado in lagu cabbiro qiyaasta ay leedahay dhumucda tuubbo.

caliectasis (hydrocalycosis) *n*. barar ama fuurid lagu arko faracyada kellida ee shabbaha ubaxa udgoon. badanaa waxaa lagu ogaadaa baarida sawirada ubucda. *fiiri (eeg)* hydronephrosis.

calliper (caliper) qalab leh laba af, ama ilkaha fargeetada oo kale, oo loo adeegsado qiyaasta cabbirka, gaar ahaan naagaha uurka leh, si loo ogaado qiyaasta sinta, misikta. Waxaa kale oo loo isticmaalaa baarida culeeska lugta ay ku qaban karto sinta, misigta iyo cuuryaanka ay noqon karto.

callosity (callus) *n*. meel aad u adag ka dhalata maqaarka jirka, taasoo ku timaada cadaadiska dil-dillaac meeshas ku dhaca. waxaa badanaa caadi ahaan loogu arkaa faraha cagta iyo calaacasha gacanta. mararka qaarkeed aad ayay u xanuun badantahay.

callus *n*. dhiig aad u badan iyo xubno iiniinyo ah oo meel isugu tagay oo sameeya lafaha jirka. gaar ahaan lafta afkeeda iyo dabadeeda, kadib markay lafta gaartay dhal ama ay dillaacday. xaaladaan aad ayey muhiim ugu tahay lafaha inay awood iyo nafaqa siiso.

calor *n*. kuleeyl (qandho) astaanta ugu casriyeeysan ee lagu garto xubnaha jirka in uu dhaawac bar-barar ah ku jiraan. waxaa kale oo jira sedex xaaladood oo kale oo lagu garto dhibaatooyinka xubnaha jirka kuwaas oo kala ah. rubor = gaduudnimo (casaannimo). dolor = xanuun iyo tumor = barar. meel barar ku jira waa ka kulul shahay meel kale oo caadi ah. sababta oo ah fuurida xididada dhiiga oo u ogolaada qulqulka dhiiga oo siyaada daraadeed.

calorie *n*. qiyaas loo isticmoolo sheegista kulka ama tamart cuntada dhaliso.

calorimeter *n*. qalab loogu talagalay in lagu cabbiro kulka lumay ama la faa'iday marka dhiska jirka ama kiimikadii. sida ay isku badelleeyso. waxaa loo adeegsadaa ogaanta nafaqada cuntooyinka kala duwan ay leeyihiin.

calvaria *n*. cilad. khalad ku yimaada baso (basada madaxa).

calyx *n*. *(pl* calyces) kellida qeybteeda shabbahda koobka oo kale, gaar ahaan qeybta kala qeybisa misigta kellida. qayb walba waxaa kaadida soo gaarsiiya tuubbooyinka kaadida ka soo urruiya kellida.

Campbell de morgan spots *fiiri (eeg)* angioma.

campimeery *n*. xirfad loo adeegsado baarida bartamaha araga isha. qofka wuxuu isha u jeedaaliyaa bar loogu talagalay oo uu isha ku dhay-gaagiyaa bartaas oo ah meel aad u madow. kadib madowga dhexdiisa shay ayaa laga dheq-dhaqaajiyaa, markaa qofka uu u sheegaa qofka wax baaraya sida uu wax u arko iyo ilaa heerka ay gaarsiisan tahay.

camptodactylia *n.* faro qallooc lagu dhasho. gaar ahaan far yarkta.

campylobacter *n.* cayayaan yar oo jeermis ku dhaliya cuntada la cuno. taasoo dhalisa madax xanuun, lalabo, shuban iyo matag joogi kara muddo 3 ilaa 5 maalmood. *fiiri (eeg)* helicobacter.

canal *n.* kanal tuubbo oo kale u dhuuban oo mareen ah. sida kanalka cuntada marta. Tuubbada dhegta iwm.

cancer *n.* buro (barar) kasta oo halis ah, taasoo si aan caadi aheyn u soo baxda. isla markaana u burburis xubnaha iyo unugyada jirka, mar-marka qaarkeed wuxuu galaa oo uu ku faafaa habdhiska dhiiga, ama kanaalada dhiig difaaca jirka, oo sii dhaliya burooyin kale oo sii kala qatarsan. mid waliba waxay leedahay astaan u gaar ah oo lagu kala saaro nooca ay tahay iyo daawooyinka loo adeegsado. waxyaabaha dhaliya aad ayey u badan yihiin oo qaarkood aan la aqoon sababaha keena. tusaale sigaar cabka waxaa lagu qeexaa inuu dhaliyo kansarka sanbabada. jeermiska qaarkiis waxaa lagu qeexaa inuu dhaliyaa burooyinka qaarkood. in layska dhaxlana waa lagu tilmaama inuu kasarka ku yimaado. Daaweeynta kansarka waxay ku kirantahay meesha uu ka soo farcama iyo nooca uu yahay iyo heerka a gaarsiisan yahay faafida uu sameeyay.

cancer phobia. jirro maskaxiyan ah oo qofka aamino wax walba inay keenaan cudurka kansarka, markaasuu ku waashaa gacmo nadiifis, dharka inuu iska badello marka uu qof kale taabto. daawo loogama dhigo karo in aysan kansarka wax yaabahaas uusan ku imaanin, laakin wakaa loo adeegsadaa cilmi nafsi si dhaqankiisa loo badello.

cancrum oris dil-dillaaca faruuryaha iyo afka.

candida cayayaan aad u yaryar ku nool siilka iyo tuubbada raashinka jirka u maro. bahalkaan yar badanaa wuxuu siilka ku dhaliyaa cuncun iyo nabro yaryar ka soo baxa *fiiri (eeg)* candidosis.

candidosis (candidiasis) *n.* jeermis caadi ah oo mar walba la arko oo ku dhaca meelaha jirka qoyan (dharab leh) oo dhaliyo cayayaan

aad u yar oo gaduud (casaan) ah, laba carab oo aad u qafiif ah leh. badanaa waxaa lagu arkaa siilka oo uu ku dhaliyo cabeeb cuncun leh. marmarka qaarkeed waxaa siilka ka soo daadata dheecaan cad oo jiid-jiidma ama ah mid culus. mararka badanaa waxaa jeermiska lagu arkaa afka oo uu ku dhaliyaa cabeebka afka, kaasoo ah nabro yaryar oo af cad inay ku yaalaan carabka iyo daanka gudahiisa. waxaa daawo u ah daawooyinka jeermiska dila, gaar ahaan mid loo yaqaan *imidazoles, nystatin*.

canine *n.* gooska sedexaad ee afka ilkahiisa, markii laga billaabo tirada ilkaha hore, kaasoo shabbaha loona yaqaan ilikta isha. afka wuxuu lee yahay afar oo sidaa oo kale ah daan walba wuxuu heestaa laba, mid kore iyo mid hoose.

canities *n.* timaha madaxa oo ka dhamaada midabkooda caadiga ahaa oo isu badella cadaan ama ciro. badanaa waxaa joogto loogu arkaa dadka oo idil marka ay da'da ka taba timaado, ama weynaada.

cannabis *n.* maandooriye laga sameeyo geed caleemeed laga helo wadanka hindiya. waxaa kale oo loo yaqaanaa (xashiish). badanaa waxaa loo dhuuqaa sida sigaarka oo kale, marka kalena waa la liqaa sida daawada oo kale. waxay dadka isticmaala ku dhalisaa ray-rayn, maanka oo taga iyo aragti mala awaal ah oo wax u dhinta siday wax u arkaan gaar ahaan waqtiga. maandooriyahaan wax tarkeeda daawo aad ayuu yaryahay, isticmaalkeeda waa sharci daro. waxaa la ogyahay qaadashadeeda badan inay maskaxda dhib gaarsiiso.

cannula *n.* bir dheer oo tuubbo oo kale loo sameeyay, afkeedu yahay mid mudax ah oo loogu talagalay in jirka lagu dalooliyo.

canthus *n.* labada gees ee indhaha halka, daboolka hoose iyo kan kore ay ku kulmaan.

cap *n.* dabool ama wax qaabkaas leh.

capillary *n.* xidido aad u yaryar dhuubdhuuban ee dhiiga jirka, oo isku kaashada xubnaha jirka oo idil. waxaa dhiiga soo gaarsiiya halbowlayaasha wadnaha, waxaana ka sii dhuuqa xidid yare. xididadaa waxay ka kooban yihiin hal unug oo keliya, awoodna u leh kala badelka hawada fiican iyo mida wasaqda leh, biyaha jirka u baahan yahay, cusbo (milix) iyo wixii la mid ah.

60

capitate *adj.* madax leh. meel wareegsan oo wax weyn afka ku leh.

capitate bone lafta gacanta ugu weyn. *fiiri (eeg)* carpus.

capitellum *n. fiiri (eeg)* capitulum.

capitulum *n.* lafta madaxeeda wareegsan oo yar, ee laf ku dhamaato islamarkaana laf kale oo cusub ka billaabato. Tusaale: lafta xusulka waxaa ku dhamaada lafta garabka, waxaana ka billaabma lafta gacanta.

capping *n. (la xiriira daaweenta ilkaha)* alxamid, kabid. xirfad ay takhaatiirta ilkaha adeegsadaan inay ku rakibaan ama ay ku caawiyaan ilik jabtay, ilik kale oo aan dhab ahay.

capreomycin *n.* daawo jeermis dila ah oo laga sameeyay, jeermiska il-ma'aragtada ah ee dhaliya cudurka qaaxada. sidaa daraadeed daawadaan waxaa loo isticmaalaa daaweenta cudurka qaaxada, ayadoo lala isticmaalo daawooyin kale oo loo adeegsado cudurka qaaxada. daawadaan waxay aad u dhibtaa caloosha sidaa daraadeed waxaa laga qaataa murqaha ayadoo lagu duraayo agagaarka murqaha. dhibaatada ugu weyn ay dhalin karto waxay tahay inay waxyeeleeyso dhegaha iyo kellida. *waxaa kale oo loo yaqaana* **Capastat**.

capsule *n.* xuub ku dahaaran ama daboola xubnaha iyo unugyada jirka qaarkooda sida kellida, qanjirada hoormoonka iyo ishaba oo waxaa dabool ku wareegsan u ah xuubkaan.

capsulitis *n.* barbarar ku dhaca xuubab ku dahaaran agagaarka isgalka lafaha.

captopril *n.* daawo loo isticmaaco daaweeynta wadne xanuunka iyo dhiig karka. waxaay leedahay korka inay ka soo saarto nabro yar-yar iyo inay unugyada dhiiga cadcad hoos u dhigto. *Waxaa kale oo loo yaqaanaa* **Acepril, Capoten**.

caput succedaneum barar yar oo aan dhib lahayn oo lagu arko madaxa cunuga dhashay meeshiisa jilcansan islamarka uu caloosha hooyada ka soo baxo. waxaa dhaliya cadaadiska ay soo maraan marka ay dhalanayaan iyo ciriiriga kaga yimaada gidaarada qoorta ilma galeenka.

carbachol *n.* daawo loo adeegsada soo celinta shaqooyinka kaadi hayeha iyo saxaro hayeha kadib markii qaliin daraadeeda loo joojiyey. waxaa kale oo loo isticmaalaa oo aan badneyn (mar-mar dhif ah) cudurka indho beel ka dhasha dhiig karka.

carbamazepine *n.* daawo loo isticmaalo ka hortaga qallalka, gariirka, jareynta iyo yareenta xanuunka ay ku dhaliyaan madaxa. waxaa caado ah oo ay leedahay, warwareer, murqaha oo aan isla shaqayn iyo dhibaato inay u keento beerka iyo halka dhiiga gaduudan uu kasoo farcamo, hadii qaadashadeeda ay noqoto mid qoto dheer. *waxaa kale oo loo yaqaanaa* **Tegretol**.

carbaryl *n.* daawo loo isticmaalo injirta madaxa, ayadoo la marinaayo ama lagu dhaqaayo sida shaambada oo kale. *Waxaa kale oo loo yaqaanaa* **Carylderm, Clinicide**.

carbenicillin *n.* daawo laga soo dhiraandhariyey daawada jeermis dilsha ee penicilin. taasoo aad wax ugu qabata jeermiska nool ee il-ma'aragtada ah. waxaay aad u dhibtaa caloosha, sidaadaraadeed waxaa loo qaataa sida irbada oo kale oo murqaha ayaa lagu tallaalaa. *Waxaa kale oo loo yaqaanaa* **Pyopen**.

carbenoxolone *n.* daawo yareesa bararka iyo dil-dillaaca ka dhasha cudurka gaaska caloosha iyo dil-dillaaca afka. waxay keeni kartaa inay korka ku reebto qashinka cusbada iyo biyaha, jirka inuu culays ku siyaado iyo dhiig karka uu kor u kaco. *Waxaa kale oo loo yaqaanaa* **Bioplex, Bioral**.

carbimazole *n.* daawo lagu daaweeyo qanjirada aad u sii daaya hoormoonada jirka uusan u baahnayn.

carbohydrate *n.* mid kamid ah qaybaha shay ka koobmo, oo ay kamid yihiin sonkorta iyo tamarta geedaha caleentooda oo kaydsada curiyeyaalka hawada, dhuxusha iyo neefta dadka neefsado, kuwaasoo kiimiko ahaan markii la qoraayo loo qoro $C_x(H_2O)_y$. Waxyaabahaan isku tagay waa nafaqo jirka aad ugu baahanyahay wuxuuna badanaa ka helaa dhirta ay cunaan xoolaha, kadib xoolaha waxaa cuna dadka. sidaas ayaa ah sida nafaqada loo kala helo.

carbon dioxide. hawo gaas ah, oo aan midab lahayn, kaasoo laga sameeyo marka ay xubnaha jirka kala soocayaan nafaqada

61

cuntada burburkeeda, oo islamarkiiba loo gudbiyo sanbabada, ayagoo horay u raaca dhiiga. kadib jirka uu dibada uu u soo neefsaadaa. hawadaan aan midabka laheyn, ayadoo cadadkeeda yaryahay ayaa lagu arkaa dhulka dushiisa, oo waxaa isticmaalo dhirta.

carbon monoxide hawo gas ah oo aan midab iyo urba toona laheyn. aadna sun u noqoto hadii la neefsado, markii ay taa dhacdo wuxuu gaaskaa ku qasmaa hawada midabka u yeesha dhiiga gaduudan (dhiiga cas) ee jirka islamarkaana u diida in uu hawada caadiga ah ee saacida dhiiga ku darsama. gaaskaan aan midabka iyo urka toona laheyn waxaa lagu arkaa, gaaska dhuxusha iyo khiiqa ka baxa baabuurta dabadooda. astaatiisa kiimiko waa (CO).

carbon tetrachloride dareere aad u ur iyo dhadhan xun, oo ay isticmaalaan dadka dharka dhaqa oo feereeya (labadaayiiste). hadii la neefsado ama la cabo aad ayey halis u tahay oo waxay wax gaarsiisaa beerka iyo kelliyaha.

carboxyhaemoglobin *n.* dareere sun ah dhasha marka la neefsado hawoda gaaska ah oo aan midab iyo urba toona laheyn, kaasoo ku darsama hawada midabka u yeesha dhiiga gaduudan (dhiiga cas) islamarkaana caddada neefta uu jirka u baahan yahay taasoo halis ah dhimashana keeni karta.

carcin- (**carcino-**) *horgale*; tilmaama cudurka kansarka.

carcino-embryonic antigen (**CEA**) borootiin lagu arko xubnaha ilmaha ka abuurma, laakin aan lagu arkin xubnaha dadka waaweyn ee nool. waxaa dhaliya xubnaha kansarka qaba, gaar ahaan dabada hoose ee mindhicirka ahna callaamadeeye aan dareemin burooyinka qatarta ah.

carcinogen *n.* walax kasta oo markii ay gaaraan xubnaha nool ku dhaliya kansarka. taasoo noqon karta kiimikooyinka wasaqeesan sida sigaarka la cabo iyo khiiqa ka baxa warshadaha kiimikada sameeyo iyo kuwa kale.

carcinoid *n. fiiri* (*eeg*) argentaffinoma.

carcinoma *n.* cudur nooc kansarka kamid ah, oo ku dhaca xubnaha salka u dhaxeeya maqaarka iyo unugyada jirka oo idil. wuxuu ku dhalan karaa xubnahaas oo idil oo u dhaxeeya unugyada iyo maqaarka jirka, nooca uu yahay waxaa lagu qeexaa unuga u dhow meeshaas jirrada qabta, sidaa daraadeed unugaas waxa uu yahay ayaa lagu tilmaamaa inuu kasarka ka soo farcamay, daaweenteedana waxay ku xirantahay unugaas u dhow meesha jirran.

carcinomatosis *n.* faafka kansarka ku dhaca xubnaha u dhaxeeya maqaarka iyo unugyada jirka.

carcinosarcoma *n.* buro qatar ah oo ka soo baxda ilma galeen, qoorta ilma galeenka iyo siilka.

cardi- (**cardio-**) *horgale*; tilmaama; wadnaha. tusaale cardiomegally = *wadne ballaarta* cardiopathy = *cudurada wadnaha*

cardia *n.1.* afka kore ee ugu koreeya iskuna xira caloosha iyo dhuunta, kaasoo ah mid furan. 2. wadnaha.

cardiac *adj.1.* tilmaama, ama la xiriira xanuunka wadnaha. 2. tilmaama ama la xiriira caloosha xageeda kore. *fiiri* (*eeg*) cardia.

cardiac arrest. shaqada garaaca wadnaha oo gabigeedaba istaagta. taasoo ku timaada marka murqaha wadnaha ku caawiya in ay dhiiga soo tuuraan ay is garaacaan ayagoon wax dhiigah aan soo tuurin. waxaa soo raacda arintaa inuu wadnaha istaago oo qofka miyirka ka tago, neefta taga waayo, maskaxda dhaawac gaaro ama tan ugu weyn oo ah in uu qofka dhinto daqiiqado kadib. dadka qaarkood waa la bad-baadin karaa ayadoo wadnahaa loo salsalaaxayo ama la adeegsanayo hawo aan dhabaheyn.

cardial cycle garaaca is daba jooga ah ee isku mid ah oo midba midka kale il-biriqsi ka danbeeya ee wadnaha. taasoo halbowle si isdaba joog ah ku cadaadiya xididdada dhiiga wadnaha ka qaada, kuwaasoo si aad u xoog badan kaga tuura dhiiga wadnaha iyo halbowlayaashiisa, hadana sidii oo kale dhiiga u soo buxsama halbowlaha. *fiiri*, (*eeg*) diastole, systole.

cardiac muscle murqo u gooni ah oo loo sameeyay oo keliya gidaarata wadnaha ka kooban yahay. wuxuu ka kooban yahay unugyo isku xir-xiran sida dun adag oo kale isugu mayraxan, kuwaasoo ka duwan unugyada kale ee u dhow-dhow.

cardiac reflex *n.* garaaca wadnaha hummaag-noqad ah oo kala dabirid ku saleeysan (koontoroolan). Iiil adag oo isku xir-xiran oo ka kooban dareemayaal oo ku wareegsan gidaarada wadnaha ayaa laca markii garaaca wadnaha kor u siyaado. kadib fariin ayaa loo diraa meesha laga xakumo ee ku taal maskaxda bartamaheeda, taasoo dhalisa in dareen wadayaalka ay dhaliyaan hoos u dhaca wadne garaaca.

cardiology *n.* cilmiga barashada quseeysa hab dhiska wadnaha, sida uu u shaqeeyo iyo cuduradiisa.

cardiomyopathy *n.* xanuun joogta ah oo wax gaarsiiya murqaha wadnaha. dhaxal ayuu ku dhalan karaa, laakin wuxuu kala uu ku dhalan karaa xaalad kale oo ay kamid tahay jeermis inuu keeno, aalkolada cabitaankeeda iyo fiitimii B, oo jirka ku yaraado.

cardiomyoplasty *n.* xirfad qaliin casri ah, oo lagu badello murqaha wadnaha dhibaato gaarta.

cardiomyotomy *n.* fiiri *(eeg)* achalasia.

cardioplegia *n.* xirfad loo adeegsado in wadnaha shaqadiisa lagu istaajinayo (joojiyo) si qaliin loo sameeyo ama unug lagu badello unug kale.

cardiopulmonary bypass hab xirfadeed loo adeegsada in laga shaqeesiiyo hab dhiska dhiig wareega jirka, ayadoo si ulla kac ah loo istaajiyo wadnaha marka la sameenayo qaliin. shaqada wadnaha iyo sanbabada waxaa sii wada qalab neef haweed ku shaqeeya, ilaa laga soo celiyo shaqada dhiig wareega jirka.

cardiospasm *n.* fiiri (eeg) achalasia.

cardiotocography *n.* qalab koronto danab ku shaqeeya, oo lagu ogaada wadne garaaca ilmaha hooyada calooshada ku jira. ayadoo caloosha hooyada lagu rakibo, islamarkaana saadaalinaya waqtiga ilma galeenka diyaar u yahay inuu ilmaha soo saaro ama foosha la sugo.

cardiovascular system (circulatory system) hab dhiska dhiig wareega jirka. wadnaha iyo laba qayb oo xididada dhiiga oo kala gooni ah ayaa mas'uul ka ah dhiiga in uu dhamaan ku wareego jirka oo idil, islamarkaana qeybiyo neefta iyo nafaqada jirka u baahan yahay, mas'uulna ka ah qashin iyo wasaq ka saarka jirka.

cardioversion (countershock) *n.* hab xirfeed lagu yareeyo wadne garaaca xad dhaafka ah.

caries *n.* ja-jab iyo xumaansho (hallaabid) ku dhaca ilikaha ama lafaha jirka.

cariogenic *adj.* waxyaabaha dhaliya ja-jabka iyo xumaanshaha ilikaha iyo lafaha.

carminative *n.* daawo dejisa ama u roon daaco-qurunka (dacwashiir).

carmustine (BCNU) *n.* daawo loo isticmaalo daaweeynka cudur kansarka qaar kamid ah, sida burada maskaxda iyo kan dhiiga ku dhaca.

carneous mole xinjiro hilib ah oo badan kana kooban mandheer kala go'goday oo lagu arko ilma galeenka kadib marka ay ilma soo hallaabaan oo aan hilibkaa la soo saarin (la nadiifin).

carotenaemia *n.* fiiri *(eeg)* xanthaemia.

carotene *n.* dhir midab cagaaran ama jaale (hurruud) leh oo loo badelli karo fiitimiinda uu jirka u baahan yahay, sida caanaha iyo khudaarta qaarkeed ayaa laga hellaa.

carotid artery mid ama labada xidid ugu waaweyn ee ku yaala qoorta. kuwaasoo qoorta iyo xididada madaxa ay kasoo farcamaan.

carotid-artery stenosis (carotid stenosis) ciriiri ay noqdaan labada xididoo weyn oo ku yaala qoorta. taasoo cadida (yareeysa) dhiigii gaari lahaa maskaxda kadib dhalisa qallalka. xaaladaan waxay noqon kartaa buro inay ku dhaxdo labadaan xidid midkood. badanaa waxaa daawo u ah qaliin ama la ballaariyo xididada ciriiriga galay.

carotid body xubno yaryar oo aad u tiro badan oo laga helo tuubbada sanka ku yaalo. waxay shaqadoodu tahay ka warheynta neefta wasaqda hawada iyo atamada yaryar ee jirka dhiigiisa laga helo. waxay fariin u diraan wadnaha iyo habdhiska neefta, taasoo isbadel ku dhaco oo markaas dhaliya in uu garaaca wadnaha kor u siyaado.

carotid sinus jeeb ku yaalo labada xidid ee ugu waaweyn oo ku yaal qoorta, kaasoo ku jiraan fariin helle iyo qaade oo masuul ka ah ka war haynta dhiig karka. marka dhiiga kor ukaco fariimo ayaa jeebka ka baxo ee gaara maskaxda, taaso bicaabta ficil-celin dhaliyo yareenta garaca wadnaha taasoo keenta hoos u dhala dhiig karka, oo markaa dhiiga noqdo midcaadi ah.

carp- (**carpo-**) *horgale*; tilmaama; curcurta, jalaqleyda (kalagoyska dhudhunka iyo sacabka).

carpal *1.* tilmaamta la xiriira curcurta, jalaqleyda. *2.* lafkasta oo kamid ah lafaha curcurta, jalaqleyda ka kooban yihiin.

carpopedal spasm *fiiri (eeg)* spasm.

carpus *n.* sideeda lafood oo sameeya (ka farcama) curcurta, jalaqleyda, kadib faraha ay ka baxaan.

carrier *n.1.* jeermis side, qof jeermiska nool il-ma'arag ah jirkiisa ay ku nooliyihiin oo aan asaga wax dhib ah la'gu arag ama aan ku dhicin, laakin cuduro uu qof kale qaarsiin kara. *2. (la xiriira cilmiga hiddaha)* qof sida hiddo wade cilad ku jirto oo aan wax callaamado saadaaliya aan lagu arag.

cartilage *n.* carjaw.

caruncle *n.* kasoo bax. nabar yar oo af gaduudan oo kasoo baxa gudaha geeska isha, mararka qaarkeedana waxaa lagu arkaa xuubka siilka afkiisa ku dahaaran.

caseation *n.* burburka ku yimaada oo u badella xubnaha jiran malax qalalan. waa astaan lagu garto cudurka qaaxada.

casein *n.* caano borootiin ah oo fal dejiya marka uu gaasta caloosha kacsan yahay. waa borootiin aad nafaqo ugu ah jirka nafaqo darada haysa.

cassette *n. (la xiriira raajada)* sanduuq aad u qafiif ah oo u adkeesan og kaaha ifka iftiinka kaasoo la galiyo filin qaadiya sawirka raajada. wuxuu ka kooban yahay muraayad shucaac bixisa marka raajada lagu ifiyo si aay sawir ku sameeyso filinka gudaha ku jira.

castration *n.* gooynta qanjirada galmada (wasmada) sida xiniinyada raga iyo ugxaan abuurta dumarka. hadii uu yahay mid ay caruurta ku dhashaan waxaa qasab ah inay unugyadaas galmada ah aysan korin. laakin hadii qof weyn lagu sameeyo (badanaa si daawo ah) waxaa laga yaabaa qofkaa inuu dareenka kacsi sii joogi karo.

CAT (**computerized axial tomography**) *n.* qalab loo adeegsado in lagu sawiro jirka unugyadiisa la baarayo, laakin waxaa casri noqday oo la isticmaalaa oo keliya. computerized tomography (CT).

catabolism *n.* mashruuc uu jirka isku burburiyo ama iska soo saarayo kiimikada isku qas-qasan. ayadoo uu ku badello mid fudud oo wehliya awood tamareed (nafaqo), walaxda uu burburiyo waxaa kamid ah cuntada iyo borootiinka, waxaa sii dheer waxyaabaha jirka keydsdo.

catagen *n. fiiri (eeg)* anagen.

catalase *n.* falgal de-dejiye. laga hello unugyo badan ee jirka sida unugyada dhiiga gad gaduudan (cas cas) iyo unugyada beerka.

catalepsy *n.* qaab dhiska jirka ama hab dhiska qofku ku sugan yahay (sida istaaga, fadhiga, janjeerka) oo aan caadi ahayn, waxay xaaladaan ku imaan kartaa jirro ama qofka la baarayo laga dhigaya sidaas oo kale.

catalyst *n.* walax de-dejisa kiimikada falgal de-dejiye ah, taasoo ah mid aan isbadellin qudheeda markay shaqadeeda gudato.

cataplasia *n.* xumaansho ay sii xumaadaan xubnaha jirka.

cataplexy *n.* xaalad soo laab-laabata oo bukaanku si kadisah uu dhulka ugu dhaco asagoo weli miyirkiisa qaba. qosolka xooga badan oo sifiican loo qoslo iyo tiiraanyo xad dhaaf ah ayaa xaaladaan dhalinkarta.

cataract *n.* cudur ku dhaca bikaaca isha oo araga ka dhiga mid mugdi ah oo tashwiish kujira. badanaa waxaa lagu arkaa dadka waayeelka ah. midna wuxuu noqon karaa mid lagu dhasho, meesha kuwa kalena ay keenaan cudurka kaadi sonkorwga. waxaa lagu daaweeyaa qaliin kadib wuxuu qofka isticmaalaa wax yaabaha indhaha saa'cido, sida muraayada indha la gashadka.

catarrh *n.* sanboor. diif (duuf) aad u badan ama hawo sanka ka soo daadata. (magacaan ma'ahan mid caafimaad ahaan loo isticmaalo ama micno malahan oo lagu tilmaamo).

catatonia *n. fiiri (eeg)* catalepsy.

catgut *n.* liid dun isku xir-xiran oo laga saameeyey mindhicirka xoolaha, gaar again ariga idaha. kaasoo laga dhigo mid xoog badan oo aad u dheer, loona isticmaalo in lagu tollo jirka meesha dhaawaca la jeexan. Marmarka qaarkood waxaa loo adeegsadaa inay hor istaagto dhiig baxa ka yimaada xididada qaliinka ku sugan. xubnahaa liidka ah uma baahna in laga furo meeshii lagu tollay oo meeshaas ayey ku baaba'aan. waxyabaha kale ee jirka lagu tollo waa ay kaga wanaag santahay markii loo fiiriyo dhaqso reysiga iyo cuncun yarida. *fiiri (eeg)* suture.

catharsis *n.* mindhicir sifayn, ayadoo la adeegsanayo wax yaabaha lagu qaras bixiyo caloosha (caloosha socodsiisa).

cathartic *n. fiiri (eeg)* laxative.

catheter *n.* tubbo jilicsan oo aad u dabacsan oo lagaliyo xubnaha jirka meel kamid ah, si daawo loogu shubo, ama laga soo saaro dheecaan wasaqeeysan sida kaadida.

catheterisation *n.* xirfad tuubbo in lagaliyo xubnaha jirka ah. mida badanaa si joogta ah loo sameeyo waa tan lageliyo xubnaha kaadi mareenka si ay kaadida u soo marto mar hadii ay jiro dhibaato u diiday kaadida inay si caadi ah u soo baxdo. siyaabo badan ayaa loo adeegsadaa waxay ku xiran tahay takhaatiirta go'aanka gaarayo iyo xaalada dhibaatada jirta.

caudal *adj.* la xiriira ama tilmaama qeybta ugu hooseesa ee jirka ama seynta (dabda).

caul *n. (la xirriira dhalmada naagaha)* xuub ku dahaaran ilmaha marka ay caloosha hooyada ka soo baxaan.

causalgia *n.* hur aad u kul badan oo qofka ka qaylasiiya, kaasoo laga dareemo lugta meel horay dhaawaca ugaaray oo dillacsan.

caustic *n.* walax ka kooban kiimikada beeraha bacrinteeda loo adeegsado. taasoo meesha ay taabato gubta xubnaha jirkana dhaawac aad qatar u ah gaarsiisa. tani waxaa marka qaarkeed loo adeegsadaa in lagu daaweeyo maqaarka adkaaday ee jirka iyo nabraha ka dhasha. marka la isticmaalayana waa in si aad ah looga taxadiraa, hadii kale waxay dhib gaarsiinaysaa meelaha kale ee u dhow meesha dhibka ka jira.

caustic soda *fiiri (eeg)* sodium hydroxide.

cauterize *vb.* burburinta lagu sameeyo maqaar adeega jirka iyo nabrahoodo. ayadoo la adeegsanaya walax kiimiko ah oo aad loo kululeeyey. waxaa kale oo loo isticmaalaa joojinta dhiig baxa ka yimaada xidadada yaryar.

cavernitis *n.* barbarar xanuun leh oo ku dhaca guska dacartiisa hore iyo kintirka af guntiisa dhow.

cavernous breathing *fiiri (eeg)* breath sounds.

cavernous sinus mid kamid ah labada dalool ee neefta sanka u marta, kuwaasoo ku yaala gunta (dabada) lafta maskaxda kana gadaaleeya (ka hooseeya, kadanbeeya) indhaha halka ay ku yaalaan. dalooladaan ayaa mas'uulka ah in ay dhiiga ka soo qaadaan maskaxda oo ay gaarsiiyaan xididada yaryar oo idil ee ku yaala wejiga.

cavity *n.* 1. *(la xiriira hab dhiska jirka)* dalool dheer oo hoos u daboolan. (tusaale: ubucda daloolkeeda waa afka). 2. *(la xiriira cilmiga ilkaha)* dalool lagu arko gowska ilkaha ee ka yimaada ama ka dhasha hallaabka, ja-jabka ilkaha. mararka badanaa waxaa takhaatiirta ilkaha ay sameeyaan dalool la daaweeyn karo si ay ja-jabka iyo hallaabida gowska loo daboolo.

cavity varnish *(la xiriira cilmiga ilkaha)* dareere laga sameeyey waxyaabo dabiici ah ama la qamiiriyey, taasoo loo adeegsaoo, daboolka ilkaha ja-jabay. oo markaa noqda in daloolka lagu daboola ahaata mid joogta ah.

cluster of differentiation (CD) hab xisaabeed lagu kala sooco borootiinka ku waadacan dusha kore ee unugyada dhiiga cad cad.

CDH *fiiri (eeg)* congenital dislocation of the hip.

cefaclor *n.* daawo jeermis dile ah, oo loo adeegsado jeermiska dhaliya dheg xanuunka, kan keena xanuunka hab dhiska neefta jirka,

65

kan dhaliya xanuunka kaadi mareenka iyo jeermiska keena dil-dillaaca maqaarka jirka iyo xanuunkiisa. waxaa laga qaataa afka, waxaay leedahay dhibaatooyin kamid ah shuban iyo maqaar dil-dillaac. *Waxaa kale oo loo yaqaanaa* **Distaclor.**

cefadroxil *n.* daawo jeermis dile ah,oo loo adeegsaoo daaweenta jeermisyada ku dhasha kaadi mareenka, maqaarka iyo quun xanuunka afka ayaa laga qaataa, waxayna keeni kartaa kor xunxun iyo nabro yaryar oo jirka ka soo baxa.

cell *n.* Unug, asalka ugu horeeya ee wax walba oo nool ka soo aasaasma, islamarkaana ah mid is abuuri kara oo isku sameeya sidii hore uu ahaa. Unugkasta waxaa ku dahaaran xuub ka sameeysan baruur tamareed iyo borootiino mas'uul ka ah ka warqabka wixii unugyada gudahooda gala kana baxa, bani-aadanka waxay ku dhisanyihiin milyan unug-ood oo u gaar ah shaqooyin gooni-gooni u ah.

cell body (Perikaryon) qayb ballaaran oo ah unuga dareen wade bu'diisa oo hawlshiisa tahay nafaqa siyaadinta unuga keligiis.

cell division taranka (dhalmo) unugyada, kaasoo ku yimaada is kala qaybin. ugu horayn hiddo wade yaalka unuga, marka ku xigtana dareeraha bu'da isku haaya. tani waxay sabaabtaa unugyada in ay siyaadaan.

cellulites *n.* barbarar ku dhaca xubno u dhaxeeya unugyada waaweyn iyo xubnaha dhinac yaal. badanaa waxaa dhaliya jeermis il-ma'aragta ah. Waxaa loo adeegsadaa daawo jeermis dile ah, si looga hortago in ay ku faafto hab dhiska dhiig wareega jirka.

central nervous system (CNS) iskutag halka maskaxada iyo gunta laf dhabarta ay ku kulmaan oo ay ka soo hor jeedaan hab dhiska dareen wadeyaalka jirka iyo dareen wadaha laf dhabarka, gabigooda waxay mas'uul ka yihiin. is dhex galka habeynta iyo wax qabaoka dhamaan dareen wada yaalka oo idil.

central venous pressure (CVP) cadaadis dhiiga ah ee lagu arko halboolaha midigta. ogaanta cabirka cadaadiskaan heerka uu gaarsiisan yahay, waxaa loo adeeg sadaa fiilo dhuuban oo lagu mudu wadnaha dhankiisa midig, ayadoo fiiladaas lagu dhejiyo qalab lagu cabira cadaadiskaas.

centre *n.* *(la xiriira hab dhiska dareen wadaka)* is uruuris ay sameeyaan unugyada dareenka. ku waas hawlshooda ka mas'uul ah shaqooyin u gooni ah.

centrifuge *n.* qalab loogu tala galay kala qaybinta dhareere mugooda culus kalaquwad badan, ayadoo uu adeeg sanayo. is-wareejin xawaarihiisa aad xad dhaaf u ah.

centriole *n.* walax aad u yaryar oo laga helo dheecaan jiid-jiidma ee unuga bu'diisa meel u dhow. walaxdaan waxay caawinaad u tahay unuga marka uu taranka sameenayo.

centromere (kinetochore) qaybta hiddo wadaha ee ku darsanta (ka mid noqota) labada sil-silad ee hiddo wadeyaasha marka unuga tarmayo.

centrosome (centrosphere) *n.* meel u dhow agagaarka bu'da (bartamaha) unuga oo aan lahayn dheecaanka jiid-jiidma. badanaa wuxuu u bataa unuga aan tarmin (qeybsamin).

centrum *n.* *(pl.* centra*)* qaybta ricirka (laf dhabarka) qaabkeedu u sameeysan yahay sida usha birta, ama geedaha dhirta oo kale.

cephal- (cephalo-) *horgale;* tilmaama; madax. Tusaale: cephalalgia = *xanuun ka yimaada madaxa.*

cephalad *adj.* madax xagiisa.

cephalexin *n.* daawo jeermis dile ah, oo loo adeegsado jeermisyada ku dhaca hab dhiska neef mareenka, hab dhiska kaadi mareenka, lafaha, maqaarka iyo dheg xanuunka. Afka ay-aa laga qaataa, shuban ayaa caado u ah inay keento. *waxaa kale oo loo yaqaanaa* **ceporex** *iyo* **keflex.**

cephalhaematoma *n.* barar qaabkiisa iyo cabbirkiisa la eg sida ukunta oo kale, oo ka yimaada dheecaan dhiig ah oo isugu taga lafta maskaxda. badanaa waxaa lagu arkaa ilmaha markiiba dhasha. taasoo ku timaada caadadis iyo xooga lagu soo saaro ilmaha. wax daawo ah uma baahna, waxaa caado ah bararka in uu yaraado oo gabigiisaba dhamaada bilooyin gudahooda. hadii dheecaanka dhiiga ku jiro uu yahay mid saa'id ah, waa uu dillaaci karaa wuxuuna dhaliyaa cudurka cagaarshow. hadii bararkaan lagu arko caruurta waaweyn waxaa laga yaabaa inuu dhaawac madaxa kaga gaa-ay sidaa daraadeeda, raajo hadii la saaro maaxa, waxay cadeynaysaa hadii uu jeex ama dillaac ku jiro.

celphalic *adj.* ku saabsan madaxa ama ka duraqsan madaxa.

cephalocele *n. fiiri (eeg)* neural tube defects.

cephalogrm *n.* qalab loo gooni yeelay adeegsiga sawir ka qaadka (raajo) lafta maskaxda si loo ogaado qiyaasta koritaan laftaas.

cephalometry *n.* barashada cilmiga dhibaatooyinka ku dhala wejiga, gaar ahaan ilkaha oo aan si caadi ahayn uga soo baxay afka, taasoo markii la adeegsado raajo gooni ah oo sawir ka qaada, tilmaamta meesha aan sida caadiga ahayn ilkaha uga soo baxayn.(la xeriira cilmiga ilkaha).

cerebellum *n.* maskaxda qaybteeda danbe. waxay masul ka tahay dayac-tiridda murqaha, isku dheelitirkooda iyo murqaha isku-mar dhaqaaqa ayagoon iska war hayn oo iskuwaqti hawl u fuliya. qaybtaan maskaxda marnaba ma horseedo dhaqdhaqaaqa murqaha, shaqana ku malaha ogaanshaha, caqliga iyo dareenkaba.

cerebr- (cerebri-cerebro-) horgale: tilmaama maskaxda.

cerebral abscess fiiri (eeg) abscess.

cerebral aqueduct laqueduct of sylvius) kanaal ciriiri ah oo laga hello dheecaan biyo oo kale ah oo maskaxda ka yimaada. kanaalkaan wuxuu ku xiran yahay maskaxda qaybteeda sedexaad iyo afaraad.

cerebral cortex maskaxda qaybta sida quruxda badan isugu laab-laaban, ka kooban 40% culayska maskaxda oo idil. waxayna ka sameesantahay qiyaas ahaan 10 kun malyan oo unug dareen wade ah. qeybtaan waxay si toos ah mas'uulka uga tahay ogaanshaha, aqliga, garaadka, araga, xusuusta iyo kontoroolka dhaqdhaqaaqa jirka. meel weyn ayey kaga fadhidaa maskaxda, waxayna qabataa sedex shaqo aad muhiim ugu ah jirka oo kala ah 1. hab dhismeed dhaqdhaqaaq. 2. hab dhis dareemid iyo 3. hab dhis isku ujeedo ah.

cerebral haemorrhage dhiig bixid ka timaada xididada maskakda ilaa uu gaaro xubnaha maskaxda oo idil. waxaa dhalin kara cuduro ku dhaca xididada dhiiga maskaxda iyo dhiig karka. mararka qaarkeed waxaa keena cilad xididada dhiiga oo lagu dhasho. Dhibaatada iyo heerka uu qasaaraha gaari karo waxay ku xirin tahay dhinaca dhiig baxa ka yimid. aad ayuu u kala baxaa wuxuu noqonkaraa mid aad daciif u ah oo waqti gaaban socda, mid keena suuxdin (miyir-beel) iyo mid keena dhimasho.

cerebral hemisphere mid kamid ah labada nus lamaanaha maskaxda.

cerebral palsy cudur aan laga kacin. Hor u kac laheyn oo dhaqdhaqaaqa jirka cuuryaamiya, kaasoo ka yimaada dhaawac ku dhacay maskaxda waqtiga ama kadib, islamarka ay ilmaha dhalanayaan. Waxaa arinka caadi ahaan sii adkeeya dhibaatooyin kale oo sii siyaadi kara dhaawaca maskaxda gaaray. dhaawaca oo ah mid aan ka soo kac laheyn oo joogta ah wuxuu leeyahay murqaha aan dhaqaaq laheyn dareemid la'aan, isku dheelitir la'aan, garaad iyo caqli la'aan, miisaamid la'aan, hadal la'aan, gacmaha iyo lugaha waxay noqodaan kuwo dhegan oo aan dhaqdhaqaaqayn. waxaa intaas sii dheer qallal, araga iyo maqalka oo aad daciif u ah iyo la dhaqanka dadka oo aad u qalafsan.

cerebral tumour unugyada maskaxda oo si aan caadi ahayn isu uruuriya, barar buro oo kale noqda kadib soo cadaadiya islamarkaana burburiya unugyada fiican oo aan jirraneyn. sida ay u sameeysan tahay iyo halka ay maskaxda ku jirto daraadeed cadaadiskaan bararka ah, wuxuu dhib gaarsiiyaa dhamaan xubnaha maskaxda oo idil. burada qatarta ah si dhaqsi ah ayay u faaftaa oo ay ku dhalisaa dhibaatooyin hor leh xubnaha maskaxda. burada aan dhibka laheyn si tartiib ah ayay u kortaa, laakin ciriirisan xubnaha maskaxda. burooyinka tan qatarta ah iyo mida aan dhibka laheyn labadaba waxay dhaliyaan qallal.

cerebration *n.1.* guud ahaan shaqada ay maskaxda qabato. 2. waxqabadka maskaxda ay qabato ogaan la'aan.

cerebrospinal fever (spotted fever) *fiiri (eeg)* meningitis.

cerebrospinal fluid (CSF) dheecaan sida biyaha oo kale nadiif u ah oo ku wareegsan maskaxda iyo gunta laf dhabarka. kaasoo wada gaara dhamaan weelalka maskaxda oo idil iyo kanaalka gunta laf dhabarka. maskaxda waxay dul sabbaysaa dheecaankaan oo markaas aad uga qafiif uga noqotaa culayskeeda

67

caadiga ahaa, sidaa daraadeed maskaxda waxaa lagu riixaa basada agagaarkeeda marka madaxa si xad dhaaf ah loo dhaqdhaqaajiyo.

cerebrovascular disease cudur kasta oo ku dhaca xididada dhiiga maskaxda, kuwaa oo ka imaan karaan dil-dillaaca xididada iyo dhiig karka.

cerebrum (telencephalon) *n.* maskaxda qeybta ugu baaxad weyn uguna koritaan og. waxay ka koobantahay laba qeybood oo meel dhul bare ah ku kulma. bar (nus) walba wuxuu haystaa xiidmo fara badan oo dareen wade ah qeybtan waxay mas'ul ka tahay billaabida iyo isku duwida dhaqdhaqaaqa ula kaca ah ee jirka sameeyo iyo kawar qabka shaqooyinka ay qabtaan habdhiska dareen wadayaalka hoose.

cervic- (cervico-) *horgale;* tilmaama; qoorta gaar qoorta ilma galeenka haweenka.

cervical *adj.* sheega, ama la xiriira qoorta unug, gaar ahaan ilma galeenka haweenka.

cervical cancer (cervical carcinoma) kansar ku dhaca ilma galeenk. burada waxay ka soo korikartaa xubnaha caawiya qoorta ilma galeenka ama kanalka uu ku yaalo labadaba, burada aad ayay u qabsataa xubnaha agagaarka ilma galeenka ilaa ay u faafto oo ay gaarto unugyada caawiya hab dhiska dhiiga wareega, unugyada kaadi haysta iyo malawadka. kasarkaan ku dhaca dhaqsa ayaa looga hortigi karaa, waxyaabaha lagu garto waxaa kamid ah, siilka oo dheecaan ka socda, kaasoo ah mid aad u ura (qurma) mararka qaarkeed dhiig ka socda. waxaa daawo u ah qaliin ama kiimikada wax lagu gubo loo adeegsado.

cervical cerclage hab loo adeegsado ka hortaga ilmaha waqtigooda ay dhalan lahaayeen ka soo hormara, ama soo daata. kaasoo ah in la tollo afka ilma galeenka, si uusan u kala qaadmin illaa laga gaaro waqtigii ay ilmaha soo bixi lahaayeen.

cervical fracture fiiri (eeg) whiplash injury.

cervical incompetence dillaacid iyo dhaawac is fur joogta ah aan caadi ahayn oo lagu arko ilma galeenka waqtiga ilmaha caloosha ku jira ay gaaraan bisha afaraad illaa bisha lixaad. taasoo xuubka daboola ilma galeenka dillaaco kadibna ilmaha soo hallaabaan. waxaa keeni kara in ilma galeenka qaliin hore lagu sameeyay oo aan si xoog iyo xirfad leh aan loo tollin, iyo in waqti hore ay hooyada ilmo kale ay ka soo halaabeen.

cervical smear (papanicoladu [pap] test) tijaabo dheecaan ah oo laga soo qaado qoorta ilma galeenka. kadib la baaro si loo ogaado hadii uu jiro wax isbadel ah, ama cuduro soo socda. badanaa baaridaan waxay saadaalin kartaa hadii unugyada ilma galeenka iyo xubnaha u dhow ay halis u yihiin cudurka kansarka. hase ahaatee waa xaalad aad u xanuunta oo badanaa dumarka ay ku dhibtoodaan marka dheecaankaas laga soo saarayo qoorta ilma galeenka.

certical vertebrae todobada laf ee sameeya agagaarka qoorta laf dhabarka.

cervicitis *n.* barbarar iyo xanuun ku dhaca qoorta iyo qoorta ilma galeenka.

cervix *n.* qaab qoor oo kale u wareegsan. gaar ahaan qoorta ilma galeenka, kaasoo ku lifaaqan siilka. kanaalka qoorta ilma galeenka wuxuu sii dhex maraa siilka, kaasoo isku dhejiya siilka iyo ilma-galeenka. kanaalka waxaa saacida dheecaan dareere ah oo jiid-jiidma islamarkaana leh xiidmo dheg-dhega oo marwalba ay caadada (dhiiga) dumarka yimaada isbad-badesha. qoorta ilma galeenka waxay awood u leedahay inay isballaariso marka ay ilmaha ka soo baxayaan.

cestode *n.* fiiri (eeg) tapeworm.

chalazion (meibomian cyst) *n.* barar lagu arko qanjiro yaryar oo ka hooseeya isha baalkeeda (dahaarka isha daboola) kaasoo ka yimaada kanaalada (daloolka) qanjiradaa oo xirma kadib dheecaanka isha oo isu badella mid meesha ku dhega oo jiid-jiidma, sida malaxda oo kale kaasoo isha baalkeeda oo idil ka dhiga mid aad u bararta jeermis ku dhasha oo xanuun keena islamarkaana dheecaan ka socda. waxaa daawo u ah daawooyinka jeermiska dil oo indhaha lagu shubo ama qaliin lagu sameeyo bararka halka uu ku yaalo iyo dalool loo yeelo qanjirada kanaaladooda.

chancre *n.* boog aan xanuun laheyn oo ka dhalata jeermis ka gala jirka, sida bushinta (faruurta), guska iyo isha baalkeeda (dahaarka isha daboola). waa astaanta lagu garto jeermisyada waaweyn oo dhib u keena jirka.

charcot-leyden crystals xiniin aan midab laheyn oo sida barafka oo kale u dhal-

dhalaalaysa oo lagu arko candhuufta (calyo) dadka cudurka neefta, xiiqda qaba.

charcot-marie-tooth disease (peroneal muscular atrophy) cudur dhaxaleed ku dhaca unugyada dareen wadayaalka ka fog maskaxda. kaasoo si tartiib-tartiib ah daciif iyo tabar la'aan uga dhiga murqaha lugaha iyo kuwa hoose ee cajirada kadibna gaara gacnaha iyo garbaha.

charcot's joint isgal barara, hallaabay islamarkaana muuqaalka ka hallaaba. badanaa waxaa lagu arkaa isgalka lafaha jilibka, taasoo dhalisa dhaawac joogta ah in uu ku dhaca jilibka, qofkuna uusan ka warhayn maadaama dareen wadahii xanuunka sheegi lahaa uusan si fiican u shaqayn. badanaa waxaa xaaladaan lagu arkaa dadka sonkorta iyo waraabowga, qaba.

charcot's triad qandho aad u daran iyo cagaarshow (indho caseeye) isku jira oo lagu arko dadka beerka ka jiran.

charnley clamps laba bir oo isla-eg la dhex mariyo laba laf oo la rabo in laysku dhejiyo. sida isgalka lafta laba gees lala xijiyo labadaa bir kadib musmaaro dhaa-dheer looga xiro labada gees. sidaa daraadeed waxaa suuragasha in lafaha qaab yeeshaan oo sidii la rabay ay noqdaan amau coraan ka dib naa laga saari karaa birahaa iyo musaamiirtaas.

chart n. hab casriyeed loo adeeg sado in lagu burburiyo burooyinka qatarta ee jirka ku dhaca. waa xirfad cusub oo waqtiyadaan danbe baarid lagu haayo wax tarkeeda.

cheil- (cheilo-) *horgale*; tilmaama; bushinta, faruurta.

cheilitis n. barbarar ku dhaca bhushinta, faruuryaha.

cheiloplasty n. *fiiri (eeg)* harelip.

cheilosis n. barar iyo dil-dillaac bushinta lagu arko oo xanuun daraadeeda la gaduuta (casaada). waxay ka dhalataa nafaqo yari daraadeed gaar ahaan fiitimiin B. oo jiraku yar.

cheir- (cheiro-) *horgale*; tilmaama; gacanta.

cheiropompholyx n. nooc kamid ah cambaarta ku dhacda gacanta iyo faraha. waxay maqaarka agagaarka gacanta ka dhigtaa meel aad u adag oo u diida inay dildillaacdo ilaa uu qofka xoq-xoqo kadibna ay dil-dillaacdo.

chem- (chemo-) *horgale*; tilmaama; kiimikada ama barashada cilmiga kiimikada.

chemoreceptor n. unug ama kooxo unugeed ka jawaab celiya kiimiko isku dhis ah ee jirka soo gasha. Unugyadaas oo kiciya hab dhiska dareen wadaha islamarkii ay kiimikada i ay la kulmaan. badanaa unugyadaan waxaa laga helaa xiidmada dhadhanka iyo xubnaha daloolka sanka.

chemosis n. barbarar biyo sita oo lagu arko xuubka daboola xididada dhiiga ugeeya birta isha. waxaa arintaan la'arkaa markii xididada ay xir-xirmaan.

chemotherapy n. ka hortag ama xirfad daaweeyn ah oo loo adeegsado burburinta cudurada qaarkood, gaar ahaan jeermiska oo loo isticmaalo daawo jeermis dilaa ah iyo cudurka kansarka arka oo lagala dagaalamo koritaankooda.

cherry angioma *fiiri (eeg)* angioma.

chiasma n. *(la xiriira cilmiga hiddaha)* (cilmiga fir gudbinta) waqtiga hiddo wadaha uu kala qaybsamayo laakin uu weli is haysto. waa waqtigaan marka uu hiddo wadaha uu fir kala qaybiyo.

chickenpox n. bus-bus. cudur jeermis ah aad halis u ah, oo korka ka soo baxa. waxaa laga qaadaa oo keliya heehaabka hawada sare. waxaa laysku arkaa qandho xad dhaaf, nabro yaryar oo afkooda gaduudan (casaan) ah, oo cuncun leh oo ku faafa wejiga, gacmaha, lugaha ilaa basoda, kaasoo dildilaaco oo isu badella xinjir qalalan ee nabaraha ku dul sameysanta. wax daawo ah oo loo isticmaalo majiraan. dadka waaweyn aad ayuu ugu yaryahay, laakin wuxuu halis galiyaa dadka cudurka eeydhiska qaba.

chikungunya fever cudur lagu arko wadamada afrika iyo aasiya. kaasoo ah jeermis hiddo sidde ah oo ay soo gudbiso dadkana ka qaadaan kaneecada. cudurkaan wuxuu leeyahay astaanta cudurka kaduudiska. *fiiri (eeg)* dengue fever.

child abuse si xun ulla dhaqanka iyo xumeynta ilmaha. noocyo badan ayey leedahay, sida canaan khaladan oo xoog la' adeegsaso, dhaawac gaaro ilmaha iyo in ilmaha lala galmoodo (loo tago si wasmo ah), iyo in lagu xumeeyo dar yeelkooda. intaba waxay wax u dhimaan ilmaha koritaankooda iyo caqligooda.

childbirth n. fiiri (eeg) labour.

child health clinic (CHC) xarumo caafimaadeed, oo lagu daryeelo ilmaha ku dhaqan wadanka UK. badanaaba xarumahaan waxaay degmooyinka u shaqaaleeysaa takhaatiir, kalkaaliyeyaal iyo guri ku booqde caafimaadeed. Kuwaas oo daryeelka iyo koritaanka ilmaha ka warhaya ilaa ay ka gaaraan da'da ay ku tagi karaan iskoolka. waxay xarumahaan faa'ido u leeyihiin ilmaha la dhasha cudurada hiddaha iyo kuwa koritaanka uu ka daaho. waxay kaloo caawisaa hooyada uu dhaliinka ugu horeeyey.

chiropody (podiatry) cilmiga barashada iyo taxadirka lugta cagteeda, qaabka ay u sameeysan tahay, cuduradeeda iyo daaweenteeda.

chiropractic hab loo adeegsado daaweeynta cudurada, taasoo ah in la maquuliyo lafaha ay ka koobantahay laf dhabarka. waxay ku saleesantahay fikrad ah cudurada badankooda waxay ka dhashaan lafaha laf dhabarka mid kamid ah inay ka khaldantay booskeeda, taasoo dhalis inay ku dhiira galiso dareen wade iyo murqaha jirka oo dhan ay shaqo joojiyaan. sidaa daraadeed hadii laftii khaladka ahayd lagu celiyo booskeeda si maquulis ah iyo riix- riix uu qofku caafimaad helayo.

chlamydia n. jeermis noole ah oo dadka cuduro ku dhaliya. cuduro kala duwan ayuu jirka ku dhaliyaa sida indhaha, maqaarka iyo cudurada galmada (wasmada) laysaga qaado.

chloasma (melasma) n. bar ama gaashi qaab daran oo dumarka daankooda iyo wajiga uga soo baxa waqtiga ay uurka lee yihiin ama marka ay isticmaalaan daawooyinka ilmaha ka hortaga, waa dhif-dhif aad u yar in lagu argo raga. waxaa daawo u ah kareemooyinka qoraxda looga hortago ama loo marsado.

chlor- (chloro-) horgale; tilmaama; curiye cagaaran.

chloracne n. dadka ka shaqeeya warshadha kiimikada curiyeha cagaarka isticmaalo, oo korkooda lagu arko finan. kaasoo isku badella cuduro halis ah oo aay kamid yihiin kansarka maqaarka.

chloral hydrate daawo loo isticmaalo inay dejiso dadka, badanaaba waxaa loo adeegsadaa caruurta iyo dadka da'da waaweyn inay hurdu ku dhaliso oo ay hurdeysiiso. waxaa laga qaataa afka, sida sharoobbada oo kale iyo futada laga geliyo, sida suboostada oo kale. hadii aay isticmaalkeeda micno daro u badato waxay noqotaa mid dadka ay ku xernaadaan oo aysan iska dhaafi karin. *Waxaa kale oo loo yaqaanaa* **Notec**, **Welldorm elixir**.

chlorambucil n. daawo burburisa unugyada kansarka, badanaaba waxaa loo isticmaalaa kansarka dhiiga gala. Afka ayaa laga qaataa. hadii isticmaalkeeda dheeraado waxaa laga yaab inay dhibaato gaarsiiso laf dhuuxa dhiiga. *Waxaa kale oo loo yaqaanaa* **Leukeran**.

chloramphenical daawo jeermis dile ah oo laga sameeyay jeermiska il-ma'aragtada ah naftiisa. Waxaa lagu daaweeyaa badanaa cudurada ay dhaliyaan jeermiska nool ee ilma aragtada ah, laakin dhibaatooyinka ay dhaliso daraadeeda waxaa loo isticmaalaa oo keliya cudurada jeermiska halista ah, sida cudurka tiifoowga, indhahana waa loo isticmaalaa sida indha dhibciska oo kale. *Waxaa kale oo loo yaqaanaa*, **Chloromycetin**, **Kemicetine**.

chlordiazepoxide n. daawo loo isticmaalo dejinta iyo hurdsiiska dadka qaba walwalka, cabsida iyo kalsooni yarka uga timaada isticmaalka aalkoloda. waxaa laga qaataa afka ama irbada oo kale. waxay leedahay oo ay keentaa lalabo, kor cuncun iyo murqaha oo aan isla shaqayn. *Waxaa kale oo loo yaqaanaa*n **Librium diapox**, **Elenium**.

chlorhexidine n. daawo jeermis-reeb ah oo loogu talagalay af ku dhaq iyo kor marsi. Dhibaatada ay keento aad ayey u yar tahay. *Waxaa kale oo loo yaqaanaa* **Hibitane**.

chlorination n. mashruuc qorsheeysan oo ah in biyaha la isticmaalo oo idil lagu daro curiye cagaaran si ay u nadiifiso oo jeermiska ugu disho inta aanan soo gaarin isticmaalka guriyaha.

chlorine n. curiye cagaaran oo aad u sita sun gaas ah oo halis ah, badanaa waxaa loo isticmaalaa biyaha la cabo iyo kuwa biyaha dabaasha (barkadda dabaasha) si jeermiska loo dilo. Astaanteeda kiimiko waa Cl.

chlormethiazole n. daawo hurdo keen ah oo loo isticmaalo dadka hurdo la'aanta ku dha-

70

cda, gaar ahaan dadka waaweyn. *Waxaa kale oo loo yaqaanaa* **Heminevrin**.

chlormezandone *n.* daawo loo isticmaalo maskax dejin oo badanaa la siiyo dadka cabsi qabka badan yahay, walwal haysta. waxaa kale oo ay daawo u tahay xanuunka murqaha iyo caadada (dhiiga) ku dhacda dumarka. *Waxaa kale oo loo yaqaanaa* **Trancopal**.

chloroform daawo dareera ah oo badanaa loo isticmaalo xanuun yareenta iyo suuxdinta guud. isticmaalkeeda wuxuu dhaliyaa dhibaatooyinka beerka. sidaa daraadeeda waxaa la isticmaalaa qiyaas aad u yar oo garaamaheeda aan badneyn.

chloroma *n.* buro ka timaado kansarka dhiiga ku dhaca. waa unugyada dhiiga kansarka gaaray oo isku taga oo aad u adkaada sida burada oo kale. hadii buradaasi la soo gooyo oo dibada loo soo saaro waxay u egtahay mid aad u cagaaran markii ay hawada aragtana waxaa ka badelma midabkii ay laheyd.

chlorophenothane *n. fiiri (eeg)* DDT.

chloroquine *n.* daawo loo adeegsado daaweynta iyo ka hortaga cudurka kaneecada (duumo). waxaa kale oo loo isticmaalaa xanuunka isgalka lafaha iyo cuduro ku dhaca beerka iyo unugyada kale ee jirka.

chlorothiazide *n.* daawo lod adeegsada daaweeynta dheecaanka jirka gala si ay u soo saarto iyo dhiig karka.

chlorpheniramine *n.* daawo aad u awood badan oo loo isticmaalo xasaasiyada iyo san xeran xasaasiinta ka timaada. afka ayaa laga qaataa, hadii ay xaalada sii siyaado waxaa loo qaataa sida irbada oo kale si xanuunka markiiba u istaago. *waxaa kale oo loo yaqaanaa* **Piriton**

chlorpromazine daawo lagu daaweeyo waalida iyo daaweeynta walwalka xad dhaafka ah, shacuur kaca. waxaa kale oo loo isticmaalaa nooc xanuun yareeye ah oo la siiyo dadka nolosha ku sii yar tahay oo afka u saaran geerida. afka ayaa laga qaataa iyo sida irbada oo kale (duro, mudo) iyo sida suboostada oo kale. waxay leedahay inay keento af qaleel, lulmood (hurdo qabasho), oo sii dheer dhaqdhaqaaqa jirka oo is dhaaf-dhaafa.

chlorpropamide *n.* daawo hoos u dhigta kaadi sonkorowga (kaadi macaanka). waxaa lagu daaweeyaa dadka waaweyn ee sonkorowga qaba.

chlorthalidone *n.* daawo lagu daaweeyo dheecaanka jirka ceshadao iyo dhiig karka. waxaa laga qaataa afka, waxayna leedahay kor cuncun, calool xanuun iyo lalabo. *Waxaa kale oo loo yaqaanaa* **Hygroton**.

choana *n.* dalool qaabkiisa u sameeysan yahay sida dublad oo kale, waxaa daloolkaan lagu tilmaamikaraa kan sanka ama dhuunta ku yaal.

chol- (chole- cholo-) *horgale*; tilmaama; dacar, (dheecaanka beerka) xammeeti.

cholagogue *n.* daawo ku dhalisa dacarta in ay noqoto mid qul-qulsha.

cholangiocarcinoma *n.* buro halis ah oo ku dhacda tuubbada dacarta beerka marto, oo dhalisa carqaladayn cagaarshow (cudurka indha caseeye).

cholangiography *n.* baarid raajo ku samayn ah tuubbada dacarta marto, si loo ogaaoo hadii ay jirto wax yaabo xir-xiraaya. ama dhibaato ku dhalinaaya.

cholangiolitis *n.* barbar ku dhaca tuubbada ugu yar ee dacarta marto.

cholangioma *n.* buro dhif ah oo ka soo aasaasanta tuubbada dacarta marto.

cholangitis *n.* barbarar ku dhaca tuubbada, badanaa waxaa la'arkaa marka ay tuubbadaas carqaladayn kaga timaada dhagax is dhex istaajiyo ama qaliin lagu sameeyo. waxaa astaanteeda kamid ah qandho xad dhaaf ah iyo cagaarshow (indha caseeye) dhif-dhif ah. waxaa xal u ah in laga saaro dhagaxa halkaas galay. qaliinkana loo adeegsado daawooyinka jeermis dilaaga ah.

cholecalciferol *n. fiiri (eeg)* vitamin d.

cholecyst *horgale*: tilmaama dacar hayeha kaydiyaha dheecaanka dacarada.

cholecystectomy *n. qaliin lagu gooyo dacar hayeha.*

cholecytenterostomy *n.* hab qaliin ah oo loo adeegsado in dacar hayaha lagu dhejiyo (lagu lifiiqo) mindhicirta yar si dacarta ay uga soo baxdo beerka una gaarto mindhicrka. Arintaan waxaa dhaliya markii tuubbada caadiga aheyd ee dheecaanka dacartu marto ay xeranto.

cholecystitis *n.* barar lagu arko dacar hayeha, xanuunka gaaban waxaa dhaliya jeermis nool ah oo leh qandho iyo xanuun yar oo xammeetida ka timaada noocaan waxaa daawo u ah nasasho iyo isticmaalka daawada jeermiska disha. xanuunka qotada dheerna waxay ka timaadaa dhagaxyo gala tuubbada dacata marta, kaasoo leh qandho iyo xanuun joogta ah oo ka yimaada ubucda inteeda kore. jeermiska oo laga dilo kadib, waxaa xal u ah in dhagaxyada laga soo saaro ama tuubbada dacarta haysa oo idil la gooyo.

cholecystotomy *n.* qaliin lagu furu tuubbada dacarta marta si dhagaxyada ku jira looga soo saaro.

choledocholithiasis *n.* dhagax kujira oo badanaaba lagu arko tuubbada dacarta, xammeetada.

choledochotomy *n.* qaliin loo adeegsado in lagu soo saaro dhagaxyada xammeetada iyo tuubbada dacarta ku jira.

cholelithiasis dhagaxyo ku dhasha xammeetada iyo tuubbada dacrta.

cholelithotomy *n.* fiiri *(eeg)* cholecytotomy.

cholera *n.* daacuun caloolaad ku dhaca mindhicir yar. taasoo ka dhalata jeermisyada nool, wuxuu yahay matag (hunqaaco) iyo shuban siyaado ah oo jirka biyaha ka dhameeya oo ka dhiga mid qalalan. jeermiska waxaa laga qaadaa hadii la cabo biyo wasaqaysan gaar ahaan biyaha degaaga ah ee ka hooseeya wasaqda musqulaha ka timaada. badanaa daacuunkan wuxuu ku badan yahay islamarkaana ah mid ka dillaacaa wadamada wasaqda ku badan tahay. markii uu qofka ku dhaco muddo u dhaxeeysa hal ilaa shan maalmood gudahooda qofka biyaha ayaa ka dhamaada oo waa uu qalalaa islaamarkaana waxaa imaanaysa geeri. gaargaarka ugu horeeyo oo qofka loo sameeyo waa in nafaqo la siiyaa, sida biyaha jirka loogu roonaado. kadibna jeermiska dhaliyey lagala dagaalamo. ka hortaga cudurkaan oo ah tallaal waxay wax tartaa oo keliya 6 ilaa 9 bilood muddo u dhaxeesa.

choleresis *n.* dacar, xammeeti ka timaada beerka.

choleretic *n.* daawo loogu talagalay inay siyaadiso dacarta beerka si qulqulkeeda ay ubadato.

cholestasis *n.* dheecaanka dacarta oo aan awoodin inuu gaaro mindhicirta cudurka cagaakshowga (indha caseeye) daraadiisa.

cholesteatoma *n.* maqaar yar oo qaabkiisa u eg yahay jawaan ama kiish oo kale. Kaasoo uruuriya unugyada maqaarka dhintay ee ka soo daata maqal dhaliyaha dhegta. marmarka qaarkeed waxay isu badeshaa wasaq xerta qashin soo saarka dhegta, sidaa daraadeed hadii aan la daaweeyn waxay dhalisaa cudur jeermis ah oo maskaxda si fudud u gaara oo halis ah.

cholesterol *n.* walax dareera ah, oo u qaab eg cadiin, subag ama baruurta oo ku jira hab dhiska dhiiga iyo xubnaha jirka badankooda, gaar ahaan xubnaha dareen wadka. Walaxdaan shabbahda baruurta aad ayey muhiim u tahay inay caawiso xubnaha jirka, waxaa loo baahum yahay malintii nafaqo qaadashada in ay kamid tahay 500 ilaa 1000mg oo walaxdaan ah. hadii uu jirka ku bato waxaasw laga yaabaa inuu dhibaato ku dhaliya hab dhiska dhiiga oo looma baahno inuu ka bato 3.6 – 7.8mmol/l). dad ayaa waxaay ku dhashaan cilad ah in aysan lahay hab dheeli tirkii ay jirkooda ku kala sooco walaxdaan dareerta, sidaa daraadeed wuxuu isku badellaa xiniin yar oo jirka ku noqda dhagaxyada jirka gala.

cholesterosis nooc dhagaxyada jirka gala kamid ah, oo ku dhasha ama ka abuurma burbur aan ku dhicin baruurta dareerta. sidaa daraadeeda isu badesha dhegaxyada xammeetada gasha.

cholestyramine *n.* daawo loo isticmaalo in ay dibada u soo saarto dacar (cusbeed) dhanaanka. waxaa kale oo loo isticmaalaa inay yareeyso subaga dhiiga ku jira iyo cadiimaha kale. afka ayaa laga qaataa. waxay leedahay inay keento. calool adeeg, shuban, lalabo iyo lab-jeex. *Waxaa kale oo loo yaqaanaa* **Questran**.

choline theophyllinate daawo loo isticmaalo furida ama ballaarida hab dhiska

72

neefta marto marka qof cudurka neefta, xiiqda qabta. afka ayaa laga qaataa, waxaana laga yaabaa inay leedahay ama dhib gaarsiisaa hab dhiska dheefshiidka jirka. *Waxaa kale oo loo yaqaanaa* **Choledyl.**

choluria kaadida oo dacar lagu arko. waxay arintaan timaa-daa markii ay ka xir-xir maan meelhii ay mari jirtay. midabka kaadida wuxuu isu bedellaa midab jaale ah iyo mid madow ah. markii kaadidaa la baarana waxaa la arkaa dacar cusbeedka jira.

chondr– (chondro-) *horgale;* tilmaama; carjawda.

chondrin *n.* walax dareera ah oo jiio jiidma oo ka dhasha markii carjawda la kulaleeyo.

chondriosome *n. fiiri (eeg)* mitochondrion.

chondroblast *n.* unug sameeya walaxda dareeraha carjawda ka kooban tahay.

chondroblastoma *n.* buro aad halis u ah oo lagu arko unuga sameeya walax dareeraha carjawda ka kooban tahay.

chondrocranium *n.* carjawda lafta madaxa (baso) inta aysan isu bedelin lafta.

chondrodermatitis nodulans helices *n.* xanuun si caadi ah loo arko, oo ka yimaada jiridka hab dhiska kore ee dhegta. Waxaa badanaaba lagu arkaa dadka da'doodu dhex dhaxaadka ah iyo dadka da'da weyn. wuxuu xanuunkaan dadka u diidaa in ay u seexdaan dhegta uu xanuunka jiro. waxaa daawo u ah in la gooyo jiridka xanuunka ka jiro.

chondrodysplasia *n.* cudur dhaxaleed ah oo ku dhaca hab dhiska carjawda, kaasoo u diida carjawda inay is dhisto oo aysan lafaha jirka buuxin, gaar ahaan kuwa dhaa-dheer, taasoo dhalisa in koritaanka lafaha raagaan oo ay u horseedo cilannimo. waxaa suurtagal ah inay dhibaato gaarto wadnaha jiritaankiisa. waxaa xaaladaan lagu ogaadaa raajo muujisa korid la'aan iyo qaab dhiska ka hallaabay lafaha madaxooda iyo ciribtooda.

chondrodystrophy *fiiri (eeg)* chondrody-splasia.

chondroma *n.* buro aan dhibaato laheyn oo lagu arko madaxa lafta marka ay koritaanka ku jirto. badanaa waxaa lagu arkaa lafaha gacma-ha iyo cagaha.

chondromalacia *n.* carjawda isgalka lafaha oo xumaata, ama sii hallowda, gaar haan kuwa jilibka. Waxay leedahay xanuun, lafaha oo is xoga, iyo dhaqdhaqaaqa oo aan la karin.

chondro-osteodystrophy *n.*fiiri (eeg) chondrodysplasia.

chondrosarcoma *n.* buro halis ah oo lagu arko unugyada carjawda, gaar ahaan lafaha. waxaa daawo u ah in la gooyo.

chord- (chordo-) *n. horgale;* tilmaama walax sida xariga oo kale u dheer.

chorda *n.* seed dheer, xiidmada dareen wadayaasha oo qaabkooda u sameesan yahay sida xarig dheer oo kale. waxay halbow-le u tahay isku xir-xirka iyo istoos-toosinka unugyada jirka. hadii ay hal meel ka xumaato waxaa halis ah inay walax walba hawlshooda gabto.

chordee *n.* gus khalooc (xubnaha taranka raga oo xaglo len) waxaa keena xaaladaan, guska oo agagaarkiisa isku dabarto xiidmo isku uruurisan, taasoo sababta guska in uu is khaloociyo isla markaana aad u adkaata in qofka xaladaan haysata uu u tago naag (awood uma laha inuu galmo, wasmo sameeyo). waxaa daawo u ah in qaliin lagu toosiyo guska.

chorea *n.* dhaqso u dhaqaaq iska dhaca ayadoon laga warheyn, gaar ahaan ku dhaca madaxa, wejiga iyo adimaha. waa dhaqdhaqaaq si ilbiriqsi ku dhaca laakin soo noqoshada ay yara qoto dheer tahay. Waxaa xaaladaan sababta cudur ku dhaca maskaxda qeybta mas'uulka ka ah dhaqdhaqaaqa iyo iska war haynta jirka.

chorion *n.* xuub daboola uur jiifka goorta ay u sii socoto in ay abuuranto.

chorionic villus sampling (CVS) hab xirfadeed loo adeegsado in tijaabo baarid ah laga soo qaado ilmaha uurka ku jira, waqtiga ay jirsadaan inta u dhaxeesa 8 asbuuc ilaa 11 asbuuc. Waxaa tijaabadan laga soo saaraa qoorta ilmo galeenka ama ubucda, waxay sahalshaa arintaan in la'ogaado ilmaha uurka ku jira cudurada ay ku dhalan karaan.

choroid xuubka bikaaca insha u dhaxeeya araga halka laga xukumo iyo xuubka cad ee ku yaala horaanta isha. waxaa halkaa ku yaal xidido aad u yaryar oo dhiiga iyo walax midab u yeela oo ka hortaga cad korka araga.

christmas disease cudur dhiiga ku dhaca, kaasoo dhiiga aan u yeelin wax xijiro ah, sidaa daraadeed qofka qaba marka uu dhaawac gaaro aad ayey u adagtahay inuu istoogo dhiiga dhaawac ka socda. *fiiri (eeg)* haemophilia.

chrom- (**chromo-**) *horgale;* tilmaama; midab ama midab u yeelid.

chromatid mid kamid ah labada sil-silad ee hiddo wadayaalka ah marka ay is qaybinayaan ama tarmayaan si ay u sameeyaan unug dhedig ah.

chromatin walax ku dhex yaal unuga bu'diisa. kaasoo lagu midabeen karo aasiidh midab u yeela unugyada. Walaxdaan waxay ka kooban tahay hiddo wade iyo borootiin ka soo farcama firka hiddo wadaha sameeya.

chromatolysis *n.* kala- yaacid (firdhid) ama sii hallaabid ku timaada hab dhiska dareen wadayaalka jirka qaybtooda il-ma'aragtada ah. kuwaasoo shaqadoodu tahay inay borootiin u sameeyaan goorta ay dareen wadayaalka dhaawac gaaro.

chromatophore *n.* unug haysta hab dhis midab u yeele leh.

chromatopsia *n.* araga indhaha oo aad u yareeya awooda ay ku kala saarto midabada. oo wax walba waxay uua muuqataa midabka guduudka ah (casaanka).

chromoblastomycosis (**chromomycsis**) *n.* jeermis xanuun leh oo ka dhasha agagaarka meel dhaawac gaara oo jirka kamid ah. gaar ahaan lugaha iyo cagaha dil-dillaaca. badanaa waxaa lagu arkaa cudurkaan dadka beeralayda.

chromosome *n.* hiddo wade, mid kamid ah unugyo hab dhiskooda u sameeysan yahay sida dun isku xir-xiran oo kale, shaqadoodu tahay gudbinta sifaalaha lasku garto. qof kastoo bini aadan ah wuxuu haystaa 46 hiddowade, oo uu ka dhaxlo waalidka dhalay. 23 wuxuu ka dhexlaa hooyada, 23na wuxuu ka dhexlaa aabaha. Hiddo wade walba wuxuu awood u leeyahay inuu koobbi (nuqul) iska sameeyo. sidaa daraadeeda midkii mid kale oo la mid ah iska dhiga wuxuu hellaa hab dhis hiddo wade ah.

cronic *adj.* qexid lagu tilmaama xanuu qoto dheer amo xanuun muddo soo jiray, kaasoo noqda mid marba marka ka danbaysa isa sii badella. qeexid tilmaameed marna wax ma ka sheegto cudurka jira sida uu yahay, oo xanuuka intii uu soo jiray ayey sheegtaa oo keliya.

chronic fatigue syndrome *fiiri (eeg)* myalgic encephaco-myelitis.

cilium *n.1.* unugyo yaryar, una badan sida tinta madaxa oo kale oo badankooda laga helo xubnaha daboola unugyada oo idil. Shaqadooda waxay tahay xubnahaas, gaar ahaan kuwa daboola hab dhiska neefta marto qeybteeda kore, si aay uga ilaaliyaan kana soo saaraan qashinka iyo busta soo gasha sanbabada. *2.* baalasha isha ama isha baalkeeda (dahaarka isha daboola)

cimetine *n.* daawo ka hortagta ama yareesa gaaska caloosha.

CIN *fiiri (eeg)* cervical intraepithelial neoplasia.

cinchocaine *n.* daawo loo adeegsado kabaabyada guud badanaa waxaa isticmaalo takhaatiirta ilkaha. ayadoo la mudo cirridka ilkaha ama loo mariyo sida kareemada oo kale. waxay mararka badanaa leedahay inay keento halaaqo, (hamaansi) sal-fudud. (aan nasan) lalabo, matag iyo xasaasiinta jirka. *Waxaa kale oo loo yaqaanaa* Nupercainal.

cinchona *n.* qolof dhir ah (diirka dhirta) oo laga helo meelaha roobka aad uga da'a. qoloftaas oo ah mid la qalajiyo kadib loo isticmaalo daawo, gaar ahaan loo qaato cunno furida, dhiig baxa saa'idka ah iyo shubanka. Hadii si aan caadi ahaan loo qaato ama layska badiyo istmaalkiisa wuxuu iska badellaa sun halis ah. dirkaan qolofteeda, waxay sidataa kiimikada laga sameeyo daawad loo isticmaalo cudura kaneecada (duumo) iyo lafa xanuunka.

cingulectomy *n.* qalin lagu soo gooyo xiidmo dareen wade ah oo maskaxda ku yaala. kuwaas oo shaqadoodu ah, meesha xakunta xanaaga (carada), iyo murugada. badanaaba waxaa arintaan lagu sameeyaa dadka waalan oo xal aan loo heli karin.

cingulum *n.* xiidmo dareen wade ah oo isku xer-xeran. kuwaasoo meel yar ma'ahanee, dhamaan intakale oo ay maskaxda ka koobantahay si qalqallooc ah ugu wareegsan.

ciprofloxacin *n.* daawo jeermis dile ah oo loo isticmaalo jeermisyada nool oo il-ma'aragtada ah intaay ka kooban yihiin oo daawooyinka kale aan waxba ka tarin. afka ayaa laga qaataa, waxay keeni kartaa lalabo, shuban, ubuc xanuun iyo madax xanuun. *waxaa kale oo loo yaqaanaa* **ciproxin**.

circulatory system *fiiri (eeg)* cardiovascular system.

circumcision *n.* gudniin. qaliin gooyn ah oo la gooyo guska beejodiisa (buuryo, balag). Badanaa arintaan waxaa loo sameeyaa shareeco diineed ama dhaqan. laakin mararka qaarkeed waxaa loo sameeyaa caafimaad daro daraadeed. Gudniinka gabdhaha waxay quseeysaa gooynta kintirka. Heerka la gooynayo kintirka waxay ku xirantahay marba wadanka iyo qabiilka laga tirsanyahay maxaa yeelay wadan walba iyo qabiil walba waa ka duwan yahay wadanka kale iyo qabiilka kale. Xirfadaha la adeegsado waxaa kamid ah iyo laysku tolaa faruuryaha (bushin) siilka, farji kadib waxaa loo sameeyaa dalool yar, ayadoo lagalinay riir, (qori yar oo dhuuban) si ay kaadida iyo dhiiga caadada u soo maraan daloolka. Badanaa gabadhii la gudo waxay u baahantahay in la ballaariyo daloolkaa si ay u awood yeellato marka ay caruur dhaleyso.

circumduction *n.* dhaqdhaqaaq wareeg ah siiba kan kayimaada addinka.

circumflex nerve *n.* dareen wade ku yaal gacanta qeybteed kare. kaasoo shaqadiisa quseeya dhaqdhaqaaqa iyo dareemida. wuxuu ka soo baxaa laf dhabarka ilaa garabka kadib uu soo gaaraa gacanta.

cirrhosis *n.* cudur ku dhaca beerka, kaasoo beerka ka dhiga mid marka unugyadiisa dhintaan ama dhaawac gaaro ku jawaab celiya xubno xiidmo isugu xir-xeran sida xinjir oo kale kuwaas noqda unugyo is abuura, beerkana noqdaa balaq-balaq qafiif ah. waxaa dhaliya aalkolada la cabo, jeermis loo isticmaalo ku dhaca, carqaladeyn ku dhacda dhiiga soo gaari lahaa beerka ama tuubbada xammeetada, wadne xanuun joogta ah iyo hab dhiska difaaca jirka oo cudur ku noqda beerka. Cudurka ma'ahan mid la daaweeyn karo laakin, waxaa laga hortagi karaa inuu faafo hadii qofka aalkolada cabo laga gooyo, iyo in la isticmaalo xanuun qaade laga soo dhiraandhariyey hoormoonada jirka soo saaro.

cisterna *n.* boos ka banana meel ka hooseesa maskaxda, taasoo u ah halka maskaxda ku keydsato dheecaanadeeda.

citric acid aasiidh dabiici ah oo laga helo miraha la cabo. Aasiidhka aad ayuu muhiim ugu yahay jirka tamar siintiisa.

citric acid cycle *fiiri (eeg)* Krebs cycle.

citrullinaemia *n.* xaalad lagu dhasha oo ah inay jirka ku yaryihiin falgal kiimikeed oo awooda inuu borootiinka u badello kaadi. Ilmaha xaaladaan ku dhasha koritaankooda hoos ayuu u dhacaa, caqli yarina waa lagu arkaa.

clamp *n.* qalab qaliinka loo adeegsado oo shabbaha maqas birqabad ah, taasoo lagu qabto unugyada jirka si aay u xajiso inta meelo kale oo jirka kamid ah hawl laga qabto. Waxaa kale oo loo adeegsadaa marka mandheerta laga gooynayo hooyada iyo cunuga caloosha ka soo baxaaya.

claudication *n.* hintin, gaar ahaan qoob xanuun ka dhasha jug cagta gaartay, ama tan halista ah oo dhiig aan gaarin agagaarka qoobka iyo murqaha ku ag yaal.

claustrophobia *n.* baqdin, cabsi, dabacsan oo laga baqdo meelaha xiran oo mugdiga ah.

clavicle *n.* lafta qoorta. Lafta dheer ee qoorta, oo ku dhegta labada garbo ee jirka.

clavulanic acid daawo jeermis dile ah oo loo adeegsado jeermiska aan daawooyinka kale waxba ka tarin.

claw-foot *n.* cag godan, taasoo lugta mid kor u cirib dheer, farhana hoos u jeeda ah. Waxyaabaha dhaliya lama oga, inkastoo loo maleeyo muruqa isku dheelitira dhaqaaqa suulka ay cilad ku jirto.

claw-hand *n.* faraha gacanta oo qaab qaanso ah oo kale yeesha. Dhib kasta oo ku dhaca dareen wadka murqaha ayaa sababi kara in faraha ay sidaan noqdaan, ama jug ku dhacda gacanta.

clenbuterol *n.* daawo aad u quwad badan, oo loo adeegsado cudurka neefta, xiiqda. Taasoo awood u leh inay murqaha ubucda ku dhiira geliyaan kala bax iyo shaqooyin xad dhaaf ah.

climacteric *n. fiiri (eeg)* menopause.

clindamycin *n.* jeermis dile loo adeegsado daaweeynta jeermiska ka dhasha jeermisyo badan oo noole il-ma'arag ah. Afka ayaa laga qaataa, waxaa laga yaabaa inay keento, matag, shuban iyo xasaasiyad jirka nabro ka soo bixisa. *Waxaa kale oo loo yaqaanaa* **Dalacin C**.

clinic *n.* xarun qeyb ka ah isbataalada oo si gooni ah loogu qaabilo bukaanka lagu ogyahy in ay si gaar ah u jirran yihiin, qaas ahaan dadka aan isbataalada jiifan, maalin booqde ah.

clinical medical officer *fiiri (eeg)* community health.

clinical medicine qeybta caafimaadka quseeysa barashada cudurka iyo bukaanka uu ku dhacay, baarideeda, daaweeynteeda inta uu isbataalka ku jiro iyo la xaajoodka qeybta sheybaarka ku shaqo leh tijaabo baarka iyo dhiig diiwaan gelinta.

clitoridectomy *n.* gudniinka gabadha kintirka looga gooyo.

clitoris *n.* kintir. sida raga oo kale marka ay kacsadaan guska u istaago, dumakana kintarka ayaa istaaga oo kor u soo dheeraada. Laakin waa xuub aad daciif iyo qafiif u ah.

clofibrate *n.* daawo hoos u dhigta subaga dhiiga gala, waxaa lagu daaweeyaa xididada subaga dhiiga isku xira. Afka ayaa laga qaataa waxaa laga yaabaa inay keento calool xanuun dabacsan, lalabo iyo shuban. *Waxaa kale oo loo yaqaanaa* **Atromid-S**.

clomid *n. fiiri (eeg)* clomiphene.

clomiphene *n.* daawo laga soo dhiraandhariyey hoormoonada jirka qaarkood, taasoo loo adeegsado inay ugxaanta dumarka ilmaha ka abuurma kor u qaado, sidaa daraadeed ay si isku dheelitiran kor u qaado dhiiga caadada dumarka ka yimaada, taasoo u sahalsha in ay uur qaadi karaan. Badanaa waxaa daawadaan loo adeegsadaa, labadaba raga iyo dumarka aan awoodin in ay ilmo dhalaan. *Waxaa kale oo loo yaqaanaa* **Clomid**.

clomipramine *n.* daawo loo adeegsado daaweeynta noocyo badan oo kamid ah jirrada niyad jabka, murugada, walwalka iyo cabsida

joogtada ah. Afka ayaa laga qaataa, ama sida irbada (duro, mudo) oo kale. Waxaa si caadi ah loogu arkaa inay keento af qaleel iyo araga oo mugdi gala. *Waxaa kale oo loo yaqaanaa* **Anafranil**.

clonazepam *n.* daawo leh awood ay kaga hortagto jir gariirka, oo loo adeegsado daaweeynta jirrada qallalka iyo xaaladaha kale oo la socda. Afka ayaa laga qaataa, ama sida irbad (duro, mudo) oo kale. Waxaay leedahay oo lagu arkaa lulmood. *Waxaa kale oo loo yaqaanaa* **Rivotril**.

clone *n.* 1. Kooxo unugyo ah (gaar ahaan jeermiska nool) oo si taran ah isku dhala oo iska abuura unug kale oo lamid ah si walba, xaga hiddo wadeha iyo siday u dhisan yihiin. 2. Xirfad loo adeegsado in lagu soo saaro kooxo hiddo wadeyaal ah oo isku mid ah oo aan waxba ku kala duwaneyn. Fir lamid ah firkii laga sameeyey.

clonidine *n.* daawo loo adeegsado daaweeynta dhiig karka iyo madax xanuunka daran oo geesaha madaxa laga dareemo. afka ayaa laga qaataa, ama sida irbada (duro, mudo) oo kale. waxaa laga yaabaa inay keento af qaleel iyo lulmo. *Waxaa kale oo loo yaqaanaa* **Catapres, Dixarit**.

clonorchiasis *n.* xaalad xammeetada jeermis xanuun leh ku dhalata oo beerka la barara. Xaalada waxaa si caadi ah loogu arkaa wadamada aasiya iyo carabta. Waxaa sababa in la cuno kaluunka (malaay) aan si fiican loo karin ama aan cusbada laga dhaqin, taasoo jeermiska jirada sababa uu weli ku jiro jirka kaluunka (malaayga). Waxaa astaan ah ubuc xanuun, qandho xad dhaaf ah, shuban, beerka oo barara, cuntada oo laga suulo iyo kan halista ah oo lagu arko cudurka cagaarshowga (indho caseeye). Wax daawo ah looma haayo inkastoo mid loo yaqaan *praziquantel*. loo maleeyo inay wax ka tareyso.

clonus *n.* muruq kala bax ama kala jiidan, la dareemo markii cadaadis xoogan la saaro ama murqaha lagu kala bixiyo si kedis ah. Waxaa si cad ah looga dareemaa ciribta lugta, marka qof wax baarayo uu lugta horay iyo gadaal u kala qalloociyo, si xoogana cadaadis u saaro cagta lugta, waxaa dhaliya ka jawaab celinta oo aad u adag. Waa astaan lagu garto in uu jiro cudur halis ah oo ka imaan kara maskaxda ama xariga laf dhabarka.

clopamide *n.* daawo dheecaanada iyo biyaha jirka ka soo baxa siyaadisa oo loo adeegsado daaweeynta dhiig karka iyo inay yareyso bi-

76

yaha jirka ceshado. Afka ayaa laga qaataa. Wax dhib ay keento malahan. *Waxaa kale oo loo yaqaanaa* **Viskaldix.**

clorazepate potassium daawo kaalmeeye iyo maskax dejiye ah oo loo adeegsado daaweeynta walwalka, cabsida badan iyo walaaca qofka dareemo. afka ayaa laga qaataa, waxay keentaa, warwareer, calool xanuun, araga oo mugdi gala iyo lulmo aan badneyn. *Waxaa kale oo loo yaqaanaa* **Tranxene.**

clotrimazole *n.* daawo jeermis dile ah oo loo adeegsado dhamaan jirrooyinka ay dhaliyaan jeermiska nool oo aan isha qaban, gaar ahaan kan maqaarka ku dhaca ama kan ku dhaca xubnaha taranka ee dumarka (siilka). Waxaa loo qaataa sida kareemada korka la marsado ama suboosto la geliyo siilka, taasoo keeni karta siil cuncun aan badneyn. *Waxaa kale oo loo yaqaanaa* **Canesten.**

clotting factors *fiiri (eeg)* coagulation factors.

clotting time *fiiri (eeg)* coagulation factors.

cloxacillin sodium daawo jeermis dile ah oo laga soo dhiraandhariyey *penicillin.* Taasoo loo isticmaalo noocyo badan oo jeermiska jirka ku dhaca ah. Afka ayaa laga qaataa, waxay keentaa shuban iyo in xasaasiyad laga qaado. *Waxaa kale oo loo yaqaanaa* **Orbenin.**

clozapine *n.* daawo waali ka hortag ah oo loo adeegsado daaweeynta waalida halista ah oo daawooyinka kale aan waxba ay tarin. Afka ayaa laga qaataa. Daawooyinka kale waxay kaga wanaagsan tahay, ayada malahan kor gariirka iyo jareeyska daawooyinka kale ay keenaan. Laakin waxay ayada keentaa inay aad u burburiso unugyada dhiiga cadcad iyo waxay kale oo keentaa warwareer, lulmo, daal, candhuuf badan (calyo badan) iyo kaadida oo jirka ka soo bixi wayda. *Waxaa kale oo loo yaqaanaa* **Clozaril.**

club-foot *n.* xaalad cilad ay ku jirto qaabka ay yihiin cagaha lugta, taasoo sababta in qofka uusan awoodin inuu ku istaago lugta cagteeda oo fidsan. Badanaa lugta waxay u qalloocan tahay dhanka hoose ee jirka, sidaa daraadeed marka qofka soconayo, cagta kuma socdo ee wuxuu ku socdaa qoobka kore ee lugta. Cilada waa wax lagu dhasho, waana mid sahlan oo la saxi karo, inta ilmaha yaryihiin, ayadoo qaliin lug qallooca lagu toosiyo. Xaaladaan badanaa waxaa lagu arkaa wiilasha, iyo jirrooyinka jirka dadka cuuryaamiya.

clumping *n. fiir (eeg)* agglutination.

CMV *fiiri (eeg)* cytomegalovirus.

CNS *fiiri (eeg)* central nervous system.

coagulant *n.* dareere, dhaacaan, daawo awood u leh inay dhiiga jirka qulqulka ah ka dhigto mid adag oo isku dhegan.

coagulation *n.* hab xirfadeed wixii dareere ay isku badellaan walax adag oo isku dhegan.

coagulation factors (coagulation factor) walax badan oo dareere ah, oo ku jira hab dhiska dhiiga aan midabka laheyn. kuwaas oo mara marxalado badan oo falgal kiimiko ah oo u horseeda inay dhiiga qulqula ka dhigaan mid adag. Inkastoo ay leeyihiin magacyo u gooni ah oo mid walba loo yaqaano, laakin waxaa laysku raacay in dareere yaalkaan loo yeelo lambaro u gaar ah, siiba lambarada ay isticmaali jireen dadkii waayahii hore noolaan jirey oo lagu magaacbi jirey roomaan. Kuwaasoo ahaa lambarada (VIII) kaasoo loo micneeyo lambar 8. Iyo IX kaasoo u yaalo lambar 11. Hadii dheecaanadaan dareeraha ah ay jirka ku yaraadaan dhiiga ma awoodo inuu xinjiro yeesho, sida adaraadeed waxaa dhalata jirrada dhiig baxa joogtada ah.

coagulation time (cloting time) waqtiga ay ku qaadato dhiig ama dhiiga aan midabka laheyn inuu xinjirowbo. Ayadoo la adeegsanayo xirfad, qibrad iyo koontorool la socoto waxaa lagu ogaan karaa heerarka kala duwan ee dhiiga ku qaadato inuu xinjirowbo.

coalesce *vb.* si wada jir ah, ama wax isla kora ayagoo wada jira.

coal-worker's pneumoconiosis cudur sanbabka ku dhaca, oo ka dhasha boorka ka yimaada dhuxusha dhulka laga qodo. badanaa waxay ku dhacdaa dadka ka shaqeeya dhuxul qodka iyo meelaha kale oo lagu tuhmo inay ka dhashaan boor ama bus dhib keenta.

cobalamin *n. fiiri (eeg)* vitamin B_{12}.

cobalt *n.* curiye macdan ah oo aad u quwad badan. Waxaa laga sameeyaa hubka loo adeegsado qumbulodooriyeha laysku laayo. Waxaa kale oo la adeegsadaa si daawo ah oo lagu baabi'iyo cudurka kansarka. Curiye yahaan waxaa kale oo kamid yahay hab dhiska fiitimiin B_{12}. Astaantiisa kiimiko waa Co.

cocaine *n.* maandooriye ka timaada caleen duur ka bax ah. Ama caleenta inta laga soo dhiraandhariya oo loo adeegsado si daawo xanuun qaade ah, ama kabaabyada indhaha, sanka iyo dhegta loo adeegsado marka la qaliin lagu sameenayo xubnahaas. Madaama ay tahay mid dadka dhibaato badan u keenta, sida in la barto hab isticmaalkeeda oo dadka ay noqdaan mid ay qabatimaan, waali iyo maskax isku dhexyaacna sababta. waa la joojiyey isticmaalkeeda daawo, waxaa lagu badellay xanuun qaade ka dabacsan.

cochlea *n.* unug isku warwareegsan oo bartamaha dhegta ku yaal. Kaasoo ah kan qabta maqalka dhegta soo gaara, isla markaana go'aan ka gaara dhawaaqa waxa uu yahay.

cochlear implant qalab loo adeegsado in uu maqalka dhegta saacido. badanaa waxaa loo adeegsadaa dadka dhegaha la'.

cochlear nerve dareen wade isku xira maskaxda iyo unuga maqalka dhegta ka mas'uul ah. Sidaa daaraadeed ah kan ka jawaab celiya mowjadaha dareem ee ka dhasha maqalka.

codeine *n.* daawo xanuun qaade ah oo laga soo dhiraandhariyey waxyaabaha mukhaadaraadka, laakin ah mid awoodiisa maandooriye ay daciif tahay, xanuunka darana aan waxba ka tarin. Afka ayaa laga qaataa, ama sida irbada (duro, mudo) oo kale. waxaa caado u ah in uu keeno calool adeeg, lalabo, matag, lulmo iyo warwareer.

coeliac *adj.* ubucda, caloosha. Dhamaan unugyada ubucda ku jira sida, beerka, xammeeti hayeha iyo halbowlaha dhiiga soo gaarsiiya caloosha.

coeliac disease daacoon calooladd joogto ah, oo quseeya in mindhicir yareha uusan awoodin dheefshiidka cuntada la cuno ama laf dhuuxo. Waxaa lagu arkaa dad aan badneyn, gaar ahaan dadka ku nool wadamada yurubta bari, sida ayrishka. waxaa sababa xuub sal u ah mindhicir yareha oo aad u dabacsan, sidaa daraadeed waxaa aad u dhiba cuntada adag ee jirka soo gasha, sida qamadiga iwm. waxaa astaan u ah, saxarada urkeeda oo xad dhaaf ah, ubucda oo hoos u bararta iyo dheecaanka jirka ka soo baxda oo caddaad ah. Waxaa lagu ogaadaa in dheecaan la baaro ama gabal yar oo xuub ah laga soo gooyo mindhicirka. waxaa daawo u ah in laga ilaaliyo dadka cudurkaan qaba cuntada qamadiga iyo wixii jiid-jiid leh ku jira.

coeliscopy *n.* xirfad baarid ah oo lagu baaro unugyada ubucda ku jira dhamaantood, gaar ahaan mindhicirka. ayadoo la adeegsado tuuubbo dheer oo aad u qafiifsan, afkana kaamera wax lagu arko ku wadata, kadib ubucda korkeeda la dalooliya oo la geliyo.

coenzyme *n.* falgal de-dejiye wada jira oo aan habdhiskooda borootiin ku qasneyn, kuwaas aad muhiim ugu ah falgalka kiimiko ee ka dhex socda jirka gudahiisa.

cognition *n.* awooda maskaxda caqligeeda ay ku raadsato aqoonta la barto. Waxaa kamid ah sida maskaxda u shaqeyso, wax garadka, fakarka, xaal xalinta iyo aragtida uu qofka leeyahay.

cognitive psychology qaybta cilmi nafsiga quseeysa dhamaan shaqooyinka dadka maskaxdooda ku barato aqoonta. Gaar ahaan waxay qeybtaan si gooni ah u quseeyaa, sida aqoonta loo raadsado, sida maskaxda loogu keydiyo, sida laysugu xiriiriyo iyo sida loo soo xasuus celiyo. Ayadoo la baarayo shaqada, aqbaarta, hadalka, xusuusta iyo rabida maskaxda ay la timaado. qeybtaan cilmi nafsi waxay aaminsan tahay, inay maskaxda tahay hab nidaamsan oo aqbaar uruuriya, kaasoo ku dhisan keydinta ay keydsato aqbaarta kaga timaado shanta dareeme ee kala ah araga, urka, maqalka, taabashada iyo dhadhanka. waxay si xoog leh u baaraan habka iyo sida maskaxda ay u keydsato aqbaartaas oo idil.

cognitive therapy hab cilmi nafsi daaweeyn ah, oo ku saleysan xaqiiq ah in dhibaatada madaxa ay ka dhalatay khalad ku jira sida ay maskaxda ugu fakarto aduunka idin uhay. Tusaale: bukaan u jiran si niyad jab ah, wuxuu qabaa fakar ah in uusan awood u laheyn wax isu tar. Sidaa daraadeed takhtarka cilmi nafsiga wuxuu isku dayaa inuu bukaanka u sheego fakarka khaldan ee maskaxdiisa ku fakarto uu yahay mid been ah, islamarkaana maskaxdiisa ka saaro.

coitus *n.* galmo, wasmo. Labka iyo dhediga oo xubnah tarankooda isgala. guska dhex galo siilka, ilaa uu gaaro moxoga kana soo noqda. ilaa shahwada raga ka timaado.

colchicine *n.* daawo laga soo dhiraandhariyey caleenta geedka sacfaranka. Taasoo loo adeegsado si xanuun qaade ah, gaar ahaan xanuunka ka yimaada cudurka isgalka suulka weyn, kaasoo aasiidhka kaadida sameeya oo burburkiisa gala isgalka suulka. Afka ayaa laga

78

qaataa, waxay keentaa lalabo, matag, shuban iyo calool xanuun.

cold (common cold) *n.* jeermis si shaac ah u gaara dhamaan xuubabka dheecanka dhaliya ee sanka, dhuunta iyo tuubbooyinka hawada jirka marta. Cudurka waxaa lagu kala qaadaa hargabka , qufaca iyo hindhista. Astaantiisa waxay dhalataa 2 maalmood kadid marka jeermiska jirka galo, kaasoo dhuun xanuun iyo san biyood la yimaada, waxaa soo wehliya madax xanuun iyo qufac kor xanuun leh. cudurka waa mid dabacsan oo laga yaabo inuu socdo ilaa 7 maalmood kadib laga kaco. Laakin waxaa suurta gal ah inuu noqdo mid halis ah hadii ilmaha dhasha ku dhaca ama dadka sanbabada ka jirran.

cold sore *fiiri (eeg)* herpes.

colectomy *n.* qaliin lagu soo saaro mindhicirka oo idil ama qayb kamid ah.

colic *n.* ubuc xanuun daran, oo la socda dhawaaq guuc dheer iyo hawo walaaq xad dhaaf ah oo xanuunka siyaadiya. Xanuunka kan laga dareemo ubucda korke wuxuu ka yimaadaa mindhicir yareha. Xanuunka laga dareemo ubucda qaarkeeda hoosena wuxuu ka yimaadaa mindhicir weynaha. *Waxaa kale oo loo yaqaanaa* **enteralgia, tormina.**

coliform bacteria kooxo jeermis noole ah oo ku nool tuubbada u dhaxeysa caloosha iyo mindhicirka, kuwaasoo awood u leh inay qamiiriyaan sonkorta iyo nafaqada jirka soo gasho.

colistin *n.* daawo jeermis dile ah oo loo adeegsado jeermiska ku dhaca tuubbo caloosha iyo mindhicirka u dhaxeysa, kaasoo ka yimaada jeermis si caadi ah ugu nool agagaarka iyo tuubbo u dhaxeysa caloosha iyo mindhicirka. daawadaan waxaa laga sameeyey jeermisyo nool oo il-ma'arag ah. *Waxaa kale oo loo yaqaanaa* **Colomycin.**

colitis *n.* mindhicir xanuun iyo barar, astaan u ah shuban, mararka qaarkeed dhiig iyo dheecaan la socdo. Xanuunka wuxuu u badan yahay qaarka danbe ee ubucda. Waxaa lagu ogaadaa in la adeegsado baarida raajada iyo in tuubbo kaamero afka ku wadato oo futada la mariyo, intaba waxay soo saaraan halka xanuunka ka jiro. Waxaa daawo u ah daawooyin kaalmeeya xanuunka, iyo daawo yareeya aasiidhka caloosha. Hadii ay xaalada ku xalismi waydo daawooyinkaas, waxaa qasab ah in qaliin la adeegsado.

collagen *n.* borootiin xiidmo cad ka kooban oo sal u ah xubnaha jirka. Badanaa waxaa laga helaa seedka, magaarka, lafaha iyo carjawda jirka. Aad ayuu adeeg iyo mid jiid-jiidma u yahay.

collagen disease cudur si fidsan u wada gaara dhamaan xuubabka isku xira unugyada jirka.

collar bone *fiiri (eeg)* clavicle.

coloboma *n.* cilad hab dhiska isha ku jirta oo qaabka isha u taalo badellan yahay. taasoo bikaaca (birta) isha noqon karo mid horay u soo baxsan ama gadaal isha ugu jiro, taasoo mar walba dhib ku haysa isha qaabkeeda iyo arageedaba.

colon *n.* mindhicirka weyn, qeybtiisa ugu weyn. kaasoo u kala baxa afar qeybood oo kala ah, qayb kor u kacda ah, qayb hoos u degta, qayb isku isku warwareegsan iyo qayb qaab qaanso oo kale u sameeysan. Mindhicirka weyn wax shaqo ah kuma laha dheefshiidka cuntada, laakin wuxuu keydiyaa biyaha jirka oo idil.

colonoscopy *n.* hab loo adeegsado in lagu baaro gudaha mindhicirka, ayadoo la isticmaalayo tuubbo aad u qafiifsan oo afka kaamera ku wadato, taasoo futada lageliyo, kadib shaashad laga fiirsadaa waxa ka dhex socda gudaha mindhicirka.

colostrum *n.* danbar. dheecaanka ugu horeeya ee ka yimaada naaska dumarka, markay dhalaan ama wax yar ka hor inta aysan dhalin.

colour blindness xaalad nooca midabka isha aragto uu u muuqdo midab ka duwan kan uu yahay. waa xaalad aad u yar oo si dhif ah u dhacdo, ama loo arko. Waxay ku badan tahay dadka madowga iyo cadaanka iska dhaleen, ama dadka hindiya ku nool. Midka ugu badan oo la arko waxay tahay, in qofka uusan awoodin in uu kala saaro midabka gaduudan (casaan) iyo cagaarka. Jirradaan badankeeda waa mid dhaxal ku timaada, inkastoo la arko dad ay si caadi ah ugu dhacday. Waxaa keena unugyda isha ka mas'uul ah inay gudbiyaan ifka ileyska iyo unugyada midabada kala garta oo aan shaqeeyn.

colp- (colpo-) *horgale;* tilmaama; siilka, farji.

colpoperineorrhaphy *n.* qaliin lagu saxo dillaac gala siilka iyo murqaha ku wareegsan daloolka siilka, gaar ahaan horaadaka siilka.

colporrhaphy *n.* qaliin loo adeegsado in lagu gooyo xuubab siilka ka hallaaba ama ka dabca, si ay hoos ugu dhigto dhexroorka uu siilka noqdo. taasoo sababi karta gidaarada gudaha siilka inay isku soo daataan.

colposcope (**vaginoscope**) *n.* qalab loo adeegsado in siilka la geliyo, si loo baaro dhibaatooyinka ka jiri kara qoorta ilma galeenka iyo gidaarada kore ee siilka. Waxaa badanaa lagu ogaadaa burooyinka halista ah ee ka dhasha ilma galeenka iyo agagaaradiisa.

coma *n.* miyir tag, miyir beel.

comminuted fracture jab ama dillaac laf meelo badan kaga dhaca. Laf laba meel ama ka badan ka jabta, xooga dhibka u gaaray daraadeed.

communicable disease (**contagious disease, infectious disease**) cudur kasta oo layska qaadi karo. waxaa laysaga qaadi karaa istaabasho toos oo u dhaxeysa qofka cudurka qaba iyo qofka aan cudurka qabin, ama jeermiska ku hara qofka cudurka qaba meel uu gaaray oo qofka aan qabin taabta. Waxaa kale oo cudurada lagu kala qaadaa in qofka qaba uu dad kale hortooda ku qufaco, asagoon afka daboolin.

community destistry caafimaadka qayb quseeysa daaweeynta ilkaha oo si bilaash loo fidiyo. Badanaa waxaa loo fidiyaa caruurta yar yar oo iskoolada ku jira, inkastoo dadka degdega ugu baahan loo fidin karo, hadane waxaay aad xooga u saaraan daaweeynta ilmaha.

community health hawl qabad cudur ka hortag ah, oo badanaa laga qabto meela aan isbataalada aheyn oo quseeya, dadka waayeelada, ilmaha ku jiro waqtiga iskoolka la tago, dumarka iyo dadka laga cabsi qabo inay qabi karaan cudurada lays qaadsiin karo. waxay kale oo quseeysaa, baarida jirrooyinka, ka hortaga uurka aan la rabin, doorashada cuntada nafaqada ku jirto iyo waano nooc walba ah. Waxaa meelahaan ka shaqeeya takhaatiir, kalkaaliyeyaal laga shaqaaleeyey waaxaha caafimaad ee caafadaha leeyihiin oo ku xiran wasaarada caafimaadka.

community hospital *fiiri (eeg)* hospital.

community midwife *fiiri (eeg)* domiciliary midwife.

compartment syndrome jirro cuuryaanimo ka dhigta adimaha jirka iyo dareenwadeyaalkooda. Waxaa sababi kara si xoogan in loo xero adimaha, gaar ahaan marka jab la kabaayo oo la adeegsado jeeso adag oo cadida xubnaha adimaha. Xaaladaan aad ayey halis u noqotaa hadii xubnaha qaarka danbe ee jirka dhiig soo gaari waayo, sidaa daraadeed aad ayey u haboon tahay in kabka adimaha aad looga warqabo qiyaas ahaan inta uu la eg yahay xoog iyo qafiifba.

compatibility *n.* heerka habdhiska jirka difaaca aay is-celin karaan markii unug kale oo aan jirka laheyn la geliyo. gaar ahaan markii jirka dhiig lagu shubo, ama kelli laga badello oo mid kale lagu tallaalo jirka. Habdhiska difaaca jirka aad ayuu u diidaa wixii uusan laheyn oo jirka soo gala, sidaa daraadeed waxaa la sameeyaa baarid ah inay is-leeyihiin wixii la rabo in jirka la geliyo iyo xubnaha jirka. hadii kale waxyaabaha jeermis la deriska ah ee jirka ku jira ayaa burburiya unuga kale ee la rabo in jirka la geliyo. marka keliya oo arintaan laga badbaadi karo in ay dhacdo, waa marka mataanaha la rabo in unug laysugu badello.

complementary medicine *fiiri (eeg)* alternative medicine.

complication *n.* xaalad ama cudur ka kor dhasha, xaalad kale ama cudur kale oo horay u socday. Taasoo arintaa sii adkeeya, ama sii qasa.

compulsion *n.* ficil aan la dayn karin oo qofka ku noq-noqoda u sameeyo asagoon ka war hayn. Tusaale: qofka in uu marwalba gacmaha iska dhaqo, asagoo ka cabsanayo inuu jeermis taabto.

compulsory admission (wadanka Uk) si xoog ah qof isbataal loo geeyo, gaar ahaan meelaha la geeyo dadk waalan, ayadoon wax la tashi ah lala sameeyn qofka jirran. Waxaa shaqo ku leh arintaan oo sameeyn kara dad u gaar ah hawlshaan, sida takhaatiirta, dadka caawiya xaafadaha waaxaha caafimaad iyo askarta wadanka oo amar ka haysta maxkamadaha sare ee awooda qof isbataal lagu geyn karo leh. dadka u maleeya in si khaldan loola dhaqmay ama xoog loo geyey meelahas dadka waalan lagu hayo, waxay ka qaadan karaan codsasho rafcaan ah.

computerized tomography (CT) hab baarid raajo ah oo lagu baaro xuubnaha dabacsan ee jirka, sida unugyada maskaxda. oo marka laga baaraayo cudurada ku dhaca ay haboon tahay in raajada noocaan ah la adeegsado, taasoo si ka waanaagsan raajada caadiga ah u soo saarto unugyda jirran ama kuwa burada ka soo kor baxda. Shaqadeeda waxay quseeysaa, markay unuuga masawir ka qaado waxay u soo gudbisaa kumbuyuutar ku xiran, kaasoo si fiican looga arko masawirada ay soo gudbiso. baaridaan waxay tahay mid aan dhib u keenin bukaanka.

conception n. 1. (la xiriira dumarka) uur qaadka. Xiliga shahwada raga iyo ugxaanta dumarka ay kulmaan oo is bacrimin kadib ilmo ka abuurmaan, taasoo ka dhex dhacdo tuubbada ugxaan marta. 2. (la xiriira cilmi nafsiga) fakar ama fahan u yaal, fikrada sida u muuqata.

concussion n. miyirka oo yara taga, taasoo ka dhalan karta jug madaxa ku dhacda. waxaa laga yaabaa inay daqiiqado socoto ama ay tahay mid saacado socon karta. Wax jug ah ama dhaawac ka muuqda madaxa kore ma jirto, laakin markii raajada kumbuyuutarka la socdo la adeegsado, waxaa soo baxda maskaxda inuu dhaawac gaaray.

condom n. bac laastiko oo kale jiid-jiidmata oo raga guska gashadaan marka ay galmoonayaan (wasmo ku jiraan). waxay bacdaan caawisaa ka hortaga cudurada galmada ku yimaada sida, jabtada iyo aaydhiska, waxa kale oo caawisaa ka hortaga uurka dumarka qaadaan, inkastoo la arkay dumar uur qaada ayadoo la isticmaalayo bacdaan. Maalmahaan danbe waxaa la sameeyey bac dumarka isticmaalaan oo sida raga oo kale siilka la gashado, ayadana caawisa ka hortaga cudurada iyo uurka la qaadi karo.

condyloma n. nabar u soo barara sida roqoor oo kale. badanaa waxaa lagu arkaa siilka afkiisa hore, gaar ahaan faruuryaha hoostooda ama magaaraha daloolka futada u dhaw. nabarkaan roqorta shabbaha, wuxuu ka dhashaa jeermis badanaa ku yimaado galmada (wasmada). waxaa kale oo jira mid ka harra cudurka waraabowga oo isla meeshaas ah agagaarka horaadka siilka ka soo baxa.

cone n. kooxo unugyo ah oo laba nooc ifka ileyska u qaabila isha. Kuwaasoo ku yaal xuubka bikaaca (birta) isha ka danbeeya. Waxay aad u shaqeeyaan marka isha if cawir qabto, aad ayeyna muhiim u yahiin inay qaabilaan marka wax biriq-biriq ah isha cawiraan. Unugyadaan waxaa loo maleeyaa in ay ka kooban yihiin ilaa 7 malyan oo unugyadaan ah.

cone biopsy qaliin yar oo loo adeegsado in gabal yar oo xuub ah laga soo gooyo qoorta ilma galeenka, ayadoo la isticmaalaya tuubbo aad u qafiifsan oo afka kaamera ku wadata oo la geliyo siilka, farjiga. Waxaa badanaa loo adeegsadaa baarida cudurada ku dhaca qoorta ilma galeenka.

congenital adj. xaalad, jirro, cudur la rumeysanyahay qofka inuu la dhashay. Waxaa jira ilmaha marka ay dhalanayaan cuduro halis ah oo ay la dhashaan oo dhaxal ah, ama marka ay hooyada ka soo baxaan ku dhaca. Intaba waxaa loo adeegsadaa cudur lagu dhashay.

congenital dislocation of the hip xaalad caadi loo arka oo ah mid lagu dhasho. taasoo quseeysa in lafaha isgalka sinta, misigta ilmaha dhasha dhamaan kala baxdo oo si cad u muuqata ilmaha marka laga soo saarayo hooyada hoosteeda.

coniine n. unugyada maskaxda oo isku dhex data, ama isku dhex duma. Taasoo laga arki karo daloolka maskaxda ee ka hooseeya wejiga. waa xaalad aad halis u ah, oo aan ka soo noqod laheyn.

conjoined twins fiiri (eeg) Siamese twins.

conjugate (true conjugate) qiyaasta cabbir ee u dhaxeysa moxoga, inta uu ku fadhiyo iyo inta uu dhexdiisa kala fog yahay. Inkastoo cabbir sax ah aan lagu sheegi karin moxoga iyo lafta sinta (misigta) inta ay yihiin, laakin waxaa laysku qeybiyaa dhu-dhunkooda iyo ballaarka ay yihiin, kadib cabbir sax ah la helaa. tani waxay wax tartaa, hadii moxoga yaryahay waxaa suurtagal ah in ilmaha dhalanaya ay ka soo bixi waayaan ilma galeenka. Sidaa daraadeed qofka moxogiisa yaryahay waxaa qasab ah in ay qaliin ku dhasho.

conjugation n. isku tag ay isku tagaan laba noole il-ma'arag ah oo is dhaafsada walax fir (hiddo wade) ka sameeysan. Waa habka ay jeermiska nool ku tarmaan, kaasoo kooda labka ah ugxaantiisa u gudbiyo kooda dhediga ah markay isku yimaadaan.

conjunctiva n. xuub aad u jilcan oo dabool u ah isha horteeda, wuxuu kale oo ku yaalaa baalasha isha hoostooda. Kan baalasha isha ka hooseeya wuxuu haystaa xidido dhiiga soo gudbiya oo aad u fara badan, inkastoo kan ka horeeya isha uu haysto xidido dhiiga qeybiya,

81

laakin ka yar kuwa baalasha hoosteeda ku jira hadane waa ay isla shaqeeyaan labadaba.

conjunctivitis *n.* jirro ku dhacda xuubka jilicsan ee isha daboola iyo kan balaasha isha ka hooseeya. Taasoo isha ka dhigta mid aad u gaduudan (casaan), barar uu ku jiro, biyona ka daataan. xanuun malahan, laakin dadka waa ay dhibsadaan wax yar cuncun ahna laysku arkaa. Badanaa waxaa dhaliya jeermis ama fayrus, sidaa daraadeed dhaqsiba waxay ku faaftaa isha kale. waxaa laga yaabaa inay maalmo kadib ah reysato, hadii kale jeermis dile indho dhibcis ah ayaa loo adeegsadaa.

connective tissue xuub sal u ah dhamaan xubnaha iyo unugyada waaweyn ee jirka. Waxay shaqadoodu quseeysaa inay caawiyaan, isku xiraan, laab-laabaan xuubabka iyo unugyada kale ee jirka.

connective tissue disease cudur kasta oo ku dhaca xuubabka salka u ah unugyada jirka. Waxaa badanaa lagu qeexaa dhaawac iyo barar xuubka taabta, taasoo noqon karta meel walba oo jirka kamid ah. jirrooyin halis ayaa kamid ah cudurada, sida xanuunka isgalka lafa iyo xididada wadnaha dhiiga u qaada oo aad u bar-barara.

Conn's syndrome jirro isku dar ah oo halmar isla timaada, sida murqo daciifnimo, kaadi aad u badan, harraad (oon) xad dhaaf iyo dhiig kar. Waa astaanta lagu garto cudurada dhiig karka.

constipation *n.* calool adeeg, calool aan socon oo waxba ka bixin, hadii ay wax soo baxaana ay tahay saxaro (xaar) yar oo adag, taasoo marka ay soo baxayaan ah mid aad u xanuun badan. Xaaladaha calool adeega sababa waa loo kala duwan yahay oo qofka qofka kale waa ka duwan yahay, laakin waxaa badanaa ugu wacan cudurada mindhicirka ku dhici kara. Hadii aan la daaweyn karin, waxaa suurta gal ah in si gacan ah qofka saxarada (xaar) looga soo saaro, ayadoo la adeegsanaya kabaabyo yar oo qofka qaarkiisa danbe lagu sameeyo.

consultant *n.* takhtar tababar dhan walba ah qaba, oo caafimaadka qayb gooni ah ku takhasusay. Kaasoo mas'uul buuxa ka ah bukaanka iyo sida loo daryeelo. Takhaatiirta noocaan ah, waxay qabaan qibrad dheer iyo tababar si gooni ah ugu toosan qayb kamid ah caafmaadka. wadankaan Uk, waxay joogaan oo ay ka shaqeeyaan isbataalada, laakin waxaa loo ogolyahay inay meelo gaar ah ka shaqeeysta-

an oo ayaga gooni u leeyihiin si takhasuska ay barteen ugu shaqeeystaan, taasoo ka baxsan isbataalada dowlada. Thakhtarka markuu ka khalin jebiyo jaamacadaha caafimaadka, waxa uu maraa dabaqado tababareed kala duwan si uu u soo gaaro, takhaatiirta noocaan ah.

contact lenses muraayad si toos ah bikaaca (birta) isha loogu xirto, si ay u caawiso wax araga. Badanaa waxay badel u tahay ookiyaleha indha la gashado, laakin wax walb waa isaga mid.

contagious disease cuduro taabasho iyo is ag mar lagu kala qaado.

contraception *n.* ka hor taga uur qaadka. Kaasoo lagu gaari karo dariiqyo badan oo kala duwan. waxaa la adeegsadaa hoormoono kala fur-fura ugxaanta dumarka, kuwaasoo loo qaato si joogta ah, waxaa loo yaqaanaa *Pill*. afka ayaa laga qaataa, inkastoo jirka lagu dhejin karo, sida sharootada caadiga loogu dhejiyo maqaarka jirka, ama irban laysku duro labadii biloodba mar, kuwaasoo waxtarkooda yahay mid gaaban. Waxaa maalmahaan danbe la isticmaalaa, caag wareegsan oo shabbaha faraantiga gacanta la gashado, oo lagu xiro siilka, kaasoo ah mid sita hoormoono sedexdii bilood mar la sii daaya. Waxaa kale oo la adeegsan karaa in qaliin ilmaha looga hor tago. waxaa jira dad diintooda aan ogoleyn in uur ka hor taga aan loo adeegsan hoormoon, qaliin, ama qalabka siilka lageliyo. Dadkaas waxay isticmaali karaan xirfada ah in galmada (wasmo) la sameeyo waqtiga wareega dhiiga caadada uu maraayo waqtiga dumarka aysan uur qaadi karin.

contraction *n.* muruq soo gaabanaya, taasoo ah ka jawaab celin fariin ka timaada mowjadaha dareen wadka dhaqdhaqaaqa dhaliya.

convultion *n.* murqaha oo aan la ogeyn iskood u soo gaabta, taasoo keenta adimo jareyn iyo gariir. Waa astaanta jirrada qallalka. waxay kale oo ku timaadaa qofka markay qandhada six ad dhaaf ah ugu badato.

coombs' test hab loo adeegsado in lagu baaro, jeermis la deriska ku jira saqafka unugyada dhiiga gaduudan (cas). waxaa xirfadaan lagu ogaadaa hadii ilmaha dhasha ay qabaan cudurka dhiig burburka, gaar ahaan dhiiga gaduudan (cas).

copr- (copro-) *horgale;* tilmaama; saxaro, xaar.

coprolith *n.* saxaro (xaar) badan oo aad u adag oo fariista, aan ka soo bixin mindhicirka ama malawadka. taasoo sabab u ah calool adeega joogtada ah. Dabaqo ayaa loo kala saari karaa.

co-proxamol *n.* daawo xanuun qaade ah oo ka kooban maandooriye dabacsan. Afka ayaa laga qaataa, waxaa laga yaabaa inay keento warwareer, lalabo, matag iyo lulmo.

copulation *n.* fiiri *(eeg)* coitus.

cor *n.* wadnaha.

cord *n.* habdhis sida xariga oo kale u dheer. Sida, xariga laf dhabarka, xudunta. iwm.

cordectomy *n.* qaliin loo adeegsado in lagu gooyo xariga dheer ee codka dhaliya.

cordocentesis *n.* tijaabo dhiig ah oo laga soo qaado uur jiifka, ayadoo la adeegsanayo tuubbo dheer oo aafka kaamera ku wadata oo lagu dalooliyo ubucda hooyada. Dhiiga aad ayaa loo baaro, si loo ogaado cilada uur jiifka qabi karaan, gaar ahaan cudurada hiddaha iyo dhaxalka ka dhasha.

cordotomy *n.* hab qaliin ah oo loo adeegsado in lagu yareeyo xanuunka xad dhaafka ah ee ka yimaada sinta (misigta) iyo adinka hoose ee jirka. Xanuunka waxaa dhaliya xiidmo dareen wade oo soo dhaafa xariga laf dhabarka. Sidaa daraadeed waxaa la gooyaa xiidmadaas dareen wadaha ah, oo qoorta ayaa lagu xiraa. qayb gaareysa ilaa qoorta ayaa loo dhaafaa, kadib xanuunka waa yaranayaa.

corectopia *n.* bikaaca (birta) isha oo booskeeda ka duruqda, gaar ahaan u duruqda dhanka sanka jiro. Waa xaalad lagu dhasho ama ay jug ku timaada.

corn meel yar oo aad u adag oo maqaarka jirka ka soo baxda, gaar ahaan meelaha kabaha cirririga ah qabtaan. Roqor.

cornea *n.* xuubka wareegsan ee horaadka barta madow ee isha. wax xidid dhiigeed ah uu leeyahay xuubkaan ma jirto, waana mid aan xanuunka u adkeysan karin.

coronary angioplasty qaliin gabal kamid ah xididada wadnaha ee subaga isku dhejiyey lagu furo, ama ballaariyo. Fiilo aad u qafiifsan oo gadaal iska buufisa, ayaa xabbadka lagu dalooliyaa, ayadoo la adeegsanaayo raajo wax laga arko. meesha dhibka ka jiro horay ayaa loo callaamadeystay, kadib fiiladii ayaa lagu toosiyaa si ay xididad u ballaariso. Inkastoo xirfadaan dhamaan xididada is xera aan wax ka qaban karin.

coronary arteries xididada dhiiga gaarsiiya wadnaha. Waa labada xidid oo midig iyo bidix ka jira wadnaha, kuwaasoo ka soo baxa halbowlaha weyn ee bartama jirka.

coronary bypass graft hab xirfad qaliin ah oo loo adeegsado in xididada dhiiga wadnaha geeya laga talaabsada oo si toos ah wadnaha dhiiga loo gaarsiiyo, ayadoo la adeegsanaayo xidid kale oo meel kale laga soo gooyay, taasoo lagu tallaalo wadnaha si uu u helo dhiig. waxaa kale oo xirfadaan loo adeegsadaa daaweynta ciladaha kale ee wadnaha ku dhici kara.

coronary thrombosis xinjiro xididada wadnaha dhiiga u geeyo isku xerma. taasoo sababta in dhiiga uusan gaarin wadnaha, waxay dhalisaa in qaar kamid ah murqaha wadnaha ay dhintaan.

coroner *n.* masuul, xafiis fadhiya oo ka mas'uul ah, dhageesiga dacwo baarid. sida qof dhintay sababta uu u dhintay. Masuulkaan waxaa qasab ah inuu yahay qof takhtar ah ama qof sharci yaqaan ah, oo ugu yaraan muddo shan sano ah labada meel mid ka shaqeeynayey.

cor pulmonale xididka weyn ee midigta wadnaha oo ballaarta. kaasoo cuduro ku dhaliya sanbabada iyo habdhiska neefta u marta.

corpus *n.* mug xubno badan ah oo laga garan karo xubnaha kale oo agagaarkooda ah.

corpus luteum unug qanjir oo kale u sameeysan oo ku dhex yaal xuubnaha abuura ugxaanta dumarka ilmaha ka abuurma. Kaasoo kala dillaaca marka ugux la soo daayo, si loo bacrimiyo, hadii uguxdaas la soo daayey ay noqoto mid aan la bacriminin, unuga qanjirka waa uu baaba'aa, hadii uguxdii la bacrimiyana wuxuu unuga noqdaa mid hoormoon siiya uur jiifka galay ilma galeenka ilaa uu ka gaaro afar bilood, markaas oo mandheerta la wareegto wixii shaqo ah oo uu unugaa qaban lahaa.

cortex *n.* banaanka unugkasta, horaadka ungyada waaweyn.

corticosteroid (corticoid) *n.* daawo laga soo dhiraandhariyey hoormoonada jirka caadi uga dhasho. Aad ayuu jirka wax ugu taraa, kan daawada laga sameeyey iyo kan jirkaba caadi u sameeysto. Waxay qabtaan inay isku dheelitiraan nafaqada jirka, baruurta, cadiinta, biyaha iyo borootiinada jirka soo gala. Hormoonadaan waxay ka yimaadaan qanjiro ku yaal kellida korkeeda.

corticosterone *n.* hormoon laga sameeyo lagana soo daayo qanjiro ku yaal kelliyaha korkooda.

corticotrophin *n.* fiiri *(eeg)* ACTH.

cortisol *n.* fiiri *(eeg)* hydrocortisone.

cortisone *n.* hormoon si caadi ah jirka uga dhasho. Kaasoo marka uu jirka ku yaraado, dadka afka laga siiyo asagoo daawo ah, laakin waa mid dhibaatooyin badan jirka u keena sida in la arko, boogta caloosha, dhiig bax, xanaag badan, hoormoonada kale ee jirka oo carqaladeyn ku dhaxda, lafo xanuun iyo indhaha oo isbadela. Marka in laga taxadiro daawadiisa ayaa haboon.

COSHH magac u yaal la soo gaabiyey oo loo qoro *(control of substance hazardous to health)* Sharci meelaha laga shaqeeyo lagu soo roga oo ah, mid qasab ku ah dadka loo shaqeeyo in ay masuul ka noqdaan, waxyaabaha shaaqalaha u shaqeeya dhib u keeni kara, sida kiimiko iyo boorka qalabka lagu shaqeeyo ka dhalan kara, shaqaalahana digniin ka siiyaan wixii laga yaabo inay dadka wax gaarsiin karaan.

cost- (**costro-**) *horgale;* tilmaama; lafaha feeraha.

costal *adj.* lafta feerha, ama lafaha feeraha.

costal cartilage carjaw isku haysa lafaha feeraha, taasoo marka hore ku dhegan lafta ugu koreysa xabbadka, taasoo loo yaqaan lafta naaska, kadibna isku haysa todobada laf ee faraha ugu koreeya, isla markaana ah kuwo ku dhega sedexda danbe ee lafaha feeraha ka sameeysma.

costalgia *n.* feera xanuun. (inkastoo isticmaalka erayggan uu aad u yar yahay) oo aan marna la isticmaalin feera xanuun.

costive *adj.* calool adeeg. calool aan bixin.

cot death (**sudden infant death syndrome.** SIDS) geeri, dhimasho aan la fileyn oo si kedis ah ilmaha da'dooda ka yartahay laba sano ku timaada. *(waxaa badanaa lagu arkaa ilmaha laba bilood ilaa lix bilood u dhaxeeya)* waxyaabaha sababa lama oga, siyaabo badan ayaa lagu saleeyaa oo kamid ah, ilmaha habka loo jiifiyo. Ilmaha xabbadka loo jiifiyo halis ayey u yihiin inay si lama filaan ah geeri ugu timaado. waxaa kale lagu saleeyaa waalidka sigaarka caba, gogasha ilmaha lagu jiifiyo oo kuleel ah, dhicis ilmaha ku dhasha iyo hadii dhaxal familka ah oo ciladaan dhaxal u leh oo hada ka hor lagu arkay familka dhexdiisa. Dhamaan ilmaha sidaan ku dhinta, markii la baaro, waxaa lagu arkaa jeermis kaga jiro hab dhiska neefta marto.

co-trimoxazole *n.* daawo jeermis ka hortagta oo laba daawo oo laysku daray ka kooban. Kuwaasoo midba madka kale quwad siiya, waxaa loo adeegsadaa daaweeynta jeermiska ku dhaca kaadi mareenka. Afka ayaa laga qaataa *waxaa kale oo loo yaqaanaa* **Bactrim, Septrin**.

cotton-woll spots nabro soo kuusan oo dhexda dheecaano adag ku jira, kuwaasoo lagu arko xuubka salka u ah bikaaca (birta) isha. Wuxuu astaan yahay cudurada halista ah, sida dhiig karka iyo aaydhiska.

coughing *n.* quficid, qufac.

coumarin *n.* daawo loo isticmaalo inay ka hortagto dhiiga xinjiro yeesha, gaar ahaan kan xididada dhex mara iyo kan sanbabada gaara. Dhibaatada ugu weyn ay keenta waxay tahay dhiig bax joogta ah.

counselling *n.* hab daaweeyn cilmi nafsi ah oo quseeysa, in bukaanka dhibaatooyinka uu qabo, si hadal iyo waano la talin ah loo tusiyo inuu asaga xalisan karo. Takhtarka cilmi nafsiga wuxuu si tartiib ah oo naxariis ku jirto u dhageystaa bukaanka, isku dayaaya inuu qeexo dhibaatada haysata, kadib takhtarka wuxuu la baaraan degaa sida dhibka looga hortago isla markaana waano u fidiya bukaanka.

Cowper's glands laba qanjir oo aad u yar yar, kuwaas oo ku yaala daloolka kaadi marka guska. Waxay shaqadoodu tahay inay caawiyaan shahwada ka soo baxda guska.

cowpox *n.* fayrus lo'da ku dhaca oo dadka si toos ah uga qaado marka ay lo'da qabta taabtaan. Taasoo ku noqota jirro busbuska shabbahad. Qofkii jirradaan ay ku dhacdo waxay u noqotaa mid ka difaacda busbuska saxda ah markuu soo weeraro jirkiisa.

cox- (**coxo-**) *horgale;* tilmaama; sin, misig.

coxa *n.* lafta sinta, misigta. Isgalka lafta sinta, misigta.

coxalgia *n.* sin, misig xanuun. xanuun xad dhaaf ah oo ka yimaada isgalka sinta misigta.

cradle cap xaalad caadi ah oo lagu arko ilmaha aad u yaryar. taasoo ah in xuubab cadcad, si koofi oo kale ugu sameeysma basada ilmaha. Waxaa lagu daaweeyaa in saliid laga mariyo ama shaambo looga dhaqo. Wax dhib ah malahan, inkastoo ay isku badelli karto cambaar.

cramp *n.* muruq go'. muruq kala bax, muruq qabsin ama jiirag go' aad u xanuun badan oo qoto dheer socda. Waxaa keeni kara cusbada jirka oo aan isku dheelitirneyn, laakin waxaa si caadi ah uga danbeeya daalka badan, qaabka jirka oo aan si wanaagsan u toosin marka dhaqaaq jirka sameeynayo, ama cadaadis muruqa kora mar aan la fileyn.

crani- (cranio-) *horgale;* tilmaama; baso, basada madaxa.

cranial nerve 12 dareen wade oo si toos ah uga soo baxa maskaxda, kuwaasoo soo mara basada madaxa, ayagoo kala qaada daloolo kala gaar ah lambaro gooni ah loo yeelay. sida kow ilaa laba iyo toban.

craniopharyngioma buro maskaxda si toos ah ugu dhacda. waxay aad u cadaadisaa qanjirada maskaxda iyo lafta basada madaxa. Taasoo sababta kaadi sonkorow ka dhasha qanjirada maskaxda cadaadiska galay oo yareeya hoormoonkii burburin lahaa sonkorta jirka. Markii raajo maskaxda la saaro, waxaa soo baxa burada sida ay basada qaabkeeda u badeshay iyo burburka ay u geesato qanjirada maskaxda.

craniotomy *n.* qaliin lagu gooyo lafta basada qayb kamid ah, si maskaxda iyo xuubka ku daboolan loo gaaro, oo dheecaan looga soo qaado ama looga cadaadis yareeyo maskaxda gaar ahaan marka ay jiraan cudurada ciriiriga maskaxda ku dhaliyo, sida dhiiga xinjirada gaara maskaxda.

cranium *n.* qaybta laf qalfoofka maskaxda daboosha. Waxay ka koobantahay seedad lafood isku dhegan oo leh isgal cadidan oo aan w dhaqdhaqaaqi karin.

creatinase (creatine kinase) falgal de-dejiye quseeya burburinta tamarta iyo borootiinka murqaha jirka.

creatine *n.* nafaqo iyo borootiin isku jir ah oo laga helo dhamaan murqaha jirka.

creatinine *n.* walax ka timaada borootiinka iyo nafaqada murqaha, kaasoo kellida ay ku soo darto kaadida ay soo saarto.

Crede's method xirfad loo adeegsado in mandheerta laga gooyo ilma galeenka. Marka ilma galeenka uu isku soo dhawaada oo diyaar u yahay inay ilmaha ka soo baxaan ayaa xoog loo cadaadiyaa ubucda korkeeda meel u dhaw kanaalka ilmaha ka soo baxaan, sidaa daraadeed mandheerta cadaadiskaas ayey ku hartaa. Inkastoo xirfadaan la joojiyey adeegsigeeda.

crenation *n.* unugyda dhiiga gaduudan(cas) oo si aan caadi aheyn u muuqda, marka loo adeegsado qalabka lagu fiiriye il-ma'ragtada. Waxaa ka danbeeya jirrooyin ku dhaca unugyada dhiiga, laakin waxaa suurtagal oo dhiiga muuqaalkiisa badelli kara, marka dhiiga qof laga qaado oo aan si dhaqsi ah shaybaaraha uusan u baarin oo muddo meel iska yaalo.

crepitation *n.* dhawaaq aad u dabacso oo khararaf iyo qururuc leh, kaasoo laga maqlo sanbabada marka la isticmaalo qalabka takhtarka dhega gashado marka uu bukaanka baarayo. Waxaa dhaliya hawada sanbabada dhex marta oo kiishashka hawada u gasho oo hawa ka soo qulqulsha, ayadoo biyo ay la socdaan. Ma'ahan arin caadi ah, waxay u baahan tahay wax ka qabad.

crepitus *n.* khajac iyo khujucda laga maqlo lafaha jirka marka ay jucanayaan. Badanaa waxaa lagu arkaa ilmaha koraaya iyo dadka waayeelada jilbahooda.

cretinism *n.* jirro cilannimo iyo caqli yari ah. taasoo badesha qaabka wejiga iyo maqaarka jirka u muuqdo. Waxaa keena hoormoon ka yimaada qanjirada qoorta oo jirka aad ugu yar, gaar ahaan qofka markuu dhasho.

Creutzfeldt-Jakob disease *fiiri (eeg)* spongiform encephalopathy.

cri-du-chat syndrome jirro lagu dhasho oo ah caqli yari, iyo muuqaalka habdhiska jirka oo cilado badan ku jirta, ooyida, oohinta ilmahana u dhawaaqda sida mukulaal, yaanyuur qa-

85

ylineyso. Waxaa keena hiddo wade cilad ku jirta, gaar ahaan firka gacanka 5aad oo maqan.

crista *n. (cristae)* hab dhis dareeme ah oo ku yaala dhegta dhexdeeda. Wuxuu shaqadiisa quseeya in uu ka jawaab celiya hadba madaxa halka uu u dhaqaaqo, asagoo ka fariin qaata dheecaan kanaalada dhegta ku jira.

Crohn's disease xaalad gabal kamid ah tuubbada cuntada marto ay bararto, adkaato islamarkaana dil-dillaacda. Badanaa waxay ku dhacdaa qaarka danbe ee mindhicir yareha. Jirradaan laba nooc ayey leedahay, mid wax yar jir ah oo mindijiido iyo qabsin shabbabhda. iyo mid muddo socota tuubbada mindhicirka carqaladeyn ku dhacda oo xanuun leh, shuban iyo nafaqo daro wehliya oo ugu danbeyn futo dil-dillaac sababta. Badanaa waxa sababa qiil looma hayo. Nasashada badan iyo jeermis dile ayaa daawo u ah, hadii aysan xalismin waxaa haboon in qaliin la adeegsado.

cromolyn sodium daawo loo adeegsado ka hortaga cudurka neefta, xiiqda iyo xasaasiyada sanbabada ku dhacda. Sida af buufiska ayaa loo qaataa, waxay leedahay dhuun cuncun. *Waxaa kale oo loo yaqaanaa* **Intal**.

crotamiton *n.* daawo aad u baabi'sa cayayaanada iyo doolliga, jiirka jeermiska maqaarka jirka ku dhaliya. waxaa kale oo loo adeegsankaraa in ay dabciso kor cuncunka badan. Sida kareemada la marsado oo kale ayaa korka loo mariyaa, waxaana laga yabaa inay keento maqaarka oo gad-gaduuta (casaan noqda) iyo xasaasiyad laga qaado. *Waxaa kale oo loo yaqaanaa* **Eurax**.

croup *n.* xanuun iyo barar ku dhaca habdhiska neefmarka jirka, gaar ahaan ilmaha da'da yar (lix bilood ilaa sedex sano). Badanaa waxa sababa fayrus, laakin jeermis ayaa laga baqaa inuu ku soo ganbado. astaantiisa waxaa kamid ah neef ku dheg, qandho iyo nasasho la'aan. Waxaa badanaa daawo u ah daryeel iyo in meelo kulul lagu haayo ilmaha.

crowning *n.* marxalada foosha ugu danbeeyso marka uur jiifka qaarkeeda hore ay soo dhaafaann (daloolka) afka siilka.

cruciate ligaments laba seed oo aad u xoog badan oo ku yaal horay iyo gadaasha jilibka. Waxay aad u caawiyaan jilibka kana ilaaliyaan sinbiriqada iyo kala wareega. Seedkaan dhib ku dhaciisa, si caadi ayaa loogu arkaa dadka cayaaraha cayaara, gaar ahaan dadka cayaara kubada cagta.

crush syndrome kelliyaha oo hawl gaba' shaqo joojiya, jug murqaha jirka ku dhacda daraadeed, taasoo sababta in tuubbooyinka kelliyaha ay dhintaan, sunta dhiig baxa ka dhasha dhaawaca murqaha daraadeed.

cry- (cryo-) *horgale;* talmaama; qabow.

cryaesthesia *n.* aan u adkeysan karin qabowga. Dadka qabowga dhibo.

cryoglobulin *n.* borootiin aan caadi aheyn oo laga heli karo dhiiga gudahiisa, marka ay jiraan cuduro gooni ah oo dhiiga ku dhaca. Borootiinkaan ma'ahan mid milma hadii jirka yara qabow noqdo, sidaa daraadeed wuxuu xer-xeraa xididada yaryar ee dhiiga mara, gaar ahaan kuwa faraha gacanta iyo lugta, wuxuuna ugu daran yahay waqtiyada qabowga jiro. taasoo la arko in nabro yaryar jirka ka soo baxaan. Jirrooyin badan oo jirka ku dhaca ayaa borootiinkaan lugu arkaa, sida jeermiska, iwm.

cryoprecipitate *n.* dhiiga aan midabka laheyn oo aad loo qaboojiyo oo baraf laga dhigo, hadane la dhalaaliyo oo qeyb-qeyb loo dhigo. Dhiiga aan midabka laheyn oo sidaan loo diyaariyo, waxaa ka buuxa walax xinjiro u yeela dhamaan dhiiga oo idil, sidaa daraadeed wuxuu daawo u yahay dhiig baxa badan iyo jirrada sababta dhiig baxa jirka.

cryopreservation *n.* unug keydin, xubno keydin. Arinkaan waxaa loo adeegsan karaa shahwada raga ama ugxaanta dumarka in la keydsado jirro burburin karta daraadeed, oo marka loo bahdo bacrimin lagu sameeyo, si ilma loo dhalo, markii jirrada la kaco.

cryoprobe *n. fiiri (eeg)* cryosurgery.

cryosurgery *n.* hab qaliin ah oo la adeegsado si qaboojin ah oo la barafeeyo xubnaha si ay u burburaan. ayadoo la isticmaalaya qalab af dhuuban oo aad u qabow. waxaa badanaa loo adeegsadaa qaliinka xuubka bikaaca isha ku dabcolan oo soo fuqa, ama buro noocyo badan leh oo ku dhacda lafaha jirka.

cryptomenorrhoea *n.* qulqulka dhiiga caadada oo aan la'arag ama maqnaada, marka astaanta guud ahaan ee lagu garto imaatanka caadada ay joogto. Xaaladaan waxay ku dhalankartaa marka xuubka gabar nimada aysan laheyn dalool ama aysan weli dillaacin, ama ay jirto cilad kale oo xerta dhiiga soo baxa.

CSF *fiiri (eeg)* cerebrospinal fluid.

CT *fiiri (eeg)* computerized tomography.

cuboid bone lafta lugta godan ee ka koreysa cagta, taasoo isku haysa lafaha faraha cagta iyo ciribta lugta.

culture *n.* *1.* kooxo jeermis noole il-ma'arag ah oo meel lagu kobciyo laysugu geeyey. Badanaa lagu keydiyo dhalo, tuubbo ama saxan, si koriya oo lagu ogaado sida looga hortagi karo. Waxaa xirfadaan aad u isticmaala dadka shaybaarka ku shaqo leh. *2.* jeermis korin. Noole il-ma'arag ah oo si gaar ah lagu koriyo.

cuneiform bones sedex lafood oo ku yaal cagta korkeeda. Kuwaasoo lafaha ku yaala faraha lugta korkeeda ka farcamaan, gaar ahaan tan kowaad, labaad iyo sedexaad.

cupping *n.* toobbid, toob. Xirfad dadka loo adeegsada oo ah hab daaweeyn xanuunka lagu yareeyo, ama lagu daaweeyo.

curettage *n.* maqaar hoolid, xoqid. Hab loo adeegsado in xuubabka cudurada qaba la soo hoolo, si banaanka loo soo saara oo la baaro cuduradooda. Badanaa waxaa la isticmaalaa qalab dhuuban oo qaaddo shabbaha. meesha la soo xoqay waxay yeelatan kartaa calaamad.

curette *n.* qalab dhuuban oo qaaddo, malgacad shabbaha oo loo adeegsado in lagu hoolo unugyada jirka, gaar ahaan xubnaha la rabo in baarid lagu sameeyo.

curling's ulcers boog caloosha ama mindhicirka ku dhacda oo ka dhalata cadaadiska nolosha, ama jug jirka ku dhacday.

cushing's syndrome xaalad ka dhalata hoormoon jirka caadi u sameeysto oo si saa'id ah jirka ugu bata. waa jirro aan wanaagsaneyn oo astaanteeda kamid ah culeyska miisaanka jirka oo kor u kaca, timaha wejiga oo aad ugu bata (wiil iyo gabar), lafo xanuun ka yimaada macdanta lafaha oo hoos u dhacda, qoorta iyo wejiga oo gaduud (casaan) noqda, sonkorta dhiiga oo kor u kacda iyo caqliga oo hoos u dhaca. Badanaa waxaa lagu tuhmaa inay buro ku dhacda qanjirada hoormoonada isku dheelitara iyo kuwa soo saara, oo ku kala yaal kelliyaha korkeeda iyo bartamaha maskaxda ay ka danbeeyan. Waxaa daawo u ah in la adeegsado daawooyinka hoormoonka jirka yareeya, sida *Prednisone*.

cutaneous *adj.* la xiriira maqaarka jirka.

cyanide *n.* sun aad qatar u ah oo laga soo dhiraandhariyo aasiidh cusbeysan, taasoo hadii jirka ay gaarto si toos ah u aada falgal de-dejiye caawiya neefmarka jirka, sidaa daraadeed si dheqsi ah dadka u dila. In ka yar hal daqiiqo ayey dadka ku dishaa, hadii la neefsado. urkeeda aad ayuu qurun u yahay.

cyanopsia *n.* xaalad wax walba oo la arko ama isha qabato ay u muuqato wax buluug ah.

cyanosis *n.* midabka maqaarka jirka oo isu badella buluug. Taasoo ka timaada marka jirka uusan haysanin hawo ama neef ku filan. Badanaa arintaan waxaa lagu lifaaqaa wadnaha oo shaqadiisa yareeya ama istaaga, cudurada ku dhaca sanbabada, hawada la neefsado oo si aan caadi ahayn cimilada ugu yar iyo hawo yari guud ahaan ah. waxaa kale oo lagu arkaa ilmaha dhasha ayagoo wadnaha ka jirran. Kuwaasoo jirkooda noqda midab buluug u ah.

cyclitis *n.* xanuun iyo barar ku dhaca xuub wareegsan oo ku yaal bartamaha isha.

cyclizine *n.* daawo aad u quwad badan oo loo adeegsado ka hortaga iyo joojinta lalabada mataga ka dhasha waqtiyada safarka la aado, dhaqdhaqaaqa jirka oo aan isku dheelitirneyn iyo cudurda dhegta ku dhaca. Afka ayaa laga qaataa, waxay keentaa lulmo iyo warwareer. *Waxaa kale oo loo yaqaanaa* **Valoid**.

cyclodialysis *n.* qaliin lagu yareeyo caadis isha saaran. kaasoo xuub bartamaha isha ku yaal la soo fiiqa oo banaanka la keeno, si biyaha isha ku batay oo cadaadiska dhaliyay ay u soo baxaan. Habkaan qaliin waxay aad u yareysaa cudurada cadaadiska isha.

cyclopenthiazide *n* daawo lagu daaweeyo biyaha jirka gala. taasoo ay aad u anfacdo ka soo saarka biyaha jirka ka dhasha cudurada dhiig karka iyo wadne istaaga. Afka ayaa laga qaataa, waxay keentaa xasaasiyad maqaarka cuncun ku dhalisa, lalabo, caloosha oo fadida, iyo shuban. *Waxaa kale oo loo yaqaanaa* **Navidrex**.

cyclopentolate *n.* daawo loo isticmaalo il dhibcis, taasoo loo adeegsado inay cuuryaamiso xuub bartamaha isha ku yaal, barta ishana ballaariso marka indhaha la baarayo. Waxaa kale oo loo adeegsan karaa cudurada isha ku dhaca. *Waxaa kale oo loo yaqaanaa* **Mydrilate, Minims cydlopenolate**.

cyclophosphamide *n.* daawo lagu daaweeyo noocyo badan oo cudurka kansarka ah.

ayadoo lala adeegsanaayo daawo kale oo la mid ah awoodne u leh burburinta kansarka. Waxay kale oo daawadaan awood u leedahay inay jirka xubnaha difaaca u diyaariso, marka la rabo in unug ama xuubno kale lagu tallaalo. Afka ayaa laga qaataa ama sida irbada (duro, mudo) oo kale, waxaa caado u ah inay keento lalabo, matag iyo timaha oo gurma. *Waxaa kale oo loo yaqaanaa* **Endoxana.**

cycloplegia *n.* cuuryaanimo, wax tar la'aan ku dhacda xuub ku yaal bartamaha isha. taas oo keenta in barta isha ay noqoto mid aan dhaqaaq laheyn oo hal meel ku taagan. waxaa keena daawooyin isha lagu shubo marka la baarayo, ama shil, jug si toos ah isha ugu dhacda. Waxaa kale oo keena cuduro isha ku dhaca sida xuub bararka iyo cadaadiska isha joogtada ah.

cyclopropane *n.* daawo guud ahaan kabaabyada iyo suuxdinta qaliinka loo adeegsado.

cycloserine *n.* daawo jeermis dile ah oo si caawinaad ah loogu adeegsado daaweeynta cudurka qaaxada. Afka ayaa laga qaataa, dhibaatooyinkeeda oo aad halis u noqon kara waxa kamid ah warwareer, lulmo, qallal iyo isku dhexyaac madaxa ka yimaada.

cyclosporin A daawo cadaadisa habdhis jir difaaca jirka, waxaa loo isticmaalaa inay jirka u diyaariso unug ama xubno la rabo in lagu tallaalo. *Waxaa kale oo loo yaqaanaa* **Sandimmun.**

cyesis *fiiri (eeg)* pregnancy.

cyproheptadine *n.* daawo aad u quwad badan oo loo adeegsado daaweeynta xasaasiyada maqaar cuncunka leh iyo in cunto cunida dadka ku dhaliso. lulmood ayaa caado u ah in ay keento. *Waxaa kale oo loo yaqaanaa* **Periactin.**

cyproterone (**cyproteron acetate, CPA**) daawo ka hortagta, celisa, hoormoonka raga ku dhaliya dareenka kacsiga. Waxaa lagu daaweeyaa kasarka ku dhaca xubnaha dareenka iyo taranka raga, waxaa kale oo loo isticmaali karaa daaweeynta raga kacsiga ku yaryahay. Afka ayaa laga qaataa, dhibaatooyinkeeda waxaa kamid ah daal, tabar dari, kacsi la'aan iyo naasaha raga oo waaweynaada sida dumarka oo kale. *waxaa kale oo loo yaqaanaa* **Androcur, Cyprostat.**

cyrtometer *n.* qalab lagu cabbiro qaabka xabbadka yahay marka neefsashada ay ku dhaliso dhaqdhaqaaq, ama marka la neefsanayo.

cyst *n. 1.* habdhis sida kiish oo kale u sameeysan ama god soo xeran ah oo dheecaano ku jiraan oo si aan caadi aheyn uga soo baxda jirka gudahiisa. Meelo badan oo jirka kamid ah ayey ka soo baxdaa, gaar ahaan marka tuubbooyinka qanjirada xermaan. *2.* habdhis qaabila ugxaanta gooryaanada marka ay tarmayaan.

cystadenoma *n.* buro halis ah oo qaab boog dheecaano ka buuxa oo kale u soo korta.

cystalgia *n.* xanuun ka yimaada kaadi hayeyaha. Waa xaalad caadi ah marka uu dhagax ku jiro kaadi hayeyahay ama dhif-dhif cudurka kansarka uu u gaaro. Daaweeynteeda waxay ku xiran tahay in la ogaado waxa marka hore dhaliyey xanuunka.

cystectomy *n.* qaliin lagu soo saaro dhamaan kaadi hayeyah. Waa wax caadi loo sameeyo marka ay jiraan cudurada kaadi hayeha ku dhaca, sida kansarka. Taasoo joogta loo sameeyo. Ayadoo tuubbooyinka kaadida ka soo qaada kellida lagu dhejiyo mindhicirka, gaar ahaan gabal kamid ah mindhicir yareha loo sameeyo qaab kaadi haye oo kale. goorta ay diyaar tahay meeshaas badesho kaadi haye oo kaadi ay ka soo bixi karto.

cysticercosis *n.* cudur gooryaanada jirka gala dhaliyaan. Dadka waxay gooryaanka ka qaadaan marka la cuno, cunto aan si fiican loo karin oo ugxaanta gooryaanka ay ku jirto. Nooca gooryaankaan markuu jirka galo wuxuu ku dhaliyaa murqo daciifnimo iyo xanuun xad dhaaf, waxaa aad u daran laakin, marka cudurka uu gaaro maskaxda, taasoo aad halis u ah sababtana maskaxda oo isku dhex yaacda iyo cuuryaanimo jirka oo idil ah, taasoo wehliya jir gariir iyo jir qallal joogta ah. Wax daawo ah oo u roon lama hayo, laakin hadii uu maskaxda gaaro qaliin ayaa loo adeegsadaa oo lagu soo bixiyo gooryaanka maskaxda gaaray.

cysticercus (**bladderworm**) *n.* marxalada gooryaanka joogo waqtiga uu nafaqo cun ku jiro. taasoo qoorta iyo dabada gooryaanka ay u muuqato kiish dheecaano ka buuxaan. Marxaladaan ay joogaan gooryaanka waa marka ay ku faafaan murqaha iyo maskaxda jirka.

cystic fibrosis (**fibrocystic disease of the pancreas, mucoviscidosis**) cudur dhaxal ku dhasha oo ku dhaca unugyada qanjirada dheecaanadooda tuubbo marsiiya, kuwaasoo ay kamid yihiin qanjirada dheecanada dhaliya iyo kuwa dhididka dhaliya. waxaa la'og yahay cilada hiddo wadaha ay ku jirto kaasoo ah lambarka taxanaha gacanka 7aad. Waana mid sidde ah oo labada waalid ay u gubin karaan cudurka ilmaha ay dhaleen, laakin waalidka dhib kuma qabaan. Qofka cudurkaan qaba waxaa jirkiisa ku yar fagal de-dejiye caawiya kala qaadka iyo kala gudbinta awooda danabeed ee xuubabka unugyada, taasoo sababta in dheecaano dhiiqo oo kale u adag ay unugyada soo daayaan, sidaa daraadeed waxay carqaladeyaan qanjirada mindhicirada, taasoo sababta nafaqo daro iyo korid la'aan, habdhiska neefta marta oo jeermis gala, taasoo arinta sii qasta. Dhididka jirka ka soo baxa aad ayuu u cusbo badanyahay, taasoo ayaa caawisa astaanta cudurka lagu garto. Daaweeytiisa waa adagtahay oo daawo looma haayo, ee waxaa kor loo qaadaa dheecaanada beer yareha si ay u caawiso qanjirada wax soo saara. dadka waxa loo fidiyaa waano ku saabsan hiddo wadaha jirka, hadii waalidka ay yihiin kuwa sidde yaal ah waxaa qasab ah in mid kamid ah ilmaha ay dhalaan cudurkaan lagu arko. waxaa maalmahaan danbe aad loo wadaa in ilmaha xaaladan la dhasho laga badello wadnaha ama sanbabada, si ay u caawiyaan hiddo wadaha cilada ku jirto. Laakin arintaan baarid ayaa ku socoto oo weli ma cada faa'idada ay keeni karto.

cystitis *n.* xanuun iyo barar ka yimaada kaadi hayeha. Badanaa waxaa dhaliya jeermis noole si toos ah ugu dhaca. Qofka wuxuu mar walba dareemaa inuu kaadiyo, taasoo ah mid gubeysa. Nooca daran waa kan marka la kaadinayo xanuun iyo dhiig la socdo. xanuunkaas oo ah mid sii socda xitaa hadii kaadida la dhameeyo. Badanaa waxaa lagu daaweeyaa jeermis dile iyo in biyo badan la cabo.

cytocele *n.* kaadi hayeha oo hoos u dhaca, gaar ahaan dumarka. Waxaa sababa moxoga oo dabca kolka ilma la dhalo, taasoo sababta in kaadi hayeyaha uu u soo dhaco xaga hoose ee gidaarada siilka. Waxaa badanaa lagu daaweeyaa si qaliin ah oo loogu celiyo booska uu ka soo fuqay.

cystography *n.* baarid raajo ah oo lagu sameeyo kaadi hayeha, gaar ahaan ilmaha da'dooda yartahay. Si loo ogaado xanuunka iyo ciladaha kaadi marka ku jiri kara.

cytolithiasis *n.* dhagaxyo ku jira kaadi hayeha. Dhagaxyada waxay ku dhalan karaan, jirka markuu kaadida ceshada, oo kaadi hayeha aan kaadi ka soo bixin, ama jeermis ku dhaca kaadi mareenka. Waa arin aan wanaagsaneyn xanuun badan, kaadida hor istaagta, waxaana haboon in qaliin lagu soo saaro dhagax ku jira kaadi hayeha.

cytometer *n.* qalab lagu cabbiro heerka uu gaarsiisan yahay muga iyo cadaadiska ka jira kaadi hayeha, waxaa kale oo ay cabbiri kartaa qulqulka kaadida jirka ka soo baxda. Waxay aad u anfacdaa marka la rabo in la ogaado shaqooyinka iyo wax tarka kaadi hayeha.

cytopexy (**vesicofixation**) *n.* qaliin lagu toosiyo kaadi haye cilad ku jirto. Badanaa qaliinkaan waxaa loo sameeyaa, marka kaadi hayeha lagu celiyo booskii uu ka soo fuqi karo.

cystoplasty *n.* qaliin lagu ballaariyo kaadi haye yar oo kaadi badan aan qaadi karin. Ayadoo gabal kamid ah mindhicirka inta la soo gooyo ayaa kaadi hayeha lagu dhejiyaa. Mid sahlan ma'ahan, waa qaliin aad u weyn oo loo sameeyo marka ay jiraan cuduro halis ah qatar gelin kara nolosha qofka. Sidaa daraadeed in laga taxadiro ayaa haboon.

cystosarcoma phylloides buro halis ah oo ku dhacda unugyada salka u ah naasaha. Waxay kamid tahay 1% kansarka naasaha ku dhaca, taasoo ah mid ku faafta dhamaan unugyada salka naaska, sidaa daraadeed marka la daaweeynayo waxaa haboon in naaska oo idil la gooyo, gaar ahaan meesha burada ay u badantahay.

cystoscopy *n.* baarid lagu sameeyo kaadi haye, ayadoo la adeegsanaayo tuubbo qafiif ah oo kaamera afka ku wadato, taasoo la marsiiyo dhuunta kaadi mareenka. Badanaa waxa loo sameeyaa in kaadi hayeha laga baaro wixii cudur ah ee ku jiri kara, ama laga soo gooyo xuub banaanka lagu baaro.

cystostomy *n.* qaliin lagu dhaliyo kaadi mareen ku meel gaar, ama mid joogta loo isticmaalo. Ayadoo ubucda korkeeda la dalooliyo oo kaadi hayeha tuubbooyinkiisa laga soo kor bixiyo daloolkaas, kadib meeshaas kaadida la marsiiyo.

cystotomy *n.* qaliin si daloolis ah loogu tago kaadi hayeha ayadoo loo maro qaska korkiisa. Aad ayuu qaliinkaan muhiim u yahay marka la rabo in dhagax, ama burooyin laga soo saaro kaadi hayeha.

cyt- (**cyto-**) *horgale;* tilmaama; unug. Bu'da unuga.

cytarabine *n.* daawo burburisa unugyada dhiiga. taasoo loo adeegsado daaweeynta nooc kamid ah kansarka ku dhaca unugyda dhiiga. sida irbada (duro, mudo) oo kale ayaa loo qaataa. dhibaatadeeda oo ah mid halis ah waxay dhib gaarsiin kartaa laf dhuuxa dhiiga jirka abuura, lalabo, matag, afka oo dil-dillaaca iyo shuban. *Waxaa kale oo loo yaqaanaa* **Alexan, Cytosar.**

-cyte *dabagale;* tilmaama; unug. Tusaale: *osteocyte*= unuga lafta. *Chondrocyte* = unuga carjawda.

cytochemistry *n.* barashada cilmiga hab dhiska kiimikada isku dhiska ah iyo shaqada ay ka wadaan gudaha unugyda nool.

cytogenetics *n.* cilmiga sayniska isku lifaaqa barashada wax kasta oo layska dhaxla (cilmiga hiddaha) iyo cilmiga unugyada. Waxay si toos ah u quseeysaa barashada fir siddeha iyo aslka ay ka imaadeen, sida uu u dhisan yahay iyo shaqooyinka ay qabtaan.

cytokinesis *n.* kala go'a, kala baxa, ama kal qeybsanka dheecaan ku jiro meel u dhaw bu'da unuga. kaasoo la arko marka unuga uu tarmayo, oo uu sameeynayo mid kale oo la mid ah, ama ka farcama.

cytology *n.* barashada cilmiga hab dhiska iyo shaqada unugyada. Unuga marka loo adeegsado qalabka il-ma'aragtada lagu fiiriyo waxaa lagu ogaadaa cuduro badan oo ku dhici kara, ayadoo meelo badan oo jirka kamid ah laga soo xogo, ama gabal laga soo gooyo si loo baaro.

cytolysis *n.* burburinta unugyda, gaar ahaan xubnahooda kale la burburiyo.

cytomegalovirus (CMV) *n.* mid kamid ah kooxo fayrus ah oo si caadi ah dadka loogu arko, kaasoo dhaliya fayrus ka dabacsan kan harqabka dhaliya. Laakin qof habdhis jir difaaciisa ay caburan yihiin, sida dadka aaydhiska ama kansarka jirkooda ku jiro ama qaba cuduradaas, hadii uu fayruskaan ku dhaco halis ayey ku sugan yihiin. Hadii dumarka uurka leh uu fayruskaan ku dhaco, waxaa la'ogyahay in ilmaha dhalanaya ay ku dhashaan cuuryaanimo.

cytomorphosis *n.* marxaladaha uu maro inta unuga noolashiisa jirto.

cytopenia *n.* dhiiga noocyadiisa badan uu leeyahay oo jirka ku yar. nooc walba oo dhiiga kamid ah oo jirka ku yar.

cytoplasm *n.* dheecaan jiid-jiidma oo ku wareegsan agagaarka bu'da unuga.

cytosine *n.* mid kamid ah curiye hawoda aan urka iyo midabka toona laheyn oo sal u ah, kuna jira bu'da aasiidhka hiddo wadaha.

cytosome *n.* qaybta unuga ku yaal banaanka bu'da.

cytotoxic drug daawo burburisa ama wax u dhinta unugyada, taasoo loo adeegsado daaweeynta noocyo badan oo kamid ah cudurka kansarka. Waxaa kamid ah daawooyinka kala ah *amsacrine, cisplatin* iyo *mustine*. Aad ayey wax uga taraan cudurka kansarka noocyo ka mid ah, qofkana waqtiga uu noolyahay dheereeya. Daawadaan waxay aad u burburiyaan unugyada kansareysan, ka hortagaan ku faafida unuyada kale, laakin waxay horay u laayaan unugyada caafimaadka qaba, gaar ahaan laf dhuuxa dhiiga jirka abuura, sidaa daraadeed qiyaasta la isticmaalo waa la koontoroolaa.

D

dacarbazine (DTIC) *n.* daawo loo isticmaalo daaweeynta noocyo kamid ah kansarka sida kan ku dhaca maqaarka jirka. waxay leedahay matag xad dhaaf ah.

dacry- (dacryo-) *horgale;* tilmaama; *1.* ilin (ilmo) *2.* Lafta ugu yar jirka ee ku taal indhaha dushooda, taasoo ka kooban qanjiro iyo laf.

dacryocytostitis *n.* xanuun iyo bar-barar ku dhaca qanjirada ilinta sameeya.

darcryocytorihnostomy *n.* qaliin lagu dabciyo qanjirada ilinta sameeya oo xirma. taasoo hor istaagtaa ilinta in ay gaarto sanka gudahiisa.

dacryops *n.* indho biyo.

dactyl- *horgale;* tilmaama; tiro gaar ahaan faraha gacamaha iyo lugaha.

90

dactylitis *n.* xanuun iyo bar-barar ku dhaca far ama suulka lugaha, oo ka dhasha jeermis lafaha ku dhacay sida cudurka qaaxada oo lafaha gaaray, ama ku dhaca.

dactylology *n.* fara ka hadal, sida dadka aan wax maqlin oo wax loogu sheego faraha.

danazol *n.* daawo laga soo dhiraandhariyey hoormoon si caadi ah dumarka jirkooda u saeeysto. kaasoo looga hortago raga naaso waaweyn ka soo baxa iyo caadada dhiiga dumarka ku culus. waxay dhalin kartaa lalabo, cagaha oo barara iyo dumarka oo wajigooda timo xad dhaaf ah ka soo baxa.

D and C *fiiri (eeg)* dilatation and curettage.

dandy-Walker syndrome *n.* cudur la mid ah cudurka ilmaha maskaxda kaga dhaca kasoo murqaha iyo lafaha lugaha iyo gacmaha daciif ka dhiga oo dhaqdhaqaaqooda aan isku dheelitirnayn.

danthron *n.* daawo qaras bax ah (caloosha jilcisa). badanaa waxay midabka ka badeshaa kaadida oo ay ka dhigtaa kaadi gaduudan (cas), waxaa lala isticmaalaa daawooyin kale oo saxarada jilciya.

dapsone *n.* daawo lagu daaweeyo cudurka juudaanka iyo maqaar dil-dillaaca jirka kore, waxaa laga qaataa afka, waxay si caadi ah u dhalisaa xasaasiyada maqaarka jirka.

daunorubicin *n.* daawo jeermis dile ah oo loo isticmaalo kansarka dhiiga ku dhaca. waxaa loo qaataa sida irbada (duro, mudo) oo kale. waxay badanaaba dhalisaa timaha oo gurma, dhibaato inay gaarsiiso dhiiga halka uu kasoo tarmo iyo murqaha wadnaha.

day-case surgery qaliin lagu fuliyo maalin keliya, oo aan loo bahnayn inuu qofka isbataal jiifto, waqtiyadaan danbe cirfadaha qaliinka aad ayey u hormartay oo hawl qaliin badan ayaa la awoodaa in saacado lagu dhameeyo qofkana loo diraa gurigiisa si uu u boogsado.

day hospital qof maalin waqtigiisa ku qaato isbataal, asagoo maraya baarid iyo daweeyn uusan u baahnayn in uu habeen jiifto isbataalka, waxaa badanaa arintaan isticmaala dadka waaweyn ama dadka waalan.

DDT (chlorophenothane dicophone) *n.* daawo cayayaan dile ah oo laga sameeyey baruurta xoolaha badankooda. waa daawo hab dhiskeeda badbaado ah, oo aad ayey u yar tahay dad isticmaalkeeda ku dhintay inkastoo ay dhibaato gaarsiiso habdhiska dareenka iyo murqaha jirka.

deafness *n.* maqal yaraan ama aan wax la maqli karin, badanaaba waxaa dhaliyo cilad gasha maqal qaadaha dhegta kore oo aan u gudbin maqalka dhegta hoose, kaasoo ka imaan kara jeermis ama cudur ku dhacay xuubka garaaca dhegta, ama waxay noqon kartaa mid lagu dhasha oo keenta in hooyada ay qaado busbus inta ay ilmaha caloosheeda ku jiraan. dadka waaweyn waxaa ku dhalinkara inay shil galaan, cudur ku dhaco, ama inay shaqadoodu ay tahay kuwo ku shaqeeya, ama isticmaala wax yaabo aad u qaylo badan oo dhegaha dhibaato gaarsiiya. Siyaabo badan ayaa maqal la'aanta lagu ogaan karaa. daaweynteeda waxay ku xiran tahay wax yaabaha dhaliya.

death *n.* geeri, dhimasho. waxaa lagu ogaadaa wadnaha oo istaago, maskaxda oo shaqadeeda joojisa, taasoo aad ugu muhiimsan habdhiska neefta jirka, oo la'aanteeda waxba qabankarin. taana waxay u baahan tahay qibradaha takhaatiirta inay tilmaamaan hadii ay jirto in maskaxda ay joojisay shaqadeeda, oo qofka noqdo qof maskaxda ka dhintay oo jirka intiisa kale ka nool. Takhtarkaas oo ah mid go'aan ka gaara hadii qofka uu sii noolaan karo iyo hadii kale, markaa waxaa dhici karta in unugyada jirka sida kellida laga baxiyo si sharci ah inta uusan wadnahiisa dhiman si qof kale loo siiyo.

death certificate shahaado cadeeysa geerida (dhimashada) qofka iyo sababaha uu u dhintay. waxaa badanaaba ku qoran qofka taariikhahiisa oo dhan, haduu ahaa qof famil ah, shaqadiisa iyo da'da uu jiray. mida ugu muhiimsan oo lugu qoro cadeeyntaa waa sababta keentay geerida iyo cudurka qofka uu u dhintay, wadankasta waxaa sharci ka ah in la helo shahaada cadeeynaysa sababta geerida.

debridement *n.* hab nadiifin iyo dhaqid lagu sameeyo boog furan oo aad u dhaawacan. taasoo markii la nadiifiyo ka kaaftoonta daawo ay ku baanato.

debrisoquine *n.* daawo aad u awood badan oo lagu daaweeyo dhiig karka. afka ayaa laga qaataa, waxay keeni kartaa lalabo, madax xanuun, dhididid iyo guud ahaan qofka oo aad u qalbi jaban, *waxaa kale oo loo yaqaanaa* **Declinax.**

decapitation *n.* qoor (qur) goyn, gaar ahaan uur jiifka caloosha ku dhintay bananka looga soo saaro caloosha ay ku jiraan. Xaaladaan aad ayay u yartahay in la sameeyo waqtiyadaan danbe sabab halis ah ay dhacdo ma'ahanee oo keenta in uur jiifka ay ku weynaato soo marida kanaalka dhalmada oo markaa hooyada nolosheeda halis geliya, qaliinka ilmaha banaanka lagu soo saarana ay adagtahay.

decidua *n.*xuub ku sameeysma gidaarada ilma galeenka marka hooyada uur qaado isla markaana baaba'a markay ilmaha dhashaan.

decidouma *n.* xuubab badan oo kayimaada xuubka ku sameeysma gidaarka ilma galeen marka hooyada uur qaado, kuwaasoo isugu taga gudaha ilma galeenka.

deciduous teeth ilko caano, ilkaha ugu horeeya ee afka ka soo baxa, kuwaasoo daata oo kuwo cusub oo joogta ah soo baxaan.

decompression *n.* 1. Cadaadis ka yareen lagu sameeyo unugyada qaarkood, ayadoo la adeegsanayo qaliin. Unugyada jirka badankooda, sida dareen wadaha, maskaxda iyo wadnaha, waxaa kora cadaadis ka dhasha dheecaanada jirka oo isku caburiya unugyada sidaadaraadeed qaliin ayaa lagu dabciyaa cadaadiska ka yimaada halkaas. 2. si tartiib tartiib u yareen cadaadiska hawada ka qabsada dadka badaha quusa.

decongestant *n.* daawo yareeysa ama furta sanka xerma.

decussation *n.* barta ay laba habdhis ee jirka kamid ah isku gudbaan si caksi ah, gaar ahaan waxaa loo adeegsadaa xiidma dareen wade ah ee taga kana yimaada habdhiska dareen wadaha bu'diisa.

defervescence *n.* qandho tagta, waxaa la arkaa markii la isticmaalo daawo loo qaato xanuunka jira oo qandhada keena.

defibrillation *n.* koronto shoog siin ah, oo lagu qabto wadnaha si loo soo celiyo shaqada wadnaha markuu istaago. waxaa korontadaas la saaraa xabbadka korkiisa ama wadnaha oo si toos ah loogu qabto markii qaliin lagu sameeynayo oo xabbadka la furo.

defibrination *n.* dhiiga oo laga saaro borootiinka aan midab laheyn oo xinjiro u yeela.

deficiency *n.* (la xiriira cilmiga hiddaha) fiiri (eeg) deletion.

deficiency disease *n.* cuduro kasta oo ka dhasha nafaqada jirka ku yar. oo kamid yahiin fiitimiinada iyo aasiidhka baruurta uu jirku aad ugu baahan yahay.

degeneration *n.* hallaabid ama sii xumaansho ku dhacda unug ama xubin kamid ah unugyada jirka, badanaa waxay ka dhalataa in unugyadaas ama xubintaa ay heli waaydo wax soo gaarsiiya dhiiga jirka, ama cudur iyo cilad ku dhacda unugyadaas darteeda.

deglutition *n.* fiiri (eeg) swallowing.

dehydration *n.* jirka oo biyaha ku yar ama ka dhamaada, xaaladan waxaa dhalinkara biyaha oo jirka kaga baxa dhididka, mataga ama shubanka. astaanta lagu garto waxaa ka mid ah, oon, harraad badan, lalabo iyo daal badan, waxaa daawo u ah in biyo badan la cabbo, dadka la jirradana arintaan waxaa qasab ah in afka biyo laga siiyo, xididadana laga siiyo biyo iyo cusba isla socda.

delayed suture *n.* xirfad loo adeegsado in boog fashfashtay oo jeermis ku jiro lagu daaweeyo, taasoo meesha boogta ku taalo laga dhaafo wax dabool ah, oo gadaal laga daboolo markii meesha la nadiifiyo.

deletion (deficiency) *n.*(la xiriira hiddaha) isbad-badelka iyo is abuurka hiddo wade ku jira oo mid kamid ah ka luma mashruucaas.

delirium *n.* jirro waali ah oo la socota maskaxda cudur kudhaca, taasoo lagu qeexo qiiro dhalanteed ah, jah wareer iyo muuqaal dhalanteed ah, oo qofka wax kale u muuqdo.

delirium tremens waali ka dhalata khamri cabka. oo qofka ku dhalata muqaal dhalanteed ah, walwal joogto ah dhidid, ka baqa ifka iyo dareenka dhalanteedka ah xoolaha iyo cayayaanada qofka markasta u muuqdo.

delivery *n. fiiri (eeg)* labour.

deltoid *n.* muruq aad u adag oo qaab sedexxagal ah u sameesan oo ku yaala isgalka lafta garabka, wuxuu mas'uul ka yahay caawinta gacanta markii kor loo taago.

dilusion *n.* dhalanteed la aaminsan yahay tasarufaad laga dhaadhacsiiyay maskaxda in aan lagu badelli karin xaqiiqda jirta. Jirrada waalida waxaa maskaxda ku xiran been ah in qofka la daba socdo, dad raba inay maskaxda ka qabsadaan, ama jirro aan jirin inuu qofka qabo, waa astaamaha lagu garto jirrada waalida.

demeclocycline *n.* daawo jeermis dile ah oo loo adeegsado noocyo badan oo kamid ah jeermiska nool ee il-ma'aragtada ah iyo cudurada ay dhaliyaan. Waxaa laga qaataa afka, waxayna keeni kartaa lalabo, shuban, waxaa kale oo dhici karta in jirka ay ku dhashaan noole kale oo il-ma'arag ah oo daawadaan jeermis dileha ah aan waxba ka tarin. *waxaa kale oo loo yaqaanaa* **Ledermycin.**

dementia *n.* jirro maskaxda ku dhacda oo keenta xusuusta oo tagta, shaqsinimada oo is badesha, is xanaanayta oo xumaata. badanaa waxaa lagu arkaa dadka da' dhexaadka ka ah.

Waxaa haboon in la kala saaro cudurada kale ee maskaxda ku dhaca iyo jirradaan oo laga yaabo in daawo loo helikaro.

demi- *horgale;* tilmaama, bar, nus.

demography *n.* barashada cilmiga dad iyo bulsho wada nool, deegaankooda, da'dooda, shaqsinimadooda iyo wax yaabo kale oo la xiriira noloshooda sida doolaalka iyo jiritaankooda nololeed. Si loo ogaado baahidooda caafimaadeed iyo dhibaatooyinka ay la imaan karaan.

demyelination *n.* cudar ku dhaca xuubka maskaxda daboola oo u dhaw agagaarka xiidmada dareen wadayaasha. taasoo dhalisa shaqada dareen wadaha inay daciifto. waa astaanta lagu garto sii xumaanta xubnaha madaxa, waxaana keeni kara shil madaxa ku dhaca ama qallalka.

denervation *n.* kala go' ku dhaca dareen wade gaari lahaa murqaha iyo maqaarka. murqaha waxay noqdaan kuwa cuuryaama oo lumiya kala baxooda iyo is jiid-jiidkooda, xiidmada murqaha waa ay is badellaan oo waxaa meeshoodii gala baruur. Maqaarkana waxaa ka luma wax walba oo dareen ah sidaa daraadeed daciif ayuu isu badellaa oo aan awood u laheyn inuu dhibaatooyin ka hortago.

dengue (breakbone fever) *n.* cudurka kaduudiyowga, cudur ka dhasha jeermis kaneecada ay keento, kaasoo astaantiisa maalmo socoto ka mid ah xanuun xad dhaaf ah oo ka yimaada isgalka lafaha iyo murqaha, madax xanuun, dhuun xanuun, indhaha oo ilin ka daadata iyo nabro yaryar oo korka ka soo baxa. wuxuu noqdaa mid si daciif ah u soo noq-noqda maalmo kadib. aad ayey u yar tahay dadka in ay ku dhintaan cudurkaan laakin wuxuu ka dhigaa itaal daro aad ugu baahan caawimaad joogta ah. midka halista ah waxaa lagu tilmaamaa mid wax u dhima hab dhiska xinjiraha u yeela dhiiga, kaasoo qofka ka dhiga mid aan dhiigiisii xinjiroobin oo iska dhiig baxa. waxa uu dhici karaa ilmaha. waxaa cudurkaan lagu arkaa wadamada kulul iyo agagaaradooda, waxaana daawo u ah in qofka la siiyo daawooyin xanuunka ka yareeya sida aasbariin iyo kareemo nabraha korka ka yareeysa.

dens *n.* gows, ama hab dhismeed qabkaas oo kale u sameeysan.

dental auxiliary kalkaaliyeyaal caawiya takhaatiirta ilkaha. noocyo badan ayay kala leeyihiin oo siyaabo kala duwan ugu adeega takhaatiirta ilkaha, sida dadka kalkaaliye soo dhaweeya, kalkaaliye ilkaha dadka u nadiifiya ayagoo takhaatiirta ay amar ka helaan ama ay dul taagan yihiin, kalkaaliye takhtarka ku caawiya qaliinka uu sameenayo ayagoo gacanta uga dhiiba qalabka uu markasto u baahan yahay inuu isticmaalo iyo kalkaaliye isticmaala tuubbo loo adeegsado inay dheecaanka afka iska buuxiya marka shaqo laga hayo ka dhuuqa. Waxay kale oo ay leeyihiin kalkaaliyaal ilkaha oo u qaabilsan ilmaha, kuwaasoo taga iskoolaadka iyo isbataalada.

dental caries ilko hallabid, ilkaha oo xumaan iyo jajab isuga tagaan. taasoo ka dhalata jeermis ka yimaada macaanka badan ee la cuna, waa xaalad halis ah oo xanuun xad dhaaf ah leh, ilkaha daadin kara, mar hadii uu jeermiskaa faafana waxaa muhiim ah in iligtii xumaatay la saaro oo halkii laga bixiyey lagu buuxiyo ilik kale oo been ah.

dental nerve laba dareen wade midkood oo ilkaha dareenkooda ka mas'uul ah. dareen wadeyaalkaan ayaa ah kuwa la kabaabiyo marka ilkaha shaqo laga qabanayo.

dental pantomogram (DPT) hab loo adeegsado in raajo ama sawir laga qaado ilkaha kor iyo hoosba.

dental unit qalab aad u weyn oo isku rarakiban oo ka kooban farooyin badan si gooni-gooni ah ugu shaqeeyo takhaatiirta ilkaha.

dentifrice *n.* daawo sida budada ama cajiin oo kale ah, oo ilkaha lagu nadiifiyo, waxaa ku jirto kiimiko iyo cusbo u roon ilkaha islamarkaana loo sanceeyay inay ka hortagto hallaabka ilkaha.

dentine *n.* xubin aad u adag oo sameeya dheeha ilkaha (iligta waxa ay ka sameeysan tahay). Hadii xubintaan dibada la soo saaro uma adkaysan karto taabashada, kuleylka iyo qabowgaba.

dentist *n.* takhtarka ilkaha.

dentistry *n.* barashada cilmiga baarida, daweynta iyo xanaaneynta cudurada ku dhaca afka, daanka, ilkaha iyo xubnaha caawiya.

denture *n.* ilko been ah oo u sameeysan qaabka sida kuwa casriga ah oo is haysta. kuwaan oo noqda mid afka la gashta markii loo baahda marka kalena layska soo saaro si loo nadiifiyo ama looga nasto.

deontology *n.* barashada cilmiga nidaamka akhlaaqda iyo anshaxa asluubta. Maadada caafimaadka waxay quseysaa akhlaaq wanaaga uu takhtarka kula dhaqmo bukaanka, hadii ay ahaan laheyd inuu la socodsiiyo jirrada uu u jirran yahay, sida ay tahay inay geeri keento iyo in kale iyo asturka bukaanka.

deoxycholic acid *fiiri (eeg)* bile acids.

deoxycorticosterone *n.* hoormoon ka yimaada qanjirada kellida dusheeda ku yaal oo mas'uul ka ah isku dheelitirka cusbada iyo biyaha

deoxyribonuclease *n.* falgal de-dejiye laga helo bu'da unuga gudahiisa, taasoo hiddo wadaha kala qaybisa meel ku haboon ee gudaha maatarka.

deoxyribonucleic acid *fiiri (eeg)* DNA.

dependence (drug dependence) *n.* ku xirnaan xag maskaxiyan ah ee qof ku dhalata in uu ku tiirsanaado qaadasha mukhaadaraad maandooriye ah. laba ayay u kala baxdaa xaaladaan qof si joogta ah ku xiran isticmaalka maaddooriye oo aan iska goyn karin oo barta ku tiirsanaanteeda iyo wixii la mid ah. iyo qof daawo joogta ah qaata oo caafimaad ahaan ku xiran qaadashada dawadaas uu la'aanteeda caafimaadkiisa halis ku jiro.

depilatory *n.* walax dareera ah oo timaha jirka korkiisa la mariyo, si ay u soo daataan ayadoon la isticmaalin waxyaabaha lagu xiiro.

depressant *n.* daawo lays ku dardaray oo hoos udhigta shaqooyinka caadiga ah ee unuyda jirka qabtaan, daawooyinka sida kuwa laysku suuxiyo waxay hor istaagaan shaqada dareen wadaha oo markaa u diida jirka in uu dhaqdhaqaaq sameeyo ama xanuun dareemo.

depression *n.* xaalad maskaxiyan ah oo lagu qeexo dareen murugo ama tiiraanyo xad dhaaf ah, niyad jab, wax qabadka oo noqda isku dhexyaac, daal ama caajis iyo caqliga oo is dhimma, akhlaaqda qofka waxaa xakuma rajeeynta wax xun inay dhaci karaan iyo aaminka rajo beelka oo hurdada iyo cuntadaba kuu diida. Waxyaabo badan ayaa dhaliya xaaladaan oo ay kamid yihiin cadaadiska xaal-waayida ka yimaada iyo wax aad jaceshay oo kaa luma sida shaqada, geeri familka ku timaada ama familka oo kala taga intaba waxay horseedaan xaalan niyad jab iyo hoos u dhac nafsiyad ah.

depressor *n.* 1. dareen wade hoos u dhiga dhiig karka. 2. muruq kala qaada qaybo kamid ah jirka (sida muruqa bushimaha, faruurta kore iyo tan hoose kala geeya, kala qaada).

dereism *n.* fakar khayaal iyo maskax ku teel ah, oo aan cushmayn xaqiiqda nolosha jirta. waa waxyaabaha lagu garto qofka waalida ku soo socoto ama waalan.

derm- **(derma-, dermo-, dermato-)** *horgale;* tilmaama; maqaarka jirka

dermal *adj.* la xiriira maqaarka kore iyo xaaladaha dhibaatooyinka gaarsiiya.

dermatitis *n.* xanuun barar iyo jeex-jeex ku dhaca maqaarka kore ee jirka. kaasoo ka dhasha waxyaabo banaanka uga yimid *(waxaa la mid ah cambaar)* sida aashito jirka gaarta, taasoo dhalisa bararka iyo dil-dillaaca maqaarka. ama xasaasiyad jirka aad u dhibta taasoo ah in maqaarka ay ka soo baxaan nabro yaryar oo cuncun iyo xanuun badan leh. Daaweeynteeda waxay ku xiran tahay waxyaabaha dhaliya xaaladaan.

dermatofibrosarcoma protuberans buro ku dhacda unugyada jeermiska nool ee ilma'araga ah la dagaala. meel walba oo jirka kamid ah ayey ka soo bixi kartaa, waxay qabsataa agagaarka u dhow-dhow laakin ma'ahan mid faafta ha yeeshee waa mid soo noqnoqad og, si kasta oo loo gooyo.

dermatoglyphic *n.* barashada cilmiga astaamaha sameeya faraha, calaacasha (sacab) suulka iyo sawirka faraha. astaanta oo ah mid u gooni ah faraha, qof walba ay kaga duwan tahay faraha dadka kale. waxaa aad u qadariya cilmigaan dadka danbiyada baara iyo dadka barta dadka sida ay u dhaqamaan.

dermatology *n.* maadada caafimaadka ee quseysa takhasuska maqaarka iyo cuduradiisa

dermatome *n.* 1. qalab u gooni ah qaliinka ama goynta maqaarka jirka. 2. uur jiifka xuubkeeda ugu horeeya ee sameeya ama ka koobma xubinta maqaarka.

dermatomyositis *n.* barbarar iyo xanuun ku dhaca xuubnaha ka hooseeya maqaarka oo ay kamid yihiin murqaha. taasoo sabata nabro yaryar oo gaduud (casaan) ah maqaarka kore ka soo dul baxa, gaar ahaan wejiga, basada, qoorta iyo garbaha, badanaa waxaa lagu lifaaqaa cudurka kansarka ku dhaca maqaarka dadka waaweyn.

dermatosis *n.* cudurkasta oo ku dhaca maqaarka jirka gaar ahaan caruurta aan da'dooda gaarin 14 sano. kaasoo aan laheyn xanuun iyo barbarar kuna dhaliya cagta jeexjeex, noqtana mid gaduudan (cas) laakin iska reesatada keligeed. waxaa loo maleeyaa in ay dhalisa isticmaalka kabaha isboortiska.

dermis (corium) *n.* xuubka maqaarka asliga ah, ee ka hooseeya maqaarka oo idil. wuxuu ka kooban yahay xubno dabacsan oo isku xira unugyada jirka kuwaas oo ka mid ah weelasha xididada dhiiga, dhamaadka ama gunta dareen wadayaasha jirridka timaha, qanjirada dhididka iyo xiidmada murqaha dabacsan.

desensitization *n.* 1. hab loo adeegsado hoos u dhiga dhibaatada la'og yahay ee ka dhalata xasaasiyada jirka, taasoo la isticmaalo irbad qiyaasteeda mar walba la badiyo ilaa muddo uu jirka la qabsado inuu iska difaaci karo xasaasiyada. 2. xirfad loo adeegsado wax ka badelka dadka baqdinta (cabsi) badan oo waxay ka baqdaan si tartiib tartiib ah loo tuso, laakin marka hore loo sheego inay mask-kaxdoodu ka qiyaasaan waxa ay ka baqayaan ay ag joogaan, kadibna si dhab ah loogu keeno ama loo geeyo waxa ay ka baqayaan. Sidaan bukaanka wuxuu awoodaa in si tartiib ah uu ulla qabsado wuxuu ka baqdo, cabsado.

desferrioxamine *n.* daawo loo isticmaalo daaweynta macdanta jirka ku badata, taasoo sun halis ah noqota, waxay badanaaba ka dhalataa dhiig siinta (qofka dhiig lagu shubo) qotada dheer. waxaa laga qaataa afka ama sida irbada (mudo, duro) oo kale, iyo ayadoo indho dhibcis ah, irbada waxay dhalin kartaa xasaasiyada korka, *waxaa kale oo loo yaqaanaa* **Desferal.**

desipramine *n.* daawo loo isticmaalo daaweynta, cadaadiska, murugada, tiiraany-da, niyad jabka iyo isku dhexyaaca maskaxda. afka ayaa laga qaataa, waxaa caadi u ah inay keento af qaleel, araga oo mugdi gala iyo hur-do la'aan, *waxaa kale oo loo yaqaanaa* **Pertofran.**

desogestrel *n.* daawo hoormoon laga soo dhiraandhariyey oo loo isticmaalo ka hortaga uur qaadka, *waxaa kale oo loo yaqaanaa* **Marve-lone, Mercilon.**

desoximethasone *n.* daawo hoormoon laga soo dhiraandhariyey oo loo isticmaalo xanuunka jirka dushiisa oo idil, waxaa loo qataa sida kareemada korka la mariyo, *waxaa kale oo loo yaqaanaa* **Stiedex.**

detoxication *n. 1.* xaalad jirka looga saro wasaq sun keenta ama uu jirka iska nadiifiyo sunta gasha. waa shaqooyinka beerka uu ku shaqo leeyahay wixii wasaq ah in jirka ka soo saaro. *2.* Qof khamriyacab ah jirkiisa laga nad-iifiyo aalkoloda.

Dettol *n. fiiri (eeg)* chloroxylenol.

deuternopia *n.* xaalad araga isha ay kala garan weydo midabada ama ay isaga qasmo sida gaduunka (casaanka) oo ay u aragto si midabka jaalle (huruudka) oo kale, midabka cagaaranna uu u muuqdo mid gaduudan (cas). waxaa loo maleeyaa xitaa inay quseeyso midabada ifka muuqda inay isaga qasmaan qofka xaaladaan qaba.

deuteranopia *n. fiiri (eeg)* yolk.

developmental disorder *n.* xaalad kasta oo jirro ah, taasoo lagu qeexo koritaanka ilma-ha ka daaha ayadoo ahaan karta jirka koridiisa ama garaadka caqliga, sida hadalka oo soo raaga, waxay u badantahay wiilasha oo lagu tilmaamo inay yihiin caruur dhimman xaga maskaxda ama cuuryaan ah, laakin gabdhaha aad ayay ugu yartahay.

deviation *n. (la xiriirta xaga indhaha)* weecsanaanta indhaha, qaasatan marka hal il ama labadaba ay fiirinayaan meel madaxana uu u jeedo meesha kale. waxaa arintaa lagu tilmaamaa inay indhaha yihiin kuwo weecan oo loo maleeyo in ay ka timaado jirro madaxa ku dhucday.

devic's disease *n. fiiri (eeg)* neuromyelitis optica.

devitalization *n. (la xiriirta ilkaha)* qaliin lagu gooyo xubin ka mid ah jiradka iligta ama gowsaha.

dexamethasone *n.* daawo laga soo dhiraandhariyey hoormoon, oo loo isticmaalo daweynta xasaasiyada jirka xad dhaafka ah, cudurada indhaha iyo maqaarka dushiisa, lafo xanuunka, cudurada dhiiga ku dhaca. afka ayaa laga qaataa ama sida irbada (duro, mu-do) oo kale. Waxay keentaa jirka oo cusbada iyo dheecaanka keydsado, murqaha oo daciif noqda, madax xanuun iyo carqalaad ku dhaca hoormmonda jirka. taasoo sababta in dumarka cadada dhiiga noqota mid is dhaaf dhaaf ah. *waxaa kale oo loo yaqaanaa* **Decadron, Maxidex.**

dexamphetamine *n. fiiri (eeg)* amphetamine.

dextr- (**dextro-**) *horgale;* tilmaama; *1.* dhanka midigeed jirka. *2. (la xiriira cilmiga kiimikada)* kiimiko la farsameeyay.

dextrocardia *n.* cillad lagu dhasha oo wadnaha uusan ku oolin halkiisa caadiga ahaa ee dhanka bidix ee jirka, hayeeshee uu ku yaalo dhanka midig, waa xaalad caadi ah oo aan dhib laheyn, wadnaha isku si ayuu u shaqeeyaa, waxaa kale oo dhacda in la arko cillado kale oo la mid ah sida beerka oo ku yaalo dhanka bidix ee ubucda iyo caloosha oo ku jirta dhanka midig ee jirka.

dextromethorphan *n.* daawo sharoobbo ah oo loo isticmaalo hargabka, waxay keentaa warwareer iyo lulmood.

dextromoramide *n.* daawo xanuun qaade ah oo loo isticmaalo xanuunka xad dhaafka, waxaa loo qaadankaraa sida irbada oo kale (duro, mudo). afkana waa laga qaadankaraa ama suboostada futada lageliyo, waxay keeni kartaa warwareer, dhiiga oo hoos u dhaca, lalabo, matag iyo hurdo la'aan. daawadaan waxay leedahay astaanta mukhaadaraadka sidaa daraadeed qadashadeeda badan waxay noqotaa mid lagu xirnaado, *waxaa kale oo loo yaqaanaa* **Palfium.**

dextropropoxyphene *n.* daawo xanuun qaade ah, oo loo isticmaalo xanuunka yaryar oo dabacsan, afka ayaa laga qaataa, waxay keeni kartaa warwareer, lulmood, lalabo iyo matag, *waxaa kale oo loo yaqaanaa* **Doxolene.**

dextrose *n. fiiri (eeg)* glucose.

dhobie itch jeermis maqaarka jirka ku dhaliya cuncun iyo nabro yaryar, gaar ahaan gumaarka kadib ku faafa cajirada ilaa dabada. waxaa dhaliya cayayaano yaryar iyo gooryaanka qaabka wareegsan leh.

DI *n. fiiri (eeg)* artificial insemination.

diabetes *n.* kaadi sonkorow, jirro wax yeeleesa kiimikada jirka iskudheelitirta cuntada iyo tamarta, taasoo dhalisa oon, haraad iyo kaadi aad u badan

diabetes insipidus kaadi sonkorow dhif-dhif ah oo kiimikada jirka aan awood u laheyn iskudheelitirka cuntada iyo tamarta, taasoo leh kaadi badan oo aad xad dhaaf u ah iyo oon, haraad joogta ah. waxaaa noocaan sababaa hoormoon mas'uul ka ah kellida inay biyaha jirka soo gala dhuuqaan oo jirka ku yar. waxaa lagu daweeyaa hoormoonkaas oo la badiyo.

diabetes mellitus kaadi sonkorow, jirro ku dhacda kiimikada iskudheelitirta nafaqada iyo tamarta uu jirka ka helo sonkorta, rootiga iwm. Taasoo ka timaada beer yareha aan awood u laheyn inuu soo saaro hoormoon lagu magac-aabo *insulin* sidaa daraadeed waxaa dhalata sonkortii jirka isku ururisay lagu arko marka hore dhiiga, kadibna kaadida. asaatamaha lagu garto waxaa ka mid ah oon, haraad, miisaanka jirka oo yaraada iyo kaadi badan oo aad xad dhaaf u ah. jirradaan sonkorta waxaa loo liiciyaa inay ku timaado dhaxal, inkastoo ay saacidiyaan xaalado kale, hadane dhankaas ayay u badan tahay. Kaadi sonkorwga ilmaha ku dhaca ayaa aad uga qatarsan kan ku dhaca dadka waaweyn, waxaa lagu magacaabaa *Type I.* wuxuu yahay mid aad ugu xirin hoormoonkaa ka yaraada beer yareha, waxaa qasab ah mar walba in qofka qaato hoormoonkaas, maxaa yeelay jirkooda awood uma laha inuu soo saaro. tan kale *Type II*, ayaa loo yaqaanaa, waxaa lagu arkaa dadka 40 sano ka weyn. beer yareha wuxuu yara awoodaa in uu hoormoonka sameeysto, laakin aad ayuu jirka ugu yaryahay sidaa daraadeed qufka wuxuu u baahan yahay inuu si joogta ah daawooyin u qaato, raashinka uu cunaayana si taxadiran laysugu dhelitiro. waa jirro aad halis u ah dhib-aatooyin badan keenta oo ay kamid yihiin araga indhaha oo aad u daciifa iyo xididada dhiiga oo dhumuc weynaada ama adkaada.

diaclasia *n.* jabin, tarrar ulakac loogu sameeyo laf qaliin lagu haayo, si looga daaweeyo dillaac markeeda hore galay oo si khalad ah u reystay.

diaclast *n.* qalab yar oo qaliinka loo adeegsado, gaar ahaan in lagu burburiyo uur jiifka caloosha hooyada ku dhimata inta aanan waqtigooda la gaarin.

diagnosis *n.* hab go'aan looga gaaro ogaanshaha nooca jirrooyinka qofka qabi karo ayadoo la tixraacayo calaamadaha, astaanta iyo asalka caafimaadeed uu qofka la yimaada, kadib hadii loo baahdo tijaabooyin baarid iyo raajo laga qaado oo markaa go'aan laga gaaro cudurada uu qabi karo bukaanka.

diakinesis *n.* marxalada ugu danbeysa uu maro unugyada kala qaybsama, taasoo ah marka hiddo wadaha uu diyaar u yahay in uu laba u qaybsamo.

dialyser *n.* qalab yar oo loo adeegsado inuu kala qaybiyo dareere isku dhis ah oo laysku dardaray kaasoo ku xiran qalabka caawiya kellida safeynteeda. *fiiri (eeg) Haemodialysis*

dialysis *n.* hab loo adeegsado in lagu caawiyo kelliyaha jirran oo aan awoodin inay kala miiraan (shaandhayaan) wasaqda jirka. ujeedada ugu weyn oo habkaan loo isticmaalo waxay tahay inay badellaan kelliyii jirranaa ee aan awoodin inay shaqadoodu qabtaan.

diamorphine *n. fiiri (eeg)* heroin.

diapedesis *n.* xaalad unugyo ka soo doolaal ah xididada dhiiga una soo gurmadaan xubno dhaawac gaaray. waa xaalad aad muhiim u ah, uu jirka ka jawaab celiyo dhaawac dhacay.

diaphoresis *n.* dhidid, xaalad aad loo dhidid baxo.

diaphragm *n.* 1. *(la xiriira hab dhiska jirka)* xuub muruqeed dhuuban oo qaab qubbad oo kale u sameeysan, kaasoo kala bara xabadka iyo ubucda jirka. wuxuu gaaraa xubnaha feeraha, laf dhabarka, wadnaha, sanbabada oo soo kor mara caloosha iyo beerka. Muruqaan wuxu aad muhiim ugu yahay neefta jirka oo kor iyo hoos ayuu u kac-kacaa marka neefta jirka qaadanayo kana soo baxda. 2. caag lagu xiro qoorta ilma galeen si looga hor tago uur qaadka.

diaphysial aclasis xaalad dhaxal ah oo carjawda jirka ay si xad dhaaf ah u korto, ama ku badato gaar ahaan lafaha dhaadheer. Taasoo keenta in lafaha ay si khaldan u koraan.

diaphysis *n.* lafta dheerta, gaar ahaan dhexdeeda.

diaphysitis *n.* xanuun iyo barar ku dhaca bartamaha lafaha dhaadheer ee jirka, waxaa dhalin kara koritaan oo daciifa, ama inay cilad ku dhalato.

diarrhoea *n.* shuban joogta ah oo ka dhasha jeermis ku dhaca mindhicirka ama ku yimaada nafaqo daro, hadii uu noqda mid qoto dheer socda waxaa dhici karta in biyaha iyo cusbada ay jirka ku yaraadaan.

diarthrosis (synovial joint) *n.* isgalka lafaha qayb awood u leh in ay u dhaqdhaqaaqdo si xor ah. lafaha halka ay iska galaan waxaa ku dahaaran xuub carjaw dhuuban. Lafaha waxaa isku geeya seed, waxaana lagu gartaa hadba xuubka u dhexeeya sida iyo xorka uu u yahay dhaqdhaqaaqiisa.

diastole *n.* muddo u dhexeeysa laba garaac ee wadnaha, taasoo ah waqtiga murqaha wadnaha ay dabacsan yihiin, isla markaana u ogolaada halbowlaha in uu dhiig ka soo buuxsamaan, taasoo ah mid caadi oo joogta u dhacdo.

diastolic pressure *n. fiiri (eeg)* blood pressure.

diathesis *n.* cudur u jan jeerid, dad si sahlan cudurada u qaada, sida xasaasiyada iyo lafo xanuunka oo ay daciif ugu yihiin. waxaa dhaci karta inay tahay arin familka oo dhan ka wada siman, laakin ma'ahan mid layska dhaxlo.

diazepam daawo wax tarkeeda qotodheer tahay, oo loo isticmaalo daaweynta murugada tiiraanyada, niyad jabka iyo isku dar-darsanka qofka. waxaa kale oo loo adeegsadaa jirrada qallalka. afka ayaa laga qaataa ama irbad oo kale (duro, mudo). waxay dhalinkartaa inuu qafka qaadashadeeda caadeysto, warwareer, nabro yaryar oo korka ka soo baxa iyo dhiiga oo hoos u dhaca. *Waxaa kale oo loo yaqaanaa* **Valium, Diazemuls.**

98

diazoxide *n.* daawo loo isticmaalo hoos u dhiga dhiig karka iyo kor u qaadka sonkorta dhiiga hoos u dhacda, afka ayaa laga qaataa marmarka qaarkeedana sida irbada oo kale (duro, mudo) ayaa loo qaatta. *waxaa kale oo loo yaqaanaa* **Eudemine.**

DIC *fiiri (eeg)* disseminated intravascular coagulation.

DICI *fiiri (eeg)* direct intracytoplasmic injection.

diclofenac *n.* daawo xanuunka iyo dhaawacyada xubnaha jirka loo qaato, gaar ahaan lafo xanuunka, murqo xanuunka iyo xanuunka ku dhaca isgalka lafaha. afka ayaa laga qaataa, waxay keeni kartaa calool xanuun lalabo iyo shuban, *waxaa kale oo loo yaqaanaa* **Volraman, Voltarol.**

decophane *n. fiiri (eeg)* DDT.

dicrotism *n.* xaalad garaaca halbowlaha laba jibaar laga dareemo marka wadnaha uu garaacayo, waxaa loo maleeyaa inuu ka danbeeyo cudurka tiifowga.

dicyclomine *n.* daawo hoos u dhigta dubaaxida iyo xanuunka murqaha, ayadoo loo isticmaalo daaweynta boogta caloosha, calool xanuunka daran. afka ayaa laga qaataa,waxay keeni kartaa afka oo qaleel, oon, haraad iyo warwareer, *waxaa kale oo loo yaqaanaa* **Merbentyl.**

didanosine *n.* daawo jeermis dile ah oo loo isticmaalo ka hortaga falgal de-dejiha cudurka dhaliya jeermiska aaydhiska, kaasoo ah mid la falgala iskana dhiga unugyada jirka. daawada afka ayaa laga qaataa, waxaana loogu talagalay inay dheereyso nolosha dadka aaydhiska qaba, wax yaabaha ay keeni karto waxaa ka mid ah dhibaato ku dhacda dareen wadaha jirka, beer yare xanuun aad u daran, matag iyo madax xunuun.

didronel *n.* daawo lagu siyaadiyo macdanta lafaha jirka, gaar ahaan dumarka gaaray waqtiga caadada dhiiga istaagto. kuwaasoo lafahooda billaabay inay yara tartararaan. afka ayaa laga qaataa, waxayna keeni kartaa lalabo, shuban iyo afka in laga dhedhemiyo macdanta birteeda. *waxaa kale oo loo yaqaanaa* **Didronel PMO.**

didym- (**didymo-**) *horgale;* tilmaama; xiniiyaha.

dienoestrol *n.* daawo laga soo dhiraandhariyey hoormoon dumarka ku dhaliyo dareenka. kaasoo lagu daaweeyo astaanta soo horseeda waqti dumarka caadada dhiiga ka soo dhamaanayso iyo in lagu joojiyo caanaha naaska ka soo data, waxaa kale oo lagu daaweeyaa yareynta xanuunka kansarka naasaha ku dhaco. *waxaa kale oo loo yaqaanaa* **Ortho dienoestrol.**

diet *n.* cunto isku dardarsan oo laysku dheelitiray ee qof cuno, badanaa nafaqo ka kooban.

dietetics *n.* hab nafaqo door ah oo loo adeegsada cunto siinta qof ama dad badan.

diethlycarbamazine *n.* daawo ka hortagta isla markaana burburisa jeermisyada nool qaarkood, gaar ahaan gooryaanada cudurada dhaliyo, afka ayaa laga qaataa, waxaay keeni kartaa madax xanuun, guud ahaan korka oo xanuuna, isgalka lafaha oo xanuuna iyo matag.

diethlypropion *n.* daawo hab dhiskeeda kiimiko la maid tan *amphetamine,* taasoo hor istaagta rabitaanka cuntada, si dadka buuran loo caateeyo. afka ayaa laga qaataa, waxay keeni kartaa af engeg, hurdo la'aan, madax xanuun, korka oo nabro yaryar ka soo baxa iyo caloosha oo aan baxin. *waxaa kale oo loo yaqaanaa* **Apesate, Tenuate Dospan.**

dietl's crisis xaalad kellida wax is hortaago taasoo leh xanuun xad dhaaf ah, badanaaba waxay arintaan ka dhacdaa meesha kellida misigta ay kutaalo iyo kaadi mareenka ay ku kulmaan. kellida waxay noqotaa mid booska ay ku tiilay ka dheeraato oo kaadi ka buuxsanto, xaaladaan waxaa daawo u ah in qaliin loo adeegsado.

differential diagnosis hab go'aan gaarka iyo baarida ogaanshaha astaamaha cudurada ay qeybsadeen xaalado badan oo kala duwan. Tusaale, ubuc xanuunka waxaa keeni kara xaalado badan oo kala duwan, sidaa daraadeed waxaa qasab ah in la helo hubnaasho sax ah oo lagu ogaado xaalada cudurka meesha ay ka soo asalantay.

Differential leucocyte count (differential blood count) hab loo tira koobo inta unugyo cadcad oo kala duwan ee ku jirta dhiig la baarayo (dhiig la qaaday). Badanaaba 100 unugyada dhiiga cadcad ayaa la tiriyaa kadibna lagu kala qeexaa qalabka lagu fiiriyo il-ma'aragtada ama qalabka loo isticmaalo in dhiiga lagu tira koobo sidaa daraadeed boqolkiiba inta unugayada dhiiga cadcad ee ku jira hal liiter oo dhiig ah ayaa la diyaariyaa si go'aan looga gaaro cudurrada jiri kara.

differentiation n.1.(la xiriira cilmiga barashada uur jiifka) marxalada ay unugyo koraaya aan xil saarnayn isla markiiba noqdaan kuwo shaqooyin qaas ah qaban kara. 2. (la xiriira kansarka) heerka ay gaarsisantahay buro ka soo baxda unugyo iskudhis ah. Waxaa burada loo kala saaraa sedex dabaq oo ay leedahay, mid cadaan ah, mid dhexaad ah iyo mid xun oo aan lakala saari karin.

diflunisal n. daawo xanuunka iyo dhaawaca xubnaha jirka loo isticmaalo oo lagu daaweeyo xanuunka isgalka lafaha. waxaa laga qaataa afka, waxay keeni kartaa madax xanuun, warwareer, shuban iyo korka oo nabro yaryar ka soo baxa. *waxaa kale oo loo yaqaanaa* **Dolobid.**

di george syndrome xaalad dhaxal ah oo lagu dhasho, taasoo ah mid aan jirin awood jirka uu kula dagaalo jiirmiska iyo cudurada soo gala. waxaa badanaa loo maleeyaa inay ka timaada laba qanjir oo maskaxda ku yaal oo aan jirka haysan, markaa waxaa caado ah cilado wadnaha ah iyo macdanta lafaha oo yar inay jiraan.

digestion n. dheefshiid, xaalad marka cuntada iyo kiimikada galaan afka oo la burburiyo dhuunmareenka u dhaadhacda, taasoo tagto caloosha kadib la mariyo marxalado badan oo lagu kala sooco.

digitoxin n. daawo loo adeegsado kor u qaadka garaaca iyo shaqada wadnaha, waxaa badanaa lasiiyaa dadka wadnah istaaga, waa mid si qun yar u shaqaysa, laakin waxtarkeeda badan yahay, dhibaatooyinka ay keento waa yartahay laakin qiyaasta la qaadanayo hadii ay badato dhibaato ayay dhalin kartaa.

digoxin n. daawo kor u qaada ama siyaadisa garaaca wadnaha, waxaa loo isticmaalaa wadnaha istaaga, waa mid si dhaqsi ah u shaqo gasha laakin wax tarkeeda yar yahay. afka ayaa laga qaataa ama sida irbada (duro, mudo) oo kale. Dhibaatooyinka ay keenta aad ayey u yar yihiin. *waxaa kale oo loo yaqaanaa* **Lanoxin.**

dihydrocdeine n. daawo xanuunka loo qaato iyo inay ka hortagto ama joojisa hargabka. afka ayaa laga qaataa ama sida irbada (duro, mudo) oo kale, mararka qaarkiis waxay keentaa lalabo, warwareer iyo calool adeeg, *waxaa kale oo loo yaqanaa* **DHC Continus**

dihydroergotamine n. daawo looga hortago ama lagu daaweeyo madax xanuuka daran oo ka yimaada hal dhinac oo madaxa ka mid ah. afka ayaa laga qaataa ama sida irbada (duro, mudo) oo kale. dhibaatooyinka ay keeni karto aad ayey u yar yihiin. *waxaa kale oo loo yaqaanaa* **Dihydergot.**

dilatation and curettage (D and C) qaliin lagu ballaariyo qoorta ilma galeenka. sababo badan ayaa loo sameeyaa, sida in laga soo saaro haraa ku haray kolka ilmo la soo xaaqo, buro ku taal ilma galeenka laga soo saaro ama xuub yar laga soo gooyo si loo baaro hadii ay jiraan cuduro ilma galeenka qabi karo.

dilator n. 1. qalab loo adeegsado in lagu ballaariye xubno daloolkoodu yaryahay, sida kaadi mareenka raga. wuxuu noqonkaraa mid aad ciriiri cudur ka dhigay sidaa daraadeed qalabkaan aad u yar ayaa lagu ballaariyaa si uu asalkeedii ugu soo noqdo. 2. daawo afka laga qaato ama la marsado oo habdhis ballaarisa sida bikaaca (birta) isha iyo xididada dhiiga. 3. muruq ficiladiisa meel jirka ka mid fura ama ballaariya.

diltiazem *n.* daawo lid ku ah macdanta jirka, oo loo isticmaalo daaweynta wadne qabadka halista ah iyo dhiig karka. afka ayaa laga qaataa, waxayna keeni kartaa jirka oo biyo galo, lalabo, warwareer, madax xanuun, korka oo nabro yaryar ka soo baxa iyo calool xanuun *waxaa kale oo loo yaqaanaa* **Britiazem, Tildiem.**

dimethindine maleate daawo xasaasiyada cawska ka timaada lagu daaweeyo iyo xasaasiyado kale oo badan. afka ayaa laga qaataa, waxayna keeni kartaa lulmood iyo war moog, *waxaa kale oo loo yaqaanaa* **Fenostil, Retard, vibrocil.**

dinoprost *n.* daawo hoormoonada jirka laga sameeyay, taasoo loo isticmaalo in lagu soo saaro ilma dhintay oo calooosha ku jira. afka ayaa laga qaataa ama sida kareemada oo kale ayaa la mariyaa siilka, *waxaa kale oo loo yaqaanaa* **Prostin F2 alpha.**

diphenhydramine *n.* daawo hurdeysiiye ah oo loo isticmaalo xasaasiyada cawska ka dhalata, markii daawooyin kale lala qaato sida (*Benylin*) waxay daaweysaa hargabka, waxay keeni kartaa lulmood, warwareer, af qaleel iyo lalabo.

diphenoxylate *n.* daawo lagu daaweeyo shubanka badan, afka ayaa laga qaataa, waxay keeni kartaa lalabo, lulmood, warwareer iyo korka oo nabro yaryar ka soo baxa.

diphtheria *n.* cudur aad halis u ah oo lays qaadsinkaro oo ka dhasha jeermis il-ma'arag ah oo ku dhaca dhuunta, mar dhif-dhif ahna ku dhaca xuubabka kale ee jirka. cudurka wuxuu ku faafaa in si toos ah loo taabto qof qaba ama la cabo caano jeermiskaa ku jiraan, muddo 2-6 maalmood inta u dhaxeysa waxaa billaabma dhuun xanuun, daciifnimo iyo qandho yar, wax yar kadib dhuunta waxaa ku daboolma xuub sida danbasta midabkeeda leh, oo hor istaaga neef marka jirka oo sababta neef qadashada inay adkaato iyo cunto laqida, markaa taas dhalata waxaa qasab ah in qaliin la adeegsado si meeshaas loo furo. jeermiskaas ayaa dhuunta ku sedex jibaarma oo sun ku dhaliya hab dhiska dhiig wareega jirka, taasoo dhibaato gaarsiisa wadnaha iyo xubnaha dareen wadeha kadib geeri ayaa soo raacda muddo u dhaxeeysa afar maalmood gudahood. hayeeshee dawooyinka suntan lidka ku ah iyo daawooyinka jeermiska dila ayaa sal gooya cudurkaan, waqtiyadaan danbe waxaa la adeegsadaa tallaal looga hortago cudurkaan iyo dhibaatooyinkiisa.

dipipanone *n.* daawo aad u quwad badan oo xanuun qaade ah, afka ayaa laga qaataa ama sida irbada (duro, mudo) oo kale, waxay dhalinkartaa matag, warwareer iyo lulmood, *waxaa kale oo loo yaqaanaa* **Diconal.**

diplegia *n.* curyaamin, jirkoo ka dareen beela labadiisa dhinac. kaasoo dhaliya curyaamin gaar ahaan lugaha oo ka daran gacmaha, waxaa keena maskada labadeeda qaybood oo mas'uul ka ah dhaqdhaqaaqa jirka qaarkiisa danbe oo cudur ku dhaca.

dipyridamole *n.* daawo ballaarisa xididada dhiiga ee wadnaha hoosna u dhigto isku darsanka unugyo dhiiga u diida inay biyo noqdaan. afka ayaa laga qaataa ama sida irbada (duro, mudo) oo kale. Waxay dhalin kartaa madax xanuun, calool xanuun iyo warwareer, *waxaa kale oo loo yaqaanaa* **Persantin.**

direct intracytoplasmic injection (**DICI**) xirfad lagu caawiyo raga aan awood u lahayn inay ilmo dhalaan, oo shahwadooda lagu tallaalo ilma galeenka hooyada.

disability *n. fiiri (eeg)* handicap

disaccharide *n.* nafaqada jirka uu ka helo tamarta iyo kulka oo kiimikadoodu haysta laba liid oo isku xirta.

disarticulation *n.* kala goynta labo laf meesha ay iska galaan, tani waxay ku imaan kartaa dhaawac ama si ulakac ah loo sameeyo markii qaliin lagu goynayo xubin kamid ah jirka sida lugta, gacanta, far ama suul.

disc *n.* (*la xiriira hab dhiska jirka*) xuub carjaw lafeed ka sameeysanoo sida saxan oo kale u fidsan, kaasoo badanaa kujiri meelaha u dhaxeesa lafaha lafdhabarta kooba.

discharge rate *n.* tirada ay la egtahay cuduro gaar ah oo laga siidaaya isbataalka. ayadoo lala kaashada dadka agagaarka isbataalka ku nool.

discussion *n.* qaliin weynoo lagu sameeyo cudurka bikaaca (birta) isha, taasoo irbad af lehoo lagu dillaaciyo bikaaca (birta) isha, si agagaarka dheecaanka ku wareegsa daawo loogu shubo.

discoid lupus erythematosus (DLE) *fiiri (eeg)* lupus erythematosus.

disease *n.* jirro, sabab gaar ah dhalisa oo astaan iyo callaamado lagu garta wadata, xaalado aan caadi ahayn ama unugyada jirka oo shaqooyinkooda joojiya iyo shil ku dhaca jirka dhamaan waxay horseedaan jirrooyin yimaada.

disinfectant *n.* walax, dareere, daawo baabi'sa jeermiska noocyadiisa badan oo ay kamid yihiin kuwa noole il-ma'arag ah, waxaa loo adeegsadaa in lagu nadiifiyo qalabka qaliinka iwm, qaarkood waxaa loo isticmaalaa sida daawo oo kale oo meelaha jeermis ku dhaca ayaa lagu daaweeyaa.

disinfection *n.* jeermis baabi'in, jeermis tirtirid.

disinfestation *n.* baabi'inta cayayaanada iyo jeermiska xoolaha korkooda ku jira. Waxay quseeysaa in la isticmaalo daawo korkooda lagu buufiyo ama afka laga siiyo si loo baabi'- iyo cayayaanada cudurada dadka iyo guriyahooda ku dhici kara.

disintegrative psychosis *1. Fiiri (eeg)* Heller's syndrome. *2.* Jirro maskaxda ku dhacda oo dhakhsi u faafi og. taasoo korida maskaxda ilmaha quseeysa oo u diida ilmaha inay maskaxdooda si caadi ah u shaqaysa.

disjunction *n.* kala go'a laba hiddo wade oo isla mid ah taasoo ka dhexdhacda unugyada dhexdooda marka uu marayo marxaladaha kala duwan uu ku tarmo.

dislocation (luxation) *n.* kala bixida ay kala baxaan xubno meelahooda haysta, sida kala baxa garabka waxaa caado ka yahay dadka cayaaraha cayaara, waxaa dhici karta xaaladaan inay noqoto mid lagu dhashoo xubnaha jirka si joogtaha ay u kala baxaan oo marwalba ay qasab tahay in xubin walba lagu maquuliyo halkii ay ka soo baxday.

dismemberment *n.* gooyn, jarid, lugta, gacanta ama xubnaha jirka midkood lagu sameeyo.

disoma *n.* uur jiif (ilmo) madax wadaaga jirka intiisa kale laba ah (kala qaysan).

disopyramide *n.* daawo loo isticmaalo wadno xanuunka xaaladahiisa kala duwan. sida wadno garaaca aan caadi ahayn, afka ayaa laga qaataa, waxaa laga yaabaa inay keento af qaleel, araga oo caad fuula iyo calool xanuun, *waxaa kale oo loo yaqaanaa* **Dirythmin SA,** **Rythmodan.**

dispensary *n.* meel daawo lagu sameeyo isla markaana lagu gado ama laga soo qaadan karo markuu takhtarka daawo kuu qoro.

Disseminated intravascular coaglation (DIC) xaalad xad dhaaf ay u soo baxaan xinjiroobida dhiiga, ayagoo ka jawaab celinaya cudur ama jeermis jirka ku dhaca. hadii xaaladaan ay sii siyaado waxa dhalaneysa dhiiga in uu ku yaraado hab dhiskii xinjirada u yeeli lahaa kadibna ay dhalato dhiig bax halis ah oo u baahan in dhiiga aan midabka lahayn lagu shubo qafka ay arintaan haysata.

disseminated sclerosis *fiiri (eeg)* multiple sclerosis.

distal *adj. 1. (la xiriira hab dhiska jirka)* unug ama xubin ka fog (ka dheeraata) bartii aslkeeda ku tiil. *2. (la xiriira cilmiga ilkaha)* tilmaam lagu tilmaamo saqafka ilig ee ka fog (ka dheer) bartamaha daanka.

distalgesic *n. fiiri (eeg)* co-proxamol.

distichiasis *n.* xaalad aad dhif-dhif u ah oo la arko baalasha isha inay ka soo dul baxaan kuwu kale (baalal kale) oo lamid ah, waxay dhibi karaan xuubka daboolo isha.

District Health Authority *fiiri (eeg)* National Health Service.

District Medical Committee *fiiri (eeg)* medical committee.

District Medical Officer (DMO) *fiiri (eeg)* public health physician.

district nurse *fiiri (eeg)* home nurse.

District Planninig Team koox isugu jira dad caafimaadka ka shaqeeya sida takhaatiir, kalkaaliyeyaal, maamulayaal, iwm oo meel isuga taga islamarkaan qorsheeya sidii loo horomarinlahaa wax walba oo quseeya caafimaadka iyo familka noloshooda.

disulfiram *n.* daawo lagu daaweeyo dadka khamriga caba, waxay dadkaas ka hor istaagtaa aalkoloda, oo marka daawada lala qaato ay ka dhigtaa mid ur daran dhibaato ku dhalisa sida neefta oo dhibta, madax xanuun, wadne xanuun, lalabo iyo matag. afka ayaa laga qaataa, waxayna keeni kartaa daal, lalabo iyo calool adeeg.

dithranol *n.* daawo loo isticmaalo daaweeynta cudurada maqaarka jirka, gaar ahaan boog iyo dil-dillaac ka soo baxa jilbaha iyo xusulada. *waxaa kale oo loo yaqaanaa* **Alphodith, Dithrolan.**

diuresis *n.* kaadi badan oo kelliyaha si aan caadi ahayn u soo saara, waxay ka imaan kartaa cabida biyaha badan oo aan jirka u baahnayn ama daawooyin jirka ku dhaliya in ay kaadida iska soo saaraan.

diuretic *n.* daawo kor u qaada caddadka kaadida, taasoo kellida ku boorisa in ay biyaha iyo cusbada iska soo saarto. Waa daawooyin aad u badanoo loo adeegsado in ay biyaha jirka ceshada, markay jiraan cudurada wadno xanuunka, kellida, beerka iyo sanbabada oo shaqadooda yareeyo ka soo saaraan.

diverticular disease *n.* xaalad xuub daciifsan ee dhuunmareenka hoostiisa ku yaala oo sida kiish oo kale u barara, taasoo xanuun ku dhalisa ubucda, shaqooyinka mindhicirkana hor istaagta.

diverticulitis *n.* xanuun iyo barbarar ku dhaca xuubab aad daciif u ah oo badanaa ku hoos yaalo unugyada waaweyn ee jirka, gaar ahaan dhuunmareenka iyo mindhicirka weyn, noocaan waxaa keena jeermis xanuun ku dhaliya ubucda qaybteeda hoose, shuban iyo calool adeegna sita, waxay isku badelli kartaa boog dheecaan isu uruursata u baahan in qaliin lagu daaweeyo, laakin noocyada kale xaaladaan dhibaato lama yimaadaan.

diverticulosis *n.* xaalad xuub kiish barar ah lagu arko mindhicirka laakin aan lahyn wax dhibaato.

diverticulum *n.* xuub aad daciif u ah oo ku yaala dhuunmareenka hoostiisa iyo gidaaradiisa oo u sameysma sida kiishka oo kale markuu cadaadis ama jeermis ku dhaco, kaasoo xanuun iyo dhibaato ku dhaliya unugyada ubucda. marmarka qaarkeed waxay noqotaa xaalad aad u dhibaato badanoo qaliin u baahan.

divulsor *n.* qalab yar oo ballaarinta daloolada loo adeegsado, gaar ahaan kaadi mareenada.

dizygotic twins *n. fiiri (eeg)* twins.

DLE (discoid lupus erythematosus) *fiiri (eeg)* lupus erythematosus.

DNA (deoxyribonucleic acid) walax ah hab dhis hiddo wade ee dhamaan wixii nool fir u sameeya, kaasoo laga xakumo sifaalaha layska firsado, waxaa walxdaan laga helaa bartamaha bu'da unugyada, ayagoo ka koobma aasiidh bu'eed leh laba sil-silad isku dhegan oo warwareeganta. sifeynta waxaa u haya afar asal oo hawo kiimikeed isku haysa oo markay dhaawac gaarto is badisa si ay kii dhaawaca gaaray u badellaan.

dobutamine *n.* daawo loo adeegsado caawinta wadnaha istaaga, waxay siyaadisaa dhaqdhaqaaqa iyo garaaca halbowlaha isla markaana kor u qaado wax soosarka wadnaha. waxaa laga qaataa xididada gacmaha.

Doctor *n.* qof la siiyey shahaado sare ee jaamacada, shahaadada caafimaadka qofka haysta waxaa lagu tilmaamaa takhtar (daaweeyn). waxaa jira dadkale oo lagu tilmaamo takhtar laakin aan haysanin shahaadada caafimaadka, dadkaas waxay haystaan shahaadad ugu sareysa ee jaamacad bixiso (Ph. D).

dolor *n.* xanuun, astaan caan ah loo adeegsado dhaawaca iyo barbararka xubnaha jirka, waxaa kale oo jirta 3 tilmaam oo lagu kala qeexo xanuunyada kala duwan 1. calor (hur, kuleel) 2. rubor (gaduudnimo, casaan) 3. tumor (barar). Xanuunka barbararka xubnaha waxaa loo maleeyaa inay ka dhashaan kiimiko soo daadata markuu unugayada dhaawac gaaro.

dolorimetry *n.* cabbiraada qiyaaseed ee xanuun jira.

domiciliary consultation *1.* guri ku booqasho uu sameeyo takhtar laga cosaday inuu soo arko qof jirran. *2. (wadanka UK)* takhtar isbataal jooga oo guriga ku booqanayo qof jirran asagoo qeexayo hadii qofka uu u baahan yahay in isbataalka la soo seexiyo iyo in kale. takhaatiirtaas waxay haystaan xushmad gaar ah oo hadii ay u baahdaan inay qofkaas jirran la seexiyo isbataalka si sahlan ayay u heli karaan codsigooda.

domiciliary midwife (community midwife) *(wadanka UK)* kalkaaliye guud ahaan diiwaan gishan oo qibrad u leh ummiliska labadaba (isbataalka iyo guriyaha). waxaa qasab ah inay diiwaan gishantahay waaxda u gaar ah kalkaaliyeyaalka caafimaadka ka shaqeeya si ay u sahlanaato in ay sii aqoon siyaadsato. ilmaha guriga ku dhasha aad ayay u yaryihiin sidaa daradeed qofka madadaan ku shaqaysta wuxuu mas'uul ka yahay inuu ka warqabo uurka intuu socdo, markii uurka dhamaado iyo inta saacadaha ugu horeeya ee ilmaha dhashaan.

dominant *n. (la xiriira cilmiga hiddaha)* hiddo wadde ka muuqda shaqsiga, kaasoo ka sifaale dheer midkale oo la mid ah.

Donald-Forthergill operation (Mangchester operation) qaliin lagu sameeyo xubnaha dhalmada iyo galmada ee dumarka isku furtay ilaa ilma galeenka.

donor *n.* qof unugyadiisa iyo xubnahiisa jirka u diyaariyo in qofkale la siiyo, waxay noqon kartaa qof dhiigiisa tabaarruc u bixiya ama kellida siiya qofkale si tiisa loogu badello, ama xubnahiisa taranka uu u diyaariyo in lagu tabaarruco qof aan awoodin inuu ilma dhalo.

donor insemination *fiiri (eeg)* artificial insemination.

dopamine *n.* hoormoon kiimikadiisu isku dhis tahay oo jirka aad muhiim ugu ah, gaar ahaan maskaxda, hab dhiska dareenka, hab dhiska adinmaha, hab dhiska dhiiga iyo wadnaha. Waxaa mararka badanaa loo adeegsadaa daawo loo isticmaalo sida irbada (duro, mudo) oo kale, oo lagu daaweeyo garaaca wadnaha hoos u dhaca, shooga iyo shilka halista ah ee jirka aad u qabsada. dhibaatooyinka ay keento waxaa kamid ah lalabo, garaaca wadnaha oo aan toosnayn, matag, neeftuur iyo dhibaatooyinka kellida. Waa daawo aad loo xafida oo isticmaalkeeda laga war qabo.

dopamine hypothesis *n.* aragti ah in la aamino waalida inay ka dhalato hoormoonka hab dhiska dareenka uu yahay mid jirka ku yar, sidaa daraadeed daawo hoormoonkaas ka sameeysan daawo looga dhigo.

dors- (dorsi-, dorso-) *horgale;* tilmaama; dhabarka, gadaal.

dorsal *adj.* la xiriira ama ku yaala dhabarka ama meel u dhaw agagaarka dhabarka.

dose *n.* qiyaas si taxadir ah daawo loo cabbiro taasoo takhtarka qoro, oo la siiyo qof jirran waqtiga loogu talagalay.

104

double uterus *fiiri (eeg)* uterus didelphys.

Down's syndrome xaalad ka dhalata hiddo wadaha jirka oo aan caadi aheyn. Taasoo ah inuu jirro fir sifeeye dheeraad ah la arko meeshii laga rabay hiddo wadayaalka jirka tiradoodu noqoto 46, waxay noqotaa 47 hiddo wade. Ilmaha xaaladaan ku dhasha waaka muuqaal duwan yihiin ilmaha kale, waxay leeyihiin weji ballaaran, indho janjeera, gacmo fidsan oo leh faro gaagaaban, caqliga oo dhimman (inkastoo la arko ilmo caqligooda dhan yahay hadane waa mid aad u yar) waxay leeyihiin wadne cilad ku jirta, maqal yaraan iyo mindhicirka oo koritaankiisa khalad ku jira. Ilmaha xaaladaan ku dhasha way ku badan yihiin hooyada uurka ku qaada da'da weyn, waxaana lagu ogaankaraa in la sameeyo baarid inta ilmaha uurka ku jiraan si loo ogaado uur jiifka hadii ay tahay mid xaaladaan wadata iyo hadii kale.

doxapram *n.* daawo loo isticmaalo boorinta neefta (neeftuurka sahalsha), *waxaa kale oo loo yaqaanaa* **Dopram.**

doxazosin *n.* daawo loo isticmaalo daaweeynta dhiig karka. afka ayaa laga qaataa, waxa laga yaabaa inay leedahay suuxdin markii fadhiga laga istaago, warwareer, daciifnimo iyo madax xanuun, *waxaa kale oo loo yaqaanaa* **Cardura.**

doxepin *n.* daawo yareeysa cadaadiska, murugada, tiiraanyada, qalbi jabka maskaxda. Waxaa laga qaataa afka. waxay keeni kartaa afka oo qaleel noqda, lulmood, araga oo caad fuula iyo calool xanuun. *Waxaa kale oo loo yaqaanaa* **Sinequan.**

doxycycline *n.* daawo jeermis dile ah oo lagu daaweeyo cudurada ay dhaliyaan jeermiska nool ee il-ma'araga ah nooc yadiisa badan ee kala duwan. afka ayaa laga qaataa, *waxaa kale oo loo yaqaanaa* **Nordox, Vibramycin.**

dracontiasis *n.* cudur wadamada kulul lagu arka oo ka yimaada jeermis nool oo il-ma'araq ah, wuxuu u eg yahay sida gooryaanka oo kale, xuubabka maqaarka ka hooseeya ayuu gala, waxaana laga qaadaa in biyo uu kujiro lacabo. Astaamaha lagu garto oo soo baxo sanad ka dib markuu jeermiska jirka galay waxay tahay gooryaanka inuu u soo guuro xaga xubnaha maqaarka ka hooseeya oo cuncun yimaado, dawakhsanaan, neeftuur, matag iyo shuban. gadaal waxaa ka yimaada meelihii maqaarka cuncunaya dil-dillaacaan oo boog noqota, gaar ahaan lugaha iyo gacmaha. Cudurkaan waxaa caadi loogu arkaa wadamada hindiya, afrikada bari iyo si dhif-dhif ah wadamada carabta gaar ahaan iiraan. Waxaa daawo u ah in gooryaanka la soo saaro ama la isticmaalo daawooyinka **thiabendazole, metronidazole, niridazole.**

drain 1. qalab tuubbo oo kale ah, oo loo adeegsado ka shubida ama kasoo dhuuqa biyo ama dheecaan jirka gala. Xaaladaan waxay kaloo ku dhalataa marka qaliin lagu jiro uu jirka kala furanyahay ayaa waxaa laga saaraa dheecaanada kasoo qulqula meesha qaliinka lagu hayo. 2. *vb. Fiiri (eeg)* drainage.

drainage *n.* biyo ama dheecaan ka saaris, gaar ahaan jirka markay biyo aan caadi ahayn galaan oo laga soo saaro. Waxay noqonkartaa meel walba jirka ka mid ah sida malax meel laga saaro, ama kaadi laga soo saaro kaadi haysta booskeedii ka fogaataay.

drepanocyte (**sickle cell**) *n. fiiri (eeg)* sickle cell disease.

drepanocytosis *n. fiiri (eeg)* sickle cell disease.

dressing *n.* dhaawac la nadiifiyo oo faashad lagu daboolo, daawo iyo daaweyn la'aanba si ay u caawiso boogta reesigeeda.

drill *n. (la xiriira daaweynta ilkaha)* qalab wax dalooliya oo lagu soo saaro ilig hallowday

drip (**intravenous drip**) *n.* si tartiib-tartiib ah (tifiq tifiq) si aayar ah daawo, nafaqo sonkor iyo cusbo is wata ama dhiig xididada looga qaato, ayadoo dhalo ama bac ay ku jiraan meel lagu istaajiyo oo irbad lagu (duro, mudo) xididada jirka. waa la siyaadinkaraa ama la naaqusinkaraa hadba xawaaraha ay ku socoto tifiq tifiqda daawada iwm.

105

droperidol *n.* daawo ka hortagta waalida oo isticmaalkeeda dhalisa buuq iyo qaylo la'aan xasillooni ku jirto. Mararka qaarkeed waxaa loo adeegsadaa marka qaliin qof lagu sameenayo si uu u noqda qof degan intuusan qaliin galin. *waxaa kale oo loo yaqaanaa* **Droleptan.**

dropsy *n.* fiiri (eeg) oedema.

drosophila *n.* cayayaan aad u yaryar oo qurmiya khudaarta iyo miraha la cuno, waxaa lagu magacaabaa bahalada khudaarta. Waxaa cayayaankaan maalmahaan danbe loo adeegsadaa cilmi baarida hiddaha, oo waxaa la ogaaday inay candhuuftooda ku wataan afar laamaane hiddo wade ah.

drug *n.* wax kasta oo wax u dhima hab dhiska iyo shaqooyinka unugyada nool. Waxaa haboon in la adeegsado daawo si looga kala duwo waxyaabaha sida khaldan loo isticmaalo, sida maandooriyaha. Daawada waxaa si weyn loogu isticmaalaa ka hortaga, ogaanshaha iyo daaweynta cudurada.

drug dependence fiiri (eeg) dependence.

dry mouth af qaleel, xaalad ka timaada inay qulqulka candhuufta ka yaraato afka, kadib markii cudur ku dhacay qanjirada candhuufta sameeya, ama kiimiko daawo ah loo adeegsado madaxa kadibna ay burburiso qanjiradaas. waxaa qasab ah dadkaan si gooni ah in looga war qabo cuntada ay cunaan iyo caafimaadka guud oo ay ku sugan yahiin.

dry socket xaalad aad u xanuun badan oo ka timaada ilig meeshay ka dhacday oo ka reesan rabtay oo dhiig xinjiroobi la fash-fashta sabab la'aan. taxadir iyo nadiifis ayaa daawo u ah, caadigeedii ayay ku soo noqotaa muddo u dhaxeeysa 7 ilaa 14 maalmood.

duct *n.* hab dhis tuubbo ama kanaal oo kale u sameeysan oo jid u ah dheecaanada ka yimaada qanjirada jirka.

ductless gland fiiri (eeg) endocrine gland.

ductus arteriosus xidid dhiigeed isku xira xididada dhiiga u geeya sanbabada ee uur jiifka caloosha ku jirta, iyo halbowlaha ka koreeya. Xididkaan waa uu is xiraa marka ay ilmaha dhashaan, hadii uu is xiri waayo waxaa dhici karta in ilmaha ay cilad ku dhashaan sidaa daraadeed u baahan qaliin lagu xiro.

dumbness *n.* fiiri (eeg) mutism.

dumping syndrome xaalado yimaada kadib markii qaliin lagu sameeyey caloosha, gaar ahaan daaweynta cudurka gaaska, markuu qofka cunto cuno gaar ahaan cuntada nafaqada sonkorta, subaga iyo taamaarta wadata wuxuu dareemayaa daciifnimo iyo suuxdin, dhidid ayaa ka soo daadankaro, oo wuxuu isu badelaa midab qafiif ah, taasoo dhalisa inay sonkorta jirka hoos u dhacda iyo dheecaan dhiiga ka yimaada ku soo qulqula mindhicirka. Waxaa daawo ah in laga fogaado cuntada sonkorta, subaga iyo tamarta wadata la cuno inta ay boogta jirto, marmarka qaarkeed waxaa laga marmaan ah in qaliin kale lagu celiyo.

duoden- (duodeno-) *horgale;* tilmaama; mindhicirka qaybtiisa kore.

duodenal ulcer boog aad u xanuun badan oo ka dhalata mindhicirka qaybtiisa kore, oo katimaada ficilada aasiidhka dheecaanka ku dahaaran midhicirka yar. waxaa badanaa sababa caloosha oo aasiidh badan soo daysa, oo waxay ku dhacdaa xaaladaan dadka dhiiga noocoodu yaha O. badanaa dadkaas ayaa u badan oo caloosha meesha ay kaga xiranto midhicirka jeermis ku dhasha. Astaamaha lagu garto waxaa kamid ah xanuun xad dhaaf ah oo ka yimaada ubucda qeybteeda kore, gaar ahaan marka caloosha aan waxba ku jirin (baahi jirto), xanuunkaas waxaa laga yaabaa in uu muddo iska maqnaado kadib soo laba-kacleeyo, matag ayaa imaan kara, dhiig bax ayaa la'arkaa oo kayimaada boogtaas dil-dillaaceeda. Daaweyntaada waxay tahay in la adeegsado jeermis dile, jeermiska ka hortaga iyo daawooyinka yareeya aasiidhka caloosha, intaba hadii la isticmaalo boogta waay reesataa oo uma baahna in qaliin loo adeegsado.

duedenscope *n.* qalab qaabka tuubbada oo kale ah, oo afka kaamero ku wadata loo adeegsado baarida mindhicir yareha meesha ugu danbeeysa.

duodenostomy *n.* qaliin ah in mindhicirka yar qaybtiisa kore ubucda laga soo saara oo dibada la keeno si cuntada jirka loo marsiiyo.

duodenum *n.* mindhicir yareha qaybta ugu koreysa. sedex qaybood ayuu mindhicir yareha ka koobmaa, qayb kore, qayb dhexaad iyo qayb hoose.

duplex imaging hab loo adeegsado in lagu cabbiro dhiig qulqulka xididada, ayadoo la adeegsanayo qalabka raajada lagu sameeyo gaar ahaan ubucda. aad ayay u muhiim u tahay xirfadaan in lagu qiyaaso qulqulka dhiiga

dura (dura mater, pachymeninx) *n.* sedex xuub oo aad u adag oo maskaxda iyo fiinta lafdhabarka ku wareegsan, kuwaasoo ka kooban laba khar oo isku xiran aadna u shabbaha lafta madaxa (baso).

dural *adj.* la xiriira ama quseeya sedex xuub oo maskaxda iyo fiinta lafdhabarka ku wareegsan.

dwarfism *n.* cilan, xaalad aan caadi aheyn meel kasta oo jirka ka mid ah u muuqato mid kayar meelaha kale. waa xaalad lagu dhasha oo qanjirada mas'uulka ka ah hoormoonada koritaanka jirka oo sidii larabay aan u shaqayn, sidaa daraadeed qofku wuxuu u muuqdaa mid gaaban oo xubin walba u yar, caqli buuxa aan laheyn, cudurada kelli xanuunka iyo mindhicir aan shaqayn lagu arko.

dydrogesterone *n.* hoormoon dareenka kacsiga dumarka ku dhaliya oo loo adeegsado si daawo ah oo lagu daaweeyo caadada dhiiga dumarka oo aan toosnayn, ma-dhalaysnimoda iyo in looga hortago ilmaha soo hallaaba. Waxaa laga qaataa afka, waxayna keeni kartaa lalabo yar iyo dhiig bax, *waxaa kale oo loo yaqaanaa* **Duphaston.**

-dynia *dabagale;* tilmaama; xanuunka. Tusaale: proctodynia= *malawad xanuun.*

dys- *horgale;* tilmaama; ku adeega, aan caadi aheyn, awood daro iyo daciifnimo. Tusaale: dysbasia= *aan la socon karin.*

dysaesthesiae *pl. n.* xaalad aan caadi aheyn oo qofka dareenka taabashada ay aad u dhibto. taa waxay ka timaadaa dareen wadeha jirka oo dhaawac gaaray daraadeed.

dysarthria *n.* xalaad ku dhawaaqa hadalka uusan caadi aheyn, laakin luqada iyo micnaha la fahmi karo.

dysbullia *n.* qas gala awooda maskaxda ay ku gaarto hadaf go'an.

dyschezia *n.* xaalad calool adeeg ah, taasoo sababta in muddo dheer caloosha aysan bixin ama aan la awoodin inay saxaro, xaar caloosha ka soo baxo. malawadka waxaa ka buuxsama saxaro, mindhicirka dhaqdhaqaaqa ayaa dhiba oo xanuun ka yimaada.

dyschondroplasia *n.* xaalad khalad ku jira koritaanka carjawda jirka, taasoo keenta in ay six ad dhaaf ah oo meelo ka buur-buuran sida buro oo kale u korta. lafaha ay arinkaan qabsado waxay noqdaan kuwo aan si fiican u korin.

dysentery *n.* cudur caloolaad ku dhaca midhicirka, oo sababa shuban wata axal iyo dhiig halis ah. waxaa dhaliya jeermis noole ilma'aragto ah oo laga qaado in la cabo biyo wasaqaysan, wuxuu midhicirka ka dhigaa mid dil-dillaaca, mararka qaarkiisana gaara hab dhiska beerka, sanbabada, xiniinyaha iyo maskaxda. Astaamaha lagu garto waxay dhashaan muddo u dhaxeeysa maalmo ama sanadooyin kadib markuu jeermiska gaaro jirka, waxaa ka mid ah shuban, miisaanka jirka oo hoos u dhaca iyo dhiig yari. Waxaay daaweyntiisa qaadataa muddo qoto dheer, waxaana loo adeegsadaa daawada ah *metronidazole,* iyo in qofka loo badello biyaha jirkiisa ka baxay.

dysgenesis *n.* khalad gala korida xubnaha ama unugyada jirka, korid la'aan.

dysgerminoma (germinoma, gonocytooma) *n.* buro aad halis u ah oo ku dhacda xubinta abuurta ugxaanta dumarka ee ilmaha ka abuurma. Waxay la mid tahay mid raga xiniinyaha uga dhaxda, buradaan waxay billaabankartaa ilmaha marka ay dhashaan, hase ahaatee waxaa caadi ahaan loo arkaa markii la gaaro 20 sano.

dysgraphia *n. fiiri (eeg)* agraphia.

dyskariosis *n.* xaalad aan caadi aheyn oo bu'da unugyada lagu arko saadaalin buro soo socota, taasoo noqonkarta mid halis ah, badanaa waxaa xaaladaan lagu arkaa tijaabooyinka laga qaado dheecaanka qoorta ilma galeenka.

dyslalia *n.* xaalad maskaxda dhib ku dhaca oo hadalka qofku ku adag yahay. hadalka lagu hadlo ayaa dhib ah, laakin wax fahamka waa jiraa. Waa dhibaato ilmaha u badan, kuwaas ah kuwo cilad maskaxda gaartay ku dhasha.

dyslexia *n.* jirro kuritaanka ilmaha la socota oo si gooni ah wax u dhinta awooda ilmaha ay wax ku bartaan, ku aqriyaan ama wax ku qoraan. Waa xaalad aan caadi aheyn, oo si gaar ah u dhibta wiilasha oo waa ku yar tahay gabdhaha oo badanaa waxaa la ogaadaa ilmaha marka ay jirsadaan 7 sano, ama ka hor, taasoo ah mid daran.

dysmenorrhoea *n.* xanuun xad dhaaf ah, oo ka yimaada waqtiga dumarka caadada dhiiga ku dhaca. wuxuu u kala baxaan laba nooc oo xanuunka dhiiga caadada ah, midka hore oo ah qabad ubucda halka ugu hooseesa ka yimaada oo billaabma marka cadaada kow tahay, ama la socdo qulqulka dhiiga ilaa inta ay caadada joogto oo la socda lalabo, matag iyo madax xunuun. Kan labaad oo ah mid quseeya dumarka da'dooda dhexaadka ah oo kacabada xanuun cabbursanaan ah iyo qabad ka socoda ubucda halka ugu hooseeysa, kaasoo badanaaba billaabma laba asbuuc ka hor intaysan caadada iman. Waxaa xaaladahaan ka danbeeya hoormoon ka yimaada qanjir ku yaala maskaxda, oo si xad dhaaf ah jirka ugu bato marka ay caadada soo dhowdahay.

dyspareunia *n.* xanuunka dumarka ay dareemaan, ama ka soo gaaro waqtiga galmada (raga markay la galmoonayaan).

waxay ahaan kartaa mid jirka kaga yimaada ama mid maskixiyan ay u dareemaan. *fiiri (eeg)* vaginismus.

dyspepsia (indigestion) *n.* fanqal xanuun, xanuun yaroo badanaa ka yimaada cuntada markii la cuno ka dib, ka soo lagu arko xabbadka inta ka hooseeysa, mararka qaarkeed waxaa la socda lalabo ama matag.

dysphagia *n* xaalad liqida (dhunjin) ay xanuun badantahay ama adagtahay wixii la cuno in si caadi ah ay u maraan dhuun mareenka. Waxaa dhalinkara jirro ama cudur ku dhaca afka ama dhuunta.

dysphemia *n. fiiri (eeg)* stammering.

dysplasia (alloplasia, heteroplasia) *n.* unugyada jirka sida lafaha, maqaarka ama xubnaha kale oo si caadi ah aan u korin.

dyspnoea *n.* neef ku dheg, neeftuur, aan neefsan karin. Waxay ka dhalankartaa hib dhiska hawada u marta sanbabada oo xirma, dhibaatooyin ku dhaca xubnaha ku ag yaala sanbabada daraadeed, cudurka qaaxada iyo wadne xanuun ayay ku wada imaankartaa xaaladaan.

dyspraxia *n. fiiri (eeg)* apraxia.

dyssynergia (asynrgia) *n.* dhaqdhaqaaqa xubnaha jirka oo aan isku xirneyn oo midba mar si sirgax ah u dhaqaaqda. waxaa lagu arkaa xaaladaan dadka maskaxda cilad kaga jirta ama cudur kaga dhacay.

dysthymic disorder *n. fiiri (eeg)* depression, neurosis.

dystocia *n.* xanuunka foosha oo adag inay ilmaha soo baxaan, hooyadana aad ugu dhibtooto. waxaa sababa ilmaha oo aad u weyn, ama misigta hooyada oo aad u yar, murqaha ilma galeenka oo aan is fidin, ama qoortiisa oo aan is ballaarin. Xaaladaan wax looga hortigi karo ma jirto, waxaa qasab ah in hooyada qaliin looga soo saaro ilmaha, ayadoo laga ilaalinayo qatar in galaan hooyada iyo ilmaha.

dystonia *n.* jirro qaabka jirka qofku ku sugan yahay qalloocisa, waxay ka timaadaa xuubabka ku dahaaran maskaxda oo cilad gasha. waxay leedahay xanuun iyo qabsin ah murqaha garabka, qoorta iyo adimaha. Waxay qofka madaxiisa u celisaa gadaal gacmahaana qalloocisaa. Waxaa daawo u ah daawo laga soo dhiraandhariyey jeermis noole il-ma'arag ah oo dheecaankiisa sun tahay, kaasoo loo yaqaanaa **Botulinum toxic**.

dystrophia myotonica (**myotonic dystrophy**) nooc kamid ah jirrooyinka murqaha, taasoo ah mid murqaha daciif noqda kuwo qasaara oo maliilic isku badella. Murqaha wejiga waa ay isku dhexdaataan, kuwa qoortana waa ay qasaaraan, timaha ayaa bida, indhaha ayaa cuduro ku dhaca. Jirradaan waa mid ku timaada dhaxal, umana laha kala duwanaan oo labada shaqsi lab iyo dhedigba waa ay ku dhici kartaa.

dystrophy (**dystrophia**) *n.* jirro ku dhacda unug ama xubin, gaar ahaan murqaha oo kaga yimaada nafaqo daro daraadeed. Murqaha oo baaba'a

dysuria *n.* kaadi xanuun ama kaadida soo bixideeda aad u dhibaato badan. Waxaa ka danbeeya marka ay jiraan jeermis ku dhaca xubnaha kaadi mareenka, ama boog ka soo baxda. Xanuunka waa mid hura caadi ahaan, waxaana muhiim ah in la daaweeyo waxyaabaha dhaliyey, biyo badana in la cabbo aad ayey u caawisaa.

E

ear *n.* dheg. Unug mas'uul ka ah maqalka iyo isku dheeli tirka jirka, waxay jirka u gudbisaa mowjadaha dhawaaqa ay ka soo qaado dibada, kaasoo gaara xuub lafta hore daboola oo markaa ku dhaliya gariir, taasoo gaara lafo yar yar oo bartamaha dhegta ku yaala meeshaas oo ah halka laga xakumo isku dheeli tirka jirka.

earache *n. fiiri (eeg)* otitis, otalgia.

eardrum *n. fiiri (eeg)* tympanic membrane.

earwax *n. fiiri (eeg)* cerumen.

eburnation *n.* carjaw isku xirta lafaha unugyada waaweyn oo suulid ku dhacda. taasoo dhalisa in la arko laftii ka hooseesay unugyada Tani waxay dhamaad u tahay lafaha xanuuna.

ec- *horgale;* tilmaama; araga ka qarsoon, aan la' arki karin.

ecchondroma *n.* burooyin carjaw ka sameeysma oo aan dhib laheyn isku badella lafaha gudaha uga gudba.

ecchymosis *n.* nabar. callaamad maqaarka jirka ka soo baxda, oo ka timaada jug ku dhacda, wuxuu midabkeeda yahay mid gaduud (casaan) iyo buluug isku jira, waxaa ka yimaada dhiig ku bixi kara dibada ama gudaha jirka.

eccrine *n.* qanjiro dhididka dhaliya oo ku firirsan dhamaan jirka oo idil.

ECG *n. fiiri (eeg)* electrocardiogram.

echinococciasis (**echinococcosis**) *n. fiiri (eeg)* hydatid disease.

echoacousia *n.* dhawaaq aan jirin oo la maqlo, taasoo ka timaada cilad ku jirta xuubabaka maqalka dhaliya ee ku yaal bartamaha dhegta.

echocardiography *n.* baarid lagu sameeyo wadnaha, ayadoo la adeegsanayo mawjad quwad badanoo si raajo looga soo qaado, in la ogaado ciladaha wadnaha ku jira sida ficilka garaaca iyo shaqadiisa wadnaha daraadeed, taasoo noqankarta jirro ku dhacda wadnaha ama ah mid lagu dhashay. waa baarid aad u sahlan bad-baadanaa ah. laba nooc ayay u kala baxdaa mid mawjad daciif ah oo qaabka iyo habdhiska wadnaha soo saarta, iyo mawjad quwad badan oo gaarta halbowlayaalka dhiiga wadnaha gaarsiiya iyo wadanaha oo idil soo sawirta.

echography *n.* xirfad loo adeegsado in lagu sawiro hab dhiska jirka isla markaana lagu ogaado ciladaha ku jira, ayadoo la adeegsana-ayo mawjado aad u quwad badan soo saari og hab dhis walba qaabkiisa iyo siduu yahay.

echotomography *n.* fiiri (eeg) ultrasonoto-mography.

echovirus *n.* mid ka mid 30 nooc oo jeermis nool il-ma'arag ah, haysta hiddo wade ka sameeysan aasiidhka ku jira bu'da unugyada dadka jirkooda ka kooban yahay, kuwaasoo asalkooda laga cidleeyey xiidmada mindhicirka waxay qaab ahaan badellaan unugyada, laakin wax cudur ah ay sababaan ilaa hada lama haayo.

eclampsia *n.* qallal, gariir jirka ku dhaca oo aan ka dhalan cudurka qallalka ama dhiig baxa maskaxda. Mid waxaa jira dumarka marka ay uur leeyihiin yimaada oo kadhasha dhiig karka ku dhaca iyo biyaha jirka gala. qallaka waxaa soo wehliya suuxdin (miyir beel) waa xaalad aad halis u gelisa hooyada iyo ilmaheeda caloosha ku jira, sidaa daraadeed waa in si dhaqsi ah wax looga qabto.

ecology (bionomics) *n.* barashada cilmiga xiriirka u dhaxeeya dadka, xoolaha, dhirta iyo deegaanka. Waxaa intaa sii dheer dhibaatoo-yinka dadka siday u nool yihiin wax u dhima cimilada.

econazole *n.* daawo disha gooryaanka, jeermiska maqaarka kore ku dhaca, waxaa loo qaataa sida kareemada oo kale, budo laysku buufiyo ama qalab aad u yaroo dumarka ay siilka gashadaan. Waxay leedahay maqaar hur iyo cun cun, *waxaa kale oo loo yaqaanaa* **Pevaryl, Ecostatin.**

ecraseur *n.* qalab yar oo qaliin loo adeegso, taasoo lagu soo gooyo buro salkeeda.

ECT *n.* fiiri (eeg) electroconvulsive therapy.

ectasia (ectasis) *n.* ballaaranka tuubbo ama unug godan oo xubnaha jirka kamid ah.

ecthyma *n.* jeermis maqaarka kore ee jirka ku dhaca oo aay dhaliyaan jeermis noole il-ma'arag ah, kaasoo ah mid maqaarka uu galo ka dhiga meel adag oo dil-dillaacda, reesasha-deedana waqti dheer ayey qaadataa.

-ectomy *dabagale;* tilmaama; unug qaliin qayb kamid ah lagu sameeyo ama unuga dhan la soo gooyo.

ectopia *n.1.* xubnaha jirka oo meel khaldan ka soo jeesta, cilad lagu dhasho ama shil ku dhaca jirka daraadeed. 2. unug meel kale ee jirka ka abuurma.

ectopic beat (extrasytole) wadno garaac meel qaldan aan wadnaha aheyn ka yimaada. Badanaa xaaladaan waa arin waqti dhicis ah oo ka horeeya il-biriqsiga garaaca wadnaha isu badello. Waxaa dhici karta inuu jiro cudur wadnaha ah oo loo maleeyo in ay ka danbeey-so sunta sigaarka la cabo ama shaah iyo qax-wa cab badan, waa wax caadi ah oo marwalba la'arko. waxaa dhici karta qofka in uusan ogeyn waqtiga arintaan timaada uu isu haysto wadnaha in uu ka booday hal garaac oo la rabay inuu sameeyo. waa laga hortigi karaa arintaan hadii sigaar cabka la joojiyo islamark-aana hoos loo dhigo shaaha iyo qaxwada cabkooda badan, daawooyin loo isticmaalana waa jiraan waxaa kamid ah *Propranolol, Quinidine.*

ectopic hormone hoormoon ka yimaado unug aan loogu talagalin inuu hoormoono soo daayo. Tusaale: unugyada burada sababta aad ayay hoormoono u soo daayaan.

ectopic pregnancy (extrauterine pregn-ancy) uur jiif, (ilmo) ka abuurma banaanka ilma galeenka. Tani waxay dhacdaa waqtiga ugxaanta la bacrimiyey ay ku hakato xubnahii aabuuray gudahooda oo aysan aadin xagii ilma galeenka. badanaaba mida sida caadiga loo arka waxay tahay uurka ka soo baxa tuub-booyinka ay soo maraan ugxaanta dumarka, taasoo noqda kuwa barara ama xirma. Ilmaha halkaas ka abuurma waxay tuubbooyinka ku dhuliyaan inay dillaacaan oo dhiig bax ka dha-sha, waxay sababtaa inay uur jiifka dhintaan inta aysan gaarin sedex biilood, aad ayay u yartahay in uurka noqdo mid laga guulgaaro, hadii ay dhacdana waxaa qasab ah in qaliin lagu soo saaro ilmaha. Xaaladaan waxaa lagu ogaan karaa isticmaalka raajooyinka caloosha, hadii loo baahdana waxaa muhiim ah in uur jiifka la soo saaro si tuubbooyinka ugxaan marka uusan dhib u gaarin. *(fiiri masawirka hoose).*

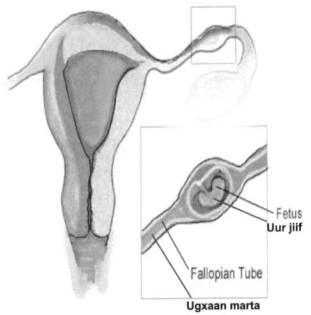

(Ectopic pregnancy = Uur jiif ka abuurma Meel aan ilma-galeenka aheyn)

ectoplasm *n.* khar yar oo ay sameeystaan dheecaanka gudaha kaga jira unugyada banankiisa, mas'uulna ka ah dhaqdhaqaaqa unugyada.

ectro- *hargale;* tilmaama; wax la'aan lagu dhasho.

ectrodactyly *n.* qayb ka maqan faraha, ama faro la'aan lagu dhasho.

ectromelia *n.* dhudhunka lafaha oo gaagaaban, ama adimaha la'aantooda lagu dhasho.

eczema *n.* cambaar. Maqaar cuncun caadi ah jirka oo idil ka wada siman. Waxaa daawo u ah kor marsi xanuun yareeya, dil-dillaacna ka hortaga.

edetate *n.* cusbo, hab dhiskeeda ku lifaaqan midkale oo lamid ah *(ethylenediaminetetraacitic acid. EDTA),* taasoo loo isticmaalo daawo burburisa sun halis ah oo qatar gelin karta dadka.

EDTA (ethylenediamineteraacitic acid) *fiiri (eeg)* edetate.

Edward's syndrome xaalad ay ilmaha ku dhashaan cilido badan quseeya unugyadoo iyo caqligooda, sababna u ah hiddo wadaha labarkiisu yahay 18 oo cilad ku jirta.

EEG (electroencephalogram) *fiiri (eeg)* electroencephalography.

efferent *n.1.* dareen wade u xil saaran inuu ka soo qaado maskaxda iyo gunta lafdhabarka fariinta mawjadeed ee gaarsiiya murqaha iyo qanjirada. *2.* xidid ama tuubbo soo dhuuqa dheecaanada jirka iska soo saaro.

effusion *n.* malax ama dhiiga jirka difaaca oo gudaha jirka ku baxa, kadib markuu dhaawac ku dhacay xuubabka unugyada.

eflonithine *n.* daawo mar dhaw laanta caafimaadka aduunka (WHO) ay banaysay isticmaalkeeda oo loo adeegsado daaweeynta cudurada hurdada. Afka ayaa laga qaataa ama xididada ayaa lagu duraa mudaa, waxay dhalinkartaa shuban, timaha oo gurma qallal iyo dhibaatooyinka dhuuxa dhiiga. *Waxaa kale oo loo yaqaanaa* **DMFO.**

egg cell *fiiri (eeg)* ovum.

ego *n. (la xiriira darasada maskaxda)* qaybta maskaxda (maanka, caqliga) ka dhalata qofka qibradaha uu kala kulmo banaanka aduunka, ahna mida ku xiran xaqiiqda gudaha jirka.

eikonometer *n.* qalab loo adeegsado in lagu cabbiro qiyaasta masawirka isha arki karto.

ejaculation *n.* ficilka raga shahwada kaga baxda, (biyo bax) kaasoo ah markay dumarka la galmoodaan oo xaraarad kadib shahwo bax yimaada.

elastic cartilage nooc carjaw jiid-jiidmata oo midabkeedu yahay mid jaale (huruud) ah oo ku taalo dhegta dibadeeda.

111

elastic tissue xuub aad u xoog badan oo xiidmo jiid-jiidmata oo hadba sidii la rabo u dheeraada islamarkaana ah isku xire u dhaxeeya xuubabka kale ee jirka. wuxuu midabkiisa yahay mid jaale (huruud) ah. waxaa xuubkaan lagu arkaa gudaha maqaarka, gidaarada xididada iyo gidaarada xuubabka difaaca sanbabada.

elbow *n.* xusul. faseexada lafta gacanta iyo garabka iska galaan.

electrocardiogram (ECG) *n.* hab lagu baaro facilka iyo dhaqdhaqaaqa wadnaha, ayadoo waraaq lagu masawiro heerka uu gaarsiisan yahay danabka garaaca wadnaha. waxay caawisaa ogaanta, hadii ay jiraan cuduro wadnaha dhib yeelaya, ayadoo la arki karo isbadelka masawirka ka muuqanayo. (fiiri (eeg) masawirka hoose).

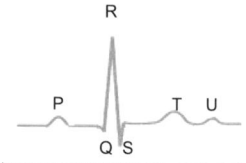

(tusmo muujisa dhaqaaqa wadnaha)

electrocardiography *n.* hab loo baaro cudurada garaaca wadaha, ayadoo xabbadka lagu xeraayo afar laydi koronto ah iyo laba ah adinka ciribtiisa hoose, kadib shaqooyinka wadnaha iyo sida uu u dhaqdhaqaaqo ku soo sawirinto waraaq qalabkaa korontada ku xiran ka soo baxda, markaas waxaa la ogaadaa xaalka wadnaha siduu yahay iyo hadii ay wax ka khaldan yihiin.

electrocautery *n.* hab lagu burburiyo xuubabka ad-adag ee jirka, sida feexda ama roqorta, ayadoo la adeegsanaya irbad koronto lagu kululeeyay.

electroconvulsive therapy (ECT) hab loo adeegsdo in koronto lagu daaweeyo cudurada maskaxda sida, waalida iyo isku dhexyaaca, ayadoo madaxa lagu xiro oo marwalba quwada loo badiyo, markaas jirka dhan ka jareysiisaa, inkastoo ugu horayn murqaha jirka la kabaabiyo si uusan dhib kale u dhalan. hadane muruqyo gooni ah ayaa jira oo jareyska jirka sababa marka ay korantada shaqadeeda billowdo. Ilaa hada lama oga siday arintaan wax uga badesho qofka jirradiisa, laakin waxay sababtaa madax xanuun, xusuusta oo lunta iyo isku buuq muddo kadib qofka ka yaraada.

electroencephalogram (EEG) *n. fiiri (eeg)* electroencephalography.

electroencephalography *n.* hab xirfadeed loo adeegsado in lagu ogaado firfircoonida korontada maskaxda qeybaheeda kala duwan. Mawjadaha korontada is dhaafdhaafa waxay tilmaam u tahay in lagu ogaado cudurada maskaxda ka jiri kara sida qallalka iyo sidii loo maamuli lahaa.

electrolyte *n.* wax isku milan ah oo dhaliya saxarka ugu yar ee maatarka abuura koronto saacida dheecaanada kala du-duwan oo laga helo jirka. aad ayey muhiim ugu tahay jirka, laakin waxay lumaan markuu shuban iyo matag jirka ku dhaca.

electrophoresis *n.* xirfad loo adeegsado in lagu kala saaro quruurta koronteysan ee dheecaanada ku jira jirka, gaar ahaan borootiinka. ayadoo ay dhex marayaan dareere koronto ku salaysan, heerka xawaaraha ay ku dhaafaan dareeraha korontada ku salaysan waxay ku xiran tahay inta koronto ay haystaan walaxdaas isku dhiska ah. waxaa arintaan loo adeegsadaa baarida kiimikada iyo borootiinka laga helo habdhiska dhiiga aan midabka laheyn.

elephantiasis *n.* cudur maqaarka iyo xubnaha ka hooseeya oo isku xir u ah unugyada jirka badankooda ka dhiga wax si aad ah u buuran oo bar-bararsan. taasoo ka timaada is xir-xir ku dhaca xididado jid u ah habdhis dareere ah oo difaaca unugyada jirka, kuwaasoo noqda kuwo aan soo dhaafi karin meesha is xirtay, waxaa cudurkaan keena gooryaan jeeermis leh oo ku dhaca jirka, kaasoo ka dhiga xubnaha mid dhaawac ah oo aad u adkaada. qaybta ugu weyn ee cudurkaan ku dhaco waa lugaha jirka, inkastoo la arko inuu ku dhici karo naasaha, siilka (xubnaha taranka dumarka) iyo qooraha raga. waxaa daawo u ah in nasasho la badiyo lugaha kor loo taago ama maro nadiif ah lagu duubo oo xoog loogu dhuujiyo.

elimination *n. (la xiriira hab dhiska jirka)* mashruuca uu jirka isaga soo saaro wasaqda iyo kiimikada la burburiyey ee dhiiga, taa waxaa ka danbeeya kellida oo u soo saara si kaadi ah.

ELISA *fiiri (eeg)* enzyme-linked immunosorbent assay.

elliptocytosis *n.* unugyada dhiiga gaduudan (cas) oo qaabkooda isu badella qaab ukun oo kale, waa arin dhaxal ku timaada oo saadaalisa cudurada dhiiga qaba, sida dhiig yarida iyo macdanta jirka oo aad u yar.

em- *horgale; fiiri (eeg)* en-.

emaciation *n.* miisaanka jirka oo aad u dhamaada (caato la noqda), xaaladaan waxaa la arkaa marka ay jiraan cudurada jirka sida, cudurka qaaxada, kansarka iyo nafaqo darda.

embalming *n.* hab loo adeegsado xanaanaynta jirka qafka markuu dhinto, ayadoo la marinayo kiimiko isku dhis ah si uusan jirka u urin, intii laga duugayo ama loo qaadayo halka lagu duugi lahaa, hadii ay tahay meel ka fog meeshii uu ku dhintay.

embedding *n. (la xiriira qalabka il-ma'araga lo adeegsado)* xubin jirka laga soo gooya oo lagu malaaso mug walax ah si loogu baaro qalabka il-ma'aragtada lagu fiiriyo.

embolectomy *n.* qaliin lagu furo xididado ay isku takhraareen xinjiro dhiigeed, baruur iyo hawo. Waxaa si toos ah loo gooyaa xididka ay dhibaatadaan gaartay, ama waxaa la adeegsadaa caag qafiif ah oo buufin wato, ayadoo lagu maquulinayo gudaha xididka, kadib caaga laga soo saaro si buufinkii uu isu balaariyo oo u riixo wixii isku xirayey xididada. Mararka qaarkeed qaliinkaan waxa noqdaa mid qofka noloshiisa badbaadinkara, hadii hab dhiska sanbabada ay xinjiro isku takhraaraan.

embolism *n.* xaalad xinjir, baruur ama hawo ay isku takhraarto halbowle, taasoo horistaaga qulqulka dhiiga jirka gudahiisa. mida sida caadiga ah jirka loogu arko, waa tan ku dhacda habdhiska sanbabada, taasoo xinjir dhiig ah ay soo raacdo dhiig wareega, kadibna ay isku takhraarto xididada sanbabada. meelo badan oo jirka kamid ah ayaa lagu arkaa xaaladaan, laakin baarideeda iyo ogaanteeda waxay ku xirantahay halka xinjirto lagu arko.

embolization (therapeutic embolization)*n* hab loo adeegsado joojinta qulqulka dhiiga ama dhiig baxa jirka, ayadoo la adeegsanayo xinjiro la galiyo xididada dhiiga si ay u joogsato dhiig qulqulka jirka. badanaa arintaan waxay ka timaadaa cudurada burburiya xididada dhiiga iyo burooyinka qaarkood.

embolus *n.* walax sida xinjir dhiigeed, baruur ama aaryo gala hab dhiska dhiig wareega jirka, taasoo noqoto mid isku xira xididada dhiiga. *fiiri (eeg)* embolism

embrasure *n.* fanax, meel banan oo u dhaxeeysa laba ilik oo isu xigaan.

embryo *n.* uur jiif, ilmaha caloosha hooyada galaan, ilaa ay ka gaaraan 2 biilood, taasoo ah markay billaabayaan in ay helaan koritaanka unugyada waaweyn qaarkood.

embryology *n.* barashada cilmiga korida iyo dhaqanka uur jiifka, ilaa ay ka dhashaan.

embryoscopy *n.* baarid lagu sameeyo uur jiifka caloosha ku jira muddada 12ka asbuuc ugu horeysa, qalab dhuuban oo kaamera afka ku sito ayaa la geliyaa qoorta ilma galeenka, sidaa daradeed si toos ah ayaa loo arkaa hadii ay dhibaatooyin qabaan.

embryo transfer uur jiif (ilmo) banaanka lagu diyaariyey oo si gacan ah lagu bacrimiyo ugxaanta dumarka, kadib ilma galeenka laysugu geeyo, ugxaantii oo shahwada raga ku jirta.

emesis *n. fiiri (eeg)* vomiting.

emetic *n.* daawo dhalisa matag oo loo adeegsado inay dadka ka matajiso daawooyinka ay qaadashadeeda iska badiyaan, waxaa ka mid ah daawooyinkaan *apomorphine, ipecacuanha.* Hadii cusbo biyo lagu qaso oo qiyaas yar la cabbo, waxay jirka ku dhalisaa matag.

emission *n.* shahwada (biyaha) raga oo soo daadata inta la hurdo.

EMLA cream kareemo loo adeegsado in lagu kabaabiyo jirka korkiisa, gaar ahaan caruurta la rabo in dhiig laga qaado ama xuub jirka ilmaha laga soo gooyo.

empathy *n.* awooda lagu fahmo qofkale sida uu dareemaya, shucuur iyo qiiro labadaba. cilmi nafsiga xaaladaan waxay kamid tahay maadada daweeynta.

emphysema *n.* aaryo, hawo gasha xubnaha jirka, gaar ahaan xuubabka caawiya sanbabada. kuwaasoo noqda kuwa aad u barara oo diida inuu jirka hawo qaato kana baxdo. Mida halista ah waxay dhalisaa neefta oo jirka ku dhegta, isla markaana isku badesho jeermis. Wax daawo ah oo loo hayo ma jirto, habka ay u timaadana iyo siday wax u yeeleeyso jirka lama oga, laakin waxaa la og yahay inay raga ku badantahay iyo dadka sigaarka cabba.

empirical *n.* hab daaweeyn ku saleeysan khibrad iyo indha-indhayn (daawasho), oo laga kaaftoomo caqli iyo sabab.

empyema (**pyothorax**) *n.* malax lagu arko duleel ku yaala feeraha hoostiisa, waxay ka dhalataa cuduro jeermis ah oo ku dhaci kara sanbabada, waa xaalad aad halis u ah oo dawadeeda tahay qaliin lagu soo saaro wixii malaxdaas sababay oo keliya.

en- (**em-**) *horgale;* tilmaama; gudaha.

enalapril *n.* daawo loo isticmaalo daaweeynta dhiig karka iyo wadne istaaga. Afka ayaa laga qaataa, waxayna keeni kartaa madax xanuun, warwareer, daal iyo shuban, *waxaa kale oo loo yaqaanaa* **Innovace.**

enamel *n.* xuub aad u adag oo ku dahaaran ciridka ilkaha intaysan soo bixin, ka dibna burbura marka ay ilkah iyo gowska soo baxaan.

encepha- (**encephalo-**) *horgale;* tilmaama; maskaxda.

encephalitis *n.* cudur maskaxda ku dhaca oo ka dhiga mid bararta oo aad u xanuunta. waxaa keena jeermis ama xasaasiyad ka imaankarta tallaalka jirka la siiyo.

encephalocele *n. fiiri (eeg)* neural tube defects.

encephalography *n.* xirfado badan oo loo adeegsado baarida iyo barashada hab dhiska iyo fir-fircoonida maskaxda iyo unugyadeeda.

encephaloid *adj.* unugyo la yimaada qab habdhiskooda shabbaha xuubabka maskaxda, waxaa loo adeegsadaa burooyinka qaarkood sida burada kasarka ku dhacda naasaha.

encephalomyelitis *n.* cudur maaskaxda ku dhaca oo barbarar iyo xanuun xad dhaaf ah leh, waxaa dhalin kara jeermis jirka ku dhaca ama tallaal xuubabka jirka ay u adkeysan waayeen.

encephalomyelopathy *n.* xaalad kasta oo u muuqata inuu jiro cudur haaya maskaxda.

encephalon *n. fiiri (eeg)* brain.

enchondroma *n.* buro carjawda jirka ka soo farcanta oo aan dhibto laheyn, badanaa waxay ku dhalataa meelaha lafaha ay ka korayaan horey uma dhaafaan, halkaa ayey ku eg yihiin.

end- (**endo-**) *horgale;* tilmaama; gudaha ama ku jiro gudaha. Tusaale: endonasal= *gudaha sanka.*

endarteritis *n.* dhaawac iyo barar xanuun badanoo lagu arko qaybo ka mid ah gidaarada halbowlayaasha dhiiga, kaasoo badanaa ka yimaada cudurka juudaanka ku dhaca jirka. gidaarada ayaa aad u adkaada sababa dhiiga in uusan gaarin meelaha dhaawaca ka jiro, sidaa daraadeed waxaa siyaada xaalada juudaanka agagaarkaas ka jiray.

114

end artery meesha uu halbowle ku dhamado, taasoo ah mid aan quseeyn xubno ama unugyada jirka oo shaqadiisii dhameeyay.

endemic *adj.* cudur meel si joogta ah ugu soo noq-noqda oo dadka agagaarkaas degan shaac ku noqda.

endemic syphilis *fiiri (eeg)* bejel.

endocarditis *n.* xanuun iyo barbarar ku dhaca daloolada tuubbooyinka wadnaha dhiiga ka qaada, badanaa waxaa dhaliya cudurka keena lafo xanuunka ama jeermis gala meeshaas, taasoo dhalisa in si joogta ah ay u kharaabaan tuubbooyinka wadnaha dhiiga ka qaada Astaanka ugu weyn ee lagu garto waa qandho wadnaha oo shaqadiisa joojiya, iyo in xididada jirka wax isku takhraaraan. Daaweeynteeda waa in nasashada la badiyaa, in la isticmaalo daawooyinka jeermis dila, iyo in qaliin lagu sameeyo tuubbooyinka hallaabay.

endocardium *n.* xuub aad u jilicsan oo ka soo farcama xubnaha salka u ah wadnaha, kaasoo ku fidsan hoosta wadnaha ilaa xididada iyo hallbowlayaasha, markay daloolada wadnaha furmaan, xuubkaan gadaal ayuu isku laabaa si uu ugu ogalaado daloolada wadnaha uu dhiig ku qulqulo.

endocervicitis *n.* dhaawac, xanuun iyo barar ku dhaca xuub sal u ah qoorta ilma galeenka oo ka dhasha jeermis gala. Xuubka salka u ah ayaa dhinta oo mid kale cusub ayaa soo dhasha oo ah mid caafimaad qaba. xaaladaan waxaa la socda dheecaan soo data.

endocervix *n.* xuub sal u ah qoorta ilma galeenka.

endochondral *adj.* walaxda carjawda ka sameysantahay.

endocrine gland (ductless gland) qanjir sameeya, dhaliya hoormoon si toos ah ugu darsooma hab dhiska dhiig wareega oo aan meelna u soomarin. Qanjiradaan waxay ku yaalaan maskaxda, qoorta kellida korkeeda, xubnaha abuura ugxaanta ilmaha ka abuurma ee dumarka, xiniinyada raga, mandheerta iyo qayb ka mid ah beer yareha.

endocrinology *n.* barashada cilmiga qanjirada iyo wax yaabaha ay soo saaraan sida (hoormoonada ay sameeyaan).

endoderm *n.* sedex xuub midkooda dhexe oo ku dahaaran uur jiifka marxaladaheeda ugu horeeya oo aay marto, taasoo ay ka abuurmaan unugyada waaweyn ee jirka sida, hab dhiska dhuun mareenka, qanjirada, kaadi haysta iyo beer yareha.

endodontic *n.* barashada, dawaaweynta iyo ka hortaga cudurada cirridka ilkaha ka soo baxaan.

endogenous *adj.* la xiriira gudaha jirka ama laga soo dhiraandhariyey jirka gudahiisa.

endolymph *n.* dheecaan iska buuxiya gudaha dhegta.

endometrial ablation qaliin lagu soo saaro dhamaan xuub sal u ah ilma galeenka, ayadoo la adeegsanayo ileyska ifka quwada badan oo lagu xoqo xubnaha badankooda. Badaanaa waxaa qaliinkaan loo sameeya marka dhiiga caadada dumarka yahay ama badan oo noqoda wax aad u culus oo xanuun wadata, ama si joogta ah aan u socon.

endometritis *n.* xanuun iyo barar ku dhaca xuub sal u ah ilma galeen, taasoo ka dhalata jeermis qoto dheer soo jiray ama mid markaas ku dhashay agagaarka ilma galeenka. Waxaa sababi kara wax yaabo dibada ugu yimaada ilma galeenka ama marka ay ilmaha dhashaan kadib jeermis hoos ka soo gala ilma galeenka. Noocyo badan ayuu leeyahay, waxaa ku iman kartaa waqtiga galmada ama mid ku soo daba ganbada cudurada jeermiska ka dhasha, sida cudurka qaaxada.

endometrium *n.* xuub dheecaan leh oo u sal ah ilma galeen, kaasoo noqda mid aad u adag oo isu badella qanjir dhiig badan sameeya waqtiga caadada dhiiga ku jirto maalmaheeda danbe. tani waxay dhacdaa marka xuubkaas uu isku diyaarinayo in ilma galeenka uu u fiijignaado uur qaad, hadii aysan arinkaa dhicin xuubkaas waxaa raacaa dhiiga caadada ku baxa asagoo aad u burbura, hadii ilma galeenka uu uur qaado xuubkaas wuxuu isu badellaa mid uur jiifta u noqota dabool isla markaana dillaaca marka ilmaha la dhalo.

endomyocarditis *n.* xaalad xanuun iyo barbarar qoto dheer ama yar leh, oo ku dhaca xuubabka murqaha salka u ah wadnaha, hadii ay gaarto murqaha wadnaha waxay noqotaa mid halis ah. waxaa dhaliya cudurada lafo xanuunka iyo kuwa ay keenaan jeermiska jirka soo gala. Wadnaha ayaa aad u balaarta, guux gunaanac ayuu la yimaadaa waxaa kale oo laga yaabaa inay xinjiro dhiigeed isku xir-xeraan xididadiisa. badanaa xaaladaan waxaa lagu arkaa dadka ka yimaada qaarada afrika, wax yaabaha sababana lama oga.

endophthalmitis *n.* xanuun iyo barbarar ka yimaada xubnaha isha, jeermis ku dhacay daraadeed.

endoplasm *n.* dheecaan laga helo bu'da unuga oo ka adag midka asliga ah, wuxuu sal u yahay qaab dhiska unugayada badankooda.

endoplasmic reticulum (ER) habdhis xuubeed ka dhex sameeysma bu'da unuga. hadii ay yihiin kuwa aasiidh bu'eed wataan waxay qaabkooda noqdaan kuwo ad-adag oo qaleel ah, hadaysan aasiidhkaas wadanin waxaa lagu tilmaamaa kuwo sulub ah. waa meeshaan halka unuga u abuurta borootiinka iyo subaga nafaqada leh, waana isla meeshaan halka lagu u kala qaybisa oo kala gaarsiisa unugyada.

endoscope *n.* qalab loo adeegsado in lagu fiiriyo jirka gudahiisa, si loo baaro waxyabaha ka khaldan. Badanaa qalabyadaan waxay ka kooban yihiin tuubbo dheer oo afka ku wadato kaamera iyo nal, si ay u soo gudbiso waxyabaha ka socda jirka gudahiisa ayadoo sawir ah.

endoscopic retrograde cholangiopancreatography *fiiri (eeg)* ERCP.

endothelioma *n.* buro ka soo aasanta xubnaha matala unugyada waaweyn kuwo sal u ah.

endothelium *n.* unugyo hal khar u sameeysan, oo sal u ah unugyada waaweyn sida wadnaha, xididada dhiiga iyo xididada dheecaanada difaaca jirka.

enema *n.* dareere saabbuun iyo saliid laysku daray laga sameeyey oo loo adeegsado in lagu shubo malawadka, ayadoo loo marinayo tuubbo lageliyo futada si ay saxarada jirka uga soo baxado.

enflurane *n.* daawo is ged-gedis badan oo loo adeegsado kabaabyada iyo suuxdinta qofka la qalayo. Afka ayaa lagu buufiyaa, waxayna keeni kartaa qallal, beerka iyo kellida oo dhibaato gaara.

engagement *n. (la xiriira dhalida)* marxalada uurka uu joogo gabagabo, oo ilmaha ay u soo dhaadhacaan xaga misigta hooyada.

enoximone *n.* daawo loo isticmaalo daaweeynta wadnaha istaaga, waxay saacidaa quwada iyo xawaaraha uu wadnaha ku shaqeeyo. *waxaa kale oo loo yaqaanaa* **Perfan**.

ENT *fiiri (eeg)* otorhinolaryngology.

enter- (entero-) *horgale;* tilmaama mindhicirka

enteral feeding *fiiri (eeg)* nutrition.

enteralgia *n. fiiri (eeg)* colic.

enterectomy *n.* qaliin lagu gooyo qayb ka mid ah mindhicirka.

enteric fever *fiiri (eeg)* paratyphoid fever, typhoid fever.

enteritis *n.* xanuun iyo barbarar ka yimaada mindhicir yareha oo leh shuban, waxaa ka danbeeya oo keena jeermis jirka gala.

enterobiasis (oxyuriasis) *n.* cudur caruurta aduunka oo idil kawada siman, kaasoo ka dhasha gooryaan gala mindhicirka weyn. inkastoo aysan dhibaato u keenin caloosha, hadana midkooda dhiddiga ah ayaa habeenkii qaraabo doonta oo soo gaarta futada, kuna dhalisa cuncun iyo hur, markii qofka xogo futada inta uu jiifo waxaa dhalanaysa in cidiyihiisa ay soo raacaan ugxaanta gooryaankaa, sidaa daraadeed waxaa dhici karta cudurkii in uu meel kale oo jirka ka mid ah ku dhaco, ama dad kale ka qaada taabashada ilmihii cidiyaha ugxaanta ku watay. Gooryaanka wuxuu gali karaa siilka (xubnaha taranka ee dumarka) oo sababo inuu dheecaan ka soo daato.

enterocele *n.* sheelo ka soo baxda inta u dhexeesa malawadka iyo ilma galeenka. ilaa waxay gaartaa gidaarada hore ee xuubabka siilka, waxay sal ku yeelankartaa xiidmada mindhicir yareha.

enterocentesis *n.* hab qaliin ah oo loo adeegsado in lagu fududeeyo cadaadiska caloosha kaga yimaada gaas ama dheecaan, ayadoo la adeegsanayo irbad aad u dhuuban oo dheer caloosha ama mindhicirka lagu duro, mudo, mararka qaarkeed waxaa loo adeegsadaa in jirka lagu saacido tuubbooyin cuntada loo mariyo.

enterocolitis *n.* xanuun iyo barbarar ku dhaca mindhicir yaraha.

enterogastrone *n.* hoormoon mindhicir yareha uu soo daayo, taasoo hor istaaga gaaska caloosha ka soo daata, marka cuntada ay soo dhaafto mindhicir yareha.

enterolith *n.* dhagax ku jira mindhicirka.

enteropathy *n.* cudur ku dhaca mindhicir yareha. *Waxaa la mid ah (coelic disease).*

enterovirus *n.* jeermis nool oo jirka ka gala mindhicirka, markuu is sedex jibaaro wuxuu cudur ku dhaliyaa hab dhiska dareen wadaha jirka.

enuresis *n.* kaadi sii deyn ayadoon laga warqabin, gaar ahaan ilmaha habeenkii isku kaadiya inta ay jiifaan, (badanaa ilmaha maalintii oo dhan waa qalalan yahiin oo ayagoo og ayey kaadiyaan, laakin habeenkii ma oga). Waxaa laga yaabaa in ay jiraan jeermis ka danbeeya xaaladaan oo cudur ku dhaliya kaadi mareenka, laakin badanaa waxay tahay mid caado ah oo ilmaha ay ka weynaadaan dhibaatadaan, inkastoo ay sii socon karto inta ay ku jiraan xilga khangaarka.

enzyme *n.* falgal de-dejiye, borootiin intiisa yar awood u leh inuu de-dejiyo falgalkasta ee kiimikada isla falgasha jirka gudahiisa, ayadoo marnaba aan la taaban borootiinkaan oo wax walba ku dhiira geliya inay isla falgalaan si dhaqsi ah. asigoo banaanka ka taagan oo kor kala socda xaalada.

enzyme-linked immunosorbent assay (ELISA) xirfad loo adeegsado in lagu cabbiro qiyaasta walax nuxurkeeda qiyaaseed. jeermis diriseed ayaa dhasha kadib waxaa la cabbiraa falgal de-dejiye ku dhaliya walaxdii nuxurka iyo jeermis diriskii isku qasnaa inay isku dhegaan oo cabbiraad sax ah la helo.

eonism *n.* raga qaata labiska dumarka ama u dhaqma sida dumarka oo kale.

eosin *n.* aasiidh gaduudan (cas) oo loo adeegsado in la mariyo xubno jirka laga soo qaaday oo loo diyaarinayo in lagu fiiriyo qalabka loo adeegsado il-ma'aragta.

eosinopenia *n.* unugyada dhiiga cadcad oo jirka ku yar.

eosinophil *n.* unugyo ka mid ah unugyada dhiiga cadcad oo lagu garto midabka ay leeyihiin oo ah mid gaduud (casaan) iyo jaale (huruud) isku qasan, marka lagu fiiriyo qalabka loo adeegsado il-ma'aragta. Wax qabadkooda iyo shaqadooda si khalad ayaa loo fahansan yahay, laakin waxaa la'og yahay inay la dagaalaan kor socodkii jirka soo gala iyo inay ka jawaab celiyaan xasaasiyada jirka soo weerarta. Qayaas ahaan $40\text{-}400 \times 10^{6}$ ayaa ku jirta halkii liitar oo dhiig ah.

eosinophilia *n.* unugyada dhiiga cadcad ee midabkoodu yahay gaduud (casaan) iyo jaale (huruud) isku jira oo jirka ku bata. Xaaladaan waxaa la arkaa marka jirka uu ka jawaab cilinayo xasaasiyad, daawo dhibaato keentay ama jeermis soo gala jirka iyo kansarka dhiiga ku dhaco markuu jiro.

ependymoma *n.* buro maskaxda ku dhacda oo ka soo aasaasanta unugyo aan dareen wade aheyn, waxay hor istaagi kartaa qulqulka dheecaanka maskaxda

ephebiatrics *n.* caafimaadka qaybta qusaysa cudurada ilmaha iyo daaweeyntooda. la barbar dhig *Paediatrics*.

ephedrine *n.* daawo loo isticmaalo daaweeynta cudurka neefta, xiiqda afka ayaa la qaataa ama laysku buufiyaa, waxay keeni kartaa lalabo, matag, hurdo la'aan iyo madax xanuun.

epi- *horgale;* tilmaama; kor am aka koreeya.

epicardia *n.* dhuun mareenka qaybta dheer oo cabbirkeedu gaarayo 2cm oo caloosha u dhaadhaca.

epicardium *n.* xuub aad muhiim u ah oo ku dahaarana wadnaha, kaasoo kooba unugyo badan oo wadnaha shaqooyin muhiim ah u haaya.

epidemic *n.* xaalad cudureed si dhaqsi ah u dhalata oo hadane si dhaqsi ugu faafta dhamaan agagaarka ay ka dhalatay iyo dadka ag degan.

epidemiology *n.* barashada cilmiga quseeya cudurada faafa iyo hab ka hortagooda si uusan mar danbe u dhicin. Tani ma quseeyso oo keliya cudurada la og yahay oo faafa sida busbuska iyo xiiq dheerta, laakin waxaa laga hortagaa cudurada quseeya deegaanka iyo sida loogu nool yahay. Tusaale; farqiga u dhaxeeya sigaarka cabkiisa iyo cudurka kansarka. farqiga u dhexeeya cuntada subaga badan iyo wadne xanuunka.

epidermis *n.* maqaarka jirka kharka ugu koreeyo, wuxuu u kala qaysabaa afar khar oo midkooda dhexaadka ah ka kooban yahay unugyo joogta ah, inta kale waxaa si joogta u dhasha unugyo cusub oo shaqooyin gooni ah la yimaada.

epidermoid *n.* buro la timaada unugyada maqaarka jirka afartiisa khar oo ka kooban yahay oo kale.

epidermoid cyst *fiiri(eeg)* sebaceous cyst.

epidermolysis bullosa jirro hiddo wade khaldan ka timaada oo maqaarka jirka jeex-jeexda. dhaawac kasta oo jiraka gaara maqaarka ayaa dil-dillaaca, qaarkood aad ayay halis u tahay.

epididymectomy *n.* qaliin lagu sameeyo tuubbo shahwada (biyaha) raga keydisa.

epididymis *n.* tuubbo aad u qalloocan oo dhererkeeda gaaraya qiyaas ahaan 7 dhudhun oo ku dhegan labada xiniin, taasoo keydisa shahwada (biyaha) raga inta ay ka baxayaan ha noqoto waqtiga galmada oo aay bacrimin u diyaar tahay ama si kaleba.

epidural (**extradural**) *adj.* meel banan ah oo u dhaxeeysa sedex xuub oo aad u adag oo ku wareegsan fiinta lafdhabarka iyo ricirka (lafaha laf dhabarka ka kooban tahay), booskaas banan waxaa loo adeegsadaa in qafka laga siiyo daawo xanuun qaade ah, gaar ahaan dumarka foolanayo.

epigastrium *n.* bartamaha kore ee ubucda.

epigastrocele *n.* sheelo ka soo baxda bartamaha ubucda.

epilepsy *n.* jirro maskaxda ku dhacda oo lagu qeexo, qallal joogto ah oo aan hab dhiska maskaxda dhaawac gaarsiin. Qallalka markuu imaanayo qofku dhulka ayaa ku dhacaa, murqaha jirka oo idil waxay noqdaan kuwa is fidiya oo gariira, neefta oo jirka qaadan waayo daraadeed midabkiisa ayaa is badella, waxaa dhalata isku dhexyaac, carabka la qaniini karo oo

118

kaadi soo daadata. Si tartiib tartiib ah ayaa gariirkii u joogsadaa, marka u qofka soo ka istaago wuxuu noqdaa qof aan waxba la socon oo madax xanuun ka cabada, hurdo raboodo. Noocyo badan oo kala du-duwan ayay leedahay xaaladaan, waxaana daawo u ah isticmaallka daawooyin ka hortaga.

epimenorrhoea *n.* dhiiga caadada oo goos goos ah, mar imaado, marna aan iman.

epiphenomenon *n.* astaan jirro ama dhacdo aan caadi ahayn oo cudur la yimaado ayadoo labadaba aan shaqo isku lahayn. la barbar dhig *Complication.*

epiphora *n.* biyo indhaha ka soo data, indho ilmeen. Waxaa keena daloolo yaryar oo isha baalkeeda hoose ku yaala oo xirma.

episiotomy *n.* qaliin yar oo lagu sameeyo xuubab ku yaalo afka siilka waqtiga foosha, si ilmaha soo bixidooda ay u fududaato, waa waqtiga ilmaha madaxoodu soo baxsan yahay intooda kalene ay gudaha ku jiraan, markaas waxaa qasab ah in qaliinkaan la sameeyo oo laaga hortago inay dhibaato kale timaado.

epistaxis *n. fiiri (eeg)* nosebleed.

epithalmus *n.* maskaxda qaybteeda hore oo ka kooban xubno dareen wadeyaal ah iyo qanjiro yaryar oo hoormoon sameeya.

epithelioma *n.* buro ku dhaxda xuubab daboola unugyada jirka gudahiisa.

epithelium *n.* xuubka daboola dhaamaan unugyada jirka oo idil, markii laga reebo xididada dhiiga. Xuubabkaan waxay noqon karaan kuwo fidsan ama kala go-go'an. unuguyada waxaa sal u ah xuub ay wada wadaagaan oo aad u aadag.

epoprostenol *n.* daawo laga soo dhiraandhariyey hoormoonyada jirka, oo loo adeegsado ka hortaga dhiiga xinjiroobo waqtiga lagu jiro kelliyo sifeynta. Waxaa loo qaataa sida irbada (duro, mudo) oo kale.

Epstein-Bar virus jeermis cuduro ku dhaliya dadka, kaasoo laga qaado cayayaan ilma'arag ah oo hiddo wadeyaal heysta awood u leh is badis. waxay keenaan quun xanuun, qaar kamid ah cudurada beerka iyo kansarka qaarkiis.

Erb's palsy cuuryaanimo hal gacan ah oo lagu arko ilmaha marka ay dhashaan oo hooyada laga soo hoos qaado, waxaa la arkaa arinkaan marka foosha ay aad u adagtahay, ilmahana aad u dhibtoodaan.

ERCP (endoscopic retrograde choloangio-pancreatography) xirfad loo adeegsado in raajo laga qaado unugyada beer yareha iyo tuubbada xammeetida marta. waxaa mindhicirka weyn la galiyaa tuubbo lagu shubo saliid naar caawisa unugyada inay bananka u soo baxaan, taasoo sahalsha sawir ka qaadka raajoda. Waxaa aad loogu isticmaalaa arintaan marka la baarayo cudurka cagaarshowga (indha caseeye).

erectile *adj.* awood u leh inay istaagaan, is qotomiyaan. Guska wuxuu ka kooban yahay xubno awood u leh inuu istaago, waqtiga ay dareenka kacsiga xaraaradiisa dhalato.

erection *n.* ficilka dareenka kacsiga quseeya labadaba lab iyo dheddig. Guska wuxuu lee yahay xubno ku dhaliya inuu weynaada oo adeeg noqndo kaco, waxaa arintaa ku dhaliya xubnahaas ayaa dhiig ka buuxsama ku dhiira galiya ficilkaas. Dhaddigana waxaa kor u kaca kintirka markuu dareen kacsi jiro.

ergocalciferol *n. fiiti (eeg)* vitamin D.

ergometrine *n.* daawo loo isticmaalo caawinta ilma galeen, kana hortagta dhiig baxa, waqtiga foosha adkaato, waxaa loo qaataa sida irbada (duro, mudo) oo kale. *Waxaa kale oo loo yaqaanaa* **Syntometrine.**

ergotamine *n.* daawo loo isticmaalo madax xanuunka xad dhaafka oo gees la xanuuna, afka ayaa laga qaataa ama sida irbada (duro, mudo) oo kale, waxaa kale oo loo qaadan karaa sida suboostada futada la galiyo oo kale. Waxaa caada ah oo ay dhalisaa lalabo iyo matag. *Waxaa kale oo loo yaqaanaa* **Lingraine, Migril.**

erythr- (**erythro-**) *horgale;* tilmaama; *1.*midab gaduud (casaan) ah *2.* unugyada dhiiga gaduudan (dhiiga cas).

erythraemia *n. fiiri (eeg)* polycythaemia vera.

erythrasma *n.* jeermis maqaarka jirka ku dhaca oo leh dil-dillaac iyo barar qoto dheer. waxaa keena jeermis noole il-ma'argto ah oo jirka gala, gaar ahaan agagaarka kilkisha, suulasha lugta iyo gumaarka.

erythroblast *n.* unugyo bu' leh oo isku xiriirsan, kuwaas oo mara marxalado badan oo kala duwan si ay u abuuraan unugyada dhiiga gaduudan (cas). Waxaa badanaa laga helaa laf dhuuxa dhiiga sameeya, laakin waxaa kale oo lagu arki karaa xaalado cuduro halis ah ay ka danbeeyaan.

erythroblastosis *n.* xaalad dhiiga gaduudan (cas) uu yeesho bu' aan caadi aheyn, tani waxay dhalataa marka dhiiga si xad dhaaf ah uu u soo sameysma ama cuduro burburiya ay jiraan, sida buro ku dhacda laf dhuuxa dhiiga sameeysa.

erythroblastosis foetalis *n.* xaalad halis ah laakin aad u yar dhacdadeeda, taasoo ilmaha la dhashaan burburka dhiigooda gaduudan (cas), waxay ka dhalataa hooyada oo nooca dhiigeeda ka duwan kan ilmaha nooca uu yahay.

erythrocyte (**red blood cell**) unugyada dhiiga gaduudan (cas). Mida ugu weyn ee jirka u qabtaan waxay tahay inay qaadaan islamarkaana kala qeybiyaan hawo nadiif ah oo jirka soo gasha kana baxda.

erythrocyte sedimentation rate *fiiri (eeg)* ESR.

erythrocytic *adj.* qeexid lagu tilmaamo marxaladaha cudurka kaneecada (duumada) la marto unugyada dhiiga gaduudan (cas) gudahooda. Cudurka kaneecada keento wuxuu si toos ah suntiisa u gaarsiiyaa dhiiga unugyadiisa gaduudan (cas) oo qaabka ka badellaa iyo shaqadooda.

erythromycin *n.* daawo jeemis dille ah oo loo adeegsado cudurada ay dhaliyaan jeermisyo badan oo noole il-ma'arag ah. afka ayaa laga qaataa, dhibaatooyinka ay keento aad ayey u yar yihiin, laakin waxaa dhif loo arkaa lalabo, matag iyo shuban. *Waxaa kale oo loo yaqaanaa* **Erymax, Erythrocin.**

erythropenia *n.* unugyada dhiiga gaduudan (cas) oo jirka ku yar, badanaa waxaa lagu tilmaamaa marka ay dhiig yari jirto.

erythroplasia *n.* bar yaryar oo gaduudan (cas) oo aan caadi aheyn oo lagu arko jirka korkiisa, gaar ahaan afka iyo xubnaha taranka. Waxaa loo arkaa inay yihiin astaamaha ugu horeeya oo cudurka kansarka la yimaado.

erythropoiesis (**erythrogenesis**) *n.* mashruuca hab is dhiska dhiiga gaduudan (cas), is kor dhinta dhiiga gaduudan (cas) oo ka dhacdo xubnaha laf dhuuxa jirka.

erythropoietin *n.* hoormoon kellida ay sameysato marka ay heli weyso hawo ku filan oo ay si joogta ah ugu baahantahay. Hoormoonkaan wuxuu siyaadiyaa badashada iyo koritaanka unugya dhiiga gaduudan (cas).

ESR (**erythrocyte sedimentation rate**) heerka xawaare ay ku degto cabbiraada unugyada dhiiga gaduudan (cas) marka aysan kamid aheyn dhiiga aan midabka lahayn. marka sidaan loo cabbiraayo dhiiga gaduudan (cas) waxay caawisaa baarida iyo ogaanta cudurada ay kamid yihiin lafo xanuunka, jeermiska jirka ku jira iyo burooyinka halista ah qaarkood.

essential *n.* qeexid lagu qeexo jirro ka dhalata jirka gudahiisa, oo aan banaanka ka imaan. Tusaale: dhiig karka oo kale:

essential amino acid kiimiko hab dhiskoodu isku dhis yahay oo aasaasi u ah koritaanka iyo jiritaanka xubnaha jirka. Ma'ahan

120

wax uu jirka sameysankaro, laakin waxaa laga helaa nafaqada cuntada kala du-duwan.

essential fatty acid nooc kamid ah subaga dhallaala oo jirka koritaankiisa u baahan yahay laakin uusan sameysankarin. waxaa badanaa laga hellaa cuntada la cuno gaar ahaan galeyda iyo hilibka.

ethacrynic acid *n*. daawo loo adeegsado inay biyaha jirka ceshado ka soo saarto, taa-soo sababay unugyada waaweyn ee jirka oo shaqadooda yareeyay, sida wadnaha oo ista-aga, kelliyaha iyo beerka oo aan si fiican u shaqayn. Afka ayaa laga qaataa ama sida irbada (duro, mudo) oo kale, waxay keeni kartaa lalabo, matag, kor bar-barar iyo shuban. *Waxaa kale oo loo yaqaanaa* **Edecrin**.

ethambutol *n*. daawo loo adeegsado daaweeynta cudurka qaaxada, ayadoo lala isticmaalaya daawooyin kale oo la socdo. Afka ayaa laga qaataa, waxay yara dhalinkartaa araga oo mugdi gala, casaasiyad jirka ku kacda iyo calool xanuun. *waxaa kale oo loo yaq-aanaa* **Myabutol**.

ethanol (**ethyl alcohol**) *n*. fiiri (eeg) alcohol.

ethinyloestradiol *n*. daawo laga soo dhiraandhariyey hoormoonka dareenka kacsiga dumarka, oo loo isticmaalo daawee-ynta xanuunka caadada dhiiga iyo markay istaagto dhibaatooyinka ay la timaado. Afka ayaa laga qaataa.

ethionamide *n*. daawo loo isticmaalo daaweeynta cudurka qaaxada, badanaa daawooyinkale ayaa lala isticmaalaa. Cunto yari, lalabo iyo matag ayaa caado u ah inay la timaado qaadashadeeda. *Waxaa kale oo loo yaqaanaa* **Trescatyl**.

ethnology *n*. barashada cilmiga jinsiyada dadka noloshooda iyo dhaqankooda.

ethosuximide *n*. daawo loo isticmaalo ka hortaga iyo hoos udhiga cudurka qallalka. Afka ayaa laga qaataa. *Waxaa kale oo loo yaqaanaa* **Emeside, Zarontin**.

eumenorrhoea *n*. caadada dhiiga dumarka oo si sax joogto ah u socda, waqtigii uu yimid, waqtigiisa kale yimaada, taas micnaheeda ma'ahan xubnaha jirka inay diyaar u yihiin uur qaad.

euphoria *n*. xaalad reyn-reyn ah , faraxsan oo dhibaato ka fog. Hadii ay noqoto mid joogta ah oo sifeyn ah waxaa lagu tilmaamaa astanta soo horseeda waalida.

euthanasia *n*. facil qof xanuun haayo nafta laga qaato naxariis daraadeed. qof nolol iyo geeri u dhaxeeya oo codsada xanuunka haayo daraadeed in nafta si naxariis leh looga qaado. Waxyaabo badan ayaa la adeegsadaa marka qofka codsigiisii loo ogolaado, si ula kac ah ayaa looga joojiyaa daawada u socoto uu qofka qaadanayo ama waxaa la siiyaa daawo gooni ah oo nafta looga qaado. Waa xaalad aad taxadir ugu baahan, mana ahan inay wad-amada aduunka sharci ka tahay, laakin waxaa jira hay'ado u dooda in la sharciyeeyo ama la fududeeyo arinkaan.

Ewing's sarcoma buro halis ah oo gasha ilmaha lafahooda, gaar ahaan laf dheerta. waxay ku faafi kartaa lafaha kale ee jirka awoodna u leedahay inay gaarto sanbabada.

exanthema *n*. nabro yaryar oo jirka ka soo baxa, gaar ahaa nooca jadeecada oo kale.

exchange transfusion hab loo adeegsa-do daaweynta cudurka burburka unugyada dhiiga gaduudan (cas) ee ku dhaca ilmaha aad u da' yar. Irbad sedex af leh ayaa ilmaha xudun-tooda la geliyaa oo laga soo dhuuqaa dhiiga asliga ahaa, kadib irbada afkeeda kale ayaa loo adeegsadaa dhiig qof kale soo tabaarucay oo ku nooc ah hooyada ilmaha dhashay dhiigeeda, irbada afkeeda sedexaan waxaa laga daadiyaa dhiiga ilmaha jirran (burburka ah) iyo dacar, xammeeti la socoto, sidaadaraa-deed waxaa sidaas u soconayo shaqada dhiig badelka, oo marka ilmaha dhiigooda jirran la daadinayo waxaa jirkooda dhanka kale loogu shubaa dhiigii nadiifka ahaa oo caafimaadka qabo. Waxaa kale oo habkaan xirfadeed loo adeegsada badelka dhiiga jirran ee aan halista ahayn.

excise vb. goyn, xubnaha jirka oo la soo gooyo, gaar ahaan buro jirka laga soo gooyo.

excreta n. wasaqda jirka iska soo saaro, gaar ahaan saxarada.

excretion n. ficilka uu jirka isaga saaro wax kasta oo quseeya wasaqda jirka, waxaa shaqo ku leh arintaas kelliyaha. Waxay noqonkartaa kaadida, dhididka, biyaha iyo saxarada.

exercise n. ficil jir dhisid ah oo qofka jirkiisa ku maquuliyo inuu jimcis iyo orad jirka ku dhiso Waxay noqankartaa daawo ficil loo sameeyo oo takhaatiirta ay dadka ku waaniyaan inay daawo u ahaan karto ficilkaan, madaama ay jirka faa'ido u tahay.

exhalation n. hawo qaadashada jirka, neefta sanbabada gasho oo afka iyo sank aka soo baxda.

exocrine gland qanjir qaabkiisa shabbaha tuubbo oo kale, waxaa logu magacaabaa qanjirada dhididka.

exoerythrocytic adj. tilmaam lagu sameeyo marxaladaha cudurka kaneecada (duumo) ay la marto xubnaha beerka ay ku dhacdo. Jeermis kasta ay dhaliyaan wuu is badiyaa oo unugyada midabkooda badellaa.

exomphalos n. sheelo.

exostosis n. buro carjaw ka abuuranta oo aan dhibaato laheyn, badanaa ka soo baxda lafaha korkooda.

expectorant n. daawo sahal kadhigta qunfaca candhuufta xabka iyo qaaxada leh, si ay jirka uga soo baaxaan.

extradural adj. fiiri (eeg) epidural.

extrasystole adj. fiiri (eeg) ectopic beat.

extrautrerine adj. banaanka, dibada ilmagaleenka.

extravasation n. dillaac ku dhaca xididada jirka, taasoo sababta dhiiga iyo dheecaanada ku daataan jirka gudahiisa.

extrinsic muscle muruq kasta oo shaqadiisa quseyso inuu mas'uul ka yahay dhaqdhaqaaqa xubnaha jirka uusan u dhaween oo ka fog yahay.

eye n. il, unuga mas'uulka ka ah araga.

eyeball n. bu'da indhaha.

eyelid n. baalasha indhaha oo mas'uul ka ah illaalinta (daboola) bu'da indhaha.

eyestrain n. daalka iyo cadaadiska indhaha ka yimaada, marka uu isticmaalkooda noqoto mid qoto dheer ama arag xoog loogu maquuliyo. Waxay arintaan ka timaadaa murqaha xakuma dhaqdhaqaaqa isha oo aan isku dheelitirnayn, oo si kala duwan u dhaqdhaqaaqa. Asataantaa lagu garto waxaa kamid ah indho xanuun, wehliya daal jirka oo idil laga dareemo iyo madax xanuun.

F

face lift n. qaliin weji qurxis ah oo maqaarka wejiga la kala taago (fidiyo), si dadka ay u qariyaan da'da iyo laalaabka wejiga ka muuqda. Badanaa waxaa sameysta dadka waaweyn.

facial nerve n. dareen wade ku yaal wejiga oo mas'uul ka ah dhaqdhaqaaqa murqaha iyo dareenka wejiga. Waxaa la wadaagaa xubnaha kale ee wejiga sida carabka, qanjirada candhuufta ku yaal carbka hoostiisa iyo qayb yar oo kamid ah bartamaha dhegta.

facial paralysis dareen wadeha ku yaal wejiga oo cuuryaannimo ku dhacda, taasoo keenta muqahiisa in ay joojiyaan shoqooyinkii ay qabanayeen oo markaa wejigii isku daato.

factor n. (la xiriira barashada cilmiga kimisteriga) walax dareere ah oo aad daruuri ugu ah unugyada jirka iyo shaqooyinkooda, laakin asalkiisa lama oga meesha uu ka yimid.

factor VIII dareere dhiiga xinjiro u yeela oo diida inuu biyoobo. Hadii qofku dareerahan oo ah mid laga dhaxlo hooyada uu jirkiisa ku yar yahay, wuxuu noqdaa qof qaba cudurka dhiig biyoodka. waxaa arinkaan u badan raga.

factor IX (chrismas factor) dareere laga helo dhiiga, kaasoo shaqadiisa tahay inuu dhiiga u yeelo xinjiro. Hadii uu jirka ku yar yahay waxaa dhacda inuu dhasho cudurka dhiig biyoodka.

faecal impaction *fiiri (eeg)* constipation.

faecalith *n.* saxaro (xaar) isugu taga meel aan loogu talagelin inay gasho. sida toobbooyin ka koreeya gumaarka, taasoo sababta xubno barar iyo calool xanuun ama sheelo ay ka soo baxdo qaska.

faeces *n.* saxaro (xaar). Wasaqda kasoo baxda futada ee ka timadaa mindhicirka waxyaabaha uu u arkay inay yihiin qashin. wuxuu u kala baxaa laba nooc, oo ah mid aad u adag oo ka yimid cuntada aan la dheefshiidin iyo mid aad u jilcan oo biyo oo kale u soo data. Labadaba waxaa la socda dacar midaka xaarka, saxarada ay leedahay u sameeyey.

failure to thrive (FTT) ilmaha marka ay dhashaan oo aan u korin sidii la rabay, markii loo fiiriyo billooyinka iyo sanadaha ay jiraan oo aan jirkooda muujin, waxaa sababi kara inay jiraan cudurada kellida iyo wadnaha ama nafaqo daro iyo dhibaatooyin ka jira deegaanka ay ku nool yihiin.

fainting *n. fiiri (eeg)* syncope.

fallopian tube laba tuubbo oo ka soo qaada xubnah dhaliya ugxaanta ilmaha ka abuurmaan ee dumarka oo geeya xuubka ilma galeenka. Ugxaanta markii ay ka soo baxaan xubnahooda labadaan tuubbo midkood ayaa u furanta oo ay soo maraan, meeshaas ayey ugxaanta ku diyaar noqotaa si loo bacrimiyo.

false pregnancy xaalad qof dumar ah aan uur laheyn dareento astaanta uurka, sida caloosha oo weynaata, miisaanka culayska oo siyaada, subaxdii ay dareemaan lalaba iyo matag iyo caadada dhiiga oo waqtigaa istaagta. Waxaa lagu tilmaamaa qofka inay si maskixiyan wax u dhinto.

familial *adj.* xaalad lagu tilmaam reer inay kawada siman yihiin waxyaabo lagu garto oo aan reer kale laheyn. Badanaa waa xaaladaha leyska dhexlo.

family planning *1.* isticmaalka waxyaabaha looga hortago uur qaadka, si loo kala fogeeyo ama loo yareeyo caruurta isdaba jooga ah oo reer isu dhalaan. *2.* Mashruuc qorsheysan oo dad meel wada degan ama wadan ku talagalo sidii looga hortigi lahaa ilmaha isdaba jooga u dhasha.

family practitioner (general practitioner GP) *n.* takhtar ah kan ugu horeeyo ee familka la xiriiraan waqtigey caafimaad u baahan yihiin intayasan gaarin isbataalka. markii takhtarka lala kulmo wuxuu dadka aan u baahnayn isbataal daaweyntiisa u qabtaa wax walba ay u baahdaan xag caafimaad wax lacag ahna oo la bixinayo ma jirto. Dowlada ayaa qarashka dadka ku baxa qabta, inkastoo ay jiraan dad gata daawada takhtarka uu qoro hadane la kulanka takhtarkaan waa bilaash. Takhaatiirtaan waxay lacag u helaan inta qof ee ka diwaangishan xafiiskooda, oo sanadkii afar mar ayaa buugaagtooda la baaraa si loo siiyo lacagta mushaarkooda ah, ayadoon ku xirneyn inta jeer oo ay bukaanka arkaan. lacagaha way kala badan yihiin oo faa'ido ayaa ugu jirto dadka da'dooda ka weyntahay 65, xafiiskooda ka diiwaangishan, sababtoo ah lacag badan ayay ku helaan dadkaas da'daas iyo wixii ka weyn ka jira, dadka ay guriyahooda ku booqdaana lacag dheeraad ayey ka helaan.

famotidine *n.* daawo loo adeegsado daaweeynta boogta caloosha iyo mindhicirka, ka dhalata gaaska caloosha xad dhaafka ah. afka ayaa laga qaataa ama xididada ayaa sida irbada (duro, mudo) oo kale laga siiyaa, waxay keeni kartaa warwareer, madax xanuun iyo shuban. *waxaa kale oo loo yaqaanaa* **Pepcid.**

fanconi syndrome jirro ku dhacda tuubbooyinka kellida, taasoo ku dhalata si dhaxal ah ama caadi, oo u badan ilmaha. Astaanta lagu garto waxay tahay kaadi badan oo wadata sonkor iyo kiimiko iskudhis ah, inkastoo dhiigii la qaado oo la baaro ay labadaba caadi ka yihiin. waxaa intaa wehliya lafo xanuun iyo tabar daro. Daaweeynteeda waxay ku xiran tahay in la arko waxyaabaha dhaliyey jirrada.

farmer's lung xaalad xasaasiyad ku dhacdo sanbabada dadka beeraleyda ah oo shaqadoodu quseeyso la shaqaynta xoolaha iyo cawska ay cunaan, waa jirro xasaasiyad ah ku dhacdaa xubnaha ilaaliya sanbabada, oo dhalisa cuduro joogta ah oo kamid ah xiiqda, neefta, badanaa beeraleyda waa ay awoodaan inay shaqadooda sii wataan hadii ay isticmaalaan waxyaabo loo adeegsado ka hortaga xasaasiyada.

fascia n. xuub daboola dhamaan unugyada jirka oo idil, gaar ahaan unugyada aad u jilicsan. laba ayuu u kala baxaa, xuub ku yaala maqaarka hoostiisa oo loo yaqaano (*perficial fascia*) iyo mid murqaha dabool u ah oo loo yaqaano (*deep fascia*).

fasciculus n. xiidmo isu tag ah sida dareen wadeyaal ama xinjir sida dun oo kale shabbahda.

fascioliasis n. jeermis ku dhaca tuubbada dacarta iyo beerka, gaar ahaan xuubka daboola beerka, waxay dadka ka qaadaan khudrad yaryar oo cagaaran cuntada lagu cuno. Astaantaanta lagu garto waxay tahay qandho, calool xanuun, matag, qunfac iyo cunto xumo. waxaa kale oo dhici karto dhibaato inay beerka gaariiso. Waxaa loo adeegsaa daawooyinka jeermiska dila.

fastigium n. heerka qandhada ugu sareesa.

fat n. baruur, caddiin, waa aasaasiga ugu muhiimsan ee jirka ku keedsado tamarta. waxaay kale yihiin walax daboola maqaarka hoostiisa iyo xuubabkooda, waxay dabool ku wareegsan u yihiin unugyada kelliyaha. Hadii baruurta ama caddiinta jirka ay ku badato waxay horseedaa buurnaan, cayilan.

fatigue daal jirka ama maskaxda ah.

fatty acid aasiidh baruur leh oo aad jirka muhiim ugu ah inuu u sameeya tamarta. Qaarkood jirka ayaa sameysta, qaarka kalena waxaa qasab ah in laga helo contada.

fatty degeneration xubnaha jirka oo hallaaba, kadib markii ay baruur ama caddiin isku malaastay. Unugyada beerka iyo wadnaha hadii ay baruur gasho aad ayey halis u tahay waxaa laga yaabaa in ay shaqadoodu joojiyaan. Waxaa arintaan lagu saleeyaa qofka inuu badsado cuntada baruurta iyo caddiinta badan cunieeda, aalkoloda cabkeedana waa ka danbeeysaa arinkaan, hawada oo ku yar xubnaha jirka taasoo ah mid saacida hab dhiig wareega jirkana waa ay sababtaan arintaan.

febricula n. qandho waqti yar jirta ama aan kuleelkeeda badneyn.

febrifuge n. daaweynta ama daawo loo adeegsado qandhada hoos u dhigeeda.

febrile adj. la xiriira qandhada ama dhibaatooyinka ay leedahay.

femoral adj. la xiriire ama tilmaamka lafta bowdada.

femoral nerve dareen wade, dareenka gaarsiiya murqaha bowdada horey iyo gadaal. Waxay ka soo baxdaa laf dhabarta 1, 2, 3, oo ah qeybteeda u qaabilsan dareen wadeyaasha jirka.

femur n. bowdo. lafta dheer ee u dhaxeesa sinta iyo jilibka (fiiri masawirka tusmada). Madaxa lafta bowdada waxay ka dhegantahay lafta sinta, guud ahaan waxay ku koobantahay laf iyo murqo. jabkeeda iyo qararka gala waxa uu u badan yahay madaxa lafta, hoosteedana waxaa ku dhegan jilibka, dadka waaweyn ayaa u badan dhaawaca lafta bowdada, gaar ahaan dumarka.

fenbufen n. daawo xanuunka xubnaha iyo dhaawacooda loo qaato. Afka ayaa laga qaataa. dhibaatooyinka ay keenikarto waxaa kamid ah lalabo, matag iyo nabro yaryar oo jirka ka soo baxa.

fenestra *n. (la xiriira hab dhiska jirka)* dariishad, daaqad. Meel xubnaha jirka kamid ah oo furan ama daloosha.

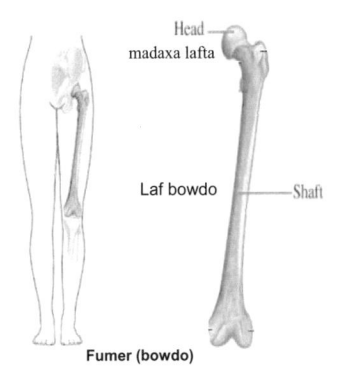

Head — madaxa lafta
Laf bowdo — Shaft
Fumer (bowdo)

fenfluramine *n.* daawo la mid ah daawada *Amphetamine.* taasoo ah mid yareeysa rabida cuntada. sidaa daraadeed qofka miisaankiisa ayaa yaraada si uu caato u noqdo. Afka ayaa laga qaataa, waxayna leedahay warwareer iyo shuban. *Waxaa kale oo loo yaqaanaa* **Ponderax.**

fenoprofen *n.* daawo ayadana xanuun qaade ah, oo loo isticmaalo xanuunka iyo dhaawacyada xubnaha. Afka ayaa laga qaataa waxayna keeni kartaa calool xanuun, lulmood, warwareer, dhidid iyo madax xanuun. *Waxaa kale oo loo yaqaanaa* **Fenopron, Progesic.**

ferri- (**ferro-**) *horgale;* tilmaama macdanda jirka.

ferritin *n.* borootiin macdan isku qasan, kaasoo ah hab jirka uu u keydsado macdanta.

ferrous sulphate *n.* macdan cusbo xadiidsan oo loo isticmaalo daaweeynta dhiig yarida. afka ayaa laga qaataa, dhibaatooyin badan oo halis ah ayey keentaa, inkastoo calool xanuunka iyo shubanka ay keento looga hortigi karo in lala qaataa cuntada.

fertility rate tirada ilmood ee u dhasha 1000 dumar sanadkii. ma ahan arin huban laakin qayaas oo kale ayaa loo adeegsadaa, sababtoo ah dalkasta wuxuu leeyahay hab uu u cabbirto ilmaha u dhasha iyo dumarka dhibaatadooda.

fertilization *n.* isgaarka ay isgaaraan shahwada (biyaha) raga iyo ugxaanta dumarka ee ilmaha ka abuurmaan, waa waqtiga ugxaanta ay noqoto mid la bacramiyey, sidaa daraadeed marka labada unug isgaaraan, ugxaanta waxa ay billowdaa inay kala qaybis gasho.

fetal blood sampling xirfad la sameeyo waqtiga hooyada foosh ay billowdo, taasoo ah in dhiig baaris ah laga soo qaado xididada madaxa ilmaha caloosha ku jira, si loo ogaado hadii asiidhka ku jira dheecaanka ilmaha ay tahay mid ka badan ama ka yar qiyaastii la rabay, oo ah inta u dhexeeso 7.45 ilaa 7.25, hadii ay yaryihiin qatarta ilmaha ku jiraan ayaa aad u badata, waxaana qasab ah in foosha la joojiyo, sababtoo ah ilmaha halis ayey ku jiri karaan.

fetal implant xirfad ugxaanta dumarka ee ilmaha ka abuurmaan iyo shahwada (biyaha) raga bananka lagu diyaariyo bacramintooda kadibna ilma galeenka gacan loogu geeyo, si hooyada ay uur u qaado. Inta aan arintaas lagaarin waxaa qasab ah in ilma galeenka hooyada loo diyaariyo arintaan, oo ay qaadato daawooyin hoormoon ah.

fetal transplant uur jiif soo hallaawday oo xubnaheeda unugeed loo adeegsado si daawo ah, oo lagu tallaalo qof qaba cuduro qaas ah. Xubnahaan laga soo qaaday uur jiika dhintay waxay badellan unugyada dhaawacan ee qofka cudurka qaba jirkiisa ku jiraan. Tusaale waxaa ah xubnaha maskaxda uur jiifka ayaa waxaa lagu tallaalaa unugyada maskaxda qof qaba cudurka jareeska iyo gariirka ama xubnaha beer yareha uur jiifka ayaa waxaa lagu tallaalaa unugyada beer yareha ilmo qabo cudurka kaadi sonkorowga, si beer yerahoodu uu u sameesto hoormoonka burburiya sonkorta. Cudurada kale ee xirfadaan loo adeegsankaro weli baarid ayay ku jiraan, laakin isticmaalka daaweytaan waxay u baahantahay in laga gudbo sharciyo badan.

feto- *horgale;* tilmaama; uur jiif, ilmo, nolol.

fetoscopy *n.* qalab loo adeegsado in ilmaha uurka ku jira waqtiga u dhexeeya 18^{ka} ilaa 20^{ka} asbuux lagu baaro, hadii ay jiraan cuduro dhibaato u keeni kara inta ay caloosha ku jiraan ama marka ay dhashaan dhib la soconkara. Ilma galeenka ayaa tuubbo kaamera wadato la geliyaa taasoo sahalsha in si toos ah loo arko uur jiifka, hadii loo baahdana dhiig laga soo qaadi karo inta qalabkaas ku jirto ilma galeenka.

fetus (foetus) uur jiif, ilmaha caloosha ku jiraan nooc walba ay yihiin, bani aadan, xoolo cayayaan intaba waa loo adeegsadaa.

fetus papyraceous mataano caloosha ku dhintay oo bolol ku noqda caloosha.

fever (pyrexia) *n.* qandho, kuleelka jirka oo ka kululaada xadkii caadiga ahaa ee loogu talagalay. Tusaale; kuleelka laga cabbiro afka waxaa laga rabaa inuusan dhaafin $96.6°f$ ($36c°$) kan laga cabbiro malawadka waxaa laga rabaa qiyaas ahaan $99°f$ ($37.2c°$). qandhada badanaa waxaa la socda gariir (jarcayn), madax xanuun, lalabo, shuban ama caloosha oo aan bixin. Hadii uu dhaafo kulka jirka ($40.5c°$) waxaa la arkaa gaar ahaan ilmaha in ay isku dhex-yaacaan. Badanaa waxaa qandhada dhalisa jeermis ama hargeb qunfaca joogtada ah wata, cudurka kaneecada keentanaa waa leeyahay qandho siyaado ah.

fibr- (fibro-) *horgale;* tilmaama; xiidmo ama xubno isku kuusan oo dun oo kale isku xirxiran.

fibre *n.* (la xiriira hab dhiska jirka) hab dhis isku xir-xiran, sida murqaha iyo dareen wade. Xiidmo.

fibrin *n.* dhiig xinjiroobida waqtigiisa ugu danbeeso uu ku noqdo xinjiro xira xididada dildillaaca. Waa shaqo aad muhiim u ah inuu dhiiga yeesho, waxaa ka danbeeya falgal dedejiye u sahla dhiiga inuu xinjiro yeesho awoodna u yeela in uusan biyoobin.

fibrinogen *n.* walax laga helo dhiiga aan midabka laheyn, kaasoo dhiiga xinjiro u yeela. Wuxuu leeyahay falgal de-dejiye u sahla inuu dhiiga xinjiro ka dhiga waqtiga loo baahdo. Caadi ahaan marka la baarayo waxaa laga rabaa qiyaas ahaan mid u dhexeeya 2 ilaa 4.

fibrinolysis *n.* hab loo adeegsado in lagu burburiyo dhiiga xinjiroobay. Caadi ahaan waxaa loo baahan yahay dhiiga xinjiradiisa iyo xinjiro la'aantiisa inay isku dheelitirnaadaan si aysan dhibaato u iman. Hadii dhiiga uu noqdo mid aan xinjiro laheyn waxaa dhacda inuu biyoobo oo ay timaado dhiig bax xad dhaaf ah, sidaa daraadeed waxaa haboon dhiiga xinjiradiisa inay yihiin kuwo isku dheelitiran.

fibroadenoma *n.* fiiri *(eeg)* adenoma.

fibroblast *n.* xuub dhamaan jirka badankiisa ka wada siman oo mas'uul ka ah in uu sameeyo walax ka sameeysan xiidmo carjaw ah oo adag iyo mid dun oo kale u tixan.

fibrocartilage *n.* carjaw aad u adag oo walax dareera ah xiidmo ku noqda bartamaheeda. waxaa noocaan laga helaa ricirka (lafaha laf dhabarka sameeya) dhexdooda.

fibrocystic disease of the pancreas fiiri *(eeg)* cystic fibrosis.

fibriod *n.* buru aan dhibaato laheyn oo ka sameeysanta xinjiro caadada dhiiga dumarka (fiiri masawirka hoose) iyo xubno murqo ah aygoo fara badan ama mid aad u weyn oo ka soo baxda xubnaha iyo agagaarka ilma galeenka. badanaa burooyinkaan waxay leeyihiin

(buro ka dhalata dhiiga caadada dumarka)

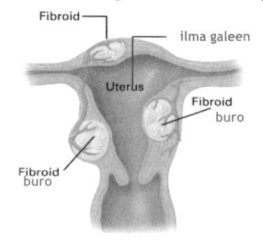

Xanuun iyo dhiig bax, dhibaato kuma dhaliso nolosha, laakin waxay hor istaagaan uurka (ilmo inay caloosha galaan). badanaa waxaa lagu arkaa dumarka da'dooda ka weyntahay

30 sano, buradaan qaarkood qaliin ayaa lagu saari karaa, laakin kuwa kale waxaa qasab ah in ilma galeenka oo idil lala saaro. Hadii aysan xanuun qofka ku hayn dhiiga caadadana uu caadi u socdo qaliin uma baahna oo faraha ayaa looga qaadi karaa meeshooda in ay ku yaalaan.

fibroma *n.* buro aan dhib laheyn oo lagu arko xubnaha isku xira unugyada jirka.

fibromyoma *n. fiiri (eeg)* fibroid.

fibroplasia *n.* xubno xiidmo iyo xinjiro isku xiran aad u soo baxa marka uu dhaawac reesanayo si ay u caawiyaan meesha dhaawaca ka baananaya.

fibrosis *n.* xuubabka unugyada jirka isku xirxiro oo aad u adkaada jeex-jeexna gala, kadib markuu dhaawac gaaray xubnahaas. Waa arin aad halis u ah hadii ay gaaraan unugyada waaweyn ee jirka sida sanbabada.

fibrous dysplasia cilad koritaanka jirka ah taasoo la arko isbadel ku dhaca xubnaha jirka oo dhaliya lafo xanuun iyo jajab joogto ah oo lafaha ku dhaxa.

fibula *n.* laf dheerta u dhexeesa jilibka iyo lugta. madaxa laf dheerta wuxuu ku dhegan yahay jilibka, xaga hoosena waxay ku dhegantahay lugta.

filaria *n.* jeermis noole ah oo shabbaha una dheer sida gooryaanka oo kale, kaasoo dhibaato weyn dadka u keena. wuxuu gala hab dhiska dareeraha difaaca jirka, waxay ku dul nool yihiin cayayaanada dhiiga dadka ka dhuuqa sida kaneecada, oo horay u raacaan marka ay dhiiga dadka jirkooda galayaan.

filariesis *n.* cudur badanaa lagu arko wadamada kulul oo ka yimaada jeermis noole ah oo jirka ka gala hab dhiska dareeraha difaaca jirka *(fiiri (eeg) faleria)* wuxuu shabbahaa gooryaanka, dadkana waxay ka qaadaan kaneecada, sida cudurka kaneecada (duumo) oo kale ayuu jirka u galaa. wuxuu hor istaagaa xididada ay maraan dheecaanada jirka difaaca oo sababa in xubnaha u dhow agagaarkaas ay bar-bararaan oo ugu danbeyn ay dil-dillaaco. Waxaa lagu daaweeyaa daawada jeermiska disha sida *diethylcarbamazine*.

filling *n. (la xiriira daaweeynta ilkaha)* qaliin yar oo ilik daloosha lagu buuxiyo walax si gooni ah loogu diyaariyey, badanaa ilkahii cudur la burbura ayaa arinkaan lagu sameeyaa. Waxay buuxintaan noqon kartaa mid ku meel gaar ah, ama mid joogto daloolkaas ugu jirto. waxyaabo badan ayaa loo adeegsan karaa, sida dahab ama khalin macdan ah iligta daloolkeeda lagu buuxiyo.

fimbria *n.* xubno soo foodsan oo ka soo jeesta afka tuubbaada ugxaanta dumarka ee ilmaha ka abuurma soo maraan.

fimbrial cyst boog hoosaad ka soo baxda xubnaha soo foodsan ee ku yaala tuubbada ugxaanta dumarka ee ilmaha ka abuurma soo marto.

fine-needle aspiration cytology

(FNAC) xirfad loo adeegsado in dheecaan baarid tijaabo ah laga soo qaado unugyada jirka qaba cudurada qatarta galinkaro qofka noloshiisa sida buro ku dhacda naasaha iyo boog gasha caloosha iyo unugyada kale.

fingerprint *n.* callaamado gooni ah oo lagu kala gaar yeelo shaqsiyada aduunka ee ka muuqda faraha qof walba. Qof walba wuxuu leeyahay callaamad u gooni ah oo farahiisa ka muuqda, marnaba qof laguma khaldi karo qof kale callaamadahiisa, waxayna muujin karaan jirrooyinka waalidka laga dhaxlo.

first aid gar-gaarka deg-degga ah ee loo fiddiyo dadka dhaawaca gaaray ka hor inta aysan gaarin isbataalka ama intii takhtar laga helaayo.

fissure *n.* 1. *(la xiriira hab dhiska jirka)* hab dhis kala khar ah, gaar ahaan khar u dhaxeeya maskaxda qaarkeeda hore iyo qaankeeda danbe. 2. dil-dillaac ku dhaco maqaarka jirka, badanaa waxaa dhaliya cuduro maqaarka ku dhaco. 3. *(la xiriira ilkaha)* xuub cirridka ka koreeya inta aysan ilik soo bixin, gaar ahaan gowska.

fistula *n.* xiriirka u dhaxeeya laba unug oo kala go'a, badanaa waxaa dhaliya jeermis jirka ku dhaca. Tusaale: futuda iyo malawadka waa labo unug oo xiriira, hadii midkood uu jeermis galo, boog ayaa ka soo dhalata dhexdooda sidaa daraadeed dillaaca ku dhasha wuxuu keenaa in ay xiriirka u dhaxeeya labadaa unug kala go'a.

fit *n.* qallal (sarco) si aan la fileyn ku timaada. Badanaa waxaa loo adeegsadaa cudurka qallalka markuu jiro, inkastoo xaalado kale loo adeegsan karo sida, qunfac ayaan la qallalay.

fixation *n.1. (la xiriira cilmi nafsiga)* qof maskaxda iyo caqligiisa aan hor umar sameeyn kuna saleeya dhacdo horay u dhacday, taasoo dhibaato ku reebtay. Tusaale: ilmaha ku kora dhibaatooyin ama meel dagaallo ka jiraan waa adagtahay in garaadkooda iyo cagligooda kor u koro. Waxaa xaaladaan lagu tilmaamaa in ay sababi karto waali, ama jirrooyinka madaxa. *2. (la xiriira waxyaabaha lagu fiiriyo qalabka loo adeegsado il-ma'aragtada)* xuub ama unug si gaar ah loo diyaariyey oo adeeg laga dhigo si loogu fiiriyo qalabka il-ma'aragtada loo adeegsado. Xuubkaan ama unuga waxaa lagu malaasi karaa kiimiko ama aasiidh dabciya.

flaccid *adj.* balaq balaq ah, aan adkeyn, gaar ahaan waxaa loo adeegsadaa murqaha aad u dabcay.

flagellate *n.* cayayaan shabaha lulumo oo kale hab dhiskiisana yahay hal unug oo keliya. biyaha ayey ku noolyahiin, dadkana jeermis ayay u yihiin, sidaa daraadeed maadada caafimaadka aad ayay muhiim ugu yihiin.

flatulence *n.* daaco qurun, gaas ama hawo caloosha kasoo baxda oo afka soo marta.

flatworm *n.* gooryaan qaabkiisa u eg mid fidsan, ballaaran oo noocyo badan leh, kuwaasoo jeermis ku dhaliya dadka isla markaana muhiim u ah maadada caafimaadka

flea *n.* booddo, cayayaano noocyo badan isugu jira oo dadka dhiigooda ku nool, cudurna ku dhaliya.

flecainide *n.* daawo loo adeegsado daaweeynta wadno garaaca khaladka gala ama aan caadi ahayn. Afka ayaa laga qaataa, waxayna keeni kartaa lalabo, matag, warwareer, cagaarshow (indho caseeye) iyo araga oo mugdi gala. *Waxaa kale oo loo yaqaanaa* **Tambocor.**

flexion *n.* soo laabid la soo laabo laf meel ay iska gasho.

flooding *n.1.* dhiig bax badan oo ka yimaada ilma galeen waqtiga ilmaha soo hallaabaan ama dhiiga caadada markuu socdo. *2.(la xiriiri cilmi nafsiga)* hab loo adeegsado daaweeynta dadka baqdintooda badan oo ay ka baqdaan shay ama waxyaabo kale.

floppy baby syndrome *fiiri (eeg)* amyotonia congentia.

flow cytometry hab xirfadeed loo adeegsado in lagu ogaado unugyada dhiiga, ayadoo la adeegsanayo ileys aad u quwad badan soo dhex mara if dhaliye, waxay sheegtaa inta hiddo wade ee ku jira unuga ileyska lagu tooganayo.

Flowmeter *n.* qalab lagu cabbiro qulqulka gaas ama dareere, badanaa waxaa isticmaalo takhaatiirta dadka u diyaariya qaliinka ama xanuunka ka yareeya, waxaa kale oo loo adeegsadaa dadka qaba cudurka neefta, xiiqda oo looga cabbiro hawada jirkooda ka soo baxda inta ay la egtahay.

flucloxacillin *n.* daawo awoodeeda iyo wax tarkeedaba la mid ah tan *Penicillin,* aad ayay dhaqsadiiba u hawl gashaa jeermiskana u baabi'saa. *Waxaa kale oo loo yaqaanaa* **Floxapen, Magnapen.**

fluconazole *n.* daawo jeermis dile ah oo loo isticmaalo jeermiska maqaarka jirka ku dhaliya dil-dillaac iyo bar-barar, afka ayaa laga qaataa, waxayna keeni kartaa lalabo iyo matag. *Waxaa kale oo loo yaqaanaa* **Diflucan.**

Flucytosine *n.* daawo jeermis dile ah oo loo adeegsada jeermisyo badan oo ku dhaca maqaarka jirka meel walba oo ay noqto. afka ayaa laga qaataa, waxay keenikartaa lalabo, matag, shuban iyo jirroyinka dhiiga.

Fluke *n.* jeermis noole ah oo shabbaha gooryaan fidsan, ballaaran oo afka labo mici oo dhaadheer ku leh, taasoo u suura gelisa inuu dadka dhiiga ka dhuuqo jeermisna ku dhaliyo gaar ahaan beerka.

flunisolide *n.* daawo xanuun yareeye ah oo loo isticmaalo cudurada neefta, xiiqda qotoda dheer soo jiray. afka ayaa lagu buufiya waxay leedahay inay keento lalabo, matag iyo madax xanuun. *waxaa kale oo loo yaqaanaa* **Syntaris.**

flunitrazepam *n.* daawo loo isticmaalo daaweeynta hurdo la'aanta. Afka ayaa laga qaataa, *waxaa kale oo loo yaqaanaa* **Rohypnol.**

fluocinonide *n.* daawo xanuun yareeye ah oo loo adeegsado yareeynta xanuunka iyo bar-bararka jirka, waxaa loo isticmaalaa sida kareemada oo kale korka ayaa la mariyaa, waxay keeni kartaa kor hur, cuncun iyo maqaarka oo dil-dillaaca. *Waxaa kale oo loo yaqaanaa* **Metrosyn.**

fluoridation *n.* kiimiko isku dhis ah oo daruuri u ah hab dhiska jirka, taasoo biyaha la isticmaalo lagu daro. Waxay aad ugu fiican tahay ka hortaga wasaqda ilkaha bolol ka dhiga, sidaa daraadeed ayaa biyaha loogu daraa, si ilmaha ay ula billawdaan koritoonkooda.

fluoride *n.* kiimiko isku dhis ah oo daruuri u ah nolosha, markii lagu daro macdan waxaa loo adeegsadaa daawada ilkaha lagu caddaysto.

fluorouracil *n.* daawo loo adeegsado ka hortaga isbadinta iyo koritaanka unugyada jirran, gaar ahaan unugyada kansarka ku dhacay. Afka ayaa laga qaadan karaa iyo sida irbada (duro, mudo) oo kale. Dhibaatooyinka ay leedahay oo aad halis u ah waxaa kamid ah calool xanuun, maqaarka afka iyo jirka badankiisa oo dil-dillaaca, timaha jirka oo gurma iyo jirrooyinka dhiiga oo siyaada. Waxaa kale oo lagu daaweeyaa kansarka maqaarka jirka.

fluoxetine *n.* daawo loo isticmaalo daaweeynta jirroyinka cadaadiska maskaxda ka yimaada sida niyad jabka, murugada iyo caajiska badan. Waxay u shaqaysaa inay hor istaagto fariinta ay gudbiyaan dareen wade u qaabilsan xaaladaan oo ku yaala maskaxda. Waxay keentaa lalabo, matag, shuban, hordo la'aan iyo walwal. *Waxaa kale oo loo yaqaanaa* **Prozac.**

flupenthixol *n.* daawo loo adeegsado ka hortaga iyo daaweeynta waalida, afka ayaa laga qaataa ama irbada (duro, mudo) oo kale waxayna keeni kartaa dhaqdhaqaaqa jirka oo aan iskudheelitirneyn. *Waxaa kale oo loo yaqaanaa* **Depixol, Fluanxol.**

fluphenazine *n.* daawo loo isticmaalo ka hortaga iyo daaweynta waalida. baadankooda afka ayaa laga qaataa ama sida irbada (duro, mudo) oo kale. *Waxaa kale oo loo yaqaanaa* **Modecate, Moditen.**

flurazepam *n.* daawo lagu daaweeyo hurdo la'aanta iyo wax yaabaha hor istaaga hurdada, afka ayaa laga qaataa, waxay keeni kartaa warwareer iyo lulmood. *Waxaa kale oo loo yaqaanaa* **Dalmane.**

flurbiprofen *n.* daawo xanuun yareeye ah oo loo isticmaalo xanuunka jirka iyo lafo xanuunka xad dhaafka ah, waxaa kale oo loo isticmaalaa ka hortaga dhaqdhaqaaqa indhaha waqtiga la qalayo, waxay keeni kartaa calool xanuun, shuban iyo lalabo. *Waxaa kale oo loo yaqaanaa* **Froben, Ocufen.**

flush *n.* wejiga oo gaduud (casaan) noqda. Waxaa xaaladaan la arkaa marka ay jiraan cuduro jeermis ah, sida cudurka qaaxada iwm. waxaa kale oo lagu arkaa waqtiga dumarka caadada dhiiga ka dhamaaneyso oo da'dooda weynaato.

flux *n.* wax si qulqul ah uga soo baxa xubnaha jirka dalooladooda, sida shubanka oo si qulqul ah u soo baxo futada.

Fly *n.* cayayaan laba baalo leh oo duulduula (texsi, dikhsi, duqsi). Afkiisa hore wuxuu u isticmaalaa inuu wax ku dhuuqo, mararka qaarkeedana inuu ku duleeliyo wax alla wixii ka hor yimaada oo ay ku jiraan dadka oo laga yaabo inuu jirro ku dhaliyo.

foetus *n. fiiri (eeg)* fetus.

folic acid fiitimiin B aad daruuri ugu ah korida iyo jiritaanka unugyada jirka, gaar ahaan bu'da unugyada. Aad ayuu mihiim ugu yahay jirka, hadii uu jirka ku yaryahay, waxaa ku dhasha cuduro halis ah. dumarka marka ay uur leeyihiina aad ayuu muhiim ugu yahay in ay ku qaataan cuntadooda si looga hortago cudurada ku dhici kara ilmaha caloosha ku jira. Waxaa badanaa si caadi ah looga helaa cuntada ay kamid yihiin beerka, galeyda iyo khudrada cagaaran oo idil.

folie a' deux (communication insanity) xaalad laba qof oo isku dhaw ay wadaagaan hab nololeed dhalanteed ah oo khayaali ku dhisan. Midkood ayaa madaxa ka waalankara oo qofka kale ka dhaadhacsiiya waxa uu rabo, markaa ayey labadaba isla waashaan, waxaa mararka qaarkeed la'arkaa in laba qof ka badan ay arintaan ku dhicikarto. Waxaa daawo u ah in dadka ay xaaladaan haysato la kala wada oo so gooni-gooni ah loo kala daaweeyo

follicle *n.* kiish ama dalool yar oo qanjir u eg kaasoo laga helo xuubabka unugyada jirka, gaar ahaan unuga ugxaanta dumarka ee ilmaha ka abuurmaan

follicle-stimulating hormone (FSH) hoormoon ka yimaada lagana sameeya qanjir ku yaala maskaxda, kaasoo caawiya xubnaha taranka ee labka iyo dhedigaba. Hadii uu jirka ku yaryahay waxaa suurtagal ah in labadaba ay awoodooda tarannimo yaraato, sidaa daraadeed waxaa loo qaadan karaa si daawo ah, mana haboona inuu jirka ka bato maxaa yeelay waxaa dhici karta inuu uurka noqdo mid ilmo badan galaan.

fontanelle *n.* jeex, qarar lagu arko madaxa (basoda) ilmaha aad u yar, waxay ka timaadaa lafta madaxa oo sidii la rabay aan u korin ama aan isku qabsan.

food poisoning jirro dhaawacda xubnaha dheefshiidka jirka, taasoo ka soo gaara jeermis ka dhasha cunto hallaawday, bollol iyo wasaq jeermis ama kiimiko ku khamiirtay ka dhasha oo la cuno. Dhibaatada waxay billaabataa 1-24 saacadood kadib markii la cuno wixii jeermiska ku jiray, waxaa layskuu arkaa matag, shuban, calool xanuun iyo lalabo.

foot *n.* cag, halka ugu dabeesa adimaha hoose ee jirka sida lugta inteeda ugu dabeeso.

forceps *n* qalab yar oo af lafood leh loona casriyeeyey inay wax qabtaan si lagu soo jiidi karo (fiiri masawirka hoose). Badanaa waxaa loo adeegsadaa qaliinka iyo in ilmaha marka ay dhalanayaan lagaga soo jiido caloosha hooyada. Noocyo badan ayey kala leeyihiin, midka loo isticmaalo ilmaha in banaanka lagu soo saaro ayaa ugu af weyn, kuwa kale waxay u eg yihiin sida maqasta oo kale af wax si qabqabsada ayey leeyihiin. Laakin waxaa jira mid aad ugu muhiimsan qaliinka caloosha iyo mindhicirada, oo la'aantooda ay adagtahay in qaliin la sameeyo. Qalabkaan maadada caafimaadka aad ayey muhiim ugu yihiin, oo waqtiyada qaliinka ayey wax taraan.

Forcep

qallab qallin loo adegsado

Forcep

qallab lagu caawiyo ilmaha dhalidooda

forensic medicine barashada cilmiga danbi baarista, taasoo ku saleeysan sayniska ka danbeeya sababaha dhaliyey dhaawaca iyo dhimashada ka timaado danbi la sameeyey. waxaa arintaan mas'uul ka ah dad cilmiga hab dhiska jirka barta ama dad booliska wadanka la joogo.

forequarter amputation qaliin lagu gooyo dhamaan gacanta oo idil. Badanaa waxaa jirrida laga soo billaabaa xubnaha dabacsan iyo gacanta halka ay ka gasho garabka.

130

forewater *n.* biyaha soo daata marka foosha billaabaneyso, taasoo cadeyneysa in ilmaha diyaar u yihiin in la dhaliyo oo fooshii timid. Waxaa jirta marar been ah oo biyaha ay hooyada ka soo daataan laakin aysan fool jirin, sidaa daraadeed waxaa dhici karta in ilma galeenka uu dillaaco oo ilmaha ay soo hallaabaan

formication *n.* jiriirico maqaarka oo idil laga dareema oo loo maleeyo quraansho kugu dul socoto, waxay ka timaadaa hab dhiska dareen wadka jirka, waxaana sababa sunta daawooyinka la isticmaalo.

fracture *n.* kala jabka lafaha, ha ahaato jab buuxa ama mid dillaac gala.

fragile-X sydrome cillad weyn oo gacanka hiddo wadaha X ku dhacda. waxaa xaalad aad halis u ah oo raga u badan, waxay sababtaa caqliga oo aan korin, madaxa oo aad u weynaada, wejiga oo kala qalloocan oo daan weyn leh iyo dhego dhaadheer, waxay noqdaan dad aad u dhib badan oo xanaaq dhaw. Taas waxaa lagu dejinkaraa in la siiyo daawo fiitimiin B ah oo hoos u dhigi karta xanaaqooda iyo dhibkooda. sida lagu ogaan karo waxay tahay in ilmaha inta ay caloosha ku jiraan la baaro.

framycetin *n.* daawo jeermis dile ah oo loo qaato sida kareemada oo kale iyo indho iyo dheg dhibcis oo keliya. *Waxaa kale oo loo yaqaanaa* **Sofradex, Soframycin.**

freckle *n.* bar midabkeeda gaduud iyo buluug isku jir ah oo maqaarka dushiisa ka soo baxda, gaar wejiga iyo gacmaha. waxaana u badan dadka timaha gaduudan (cas) leh. Ma ahan bar dhibaato keenta, ee waxaa jirka ku badan dheecaano midabada jirka u sameeya.

free association *(la xiriira cilmi nafsiga)* hab xirfadeed takhaatiirta cilmi nafsiga ay u adeegsadaan inuu qofka la daaweynayo lagu dhiirigaliyo inuu racdeysto hal fikrad oo uu ku faraxsan yahay.

Freudian *adj.* la xiriira ama qeexid lagu tilmaamo shaqooyinka iyo fikradaha uu soo hindisay takhtar cilmi nafsi ahaan jiran oo lagu magacaabo Sigmund Freud, inta u dhexeesa (1856-1939) ayuu noolaa, waxaa maadadaan aad u isticmaalo iskoollaadka laga barto maadada cilmi nafsiga.

friction murmur guux is xoq-xoqid ah oo laga maaqlo wadnaha, marka la adeegsado qalabka dhegaha takhtarku gashado. Waxaa loo maleeyaa inay keento laba khar oo dabool u ah xubnaha wadnaha oo barar gala, waqtiga ay shaqada ku jiraan.

friedman's test xirfad baarid oo laga tagay isticmaalkeeda, taasoo aheyd in lagu baaro dumarka hadii ay uur leeyihiin iyo hadii kale. waxaa la adeegsanan jiray hoormoon laga soo qaado xayawaanka bakayleha ayaa lagu dari jiray kaadida qofka uurka looga baqayo inay leedahay, hadii midabka kaadida uu isbadello waxaa loo qaadanjiray in qofkaa uur leeyahay. Laakin habkaan baarida ah waa laga tagay oo siyaabooyin kale ayaa loo adeegsadaa uurka baaridiisa.

fringe medicine *fiiri (eeg)* alternative medicine.

frohlich's syndrome jirro qayb kamid ah maskaxda ku dhacda oo raga u gooni ah. Wiilasha marka ay dhashaan miisaankooda ayaa aad u weyn, xubnaha tarankana ma koraan, hurdo la'aan iyo cunto xumina waa lagu arkaa. Caafimaad ahaan waxaa lagu magacaabaa cudurkaan **dystrophia, adipos-ogenitalis.**

frontal *adj.* 1.*(la xiriira hab dhiska)* madaxa dhankiisa hore. 2. jirka ama unug dhankiisa hore (horaadkooda).

frontal lobe xuubka ugu horeeya maskaxda labadeeda qeybood, kaasoo gaara ilaa gadaasha danbe ee bartamaha maskaxda.

frontal sinus *fiiri (eeg)* paranasal sinuses.

frostbite *n.* dhaawac gaara xubnaha jirka oo ka yimaada qabowga barafka. Xubnaha dhaawacaas gaara badanaa waa sanka, faraha gacnta iyo lugaha suulashooda, midabkooda ayaa isbadella, kabaabyoodna gala oo baraf ayaa xubnahaas ka dhasha, waxaa qasab ah markaas in xubnahaas la gooyo, mana haboona in leysku xoqo si kul uu uga dhasho, maxaa yeelay malahan dhiig, oo hab dhiig wareega jirka ma soo gaari karo xubnahaas oo barafka ayaa u diida.

frozen shoulder xanuun qoto dheer iyo ad-adeeg noqota murqaha garabka iyo halka ay ka galaan gacanta. Waxaa dhalinkara dhaawac meeshaas gaaray, qallal ama murqaha xiidmo buro oo kale u sameysma sabab la'aan. Daawo waxaa u ah in si dabacsan loo riix-riixo, cayaar orad ah la sameeyo iyo daawooyinka xanuunka qaada loo adeegsado.

fructose *n.* macaan aan culuseyn oo laga helo malabka iyo mirraha la cuno sida tufaaxa iwm. Aad ayey muhiim ugu tahay jirka dadka, gaar ahaan dadka kaadi sonkorowga qaba, madaama macaankaan uusan aheyn sida sonkorta caadiga ah oo u baahan in la burburiyo. macaankaan uma baahno jirka in uu burburiyo

frusemide *n.* daawo loo isticmaalo in jirka lagaga soo saaro biyaha iyo dheecaanada uu ceshto, taasoo ka timaada jirrooyinka ku dhaca beerka, wadnaha, kellida iyo cudurka dhiig karka. Afka ayaa laga qaataa, waxayna leedahay lalabo iyo matag, *waxaa kale oo loo yaqaanaa* **Lasix.**

FSH *fiiri (eeg)* follicle-stimulating hormone.

FTT *fiiri (eeg)* failure to thrive.

fulminating (fulminant, fulgurant) xaalad lagu tilmaamo cudur ama astaantiisa oo si lama fillaan ah ku yimaada, isla markaana ah mid waqti yar socoto.

functional disorder xaalad bukaan uu ka qayliyo xanuun iyo astaan jirro laakin aan loo jeedin wax jirkiisa ka muuqda. Xaaladahaan waxaa lagu arkaa ama astaan tilmaam u tahay qof ay jirrada waali ku soo socoto.

fungus *n.* noole, waqti yadii hore loo maleyn jiray inay yihiin dhir aan midabka cagaaran laheyn, laakin waxaa la ogaaday inay yihiin dhir (siiba boqoshaa) iyo cayayaano il-ma'arag ah oo ku dul nool badarka, geedaha iyo xoolaha.

funis *n. (la xiriira hab dhiska jirka)* xuub dheer sida xariga oo kale u eg, gaar ahaan tuubbada xuddunta ugu xiran uur jiifka caloosha hooyada ku jira, taasoo ay ka nafaqo qaataan.

funnel chest cadaadis lafaha xabbadka hoos u celiya oo ka dhiga qaabka xabbadka inuu qal-qallooc u muuqdo.

furuncle *fiiri (eeg)* boil.

fusidic acid daawo jeermis dile ah oo loo adegsado jeermiska aan waxba ka tarin daawooyinka kale, waxaa lala qaataa kuwo kale oo jeermis dile ah, ayada keligeed waa adagtahay inay wax tarto.

fusion *adj. (la xiriira qaliinka)* laba dhis oo jirka kamid ah oo leysku dhejiyo, sida labo ricir oo leysku dhejiyo si lafdhabarka ay u noqoto si toosan oo aan liiq-liiq ku jirin.

G

GABA *fiiri (eeg)* gamma-aminobutyric acid

gag *n. (la xiriiria caafimaadka)* qalab afka lageliya oo ilkaha lagu kala celiyo si uu afka u furnaado.

galac- (galacto-) *horgale;* tilmaama; caanaha.

galactagogue *n.* daawo loo adeegsado kor u qaadka iyo qulqulka caanaha jirka.

galactocele *n.* 1. boog caano ka buuxaan oo sidii nabar oo kale noqoto oo ka soo baxda naaska, waxay ka dhalataa tuubbada caanaha mara oo xiranta. 2. dheecaan caano oo kale oo ka buuxsama kiishka xiniinyada ay ku jiraan.

galactose *n.* macaan aan culeys aheyn oo badella sonkorta caanaha. Marka ay jirka galaan waxaa sonkor u badesha beerka.

galactosaemia *n.* ilmaha oo ku dhasha beerkooda in uusan awood u lahayn burburinta caanaha sonkortooda, taasoo dhalisa in ilmaha koritaankooda hallaabo, caqligoodana yaraada, laakin hadii cuntadooda laga ilaaliyo caanaha noocaan ah waxaa suurtagal ah inay sidii caadiga aheyd ay ku soo noqdaan.

galea *n.* xuub adag oo u eg sida koofi oo kale, kaasoo dabool u ah maskaxda.

galenical *n. (la xiriira daawo sameeynta)* walax laga soo dhiraandhariyey xoolaha ama dhir oo laga diyaariyo daawooyinka.

gallamine *n.* daawo loo isticmaalo dabcinta iyo shaqo ka yareynta murqaha jirka, gaar ahaan qofka markii la qalaayo si loo suuxiyo.

gall bladder xammeeti, dacar hayeha.(dheecaanka xammeetida halka lagu keydiyo). Kiish u eg sida dhalada oo kale dabada u ballaaran afkana u dhuuban, kaasoo ku yaala hoosta midigta beerka (fiiri masawirka hoose). Xammeetida waxay kasoo baxdaa meeshaan lagu keydiyo, ayadoo soo marta tuubbo beerka ka timaada oo diyaar u noqota sii deynta dheecaanka xammeetida marka mindhicirka cunto ay soo gasho. Meeshaan ah xammeeti hayeha ayaa ah meesha dhagaxyada jirka gala lagu arko.

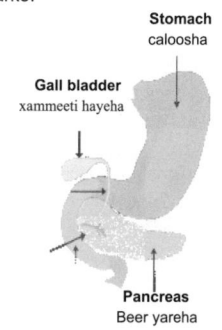

Stomach
caloosha

Gall bladder
xammeeti hayeha

Pancreas
Beer yareha

gallstone *n.* dhagax lagu arko xammeeti hayeha. Waxay ka timaadaa walax adag oo ka sameeysma dheecaanka xammeetida ku milmi waaya, subaga iyo macdanta cusbaysan ee jirka, taasoo isu badesha walax adag oo u ekaada ama shabbaha sida dhagaxa oo kale kadib halkaas fariista. Waa arin aad halis u ah oo xanuun la timaada, inkastoo muddo ay qaadato dareenka iyo astaanta ay la timaado hadane markii la arko oo uu qofka la dhaco, xanuun badan ayey leedahay iyo cuduro kale oo hor leh inay dhashaan sida, cudurka cagaarshawga (indha caseeye). Waxaa daawo u ah qaliin lagu soo saaro dhagaxa.

gamete *n.* unug shaqsi ah oo koray, sida ugxaanta dumarka ilmaha ka abuurmaan midkood ama shahwada (biyaha) raga mid ka mid ah. waxaay mas'uul ka yihiin bar, nus ka mid ah hiddo wadaha oo idil.

gamete intrafallpian transfer (GIFT) hab dumarka tuubbooyinka ugxaan markooda ay caafimaad qabaan lagu caawiyo in ay uur qaado, taasoo suurtagal aheyn in ay si caadi ah uur u qaado. Dadkaan tuubbooyinkooda waa ay fiican yihiin laakin waxaa jira xaalado kale oo u diida inay ilma galaan caloosheeda. Hal ugxaan ayaa laga soo saaraa, kadib shahwada (biyaha) raga ayaa lagu duraa ugxdii kadib si gacan ah ayaa loo saaraa tuubbada ugxaan marka ee dumarka, maadaama ay caafimaad qabaan tuubbadaa ayaa ugxdii oo shahwadii (biyaha) wadata u geeysa ilma galeenka kadib la rajeeyaa inuu uur ka dhasho halkaa.

gametocide *n.* daawo disha unug jeermis ah oo koray, gaar ahaan jeermiska ay dhaliso cudurka kaneecada (duumada). Waxaa kamid ah daawada loo yaqaan *Primaquine* oo ka hortagta korida iyo qaadka cudurka kaneecada (duumada).

gametocyte *n.* unugkasta oo maraayo marxaladii uu ku koraayo oo uu ku noqdo unug weyn.

gamma aminobutric acid (GABA) aasiidh kiimikadiisu isku dhis ah oo laga helo maskaxda, kaasoo u ah difaac iyo inuu hor istaago dareenwade khaldama.

gamma benzene hexachloride daawo cayayaan dile ah oo loo isticmaalo sida shaambo oo kale taasoo loo adeegsado la dagaalka cayayaanada timaha madaxa gala sida injirta iwm.

gamma globulin borootiin ku jira dhiiga aan midabka laheyn oo lagu garto dabeecadahooda ah inay ka ag dhow yihiin meelaha korantada jirka ay ka dhaqdhaqaaqdo.

ganciclovir *n.* daawo loo adeegsada inay jeermis ka disha unugyada jirka, gaar ahaan kan ka yimaada cudurka aaydhiska. Sida irbada (duro, mudo) oo kale ayaa loo qaataa, waxay leedahay dhibaatooyinka ah lalabo, matag, shuban, isku dhexyaac, awood taran la'aan iyo qallal. *waxaa kale oo loo yaqaanaa* **Cymevene**.

gangli- *horgale;* tilmaama unugyada iyo xuubabka maskaxda.

ganglion *n.* (la xiriira dareen wadeyaasha maskaxda) hab dhis ka kooban unugyo dareen wade ah oo isu tagay, qeybna ka ah hab dhiska dareen wadka maskaxda. Ayagoo sida silsilada oo kale u taxan ayay ku yaaliin labada dhan ee fiinta laf dhabarka. Aad ayey muhiim ugu yihiin jirka iyo unugyadiisa.

gangrene *n.* jirro xubnaha jirka ur, qurun iyo dhimasho ku rida, kadib markii wareega dhiiga uusan soo gaarin. Waxaa sababi kara cuduro ama dhaawac gaaro xididada dhiiga iyo jirrada kaadi sonkorowga oo ah sababta ugu weyn ee arintaan ka timaado. Urka iyo dhimashada xubnaha waxaa dhaliya jeermis gala meelaha dhaawaca ka jira.

gas gangrene ur iyo dhimasho ku dhaca xubnaha jirka oo sababa jeermis galay. Jeermiska nool ee gala ayaa sii daaya gaas dhaliya ur xad dhaaf ah iyo xubnaha isgaarka jirka ay dhintaan. Waxaa daawo u ah qaliin.

gastr- (**gastro-**) *horgale;* tilmaama; caloosha.

gastrectomy *n.* qaliin lagu gooyo caloosha idilkeeda oo dhan ama qayb kamid ah. badanaa waxaa la sameeyaa markii ay jiraan cuduro halis ah sida kansarka caloosha ama boogta gaaska ka dhalata, oo dadka aad ugu badan.

gastric *adj.* la xiriira caloosha iyo dhibaatooyinkeeda.

gastric glands qanjiro tuubbo oo kale u sameeysan oo ku yaal xuubka caloosha, kuwaasoo shaqadoodu tahay sii deynta dheecaan calooleed shaqo ku leh difaaca caloosha.

gastric juice dheecaan ka yimaada qanjiro ku yaala xuubka caloosha. Taasoo shaqadeedu tahay dheefshiidka cuntada, fiitimiinada B_{12} iyo difaaca caloosha.

gastric ulcer boog caloosha ka soo baxda oo ka dhalata aasiidh xad dhaaf ah oo ku soo data caloosha. Astaanta lagu garta waxaa ka mid ah matag, xanuun ka yimaada ubucda qeybteeda kore, oo dhasha markii cunto la cunaba iyo dhiig bax. Waxaa daawo u ah in la isticmaalo daawooyinka aasiidhka yareeya, marmarka qaarkiis waxaa laga maarmin in la sameeyo qaliin, maxaa yeelay badanaa gaaska caloosha boogta ku dhaliya waxaa ku soo daba ganbada kansarka caloosha.

gastrin *n.* hoormoon laga sameeyo xuubka caloosha, waxaa loo diyaariyaa isla markaana loo siideyaa marka caloosha cunto soo gasho. Dhiig wareega ayey ku darsamaan oo ku kala qeybsamaan.

gastrinoma *n.* buro dhif-dhif ah oo si xad dhaaf ah u soo deysa hoormoon xuubabka caloosha laga sameeyo. Badanaa waxay buradaan ka soo baxdaa beer yareha, badankoodana aad ayey halis u tahay.

gastritis *n.* xanuun iyo bar-barar ka yimaada xuubabka ku yaala caloosha. Waxaa dhaliya cabida aalkoloda oo six ad dhaaf ah loo cabo iyo waxyaabaha kale ee caloosha dhiba, sida sigaar cabka.

gastrocele *n.* sheelo caloosha ka soo baxda.

gastrocnemius *n.* muruqa weyn ee ka danbeeya lugta dheer inta u dhexeesa jilibka iyo cagta, waxay shaqadiisa tahay fidinta lugta gaar ahaan jilibka iyo cagta, sidaa daraadeed waxaa fududaado faraha cagta hor u baxa iyo gadaal u soo noqodkooda.

gastroduodenoscopy *n.* xirfad loo adeegsado in lagu baaro caloosha iyo mindhicirka qaybtiisa kore, ayadoo la isticmaalo kaamero tuubbo dheer ku xiran.

gastroduodenostomy *n.* qaliin loo adeegsado in mindhicirka weyn qayb kamid ah lagu xero caloosha, ayadoo inta kale la goynayo. sababta loo sameeynayo qaliinka noocaan ah, waxay tahay in laga talaabsado cudur ku dhacay mindhicirka qeybtiisa kore.

gastroenteritis *n.* xanuun iyo xubno barbarar ku dhaca caloosha iyo mindhicirka. waxaa badanaa keena jeermis laga qaado cunto aan fiicneyn, waxay keentaa mantag iyo shuban. Jirrada waxay soctaa mudda u dhexeeysa 3 ilaa 5 maalmood. Dheecaanka jirka ayaa dhamaada, markaa waxaa loo baahan yahay in kor loo qaado dheecaankaas ayadoo la adeegsanayo biyo iyo sonkor badan oo afka iyo xididada laga qaato.

gastroenterology barashada cilmiga caafmaadka qaybta takhasuska caloosha, mindhicirada iyo cudauradooda, waxaa intaa sii raaca beerka, tuubbada xammeetida marto iyo beer yaraha.

gastrolith *n.* dhagax caloosha lagu arko.

gastrostaxis *n.* dhiig bax halis ah oo caloosha ka yimaada.

gauze *n.* faashad. Maro cad oo suuf laga sameeyey oo loo adeegsado dhaawacyada nadiifintooda iyo daboolkooda.

gavage *n.* xoog cunto ku siin, si kasta oo loo adeegsado in qof cunto lagu siiyo, hadii ay ahaan laheyd afka in xoog loogu geliyo ama si tuubbooyin laga siiyo.

G-cell *n.* unugyo xuubka xaloosha ku daboolan, ku yaala oo mas'uul ka ha inay sameeyaan isla markaana so daayaan hoormoon caloosha dheefshiidka ka caawiya. marka uu hoormoonkaan siyaado noqdo waxaa caloosha ku dhasha cuduro sida boogta iyo gaaska caloosha.

gel *n.* dareere jiid-jiidma oo badankooda laa adeegsado badelka daawooyinka aan la-liqi karin, sida kareemada oo kale ayaa jirka la mariyaa.

gelatin *n.* walax adag oo jiid-jiidma, kaasoo dhasha marka la kululeeyo seed ama carjaw borootiinkooda. Madaama borootiin laga sameeyey waxaa badankooda loo isticmaalaa si daawo oo kale, gaar ahaan nafaqo soo celinta jirka. dadka daawada sameeyana waxa ay ka sameeyaan kaabsalka iyo suboostada.

gemeprost *n.* daawo aad u quwad badan oo laga soo dhiraandhariyey hoormoon, taasoo loogu talagalay in ilmaha caloosha ku jiro ay soo disho waqti walba uu uurka gaarsiisan yahay. *Waxaa loo yaqaanaa* **Cervag-em.**

gene *n.* hiddo wade, nuxurka ugu yar ee layska dhaxlo, fir sifeeye.

gene clone *n.* *fiiri (eeg)* clone.

general practitioner (GP) *fiiri (eeg)* family practitioner.

generic *adj.* tilmaam lagu sameeyo daawo magaceeda u gooni ah shirkad sameeysatay oo aan qofkale koobi ka dhigi karin.

gene therapy hab daaweyn ah oo si toos ah loo saxo hiddo wade cilad ku jirta. Waxaa la suguu hiddo wade wanaagsan oo lagu badello kii ay cilada ku jirtay, badanaa waxaa la adeegsadaa xirfadaan waqtiga uur jiifka caloosha ay ku jiraan, taasoo kolka hiddo wadahii cusbaa lagu tallaalo unuga koraaya, islamarkiiba waa uu la qabsadaa oo waxa uu noqdaa mid fir dhaxal ku dhasha. Hase yeeshee arinkaan badbaado iyo sharci midna toona ma'aha, maxaa yeelay, waxay wax u dhintaa bukaan xaalada quseeysa jirkiisa iyo maskaxdaba, sidaa daraadeed ma'aha mid falkeeda lagu tala jiro.

genetic code astaant macluumaad lagu kala gooni yeelo aasiidh kiimikadoodu isku dhis ah, kaasoo borootiin kasta leeyahay oo lagu hayo hiddo wade iyo aasiidhka ku jira bu'da unugyada.

genetic counselling hab waano iyo la tallin ah oo loo fidiyo bukaan iyo familkiisa, lagu sheegay inuu qabo cuduro dhaxal ku dhashay oo hiddo wadayaashiisa ay cilad ku jirto. Waxaa loo fidiyaa waano ku saabsan dhibaatooyinka cudurka leeyahay, sida loo daaweynkaro iyo ilmaha uu dhalidoona ma noqon doonaan kuwa cudurkaas ku dhaca si dhaxal ah, maxaa loo diyaarinkaraa hadii ilmaha ay noqdaan kuwo cudurka dhaxal u helay iyo sida loo maamulikaro marka ay dhashaan. intaas oo idil waa lagala hadlaa dadka qaba cudurada dhaxasha ku dhasha.

genetic engineering xirfad lagu sanceeyo hiddo wadeyaasha wixii nool oo idil, ayadoo laga badellaayo qaabka ay yihiin, oo lagu badello hiddo wade kale oo laga qaaday noole kale. Maalmahaan danbe xirfadaan aad ayaa loo adeegsadaa in hiddo wadayaasha layski badello, hadii ay tahay daawo iyo hadii ay tahay siyaabo kale oo loo burburiyo jeermis nool.

genetics *n*. cilmiga barashada dhaxalka iyo firka layska qaado. Waxay quseeysaa barashada laba shaqsi oo isdhalay waxa ay isaga mid yihiin iyo waxa ay ku kala duwan yihiin.

genetic screening baaris loo adeegsado baarida hiddo wadayaasha cudurada ay ku dhalinkaraan shaqsi, taasoo loo cabsi qabo shaqsiga inuu nolohiisa danbe cuduro dhaxaleed ah la yimaado ama uu yahay cudur sidde, kaasoo u gudbinkara ilmaha uu dhalo. Waqtiyadaan danbe xaaladaan waxay noqotay mid si xun loo isticmaalo oo qofka raadsado inuu la bixi karo ilmaha uu dhalaayo nooca ay yihiin, wiil iyo gabar.

gini- (genio-) *horgale;* tilmaama; daanka.

ginioplasty *n*. qaliin lagu sameeyo daanka, si loo qurxiyo qaabkiisa iyo cabbirkiisa, ayadoo la adeegsanayo laf ama carjaw meel kale oo jirka kamid ah laga soo gooyo ama la adeegsado walax aan lafo aheyn oo loo diyaariyo lafo oo kale.

genital *adj*. xubnaha taranka (dhalmada) nooliha (gus, siil).

genitalia *pl*. xubnaha taranka (dhalmada) ee raga iyo dumarka. Inkastoo badanaa loo isticmaalo xumnaha galmada ee banaanka soo jira.

genitourinary medicine maadada caafimadka qeybteeda quseeysa barashada iyo takhasuska daaweeynta cudurada ka dhasha ficilka galmada (wasmada).

genome *n*. dhamaan walaxda ay ka kooban yihiin hiddo wadayaasha oo idil ee jirka, kuwaas oo ka kooban qof kasta in uu haysto 23 lamaane ee sameeya hiddo wade.

genotype *n*. astaanta sameysa hiddo wade kasta oo kaga duwan hiddo wada kale, taasoo ah mida lagu garto macluumadka uu fir sifeeye leeyahay.

gentamicin *n*. daawo jeermis dile ah oo loo adeegsado jeermiska ay dhaliyaan noole ilma'agta ah oo leh noocyo badan oo kala duwan. waxaa loo qaadan karaa sida irbada (duro, mudo) oo kale ama sida kareemada oo kale korka ayaa la marsankaraa. Hadii qiyaasteeda isticmaaleed ay badato waxay dhib gaarsiin kartaa kellida iyo dhegta.

genus *n*. dabaqad lagu kala qaado xoolaha iyo dhirta oo sida ay yihiin lagu tilmaamo. Marka ereygaan la isticmaalo, waxaa qasab in la raacsiiyo wax walba waxa ay yihiin, hadii ay xoolo yihiin, xoolo lagu tilmaamo, hadii ay dhir yihiina lagu tilmaamo dhirta ay yihiin.

genu valgun dalbo, lugaha oo si aan caadi aheyn u soo qalloocda oo cagaha ka dhiga kuwa kala dheeraada marka jilbaha istaabtaan.

genu varum hogaafyo, lugaha oo si aan caadi aheyn u kala qalloocda, taasoo sababta jilbaha in ay kala dheeraadaan.

geo- *horgale;* tilmaama; dhulka ama ciida, carada.

geophagia *n.* wasaq cun, qashin cun, dad wasaqda cunto ka dhigta.

ger- (gero-) *horgale;* tilmaama da' weyn, duqnimo.

geriatrics *n.* caafimaadaka qaybteeda quseysa takhasuska cilmiga barashada iyo daaweeynta dadka da'da waaweyn, duqowda.

germ *n.* jeermis, noole il-ma'arag ah oo jeermis cuduro dhaliya u keena dadka. *fiiri (eeg)* infection.

german measles jadeeco, jeermis aad halis u ah oo si sahlan laysaga qaado, gaar ahaan ku dhaca ilmaha da'da yar, kasoo nabro yaryar oo gaduudan (cas) iyo dhuun barar leh. Qofka qaba si sahlan ayuu ugu gudbiyaa qofkii u dhawaada, muddo 3 ilaa 4 maalmood kadib markuu jeermiska jirka galo ayaa la dareemaa madax iyo dhuun xanuun, qandho, waxaa soo raaca agagaarka qoorta oo barar la weynaata, kadib, jirka oo idil ayaa nabro ka soo yaaca. Waa jeermis aad halis u ah oo u baahan in laga hortago.

gerontology *n.* barashada cilmiga isbadelka jirka iyo maskaxda, taasoo sii dheer koridiisa iyo dhibaatooyinka ay la yimaadaan.

Gerstmann's syndrome jirro qofka ay ku dhacda ka dhigta, qof aan garankarin muuqaalka jirkiisa, awood uusan u laheyn inuu kala magacaabo midigta iyo bidixda jirkiisa iyo in uusan awoodin qoraalka xisaabta sahlan. Waxaa dhaliya cudur ku dhaca maskaxda dhinaceeda bidix.

gestaltism *n.* iskoolka laga barto maadada cilmi nafsiga, taasoo ku saleeya garaadka maskaxda inuu yahay mid caqliga isku wada xiran oo aan kala qayb-qayb laheyn. Sidaa daraadeed ayaa waxaa loo soo hindisay daaweeyn ah in bukaan garaadkiisa la taso aragti walba shaqadeeda.

gestation *n.* waqtiga uur jiifka ay diyaar u yihiin in la soo baxiyo. Ilmaha caloosha hoyada ku jira ay gaaraan waqtiga ay soo bixi lahaayeen (dhalan lahaayeen). Ilmaha inta ay uurka ku jiraan waa 266 maalmood ama (280 maalmood marka laga bilaabo maalinta dhiiga caadada dumarka ugu danbeeysay.

gestodene *n.* daawo hoormoon laga soo dhiraandhariyey oo loo adeegsado ka hortaga uur qaadka. *Waxaa kale oo loo yaqaanaa* **Femodene, Minulet**.

GFR *fiiri (eeg)* glomerular filtration rate.

gibbus (gibbosity) *n.* qallooc gala laf dhabarka, taasoo ka timaada ricirka (lafaha laf dhabarka sameeya) oo isku dhexdaata, jeermiska cudurka qaaxada oo ku dhacay daraadeed.

Giemsa's stain dareere laba midab oo kala duwan (buluugu iyo jaalo) ah oo leysku qaso, kaasoo loo diyaariyo in lagu kala garto unugyada dhiiga cadcad iyo baaarida jeermisyada dhiiga gala sida cudurka ka yimaada kaneecada (duumada).

GIFT *fiiri (eeg)* gamete intrafallopian transfer.

gigantism *n.* si xad dhaaf loo koro, oo qofka iska weynaado, aadna u dheeraado. Waxaa dhaliya hoormoonka korida jirka oo si xad dhaaf ah uga soo baxa qanjirka u qaabilsan hoormoonkaas oo ku yaalo maskaxda. Sii dheerashada qofka waxaa keenta qaangaarka oo waqtigiisa ka daaha, taasoo dhalisa lafaha dhaadheer ee jirka oo xad dhaaf u kora.

Gilbert's syndrome xaalad dacarta ay ku badato dhiiga oo keenta cudurka cagaarshowga, taasoo badanaa ah mid ku timaada dhaxal. waxaa sababa beerka oo aan laheyn falgal dedejiyo isku dheelitira dheecaanka xammeetida, taasoo sababta inay dhiiga soo galaan. Waa arin iska sahlan oo dhibaatadeeda badneyn.

gingive *n.* cirrid.

gingivitis *n.* dil-dillaac iyo bar-barar ku dhaca cirridka, waxaa dhaliya jeermis ilkaha ku dhaca oo ka dhasha nadiifin darada afka.

gland *n.* qanjir ama unugyo sida qanjirada qaabkooda leh oo u qaabilsan sameeynta iyo siideynta dheecaanada jirka qaarkood. Laba nooc oo waaweyn ayey leeyihiin qanjirada oo shaqooyin kala gooni ah qabta, taasoo kala ah mid siideynta dheexaanadiisa u adeegsada ku siideynta tuubbooyin kala qeybiya, iyo mid ku dara dheecaanadiisa oo ah hoormoonno hab dhiska dhiig wareega jirka.

glander *n.* cudur jeermis ah oo ku dhaca fardaha, dameerada iyo baqasha, oo dadka ay ka qaadi karaan. Astaanta lagu garto waxay tahay qandho, barar dil-dillaac wadata oo ku dhaca afka, sanka iyo maqaarka jirka. hadii aan laga gaarin daaweeyntiisa, geeri ayuu sababaa. Daaweeyntiisana waxaa loo adeegsadaa daawooyinka jeermiska dila sida **streptomysin**.

glandular fever jirro jeermis noole oo ilma'arag ah dhaliya, taasoo si toos ah u burburiya xubnaha qanjira jirka difaaca ee qoorta ku yaal. Badanaa waxaa lagu arkaa dadka da'da yar iyo da' dhexaadka. Jeermiska markuu jirka galo muddo u dhexeesa 5 ilaa 7 maalmood ka dib waxaa dhasha, astaanta ah quumanka oo bar-barara, madax xanuun, dhuun xanuun, cuntada cunideeda oo yaraata. Jirrada hadii ay sii socoto waxay halis galisaa beerka oo laga yaabo inay cuduro ku dhaliso. Jiritaanka jeermiskaan waxaa lagu gartaa, unugyada dhiiga cadcad qaarkood ayaa dhiiga ku bata, ayadoo laga arkaayo baarida dhiiga. *waxaa kale oo loo yaqaanaa* **infectious mononucleosis.**

glans madaxa guska (xubnaha taranka raga) marka beejada (buuryada) lagooyo.

glaucoma *n.* xaalad sababta arag la'aan. taasoo ah cadaadis xad dhaaf ah oo kora indhah, sabab kale oo indhaha rida ma'lahan, inkastoo ay jiraan cuduro kale oo indhaha dadka tira, laakin cadaadiska indhaha ayaa ah mid u badan indhaha inay dhacaan. Marka uu indhaha cadaadis koro, waxaa yimaada xanuun kadib araga ayaa mugdi gala, oo si tartiib tartiib ah araga u yaraada, badanaana waxaay u badantahay dadka da'da weyn.

gleet *n.* dheecaan malax ah oo ka soo data xubnaha taranka ee raga iyo dumarka (guska ama siilka), taasoo ah astaanta jabtada.

glia (neuroglia) *n.* xuubab gaar ah oo isku xira bartamaha xubnaha dareen wadka maskaxda. Waxay ka kooban yihiin unugyo kala duwan oo shaqooyin gooni-gooni ah ee quseeya saacidaada iyo nafaqo siinta maskaxda qabta. Unugyadaan ad ayey uga tiro badan yahiin unugyada dareen wadka, hadii ay is ballaariyaana waxay sababtaa inay disho unugyada maskaxda, taasoo keenta maskaxda inay shaqadeeda joojiso, cadaadiskeedana bato, sababna u noqota madax xanuun, matag iyo lulmood. Waa arin aad halis u ah, daawana aan loo heyn, sida lagu baaro inay xaladaan jirto lama yaqaan.

glioma *n.* buro halis ah oo ku dhacda xubnaha maskaxda aan dareen wade aheyn.

glipizide *n.* daawo loo isticmaalo hoos u dhiga sonkorta dhiiga xad dhaafka ah, gaar ahaan dadka aan u baahnayn inay isticmaalaan irbada hoormooka laysku duro. Afka ayaa laga qaataa. waxayna keeni kartaa lalabo, matag, nabro yaryar oo korka ka soo baxa iyo sonkorta dhiiga oo hoos u dhacda. *Waxaa kale oo loo yaqaanaa* **Glibenese, Minodiab**

globin *n.* borootiin jirka laga hela oo marka ay ku darsamaan kuwo kale oo macdanta jirka wataan, dhiiga gaduudan (cas) midabka uu yahay u yeela.

globulin *n.* borootiin aad u dabacsan oo ku milmi kara dareere cusbo laga sameeyay, kulkana adeeg ku noqda. Boorootiinkaan noocyo badan oo dhiiga ku jira ayuu leeyahay, waxaa kamid ah (α= alpha) iyo (β= beta). Aad ayey jirka muhiim ugu yihiin, qaarkood waxay u yihiin jir difaace.

globulinuria *n.* borootiin kaadida lagu arko.

glomerul filtration rate (GFR) heerka lagu cabbiro dhiiga la nadiifiyey ee gala kellida kana soo baxa. Ma'ahan mid lagu ogaado shaqooyinka iyo dhibaatada kellida, mida keliya oo loo adeegsado waa wixii nadiif ah oo gala kellida kana soo baxa.

glossa *n. fiiri (eeg)* tongue.

glossectomy *n.* qaliin xubnaha carabka oo idil lagu gooyo, kansar kudhacay daraadeed.

glossitis *n.* dil-dillaac iyo barar ku dhaca carabka, taasoo sababta dhiig yarida ama fiitimiinada jirka ku yaraada.

glossoplegia *n* cuuryaanimo carabka ku dhacda.

gluc- (gluco-) *horgale;* tilmaama; sonkorta. Tusaale; glucosuria = *kaadi sonkor leh la kaadiyo*.

glucagon *n.* hoormoon beer yareha ka yimaada oo dhaliya in sonkorta dhiiga ay kor u kacdo (siyaado). Waa caksiga hoormoonka laysku duro oo hoos u dhiga sonkorta. Tani waa loo adeegsaa inay sonkorta dhiiga kor u qaado marka ay yaraato. Ayadana waxaa loo isticmaalaa sida irbada oo kale.

glucagonoma *n.* buro beer yareha ka soo baxda oo jirka ku weeraarta sonkor xad dhaaf ah.

glucose *n.* sonkor. Jirka aad ayey muhiim ugu tahay, waa mida keliya uu ka helo tamarta gaar ahaan waxaa aad ugu baahan maskaxda si dabiici ah sonkorta loogama helo miraha macaan (tufaaxa iwm) ee lacuno marka laga reebo cabka. Waxaana muhiim ah in dhiiga sonkor laga helo, inkstoo hadii ay badato ay sababto cudurada kaadi iyo dhiig sonkorowga.

glucose-6-phosohate dehydrogenase deficiency xaalad dhaxal ku dhalata oo sababta falgal de-dejiye burburiya sonkorta iyo nafaqada kale ee cuntada laga helo oo jirka ku yar. Gaar ahaan waxaa lagu arkaa ilmaha markaas dhasha. waxay sabaabtaa in beerka ilmaha aad u ballaarto iyo sonkorta dhiiga oo yaraata. Waxaa daaweeyn u ah in sonkor badan la siiyo, caanahana laga yereeyo.

glucose tolerance test baarid lagu baaro kaadi sonkorowga. Waxaa la adeegsadaa hab ah in bukaanka afka uu ka qaato sonkor badan asagoo muddo dhan ilaa 16 saac aan waxba cunin, sidaa daraadeed kaadidiisa iyo dhiigiisa ayaa laga ogaadaa hadii jirkiisa sonkorta xamili karo iyo hadii kale.

glucosida *fiiri (eeg)* glycosida.

glue ear xaalad dheecaan iska buuxiya xuubabka maqalka ee dhegta, taasoo sababta in dhego beel (dhegool) la noqdo. badanaa waxay u badantahay ilmaha, waxaa laga yaabaa in dheecaanka uu iska keligiis baxo oo maqalkii soo laabta. Hadii ay taa dhici waydo waxaa qasab ah in qaliin lagu soo saaro dheecaankaas halkaa ku jira, ama dalool loo sameeyo dhegta si maqalka uu u shaqeeyo.

glycerin dareere adag oo biyaha oo kale u cad, kaasoo laga soo dhiraandhariyey baruurta iyo saliida oo laga sameeyo saabuunta leysku dhaqo. Waxaa kale oo loo isticmaalaa ama laga sameeyaa kareemooyinka jirka la marsado. Laakin waxay muhiim u tahay warshadaha daawooyinka sameeyo oo daawooyinka qaarkook ka sameeya dareerehaan.

glyceryl trinitrate daawo loo adeegsado bal-balaarinta xididada wadnaha, markuu wadne xanuun jiro. Afka ayaa laga qaataa, ama korka ayaa lagu dhej-dhejiyaa sida koolo oo kale. Waxaa laga yaabaa inay keento korka oo nabro ka soo baxo, madax xanuun iyo suuxdin *Waxaa kale oo loo yaqaanaa* **Nitrocontin, Sustac.**

glycoside *n.* kiimiko isku dhis ah, badesha tan sonkorta jirka ku milanta. Waxaa laga helaa dhirta iyo caleenteeda qaarkood, aad ayey muhiim ugu tahay nafaqada jirka iyo warshadaha daawooyinka sameeya.

GnRH *fiiri (eeg)* gonadontrophin releasing hormone.

goitre *n.* qaamo-qashiir. Qanjirada qoorta oo aad u barara, waxaa laga yaabaa inay ka dhalato nafaqooyinka laga helo saliida iyo subaga oo jirka ku yar, kuwaasoo aad muhiim ugu ah hoormoonada ka yimaada qanjirada qoorta. Bararka ay qanjirada bararaan waxay ka timaadaa, qanjiradoo isku dayaaya inay sii daayaan hoormoon, sidaa daraadeed raadinta ay raadinayaan waxay siideyn lahaayeen ayey la bararaan, waxaa kale oo laga yaabaa cuduro kale oo halis ah inay sababaan sida cudurada kansarka.

golgi apparatus xuubab u muuqda sida dheecaan ama xuub is laab-laabay oo lagu arku gudaha unugyda jirka, meel ka yara fog bu'da (bartamaha) unuga. Waxay shaqadoodu tahay inay keydiyaan isla markaana kal qeybiyaan borootiina halkaas ka dhasha.

golgi cells dareen wade kamid ah dareen waadayaasha maskaxda bartamaheeda ku jiraan. Noocaan wuxuu haystaa gacan dheer oo ku xirta hab dhiska kale ee dareen wadeyaasha.

gonad *n.* xubnaha taranka raga ama dumarka ee sameeya ugxaan taranta.

gonadotraphin *n.* hoormoono badan oo ka yimaada qanjiro maskaxda ku yaala, kuwaas oo caawiya xubnaha taranka ee raga iyo dumarka, ayaga oo kor u qaada caddadka uguxda dumarka iyo shahwada (biyaha) raga. Hadii hoormoonadaan ay jirka ku yar yahiin waxaa loo qaadan karaa sida daawada oo kale.

gonadotrophine releasing hormone (GnRH) hoormoon laga sameeya maskaxda, kadib ku darsama hab dhiig wareega jirka si uu u kala qeymsamo, kadib wuxuu tagaa qanjiro u gooni ah isku dheelitirkooda iyo kala saarkooda. waxay aad u caawiyaan xubnaha taranka ee raga iyo dumarka, waxaana loo adeegsadaa daaweeynta dadka aan awood u laheyn in ay ilma dhalaan.

gonocyte *n.* fiiri (eeg) germ cell.

gonorrhoea *n.* jabto. Jirro laga qaado ficilka galmada (wasmada), waxay ku dhacdaa xubnaha taranka raga iyo dumarka. Jeermiska markuu jirka galo, asbuuc kadib ayey astaantiisa billaabataa, oo kamid ah xanuun ka yimaada marka la kaadinayo iyo malax ka soo daadata xubnaaha taranka (guska ama siilka). Dumarka qaarkood wax dhibaato ah oo lagu arko majirto, laakin cudurka jirka ayuu ku jiraa oo xubnahooda baabi'yaa, marka ay uur qaadaan ilmaha uurka ku jira ayaa indhaha dhib ka gaaro. Hadii aan la daaweeyn jeermiska aad ayuu waxyeelo u gaarsiiyaa hab dhiska dhalmada dumarka. ragana wuxuu wax ka gaarsiiyaa kaadi mareenka, oo kaadida ayaa ku dhegta. Waxaa badaanaa daawo u ah daawooyinka jeermiska dila sida *Penicillin*.

gorget *n.* qalab qaliin loo adeegsada oo ah in lagu soo saaro dhagaxa xammeeti hayeha gala.

goundou (ana'khre') *n.* xaalad jeermis sababa oo lafta sanka ka abuurma labada daan korkeeda noqoto mid aad u adag oo barar la soo dheeraata. Bararka neefta sanka inta xiro ayuu aragana wax u dhimaa. Astaamaha ugu horeeya waxaa kamid ah madax xanuun diif dhiig la socdo oo aad u badan malaxna la jirto. Waxaa daawo u ah in la adeegsado daawo jeermis dile ah oo sida irbada oo kale loo qaato, taasoo ah *penicillin;* hadii ay taas wax katari waydo, waxaa qasab ah in qaliin lagu gooyo dhamaan bararka meesha ku jira. Cudurkaan wuxuu ku badanyahay afrikada dhexe iyo waqooyiga ameerika.

gout *n.* jirro aasiidhka kaadida sameeya uu siyaado ahaada oo sababta inay cusbada jirka badato ku darsama dheecaanada jirka. Wuxuu aasiidhka noqdaa quruur ja-jabta sida dhalada oo kale u dhalaalysa, islamarkaana gaara hab dhiska dhiig wareega iyo isgalka lafaha jirka. waxay dhalisaa in isgalka lafaha ay burburaan oo nabro dil-dillaaca noqdaan, aasiidhka gala aawadeed. waxaa kale oo ay wax u dhintaa maqaarka jirka iyo carjawda dhegta. Aasiidhka hadii uu sii siyaado waxaa laga yaabaa inuu wax weyn gaarsiiyo kellida, islamarkaana dhagaxyo ku abuurma. Waxaa daawo u ah in la adeegsado daawooyin siyaadiya kaadida jirka

140

ka baxda ama hoos u dhiga aasiidhka jirka kaadida ka dhalanaya.

graft *n.* unug, xubin ama walax loo adeegsado in meel laga soo gooyo meel kale lagu oo jirka kamid ah lagu tallaalo.

gramicidin *n.* daawo jeermis dile ah oo loo adeegsado daaweeynta boogta caloosha ama boogta ka timaada dhaawac jirka gaaray, waxaa lala isticmaalaa jeermis dile kale, ayadoo loo isticmaalo sida kareemooyinka jirka la marsado ama si buufis ah oo lagu buufiyo meesh dhaawaca ka jira.

gram's stain hab loo adeegsado diyeerinta unugyada dhiiga ee jeermiska ku jira, si loogu baaro qalabka lagu fiiriyo il-ma'ragtada. Dhibic yar oo dhiig ah ayaa lagu ballaariyaa muraayad yar oo farta gacanta la eg cabbirkeeda ka dib la yara kululeeya oo aasiidh midabo kala nooc leh la mariyaa, kadib marka ay qalalaan ayaa lagu fiiriyaa qalabka il-ma'ragtada loo adeegsado, sidaa daraadeed waxa si sahlan loo kala magacaabi karaa jeermis kasta sida iyo waxa uu yahay.

grand mal *fiiri (eeg)* epilepsy.

grand multiparity dumarka uur badan yeesha, lix ilaa in ka badan. Waxaa la saadaaliyaa inay halis ku jiraan uurarka danbe ee ay yeeshaan la dhibtoodaan cudurana lagu arko.

granulation *n.* jariir ka soo kor-korta xubnaha isku xira unugyada jirka, waxaa badanaa lagu arkaa xuub dhaawac ku dhacay oo reesanaya.

granulocyte *n.* unugyada dhiiga cadcad oo jariiro bu'doda lagu arko marka loo adegsado qalabka lagu fiiriyo il-ma'aragtada.

granulocytopenia *n. fiiri (eeg)* neutropenia.

granuloma annulare xaalad qoto dheer oo lugu arko maqaarka jirka taasoo ah in bar yaryar oo war-wareegsan sida faraantiga oo kale baqoolna ah ka soo baxa maqaarka jirka. waxyaabaha sababa lama oga.

graphology *n.* barashada calmiga kala garadka hab qoraalka gacanta (farta la qoro), si loo helo qofka wax garadkiisa iyo dhibaatada ka heysata caqliga iyo maskaxda. Waxaa aad loogu adeegsada baarida cudurada ku dhaca maskaxda.

grattage *n.* dhagaxyo aad u yaryar oo lagu arko tuubbada kaadida marta. Waa xaalad aad u xanuun badan oo dhalisa kaadida inay la socoto dhiig.

gravid *adj.* uur. Qof uur leh. Xaamilo.

greenstick fracture laf dheerta oo u dhaxeeyso jilibka iyo lugta oo aan si buuxda u jabin. Gaar ahaan ilmaha oo laftaas inta ay yar yihiin ah mid aad u jilicsan oo hadba meel u qalloocan karta.

grey matter xuub midabkiisa yahay madow oo ka kooban unugyo dareen wadeyaal ah oo ku yaala horaadka maskaxda, kaasoo soo gaara fiinta laf dhabarka bartamaheeda, laakin markuu xuubkaas lafdhabarka soo gaaro wuxuu noqdaa mid midabkiisa cad yahay.

gripe *n.* calool xanuun xad dhaaf ah.

groin *n.* gumaar. Meesha ubucda iyo cajirka labada dhan ee jirka iskagalaan.

grommet *n.* bir ama caag yar oo sida tuubbo oo kale u daloosha oo loo adeegsado in dhegta la galiyo marka dheecaan isku xiray oo maqalka la beelo. Waxay u ogolaataa hawo in ay gasho martamaha dhegta, ayadoo ay ka talaabsaneysa dhibaatadii xirtay markii hore.

growth factor kiimiko isku dhis ah oo unugyada sameeystaan, taasoo qaarkood kor u qaada unugyada kansarka qaba ama badiya hadii ay noqoto mid jirka ku badan.

growth hormone hoormoon laga sameeyo isla markaasna laga qeybiyo qanjiro ku yaal maskaxda kore, taasoo kor u qaada korida iyo

141

nafaqo siinta lafaha dhaadheer ee jirka. Hadii ay jirka ku bataan waxaa dhalata qofku inuu si xad dhaaf ah u weynaado inta uusan qaan gaarin, dadka uu ku yaryahayna waxaa lagu arkaa inay noqdaan dadka cilan.

grumous *adj.* sharaxid lagu sameeyo boog, dhaawac ama meel u muuqata inay xinjiro ku jiraan, cuduro ama jeermis ku dhacay daraadeed.

guanethidine *n.* daawo loo isticmaalo daaweeynta dhiig karka. afka ayaa laga qaataa, waxayna keeni kartaa, shuban, warwareer iyo suuxdin. *Waxaa kale loo yaqaanaa* **Ismelin.**

guanine *n.* curiye hab dhiskiisa hawo haye ah oo sal u ah bu'da hiddo wadeyaalka. Waa mid kamid ah afarta salood ee hiddo wadeha.

Guillain-Barre sydrome cudur ku dhaca dareen wadayaashka maskaxda banaankeeda ku yaala, kaasoo sababa dareen la'aan lugu arko lugaha iyo gacmaha. badanaana wuxuu dhashaa maalmo kadib markuu jeermis ku dhaco hab dhiska neef marka jirka, taasoo loo maleeyo jeermiska arinkaa sababay inuu ka danbeeyo cudurkaan. Ka boodkiisa aad ayey u sahlantahay, laakin waxaa jira mid halis ah oo sababa xaalado kale oo dhibaatooyin weyn leh

guillotin *n.* qalab qaliinka loo adeegsada oo lagu soo gooyo quunka.

guinea worm gooryaan halis dadka u ah oo gala maqaarka jirka hoostiisa. Badanaana waxaa laga qaadaa cabitaanka biyo wasaq ku jirta.

gullet *n. fiiri (eeg)* oesophagus.

gum *n. fiiri (eeg)* gingiva.

gumboil *n.* dil-dillaac ciradka ku dhaca, kaasoo aad wax u yeeleeya jiridka ilkaha. waxaa la soconkara barar xad dhaaf ah oo dheecaan ka soo daata, badanaa waa wax reeysan og, dhibaatada aan sii socon.

gut *n. fiiri (eeg)* intestine.

gyn- (-gyno-, gynaeco-) *horgale;* tilmaama; cilmiga barashada xubnaha taranka dumarka.

gynaecology *n.* caafimaadka, barashada cilmiga cudurada iyo daaweeynta quseeysa dumarka iyo gabdhaha, gaar ahaan hab dhiska xubnaha taranka.

gynaecomastia *n.* naasaha raga oo aad u waaweynada, kuwaas oo noqda kuwa sida dumarka oo kale. Waxaa sababta hoormoon aan isku dheelitirneyn, ama noqda mid raga jirkooda ka bata si caadi ah ama si daaweeyn ah.

H

haem *n.* walax isku dhis ah oo macdan ka sameeysan, taasoo kaashata borootiin isku wadda jirkooda midabka u yeela unugyada dhiiga gaduudan (cas).

haem- (haema-, haemo-, haemato-) *horgale* tilmaama; dhiiga, dhiig.

haemagglutination *n.* dhiiga oo isku dhegdhega sida xinjiro oo kale isugu qabsada. Waxaa dhaliya jeermis ama jeermis dile la falgala.

haemangioblastoma *n.* buro kudhacda maskaxda iyo fiinta laf dhabarka xidido kasoo farcama ama soo dhexmara xuubabka maskaxda.

haemarthrosis *n.* xanuun iyo barar lagu arko halka ay iska galaan lafaha. Waxaa dhaliya dhiig ku furta halka ay iska galaan lafaha, caadi ayuu u dhalankaraa ama cudur ayaa sababi kara, sida cudurka dhiig biyoodka. Waxaa daawo u ah in dhiiga halkaa galay laga saaro ama la isticmaalo daawooyin xanuunka qaada.

haematemesis *n.* dhiig matag. Dhiig la soo matago, waxaa dhalinkara ficil ah oo dhiiga uu afka gala oo leyska soo tufo, sida dhiiga sanka ka data oo afka gala, ama arin kale oo halis ah sida caloosha dhiig ka yimaada cuduro daraadeed, oo kamid yihiin gaaska caloosha, boogta caloosha iyo dhuunta cuduro ku dhaco. badanaa dhiig baxa waa uu istaagaa, hadii uu ahaan waayo mid iska istaagaa, waxaa loo adeegsadaa daawooyin lagu istaajiya, oo dhiiga xinjiro galiya ama qaliin deg-deg ah la adeegsado.

haematinic *n.* daawo kor u qaada nafaqada midabka u yeesha dhiiga gaduudan (cas) sida macdanta dhiiga, waxaana lala qaataa fiitimiin iyo daawooyinka aasiidhka jirka siyaadiya. Waxaa badanaa loo adeegsadaa daaweynta cudurka dhiig yarida, gaar ahaan waqtiga ka dumarka ay uur leeyihiin.

haematocolpos *n.* dhiiga caadada oo ku hara afka siilka, oo aan ka soo bixin. Waxaa sababa xuubka gabarnimada oo aan weli dillaacin, kaasoo dhiiga u diida meel uu ka baxo ama aad ay u yartahay inta furan.

haematocrit *n. fiiri (eeg)* packed cell volume.

haematohidrosis (haemathidrosis, haematidrosis) *n.* dhidid dhiig la socda, dhiig u soo daatada sida dhididka oo kale.

haematology *n.* barashada cilmiga dhiiga iyo xubnaha sameeya cudarada ku dhici kara.

haematoma *n.* dhiig meel maqaarka hoostiisa fariisata, kaasoo soo buurta oo muujiya xinjiro in ay ka muuqdaan. Waxaa dhici karta dhaawac inuu gaaro xididada jiriga ama cudurka dhiiga xinjireeya inuu jiro, waxaa badanaa lagu arkaa dadka da'da weyn oo jugtooda ama dhaawacooda badan yahay oo korkooda la madowaada dhiiga fariista maqaarka hoostiisa.

haematometre *n. 1.* dhiiga caadada oo ku hara ilma galeenka. *2.* dhiig bax ka yimaada ilma galeenka.

haematuria *n.* kaadi dhiig. Kaadida oo dhiig la socda, waxaa laga yaabaa inay ka timaado kellida, kaadi hayeha ama kaadi mareenkaba, dhaawac ama cudur sababay daraadeed.

haemochromatosis *n.* xaalad ku dhalata si dhaxal ah, taasoo ah jirka inuu si xad dhaaf ah u keydsado macdanta jirka, waxay sababi kartaa in unugyada waaweyn ee jirka sida beerka iyo beer yareha ay daciifiyaan hawlshooda, shaqadooda. waxaa daawo u ah in macdanta jirka laga dhuuqo ama la isticmaalo daawo kala burburisa.

haemodialysis *n.* hab xirfadeeysan oo loo adeegsado in dhiiga laga soo saaro wasaqda ama suntan ku jirta, ayadoo ah hab dhiig sifeyn, badanaa waxaa arintaan loo qabtaa dadka kelliyahoodu ay shaqo joojiyeen. Waxaa la adeegsadaa qalab u shaqeeya sida kellida oo kale, dhiiga ayaa xidida qofka laga soo saaraa kadib wuxuu ku soo wareegtaa gudaha qalabka, kadib ku soo laabtaa xididadii uu dhiiga ka qaaday. Wuxuu u shaqeeyaa sida hab dhiska dhiig wareega jirka gudahiisa ka dhaca, wixii wasaq ama sun ah dibada ayuu u saaraa, wixii wanaagsana jirka ayuu ku celiyaa.

haemoglobin *n.* walax ku jira gudaha unugyada dhiiga gaduudan (cas), mas'uulna ka ah midabka ay leeyihiin. waxaa ka danbeeya boorootiin saacida midabkana u sameeyo. Waxay awood buuxda oo cajiib ah u leeyihiin la falgalka iyo kala qeybinta hawo neefta jirka gasha, waana mida ugu u yar ay ku qaadaan hawo neefta islamarkaana ku kala qeybiyaan. Hawada ayey qaadaan marka dhiiga uu sii dhaafayo sanbabada, kadib sii deysaa marka dhiiga uu gaaro xubnaha jirka. Waxaa caadi ahaan qofka laga rabaa in dhiiga cabbirka jirkiisa ahaado 12-18g/dl.

haemoglobinopathy *n.* cuduro dhaxal ku yimaada oo dhiiga ku dhaca, kuwaasoo wax u dhima is abuurka iyo koritaanka dhiiga.

haemolysin *n.* walax awood u leh burburinta dhiiga gaduudan (cas), waxaay ahaan karaan jeermis ama jeermis la noole, la deris.

haemolysis *n.* burburka iyo jab-jabka ku dhaca unugyada dhiiga gaduudan (cas) ku jira gudaha jirka. waxay ku imaankartaa cilad ku jirta unugyada dhiiga oo sababay jeermis ama sun ku jirto jirka iyo jeermis la deris ficilkiisa.

143

haemolytic *adj.* Wax kasta oo dhiiga ku dhaliya burburka iyo kala jab-jabka.

haemolytic disease of the newborn
cudur dhiig burbur. xaalad sababta burburka dhiiga gaduudan (cas) ee ilmaha markaas dhasha. waxaa dhaliya jeermis la deris kaga yimaada hooyada dhiigeeda, oo u soomara mandheerta, waqtiga ay dhalanayaan, gaar ahaan marka hooyada iyo ilmaha dhiig nooce-edkoodu uu kala duwanyahay. Waa xaalad aad halis u ah oo sababi karta cudurada dhiig yarida ilmaha, wadnaha inuu istaago ama islamarka ay ilmaha soo baxaan geeriyooda. Hadii jeermis la deriska gaaray uu yahay mid yar waxaa dhici karta in ilmaha ay ka kacaan dhibaatooyinkaan, laakin hadii ay yihiin mid dacar la socota waxay sababtaa in burburka dhiiga uu dhaliyo cudurka cagaarshowga (indha caseeye) taasoo u baahaneysa in dhiiga ilmaha ku jiro la badello oo mid kale oo fiican lagu shubo. Waxaa looga hortigi karaa in dhiiga hooyada la baaro nooca uu yahay iyo hadii ay jiri karaan jeermis la deris ku jiro dhiiga hooyada inta ilmaha uurka ku jiraan. Waqtiyadaan danbe aad ayaa looga hartagaa cudurada noocaan ah, hadii xitaa ilmaha ay soo hallaabaan ayadoon la ogeen dhiigooda nooca uu yahay, waxaa hooyada lagu duraa daawo ka hortagta dhibaatooyinka ku hara ilma galeenkeeda iyo dhiiga in ay ku dhashaan jeermis la deris. hadii hooyada iyo ilmaha nooca dhiigoodu uu kala duwan yahayna irbadaas ayaa lugu duraa hooyada si ay uga badbaado dhibaatooyinka dhiiga ilmaha, waxaa laga yabaa inuu noqdo mid dhib u keena uurka danbe hooyada yeelato.

haemophilia *n.* jirro dhaxal ku timaada. taasoo dhiiga ka dhigta mid si tartiib tartiib ah u xinjiroobo ama aan xinjiro yeelan idilkiisa. Waxaa sababa xaaladaan in jirka ay ku yar yihiin hab dhiska xinjiro sameeska unugyada dhiiga. Qofka wuxuu isku arkaa dhiigbax qooto dheer markuu dhaawac gaaro, si joogta ahna u socdo. Teeda halista ah wuxuu dhiiga ku baxaa gudaha murqaha iyo isgalka lafaha oo dhibaato hor leh la yimaado. Waxaa daawo u ah in sii joogta dhiig qofka loogu shubo iyo dareere soo siyaadiya hab dhiska xinjiraha sameeska unugyada. Cudurkaan waxaa lagu saleeyaa cilad hiddo wade ka timaada, oo waxaa la og yahay inuu raga ku dhaco, oo dumarka ay yihiin sidde wiilasha ay dhalaan u gudbiya, laakin ayaga aan waxaba ku noqon.

haemopoiesis *n.* hab isdhiska iyo isabuurka unugyada dhiiga gaduudan (cas) iyo unugyada kale ee ku lifaaqan ilaa noloshoodu ay jiri karto.

haemopoietic stem cell *n.* unug, dhammaan unugyada dhiiga oo idil nooc walba ay leeyihiin kasoo farcama. Ma'ahan mid isha iyo il-ma'ragtada lagu arki karo oo muuqda, laakin waxaa aqoonyahanada ku tilmaamaan in uu yahay xuub sameeya dhiiga jirka.

haemoptysis *n.* dhiig la qufaco. Waa xaalad aad halis u ah, si kasta uu dhiiga la soo qufaca, wax yarba ha ahaadee waxaa haboon islamarkiiba takhtar la gaaro, waxaa laga yaabaa inay noqoto wax iska caadi ah, laakin waxaa markiiba aad u muhiimsan in caawinaad la raadsado.

haemorrage *n.* dhiig bax, ka timaada gudaha ama banaanka jirka oo ka dhalata xidid dillaacay. Xididida dhiiga waxay u qayb samaan mid weyn iyo kuwa yaryar, hadii kuwa yaryar ay dhib gaarto waxaa dhici karta in dhiig baxooda wax dhib ah uusan dhalin, laakin xidida waaweyn ee jirka sida halbowlayaasha hadii ay dillaacaan aad ayey halis u tahay oo waxaa dhicikarta qofka inuu la dhinto dhiigbaxa ka dhasha xaaladaas.

haemorrhagic *adj. (la xiriira dhiig bax) fiiri (eeg)* haemorrage.

haemorrhagic disease of the newborn
xalaad wax yar jir ah, oo la'arko burburka hab dhiska sameeya xinjirada dhiiga ilmaha dhasha ee jira maalmo, gaar ahaan kuwa naaska nuuga. Waxaa dhaliya fiitimiin K yari daraadeed. Waxaa looga hortigi karaa in fiitimiin K ilmaha la siiyo, mar alla markii ay dhashaan.

haemorrhoidectomy *n.* xirfad qaliina ah oo lagu gooyo baabasiirka. Kaasoo xarig qafiif ah lagu xiri inta baabasiir soo taagan kadib si jiidin lagu gooyo. Waxaa ka dhalankarta dhiig bax xad dhaaf ah, sidaa daraadeed waxaa arintaan la adeegsadaa hadii daawo kale loo waayo, ahana mid raaga.

haemorrhoids (piles) *n.* baabasiir. Nabar weyn oo aad u jilicsan, la xoogeeysta dhiig ka buuxsama daraadeed oo ka soo baxa futada afkeeda. Badanaa waxaa keena caloosha oo aan muddo bixin ama shuban qoto dheer jira. Waa dhib aad u xanuun badan, waxaa xanuunka sabab dillaaca uu leeyahay. dabaqyo ayey kala leeyihiin iyo astaan lagu kala timaamo. Dabaqa 1aad. laguma arku agagaarka futada, gudaha uu jiraa waxaa astaan u ah dhiig bax iska socda. Dabaqa 2aad. waa mid aad u soo barara oo futada banaankeeda yimaada aad u xanuun badan oo aan lala fariisan karin. dabaqa 3aad. bananka futada ayuu jiraan, waa soo noq-noqdaa. Labada dabaq hore waxaa loogu koontoroolikaraa in cuntada la cunaayo leysku dheelitiro iyo in la isticmaalo daawooyin jilciya caloosha iyo xaarka soo bixiya, hadii dhiiga baxa uu sii joogo, waxaa qasab ah in la adeegsado daawooyinka dhiiga joojiya. Dabaqa 3aad marwakba wuxuu u baahanyahay qaliin.

haemostasis *n.* dhiig baxa la joojiyo. Ayadoo la adeegsanayo walax xinjiro u yeela ama la qeyb xiro xididada dhiiga dhaawaca gaaray.

hair *n.* timo. tin

hairy cell *n.* xaalad aan caadi ahayn oo lagu arko unugyada dhiiga cadcad, kuwaasoo u muuqda bu'dooda in ay timo ku wareegsan yihiin oo banaanka u soo taag taagan. Waa astaamaha lgu garto cudurka kansarka dhiiga gala. Badanaana wuxuu ku dhacaa raga da'da yar.

halitosis *n.* af ur. neefta afka oo soo urta. Waxaa dhalinkara cunto markaas la cunay oo aan afka si fiican loo dhaqin ama wax yaabo halis ah cuduro ka dhaliya, sida calool xanuunka, gaaska iyo jirrooyinka beerka iyo sanbabada ku dhaca, waxaa kale oo sababi kara dhaawac gaara afka iyo sanka.

hallucination *n.* aragti been ah oo u muuqata run arag. Wax la arko oo aan loo jeedin, waxay noqon karta dhalanteed kawada siman maqal, muuqaal, dhadhan iyo wax uris. Waxaa dhalinkara xaalada jirrooyin ay kamid yahiin, waalida, jirrooyinka ku dhaca maskaxda sida qallalka ama waxaa dhalinkara daawooyinka la qaato.

hallux *n.* suulka weyn ee faraha lugta.

haloperidol *n.* daawo loo adeegsado ka hortaga iyo daaweeynta waalida. Afka ayaa laga qaataa, waxaa caado u ah in ay keento dhaqdhaqaaqa murqaha oo aan isku dheeliterneyn. *Waxaa kale oo loo yaqaanaa* **Haldol, Senace.**

halothane *n.* daawo aad u quwad weyn oo loo adeegsado suuxdinta dadka marka la qalaayo mid walba uu ahaado, dhiiga oo hoos u dhaca iyo wadaha oo aan si caadi ah u garaacin ayaa caado u ah inay keento. *Waxaa kale oo loo yaqaana* **Fluthane.**

hamstring *n.* seed, fayl. Gaar ahaan kan lugta ka danbeeya ee gaara jilibka ilaa murqaha cajirada.

hand *n.* gacan. Unuga ugu danbeeyo ee adimaha kore ee jirka.

hand, foot, and mouth disease jirro ilmaha da'da yar u gooni ah oo jeermis sababa. Qandho yar ka dib, waxaa soo wehliya boog afka ka soo baxda iyo dil-dillac lagu arko gacnaha iyo cagah.

handicap *n.* cuuryaan. Maskaxda oo aan aheyn mid dhan.

hantavirus *n.* jeermis noole ah oo jirrooyin ku dhaliya doolliyo (jiirar) oo dadka ay ka qaadi karaan marka ay wasaqdooda iyo qurunkooda taabtaan. Waxaa badanaa lagu arkaa dadka degan wadamada aasiya, sida kuuriya, jabaan iyo shiinaha. Inkastoo maalmahaan danbe laga helo wadamada horay u maray sida yurub iyo ameerica. Midkiisa halista ah wuxuu leeyahay qandho xad dhaaf ah madax xanuun, lalabo iyo matag, waxaa soo raaci kara kelli xanuun oo ugu danbeeyntii shaqada joojiya. hadii aan wax laga qaban waxaa soo raacda geeri.

habloid *n.* unug, bu' ama noole il-ma'arag ah oo heysta hal hiddo wade.

hapt- (**hapto-**) *horgale;* tilmaama; taabasho.

haptoglobin *n.* borootiin laga helo unugyada dhiiga aan midabka laheyn, kasoo isku lifaaqa borootiinka unugyada dhiiga midabka u yeela, si ay u noqdaan isku dhis u diyaar gar owa inuu beerka dibada u soo saaro. Hadii borotiinkaan uu yahay mid jirka ku yar, waa astaan tilmaamta dhiig yari inay jirto.

harara *n.* xanuun, cuncun iyo dil-dillaac lagu arko maqaarka jirka korkiisa. Waxaa keena cayayaano duulduula oo ku baahsan wadamada carabta.

harelip *n.* faruur, (faruuroow). Cilad lagu dhasho oo labada faruur ee afka mida kore ay kala go'antahay.

Hashimoto's disease *n.* jirro joogta ah oo dhaawac iyo xanuun ka yimaado qanjirada quunka, taasoo ka timaada jeermis la deris weerara xubnaha caadiga ee qanjirada. waxaa si caadi ah u muuqda qoorta oo bararta iyo in qanjirada ay yareeyaan hoormoonada ay soo daayaan. Dumarka ayaa u badan xaaladaan, waa mid kawada siman familka ay ku dhacdo.

hashish *n. fiiri (eeg)* cannabis.

hay fever *n.* nooc kamid ah xasaasiyada jirka ku dhacda. Noocaan oo ka yimaada cawska, geedaha iyo dhirta baalasheeda. waxaa aad dhib u gaara xuub ka hooseeya sanka, taasoo sababta hindhiso badan, ilbiyood iyo sanka oo is xira. *Waxaa loo yaqaanaa* **allergic rhinitis.**

hazardous substance *fiiri (eeg)* COSHH.

HCG *fiiri (eeg)* human chorionic gonadotrophi.

head *n.* madax. Qeybta jirka ku wada jiraan maskaxda iyo unugyada maqalka, araga, urinta iyo dhadhanka.

headache *n.* madax xanuun, basada laga dareemo.

Health and Safety Executive (HSE) (wadanka UK) wax masuul ka ah, sharci dhowrna ah oo ilaaliya caafimaadka iyo daryeelka dadka shaqaalaha ah meel walba ay ka shaqeeyaan.

heaf test *n.* baarid lagu sameeyo maqaarka jirka si loo ogaado hadii qofka uu ka difaacan yahay cudurka qaaxada. qalab yar oo lix irbad afka ku wato jeermis qaaxada ayaa lagu duraa maqaarka jirka, hadii jeermiska uu jiro meesha irbada lagu duray ayaa nabro ka soo baxa oo astaan u ah in qofka yahay mid cudarka ka difaacan, hadii aysan jirina qofka waa laga tallaalaa cudurka.

healthy visitor kalkaaliye qibrad u leh ummulin naagaha, loona tababaray taxadirka iyo ogaanta ilmaha waqtiga ay dhashaan, taasoo u baahan marka ay ilmaha dhashaan in lala socodsiiyo kalkaaliye qibradaan leh oo shaqadoodu quseeyso booqasho joogta ah, oo aay u sameeyaan ilmaha dhashay ilaa ay noqdaan kuwo isku filan (inkastoo mararka qaarkeed kalkaaliyeha ay booqdaan dadka waayeelada ama jirran). Kalkaaliyeha noocaan ah ma qabtaan wax u qaabilsan gargaar caafimaadeed, laakin waxay shaqo ku leeyihiin dadka inay baraan taxatirka iyo dayactirka ugu wanaagsan oo ilmahoodu u korsan karaan. Dabaqo ayey kala leeyihiin kalkaaliyehaan, waxaa jira kuwo si gooni ah u qaabilsan booqashada iyo taxatirka ilmaha kudhasha jirro iyo cuuryaanimada.

hearing aid qalab koronto ku shaqeeya oo awood u leh dadka dhegaha la' wax maqli karaan marka ay isticmaalaan oo dhegaha loo geliyo.

heart *n.* wadne. Unug murqo ka sameeysan oo ku yaal meel u dhexeesa labada sanbab. Qaabkiisa wuxuu shabahaa shay dabada u dhuuban afkana u ballaaran, cabbirkiisana wuxuu la'egyahay calaacasha iyo faraha oo isku laaban. Waxaa dhexdiisa mara seed yar oo u kala barra bidix iyo midig, laba halbowle oo waaweyn afka iyo dabada u furan ay ku dhegan yihiin. Waxaay shaqadoodu tahay dhiig galka iyo dhiig kabaxa wadnaha. *(fiiri (eeg) tusmada masawirka).*

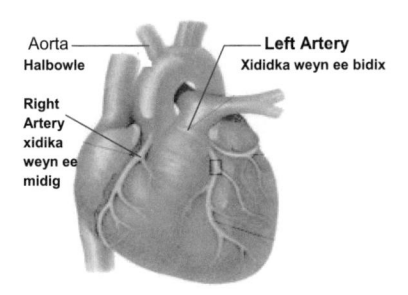

Aorta
Halbowle

Right Artery
xidika weyn ee midig

Left Artery
Xididka weyn ee bidix

Heart (wadne)

heart attack *fiiri (eeg)* myconardial infarction.

heartburn *n.* laab jeex. Xaalad yar oo aan deganeyn xanuun iyo hur ku dhalisa xabbadka ayadoo wax kulul oo aasiidh wata mararka qaarkiisana oo u dhadhamo si dhanaan ah ka yimaada caloosha oo soo aada xaga kore ee xabbadka ilaa dhuunta soo gaara. Badanaa waxaa sababa caloosha inay soo celiso raashinkii la cunay.

heart failure wadne istaag. xaalad xididada waaweyn ee wadnaha ay gabaan dhiig soo saarka iyo kala qeybintiisa. Taasoo sababta cadaadis ku dhaca dhiiga danbe ee raba inuu booskaas soo gaaro, xididada afkooda ayaa xiran oo wuxuu ciriiri kadhigaa unugyada waaweyn ee jirka, sida beerka iyo sanbabada. xuubkasta waxaa iska buuxiya dheecaan cadaadis ku qabta oo hab dhiska dhiig wareega dhiiga ayaa istaaga. Waa xaalad aad halis u ah, in laga gaara haboon oo qaliin daawo u ah.

heat exhaustion dhacsaal iyo daal cabbirka dhiiga hoos u dhaco oo dheecaanada jirka iyo cusbada ka yaraada. Waxaa sababa kulka qoraxda iyo cimilada kulul, waxaa u badan dadka socotada ah ee taga wadamada kulul. Waxaa daawo u ah in dheecaanada jirka ka dhamaaday loo badello, biyo la cabo ama in laga siiyo xididada biyaha cusbada ku jira.

hebephrenia *n.* waali. Nooc kamid ah waali qoto dheer oo astaanteedu tahay fakar la'aan, aan faraxsaneyn, qiiraanyo aan caadi aheyn iyo hadal la'aan joogta ah oo sababta sameeynta ficilo aad u xun-xun. Waxaa badanaa si caadi ah loogu arkaa dadka da'da yar oo jira 18 ilaa 25 sano, inkastoo dadka kale ay ku dhicikarto laakin waxaa u badan dadka dhalinyarada ah. Waxaa daawo u ah qofka qaba la dhexgeliyo bulshada si uu ula dhaqmo si caadi ah iyo qaadashada daawooyinka ay kamid yihiin *Phenothiazines, butyrophenones.*

heel *n.* cirib. qeybta lugta dabada u dheer.

Hegar's sign astaan uur (ilmaha caloosha ku jira) sheegta muddada u dhexeesa 6 ilaa 12 asbuuc ee uurka jiro. Waxaa la adeegsan jiray waqtiyadii hore inta aan kaadi ka baarka uurka aysan imaan, waxaay takhtiirta adeegsadaan in faraha mid kamid ah ay siilka la geliyo faraha kalena la saaro ubucda kore, marka qoorta ilma galeenka waxaa tabashadeeda laga dareemaa inay tahay mid aad u jilicsan, marka loo fiiriyo unugyada kale ee ka koreeya ama ka hooseeya.

helc- (helco-) *horgale;* tilmaama boog calooleed.

helicobacter *n.* jeermis noole ah il-ma'arag cayayaan shabaha oo ku nool caloosha xuubkeeda dheecaansan. Badanaaba waxaa lagu arkaa dadka da' dhexaadka ah, wuxuuna sababaa buug calooladka gaaska ka yimaada, hadii loo adeegsado daawooyinka jeermiska dila boogta waa ay reeysataa.

helio- *horgale;* tilmaamaa; qorax. cadceed.

heliotherapy *n.* hab loo adeegsado ku dhiiragelinta qorax, cadceed daaweynta. Sariir laysku qoraxeeyo.

Heller's sydrome jirro waali ah oo ilmaha si dhif-dhif ah ugu dhacda. Sida ay dadka ula dhaqmaan oo aan caadi aheyn ayaa astaan u ah, inkastoo xaalada ay sii xumaato marka ay weynaadaan la imaadaan waali buuxda oo leh nolol qiyaali ku nool, farxad la'aan iyo hilmaan badan. Waa xaalad aad u xun oo horseeda geeri.

HELLP syndrome xaalad halis ah oo ku timaada dumarka uurka leh waqtiyada ugu danbe ee ilmaha diyaar u yihiin inay dhashaan (HELLP waxay u taagantahay *haemolysis, elevated liver enzymes & low platelet* oo lasoo gaabiyey). Dhiig bax iyo unugyada waaweyn ee jirka oo shaqa joojiya ayaa mar isla yimaadaa, sidaa daraadeed waxaa qasab ah in uurka la soo gabagabeeyo, hadii la bad-baadin karo ilmaha la bad-baadiyo hadii kale hooyada nolosheeda ayaa qatar ku jirta, waxaa haboon in ilmaha la soo saaro.

hemicrania *n. 1.* madax xanuun ka yimaada hal dhinac oo keliya, kaasoo aan jirin dhanka kale ee madaxa. *2.* uur jiif nus madax ka maqanyahay.

hemiparesis *n. fiiri (eeg)* hemiplegia.

hemiplegia *n.* cuuryaanimo ku dhacda hal dhinac oo jirka kamid ah. Dhaqdhaqaaqa wejiga iyo gacmaha ayaa si gooni ah u cadidan oo lugaha waa ay yara roonyihiin. Waxaa sababa cudur ku dhaca, kaasoo meel maskaxda dhaqdhaqaaqa laga xakumo meel ka soo horjeeda.

hemisphere *n.* nus kamid ah maskaxda labadeeda qayb ee ay ka koobantahay.

hemp *n. fiiri (eeg)* cannabis.

Henle's loop qeybta kellida u sameeysan tuubbo oo kale, taasoo tagta bartamaha kellida waxaa kuwada wareegsan xidido aad yar yar oo shaqadoodu tahay in biyaha iyo wax kasta oo milma oo lasoo kala soocay ku celiya hab dhiska dhiigwareega jirka.

heparin *n.* dheecaan beerka sameeysta oo hor istaaga dhiiga inuu is xinjireeyo, dheecaakaan wuxuu cagsi ku yahay falgal de-dejiyaha dhiiga ka reebba inuu biyo-biyo noqdo. Dheecaankaan ayadoo daawo oo kale loo sameeyey waxaa loo adeegsadaa daaweeynta cudurka dhiig xinjiraha dadka ku dhaca, waxaa kale uu kujiraa dhalooyinka dhiiga lagu shubo marka la baarayo qaarkood. Hadii isticmaalka qiyaasta daawada ay badato waxaa dhici karta dhiigbax xad dhaaf inuu dhasho.

hepat-(hepto-) *horgale;* tilmaama; beerka.

hepatalgia *n.* beer xanuun. Waxaa keena dhaawac xubnaha beerka gaara, gaar ahaan boog ka soo baxda.

hepatectomy *n.* qaliin beerka qayb kamid ah ama gabigiisa lagu gooyo. Waxaa badanaa loo sameeyaa marka ay jiraan cuduro halis ah sida shil markuu dhaco ama buro ay ka soo baxdo.

hepatic *adj.* la xiriira beerka.

hepatic duct *fiiri (eeg)* bile duct.

hepatic encephalopathy xaalad shaqooyinka maskaxda qabato ay daciifaan. Taasoo ka dhalata sun ka timaada mindhicirka beerka iska soo sifeeyey. Badanaa waxaa la arkaa marka beerka uu jirran yahay ama dhaawac gaaray. Waxaa daawo u ah in la joojiyo cunida wax yaabaha borootiinka ku jiro iyo la isticmaalo jeermis dile lagu baabi'iyo jeermiska gaaray maskaxda ama mindhicirka laga soo dhuuqo sunta ku jirta.

hepatitis *n.* jeermis ku dhaca beerka iyo xubnaha uu ka koobanyahay, kaasoo ka yimaada sun gaarta ama hab dhis jir-difaaca oo cilad gasha. Jeermiska waxaa dhaliya kuwa nool oo il-ma'aragta ah isla markaana waxaay kala leeyihiin 4 dabaq oo lagu kala magaacbo A, B, C, iyo D. waxaa lagu qaadaa ama uu ku imaankaraa cunto ama biyo jeermiska ku jiro la isticmaalo ama qof side ah uu qofkale gaarsiiyo. Waxaa kale uu dadka ku dhici karaa in lagu shubo dhiig jeermiska ku jiro ama ay isticmaalaan irbad qof kale isku duray ay isku duraan, tani waxaa u badan dadka waxyaabaha maanka dooriya isku dura. Waxaa daawo u ah in la adeegsado daawooyin jeermiska dila oo qofka jeermiska kujiro hab dhis difaac jirkiisa laga sameeyey iyo xanuun qaade, waxaa dhici karta nooca *B* iyo *C* in ay muddo ku jiraan jirka.

148

hepatoblastoma *n.* buro halis ah oo lagu arko beerka, gaar ahaan ilmaha. Waxaa lagu daaweeyaa qaliin ama la gooyo.

hepatoma *n.* buro halis ah oo beerka ku dhacdo, taasoo ka soo farcanta xubnaha beerka waaweyn. Wadamada horay u maray aad ayey ugu yartahay ilaa uu ka soo farcma jeermiska beerka gala noociisa B, laakin waxaay aad ugu badantahay wadamada afrika oo ka dhasha jeermisyada cuntada iyo biyaha ku jira oo sabab u ahaato.

hepatomegaly *n.* beerka oo si xad dhaaf ah u ballaarta, ilaa uu gaaro feeraaha korkiisa. waxaa sababa ciriiri ka dhasha wadnaha shaq-adiisa joojiya, jirrooyinka beerka ku dhaca iyo baruur korta beerka.

heredity *n.* dhaxal. Waxyaabaha waalidka iyo ilmaha iska dhaxlaan.

hermaphrodite *n.* labeeb. Qof wada heysta xubnaha taranka ee labka iyo dhediga. unugyada galmada (gus iyo siil) waxaa u sii dheer ilma galeenka oo jirka ku yaal. Aad ayey dhif u tahay in dadka arinkaan lagu arko.

hernia *n.* sheelo. Unug ama xubin kasoo taagan meel si caadi ah ay jirka uga yaliin. Meelo badan oo jirka kamid ah ayaa lagu arkaa, daaweeynteeda ugu wanaagsan waa qaliin, bararka iyo xanuunka joojiya.

heroin *n.* buddo cad oo aad u dhalaaleysa awood badan, isticmaalkeeda maandooriye yahay (daroogo).

herpes *n.* jirro dil-dillaac iyo dhaawac ku dhalisa maqaarka jirka, taasoo ka yimaada jeermis noole il-ma'arag ah. Laba nooc ayaa jira oo jirradaan leedahay. Nooca I, oo keena hargabka caadiga ah oo badana laga arko faruurta afka dil-dillaaceeda. Nooca II wuxuu ku dhacaa xubnaha galmada ee raga iyo dumarka, waxaa lagu kala qaadaa galmada (wasmada). labada nooc waa ay dhalinkaraan hargabka ama dill-dilaaca xubnaha taranka, oo waxay ku xirantahay meesha uu jeermiska ka galo jirka. Waa jirro halis ah oo u baahan in si deg-deg ah wax loo qabto.

herpesvirus *n.* nooc kamid ah fayrus noole il-ma'arag ah oo hiddo wade heysta, kaasoo sababa jirrada maqaar dil-dillaaca iyo jirrada busbuska qaarkiis.

heter- (hetero-) *horgale;* tilmaama; kala duwan, aan isku mid aheyn.

heterochromatin *n.* Walax hiddo wade ah oo isku malaasta unuga inta uusan kala go'in. Waxaa loo maleeya walaxdaan in aysan shaqo ku laheyn fir wadaaga, hayeeshee ay caawiso is qeybiska unugyada.

heterogametic *adj.* shaqsi awooda inuu xubnahiisa ka abuurmo labada fir wade ee dadka ka kooban yahay. Tusaale: raga waxay awoodaan in ay sameeyaan firka X iyo Y oo ka tilmaama firka gabadha iyo wiilasha. Meesha dumarka ay marwalba haystaan XX. Tasoo ah in xubnaha awoodooda tahay fir gabar keliya.

heterosexuality *n.* Damaca shaqsinimo uu u haayo shaqsi kale oo cagsi ku ah, sida wiil iyo gabar damaca iyo dareenka xiriir u dhaxeeya.

heterozygous *adj.* xuub ama unug sameeya shaqsi oo hiddo wadahii u yeeli lahaa firka kala duwan yahay.

hib vaccine tallaal ilmaha lagu tallaala marka ay jirsadaan 1 sano. Kaasoo ah mid ka hortaga jeermiska cudur ku dhaliya xuubka maskaxda.

hiccup *n.* hingo.

hidr- (hindro-) *horgale;* tilmaama; dhidid.

hindradenitis suppurativa xaalad dhaawac gaara xuubabka qanjirada dhidika dhaliya. taasoo sababta in kilkisha iyo gumaarka dumarka si xad dhaaf ah u dhididaan. Waxaa daawo u ah in la koontoroolo jirka hoormoonadiisa.

hindrosis *n. 1.* dhidid bax. *2.* dhidid xad dhaaf u soo daata.

hindquarter amputation *n.* qaliin lagu gooyo dhamaan lugta oo idil, ilaa sinta korkeeda lala gooyo. Waxaa badana loo sameeyaa marka xubnaha jilicsan ee lugta kansar ku dhaca.

hip *n.* sin, (misig).

hip joint *n.* halka ay iska galaan laf dheerta iyo lafta sinta (misigta). halkaan ayaa ah meelaha lafo xanuunka iyo jabka badankiisa ka dhasha, waxaa marwalba daawo u ah qaliin ah in lagu badello sinta (misigta) oo idil.

hippocapus *n.* barar lagu arko salka ay ku fadhiso maskaxda. Waa astaan lagu garto in xubnaha difaaca jirka ay shaqeeyaan.

hippocratic oath dhaar ay dhaartaan takhaatiirta caafimaadka, ayagoo ku dhaarta magaca aabaha caafimaadka soo hindisay, kaasoo asilkiisa ahaa nin gareeg ah oo lagu magacaabi jiray *Hippocrate* waqtigii (nabi ciise ka hor muddadii u dhaxeesey 460-370). waxay takhaatiirta dhaar kumaraan inay ilaalinayaan, xaqdhowrayaan sharafta iyo edabta bukaan socodka.

hip replacement qaliin lagu sameeyo isgalka lafaha sinta (misigta). taasoo ka dhalata cudurka isgalka lafaha iyo lafo xanuunka. agagaarkaa isgalka lafaha oo idil ayaa lagu badellaa, ayadoo la adeegsanaya lafo been abuur ah oo la sameeyey.

hirschsprung's disease cilad jirro oo lagu dhasho, taasoo ah in malawadka iyo qeyb kamid ah mindhicirka weyn ay kori waayeen. waxaa markaa dhalata mindhicirka inuusan is qabsan oo sidii caadi ahaa ka fogaado. Astaanta lagu garto oo ah asbuuca ugu horeeya ee nolosha, ubuc xanuun iyo barar ku jira, caloosha oo aan bixin. Waxaa daawo u ah in la qalo oo mindhicirka dhaawaca gaaray la gooyo, inta hartayna lagu tallaalo futada, si qashinka uu u helo meel uu ka baxo.

hirsutism *n.* xaalad aan caadi aheyn, timo badan oo midab kale leh lagu arko jirka dumarka, gaar ahaan wejiga, xabbadka, dhabarka iyo ubucda. Waxaa sababa hoormoon jirka si xad dhaaf ah uga bata.

hist- (**histio-**, **histo**) *horgale;* tilmaama; xuubka unugyada.

histochemistry *n.* barashada cilmiga kiimikada ku jirta unugyada jirka gudahooda.

histocompatibility *n.* islahaansho ku xiran xuub unugyeed la rabo in meel kamid ah jirka lagu tallaalo. Arintaan aad ayey muhiim u tahay, gaar ahaan marka la rabo in jirka laga badello unugyada waaweyn sida kellida iwm.

histology *n.* barashada cilmiga xuubabka unugyada quseeya diyaarintooda iyo ku baarka qalabka il-ma'aragtada lagu fiiriyo.

HIV (**human immunodeficiencey virus**) jeermis nool oo is abuura, kaasoo mas'uul ka ah cudurka aaydhiska in uu dhasho.

HLA system hab dhis hiddo wadeyaal ah oo laga helo saqafka unugyada dhiiga cadcad. aad ayey muhiim ugu yihii jirka, waa qeyb ka mid ah hiddo wadeyaalka jirka difaaca oo qof walba ka dhaxlo waalidkiisa.

Hodgkin's disease jirro halis ah oo ku dhacda hab dhiska unugyada jirka difaaca. Waxaa lagu gartaa qanjirada qoorta, xabbadka, gumaarka, kilkisha iyo caloosha oo soo bar-barara xanuun la'aan, xubnaha dhiiga ka soo farcama iyo beerkana waa uu gaaraa. Qanjiro barar waxaa u sii dheer, miisaanka jirka oo hoos u dhaca, qandho iyo dhidid xad dhaaf ah oo habeenkii la arko. Daaweeynta jirradaan waxaay ku xirantahay heerka uu gaarsiisanyahay, qaliin ayaa imaankaro, kiimiko ayaa loo adeegsadaa in lagu burburiyo ama daawooyin si joogta ah muddo loo qaato.

holistic *adj.* Hab loo adeegsado taxadirka bukaan socodka, ayadoo la tixgalinayo siduu qofka muuqaalkiisa, maskaxdiisa iyo halka uu kayimid yahay inta aan loo gudbin cudur baarkiisa iyo waxyaabaha uu qabi karo.

home delivery *fiiri (eeg)* domiciliary midwife.

home nurse (wadanka UK) kalkaaliye si gaar ah u tababartay oo quseeya guryo booqashada bukaan socodka. Waxaa sharci ahaan jirtay inay is diiwaan geliyaan, laakin maalmahaan danbe uma baahna isdiiwaan gelin, hadii ay yihiin kalkaaliye wax barasho u socota.

homeopathy *n.* hab caafimaadeed ku dhisan aragti ah, jirro ayaa jirro daaweeysa. Bukaan socodka waxaa la siiyaa daawo aad u qiyaas yar oo awood u leh inay keento jirrada uu la jiifo. Waxaa arintaan soo hindisay aqoon yahay la oran jiray *Samuel Hahnemann* oo jirijiray kharnigii 18aad. Takhaatiir aad u yar ayaa isticmaasha xirfadaan oo ma'ahan mid caado loogu dhaqmo.

homeostasis *n.* shaqooyinka ka socda hib dhiska gudaha jirka, kaasoo si walba cimilada uu ku sugan yahay qofka ha ahaato, isugu dheelitira biyaha, dhiiga iyo heer kulka jirka uu u baahan yahay.

homoeopathy *n. fiiri (eeg)* homeopathy.

homiothermic *adj.* Dhiig diiran. Awood u leh isku dheelitirka heerkulka jirka si xor ah, si kasta oo ay cimilada tahay. Dadka iyo xayawaanada qaarkood ayaa awoodaan dhiig diiranka ah leh, oo ayagoo madax banaan ayey meel walba ku noolaan karaan, cimilo kulul iyo mid qabowba.

homologous *n.1 (la xiriira hab dhiska jirka)* unugyo qaabkooda farac isku dhis ah, laakin shaqooyin kala gooni qabta. 2.*(la xiriira firka)* labo hiddo wade oo waxa walba isaga mid ah, xuubkooda ay ka kooban yihiin mid aabaha ayuu ka yimid midka kalena hooyada.

homosexuality *n.* xaalad shaqsi, shaqsi kale oo la mid ah dareen iyo jaceel u qaba, lab iyo dhidigba waa leeyihiin. Waxa sababa arinkaan lama oga, inkastoo waqtiyadaan danbe hiddo wade lagu saleeyo, hadane wax cad ah looma haayo waxyaabaha qofka ka dhiga inuu qofkale oo asaagiisa ah damco.

homozygous *adj.* hiddo wade labadiisa fir sameeyaha ah ay isku midyihiin oo waxba ku kala duwaneyn.

homunculus *n.1.* cilan, wax walba u dhan yihiin inuu gaaban yahay mooyee. 2. qof majo iyo xubnaha gacmaha aad u gaagaaban.

hook *n.* bir yar oo qaroofan, taasoo loo adeegsado qaliinka badankiisa in xuubabka iyo xubnaha lagu gooyo ama lagu kala celiyo.

hookworm *n.* gooryaan qaab soo qaroofan u sameeysan. Laba nooc ayuu leeyahay oo ku nool mindhicirka dadka. Aad ayey labadaba maadada caafimaadka muhiim ugu yihiin.

hookworm disease jirro ay dhaliyaan gooryaano qaab qaroofan leh oo gudaha jirka ku faafa. Qaar waxaa jira ciida dhulka ku nool oo jirka ka soo gala maqaarka korkiisa, waxay u gudbaan sanbabada ayagoo soo raacaya hab dhiska dhiig wareega jirka, taasoo u sahalsha in ay tagaan caloosha iyo mindhicirrada. Aad ayey jeermis halis ah jirka ugu dhaliyaan. dhamaan gooryaanada oo idil waxay burburiyaan gidaarada mindhicirka, taasoo sababta dhiig bax, hadii ay markaa wehliso nafaqadaro waxaa dhalata dhiig yari halis ah. Astaamaha lagu garto waxaa ka mid ah ubuc xanuun, shuban iyo tabar daro. Waxaa daawo u ah nadiif iyo daawooyin gooryaanka dila.

hormone *n* (hoormoon) walax dareere ah oo qanjirada jirka sameeyaan, qaarkood ay ku darsmaan hab dhiska dhiig wareega, qaarka kalena ay iskood ugu faafaan jirka ayagoo qanjirada kaashanaya. Waxay shaqadoodu tahay matalka qaab dhiska jirka iyo shaqooyinkiisa.

hormone replacement therapy (HRT) isticmaalka durmarka hoormoon u gooni ah, si looga yareeyo xanuunka iyo dhibaatooyinka ay kala kulmaan marka hab dhiska ugxaan abuurka jirka ka dhamaado ama qaliin looga saaro. Waxay leeyihiin noocyo badan oo loo adeegsado hab daaweeyntaad dumarka lagu caawiyo oo waxaa haboon in hoormoonada la adeegsanayo ay isla socdaan.

horseshoe kindey qaabka kellida ay u sameeysantahay oo aan caadi ahayn. Taasoo ah gacanka labada kelli oo isku dhegan, badanaa wax dhib ah ma keento laakin waxaa loo maleeyaa inay ka danbeyso kaadida oo si daciif ah u soo baxda.

hospice *n.* meel gaar ah oo lagu xanaaneeyo dadka noloshoodu gabagaba tahay oo si gooni ah loo sugo waqtigii geerida ay u imaan laheyd. Daawooyinkooda iyo ka warqabka xanuunkooda ayey ku shaqo leeyihiin, ayadoo la dhowraya sharafta dadka.

hospital *n.* isbataal.

host *n.* xoolo ama dhir jeermis jirkooda ku nool yahay. soo dhaweeysta, jeermis keydsi.

housemaud's knee dheecaan iska buuxiya jilibka lafta daboosha hoosteeda, taasoo barar xad dhaaf ah ku dhalisa sababna u noqota jilba-jabsi joogto ah. Waxaa daawo u ah in layska yareeyo jilba-jabsiga badan.

HPV *fiiri (eeg)* human papillomavirs.

HRT *fiiri (eeg)* hormone replacement therapy.

HTLV (human T-cell lymphocytotrophic virus) kooxo jeermis walaalo ah oo ay kamid yihiin jeermiska aaydhiska, kan sababa aaydhiska ee loo yaqaano HIV iyo kuwo kale oo dhalin kara kansarka ku dhaca dhiiga.

Human chorionic gonadotrophin (HCG) hoormoon sida kan qanjirka maskaxda ka yimaada ah, oo ka sameeysma mandheerta goorta uur jiro (ilmo caloosha ku jiraan). qiyaas aad u badan ayaa kaadida soo raaca, sida daraadeed marka la baarayo hadii uur jiro hoormoonkaan ayaa saadaaliya. Waxaa kale oo loo isticmaalaa si daawo ah, oo wuxuu daawo u yahay koritaanka ilmaha daaha, caadada dhiiga dumarka xanuun yadeeda yaryar iyo ugxaanta ilmaha ka abuurmaan ee dumarka ee yar lagu siyaadiyo.

human immunodeficiency virus *fiiri (eeg)* HIV.

Human leucocyte antigen system *fiiri (eeg)* HLA.

human papillomavirus (HPV) jeermis noole ah oo aan isha arag. waxay leeyihiin noocyo badan oo kala duwan, kuwaas oo gaara ilaa 50 nooc. Waxay jirka ku dhaliyaan feex (nabro yaryar oo aad udag), gaar ahaan xubnaha galmada ee raga iyo dumarka (guska iyo siilka) jeermiska waxaa loo maleeyaa inuu sababo kansarka ku dhaca xubnaha galmada iyo qoorta ilma galeenka, inkastoo ay u baahan han tahay jeermisyo kale oo saacida. Badanaa jiirmiskaan waxaa lagu kala qaadaa ficilka galmada (wasmo).

humerus *n.* lafta dheer ee gacanta u dhaxeeysa xusulka iyo faraha gacanta.

hunter's syndrome jirro dhaxal leys saga qaado oo ah inuu jirka ku yar yahay falgal dedejiye sababa in unugyada jirka keydsadaan boorootiinada, nafaqada sonkorta, baruurta iyo kiimikada qaarkood. Taasoo dhalisa jirro ah caqli dhiman, beer barar iyo qaab wejiga uu u yaalo ah mid aan caadi aheyn, waxaa loo maleeyaa inuu ka yimaado hiddo wade laga dhaxlay aabaha, oo cudurkaan waxaa lagu keliyeeyaa raga, laakin dumarka waxay noqon karaan kuwo sidde yaal ah.

huntington's disease cudur si dhaxal ah ku yimaada oo ah cilad ku jirta hal hiddo wade, kaasoo ka yimaada wadaaga hiddaha midka ugu weyn ee daboola kuwa yaryar. Waxaa badanaa lagu arkaa ilmaha waalidkooda cudurka qaba taasoo ku soo baxda waqtiga ay gaaraan da' dhexaadka, waxaa astaan u ah dhaqdhaqaaq deg-deg ah oo aan isla socon, waxaa soo raaca dabeecada oo sii xumaata islamarkaana sababta xusuusta oo lunta. Hiddo wadaha cilada ku jirta waxaa la ogaaday inuu yahay kan 4aad, kaasoo aad muhiim u noqonaayo marka la baarayo hadii uu cudurka yahay mid ilmaha intay yar yihiin ku dhici kara, madaama jirrada la arko waqtiga dadka da'doodu yahay mid dhexaad ah.

hybird *n.* ilmo ka dhex dhasha laba xoolo oo aan islaheyn oo aad u kala duwan, si farac iyo hiddo intaba.

hydr- (hydro-) *horgale;* tilmaama; biyo.

hydraemia *n.* biyo aad u badan oo lagu arko gudaha dhiiga.

hydralazine *n.* daawo hoos u dhigta dhiig karka, ayadoo lala isticmaalaya daawooyin kale oo kaadida soo dhaafsiisa jirka. Afka ayaa laga qaataa ama sida irbada (duro, mudo) oo kale, waxay keeni kartaa wadno garaac badan calool xanuun, suuxdin iyo madax xanuun. *Waxaa kale oo loo yaqaanaa* **Apresoline.**

hydramnios *n.* biyaha ku wareegsan uur jiifka caloosha ku jirta oo aad xad dhaaf u ah, marka uurka jiro 20 asbuux. Ilma galeenka aad ayuu u bararaa taasoo sababta neeftuur, in xubnaha jirka ay dheecaano ka buuxsamaan. Waxaa arinkaan badanaa la'arkaa marka uurka yahay mataano ama koritaanka uur jiifka ay cilad ku jirto. xaaladahaan waxaa lagu ogaan karaa raajada caloosha la saaro.

hydrarthrosis *n.* barbara lagu arko isgalka lafaha, kaasoo ka yimaada dheecaano gala isgalka lafaha daraadeed, jilibyada ayaa arinka u badan waxayna ahaan kartaa mid aad u soo noq-noqota waxyaabaha keena lama oga. ugu danbeyna waxay isu badellaan cudurada isgalka lafaha oo joogta ah.

hydrocephalus *n.* dheecaan maskaxda ku wareegsan oo si xad dhaaf ah ugu bata halka ay ku fadhido maskaxda, badanaa waxaa lagu arkaa ilmaha yaryar inta aysan xoog yeelan xuubabka maskaxda ku dahaaran. Taasi waxay sababtaa marka ilmahaa weynaadaan qaab ahaan basadooda ballaarato. Waxaa sababi kara in dheecaanada maskaxda aan si fiican u gaarin xuubabka ku dahaaran iyo xididada ku shaqo leh isku dheelitirkooda oo aan si fiican u shaqeyn, waxay leedahay lalabo iyo matag. Waxaana daawo u ah in dheecaanada laga wareejiyo xaga maskaxda oo loo soo badello xaga iyo caloosha, meeshaas oo lagu dhuuqo dibadana lagaga soo saari karo.

hydrochloric acid aasiidh aad u awood badan oo laga helo dheecaanada caloosha ay soo saarto. Hadii u bato waxaa suurta gal ah in uu cuduro sababo.

hydrochlorothiazide *n.* daawo loo adeegsado in ay jirka kasoo saarto dheecaanada iyo biyaha gala. Afka ayaa laga qaataa, waxay dhalinkartaa calool xanuun, nabro yaryar oo jirka ka soo baxa iyo warwareer. *Waxaa kale oo loo yaqaanaa* **Esidrex, Hydrosaluric**

hydrocortisone (cortisol) *n.* daawo hoormoon laga soo dhiraandhariyey oo daawo aad muhiim jirka ugu ah iyo daaweeynta cuduro badan oo ay kamid yihiin xasaasiyada, lafaha iyo isgalka lafaha dhibaatooyinka ku dhaca, cambaarta korka ka soo baxda iyo calool xanuunka. Afka ayaa laga qaadan karaa ama sida irbada (duro, mudo) oo kale, sida kareemada korka la marsada oo kalena waa loo isticmaali karaa. Dhibaatooyin badan ayey leedahay oo kamid ah dhaawac gaarsiinta murqaha iyo lafaha, boogta caloosha iyo inay ilmaha koritaanka ka hor istaagto.

hydrogen bond walax sida korontada oo kale u shaqeeya laakin ka daciifsa oo isku soo jiida laba curiye cagsi isku ah hase yeeshee had dhiskooda is leeyahay.

hydrogen peroxide dareere aan midab laheyn oo loo isticmaalo nadiifinta boogta jirka ku dhacda oo weli dhaawac ah, daawo afka lagu dhaqdo iyo barafuunada leysku carfiyo ama goojo dhegta lagu dhibciyo si ay wasaqda uga soo saarto.

hydrops fetalis xaalad halis ah oo ilmaha ay ku dhashaan jirkooda oo biyo ka buuxa. Aad ayey halis u tahay waxayna sababtaa dhimasho, waxyaabo madan ayaa dhaliya xaalaaan, mida ugu horeeysa ee la ogyahay waa dhiig yarida ka timaada burburka unugyada dhiiga gaduudan (cas). Ciladaha lagu dhasho oo ah wadnaha, kellida iyo sanbabada oo shaqadooda yareeya waa loo maleeyaa in ay sababaan arintaan. Waxaa badanaa ilmaha lagu shubaa dhiig inta ay caloosha ku jiraan, taas ayaa loo maleeyaa inay hor istaagi karto ama hoos u dhigta geerida dhalankarta.

hydrosalpinx *n.* biyo si xad dhaaf ah uga buuxsama tuubbada ugxaanta ilmaha ka abuurmaan ee dumarka marta.

hydrostatic accouchement hooyo ku foolata meel biyo ku jiraan si taxadir ah, oo laga war hayo inay ku dhex dhasho meeshaas biyaha ku jiraan.

hydrotherapy *n.* xirfad loo adeegsado in biyo lagu daaweeyo jirrooyinka qaarkood. Maalmahaan danbe waxaa si weyn loo adeegsadaa in lafo xanuunka qaarkiis lagu daaweeyo biyo ah kuwa barkadaha ciyaaraha lagu dabaasho.

hydroureter *n.* tuubbooyinka kellida kaadida ka soo qaadoo kaadi isku takhraarta. aad ayey u bararaan tuubboyinkaa, waxaa sababi kara in dhagax isku xiro kaadi mareenka ama xidid dariiqiisii ka lumay.

hydroxyprogesteron *n.* daawo hoormoonka dareenka kacsiga dumarka laga soo dhiraandhariyey oo daawo u ah ka hortaga ilmaha soo hallaaba iyo dhibaatooyinka dhiiga caadada. Sida irbad (duro, mudo) oo kale ayaa loo qaataa, xanuun ayaa ka dhasha meesha irbada laga qaatay. *Waxaa kale oo loo yaqaanaa* **Proluton.**

hydoxyurea *n.* daawo hor istaagta korida iyo isbadiska unugyada jirran, gaar ahaan unugyada qaba nooc kamid ah kansarka ku dhaca unugyada dhiiga. Afka ayaa laga qaataa, waxayna dhalinkartaa in ay hoos u dhigto unugyada dhiiga cad cad. *Waxaa kale oo loo yaqaanaa* **Hydrea.**

hydroxyzine *n.* daawo loo adeegsado in ay hoos u dhigto walwalka badan iyo cabsida joogtada ah, taasoo awood u leh maskax dejin iyo hordu dhalin. Waxaa kale oo loo isticmaalaa ka hortaga mataga iyo lalabada, afka ayaa laga qaataa, waxayna keeni kartaa lulmood, lalabo, af qaleel. Iyo kor cuncun. *Waxaa kale oo loo yaqaanaa* **Atarax.**

hygiene *n.* barashada cilmiga sayniska iyo dariiqyada loo isticmaalo, gaar ahaan kor u qaadka nadiifka iyo jeermis la dagaalanka.

hymen *n.* xuub ku daboolan afka siilka gabadha marka ay dhalato ilaa ay ka qaangaarto (baaluq noqoto), kaasoo si tartiib tartiib ah meeshiisa ku dhamaada. hadii ay arintaa dhici weydo waxaa suurtagal ah inuu dhiig yar ka yimaada marka gabadha ugu horeyso waqtiga galmada (wasmada).

hyoscine (scopolamine) *n.* daawo loo adeegsada ka hortaga qabsin murqaha caloosha goorta gaaska kacsan yahay ama boogta gaaska ka dhalata ay jirto. Waxaa kale oo loo adeegsada in lagu dejiyo dadka maskaxda ka waalan iyo dadka ku dhibtooda aadida safarada dhaadheer. Afka ayaa laga qaataa ama sida irbada (duro, mudo) oo kale. Dhibaatooyinkeeda aad ayey u yar yihiin. *Waxaa kale oo loo yaqaanaa* **Buscopan, scopoderm.**

hyp- (**hypo-**) *horgale;* tilmaama; ku yar, aan ku filneyn.

hyper- *horgale;* tilmaama; ku badan, aad siyaado u ah.

hyperadrenalism *n.* qanjiro ku yaala kellida korkeeda oo si xad dhaaf ah u shaqeeya, taasoo sababta in hoormoono badan jirka lagu arko.

hyperandrogenism *n.* hoormoono si xad dhaaf ah uga bata jirka gudiisa, waxaa sababa qonjirada ku yaala kellida korkeeda oo si xad dhaaf ah u shaqeeya. Tani waxay dhalisaa in dumarka jirkooda lugu arko timo aad u badan, gaar ahaan gacmaha iyo wejiga, nabro yaryar oo wejiga ka soo baxa, dhiiga caadada oo bata ama daaha, mararka qaarkiis aan imaan, uur qaadka oo aad u adag iyo ugxaanta dumarka ilmaha ka abuurma oo si xad dhaaf ah u soo daata. waxaa arimahaan laga yaabaa inay ka yimaadeen cilad ku jirta hiddo wade rabo in uu is badiyo.

hypercalcaemia *n.* macdanta jirka u baahanyahay oo si xad dhaaf ah loogu arko dhiiga gudahiisa, waa arin aan fiicneyn oo ka dhalata xaalad dhaxaleed lagu dhashay oo ah cilad ku jirta hab dhiska wadnaha. Waxay kale oo ka imaankartaa fiitimiin D oo si xad dhaaf ah loo cunay.

hypercholesterolaemia *n. fiiri (eeg)* cholesterol.

hyperdactylism *n.* xaalad faraha gacanta ama kuwa lugaha ay siyaado ku tahay farkale taasoo aad uga yar faraha caadiga ah, waa arin caadi ah oo la gooynkaro ayadoon dhib keenin.

hyperemesis gravidarum matag xad dhaaf ah oo lagu arko dumarka uurka leh. Wuxuu billaabmaa waqtiga uurka laysku arko, wuxuu sababi karaa jirka inuu biyaha iyo dheecaanada ka yaraadaan, taasoo horseeda dhib weyn inuu beerka gaaro, si kasta mataga ha u badnaado waa dhif in xaalada ay sii xumaato, hadii ay xaalada sii xumaato waxaa haboon in ilmaha la soo saaro, la daadiyo.

hyperglycaemia *n.* sonkor xad dhaaf u gasha ama lagu arko hab dhis wareega dhiiga, badanaaba waa caadada kaadi sonkorowga ka dhalata hoormoonka burburiya sonkorta oo jirka ku yar. Hadii aan la daaweeyn aad ayey halis u tahay.

hyperkinetic syndrome (attention deficit disorder) jirro waalasho ah oo badanaa ku dhacda ilmaha. Taasoo lagu sharxi karo in ilmaha lagu arko xasilooni dari, aad u or-orda, dadka aan la hishiin, waxbarashada aad ugu adag, hadii leysku dayana in wax labaro dagaal iyo qeylo la yimaada. waxaa arintaan caadi loogu arkaa ilmaha makaxda cuduro ka qaba, caqligoodana aad u hooseeyo. Badanaa waxaa daawo ah daawooyinka ay kamid yihiin *emphetamines* iyo in familka loo tababaro sida loola dhaqmo ilmaha noocaan oo kale ah.

hyperlipidaemia *n.* cadiin, baruur badan lagu arko xididada dhiiga gadahooda.

hypernatraemia *n.* cusbada dhiiga ku jirta oo aad xad dhaaf u ah.

hypernephroma (renal cell carcinoma) *n.* buro aad halis u ah oo ka soo baxda unugyada iyo xuubabka kellida ka koobantahay. Muddo ayey qaadataa inay astaanteeda soo baxdo, taasoo kamid ah qandho, gumaar xanuun iyo dhiig lagu arko kaadida. Daaweeynteeda waa qaliin, inkastoo qaarkeed ay ku harto xubnaha kellida, taasoo sabata in ay soo noq-noqoto.

hyperparathyroidism *n.* shaqooyinka qanjiro ku yaala qoorta oo xad dhaaf noqda, taasoo sababta in dheecaano macdan ah ay ku soo sii daayan jirka gudahiisa.

hyperpyrexia *n.* cabbirka heer kulka jirka oo aad kor ugu kaca sidiisii caadiga aheyd. (waxaa la mid ah qandho xad dhaaf ah).

hypersensitivity *adj.* Aan dulqaad laheyn. Wax walba ay dhibayaan. Waxaa badanaa loo adeegsadaa xaalada xasaasiyada iwm.

hypertension *n.* dhiig kar, xaalad dhiiga cabbirka laga rabey uu siyaado ka noqdo. Waxay noqon kartaa mid aan la ogeeyn waxyabaha sababay, ama waxaa sababi kara cudurada ku dhaca kellida oo kamid ah xididdadooda oo aad ciriiri u noqda. Dhiig karka wuxuu sababi karaa xaalad aad halis u ah oo ay kamid yihiin wadnaha oo istaaga, baruur halbowlayaalka dhiiga gasha, maskaxda oo dhiig baxda iyo kellida oo shaqa joojiyaan. Astaamo lagu garto dhiig karka majirto, waxaa la arkaa oo keliya marka dhibaatooyinkiisa dhashaan, hayeeshee waxa loo maleeyaa daawooyinka loo isticmaalo dhiig hoos u dhaca iyo cudurada qaarkood inay sababaan dhiig karka. Daaweeynta dhiig karka waxay u baahantahay xirfad iyo adeegsiga daawo isku dheelitiran.

hyperthermia *n.* heer kulka jirka oo aad xad dhaaf u ah. (waxaa la mid ah qandho).

hyperthyroidism *n.* qanjirada qoorta ku yaala oo aad xad dhaaf u shaqeeya, taasoo sababta inay soo daayaan dheecaano jirka halis geliya. Waxaa keenikara buro ka soo baxda ama qanjirkale oo ka dul abuurma kuwa kale.

hypertonia *n.* murqo xanuun daran.

hyperventilation *n.* neeftuur xad dhaaf ah lagu arko qofka isagoo caadi u fadhiya. Tani waxaa sababa marka hawo nadiif ah ay gali weydo xididada dhiiga ama ay ku yaraato, taasoo keenta warwareer iyo jiriiraco laga dareemo gacmaha iyo faruurta, xabbadka oo ciriira noqda, hadii ay sii socoto waxaa dhalan karta miyirka inuu tago. Waa arin dadka badanaa lagu arko oo isbataalka geeysa.

hypervitaminosis *n.* xaalad fiitimiinada jirka ay xad dhaaf yihiin. Dhibaato malahan fiitimiinada ku milma biyaha inay jirka ku bataan, laakin waxaa aad halis u ah fiitimiinada cadiin iyo baruur ku dhisan sida fiitimiin A iyo D inay jirka ku bataan.

hypn- (hypno-) *horgale;* tilmaama; hurdo.

hypnosis *n.* xaalad qofka laga dhigo qof hurda oo kale, laakin uu soo jeeda oo maskaxdiisa awood u leh in ay soo xasuusato dhacdooyinkii hore iyo xusuustii ka lunsaneyd, hayeeshee marka laga soo celiyo hurdo soo jeedkii uu ku jiray, waxba kama xasuusto wax walba oo la su'aalo ee uu sameynayey intii uu xaaladaa ku jiray. Xisadaan si caafimaad ah ayaa loo adeegsada, gaar ahaan in dadka lagu caawiyo faraha ka qaadka isticmaalka wax yaabaaha maskaxda dooriya.

hypnotic *n.* daawo loo adeegsado inay dhaliso hurdo, ayadoo cadaadisa shaqada maskaxda qabato. Waxaa loo isticmaalaa dadk waalan iyo dadka hurdada ka tagtay gaar ahaan dadka waayeelada.

hypofibrinogenaemia *n.* walax awood u leh dhiiga in ay xinjiro u yeesho oo jirka aad ugu yar, taasoo sababta qofku inuu u sahlan yahay dhiig bax. Waxay ku imaankartaa si dhaxal ah oo qofku waa uu ku dhashaa, isaga oo walaxdaas jirkiisa ay ku yar yihiin, ama waa ay ku dhici karaan gaar ahaan dumarka uurka leh oo ay caado tahay in walaxdaas ay hoos u dhacdo uurka jiro daraadiis.

hypogastrium *n.* ubucda, qeybta caloosha ka hooseeysa.

hypoglycaemia *n.* sonkorta dhiiga oo aad u yar. Xaalad dhiiga ay sonkorta ku yartahay oo sababta daciifnimo, dhidid iyo isku dhex yaac dhalisa miyirka inuu tago. Waxaa badanaa lagu arkaa dadka kaadi sonkorowga qaba oo daawo qiyaasteeda badan tahay cuna ama aan qaadan cunto nafaqo iyo sonkor leh, oo sonkortooda hoos u dhacda. Waxaa daawo u ah in dadkaa la siiyo cunto sonkor ku jirta, ama daawooyin lagu soo celiyo sonkorta hoos u dhacday.

hypomenorrhoea *n.* dhiiga caadada dumarka ka soo baxa oo aad u yar, laakin sida caadiga u socda.

hypophysectomy *n.* qaliin lagu burburiyo ama lagu soo gooyo qanjiro ku yaala maskaxda. Waxaa suurtagal ah in la furo madaxa oo idil, ama la adeegsado irbad weyn oo lagu dalooliyo basada si aan cadaadis xoog ah aheyn.

hypopiesis *n.* cabbirka dhiiga oo hoos u dhaca.

hypopituitarism *n.* qanjiro maskaxda ku yaala oo mas'uul ka ah korida jirka oo aan si fiican u shaqeyn, taasoo sababta cilanimo iyo dareenka kacsiga oo dhiman, dadka qaarkiis ku dhalisa qaangaarka oo u soo deg-dega.

hypoproteinamia *n.* nafaqada iyo borootiinka oo dhiiga ku yar.

hypoprothrombinaemia *n.* walax dhiiga xinjiro ka dhiga oo jirka ku yar, taasoo sahal ka dhigta jirka inuu u fudud yahay dhiig bax, oo markay wax ku dhacaan horey ka dhiig baxo. Waa wax ku dhasha in leyska dhaxlo ama cudur kudhaca beerka daraadeed ama fiitimiin K oo jirka ku yar ama si khaldan in loola dagaalamo xinjirada dhiiga bata.

hypospadias *n.* xaalad lagu dhasha oo ah daloolka kaadida soo marto ee guska ay ku taal dhanka hoose ee guska. Waxaa lagu daweeynkaraa qaliin ayadoo wax dhibaato ah la gaarsiin dareenka raga.

hypothalamus *n.* maskaxda qeybta ku taala horaadka madaxa meesha indhaha ka koreysa. Waa qayb aad muhiim u ah oo ku yaaliin xubno badan oo shaqooyin waaweyn jirka u qabta, sida meesha laga xakumo heer kulka jirka, baahida, haraadka, cunida, isku dheelitirka biyaha iyo dareenka kacsisa.

hypothermia *n.* xaalad qabowga ka dhalata oo heer kulka jirka hoos u dhaco, taasoo sababta gariir iyo dhacan la jereyn halis ah. Waxaa badana lagu arkaa ilmaha iyo dadka da'da weyn ee ku nool guriyaha qabow.

hypothymia *n.* nooc waali kamid ah oo qofka u heysto qofkale inuu ku dhax nool yahay, marwalba ficilka uu sameeyo qofka kale u saaro mas'uuliyada.

hypothyroidism *n.* qanjiro qoorta kuyaalo oo mas'uul ka ah usku dheelitirka hoormoonada jirka oo shaqadoodu yartahay, taasoo sababta in qofka u daciifyahay wax walba oo jirkiisa ku dhici kara sida, qabowga, korida jirkiisa oo yaraata iyo miisaankiisa jirka oo siyaada. Waxaa lagu daaweeynkaraa in hoormoonka ay arinkaan quseeyso afka laga qaato.

hypotrichosis *n.* xaalad timaha jirka ka soo baxa ay ka yaryihiin sida caadi ah ee tinta jirka uga soo baxaan. Timaha jirka ku yar.

hypovitaminosis *n.* fiitimiin yari, badanaa waxay ka dhalataa jirka inuu qaadan karin fiitimiinada qaarkood ama ay jirto nafaqo daro.

hyster- (**hystero-**) *horgsle;* tilmaama; ilma galeenka.

hysterectomy *n.* qaliin lagu soo saaro dhamaan ilma galeenka oo idil. Laba si ayaa loo sameeyaa, mid ilma galeenka qaarkiisa danbe la soo gooya oo qoortiisa lagu reebo meeshiisa, iyo tan kale oo ah in ilma galeenka oo idil la soo saaro. Waxaa sababa in cuduro halis ah ay ku dhacaan, sida kansarka iwm. waxaa kale oo loo sameeyaa hadii ay jiraan buro aan dhib laheyn oo ka dhasha dhiiga caadada dumurka. Hadii qaliinkaan uu dhaco lagama yaabo in dumarka ay uur qaadaan, laakin weli waa ay awoodaan in ay raga u tagaan si galmo ah (wasmo).

hysteria *n.* 1. Xaalad dareenka maskaxda aad u kacsanyahay oo lagu qeexi karo, qiiro ama niyad aan deganeyn, kadeed iyo cadaadis maskaxda kora, isbadel muuqaalka jirka ah iyo dadka leyska gooni yeelo. Badanaa waxaa lagu tilmaamaa inay tahay nooc kamid ah waalida. 2. farax iyo xiiso xad dhaaf ah.

hysterotomy *n.* qaliin lagu soo saaro uur jiif ilma galeenka ku hallaawday inta aysan gaarin 24 asbuuc. Maalmahaan danbe qaliinkaan aad ayaa looga kaaftoomay oo waxaa la adeegsadaa daawo ah *Mifepristone* taasoo aad u fududeysa uur jiifka inay iska soo daadato si tartiib ah.

I

-iasis *dabagale;* xarfadeed, ee tilmaama xaalado cudureed. tusaale: leishmaniasisi *cudur ay dhaliyaan jeermis noole ah oo isha aan arag.*

iatro- *horgale;* tilmaama; 1. cilmiga caafimaadka. 2. takhaatirta.

ibuprofen *n.* daawo xanuuka iyo barbarka isgalka lafaha loo isticmaalo. afka ayaa laga qaataa. mararka qaarkeeda waxay keeni kartaa korka oo nabro ka soo baxa iyo calool xanuun. *Waxaa kale oo loo yaqaana* **Brufen, Junifen.**

ICD *n.* fiiri (eeg) international classification of diseases.

ichor *n.* dheecaan sida biyaha oo kale ka soo tifqa, ama aayar uga soo data meel dhaawac ku yaala ama dil-dillaacsan.

icidh *n.* fiiri (eeg) international classification of diseases.

icsh (interstitial-cell stimulating hormone) *fiiri (eeg)* luteinizing hormone

icterus *fiiri (eeg)* jaundice

ictus *n.* jarees iyo qallal si kadis ah ku yimaada. waxaa arinkaan lagu tilmaamaa jirada qallalka maadaama ay ku timaado si lama filaan ah.

ID *n.* (*la xiriira cilmi nafsiga iyo qeexida caqliga*) maskaxda qaybta miyirka iyo fakarka laga xakumo oo ficil xun, sida dilka iyo rabshda u sameeysa si ula kac ah. sidaa daraadeed maskaxda waxaa cadaadis uga yimaada qeybtaas markay ficiladaan xun ku fakarayso miyirkeeda iyo caqligeeda ma joogaan laakin waa ay ku raaxaysataa ficiladaas xun.

ideation *n.* fakarka iyo qayaaliga maskaxda iska sameesato.

idiopathic *adj.* tilmaamid; lagu sameeyo xaalad ama cudur aan la'aqoon wixii dhaliyey ama keenay.

idiopathic facial pain xanuun ku dhaca dareen wadayaasha jirka, gaar ahaan kuwa ku yaala madaxa iyo jirka intiisa kore. oo aan la'aqoon wixii keenay ama sababay, laakin waxaa lagu gartaa xanuunka yimaada wejiga oo aan laheyn wax dareen wade ah, badanaa waxaa xanuunka la socda niyad jab, cadaadis ka yimaada maskaxda iyo walwal joogtada ah.

idiot savant qof maqane jooge ah oo garaadka iyo caqliga dhiman yahay, laakin hal wax aad ugu fiican, sida xisaabta ama sawirka gacanta iyo xusuusta taaritkhahii hore, taasoo u noqota mid aad u sii siyaada. dadka noocaan oo kale ah waxaay yihiin dad qaba cudurka xadida maskaxda. (*fiiri autism*)

idioventricular dhibaato ku dhacda ama u gooni ah tuubbooyinka wadnaha ka soo qulquliya dhiiga. badanaa waxaa lagu qeexaa garaaca wadnaha oo yar.

idoxuridine *n.* daawo ka sameesan saliidnaar oo ka hortagta koritaanka jeermiska, gaar ahaan kan dhaliyo nabro yaryar oo xanuun badan leh oo indhaha lagu arko. waxaa loo qaataa sida indho ku dhibcis. *Waxaa kala oo loo yaqaanaa* **Herpio idoxene**.

ifosfamide *n.* daawo aad u quwad badan oo lagu daaweeyo cudurda halista ah ee burada kansarka ka timaada, gaar ahaan burada kansarka xiniinyaha raga. waxaa loo qaataa irbad oo kale (xididad ayaa lagu mudaa). Waxay leedahay inay keento lalabo, matag, timaha oo gurma. *Waxaa kale oo loo yaqaanaa* **Mitoxana**

IL-2 *n. fiiri (eeg)* interleukin.

ile- (ileo-) *horgale;* tilmaama; mindhicir yare qaybtiisa hoose.

ileal conduit hab xirfadeed loo adeegsado in gabal kamid ah mindhicir yareha laga sameeyo meel ay kaadi soo marta, kadib marka kaadi mareenka uu dhaawac gaaray, sida kansar in uu dhibaato gaarsiiyey. gabalkaas ayaa soo saaraa dalool laga sameeyay qiyaas ahaan inta u dhaxeesa fanqalka iyo sinta, kadib kaadida halkaa ayay martaa, oo waa la xeraa halkii caadiga ahaa ee kaadida mari jirtay.

ileal puch (perineal pouch) xirfad loo adeegsado in xiidmo kamid ah mindhicir yareha laysku soo duub-duubo oo afka laga xiro oo qaab boorso oo kale laga dhigo kadib lagu badello malawadka, kaasoo gabi ahaan la gooyo. si looga hortago in mindhicir yareha oo idil la saaro.

ileectomy *n.* qaliin gabi ahaan lagu gooyo mindhicir yareha ama qayb ka mid ah.

ileitis *n.* xanuun iyo barar ku dhaca xubnaha mindhicir yareha.

ileocaecal valve *n.* furiin u dhaxeeya labada mindhicir kan weyn iyo midka yar oo ka sameeysan xuub laab-laaban ka soo shaqadiisu tahay inuu xirmo marka ay cuntada gaarto malawadka, si aysan dib ugu soo noqon.

ileocolitis *n.* xanuun iyo barbarar ku dhaca mindhicirka weyn iyo kan yar. mida ugu weyn ee sababta waa cudurka qaaxada.

ileoproctostomy (ileorectal anastomosis) *n.* qaliin lagu sameeyo in mindhicirka yar lagu dhejiya malawadka. kadib markii mindhicirka weyn oo idil la gooyay.

ileostomy *n.* qaliin oo mindhicirka yar laga soo saaro ubucda si looga saxaroodo oo qashinka uga soo baxo jirka. waxaa caloosha lagu wataa bac oo mar walba la badello markii ay buuxsanto. waxaa xaaladaan loo sameeya markii mindhicirka weyn la gooyo ama la nasiyo si uu u reesto.

ileum *n.* mindhicir yare. (sedexda qayb ee uu ka kooban yahay mindhicirta qeybta hoose ee ugu yar.

iliac arteries xididad dhiiga badankiisa u qeybiya ama gaarsiiya dhamaan xubnaha ka hooseeya misigta.

iliacus *n.* muruq u eg sedex xagal oo kale oo ku yaala gumaarka agagaarkiisa.

ilium *n.* salka lafta. bowdo. laf ballaaran siiba tan sinta (misigta) labadeeda geesood sal u ah

illusion *n.* khayaali aamin, dhalanteed u fakar, ayadoo ay ka timaado wax walba khalad u faham. tusaale qof jiran ayaa wuxuu maqlaa laba qof oo kale si gaar ah u sheekeesanayo markaasuu u qadanayaa in hadalkoodu yahay mid isaga loo tashanayo oo wuxuu u arkaa dad asaga cadow ku ah oo raba inay u tashanayaan baab'intiisa. xaaladaan qof walba waa la kulmi karaa, laakin qofka caafimaadka qaba waa uu isa saxaa. hayeeshee qofka aan caafimaadka qabin, waa jirro nooca waalida kamid ah oo cadaadiska maskaxda ka timaada.

imaging *n.* sawiro lagu sameeyo unugyada iyo xubnaha jirka. ayadoo la adeegsanaya hab kaah-fal-ah.

imidazole kooxo daawo ah oo loo adeesado daaweeynta cudurada ay dhaliyaan jeermiska nool. waxaa daawooyinkaan kamid ah *clotrimazole*, *ketoconazole*, *miconazole*. waxaa laga qaataa afka ama korka ayaa la marsadaa sida kareemada oo kale.

imipramine daawo afka laga qaato ama sida irbada oo kale (duro, mudo) daawo u ah cadaadiska maskaxda ka yimaada sida murugada, hoos u dhaca iyo niyad jabka. si tartiib tartiib ah ayay wax u qabtaa ama wax u tartaa. waxay dhalinkarta dhibaatooyin ah af qaleel, araga oo caad fuula, caloosha oo fadhida iyo wadno garaac xoog badan. *waxaa kale oo loo yaqaanaa* **Tofranil**.

immersion foot *fiiri (eeg)* trench foot.

immune *adj.* tallal. ka hortag ah cudurada ama jeermiska badankooda.

immune response difaaca ay sameeyaan unugyada jirka difaaca, marka la soo weeraro. waxaa jirta laba nooc oo hab difaaca jirka u shaqeeyo 1. B-lymphocytes oo mas'uul ka ah jawaab cilinta jeermiska, ayagoo sii daaya jeermis dile ku wareega hab dhiska dhiig warega 2. T-lymphocytes oo mas'uul ka ah in ay jawaab ciliyaan unugyo difaaca jirka.

immune system unugyada hab dhiska jir difaaca.

immunity *n.* awooda jirka uu uleeyahay inuu iska difaaco jeermiska soo gala ama weerara. waxaa u sahla arintaa jeermis la deris ku wareega hab dhis wareega dhiiga, kuwaasoo u gooni ah noole walba ee jeermis ah oo soo gala jirka.

immunization *n.* tallaal, jirka oo loo kobciyo hab dhiska difaaca.

immuno horgale tilmaam difaaca jirka ama hab dhiska difaaca.

immunoassay *n.* xirfad loo adeegsado in lagu kala ogaado heerka ay gaarsiisan yihiin, jeermiska xubnaha soo weerara iyo jeermis la deris xubnaha jirka ku jira.

immunocompromised *adj.* qeexid lagu tilmaamo qof hab dhiska difaaca jirka uu ku yaryahay.

immunoelectroc phoresis *n.* xirfad loo adeegsado in lagu baaro, ama lagu ogaado inta jeermis ee ku jira tallaalka qof la siiyay.

immundoglobulin (Ig) mid ah kooxo salkooda borootiin isku dhis yahay oo u shaqeeya sida jeermis dile ah. wuxuu leeyahay noocyo badan shaqooyinkoodu kala duwan yahay oo loo kala saaro IgA, IgD, IgE, IgG iyo IgM.

immunology *n.* barasha cilmiga hab dhiska difaaca jirka, sida ay u shaqeeyaan iyo waxyaabaha la xiriira.

Immunosuppression *n.* baabi'inta ama cadaadiska hab difaaca jirka uga yimaada cudurara, sida aaydhiska ama daawooyinka qaarkood.

immunosuppressive *n.* daawo hoos u dhigta jirka awooda oo isaga difaaco cudurada, daawooyinkaas oo kamid ah *azathioprine* iyo *cyclophospamide*. waxaa daawooyinkaan loo isticmaalaa ilaalinta unugyada jirka lagu tallaalay ama la badellay, si jirka uusan diidin.

Immunotherapy *n.* ka hortaga ama daaweeynta cudurada, ayadoo la isticmaalaayo daawo wax ka badesha, ama dib u habaysa hab dhiska difaaca, gaar ahaan waxaa loo adeegsadaa cudurka kansarka laakin weli baarid ayaa ku socoto oo diyaar ma'ahan.

impacted *adj.* lakab, si xoog leh ugu dhega sida gows caqliyeed si caadi ah uma soo bixi karto oo waxaa meesha ku celinayaaya xuub nooc gooni ah, oo diidaya inay soo baxdo.

impairment *n. fiiri (eeg)* handicap

impalpable *adj.* qeexid lagu sameeyo dhis jirka kamid ah, oo aad u adag sida lagu arko ama lagu taabto.

imperforate *adj.* aan dalool laheyn. dhif-dhif gabdhaha qaan garka ayaa waxaa lagu arkaa xuubka birkrada oo xira daloolka siilka, kaasoo hor istaaga soo baxa dhiiga caadada.

imperforate anus (**proctatresia**) futada halka saxarada, xaarka ka soo baxo oo qayb kamid ama gabigeeda xeranta. xaaladaan oo badanaa ah mid lagu dhasho, tuubbooyinka saxarada mara ayaa gaba inay sidii la rabay u koraan. badanaa arintaan waxaa lagu xaliyaa qaliin fudud. hadii laakin dhibaatada tahay mid weyn waxaa waajib ah in la sameeyo dalool kale oo laga saxaroodo, waxaa dhici karta in caloosha korkeeda laga sameeyo mid ku meel gaarka ah.

impetigo *n.* cudur ka dhasha jeermis noole ah oo aan isha qaban karin. waxaa badanaa qaada caruur da' yar. korka ayaa dil-dillaaca xanuun saa'id ah dhaliya, aad ayey halis u tah-ay hadii aan la daaweyn. dawaynteeda waxa ay ku xiran tahay nooca uu jeermiska yahay ama sida uu u dhashay, inkastoo badanaa loo isticmaalo daawooyinka jeermis dile badanko-oda.

implant *n.* ku abuurid, ku lifaaqid, ku dhejin, xubnaha jirka oo qofka loo kordhiyo ama kuwo ku meel gaar ah lagu dhejiyo, sida naagaha naasaha weynaysanaya ama qof lug ka go'day oo mid kale loo sameeyay uu ku meel gaaro.

implantation 1. is qabsi ama xiriir ku dheg ah ay sameeyaan shahwada raga marka ay u tagto ilma galeenka hooyada. halkaas ay ku kulmaan ayaa ah meesha mandheerta ka abu-uranta. 2. daawa ama shay qof xubnahiisa lagu abuuro. 3. xubno jiran oo qaliin lagu sameeyo isla markaana xubno fiican badello.

impotence *n.* awood darada ka qabsata raga dareenka. kaasoo ah raga in aysan awoodin kacsiga, dareenka ku yaryahay. Awood daradaan kacsi waxay noqon kartaa laba nooc. mida hore oo ah in guska raga uusan tabar u laheyn in uu kaco si uu u galo siilka. taasi waxay ka imaan kartaa cuduro jiri kara, sida kaadi sonkorowga. mida kalena waxay tahay raga oo awoodin inay biyo ka baxaan (shahwo ka timaada) laakin guska kici karo. taasna waxay ka imaan kartaa qofka in uu u jiran yahay si cilmi nafsiyan ah.

impulse *n. fiiri (eeg)* nerve impulse.

in- (im-) *horgale*; tilmaama; 1.maya 2. la'aan 3. gudaha, ama ku jira

inanition *n.* xaalad daal ah, dhacsaal ah oo ka timaada nafaqo daro haysata dhiiga jirka. baahida badan ayaa dhalin karta.

inappetence *n.* aan jirin damac, rabitaan. gaar haan aan la rabin in cunto la cuno.

incarcerated *n.* xaddidid dhaqdhaqaaqeed ku dhacda lugaha, oo kaga timaada nooc ka mid ah sheelada.

incision *n.* qaliin yar oo fudud ee laga sameeyo xubnaha jirka sahlan, sida maqaarka kore, iyo murqaha.

incisor *n.* afarta miciyood ee ilkaha ku yaala afka wejigiisa hore, ee laba kore labana hoos ee ilkaha.

inclusion bodies qurub aad u yaryar oo lagu arko bu'da unuga dheecaankiisa jiid-jiidma. badanaa waxaa arintaan dhaliya jeer-mis ku dhaca unugyada, sidaa daraadeed markii la arko, waxaa lagu ogaadaa inuu cudur joogo.

incompatibility *n. fiiri (eeg)* compatibility.

incompetence *n.* shaqada halbowlayasha ama xididada wadnaha oo aa u daciifa, taasoo sababta dhiiga inuu gadaal-gadaal u soo daata

incontinence *n.* isku kaadiye. qof aan xakumi karin kaadida waqtiga ay soo baxeeyso, sidaa daraadeed asagoon ka warqabin kaadi ka soo daadata.

incoodination *n. (la xiriira dareemayaasha jirka)* si tartiib tartiib u daciifnimo ku timaada dareemayaasha jirka, taasoo sababta in dhaq-dhaqaaqa jirka uu is dhaaf-dhaafo.

incubation *n.*1. hab lagu ilaaliyo kobcinta ugxaanta ama jeermis la baarayo. 2. hab lagu taxadiro ilmaha dhicisnimada ku dhashay.

incubator *n.* qalab sida sariirta oo kale u sameeysan oo lagu haayo ilmaha dhicisnimo ku dhashay, inta ay ka soo kobcayaan oo uu jirkoodo awood u helo inuu iska difaaco jeermisyada badankooda. waxaa qalabkaan loo adeegsan karaa kobcinta jeermiska iyo ukumaha lugu kiciyo.

incus *n.* laf yar oo qaabkeedu u eg yahay sida dubbe oo kale oo ku taala bartamaha dhegta gudaheeda.

inderal *n. fiiri (eeg)* propranolol.

indican *n.* dareere leh dhiska aalkolada oo jirka iska soo saaro si qashinka (wasaqda) oo kale, kaasoo u soo baxa sida kaadida oo kale.

indegestion *n. fiiri (eeg)* dyspepsia

indole *n.* ur kiimiko isku dhis ah oo laga dareemo saxarada iyo kaadida ka timaada dadka madaxa ka waalan qaarkood.

indolent *adj.* qeexid ama tilmaamid lagu sheego cudur ama xannun noqda mid aan reesan ama soo noqnoqda. badanna waxaa loo isticmaalaa xanuunka boogta ah iyo dildillaaca maqaarka korkiisa.

indomethacin *n.* daawo loo isticmaalo xanuunka iyo barbararka lafaha. waxaa laga qaataa afka ama ayadoo soboosto ah. waxay keeni kartaa warwareer, madax xanuun iyo calool xanuun. *Waxaa kale oo loo yaqaanaa* **Indocin, Indomod.**

indormin *n.* daawo loo isticmaalo dhiig karka, waxaa laga qaataa afka, waxay keeni kartaa hurdo, lulmood, afka oo qaleel noqda iyo sanka oo xirma. *waxaa kale oo loo yaqaanaa* **Baratol, Doralese.**

indoxyl *n.* dheecaan hab dhiskiisu la mid yahay kan aalkolada, kaasoo ka dhasha jeermis noole ah oo jirka ku dhaca. Dheecaankaan wuxuu noqdaa mid wasaq ah oo jirka isaga soo saaro sida kaadida oo kale.

induction *n. 1.* fool ka keen, waqtiga dumarka foolanayaan oo la soo de-dejiyo, ayadoo la isticmaalaya daawooyin ku booriya foosha in ay soo hormarto. waxaa kamid ah daawooyinkaas *prostaglandis* ama *oxytocin.* waxaa arintaan loo sameeyaa hadii la arko qofka uurka leh ama ilmaha caloosha ku jira ay dhib ku suganyiin. *2.* suuxdin ama kabaabyo, marka qofka la qalayo lagu sameeyo, ayadoo la isticmaalayo daawooyin lagu duro, oo kamid yihiin *thiopeneone*.

induration *n.* xubnaha jirka ama unugyada qaarkooda oo si aan caadi aheyn u adkaada (adeeg noqda).

indusium *n.* xuub dhuuban oo daciif ah oo daboola gunta kore ee maskaxa.

industrial disease *n. fiiri (eeg)* occupational disease.

inertia *n.* murqaha dabacsan oo si qunyar u shaqeeya ama gabigeeda shaqadoodu joojiya. tusaale murqaha dabacsan oo ku hor yaala ilma galeeka oo yareeya shaqadii ay qaban lahaayeen marka ay naagtu foolanayso, ama idilkood shaqadooda joojiyaan marka ay foolsha billaabanayso ama ay gababo tahay, taasoo keenta in foolsha ay noqoto mid qoto dheer, daal iyo dhacdaal daraadeeda.

infant *n.* cunug, ilmo marka ay dhashaan ilaa inta ay ka gaaraan xurnimo kelinimo iyo mid ay isku maamulaan.

infanticide *n.* (UK oo keliya) sharci soo baxay 1938 kasoo ah in dacwo qafiif ah lagu qaado haayo cunugeeda disha, inta u dhaxeeysa marka ay foolato ilaa cunuga uu ka gaaro bishiisa 12aad. taasoo lagu tilmaamo in foosha ay dhibaato gaarsiisay hooyada maskaxdeeda iyo caqligeeda, sidaa daraadeed hooyadaa laguma tilmaamo gacan ku dhiigle oo maskaxda ayaa dhib ka gaaray dacwda qafiifsan ayaa lagu qaadaa.

infantile *adj.* caruurnimo u dhaqan, dadkaa waaweyn oo sida caruurta iska dhiga.

infantile spasms **(salaam attacks)** nooc kamid ah qallalka, kaasoo ka yimaada xaalad halis ah oo lagu dhasha, ama ah cudur ku dhaca maskaxda inta aysan ilmaha jirsan lix bilood. waa xaalad aad halis u ah, caruurta waxaa lagu arkaa dubaaxid iyo boodboodid, gacmaha iyo lugaha ay laabmayaan taasoo socota mudo dhan 1-3 ilbiriqsi, waxaa la socdo wejiga oo isbadella, oo midab kale yeesha. xaaladaan aad ayey u soo noq-noqotaa caruurtana wuu ka daahiyaan koritaankooda iyo xirirka ay dadka waaweyn la yeeshaan.

infarct *n. fiiri (eeg)* infarction.

infarction *n.* unug dhinta, kadib markii uu heli waayo wax dhiig soo gaarsiiya. sababtaas oo ka dhalata inay xinjiro xir-xiraan xididadii dhiiga gaar siin lahaa.

infection *n.* jeermis, xoog ku soo galid jirka ay soo galaan noole il-ma'aragta aad halis u ah kuwaasoo cuduro dhaliya. waxaa lagu magacaabaa jeermis. aad ayay u kala duwanyihiin oo nooco badan oo jeermis ah ayaa jira. asbaabo badan ayaa loo kala qaadaa, waxaa jira jeermis hawada dul sabeeya oo si sahlan lagu qaadi karo, sida qof hargab qaba oo hindhisa, ama si toos ah aad u taabato jeermiska. Wuxuu kale oo ku dhashaa, is dhunkashada (shubiska) iyo isu taga (galmada, wasmo) oo qof jeermis qaba uu qof kale u taga. jeermiska waxaa oo kale uu jirka ka gali karaa meel dhaawac ku yaal oo boog ah.

infectious disease *fiiri (eeg)* communicable disease.

infectious mononucleosis *fiiri (eeg)* glandular fever.

inferior *adj.* (la xiriira hab dhiska jirka) jirka qayb-tiisa hoose.

inferior dental block nooc daawo kabaabyada dareen wade ilkaha ah loo istilmaalo, ayadoo lagu duro dareen dhaliye ilikta ku taalo si wax looga qabto inta kabaabyada jirto.

inferior dental canal *n.* kanal lafo-lafo ka sameeysan oo ku yaal afka labadiisa gees, kaasoo sal u ah xididka dareenka u wada ilkaha.

infertility *n.* aan awoodin inuu dhalo, naagaha oo aan awood u laheyn inay uur qaadaan. raga oo aan awood u laheyn inay naag bacrimiyaan (uur u yeelaan), ama ilmo aan dhali karin.

infestation *n.* soo galka ay soo galaan ama lagu arko jeermiska xayawaanada, iyo cayayaanka jirka dushiisa iyo gudahiisa sida gooryaanka caloosha gala iyo shilinta xoolaha dhiiga ka dhuuqa.

infibulation *n.* fiiri (eeg) circumcision (gabdhaha).

infiltration *n.1.* walax aan si caadi aheyn u soo gala xubnaha iyo unugyada jirka. tusaale walaxdaan waxaa kamid ah unugyada dhiiga, unugyada kansarka, baruurta iyo curiyeyaha cusbada iyo macdanta. *2.* irbada kabaabyada oo ilkaha lagu duro, si wax looga qabto.

inflammation *n.* barbarar, xubno barar ka dhasha jirka jawaabta uu ka bixiyo dhaawaca gaara, kaasoo noqon kara mid yar ama qoto dheer. jirka markiiba uu dhaawaca soo gaaro ama jeermis ku dhasha wuxuu soo daayaa xubno difaacda, markaas waxaa dhalanaya xanuun, kuleel, barar iyo gad-gaduudnimo (casaan). markaa waxaa dhacda agagaarka dhaawaca gaaray ay shaqada iyo dareenka ka yaraada oo ay bararto. markaa waxaa soo baxa unugyada dhiiga cadcad oo shaqadoodu ka mid tahay inay jirka difaacaan oo waxay isku majuujiyaan jeermiskii jirka soo galay taasi waxay sababtaa meeshii dhawaca jiray ay malax ka soo daadato, sidaa daraadeeda dhaawaca wuxuu billaabaa inuu reesto.

influenza *n.* cudur aad halis u ah oo lays qaadsiin karo kaasoo loo dareemo sida hargabka oo kale. wuxuu ku dhacaa habdhiska neefta marta. waxaa laysaga qaadaa qufaca iyo hindhisada. markuu jirka galo wuxuu qaataa muddo u dhaxeesa 1 – 4 maalmood inuu qofka la jirrado, wuxuu dareemaa madax xanuun, qandho, cunada oo laga go'o, daciifnimo, iyo korka dhan oo xanuuna. waxay socotaa ilaa 7 maalmood, nasasha iyo aasbarin ayaa daawo u ah, laakin mararka qaarkeed wuxuu isku badellaa cuduro halis ah oo sanbabada wax u dhima waa arin aad qatar u ah oo dhimasho keeni karta.

infusion *n.* walax dareere ah oo lagu mudo xididada. waa arin caadi ah oo badanaa la sameeyo si jirka biyo, nafaqo iyo dhiigba loo siiyo. mararka qaarkeeda daawooyinka ayaa lagu mudaa si ay dhaqsi wax u tarto, gaar ahaan daawooyinka xanuun ka yareeya iyo kuwa jeermiska dila.

ingesta *pl.n.* cuntada iyo biyaha la gaarsiiyo cuno mareenka ayadoo afka loo marinayo. la liqo

ingestion habka loo gaarsiiyo cuntada cuno mareenka kadib markii la calaanjiyo oo la liqo.

ingrowing toenail ciddida suulka weyn ee faraha cagaha oo si aan caadi aheyn hoos u weynaata, taasoo dhalisa inay maqaarka hoos gasho sidaa daraadeed xanuun badan iyo barar keenta.

inguinal *adj.* la xiriira ama dhibaatooyinka gaara gumaarka, qaska iyo agagaarkiisa.

inguinal canal laba dalool ee ka hooseeya ubucdo midkood, gaar ahaan ilmaha siiba

162

wiilasha caloosha ku jira, dalooladaas ayaa noqda meesha xiniinyaha ka soo baxaan.

inguinal hernia *fiiri (eeg)* hernia.

INH *fiiri (eeg)* isoniazid.

inhalation *n.* ficilka ah in hawo la neefsado oo gasha (tagta) sanbabada ayadoo ay mareyso afka iyo sanka, kadid isla dariiqaas ku soo laabta.

inhibition *n. 1.* ka hortaga ama hoos u dhigida shaqooyinka unugyada ama murqaha jirka, ficilkaas oo ka yimaada dhaqdhaqaaqa dareen wade u gooni ah arinkaa. *2.* caqliga guud ee maskaxda oo ka hortaga falxun ku kaca bulshada ama qof uu ku fakaro.

inhibitor *n.* walax hor istaagta falgal dhici lahaa ama hawlgal la qaban lahaa.

inion *n.* laf basada gunteeda ku taal oo banaanka laga arki karo.

initiation *n. (la xiriira kansarka)* talaabooyinka ugu horeeyo ee kansarku ku koro.

injection *n.* irbad ku durid (mudid) lugu duro jirka si daawo loogu shubo ama dheelaan. waxaa jira daawooyin ay ku haboontahay in laysku duro (mudo) si aydhaqsiba wax u tarto.

inlay *n.* walax ama xubin unugeed lagu badello mid kale oo halaabay.

innate *adj.* xaalad lagu tilmaamo qof dabeecadaha lagu garto ama uu leeyahay ka dhaxlay waalidkiis. *fiiri (eeg)* congenital.

inner ear *fiiri (eeg)* labyrinth.

innervation *n.* dareen wade la gaarsiiyo meel ama unug jirka ku dhex yaalo, meeshaas oo ama unugaas markaa awood u yeelanaya dareemida ama dhaqdhaqaaqa inuu ka qaado maskaxda.

innocent *adj.* buro, buro aan dhibaato keenin.

innominate artery (brachiocephalic artery) xidid gaabanoo ka soo fircama laasoo ah mid kor.

innominate bone *fiiri (eeg)* hip bone.

ino- *horgale*; tilmaama; xubin, xubno ama unug xinjiro isku dhegan iyo muruqa.

inoculation *n.* walax ama daawo laysku dardaray oo loo isticmaalo tallaalka jirka si difaaca kor loogu qaado.

inoculum *n.* walax laysku dar-daray oo loo isticmaalo tallaaka.

inosine pranobex daawo kor u qaada shaqada iyo unugyada jirka difaaca. baarid hore lagu sameeyay waxay saadaalisay inay daawadaan hoos u dhigto koritaanka cudurka aaydhiska. *waxaa kale oo loo yaqaanaa* **Imunovir**

inositor *n.* sonkor hab dhiskeedu la mid yahay mid laga helo unugyada jirka badankooda. sonkortaan badanaa waxaa laga helaa raashinka la cuno gaar ahaan heedka (badarka laga sameeyo qamadiga oo lugu quraacdo) iyo dhir miroodka sida qalleyda iyo bariiska. waxaa lagu tilmaamaa inay tahay fiitimiin, laakin wax faa'ido ah oo ay dadka u siyaadiso ma jiraan.

inotropic *adj.* wax u dhimka ama dhibaato gaarsiiska shaqada murqaha wadnaha. Waxaa jira daawooyin faa'ido u leh shaqada murqaha wadnaha oo markii laqaato xaaladaas badella, garaaca wadnaha kor u qaada waxaa daawooyinkaa kamid yihiin *digitalis, dobutamin* iyo *enoximone.* daawooyinka kale ee dhibaatadaa saa'idiya oo garaaca wadnaha hoos u dhiga waxaa kamid ah *propranolol.*

in-patient qof isbataal jiifa, la jiifiyay. si loo daaweeyo, baarid caafimaadna lagu hayo.

insanity *n.* waali, miyir la'aan. xaaladaan waxaa loo adeegsadaa sharci ahaan marka qofku uusan mas'uul ka hayn danbiyada uu sameeyay ama diidan inuu qirto. Sidaadaraadeed marna looma adeegsado caafimaad iyo jiro ahaan.

insect *n.* cayayaan, noocyo badan oo kala duwan leh. waxaa jira kuwa dhulka ku socdo oo carrada gala iyo kuwa baalo leh oo duula (biiba). cayayaanada badankoodu aad ayey muhiib uga yihiin maadada caafimaadka. qayb kamid ah oo dhiiga dhuuqa (jaqa) cuduro ayey dadka ku dhaliyaan sida cudurka kaneecada (duuma). iyo kuwo waxaa jira raashinka la

163

cuno gala oo dhaliya cudurada caloosha shuban u keeno.

insecticide *n.* daawo laysku dar-daray oo loo diyaariyey in lagu dilo cayayaanada cudurada dhaliya. sida budada oo kale ayey u sameeysan tahay kadib loo adeegsadaa baabi'inta cayayaanada.

insemination *n.* bacrimin. gaar ahaan shahwada (biyaha) raga oo gasha siilka.

insertion *n. (la xiriira hab dhiska jirka)* meesha ama barta muruqa uu kaga kulmo lafta. taasoo ah muruq ku dhegan lafta isla markaana dhaqdhaqaaqda markuu muraqa isku soo uruuro.

insight *n. (la xiriira cilmi nafsiga)* is ogaan, iska war qab uu qof is ogyahay inuu si cilmi nafsiyan u jiran yahay. xaalka sidaan ah qof hadii uusan is ogeeyn, waxaa lagu tilmaamaa inuu yahay qof waalan.

insolation *n.* kulka ilayska qoraxda aan layska daboolin oo dhib keena. *fiiri (eeg)* heatstroke.

insomnia *n.* hurdo la'aan, aan la seexan karin. waxaa dhalin kara xanuun joogta ah ama cuduro qaarkeed. inkastoo mida ugu sahlan ee hurdada qaada ay tahay walwalka.

inspiration *n. fiiri (eeg)* inhalation.

instillation *n.* habka daawooyinka laysku dhibciyo loo isticmaalo. sida daawada indhaha lugu dhibciyo.

instinct awooda caqliga iyo garaadka qofku maskaxda mowjadaheeda kaga timaada asaggoon ka warhayn. awooda qofka u hogaamisa guul uu rabo inuu higsado.

institutionalisation *n.* xaalad qoto dheer oo qof la dejiyo meel lugu dayactiro (lagu ilaaliyo). waxaa kamid ah xaalada lagu ilaaliyo dadka waalan ama caruurta aan waalidka laheyn. meelahaas ayuu qofku ku dhaqan bartaa ilaa uu gaaro heer uusan masuul iska aheyn.

insufficiency *n.* xaalad unug ama qayb ka mid ah sida wadnaha iyo kellida aysan awoodin inay shaqadoodu qabtaan.

insufflation *n.* ficil afuufid ah oo loo adeegsado daawooyinka budada ah lagu geliyo jirka.

insulin *n.* hoormoon, dheecaan borootiin ah oo ka yimaada beer yareha, kaasoo aad muhiim ugu ah kala saarka, koontroolka iyo dheefshiidka sonkorta dhiiga. hoormoonkaan borootiin wuxuu soo baxaa oo uu shaqadiisa billaabmataa marka sonkon badan soo gasho dhiiga. hadii hoormoonka borootiinka ah jirka uusan awoodin inuu sameeyo ama shaqadiiso joojiyo waxaa dhalata cudurka kaadi sonkorowga iyo dhiig sonkorowga. xaaladaan cudureed waxaa lagu daaweyn karaa in irbad laga sameeyay hoormoonkaan borootiineed laysku duro.

insulinase *n.* falgal de-dejiye laga helo xubnaha beerka iyo kelliyaha, oo shaqadiisu tahay burburinta iyo kala saarka hoormoon borootiin.

integration *n.* isqabsiga iyo isla shaqaynta mowjadaha dareen wadka ee is dhaaf-dhaafa. kuwaas ka yimaada kumanaan kun oo gunta unugyada dareenka u sii daysa sida hilaaca korantada oo kale. mowjadahaa is dhaaf-dhaafaya waxay go'aan ka gaara hadii uu unug dareen wade ah uu fariin ka jawaab celiyo iyo hadii kale.

integument *n.1.* maqaarka, 2. xubnaha daboola unugyada jirka.

intelligence quotient (IQ) tusmo ama ogaan loo adeegsado garaadka iyo caqliga inta uu gaarsiisanyahay.

intelligence test hab loo imtixaamo qofka caqligiisa ayadoo la adeegsanay su'aalo iyo halxiraaleyaal aad u adag. inta uu ka jawaabo ayaa tusmo u ah qofka qaraadkiisa iyo caqligiisa intuu gaarsiisanyahay. hab kale oo la mid ah ayaa jirta kaasoo ah mid loo adeegsado si go'aan ka gaarka qofka waalan iyo maskaxdiisa intay maqan tahay.

intensive therapy unit (ITU) isbataalka qaybtiisa goonida loogu diyaariyey in lagu daweeyo dad aad u jiran ama qaliinka daran, sida wadnaha iyo wixii lamid ah maray.

inter- *horgale*; timaama; dhexda. u dhaxeeya. sida intercostals = *u dhexeeya lafaha feeraha.*

intercalated *adj.* tilmaam lagu qeexo xuubin habdhis leh oo u dhaxeeysa xubno kale oo la mid ah.

intercellular *adj.* ku taala ama laga helo dhexda laba unugood, gudaha unuga.

intercostals muscles murqo ku fadhiya inta u dhaxeeysa feeraha lafaha, mas'uulna ka ah kontoroolka dhaqdhaqaaqa lafahaas, sida marka neefta la qaadanayo isla markaana la soo celiyo, markaa ayey murqahaas caawimaad fidiyaan.

intercurren *adj.* isku waqti ah, isku mar ah. waxaa loo isticmaalaa jeermis ku dhaca qof markaa u jirranaa jeermis ama cuduro kale.

interferon *n.* walax dareere ah oo ka yimada unugyada marka jeermis ku dhaco. waxay awood u lee yihiin inay hor istaagaan korida iyo faafida cudarada jeermiskaa. waqtiyadaan danbe aad baarid lagu wadaa, sida walaxdaan loo adeegsan karo iyo sida ay uga hortagto jeermiska, sidaa daraaddee waxaa la rabaa in loo adeegsado cudurada qatarta ah, sida kansarka iyo wixii la mid ah.

interkinesis *n.* waqtiga marxalada uu ku jiro nasashada unuga is qaybinayo (taranka sameeya). *fiiri (eeg)* interphase.

interleukin *n.* koox famil boorootiin ah oo xakuma unugyada dhiiga gaduudan (cas) ee dhalanaya. waxay familkaan gaarayaan ilaa 12. waxaa hada baaritaan lagu wadaa midkooda labaad oo loo yaqaa (il-2). si loogu adeegsado daawaynta cuurka kansarka.

intermittent fever qandho, kor u kacda, hoos u degta oo roonaato hadana soo noqoto. *fiiri (eeg)* malaria.

intermittent self-caheterization (ISC) xaalad qof keligiisa tuubbo qafiif ah iska geliyo halka kaadida ka soo baxdo, ilaa uu gaarsiiyo xubnaha kaadi hayeha, kaasoo u sahla in kaadida si caadi ah uga soo baxdo. badanaaba waxaa arintaa lagu sameeyaa dadka kaadida ku ceshanta oo isugu jira lab iyo dhedig iyo curuurtaba.

intern *n. fiiri (eeg)* doctor.

international classification of diseases (ICD) liis ay ku qoran yihiin dhamaan cudurada iyo astaamahooda oo ay soo saarto laanta caafimaad ka aduunka (who). tobankii sanaba mar. cudurada waxaa loo kala qeybiyaa habka iyo halka ay ku dhacaan islamarkaana lambar ayaa la siiyaa oo astaan u ah cudur kasta heerka iyo dhimashada uu keeni karo.

interneurone *n.* unug bar (sal) u ah dhamaan unugyada dareen wadka ah. Kaasoo shaqadiisu tahay habaynta fariin ka qaadka iyo u cellinta maskaxd.

internode *n.* dhu-dhunka uu la egyahay xuub dareeraha maskaxda daboola oo liil dareen wade u ah.

interoceptor *n.* unug kasta oo awooda in uu fariin gudoomo, kaasoo ka sameesan unugyada dareenka dhaliya midkood oo ka jawaab celiya, kana war qaba isbadelka jirka gudahiisa ka socda, sida jimicsiga murqaha iyo aasiidhka dhiiga.

interphase (interkinesis) *n.* marxalada unuga uu ku jiro, taasoo ah mar uusan qaysamin oo si caadi ah u nasanayo. waqtigaan ayaa ah marka uu hiddo wade, fir sifeeye dhalanayo.

intersex *n.* qof hab dhiskiisa jirka ka muuqda inuu yahay lab iyo dhedig labaduba. *fiiri (eeg)* hermaphrodite.

interstice *n.* boos yar oo ka banaan ama meel u dhaxaysa xubnaha jirka, ama qayba ka mid ah.

interstitial cells (leydig cells) unugyo ka dhex muuqdo si taal-taal ah tuubbo u dhaxeeysa xiniinyada labka.

interstitial-cell-stimulating hormone *fiiri (eeg)* luteinizing hormone.

interstitial cystitis xanuun iyo barar aan jeermis wadan (ka dhalan) oo ku dhaca kaadihaysta. taasoo marwalba la yimaada kaadi badan oo qofku kaadida uusan hayn karin uu rabo marwalba inuu dhaqsi u kaadiyo. Badanaa waxaa dhaliya boog ku dhacda kaadi haysta.

intertrigo *n.* dil-dillaac iyo barar ku dhaca maqaarka dushiisa, badanaaba meelaha is xoq- xoqa, sida labada cajiradood ama naasaha hoostooda iyo dhaxdooda. badanaaba waxaa lagu arkaa dadka buurbuuran (cayilan) wuxuuna ka yimaada is-xoqa iyo dhididka.

interventional radiology hab arag sawireed ah (rajo) oo loo adeegsado baarida daaweeynta iyo qaliinka cudurada qaarkooda. sida wadne xanuunka, xammeetida iyo dhagaxa gala kellida.

intervertebral disc carjaw aad qafiif u ah oo u sameesan sida saxanka fidsan oo kale. taasoo ku taala dhex kasta ee ricirka (lafah laf dhabarka ka koobanyahay). qofka intuu yar yahay carjawdaa waxay ka sameesantaha dheecaan jiid-jiidma, laakin qofku marka uu weynaado waxay isku badeshaa carjaw ku tixan lafdhabarka badankeeda. Waxay shaqadeedu tahay dhibaato ka ilaalinta laf dhabarka iyo maskaxda.

intestinal flora jeermis il-ma'aragta ah oo si caadi ah ugu nool mindhicirka. qaarkood waxay mas'uul ka yihii kala saarka fiitimiinka K iyo ka hortaga jeermisyada cudurada dhaliya.

intestinal juice fiiri (eeg) succus entericus.

intestinal obstruction walax is hor dhiga mindhicirka, ka dhalan kara mataga, bararka, ubucda iyo saxarada oo bixi waayo. waxa badanaa dhaliya xanuuno yaryar, sida sheelada, ama kuwa qatarta leh sida buro mindhicirka ka soo baxda. waxaa daawo u ah in laga soo dhuuqo oo biyo loogu badello iyo nafaqo, laakin badanaa qaliin ayaa lagu soo saaro waxa dhaliyey.

intestine (bowel, gut) *n.* mindhicir. qeybta kanaalka cuntada marto, kaasoo ka billaabma caloosa ilaa futada. waxaa loo kala qeybiyaa laba qaybood oo kala ah mindhicirka yar iyo mindhicir weyn. mindhicir yareha ayaa ah halka cuntada la cuno lagu dheefshiido isla markaana lago kala qaybiyo. midhicinka weyna waxay shaqadiisu tahay biyo ka saarka wixii soo dhaafa mindhicir yareha.

intima (tunica intima) *n.1.* gudaha ama gediga kale ee halbowlaha, ama xididada. waxay ka kooban yihiin xuubno timo oo kale u fara badan iyo xuub jiid-jiidma sida laastikada oo kale. 2. gudaha unugyada kala du-duwan.

intolerance *n.* xamildarada uu bukaanak xamili karin daawo la siiyay, kadib marka ay noqoto mid u daran.

intoxication maandoorin gaar ahaan ka timaada sun la cunay, nooc walbaba noqotee sida aalkolada iyo macdanta culus.

intra- *horgale;* tilmaamay; gudaha. Tusaale: intrauterine = *gudaha ilma galeenka.*

intracellular *adj.* ku taala ama laga helo gudaha unugyada.

intracranial *adj.* gudaha basada. (madaxa).

intradermal *adj.* gudaha maqaarka.

intramuscular *adj.* murqaha gudahooda.

intraocular *adj.* la xiriira ama agagaarka kuuska isha.

intrathecal *adj.* gudaha xuubabka daboola maskaxda gunta laf dhabarka.

intrauterine contraceptive device fiiri (eeg) IUCD.

Intrauterine growth retardation (IUGR) xaalad ilmaha ay ku dhashaan miisaan culeys weyn ama aad u miisaan yar. Waxay ka dhalataa xaaladaan marka ay khalad noqoto saadaasha waqtiga ilmaha caloosha galeen.

intrauterine insemination (IUI) xaalad lagu caawiyo ilmaha inay calool galaan, waqtiga raga aysan awood u laheyn, inay ilmo dhallaan. Shahwada (biyaha), raga ayaa la diyaariyaa, kadim si gacan ah lagu tallaalaa ilma galeenka dumarka, ayadoo loo maraayo siilka.

intravenous *adj.* gudaha ama xidid dhexdiisa.

intravenous feeding fiiri (eeg) nutrition.

intravenous pyrlogram (IVP) raajo lagu sameeyo tuubbada kaadi mareenka, ayadoo la adeegsanayo qofka in la siiyo daawooyin isku dar-dar ah oo kamid ah saliid naarta, irbad oo kale ayaa xidida looga qaataa, si sawirka raajada uu u qabto unugyada loo baahanyahay. Waxaay aad u anfacdaa wax ka qabadka dhibaatooyinka jiri kara kellida, kaadi mareenka iyo kaadi haysta, gaar ahaan hadii uu dhagax ku jiro.

introversion *n.* fiiri (eeg) introversion.

intrinsic factor borootiin caloosha ku jira aad muhiim ugu ah dhuuxida fiitimiin B_{12}. hadii borootiinkaan caloosha laga waayo, waxaa dhalata in fiitimiinka B_{12} uu jirka ku yaraado, taasoo ah astaan kamid ah dhiig yarida.

intrinsic muscle unug dhamaan idilkiisa ama qeyb kamid ah muruq ka kooban. Tusaale: carabka murqo ayaa wehliya hab dhiskiisa, kaasoo markuu dhaqaaqo badella qaabka carabka.

intro- *horgale;* tilmaama; gudaha ama ku jira.

introitus *n. (la xiriira hab dhiska jirka)* meel laga galo unug daloolkiisa.

introjection *n. (la xiriira cilmi nafsiga)* xaalad qof aamino ama qaata shaqsi kale magaciisa iyo karaankiisa. Waxay arinkaan noqonkartaa hab isdifaacid.

intromission *n.* xubin jirka kamid ah oo loo geeyo xubin kale oo ka gooni ah. Sida ficilka galmada (wasmada) marka xubnaha taranka is gaaraan (gus iyo siil is galaan).

introversion *n.* marxalad shaqsi u gooni ah dabeecad adeeg iyo ka fogaan dadka la dhaqankooda. Waxaa lagu qeexaa qofkaan oo kale inuu yahay mid naftiisa jacel, oo shaqo ku laheyn cidkale. mar la adeegsaday cilmi baarid waxaa la ogaaday dadka noocaan ah inay yihiin dad aan saaxib laheyn, isbadelna diida qatarna u ah waali.

introvert *n.* fiiri *(eeg)* introversion.

intubation *n.* Tuubbo lageliyo qeybo ka mid ah jirka, si baarid ama daaweeyn loogu sameeyo. tusaale waxaa u ah tuubbo caloosha lageliyo gaaska dhibaatooyinkiisa lagu baaro ama si daaweeyn ah loogu adeegsado.

intumescence *n.* unug aad u barar ama si xad dhaaf ah u weynaada.

inulin *n.* walax dareere ah oo laga sameeyey sonkor iyo nafaqo tamareed, hab dhiska kiimikadeedana aad u culus yahay. Waxaa loo adeegsadaa baarida shaqooyinka kellida, sida irbada oo kale ayaa loo qaataa, oo waxay ku darsantaa hab dhiska dhiig wareega, kadib waxaa la cabbiraa kaadida jirka ka soo baxda muddo loogu talagalay. waxaa suurtagal ah in la ogaado sida kellida ay u shaqeyso markii la cabbiro inta wasaq kellida ay soo saartay.

invagination *n.* is laab-laabid uu sameeyo hab dhis aad u adag, kaasoo sameeysta dalo-

ol. Tani waxaa lagu arkaa uur jiifka marxaladaha ay maraan inta ay caloosha ku jiraan.

invalidity benefit *fiiri (eeg)* sickness benefit.

invasion *n.* faafida cudurka kansarka uu ku faafo unugyo fiican oo deris la ah kuwa qaba. Waa aasaasiga lagu garto burooyinka halista ah.

inversion *n. 1.* xuub ama unug isa soo roga sida gudaha xuubka ama unuga uu banaanka u soo baxo. Badanaa waxaa loo adeegsadaa ilma galeenka, marka ilmaha laga soo saaro oo qoortiisa la soo jiido waxaa dhalaneysa in gudaha ilma galeenka isu soo rogo banaanka. *2.* hiddo wade is badiyoo midkale iska abuura.

invertebrate *n.1.* xoolaha aan lafdhabarka lehyn, sida cayayaanada, gooryaanada iwm. *2.* aan lafdhabar laheyn.

in vitro xaalad cajiib ah oo quseeysa in nolol lagu abuuro meel jirka aan aheyn.

in vitro fertilization (IVF) xirfad loo adeegsado in ugxaanta dumarka ee ilmaha ka abuurmaan lagu bacrimiyo banaanka jirka, kadib ugxaantii iyo shahwada (biyaha) raga oo isku dhex jira loogeeyo ilma galeenka. Arinkan waxaa la sameeyaa marka dumarka ay ka xiran yihiin tuubbooyinka ugxaanta oo marto ama xaalado kale oo sababa raga ama dumarka aysan awood u laheyn ilma dhalka.

in vivo xaalad cajiib ah oo ka dhex dhacda unugyada jirka gudahooda.

involucrum *n.* korida ama soo dhalashada laf cusub.

involuntary muscle muruq aan heysan meel laga xakumo oo si ogaan ah u dhaqaaqa. Waxaa kamid ah muruqa mindhicirka, xididada dhiiga iyo kan caloosha.

involution *n.* isu-soo uruurida (soo yaraansho) ilma galeenka oo uu sidii caadiga ahaa ku soo noqdo marka ilmaha ka baxaan. *2.* Xuub baaba'a ama la dhamaada duqnimada.

involutional melancholia xaalad halis ah oo qof waali ku dhow yahay, taasoo ka timaada cadaadiska nolosha wehliya niyad jab murugo iyo hoos u dhaca dhaqaalaha. Waxaa badanaa lagu arkaa dadka da' dhexaadka ah oo da'doodu u dhaxeesa 40 ilaa 55 oo xaga dumarka ah iyo 55 ilaa 65 oo xaaga raga ah. Waxyaabaha lagu garto waxay tahay isku buuqid, dhanlanteed caafimaad daro ah, faqiirnimo iyo denbi Illahay laga galo. Mararka qaarkood wuxuu qofkaan ku fakaraa aduunka in uu agtiisa ka yahay waxaan jirin oo in laga dhinto ka roontahay. Xaaladaan badanaa looma arko waali cad, sidaa daraadeed dadka sidan u jirran caawimaad lama siiyo.

iodine *n.* curiye inyar kamid ah ku filan caafimaadka iyo koritaanka jirka. Dadka waayeelada waxaa jirkooda ku jira qiyaas ahaan 30mg oo curiyeyahaan ah, wuxuu ka yimaadaa qanjiro dhuunta ku yaala, hadii uu jirka ku yaraadana waxaa dhasha cudurka quumanka. Waxaa si caadi ah looga helaa cuntada khudaarta iyo xayawaanada badda ku jiraan. astaantiisa kiimiko waa I.

iodipamide *n.* kiimiko isku dhis ah oo ay ku jirto saliid naar, taasoo loo adeegsado araga iyo soo saarka sawirada raajada.

iontophoresis *n.* xirfad loo adeegsado daaweeynta lafo xanuunka. Taasoo koronto lagu kiciyo tamar daawo ah oo qulqulkeeda la saaro maqaarka jirka ayadoo si toos ah ay u gaarta lafaha xanuunka qaba.

ipecacuanha *n.* daawo laga sameeyey dhir (geedo) taasoo si qiyaas yar ah loogu adeegsado daaweeynta hargabka iyo inay keento matag. Dhibaatooyinka ay keento waxaa kamid ah calool xanuun halis ah hadii qiyaas badan la isticmaalo.

ipratropium *n.* daawo loo isticmaalo cudurka neefta, xiiqda iyo dhibaatooyinka hab dhiska neef marka jirka. Afka ayaa lagu buufiyaa, waxay sababi kartaa madax iyo wadne xanuun

iprindole *n.* daawo afka laga qaata oo loo isticmaalo daaweeynta jirrooyinka ka yimaada murugada, niyad jabka iyo cadaadiska nolosha wax tarkeeda si tartiib tartiib ah ayaa loo dareemaa, waxay keeni kartaa afka qaleel, araga oo mugdi gala iyo dhidid. *Waxaa kale oo loo yaqaanaa* **Prondol.**

ipsilateral *adj.* Dhibaato gaarto hal dhan (gees, dhinac) jirka kamid ah. Badanaa waxaa la arkaa marka jirka dareen la'aan ku dhacdo ama cuuryaanimo timaado.

IQ *fiiri (eeg)* intelligence quotient.

irid- (irido-) *horgale;* tilmaama; bu'da birta (bikaaca) isha.

iridectomy *n.* qaliin lagu sameeyo bu'da (bikaaca) birta isha kaasoo qeyb kamid ah la gooyo.

iridencleisis *n.* qaliin lagu fududeeyo cadaadiska bu'da (bikaaca) birta isha, kaasoo meel oo ugu yimid la aqoon. Duleel yar ayaa bu'da laga sameeyaa si dheecaanka iyo biyaha isha ugu soo baxaan.

iridodialysis *n.* kharar (jeex) gala bu'da (bikaaca) birta isha, dhaawac ku dhacay daraadeed.

iris *n.* bu'da, bikaaca, birta isha. Halkaas oo ah meesha laga xakumo inta iftiin ee gali karta isha, waxay sameystaa murqo midabbo kala duwan leh, kuwaas oo is fura markuu if bartamaha galo, isla markaas bu'da (bikaaca, birta) isha waa uu is yareeyaa.

Iris bombe' xaalad aan caadi aheyn oo bu'da (bikaaca, birta) isha uu banaanka u soo baxo, cadaadis xuubabka danbe ee isha ka yimaado daraadeed.

iritis *n.* xanuun iyo bar-barar ku dhaca xuubabka bu'da isha.

iron *n.* curiye macdan ah oo aad muhiim ugu ah nolosha. Dadka waaweyn waxaa jirkooda ku jira qiyaas ahaan 4g macdan ah, nus kamid ah ay ku jiraan unugyada dhiiga gaduudan (cas), nuska kalena u kala qeybsama murqaha borootiinada caawiya iyo atamada tabarta siiya jirka. Macdantaan waa curiye jirka aad ugu baahan yahay, shaqadiisna tahay kala qaadka iyo gudbinta hawada jirka soo gasha. Waxaa si caadi ah looga helaa cuntada qaarkeed gaar ahaan hilibka sida beerka xoolaha, waxaa maalintii loo bahan yahay qiyaas ahaan raga inay jirkooda helaan 10mg. dumarkana 12mg, hadii ay timaado inuu jirka haysan mac- dantaan waxaa suuragasha dhiig yari in ay dhalato.

iron dextran daawo laga sameeyey macdan iyo sonkor oo lagu daaweeyo dhiig yarida ka timaada macdanta jirka ku yar. Waxaa loo qaataa sida irbada (duro, mudo) oo kale, waxaay keeni kartaa xanuun ka yimaada meesha irbada lagu duray iyo wadno garaaca oo siyaada. *Waxaa kale oo loo yaqaanaa* **Imferon**

iron lung *fiiri (eeg)* respirator.

iron-storage disease *fiiri (eeg)* haemochromatosis.

irradiation fiiri (eeg) radiotherapy.

irrigation n. dhaqid, biyo raacin gaar ahaan meel dhaawac gaarey oo fash-fashtay, ayadoo la isticmaalayo daawo ama biyo.

irritable bowl syndrome xaalad badanaa la arko oo si joogto ah u soo noq-noqota. Taasoo ah ubuc xanuun shuban ama calool adeeg leh oo muddo jiri karta, ayadoo wax xanuun ah la dareemin. astaan lagu garto malaha hase yeeshee waxaa sababa murqaha mindhicirada oo sidii la rabay aan u shaqeyn. Waxaa daawo u ah in walwalka iyo cadaadiska nolosha la yareeyo, cuntada la cunayana leysku dheelitiro iyo caloosha oo la socodsiiyo.

isch- (ischo-) hogale; tilmaama; ku yar, daboolid ama qarin.

ischaemia n. dhiiga ku wareega jirka gudahiisa oo meelo qaarkeed ku yar, taasoo ka dhalata xididada dhiiga kala qeybiya oo xirma.

ischiorectal abscess nabar ka soo bax ah, oo ka soo baxa murqaha caawiya futada, gaar ahaan afka saxarada soo marta. Waa ka duwan yahay dhibaatooyinka kale ee futada ku dhaca sida baabasiirka iwm, aad ayuu u bararaa xanuun xad dhaaf ah la yimaadaa. waxaa daawo u ah in qaliin loo adeegsado oo laga saaro wasaqda iy malaxda ku jirto nabarka.

ischium n. laf koobta lafaha sinta (misigta).

ischuria n. jirka oo kaadida ceshada.

island n (la xiriira hab dhiska jirka) meel xuub ama unguyo ku yaal oo si gooni ah ugu duwan kuwa agagaarkaas ku yaal.

islet n. (la xiriira hab dhiska jirka) koox yar oo unugyo ah habdhiskooda ka duwan yahay kuwa ku ag yaal agagaarkooda.

islet of langerhans kooxo yar oo unugyo ah, kuwaasoo ku kala yaacsan walax beer yaraha soo daayo hoormoon borootiin ah.

iso- horgale; tilmaama; sinnaanta, isku-ekaansho ama isku-mid ah.

isoagglutinin n. mid kamid ah unugyo lid ku ah unugyada jirka, kaasoo sababa in unugyada dhiiga gaduudan (cas) ay isku dheg-dhegaan oo aad isugu dhex jira.

isoagglutinogen n. mid kamid ah unugyada jirka difaaca oo ka dhasha saqafka unugyada dhiiga gaduudan (cas), kaasoo weeraro uga yimaada unugyada lidka ku ah jirka, taasoo sababta in dhiiga uu noqdo mid isku dheg-dhegan.

isodactylism n. cilad lagu dhasha oo ah dhamaan faraha gacanta oo isla siman.

isoenzyme n. qaab ahaan aan la mid aheyn falgal de-dejiye.

isohaemagglutini n. fiiri (eeg) isoagglutinin.

isolation n.1. qof la gooni yeelay caafimaad daro aawadeed, ayadoo la diidayo in cudarada uu qabo gaaraan dadka kale. 2. Qaliin loo adeegsato in lagu kala bixiyo unugyo habdhiskoodu isku mid yahay.

isomerase n. kooxo kamid ah falgal dedejiye oo mid walba leh, awaadna u leh falgal kale oo isku dhis ah u badello mid kale oo la mid ah.

isometheptene n. daawo loo adeegsado daaweynta madax xanuunka daran kaasoo ka yimaada hal gees (dhan) oo madax ah. Afka ayaa laga qaataa, waxay dhalinkartaa warwareer. Waxaa kale oo loo yaqaanaa **Midrid.**

isoniazid n. daawo loo adeegsado daaweeynta cudurka qaaxada, afka ayaa laga qaataa. Inkastoo jeermiska dhaliyey cudurka qaaxada ay dhaqsadiiba la qabsato daawadaan taasoo ay dhalato inay waxba ka tarin, waxaa lala qaataa jeermis dile kale oo loo yaqaan streptomycin. Waxay dhalisaa calool xanuun iyo afka oo qaleel noqda.

isoprenaline n. daawo loo adeegsado daaweynta cudurka neefta, mararka qaarkiis waxaa loo adeegsadaa dhibaatooyinka sababa wadne xanuunka, gaar ahaan xaaladaha hoos u dhiga shaqooyinka wadnaha, waxay keeni kartaa wadno garaaca oo siyaada xabbad xanuun iyo suuxdin. Waxaa kale oo loo yaqaanaa **Medihaler-Iso, Saventrine.**

isosorbide dinitrate daawo loo adeegsado daaweynta wadno qabadka, waxay u shaqeysaa dabcinta murqaha labada halbowle ee wadnaha, ayadoo labadaba ay furuurinayso (ballaaris). afka ayaa laga qaataa, dhibaatooyinkeeda aad ayey u yar yihiin inkastoo madax xanuun laga cabado. Waxaa kale oo loo yaqaanaa **Cedocard, Isoket, Isordil, Sorbitrate.**

isothenuria *n.* awood daro ku dhacda labada kelli, taasoo aysan awoodin inay kaadi soo saaraan. Arintaan waxaa la'arkaa marxaldaha ugu danbeeya ee kellida ku jirto shaqo joojin.

isotonic *adj.* Qeexid lagu tilmaamo dareere ka taga meel uu ku yar yahay, kadibna taga meel uu ku badan yahay. *Fiiri (eeg)* Osmosis.

isotonic exercise *fiiri (eeg)* exercise.

isotope *n.* kooxo curiye leh noocyo badan oo kala duwan, laakin isaga mid ah lambarka danabeed ee bu'da atamka.

isotretinoin *n.* daawo la famil ah fiitiimiin A oo lagu daaweeyo finan kasoo baxa wejiga, kuwaas oo daawooyinkale ay wax ka tari waayeen. Afka ayaa laga qaataa, waxay keeni kartaa maqaarka jirka oo qaleel noqda, san garoor iyo madax iyo calool xanuun. *Waxaa kale oo loo yaqaanaa* **Roaccutane.**

isoxsuprine *n.* daawo furuurisa (ballaarisa) xididada yaryar ee dhiiga, si qulqulka dhiiga uu sahal u noqdo. Waxaa kale oo loo isticmaalaa ka hortaga foosha soo deg-degta. afka ayaa laga qaataa ama sida irbada (duro, mudo) oo kale, dhibaatooyinkeeda aad ayey u yaryihiin. *Waxaa kale oo loo yaqaanaa* **Duvalidan.**

isozyme *n. fiiri (eeg)* isoenzyme.

ispaghula husk daawo buddo ah oo loo isticmaalo calool adeega (lagu qaras baxo), afka ayaa laga qaataa. *Waxaa kale oo loo yaqaanaa* **Colven, Fybogel.**

isthum *n.* caddidid ama ciriiri xubin ama unug galo, gaar ahaan qanjiro badan oo ku yaala dhuunta.

itch *n.* cuncun (xoq-xoqid) dusha maqaarka jirka ah, waa astaanta lagu garto cudurada maqaarka.

ITU *fiiri (eeg)* intensive therapy unit

IUCD (intrauterine contraceptive device) duub xarig caag ama macdan ka sameesan oo qiyaas ahaan dhirirkiisa gaaraya 25mm, kasoo lagu duubo (lagu xiro) afka ilma galeenka, si looga hortago inay ilma galaan caloosha. Sida uu u shaqeeyo iyo habka uu u hor istaago ilmaha caloosha galayaa lama oga, laakin waxaa loo maleeyaa inuu farageliya abuurka ilmaha. Badanaa duubkaan xariga ah waxaa laga sameeyaa macdan ku dhalaali og gudaha jirka, sidaa daraadeed waxaa suuragal ah in laga kaaftoomo soo saarkeeda hadii hawlshii ay qaban lahaayeen dhamaato. Dhibaatooyinka ay keento aad ayey u yar yihiin, laakin waxaa la arkaa dhiiga caadada oo siyaada iyo dhabar xanuun.

IUGR *fiiri (eeg)* intrauterine growth retardation.

IUI *fiiri (eeg)* intrauterine insemination.

ivermectin *n.* daawo loo isticmaalo daaweeynta jeermis ku dhaco maqaarka jirka, oo ka yimaada jeermiska nool ee il-ma'araga ah. Waxay daawadaan si toos ah u dishaa kiisa yar iyo ugxaantiisa aan weli dhalan, afka ayaa laga qaataa, waxay keeni kartaa kor cuncun iyo qanjiro barar.

IVF *fiiri (eeg)* in vitro fertilization

IVP *fiiri (eeg)* intravenous pyelogram.

ixodes *n.* cayayaano aad u badan oo ay ka mid tahay shillin, kuwaas mas'uul ka ah gudbinta cuduro badan sida lafo xanuunka. Aad ayey cayayaanadaan qatar u yihiin, hal mar oo ay dadka qaniinaan waxay horseedi karaan cuuryaanimo, ka timaada candhuufta (calyo) shillinta.

ixodiasis *n.* cudurkasta oo ka yimaada cayayaanada shillinta.

ixodidae *n.* kooxo shillin isku famil ah.

J

Jacksonian epilepsy *fiiri (eeg)* epilepsy.

Jacquemier's sign midab buluug iyo madow buluug xigeen ah oo lagu arko siilka. Waa astaanta uurka saadaalisa.

jactitation *n.* is rog-rogmid, kor u qaadqaadmid uu qof muujiyo markuu xanuun daran haayo gaar ahaan qandho marka ay jirto.

Jarish-Herxheimer reaction caro (xanaaq) uu muujiyo cudurka waraabowga markii lagu billaabo daawooyinka jeermiska dila. Xaaladaan waa wax muddo yar socda oo wax daawo ah uma baahna.

jaundice *n.* cagaarshow (indha caseeye). Maqaarka jirka oo midabka jaalle (huruud) ah iyo indhaha oo cadaan noqda waxay astaan u tahay dacar (xammeeti) badan oo si xad dhaaf ah loogu arko hab dhiska dhiiga.

jaw *n.* daan. (afka labadiisa dhinac), kaasoo sal u ah ilkaha halka ay haystaan.

jejun- (jejuno-) *horgale;* tilmaama; mindhicir yareha.

jejunal biopsy gooyn ah, in cad yar laga soo gooyo mindhicir yareha qeybtiisa kore, si qaliin ah ayaa loo sameeynkaraa ama in la isticmaalo tuubbo dheer oo afka kaamera ku wadato, ayadoo la adeegsanaayo mindi yar oo lagu soo gooyo cad yar oo la baari karo, si loo ogaado cudurada jira.

jejunal ulcer *fiiri (eeg)* peptic ulcer.

jejunectomy *n.* qaliin lagu sameeyo qeyb kamid ah mindhicir yareha.

jejunoileostomy *n.* qaliin lagu sameeyo qeyb kamid ah mindhicir yareha, ayadoo nus (bar) kamid ah la gooyo cuduro ku dhacay daraadeed. Waxaa kale oo la sameeyn jiray oo hada la joojiyey dhibaatooyinka ay sababtay aawadeed in dadka buurbuuran lagu caateeyo

jejunostomy *n.* qaliin ah in mindhicir yareha qeyb kamid ah dibada loo soo saaro si loo geliyo tuubbo nafaqo iyo biyo loo mariyo jirka.

jejunum *n.* qeyb kamid ah mindhicir yareha, taasoo ah qeybta isku xirta kor iyo hoosta mindhicirka.

JIA *fiiri (eeg)* juvenile idiopathic arthritis.

jigger *n. fiiri (eeg)* Tunga.

joint *n.* isgalka lafaha, barta ay laba lafood ku kulmaan ama isku dhegaan. Labada lafood ee isgala waxaa u dhaxeeya xiidmo carjaw jiidjiidma ama xubno qafiif ah (dabacsan). Isgalka lafaha waxay u kala baxaan sedex, oo kala ah 1- mid dhaqdhaqaaqeedu xur ah. 2- mid yara dhaqdhaqaaqda, iyo 3- mid aan awood u laheyn wax dhaqdhaqaaq ah.

jugular *adj.* la xiriira ama gaarsiiya qoorta iyo dhuunta.

jugular vein mid kamid ah xidido badan oo ku yaala qoorta. Waxay u qeybsamaan kuwa qoorta ku dhex yaal iyo kuwa dibada kaga yaal kuwa gudaha qoorta ku jira waa labo aad u waaweyn oo toosan (taagan) kuwaasoo dhiiga ka soo qaada maskaxda. Kuwa banaanka qoorta ku yaalana waa laba kale oo yaryar dhiiga gaarsiiya qoorta, wejiga iyo basada.

jugum *n. (la xiriira hab dhiska jirka)* fiin ama duub-duub isku xira laba lafood oo kala qeyb ah.

junction *n.1. (la xiriira hab dhiska jirka)* meel ay ku kulmaan laba xubnood oo kala gooni ah. 2. Bar kulan.

juvenile idiopathic arthritis (JIA) jirro ku dhacda isgalka lafaha ilmaha ka da' yar 16 sano. Xaaladaan ma'ahan cudur la hubo oo isgalka lafaha ilmaha dhib u keena ama jirrada isgalka lafaha dadka waaweyn kan ku dhacda la mid ah, maxaa yeelay waa la ogyahay in barar iyo xanuun uu ku haayo isgalka lafaha ilmaha, laakin ma'ahan cudurka isgalka lafaha ku dhaca.

juvenile polpy *fiiri (eeg)* polyp.

juxta- *horgale;* tilmaama; u dhow, u dhowaan Tusaale juxta-articular = u dhow isgalka lafaha

K

Kahn reaction tijaabo baarid ah oo lagu sameeyo cudurka waraabowga. unugyada dhiiga ee qofka laga qaaday ayaa waxaa lagu daraa walax soo saara hadii u jiro jeermis lid ku ah unugyada jirka. Laakin hab baaridaan ma'ahan mid lagu kalsoon yahay.

kala-azar (visceral leishmaniasis dumdum fever) cudur u badan dhulalka kulul oo dadka ay ka qaadaan cayayaanada ciida gala. Jeermiska ay cayayaanadaan sababaan wuxuu qabsadaa dhamaan unugyada caawiya hab dhiska jirka difaaca, unugyada laga xakumo iyo dhuuxa lafaha. Wuxuu dhaliyaa dhiig yari, beer barar, miisaanka jirka oo hoos u dhaca iyo qandho goys-goys ah.

kanamycin *n.* daawo jeermis dile ah oo loo adeegsado cudurada ay dhaliyaan jeermis noole il-ma'arag ah. Waxa loo qaataa sida irbada (duro, mudo) oo kale, inkastoo afka laga qaadankaro marka loo adeegsanayo jeermisyaada ku dhaca mindhicirka, dhibaatada ay dhaliso aad ayey u yar tahay. *Waxaa kale oo loo yaqaanaa* **Kannasyn.**

kaolin *n.* dhoobo cad oo ka sameeysan jaandi (macdan) iyo xariir. Markii la sifeeyo oo saafi laga dhigo waxaa loo isticmaalaa daaweeynta shubanka iyo mataga. waxaa caadi looga qaataa afka.

kaposi's sarcoma buro aad halis u ah oo kasoo farcanta xididada dhiiga ee murqaha, taasoo muuqaalkeedu u egyahay midad buluug madow xigeen ah oo buur-buuran. Badanaa waxaa lagu arkaa dadka afrika ku nool oo aad ayey ugu yartahay wadamada horumaray, inta aan ka aheyn dadka aaydhiska qaba. Waxaa lagu daweeyaa in lagu gubo kaah-fale (shucaaca tamarta) inkastoo adeegsiga kiimikada ay joojin karto burada inay faafto.

kary- (karyo-) *horgale;* tilmaama; bu'da (bartamaha) unuga.

karyokinesis *n.* kala qeybsanka bu'da (bartamaha) unuga, badanaa waxaa la arkaa marka unugyada tarmayaan. *fiiri (eeg)* mitosis.

karyolysis *n.* kala go'a bu'da unuga.

karyoplasm *n. fiiri (eeg)* nucleoplasm.

karyosome *n.* walax cufan oo aad u tiro badan, kuwaas oo ku sugan bu'da unuga.

karyotype *n.* qeexid lagu tilmaamo hiddo wadeyaalka, gaar ahaan tiradooda iyo hab dhiskooda.

kawasaki disease (**mucocutaneous lymph node syndrome**) jirro ku dhacda ilmaha da'dooda ka yartahay 5 sano, lama yaqoono waxyaabaha sababa. Waxaa astaantiisa kamid ah qandho, dhuun xanuun iyo nabro yaryar oo korka ka soo baxa, waxaa sii dheer calaacasha gacanta iyo cagta lugta oo aad gaduud (casaan) u noqda, taasoo isu badesha inuu diirka ka dhaco labadaba. Ilmaha qaarkood waxaa ku hara lafo xanuun joogta ah iyo murqaha wadnaha oo ayagana xanuuna, daaweeynteeda waxaa loo adeegsadaa aasbriin.

kell antigens walax nuxur dareere ah oo aan la hubin inay ku jiraan unugyada dhiiga gaduudan (cas) saqafkooda. Nuxurkaan dareere waxay sal u tahay dhiiga noocyada iyo kan uu ka koobanyahay *fiiri (eeg) blood group*. Taas oo aad muhiim u ah qofka marka dhiiga lagu shubaayo.

keller's operation qaliin yar oo aan dhib laheyn, kaasoo lagu sameeyo suulka weyn ee faraha lugta oo qallooc noqda booskiisana ka durqa, si loo toosiyo ayaa qaliinkaan loo sameeyaa.

kerat- (kerato-) *horgale;* tilmaama; xuubka ku daboolan bikaaca (birta) isha. Tusaale: keratopathy= *cudurka ku dhaca xuubka bikaaca isha daboola.*

keratalgia *n.* xanuun ka yimaada xuubka daboola bikaaca (birta) isha.

keratectomy *n.* qaliin lagu gooyo qeyb kamid ah xuubka isha daboola. Maalmahaan danbe qaliinkaan waxaa loo adeegsadaa qalabka ifka danabka wax lagu gooyo.

keratin *n.* kooxo borootiin ah oo aad muhiim ugu ah ciddiyaha, timaha iyo maqaarka jirka.

keratinocyte *n.* unug sameeya ama kooba maqaarka jirka intiisa kore. Maqaarka 95% wuxuu ka sameesan yahay unugaan.

keratitis *n.* xanuun iyo barar gaara xuubka daboola bikaaca (birta) isha. biyo ayaa kasoo daata xanuun xad dhaaf ahna latimaada badanaa araga caad ayaa fuula. Waxaa keeni kara jug gaarta isha ama sun ku daadata, waxaa kale oo sababi kara jeermis ku dhaca isha. Hadii uu jeermis jiro waxaa loo adeegsadaa daawooyinka jeermiska dila, hadii kalena isha waa la daboolaa ilaa xanuunka uu ka yaraado.

keratoacanthoma *n.* nabar aad u adag oo ka soo baxa maqaarka jirka korkiisa, kaasoo qiyaas ahaan cabbirkiisa gaara 1-2cm, kadibna iska baaba'a keligiis. Raga ayaa u badan oo dumarka waa uu ku yaryahay, badanaa wejiga ayuu ka soo baxaa hadii uu baaba'i waayo waxaa qasab ah in qaliin loo adeegsado.

keratoconjunctivitis *n.* xanuun iyo barar isugu taga bikaaca (birta) isha iyo xuubka daboola.

keratomalacia *n.* xaalad sababta in ay indhaha araga beelaan. Waxay ka dhalataa nafaqo daro gaar ahaan fiitimiin A oo jirka ku yaraada.

keratome *n.* qalab loo diyaariyey isticmaalka gooynta xuubka bikaaca (birta) isha.

keratometer (opthalmometer) *n.* qalab loo adeegsada cabbiraada wareega uu ku fadhiyo xuubka bikaaca (birta) isha daboola. Waxaa lagu ogaadaa hadii wareegaas uu qallooc ku jiro iyo hadii kale.

keratoplasty (corneal graft) *n.* qaliin isha lagu sameeya oo lagu badello xubnaha xumaaday ee bikaaca (birta) isha daboosha, ayadoo la adeegsanayo xubno kale oo laga soo gooyey meelo kamid ah jirka ama qofkle.

keratosis *n.* nabro yaryar oo ka soo baxa dadka da'da weyn ee qoraxda korkooda ku dhacday. waxay u kala baxaan laba nooc, mid gaduud (casaan) noqda oo isu badella nabro aad halis u ah cuduro qatar ah noqda, iyo mid midabkiisa jaalle (huruud) ah oo meesha uu ku yaalo madow ku noqda, kuna dhamaado.

keratotomy *n.* qaliin, daloolin lagu sameeyo xuubka daboola bikaaca (birta) isha.

kerion *n.* gooryaan gala basada madaxa, taasoo sababta xanuun xad dhaaf ah iyo barbarar malax ku jirto, ma'ahan mid caadi ah waxaana keena gooryaanada warwareegsan oo jeermisyo ku dhaliya xoolaha la dhaqdo.

kernicterus *n.* dheecaan dacarta ka yimid oo maskaxda isku malaasa, kaasoo dhibaato weyn gaarsiya dhamaan maskaxda oo dhan. Waxaa badanaa xaaladaan lagu arkaa ilmaha qaba cudurka dhiig burburka, waxaa dhibaato gaartaa xididada cusub ee soo dhalanaya kadib waxaa dhasha qallal, dhaqdhaqaaqa jirka oo aan isla socon, maqal la'aan, araga oo yaraada, hadalka iyo cunto cunida oo aad u dhiba.

kernig's sing astaan lagu garto cudur ku dhaca xuubabka daboola maskaxda. Taasoo ah seedadka murqaha lugaha oo aad u adkaada ilaa ay bukaanka u diidaan lugahiisa inuu kala bixiyo jilbahana uusan fidin karin.

ketamine *n.* daawo loo isticmaalo kabaabyada iyo suuxdinta ilmaha. Waxaa loo qaataa sida irbada (duro, mudo) oo kale. *Waxaa kale oo loo yaqaanaa* **Ketalar.**

ketoconazole *n.* daawo loo adeegsado daaweeynta jeermiska iyo cudurada ay dhaliyaan cayayaanka gala badarka qamiirka. afka ayaa laga qaataa, waxayna dhalinkartaa warwareer, lalabo iyo matag. *Waxaa kale oo loo yaqaanaa* **Nizoral.**

ketoprofen *n.* daawo loo adeegsado daaweeynta xanuunka iyo barbararka lafaha. Dhibaatooyinkeeda aad ayey u yar yihiin. waxaa mararka qaarkeed la arkaa inay keento laab jeex.

keyhole surgery *fiiri (eeg)* minimally invasive surgery.

Khat (qat, kat) *n.* caleemo ka baxa kayn ama jiq yar, kaasoo leh maandooriye. Soomaaliya iyo wadamo afrikaan iyo aasiya, waxaa caado ka ah calaajinta caleentaan. Cunideeda badan waxay horseedaa cuduro afka ku dhaca gaar ahaan labada faruur (bushimood) oo ka soo baxa bar ama gaashi cadcad.

kidney *n.* kelli. Labo unug oo mas'uul ka ah wasaq ka saarka jirka si kaadi ah, gaar ahaan dhiiga. Kellida waxay ku taalaa ubucda gadaasheeda, ka hoose murqaha caloosha labada gees (dhan) ee jirka. Waxaa dhiiga soo gaarsiiya xidido lagu magacaabo xididad kellida. kelli walba waxay ka koobantahay xiidmo u xiran sida kaabsolka oo kale.

kienbock's disease cudur xanuun leh oo ku dhaca gacanta inta u dhexeesa faraha iyo xusulka. Waxaa sababa xididada dhiiga qaada oo aan dhiiga soo gaarsiin xubnaha gacanta, ama dhaawac gaara lafta gacanta.

killer cell *fiiri (eeg)* lymphocyte, natural killer cell.

kinaesthesia *n.* fariin dareemeed maskaxda ogeysiisa inay marwalba u foowjignaato meesha ay murqaha u dhaqdhaqaaqaan. Maskaxda markey hesho fariintaas waxay mowjado dareen ah u dirtaa murqaha, isgalka lafaha iyo seedadka, la'aanteeda suuragal ma'ahan in la sameeyo dhaqdhaqaaq iska warqab ah markii indhaha la xiro.

kinaesthesiometer *n.* qalab lagu cabbiro qiyaas ahaan intuu bukaanka ka warqabo dhaqdhaqaaqa murqahiisa iyo isgalka lafaha. Waxaa la isticmaalaa marka la baarayo cudurada maskaxda, dareen wadayasha iyo jirka murqahiisa.

kinanaesthesia *n.* awood daro jirka ka qabsata inuu dareemo dhaqdhaqaaqa murqaha iyo lafaha. Waxaa loo maleeyaa cudur inuu ku jiro hab dhiska jirka oo idil muuqaal ahaan.

kinase *n.* walax isku qas kiimiko ah oo awood u leh inay soo cusbooneysiiyaan falgal de-dejiye hallaabay.

kinematics *n.* barashada cilmiga dhaqdhaqaaqa, awooda jirka iyo quwada ka danbeysa ee sababta.

kineplasty *n.* hab xirfad lugta ama gacanta lagu gooyo, oo ka duwan sida caadiga ah ee loo gooyo. Tani waxay quseysaa in la badbaadiyo murqaha xubnaha adimada iyo seedka weyn, si loo adeegsado in lagu rakibo xubno kale oo qofkale laga soo gooyey ama kuwa been ah oo loo diyaariyey in lagu badello kuwii asliga ahaa ee jirka. Sidaa daraadeed seedka iyo murqaha waxay awoodaan inay dhaqdhaqaajiyaan xubnaha cusub ee soo siyaaday.

kiss of life *fiiri (eeg)* mouth-to-mouth respiration.

klebsiella *n.* jeermis noole il-ma'arag ah oo dhiban, dhaqdhaqaaqna awoodin. badanaa waxaa laga helaa xubnaha jirka dadka iyo xoolaha, gaar ahaan hab dhiska neefta marta, kaadi mareenka iyo mindhicirka, waxay sababaan jirro dhib gaarsiisa unugyadaas.

kleptp- *horgale;* tilmaama; xadid, tuugnimo

kleptomania *n.* xaalad qofka ku kadeeda inuu wax xado asagoon rajo kalaheyn waxa uu xadayo ama uusan qiimeyn wuxuu soo xaday. Waxaa la dhahaa waxaa ku dhaliyey nolosha cadaadiskeeda iyo jirrada niyad jabka.

klinefelter's syndrome jirro ka dhalata cilad ku jirta hiddo wadaha jirka, kaasoo u gooni ah raga. Waxay quseysaa firka shaqsinimada sameeya oo siyaado ku noqda jirka kaasoo la yimaada **XXY**, meeshii laga rabay in ay aheyd **XX** ama **XY**. Waxaa raga lagu arkaa in ay caato dheer xoog leh yihiin, xiniinyo yar yar iyo naaso waaweyn la soo baxa, shahwada (biyaha) ragana ay tahay mid yar, timaha jirka ka soo baxana aan lagu arag.

klumpke's paralysis jirro cuuryaan ka dhigta gacanta ilmaha dhalanaya oo xoog looga soo saaro caloosha hooyada. Waxaa loo maleeyaa xoogaas la adeegsanayo inay wax u dhinto dareen wadaha gacanta, qoorta iyo xabbadka ilmaha. gacanta waxay noqotaa mid daciif balaq-balaq ah oo an muruqo laheyn.

kneading *n. fiiri (eeg)* petrissage.

knee *n.* Jilib, (lawga) jilibka.

knight's-move thought jirro fakar xun lagu fakaro habeenkii, oo lagu qeexo maskax ciqaab iyo cadaadis kulul. Waa astaan kamid ah waalida.

knock-knee *n.* lugo qal-qallooc. Xaalad labada jilib markay isu soo dhawaadaan cagaha kala fogaadaan. Waxaa badanaa arintaan dhaliya cadaadis fuula jilibaha, qoobka iyo isgalka lafah, taasoo keenta lafo xanuun joogta ah. Waxaa daawo u ah in la qalo lafaha ay dhibaatada gaartay.

Kocher manoeuvre hab loo adeegsado in maquulis lagu yareeyo kalbaxa lafta garabka.

koch's bacillus *fiiri (eeg)* Mycobacterium.

köhler's disease xanuun iyo barar ku dhaca ciribta lugta, badanaa waxaa lagu arkaa ilmaha da'da yar, taasoo ku dhalisa xanuun iyo dhutin (hiitin). Waxaa daawo u ah in marro, calal, nadiif ah lagu xiro lugta.

koilonychia *n.* ciddiyah oo qaabkooda u kora qaab shabbaha qaaddo (malgacad) oo kale. Waa astaan badanaa lagu arko jirrada dhiig yarida, sababta dhalisa lama oga waxaase haboon in la daaweeyo cudurada ku hoos qarsoon.

koplik's spots nabar yar afka ka gaduudan (cas) dhexdiisana cadaan tahay, oo badanaa ka soo baxo afka, gaar ahaan marka ay jirto jirrada jadeecada.

korsakoff's syndrome jirro ku dhacda maskaxda, taasoo ah mid u diida maskaxda in ay xusuusato wixii cusub oo aay ku kulanto, laakin waxyaabihii horay u tagay awood ayey u leedahay inay xusuusato. Waxaa badanaa arintaan dhaliya aalkolada la cabo, gaar ahaan marka ay hoos u dhigto fiitimiinka B_1. Waxaa daawo u ah in fiitimiinkaas qiyaas badan la qaato, inkastoo xaaladaan ay noqonkarto mid joogta ah.

KPTT (koalin partial thromboplast time) hab loo adeegsado in lagu ogaado qiyaasta ay gaarsiisantahay daawo loo isticmaalo xinjiro ka ilaalinta dhiiga.

kraurosis *n.* isu-soo uruurka soo yaraansho xubnaha jirka qaarkood, gaar ahaan siilka dumarka waayeel noqday.

Krebs cycle (citric acid cycle) hab dhis falgal de-dejiye ah oo isku qas-qasan kaasoo ka dhex socda dhamaan unugyada xoolaha nool, taasoo awood u leh inay burburiyaan islamarkaana kala qeybiyaan tamarta xoolaha ay ka helaan hawada iyo nafaqada ay cunaan. Waa barta ugu danbeeysa ee quseeysa silsila-da taxan ee nafaqada, borootiinka iyo hawada unugyada.

krukenberg tumour buro halis ah oo si dhaqsi ah u faafta, waxay ka soo baxdaa xubnaha abuura ugxaanta ilmaha ka abuurm-aan ee dumarka.

kuru (trembling disease) *n.* cudur lagu arko qabiil degan wadanka Guinea ee afrika oo keliya. Wuxuu quseeyaa in hab dhiska dareen wadanka maskaxda dhaqsi u hallaabaan, gaar ahaan qeybta maskaxda laga xakumo dhaqdh-aqaaqa jirka, taasoo dhalisa in la xakumi waa-yo dhaqdhaqaaqa murqaha, oo waxaa dhalata jirka inuu jarees billaabo si xad dhaaf ah kor ilaa hoos. Badanaa waxaa lagu arkaa dumar-ka iyo ilmaha, muddo u dhexeesa 6 ilaa 9 bilo-od markuu socdo dhimasho ayuu keenaa. waxaa sababa sun awood u leh inay is abuur-to, waxaana leysaga qaadaa dadka inay cun-aan dadka cudurka qaba. (dad, dad cun ah).

kviem test xirfad loo adeegsado in lagu baaro cudurada qanjirada jirka oo idil.

kwashiorkor *n.* jirro nooc nafaqo daro ah oo ka dhalata cunto iyo nafaqo la'aan jirta aawadeed. Badanaa waxay caado ka tahay wadamada afrika, gaar ilmaha ku dheeraada naas nuujiska oo markii laga gooyo naaska lagu billaabo cuntada dadka waaweyn cuna oo aan nafaqada laheyn wax adag ah, taasoo ilmaha aan marnaba ka iman inay cuntadaas cunaan, sidaa daraadeed ilmihii waxay noqda-an kuwo nafaqo daro haysa, tabar aan laheyn. Waxay u badantahay ilmaha da'dooda ka yar 3sano. astaanta lagu gartana waxa kamid ah jirka oo biyo gala, shuban, cunto rabida oo aad u yar iyo nasasho la'aan. Mararka qaarkeed waxaa wehliyo jeermis ku dhaca mindhicirka.

kyasanur forest disease cudur lagu arko wadama kulul, gaar ahaan koonfurta wa-danka hindiya, kaasoo ka dhasha jeermis ka yimaada qaniinada cayayaanka shillinta. Waxaa astaan u ah qandho, madax iyo murqo xanuun, daal, san-garoor iyo dhiig bax. Hadii la waayo daawooyinka caadiga ah ee lagu daaweeyo, waxaa la adeegsadaa daawo xan-uun yareeye, biyo badan lacabo iyo in dhiig lagu shubo si dhiigii baxay loo soo celiyo.

kymograph *n.* qalab lagu cabbiro qulqulka iyo cadaadiska kala duwan ee dhiiga ka dhex socda gudaha xididada dhiiga.

kypho- *horgale;* tilmaama; tuur (kurus).

kyphos *n.* meel yar oo mudac horay uga soo baxsan laf dhabarka ah, taasoo noqota muuq-aal u shabbaha kurus meel ka soo jeeda. (waa astaanta lagu garto Tuurta). waxaa xaaladaan sabab xididada halbowlaha laf dhabarka oo dillaaca ama buro iyo cudurka qaaxada oo me-eshaas ku dhaca.

kyphoscoloisis *n.* Tuur. Meel kurus u qaab eg oo horay ama gees-gees u soo taagan, taasoo ka soo baxda laf dhabarka. Waxay u soo kortaa si aan sabab laheyn ama waxaa dhalinkara cuduro ku dhaca carjawda u dhaxeesa ricirka (lafaha lafdhabarka sameeya)

kyphosis *n.* Tuur, si xad dhaaf ah uga soo baxda dhabarka. Waxaa sababi kara laf dhab-arka oo qalloocan ama cuduro ku dhaca lafaha kale ee agagaarkaa ka dhow.

L

labetalol *n.* daawo aad wax u tarta oo loo isticmaalo dhiig karka. Afka ayaa laga qaataa ama sida irbada (duro, mudo) oo kale. Waxay keeni kartaa madax cuncun iyo warwareer dhasha marka laga istaago fadhiga, waxaa la arkaa kaadida oo si xanuun ah ku soo baxda iyo raga oo ay ku adagtahay in shahwada ka baxdo. *Waxaa kale oo loo yaqaanaa* **Labrocol, Tr-andate.**

labio- *horgale;* tilmaama; faruurta (bushinta).

labium *n. (labia)* hab dhis qaab faruur (bushin) laba-laba ah leh, gaar ahaan xuub faruureedka daboola siilka dumarka. Laba ayay u kala baxaan oo lagu kala magacaabo *faruuro weyn iyo faruuro yar.*

labour *n.* fool. foosha, xaalad ilmaha iyo mandheerta kaga soo baxaan ilma galeenka. Marxalada foosha waxay u timaada si aan la fileyn oo kedis ah marka ay ilmaha caloosha galaan 280 maalmood ka hor, laakin waxaa laga yaabaa in la arko fool been ah oo xanuun yar inta dhasho loo maleeyo in ay fool jirto. Caadi ahaan foosha waxay socotaa muddo 12 saacadood, marka hooyada tahay cunugii ugu horeeyey, marka kale ee ilmaha yihiin cunuga labaad iyo wixii ka badan waxay qaadataa muddo 8 saacadood ah. Xanuunka foosha hoos ayaa loo dhigi karaa hadii hooyada ay murqaha ubucda u tababarto foosha waqtiga bilooyinka hore ee uurka, ama la adeegsado daawo yareysa xanuunka.

labyrinth (inner ear) *n.* hab dhiska dhegta gudaheeda oo ka kooban unugyada maqalka iyo unugyo isku dheelitira dhaqdhaqaaqa jirka.

labyrinthitis (otitis interna) *n. fiiri (eeg)* otitis.

lacrimal apparatus hab dhis qanjiro ah oo mas'uul ka ah sameynta iyo ka soo saarka biyaha isha. qanjiradaan waxaay diyaariyaan ilinta indhaha isla markaana ka soo qaadaan oo daadiyaan, ayadoo ay u soo marsiiyaan dalool yar oo ku yaala geesaska labada indho.

lactase *n.* falgal de-dejiye ka yimaada mindhicir yaraha, kaasoo shaqadiisu tahay in uu caanaha jirka soo gala u badello sonkor waqtiga dheefshiidka socdo.

lactation *n.* caanaha ka yimaada naasaha dumarka waqtiga uurka uu gaba-gabo yahay. Waxaa nasaha ku yaalo qanjiro u diyaariya caanaha oo soo daaya marka ibta naaska ilmaha dhuuqaan, hoormoono ayaa arintaas ku dhaliya qanjiradaas oo u sheega marka aan loo baahneyn caanaha inay sii socdaan ama ilmaha ay naas dhuuqa joojiyaan.

lactifuge *n.* daawo hoormoon laga soo dhiraandhariyey oo la adeegsado in ay naasaha dumarka ka joojiso caanaha iska socda marka ilmaha ay joojiyaan naas dhuuqa.

lactogenic hormone *fiiri (eeg)* prolactin.

lactose *n.* sonkor laga helo caanaha. Waxaa jiro falgal de-dejiye mindhicir yareha soo daaya marka caanaha caloosha galaan oo uu ka dheefshiidaa sonkor. Hadii falgalkaas jirka uu san awoodin waxaa dhacda in qofka arinkaas haysata uu caanaha u yihiin xasaasiyad.

lactosuria *n.* sonkorta laga helo caanaha oo lagu arko kaadida. Badanaa waxaa lagu arkaa dumarka uurka leh iyo marka ay naas nuujinayaan ilmaha.

lactulose *n.* sonkor aad qafiif u ah laakin wax tarkeeda aad u ballaaran oo loo adeegsado qaras bax. Marna ma burburto ilaa ay ka tagto mindhicirka, meshaas oo jeermis la deris ku kala qeybiyaa si aay biyo u ceshadaan oo jilciya saxarada, kadib caadi saxarada u baxdaa.

laminectomy *n.* qaliin lagu sameeyo laf dhabarka si loo daaweeyo jirroyinka ku dhici kara meelaha dareen wadka laf dhabarka ku koobma ama buro lagu arko iyo in lagu toosiyo carjawda fidsan ee u dhaxeesa ricirka (lafaha sameeya laf dhabarka).

lamotrigine *n.* daawo loo adeegsado daaweeynta cudurda maskaxda, ee dhaliya qallalka iyo gariinka. Afka ayaa laga qaataa. waxay keeni kartaa lalabo, madax xanuun, araga oo laba-laba noqda, warwareer iyo nabro yaryar oo jirka ka soo baxo. *Waxaa kale oo loo yaqaanaa* **Lamictal**.

lanatoside *n.* daawo loo adeegsado daaweeynta wadne istaaga. Afka ayaa laga qaataa ama sida irbada (duro, mudo) oo kale. Hadii qiyaas badan la isticmaalo waxay keeni kartaa lalabo, matag, madax xanuun, araga oo caad gala iyo garaaca wadnaha is dhaaf-dhaaf noqda. *Waxaa kale oo loo yaqaanaa* **Cedilanid**.

lancet *n.* mindi labada gees u sifeysan af mudac ahna leh oo loo adeegsado qaliinka badankooda.

lancinating *adj.* qeexid lagu tilmaamo ama lagu sheego xanuunka sida uu kuu hayo, mid qabad ah, mid mindi in lagugu mudaayo oo kale ama mid aad u dara ah.

laparo- *horgale;* tilmaama; ubucda ama gumaarka.

laparoscope *n.* qalab qaliinka loo adeegsado oo qaab tuubbo ah afka kaamera wax lagu arko ku wata. Waxaa laga geliyaa caloosha si takhtarka uu u arko unugyada ubucda dhibaatooyinka qaba.

laparoscopy *n.* baarid lagu sameeyo hab dhiska ubucda, ayadoo la adeegsanayo qalab tuubbo afka kaamera ku wadata oo caloosha la geliyo. Siyaabo badan ayaa sababa in hab dhiska ubucda ka kooban tahay la baaro oo ay isugu jiraan jirrooyin yaryar iyo kuwo halis ah oo nafta qatar gelinkara. Waxaa kale oo xirfadaan loo adeegsada qaliinka iyo daaweeynta iyo xirida tuubbooyinka ugxaan marka ilmaha ka abuurmaan.

laparotomy *n.* qaliin lagu sameeyo ubucda unugyada kooba, si loo ogaado ama la daaweeyo cudurada ka imaankara.

laryng- (**laryngo-**) *horgale;* tilmaama; xubnaha codka hadalka soo saara oo ku yaala dhuunta.

laryngeal reflex qufac (hargab) ka yimaada xubnaha codka hadalka soo saara ee ku yaala dhuunta, cuncun iyo jiriiricyo ku dhaca daraadeed.

laryngectomy *n.* qaliin lagu soo gooyo dhamaan xubnaha codka hadalka soo saara ee ku yaala dhuunta oo idil ama qeyb kamid ah cuduro ku dhacay daraadeed, gaar ahaan cudurka kansarka. Dadka xubnahaas laga saaro hadal ma awoodaan, laakin waxyaabo kale ayaa dhuunta loo geliyaa oo hadalka ka keena.

laryngitis *n.* dhuun xanuun barar iyo dhaawac leh oo ka yimaada xubnaha codka hadalka soo saara ee dhuunta ku yaala. Waxaa keena cudur ku dhaca xubnaha ama jeermis jirro ku dhaliya. Dhuunta aad ayey u barartaa, cuncun iyo qufac xanuun leh latimaadaa iyo codka xabeeb yeeshaa. Qofka xaaladaan qabsadta waxaa ku haboon inuu hadalka yareeyo, meel kuleel ahna ku nasta oo qabowga iyo sigaar cabka ka fogaadaa.

larynx *n.* xuubno (unug) mas'uul ka ah sameeynta iyo soo saarka dhawaaqa codka hadalka iyo neef marka jirka, wuxuu ku yaalaa qoorta horaankeeda (dhuunta). Waxayna ka kooban yihiin sagaal carjaw (fiiri masawirka tusmada) seed iyo murqo isku haayo oo xuub kor kaga daboolan.

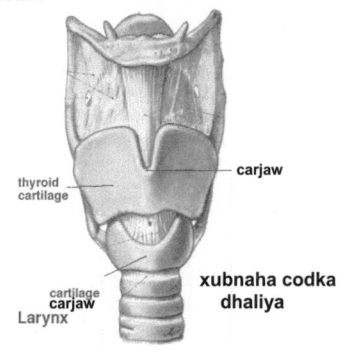

thyroid cartilage — carjaw
cartilage carjaw
Larynx
xubnaha codka dhaliya

laser *n.* if, ileys aad u danab iyo quwad badan oo lagu gooyo xuubab aad u qafiif ah, iyo cudurro gaaray unugyada jirka oo aan daawo wax ka tari karin. Waxaa kale oo loo adeegsadaa daaweeynta indhaha iyo fiiqida cuduraddooda, inkastoo ay kala duwanyiin wixii quseeya xirfadaan qaliin, hadane waa ay ka sahlan tahay, kana dhib yartahay qaliinka weyn.

Lassa fever jirro jeermis sababay oo aad halis u ah, waxaa lagu arkaa oo uu ku egyahay wadamada afrikada dhexe. Jeermiska markuu jirka gallo, muddo 3 ilaa 15 maalmood kadib waxaa leysku arkaa madax iyo murqo xanuun, qandho saa'id ah iyo cuntada oo aan la'liqi karin, waxaa istaaga shaqooyinka wadnaha iyo kellida. aad ayey halis u tahay waana waxyaabaha sababi kara cudurka aaydhiska. Waxaa daawo wanaagsan u ah in la adeegsado dhiiga aan midabka leyn oo laga soo qaado qofkale oo jirradaan ka reeystay.

latamoxef *n.* nooc daawo kamid ah daawooyinka jeermiska dila, taasoo loo adeegsado noocyo badan oo kamid ah jeemiska nool ilma'araga ah. *Waxaa kale oo loo yaqaanaa* **Moxalactam.**

lateral *adj. 1.* Unugyada jirka geesahooda. *2.* Tilmaam lagu sheego meel ka duruqsan bartamaha jirka.

laudanum *n.* daawo laga soo dhiraandhariyey dhirta muqaadaraadka maanka dooriya laga helo. taasoo loo adeegsado inay xanuunka yareeyso. Afka ayaa laga qaataa.

laxative *n.* daawo loo adeegsado qaras baxa, calool jilciye si saxarada ay u fududaato soo bixideeda.

learning difficulty *fiiri (eeg)* mental handicap.

leech *n.* nooc kamid ah gooryaanada biyaha ku nool oo laba mici ku leh afka iyo dabadiisa. Miciyahaas ayuu dhiiga kaga dhuuqaa dadka iyo xoolaha, markuu dadka qaniino cuncun aad u daran ayuu ku dhaliyaa. Waqtiyadaan danbe waaxda caafimaadka aad ayey u baaraan gooryaankaan oo waxaa la ogaaday in loo adeegsankaro noocyo kamid ah qaliinka si dhiiga baxaayo uu u dhuuqo. Dhereerkiisa afkiisa ka yimaada baarid ayaa ku socoto si loogu adeegsado jirrooyinka wadnaha.

Legg-Cleve-Perthes disease (pseudo-coxalgia) xanuun iyo bar-barar ku dhaca laf dheerta u dhexeesa sinta (misigta) iyo jilibka, (bowdo) oo sababta inuusan dhiiga soo gaarin madaxa lafta. Waa nooc kamid ah cudurada lafo xanuunka, waxaana badanaa lagu arkaa wiilasha da'doodu u dhaxeeysa 5 ilaa 10 sano. xanuun iyo dhutin ayey ku dhalisaa, lafta inay yaraato ayaa suurtagal ah oo lugta ay ka gaabato lugta kale.

legionnaires disease jirro ku dhacda sanbabada, taasoo ah mid jeermis dhaliya. Jeermiska nool il-ma'aragtada ah ee keena jirradaan waxaa laga helaa biyaha. Badanaa waxaa lagu lifaaqaa in laga helo qalabyada wax lagu kululeeyo ama lagu qabowjiyo ee ku rakiban guriyaha iyo baabuurta (gaariyada). Astaantiisa lagu garto waxay billaabataa muddo 2 ilaa 10 maalmood kadib markuu jirka galo, qandho xad dhaaf ah ayaa timaada, madax iyo murqo xanuun laysku arkaa, daal iyo hargab aan dheecaan la socon yimaadaa waxaa intaa sii dheer neeftuur iyo xabbad xanuun. Raajo ayaa xabbadka laga qaadaa oo soo saarta in masawirka dhan yahay mid cad oo aan wax laga arag. Daawo ahaan waxaa loo adeegsadaa daawada jeermiska dila, gaar ahaan mid ah *Erythromycin*.

leiomyoma *n.* buro aan dhib laheyn oo lagu arko xubnaha dabacsan ee jirka, gaar ahaan ilma galeen, inkastoo meelo kale ay ka soo bixi karto hadana halkaas ayaa caado u ah ugu danbeyn ay noqon karto mid halis isku badesha.

leiomyosarcoma *n.* buro aad halis u ah oo ka timaada cudurka kansarka oo ku dhacda xubnaha dabacsan ee jirka gaar ahaan ilma galeenka, caloosha, mindhicir yareha iyo salka kaadi hayeha. Waa tan labaad qatar ahaan ee kansarka ka dhalata, ilmaha waa ay ku yartahay laguma arko.

leishmania *n.* cayayaan jeermis sababa ilma'arag ah oo dabo uu ku socdo leh. Cudurro ayuu dadka ku dhaliyaa oo hadii aan la daaweeyn nafta halis gelinkara. Markuu jirka galo wuxuu si toos ah wax u gaarsiiyaa xubnaha dheecaanada jirka difaaca iyo dhuuxa lafta mas'uul ka ah soo saarka unugyada dhiiga gaduudan (cas).

leishmaniasis *n.* cudur caado ka ah wadamada kulul oo ka yimaada jeermis nool ilma'arag ah dadka qaniina. Laba nooc ayey u kala baxaan, mid unugyada gudaha jirka wax u dhima iyo mid xubnaha maqaarka jirka ku dhaca, laakin labadaba isku si ayaa loo daaweeyaa.

lens *n.* bikaaco (birta) xuubka isha ka danbeysa, taasoo sahalsha aragtida isha.

leprosy *n.* juudaan, cudurka juudaanka. jirro aad halis u ah qoto dheer socota, waxaa dhaliya jeermis noole il-ma'arag ah oo weerara maqaarka jirka iyo dareenwadayaasha, si yar oo tartiib tartiib ah ayuu jirka ugu faafaa una baabi'yaa. wuxuu sababaa nabro waaweyn oo aad u ad-adag dhamaan jirka oo idil ka soo wada baxa, maqaarka adeeg ayuu noqdaa, kadib dareenwadayaasha u gudbaa oo sidaas oo kale ka dhigaa ugu danbeyna maqaarka ka dhigaa mid aan waxba dareemin, murqaha daciif noqdaan cuuryaanimo dhaliya, qofka wuxuu isku badellaa qof jirkiisa go'go'a, waxaa intaas sii wehliyo cudurka qaaxada oo xaalada sii xumeeya. Sida cudurka qaaxada waxaa cudurkaan daawo u ah in la adeegsado daawooyinka jeermiska dila oo isku qas ah iyo qaliin lagu saxo meelaha jirka ka go'go'ay. Waxaa maalmahaan danbe lawadaa in la diyaariyo tallaal looga hortago cudurka juudaanka.

leptocyte *n.* unugyada dhiiga gaduudan (cas) oo si aan caadi aheyn cirriri u ah. Waa astaanta badanaa lagu arko dhiig yarida.

leptomeningitis *n.* fiiri *(eeg)* meningitis.

leptophonia *n.* codka ama hadalka oo aad daciif u ah.

lesbianism *n.* dumarka jecel in ay la saacibaan dumarkale oo la mid ah, heer ay la gaarto inay isla galmoodaan ama si sharci ah isu guursadaan. Xaaladaan ma'ahan xaalad cudur ama jirro ah.

lesion *n.* xuubno shaqadoodu daciiftay kadib markuu dhaawac gaaray ama shil ku dhacay. Tusaale: boogta caloosha, nabro dil-dillaac ku jira iyo burooyinka qaarkood intaba meelaha ay ku dhacaan shaqada ayey ka yareeyaan.

leuc- (leuco-, leuk-, leuko-) horgal; tilmaama; aan midab laheyn; cadaan. Unugyada dhiiga cadcad.

leucocidin *n.* jeermis nool oo si gaar ah u burburiya unugyada dhiiga cadcad.

leucocyte *n.* unugyada dhiiga cadcad ee jirka. Kuwaas oo shaqadoodu tahay jirka inay ka difaacaan waxyaabaha soo weerara. Noocyo badan ayey kala leeyihiin oo siyaabo badan oo kala duwan u shaqeeya.

leucocytosis *n.* kor u kaca unugyada dhiiga cadcad, siyaado noqda, jirka ku bata.

leucopenia *n.* hoos u dhaca unugyada dhiiga cadcad, jirka ku yaraada.

leucoplakia *n.* bar ama dhibic yar oo cad aadna u adag oo lagu arko geesaha afka iyo faruuryada siilka dumarka waaweyn iyo afka dadka jaadka cuna, taasoo aan leyska dhaqi karin ama aan lagooyn karin. Ma'ahan cudur gooni ah laakin waxay noqonkartaa jirro halis ah ama inay tahay astaanta ugu horeyso ee lagu garto cudurka aaydhiska.

leucopoiesis *n.* mashruuca sameynta iyo soo saarka unugyada dhiiga cadcad. Waxaa hawlshaan ku shaqo leh unuga dhuuxa lafta ee mas'uulka ka ah dhiig abuurka jirka.

leucorrhoea *n.* dheecaan adag oo wax yar yar oo kuus-kuusan la socda, taasoo midab cadaan ah leh oo ka soo daata siilka dumarka. Waa wax iska caadi ah oo waqtiga caadada dhiiga imaan rabo ama dhamaan rabo siyaado noqda, laakin hadii dheecaankaan uu noqdo mid aad u badan waxaa jirto jeermis ku jira xubnaha taranka dumarka.

leukaemia *n.* cudurka kansarka dhiiga ku dhaca. Noocaan wuxuu sababaa in unugyada sameeya dhiiga jirka ay si xad dhaaf ah u soo daayaan unuyo ka mid ah unugyada dhiiga cadcad oo aan caadi aheyn, isla markaana ah kuwu aan weli kobcin. Unugyadaan dhiiga cadcad ee weli saqiirka ah marka ay jirka ku bataan waxay dhaliyaan inay cabburiyaan kuwii fiicanaa ee soo dhalan lahaa, sidaa daraadeed tani waxay sababtaa in jirka uu daciif u yahay jeermiska iyo jirrada ku dhici karta. Kansarka noocaan ah waxaa loo kala saaraa laba dabaqadood oo kala sarreeya, kuwaas oo ah mid qoto dheer iyo mid waqti gaaban socota, markaa waxay ku xiran tahay hadba dhiiga cadcad sida uu yahay iyo qaab-kiisa.

leukoplakia *n. fiiri (eeg)* leucoplakia.

levodopa (L-dopa) *n.* daawo kiimikadeedu isku dhis tahay oo loo adeegsado daaweeynta jirrada jareeska iyo gariirka jirka ee ka imaada maskhaxda. Afka ayaa laga qaataa, hadii la isticmaalo qiyaas badan waxay dhalisaa lalabo, matag, cunto cunid la'aan iyo dhaqdhaqaaqa wejiga oo aan la xakumi karin. *Waxaa kale oo loo yaqaanaa* **Broncadopa, Larodopa**.

levorphanol *n.* daawo laga soo dhiraandh-ariyey dhir muqaadaraad maan-dooriye ah oo loo adeegsado in ay yareeyso xanuunka xad dhaafka.

LHRH analogue dheecaano hoormoon ah oo shabbaha midka asliga ah ee jirka caadiga u sameeysto, kaasoo mas'uul ka ah inay qanj-irada maskaxda ku dhiirageliyaan soo saarka hoormoonada dabiiciga ah ee caawiya jirka. Waxaa hoormoonkaan loo adeegsankaraa si daawo ah, oo badanaaba waxaa loo isticmaa-laa daaweeynta dumarka aan uur qaadi karin.

lipido *n.* awooda sababta dareen kaca galmada (wasmada), tamar si maskixiyan ah qofka ku dhalisa inuu galmoodo (wasmo rabo). Waa mucjisooyinka caadiga ah ee jirka la yimaado.

lice *n.* injir, cayayaan aad u yar oo jirka korkiisa jeermis ku dhaliya. Injirta waxay gashaa timaha iyo dharka la xirto (gishto), waxay leeyihiin lugo aad u xoogbadan oo ay ku guurguurtaan, maqaarkooda kore oo aad u adag wuxuu ka difaacaa in la burburiyo afkana waxay ku leeyihiin miciyo dadka dhiiga kaga dhuuqaan, waxay badanaa nolol ka raadiyaan meelha lagu badan yahay iyo wasaqda. aad ayey u faafaan dadkana jirro ku dhalinkaraan.

lichen planus jirro aad cuncun u leh oo maqaarka jirka ku dhacda, taasoo aan la aqo-on wax sababa iyo meesha ay ka imaan karto. Bar cadcad ayaa maqaarka korkiisa ka soo baxda, meel walba oo jirka kamid ah ayey ka soo baxaan, aadna waa u cuncunan, wax daawo ah looma haayo, waxaayna isku badelli karaan cuduro halis ah.

ligament *n.* seed. Xiidmo adag oo isku xir-xiran, sal u ah dhamaan isku dhegnaanta isg-alka lafaha. Ma'ahan kuwo kala jiidma laakin waa ay kala dheeraadaan islamarkaana kala xaddidaan dhaqdhaqaaqa kediska ah.

lightening *n.* qafiifka ay dareemaan dumar-ka uurka leh, waqtiga uurka gaaro 36 asbuuc, gaar ahaan dumarka ah uurka kii ugu horeeyo. Waqtigaan oo ah goorta ilmaha ay hoos u soo dhaadhacaan si ay ugu diyaar garowbaan calool ka soo baxa, markaa ilmaha korkii ay ka soo dhaadhaceen dumarka waxay dumarka ka dareemaan qafiifnimo u sahalsha inay si caadi u neefsadaan oo neeftuurkii yaraado.

lignocaine *n.* daawo xanuun qaade ah oo loo adeegsado kabaabyada jirka korkiisa ah markii qaliin yar la sameeynayo ama ilkaha shaqo laga qabanayo, si aan xanuun loo dareemin. Afka ayaa laga qaataa, waxaa kale oo loo qaadan karaa in indhaha ama dhuunta lagu shubo ama sida irbada (duro, mudo) oo kale. Badanaa waxaa loo adeegsadaa daaweeynta wadne garaaca khaldama. Dhibaatooyinka ay keento aad ayey u yaryihiin. *Waxaa kale oo loo yaqaanaa* **Xylocaine, Xylocard.**

limosis *n.* baahi xad dhaaf ah, cunto si aad ah loogu baahdo in la cuno. Rabid aad xad dhaaf u ah oo xaga cuntada ah.

linocomycin *n.* daawo jeermis dile ah oo loo adeegsado daaweeynta cudurada ay dhaliyaan jeermisyo nool il-ma'arag ah oo aan badneyn, kuwaasoo sababi kara lafo xanuun. Afka ayaa laga qaataa ama sida irbada (duro, mudo) oo kale. Si dhif-dhif ah ayey u dhalisaa lalaba, shuban iyo calool xanuun. *Waxaa kale oo loo yaqaanaa* **Lincocin.**

lindane *n.* daawo sida kareemada oo kale jirka loo marsado si ay u baaba'iso cayayaanada injirta iyo kuwa kale oo timaha jirka gala. Waxay dhalinkartaa kor cuncun dhif-dhif ah, *waxaa kale oo loo yaqaanaa* **Esoderm, Lorexane.**

lingual *adj.* la xiriira ama tilmaama carabka.

linkage *n. (la xiriira cilmiga hiddaha)* labo fir side isku lifaaqan oo ku dhex jira hiddo wadeyaalka jirka, kuwaasoo noqda kuwo laysla dhaxlo oo aan gooni kala noqon.

liothyronine *n.* daawo hoormoon laga soo dhiraandhariye loo adeegsado daaweeynta qanjiro bararka qoorta iyo siyaadinta dheecaanka hoormooneed ee ka dhamaada qanjirada qoorta. Afka ayaa laga qaataa ama sida irbada oo kale, aad ayey wax u tartaa laakin muddo yar ah. *Waxaa kale oo loo yaqaanaa* **Tertroxine.**

lip- (lipo-) *horgale;* tilmaama; cadiin, baruur.

lipaemia *n.* dhiiga oo cadiin (baruur) xad dhaaf ah lagu arko. Dhiig baruur, dhiig cadiimeed.

lipase *n.* falgal de-dejiye laga helo beer yareha iyo qanjirada mindhici yareha oo mas'uulka ah burburinta cadiinta iyo baruurta jirka gasha.

lipid *n.* kooxo isku uruuray oo ka kooban nafaqo, cadiin, baruur, sonkor subageed iyo fiitimiino aad jirka muhiim ugu ah.

lipidosis *n.* jirro sababta unugyada jirka qaarkood inaysan awoodin burburinta cadiinta iyo baruurta jirka soo gasha ama ay sameeystaan. Badanaa waa xaalad lagu dhasho ilmaha lagu arko oo ku dhaliya maskaxda ilmaha ay cadiin iyo baruur ka buuxsanto.

lipochondrodystrophy *n.* jirro cilad lagu dhasho ah oo wax u dhinta dhamaan cadiinta, baruurta, carjawda, lafaha, maqaarka iyo dhamaan xubnaha waaweyn ee jirka. Taasoo sababta caqli yari, cilannimo iyo lafaha oo si qalloocan u kora.

lipoidosis *n. fiiri (eeg)* lipidosis.

lipoma *n.* buro ka sameeysanta cadiin iyo baruur aad u kora. Dhibaatooyinkooda waa aay yaryihiin.

lipoprotein *n.* nooc borootiin ah oo laga helo dhiiga iyo xubno dareeraha jirka difaaca, wuxuu dhiskooda ka kooban yahay cadiin, baruur iyo nafaqo sonkor ka dhalata. Aad ayuu muhiim ugu yahay jirka, wuxuuna shaqadiisa quseysaa inuu qaado, kalana qaybiyo cadiinta iyo baruurta dhiiga gudahiisa ku jirta.

liposarcoma *n.* buro aad halis u ah oo mar mar la arko oo ka abuuranta unugyada baruurta iyo cadiinta ku bataan, gaar ahaan waxaa lagu arkaa cajirada, waxaana u badan in ay ku dhacdo dadka da'dooda ka hooseesa 30 sano.

liposuction *n.* xirfad loo adeegsado in jirka looga soo saaro cadiin iyo baruur isku uruursatay. Waxaa la adeegsadaa tuubbo la geliyo maqaarka korkiisa si looga soo dhuuqo cadiinta iyo baruurta.

lipping *n.* laf ka soo kor korta laf kale, gaar ahaan lafaha meesha ay iska galaan. Waa astaanta lagu garto cudurada ku dhaca isgalka lafaha.

lithiasis *n.* dhagax gala xubnaha waaweyn ee jirka sida xammeeti hayeha, hab dhiska kaadi meerka iyo beer yareha.

lithium *n.* daawo afka laga qaata oo looga hortago jirroyinka maskaxda iyo waalida ay sababaan. Waxay dhalisaa dhibaatooyin aad halis u ah, isticmaalkeeda hadii uu bato ama qiyaasta la qaato ay badantahay, sidaa daraadeed labadii asbuucba mar, waxaa la baraa dhiiga qofka daawadaan la siinayo si loo ogaado dhibaatooyinkeeda heerka ay gaarsiisantahay.

litholapaxy *n.* xirfad qaliin ah oo loo adeegsado burburinta dhagaxyada gala xubnaha jirka.

lithonephrotomy *n.* qaliin loo adeegsado in lagu soo saaro dhagaxyada kellida gala.

lithopaedion *n.* uur jiif ilma galeenka ku dhintay oo jirka ku dhex dhamaada.

lithotomy *n.* qaliin loo adeegsado in lagu soo saaro dhagaxyada gala kaadi mareenka.

lithuresis *n.* dhagaxyo soo raaca kaadida.

liver *n.* beer, unugyada jirka kooda ugu weyn. beerka wuxuu qabtaa shaqooyin aad muhiim u ah, wuxuu sameeyaa dacarta iyo xammeetida inta aysan u gudbin mindhicirka weyn, waxay gaarsiisaa xammeeti hayeha, taasoo jirka u kala qeybiso. Wuxuu kale qabtaa burburinta iyo kala qeybinta nafaqada jirka qaato, waxaa kale oo mas'uul kayahay keydinta xubnaha dhiiga xinjireeya taasoo aad muhiim ugu ah nolosha dadka, waxaa kale oo uu qabtaa in sunta jirka soo gasha uu ka dhigo mid aan dhibaato u keenin jirka iyo keydinta fiitimiinada jirka gaar ahaan A, B$_{12}$, D iyo K. beerka waa unuga keliya ee cuduro u gooni ah, oo waxaa si gaar ah ugu dhaca jirrooyin dhibaato weyn u keena.

Loa *n.* cayayaan shabbaha gooryaan dadka jeermisyo ku dhaliya. Waxay galaan xubnaha maqaarka ka hooseeya oo ay ku dhaliyaan dhaawac iyo barbarar.

lobe *n.* cakaw, unugyada jirka oo u kala baxbaxa xubno-xubno warwareegsan oo cakaw oo kale, kala qeyb-qeybisa.

lobectomy *n.* qaliin lagu sameeyo qeyb ka mid ah unug ama xubno kasoo go'ay unugaa cuduro sababay daraadeed.

lobule *n.* qeyb kasoo farcanta unugyada jirka qeybahiisa uu u sameeysmo, islamarkaana qabta shaqadii uu qaban lahaa unuga uu ka yimid.

lochia *n.* dheecaano ka soo data dumarka marka ay dhalaan kaasoo ka yimaada meesha ay ilmaha ka soo baxeen, sida kaadida oo kale ayey ka soo daataan siilka. waxay u kala baxaan sedex nooc oo kala ah dhiig oo maalmaha ugu horeeya socda, dheecaan cad iyo dhiig isku darsan oo maalmaha ku xiga yimaada iyo ugu danbeyn dheecaan cad iyo jaallo (huruud) isku jira maalmaha danbe soo data. Noocyadyaan kala baxay, midwalba wuxuu socdaa maalmo.

locum tenens takhtar ku meel gaar ah oo badella takhtar kale booskiisa si fasax ah uga maqan.

loiasis *n.* jirro ka dhacda wadamada afrikada dhexe iyo tan bari. Kaasoo ah jeermis noole shabbaha gooryaan jirka gala, islamarkaana u guura si faafid ah xubnaha indhaha oo kadhiga kuwo barbarara. Waxaa laga yaabaa in ay tahay xasaasiyad ka dhaalata cayayaanka jirka gala. Waxay leeyihiin cuncun iyo xanuun aad ah, waxaa daawo u ah *Diethylcarbamazine* oo burburisa cayayaanka iyo ugxaantiisaba.

loin *n.* jirka inta u dhaxeysa sinta (misigta) iyo xuddunta, horay iyo gadaalba.

loop *n.* 1. unugyo ama xubno qaabkooda u sameeysan qaab tuubbo oo kale 2. Astaanta calaamadeed fooda faraha gacanta lagu kal garto.

loperamide *n.* daawo loo adeegsado daaweeynta shubanka. Afka ayaa laaga qaataa, dhibaatooyinkeeda aad ayey u yaryihiin. *Waxaa kale oo loo yaqaanaa* **Imodium**.

loprazolam *n.* daawo loo adeegsado daaweeynta jirrooyinka cilmi nafsiga iyo caadiska nolosha niyad jabka sababa. Afka ayaa laga qaataa, waxay dhalinkataa qofka isticmaalkeeda u noqdo mid uu ku xiranyahay iyo hurdo la'aan soo laba kacleysa.

lorazepam *n.* daawo loo adeegsado hoos u dhiga walwalka dabacsan iyo cabsida joogtada ah, hurdo la'aantana badaana waa loo isticmaalaa. Afka ayaa laga qaataa, waxay keeni kartaa warwareer, lulmo, araga oo mugdi gala iyo lalabo. *Waxaa kale oo loo yaqaanaa* **Ativan**.

loupe *n.* qalab yar oo muraayad ka sameeysan, gacanta lagu qabsankaro loo adeegsado baarida araga indhaha iyo inta if ileys ee isha soo gudbinkarto.

louse *n. fiiri (eeg)* lice.

181

lovastatin *n.* daawo yareeysa dhiig subaga beerka ka yimaada, taasoo hor istaagta dhiiga inuu baruur iyo cadiin yeesho. Waxaa laga yaabaa inay keeni karto murqo xanuun iyo daciifnimo, beerka oo dhibaato gaarta, hurdo la'aan, madax xanuun, shuban iyo qabsin badan.

low-density lipoprotein (LDH) borootiin shaqo ku leh inuu qaado isla markaana kala qeybiyo subaga dhiiga, hadii uu jirka ku yar yahay cadiinta iyo baruurta dhiiga ayaa badata

low-moleculer-weight heparin nooc ka mid ah daawooyinka xinjirada dhiiga ka hor taga oo ka dabacasan teeda quwada badan. tani waxay u shaqeysaa si dhaqsi ah oo aay u hor istaagtaa dhiiga inuu xinjiro yeesho marka la sifeeynayo kelliyaha, ama waxaa loo isticmaalaa daaweeynta cudurka dhiig xinjiroobida iyo ka hortaga dhiig baxa marka qaliin lagu jiro. Adeegsigeeda waa yar yahay oo waxaa badanaa la isticmaalaa nooceeda quwada leh.

lozenge *n.* kaniini daawo ah oo sonkor ka sameeysan, markii afka lageliyo si dhaqsi ah ayuu u milmaa si waxtarka daawada ay u gaarto afka iyo dhuunta.

ludwig's anigma dhaawac iyo xanuuun aad ah oo burbur wata, kaasoo lagu arko afka labadiisa gees. Waa xaalad halis ah oo sababi karta qoorta inay aad u bararto oo neefta jirka qaadan waayo, waxaa imaanayso markaa in qaliin qoorta lagu sameeyo si jirka neefta u qaato.

lues *n.* jirrooyin halis oo jeermisyada nool sababaan, sida cudurka waraabowga iwm.

lumbago *n.* dhabar xanuun xad dhaaf ah, gaar ahaan qaarka danbe. Waxay ku dhalan karaan mid si kedis ah, hoos loo fooraarsado ama wax culus kor loo qaado, ayaa dhalata in muruq ama seed is xira oo aad u taagma. iyo mid cuduro sababa oo kala bax ku dhaca carjaw fidsan oo u dhaxeesa lafaha sameeya laf dhabarka (ricir).

lumber puncture *n.* hab loo adeegsado in dheecaan maskaxeed loo baahan yahay in la baaro laga soo saaro ricir (lafaha laf dhabarta kooba) inta u dhaxeesa tan sedexaad iyo afaraad. Waxaa la isticmaalaa irbad dheer oo aad u dhuuban oo booskaas gaari karto. Wax dhibaato ah malahan xaaladaan.

lumber vertebrae shan lafood oo kamid ricirka (lafaha lafdhabarta ay ka kooban) kuwaas ku yaala qaarka hoose ee dhabarka ahna inta ugu waaweyn ricirka.

lumpectomy *n.* qaliin lagu sameeyo kansarka gala naasaha, kaasoo xubnaha naaska oo idil la gooyo, laakin loo dhaafo unugyo qaarkood, sida kuwa qanjirada difaaca. Markii qaliinka la dhameeyo waxaa soo raaca in cudurka wixii ka haray la gubo, luguna daaweeyo kiimiko iyo quwada ileyska tamarka.

lunate bone *n.* lafta curcurka, kala goyska iyo sacabka lafta u dhaxeesa.

lung *n.* sanbab (fiiri masawirka hoose)

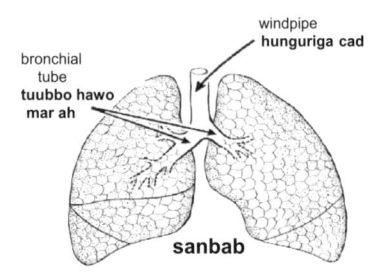

bronchial tube
tuubbo hawo mar ah

windpipe
hunguriga cad

sanbab

laba unug oo xabbadka ku yaalo oo geesaha ka xiga wadanaha, kuwaasoo shaqadoodu tahay neef siinta jirka. Sanbabada waxay ka sameysanyihiin xiidmo isugu xir-xiran si kiish ah oo jiid-jiidma markii xabbadka cadaadis muujiyo waqtigaas oo ah marka ay hawo soo gasho, islamarkaana uu soo celiyo. Shaqooyin badan ayuu jirka u qabtaa sanbabka oo ay ka midyihiin neefsashada, biyo soosaarka iyo isku dheelitirkooda, waxaa intaa sii wehliya kul ka taxadirka, ilaalinta xubnaha jirka.

lung cancer kansarka ku dhaca sanbabada iyo xubnaha uu ka kooban yahay oo idil. Waa nooca kasarka si joogta ah loogu arko dadka badankiisa, maxaa yeeley waxaa dhaliya sigaarka cabidiisa iyo hawada wasaqeeysan ee ka dhalata warshadaha wax soosaara. Maalmaha ugu horeeyso wax astaan ah oo lagu arko ma jirto, laakin maarkii la isticmaalo masawirka raajada ayaa si cad ah loo arkaa hadii uu jiro. Waxaa daawo u ah in qaliin lagu sameeyo xubnaha sanbabada, ama guud ahaan sanbabka taasoo daawo la hubo oo uu ku reesan karo ah. Waxaa intaa sii wehliya isticmaalka kiimiko daaweeynta iyo adeegsiga tamarta ileyska quwada badan lagu gubo.

182

lupus *n.* jirro qoto dheer oo ku dhacda maqaarka jirka, waxay leedahay noocyo badan oo kala duwan, kuwaas wax u dhima xuubabka maqaarka ka hooseeya iyo xubnaha difaaca.

lupus erythematous (LE) jirro xuubka unugyada iyo maqaarka jirka wax u dhinta, taasoo ah mid joogta qoto dheer socota. Waxaa maqaarka ka soo baxa nabro yaryar oo gaduudan (cas), gaar ahaan wejiga oo dhibka ku dhacaa sanka iyo labada daan. Waxaa kale oo la arkaa cudurka isgalka lafaha, kellida ayaa shaqo, badanaa wadnaha, maskaxda iyo sanbabada ayaa ku soo xiga, waxaa timaada unugyada iyo xuubabka gudaha jirka in ay dil-dillaacaan xinjiro yeeshaan. Waxaa jira nooc aad u dabacsan oo maqaarka jirka ku eg. Jirrooyinkan waxaa lagu sifeeyaa inay yihiin jirro ka dhalata unugyada jirka difaaca ay jirka jeermis ku noqdaan ayaga is weeraraan, tan oo sababta in dhiiga lagu arko jeermis la deris jirka la dagaala. Waxaa daawo u ah in la adeegsado daawooyin laga sameeyay hoormoon iyo in la caburiyo unugyada jirka difaaca, si loo hale kuwa nadiif ah oo jirka difaaca.

lupus verrucosus cudurka qaaxada oo ku dhaca maqaarka jirka. Arintaan waa dhif-dhif oo aad ayey u yartahay in la arko, badanaa waxay lagu arkaa dadka cudurka qaaxada ay kusoo laba kacleyso, oo maqaarka gacanta ayaa dil-dillaac.

lupus vulgaris cudurka qaaxada oo ku dhaca maqaarka jirka. Waxay ka dhalataa in tallalka cudurka oo maqaarka lagu duro kadib jeermiskii isku badella cudur, badanaa waxay u badantahay ilmaha. Noocaan jirrada waxay sababtaa nabro yaryar oo ka soo baxa sanka iyo labada daan, hadii aan laga hortig kaacin isku badeshaa mid faafta, maqaarka oo idilna dil-dillaac. Waxaa daawo u ah in la adeegsado daawooyinka looga hortago cudurka qaaxada.

luteinizing hormone (LH) dheecaan hoormoon ah oo ka yimaada qanjirada maskaxda, kaasoo aad kor u qaadaa xubnaha taranka jirka ee dumarka iyo ragaba. Mararka qaarkiis waxaa loo isticmaalaa in lagu daaweeyo dadka aan awood u leheyn inay dhalaan.

luxation *n.* fiiri(eeg) dislocation.

lycanthropy *n.* jirro waali dhif-dhif la arko, taasoo qofka ay ku dhacdo rumeysan inuu yahay qof isku badella yeey (eey duur).

lyme disease jirro ka timaada jeermis noole il-ma'arag ah oo dadka qaniina, badanaa wuxuu ku dul nool yahay cayayaanka shilin wuxuu dadka ku dhaliyaa qandho, kor xanuun, madax xanuun, murqo xanuun iyo qoorta oo adkaata. muddo kadib wuxuu isku badellaa in ay noqoto cudurka isgalka lafaha, gaar ahaan wuxuu galaa jilibyada. Waxaa lagu ogaadaa dheecaano laga soo qaado xuubabka maskaxda. Inn aad u yar ayaa lagu arkaa inuu wax u dhimo xubnaha maskaxda iyo wadnaha. Waxaa daawo u ah in la adeegsado daawada jeermiska disha sida *Penicillin*.

lymph *n.* dheecaan ku jira xubnaha difaaca jirka, kaasoo sida dhareer oo kale u soo dhex maro xididada dheecaanka abuura iyo dhiiga. Dheecaankaan wuxuu maraa nadiifin aad u badan, kadib wuxuu ku laabtaa xubnaha hab dhiska dhiig wareega jirka.

lymphadenectomy *n.* qaliin lagu gooyo qanjirada nadiifiya dheecaanada difaaca jirka. badanaa waxaa loo sameeyaa markay jiraan cuduro halis ah sida, kansarka ku dhaca xubnahaas.

lymphadenitis *n.* xanuun iyo barar ku dhaca qanjirada nadiifiya dheecaanada jirka difaaca. Waa xaalad aad u xanuun badan aadna u bararaa, gaar ahaan kuwa ku yaala qoorta. Waxaa laga yaabaa inay noqdaan cudur halis ah sida cudurka qaaxada, laakin badankooda waxay yihiin kuwa socda muddo yar oo laga kaco sida cudurka quumanka iwm. qanjirada aad ayey jirka muhiim ugu yihiin, oo wuxuu la dagaalamaa jeermiska jirka soo gala. Daaweeynteedana waxay ku xiran tahay, waxyaabaha dhaliya xanuunka iyo bararka.

lymphangiosarcoma *n.* buro halis ah oo dhif-dhif loo arko, taasoo ku dhacda xididada ay maraan dheecaanada jirka difaaca. Badanaa waxaa lagu arkaa dumarka naasaha laga gooyey, kansar ku dhacay daraadeed oo gacmaha aad u barara.

lymphatic system hab dhis xidido ka kooban oo mas'uul ka ah abuurka, kala qeybinta dheecaanada jirka difaaca, ayaagoo dheecaanada ka soo qaada qanjiradooda abuura isla markaana ku dara habdhiska dhiiga jirka.

lymph node qanjiro aad u kuus-kuusan oo laga helo hab dhiska xididada abuura islamarkaana kala qeybiya dheecaanada jirka difaaca, waxaay ku yaaliin meelo badan oo jirka kamid ah sida gumaarka, kilkisha iyo xuubka dhegta gadaasheeda. Waxay shaqadoodu tahay inay kala miiraan dheecanada iyo jeermiska jirka gali kara oo dheecanada fiican jirka u sii daaya jeermiskana reeba.

lymphoblast *n.* unugyada dheecanada jirka difaaca oo lagu dhex arko unugyada dhiiga jirka abuura, taasoo aan caadi aheyn. Waa astaanta lagu garto kansarka ku dhaca dhiiga.

lymphocyte *n.* unugyada dhiiga cadcad. Waxay kamid yihiin unugyada jirka difaaca, waxaana loo sii kala qeybinkaraa laba qeyb oo kala ah unugyada dhiiga cadcad ee T. kuwa B waxay shaqadoodu quseysaa in jirka ku soo daayaan deris la nool difaaca. Kuwa T waxay quseysaa caawiye iyo dile.

lymphocytosis *n.* unugyada dhiiga cadcad oo jirka ku siyaada. waxay dhalataa marka uu jiro cuduro halis ah ama kuwa iska yaryar oo jeermiska sababa, markaas oo ah jirka in uu ka jawaab celiyo waxyaabahii soo weeraray

lymphoma *n.* buro halis ah oo ka dhalata kansarka ku dhaca hab dhiska qanjirada kala miira dheecanada jirka difaaca. Waa xaalad aad halis u ah oo qofka qanjiradiisa oo idil isla barbarara, waxaa sii wehliya miisaanka jirka oo luma, qandho iyo dhidid. Cudurka wuxuu ahaan karaa mid jirka oo idil ku faafsan laakin badanaaba wuxuu ku eg yahay hal meel oo keliya, waxaa dhici karta qofka inuu dhaqso ku reeysto, inkastoo la arko badankooda muddo inuu qaato isbadelkiisa. Waxaa daawo u ah daawooyinka kala ah *chlorambucil* ama isku qas daawooyin kala ah *cyclophosphamide, vincristine, prednisone, doxorubicin, bleomycin*. Hadii ay daawo wax ka tariweydo waxaa loo adeegsadaa in kiimiko lagu burburiyo ama la isticmaalo awooda danabka ileyska ama la badello laf dhuuxa dhiiga abuura.

lymphopenia *n.* unugyada dhiiga cadcad ee jirka oo hoos u dhaca. Waxaa badanaa dhaliya jirro ku dhacda jirka.

lysergic acid diethylamide (LSD) daawo loo adeegsado daaweeynta cudurada maskaxda ku dhaca sida waalida iwm. Waxay keeni kartaa warwareer, jiriirico, walwal, dhidid iyo dhaqdhaqaaqa murqaha oo aan isla socon. Isticmaalka daawadaan waa la joojiyey, maxaa yeelay dhibaatooyinkeeda ayaa batay.

lysine *n.* borootiin ku jiro dhiiga, kaasoo awood u leh inuu burburiyo dhiiga nooca uu yahayba. Magacyo ayaa loo kala bixiyey mid walba oo lagu arko nooca uu burburiyo, waxay kala yihiin *haemolysin* burburka dhiiga gaduudan (cad) *leucolysin* burburka unugyda dhiiga cadcad.

lysis *n.* burburka unugyada dhiiga, kaasoo ka yimaada dil-dillaaca xuub daboola xididka ay maraan dhiiga aan midabka laheyn.

lysosome *n.* walax laga helo aasiidhka bu'da unuga, kaasoo haysta falgal de-dejiye awood u leh inuu burburiyo walax unugyada ku jira islamarkaana ka dhiga xuub hal khar ah Walaxdaan waxay ku badan yihiin unugyada beerka iyo kellida, waxay kale oo awood u leeyihiin inay burburiyaan jeermiska jirka soo galo.

M

macleod's syndrome cudur hal sanbab ku dhaca, taasoo ah in hawo mareenka ay hawo ama gaas isku xiraan oo qofka neefta ku dhibtooda. Waxaa badanaa lagu arkaa ilmaha iyo dadka qaan gaarka u dhow.

macr- (macro-) *horgale;* tilmaama; weyn cabbir weyn. si xad dhaaf ah u ballaaran.

macrocyte *n.* unugyada dhiiga gaduudan (cas) oo six ad dhaaf ah u weyn, ballaaran. Waa astaanta lagu garto nooc kamid ah dhiig yarida.

macrocytosis *n.* unugyo ballaar, gaar ahaan unugyada dhiiga gaduudan (cas) oo six ad dhaaf ah u weyn, u ballaaran. Badanaa waa astaanta nooc kamid ah dhiig yarida.

macrocytosis *n.* nooc kamid ah dhiig yarida, taasoo unugyada dhiiga qaabkooda uu aad u waaweyn yahay. Waxaa sababikara fiitimiinada jirka qaarkooda oo aad yar, sida fiitimiin B_{12}, iyo hadii dhiiga gaduudan (cas) naftarkiisa ia abuurkiisa uu jirka ku bato.

macrogamete *n.* jeermiska ka dhasha jirro cudurka kaneecada (duumada) keento oo aan dhiman kiisa dhadiga ah, kaasoo ka weyn kan labka ah. Waxaa kale loo adeegsadaa unug kasta oo hal xubin ka kooban.

macrogametocytes *n.* unug maraayo marxaladii uu ku tarmaayey, waqtigaan oo ah markii uu abuuri lahaa hal unug oo jeermis ka sameeysan kiisa dhediga. Waxaa loo adeegsadaa cudurka kaneecada (duumada) markii ay jirka ku faafayaan.

macrogenitosoma *n.* xubno jirka kamid ah oo aad u kora waaweyn noqda, gaar ahaan xubnaha taranka (guska ito siilka). Badanaa waxaa la arkaa ilmaha koritaankooda hore.

macroglobulin *n.* borootiin taxane ah oo ku jira dhiiga. Wuxuu u shaqeeyaa sida deris la noole dhiiga ka difaaca jeermiskii soo weeraro.

macromelia *n.* koritaan adimaha (lug iyo gacan) oo six ad dhaaf ah u waaweyn, ballaaran.

macronormoblast *n.* unugyada dhiiga gaduudan (cas) oo six ad dhaaf ah u waaweyn aad u ballaaran markii lagu fiiriyo qalabka loo adeegsado il-ma'aragtada. Waa astaanta lagu garto dhiig yarida ka dhalato soo saarka dhiiga gaduudan (cas) oo daciif ah.

macrophage *n.* unug aad u weyn oo ku jiro xubnaha unugyada isku xira, wuxuu kamid yahay unugyada dhiiga cadcad ee jirka difaaca

macrosomia *n.* uur jiif (ilmaha caloosha ku jira) oo aad u weyn. xaaladaan waxaa sababa tixgalin la'aanta la siiyo jirrada kaadi sonkrowga dhalata waqtiga dumarka ay uur leeyihiin, taasoo sababta in hoormoonka sonkorta burburiya uu jirka ku bato sidaa daraadeed ilmaahii aay aad u weynaada.

madopar *n.* daawo loo adeegsado daaweeynta cudurka xusuusta ka qaada maskaxda iyo kor gariirka ka yimaada. Waxay u shaqeysaa in ay hor istaagto hoormoon maskaxda ku bata oo sababa xusuusta inay lunto. Daawadaan ma'ahan mid dadka cudurka ka joojisa, laakin waa caawisaa oo keliya.

maggot *n.* dirxi, duqsi, dixiri shabbaha gooryaanka, kaasoo muhiim u ah maadada caafimmaadka iyo cilmi baarka. Waxaa loo adeegsan jiray in la cunsiiyo xubnaha qurmay, jeermis gaaray daraadeed si loo nadiifiyo ama ay u reeystaan.

magnesium *n.* curiye bir ah oo nolosha aad u muhiim ugu ah. Jirka dadka waxaa qiyaastii ku jirta gaareysaa 25g oo birtaan ah, gaar ahaana lafaha iyo murqaha, taasoo caawiya koridooda iyo sida ay u shaqeeyaan. Aad ayuu daruuri u yahay waxaana laga helaa caleemaha dhirta.

magnesium carbonate *n.* daawo looga hortago boogta caloosha ka dhalata gaaska iyo xanuunka ay ku dhaliso caloosha iyo mindhicirka. Waxaa kale oo loo adeegsadaa in ay u shaqeeyso si qaras bax ah (calool jilcis).

magnetic resonance imaging (MRI) xirfad baarid ah oo loo adeegsado in xubnaha jirka laga arko kumbuyuutar si loo abaarro halka ay dhibaatooyinka ka jiraan. wuxuu aad u anfacaa baarida xubnaha maskaxda iyo dareenwadyaalkeeda, hab dhiska murqaha, ubucda iyo xabbadka. Xirfadaan aad ayay baarida cudurada u saacidaa, waana ka dhibyartahay xirfadaha kale ee la adeegsado kiimikada.

mal *n.* jirro ama cudur.

malabsorption *n.* xaalad dhefshiidka cuntada ay daciif tahay, taasoo ka timaada mindhicirada midkood uusan si fiican u wax u qaban. Dhibaatooyin badan ayey dhalisaa oo kamid tahay fiitiimin yari, calool adeeg ama shuban, miisaanka jirka oo yaraada iyo dhiig yari. Waxaa daawo u ah in qaliin lagu gooyo mindhicirka qeybta dhibaatada ka jirta.

malacia *n.* jil-jilleec xad dhaaf ah oo lagu arko unugyada iyo xubnaha jirka qaarkood, gaar ahaan lafaha.

malaise *n.* xanuun guud ahaan ah oo aan la aqoon meesha uu ka imaankaro, waxaa sii wehliya kor xanuun la dareemikoro. Waxay tilmaam u tahay cuduro jirka qabi karo.

malaria *n.* cudurka kaneecada (duumo) dhalisa. Cudurka waxaa soo gudbisa kaneecada oo gaarsiisa xubnaha dhiiga gaduudan (cas) gudahooda, badanaana waxay u keli tahay wadama kulul. kaneecada waxay ka soo qaadaa jeermiska qof qaba, ayadoo markaa u gudbineyso qof kale. marka ay qaniinto qofka, waxaa jeermisku gaaraa habdhiska dhiig wareega, kadib ka guuraa oo gaaraa beerka, meeshaas oo ay ku korto iskuna badiso. waxay arintaa ku qaadataa muddo u dhaxeesa 12 maalmood ilaa 10 bilood, kadib waxay ku soo noqotaa unugyada dhiiga gaduudan (cas) halkaas oo ay burbur ka dhiliso kuna faafto. Taasoo sababta qabow la gariir, qandho, dhidid, dhiig yari iyo guud ahaan caafimaadka qofka oo aan wanaagsaneyn, waxay leeyihiin noocyo halis ah maalmo jiri kara. Waxaa daawo u ah daawooyinka kala ah *chloroquine, progua-*

nil, melfloquine iyo *pyrimethamine*. Welli wax tallaal ah looma hayo oo baarid ayaa ku socoto.

malathion *n.* daawo sida shaambada ama kareemada oo kale loo isticmaalo. Waxaa lagu daaweeyaa injirta madaxa iyo shuunka (bisqin) gasha. Waxay leedahay kor cuncun iyo xasaasiyada jirka, *waxaa kale oo loo yaqaanaa* **Soleo-M Derbac-M, Prioderm.**

malformation *n.* hab dhis qaabkiisa si khalad ah u mooqda ama u kora, cilad lagu dhasho daraadeed ama jirroyin sababa.

malignant *adj.* tilmaam lagu qeexo halista cudur leeyahay. Tusaale: malignant tumour = *buro halis ah.*

malingering *n.* qof is jirrisiiya, qof iska dhiga qof jirran, si uusan u shaqeyn ama maalintaa shaqada uga baaqdo. Waxaa laga yaabaa inay tahay cilad maskixiyan u jirta.

malnutrition *n.* nafaqo darro, cunto xumo. Xaalad cuntada la cunaayo iyo caafimaadka nafaqada uu u baahanyahay aysan isku dheeliterneyn. Tani waxay sababi kartaa jirrooyin halis ah.

malposition *n.* uur jiifka oo si khaldan caloosha ugu jiro ama marka ay soo baxayaan madaxooda tago meelkale oo aan la rabin. Waxaa dhicikarta in aranitaan sababto fool dheer oo dhib badan.

malt *n.* isku qas nafaqo iyo sonkor dabacsan oo khamadi laga qamiiriyey, kadib biyo kulul lagu qaso. Badanaa waxaa loo adeegsadaa daawo oo kale, si uu u soo celiyo nafaqada jirka ka luntay jirrooyin daraadeed.

maltose *n.* sonkor dabacsan oo laga helo badarka qamdiga miraha ay ka abuurmaan.

malunion *n.* laf si khalad u korta. Waxaay noqonkartaa cilad lagu dhasho ama jab galay oo si khalad ah loo kabay. Qaliin in lagu saxo ayaa daawo u ah, si looga hortago dhibaatooyinka ay la imaan karto.

mammary gland naasaha dhediga. qanjiro caano u soo sameeya dumarka.

mammography *n.* raajo (masawir) baarid ah oo laga qaado naasaha dumarka oo keliya, unug kale ma quseeyso, naasaha oo keliya, si loo ogaado hadii ay jiraan qanjiro ama unugyo si khaldan u koraayo.

mammoplasty *n.* qaliin is qurxin ah oo naasaha dumarka lagu saxo, in la weyneysto ama la yareysto. Mararka qaarkiis waxaa loo sameeyaa hadii cuduro nasaha galay lagu daaweeyo, laakin tan maalmahaan ugu badan waa is qurxin dumarka ay u sameeystaan.

mammothermography *n.* xirfad lagu baaro naasaha dumarka hadii ay jiraan cuduro halis ah sida kansarka naasaha ama burrooyin dhib u keenikara.

mania *n.* waali. Nooc kamid ah jirroyinka maskaxda oo lagu qeexo, farxad badan, reynreyn iyo fudeed xad dhaaf ah, or-orad badan oo hadalka aan isku xeri karin, fakar xun wata oo islamarkiiba xanaaq isku badella. Qofka qaba marne go'aan sax ah ma sameeyo sidaadaraadeed dhibaatooyin ayey u soo jiidaa oo uu iska dhaadhacsiiyo inuu ku noolyahay nolol qiyaali ah. Waxaa loo adeegsadaa daawada kala ah *lithium* iyo *phenothiazine*. Isbataal in la jiifiyana waa lagama maarmaar.

manic depressive disorder jirro madax waali ah oo aad halis u ah. Waxaa sababikara jirrooyinka cadaadiska maskaxda, niyad jabka ama diiqadda. Waa waali halis ah oo soo noqnoqota unna baahan taxadir iyo daaweeyn. Badanaa waxaa loo adeegsadaa daawada *phenothiazine.*

manipulation *n.* maquulin gacmeed loo adeegsado in lagu daaweeyo jirroyinka qaarkood, sida kor riix-riixa iyo lafo kala baxay isgelintooda.

mannitol *n.* daawo loo adeegsado jirka in ay ka soo saarto dheecaanada uu ceshada. gaar ahaan marka kellida ay hawlgabaan, iyo cadaadis kora xubnaha maskaxda markuu shil ku dhaco. Waxaa loo qaataa sida irbada (duro, mudo) oo kale. Waxay leedahay madax iyo xabbad xanuun, af qaleelna waa lagu arkaa.

maprotiline *n.* daawo loo adeegsado daaweeynta dhamaan jirrooyinka niyad jabka, diiqadda, gaar ahaan kuwa walwalka la socda. Afka ayaa laga qaataa, waxayna keentaa lulmood, warwareer iyo gariir. *Waxaa kale oo loo yaqaanaa* **Ludiomil.**

marijuana *n. fiiri (eeg)* cannabis.

marrow *n. fiiri (eeg)* bone marrow.

masculinization *n.* qaabka dhediga oo isku badella astaanta labka, ayagoo lagu arko timo wejiga ku yaala, codka oo aad u weyn iyo murqo six ad dhaaf ah u waaweyn. Waa cilad kaga timaada hoormoonadooda oo sidii la rabay aan u shaqeyn.

massage *n.* maquulin riix-riix iyo daliig gacanta la adeegsado ah, oo lagu sameeyo jirka korkiisa si loogu caawiyo ka yareynta jirka iyo murqo xanuunka, waxaa kale oo loo adeegsadaa kor u qaadka habdhiska dhiig wareega jirka.

mastalgia *n.* naaso xanuun.

mast cell unug aad u weyn, ballaaran oo ku jiro unugyada jirka salka u ah. waxaa uu bu'da ku sita iniin aasiidh wadata, taasoo laga helo kiimiko jirka ka caawisa marka xubnaha dhaawac gaaro, sida xasaasiyad soo weerarta.

mastectomy *n.* qaliin lagu gooyo naaska oo idil. waxaa badanaa loo soo sameeyaa marka cudurka kansarka jiro ama ku sii faafayo, waxaa suurtagal ah in ibta naaska loo daayo halkeeda si naaso been ah loogu tallaalo booskii ay kuwa asliga ahaa laga gooyey.

mastitis *n.* xanuun iyo dhaawac ka yimaada naasaha, taasoo ka dhasha jeermis ku dhacay ibta naaska kaasoo dil-dillaciya agagarka ibta.

mastoid *n.* laf weyn oo ku taal inta u dhaxeysa basada madaxa iyo dhegta gadaasheeda.

mastoidectomy *n.* qaliin lagu sameeyo lafta weyn ee u dhaxeeysa basada iyo dhegta gadaasheeda, si looga bixiyo hawo gasha, taasoo jeermis ku dhalisa.

mastoiditis *n.* xanuun iyo barar ka yimaada lafta u dhaxeeysa basada iyo dhegta gadaasheeda taasoo ah jeermis ku dhacay daraadeed. Waxay u dhaadhici kartaa dhegta iyo daloolka hawada u marto. Badanaa waxaa daawo u ah in la adeegsado daawooyinka jeermiska dila, hadii uu sii jirana waxaa qasab noqoneysa in qaliin la sameeyo.

mastoid process *n.* laf yar oo qaabkeeda u eg yahay ibta naaska, taasoo ka soo jeeda lafta weyn ee u dhaxeeysa basada madaxa iyo dhegta gadaasheeda. Waxay ku dhegantahay qaar kamid ah murqaha qoorta, waxaayna leedahay meelo banaan oo hawo marto, taasoo xiriir la sameeysa xubka bartamaha dhegta ayadoo ay u sii mareyso kanaalo ay hawo ka buuxdo oo dhegta gudaheeda ku yaalo.

masturbation *n.* facil raga ama dumarka ay isku fududeeyaan si gooni-gooni ah, ayadoo xubnaha taranka (guska ama siilka) ay gacan shahwada (biyo) kaga keenaan. Siigeysi.

maxilla *n.* wejiga, xubnaha ilkaha kore halka ay ku fadhiyaan, daanka qeybta kore.

maxillofacial *adj.* la xiriira ama tilmaamid lagu sameeyo habdhiska wejiga iyo daanka.

mazindol *n.* daawo lagu yareeyo rabida raashin cunka, ama cunto cunida. waxaa loo adeegsadaa hoos u dhiga hilibka dadka saran (dadka cayilan lagu caateeyo). Afka ayaa laga qaataa, waxay dhalinkartaa calool adeeg, afka oo qaleel noqda iyo hurdo la'aan. *Waxaa kale oo loo yaqaanaa* **Teronac**.

measles *n.* jadeeco, jeermis aad halis u ah oo leysku gudbinkaro aad ugu faafa meelaha uu ka dhasho. Wuxuu badanaa ku dhacaa ilmaha da'da yar, oo keeno qandho, nabro yaryar oo korka ka soo baxa, ugu horeyn dhegta ayey ka soo baxaan kadibna jirka oo idil ayey ka soo baxaan. ilmaha qaba aad ayey halis ugu jiraan dadkana waa u gudbin karaan, wadamada sedexaad waxaa laga yaabaa inay dhimasho sababto, hadii kalena ay dhaliso cuduro maskaxda ku dhaca oo ilmaha nolooshooda xayira. Waxaa looga hortagaa tallaalka jadeecada oo loo yaqaan **MMR** waxaa kale oo loo yaqaanaa cudurkaan **rubeola, morbilli**.

mebendazole *n.* daawo loo isticmaalo soo saarka gooryaanada caloosha gala inta nooc ay leeyihiinba. Waxay dhalinkartaa calool xanuun, *waxaa kale oo loo yaqaanaa* **Vermox**.

mebhydrolin *n.* daawo lagu daaweeyo dhibaatooyinka xasaasiyada ka dhalata. *waxaa kale oo loo yaqaanaa* **Fabahistin**.

meclozine *n.* daawo xasaasiyada looga hortago, waxaa kale oo badanaa loo adeegsadaa ka hortaga lalabada iyo mataga ku dhasha dadka safarka dhaadheer galaaya. Afka ayaa laga qaataa.

meconium *n.* saxarada (xaarka) ugu horeeya ee ka yimaada ilmaha marka ay dhashaan, kaasoo midabkiisa yahay cagaar mugdi ah oo jiid-jiidma, waxay ka kooban yihiin haraaga xuubab dhiig ku jira. Hadii saxarada noocaan ah la arko waqtiga ilmaha caloosha ay ku jiraan waxaa la saadaaliyaa in ilmahaas ay ku dhibaateysan yihiin meesha ay ku jiraan.

medial *adj.* la xiriira ama ku yaala bartamaha unug ama xuub ama bartamaha jirka.

mediastinitis *n.* xanuun iyo dhaawac barar leh oo ku dhaca bartamaha xabbadka, waxaa sii qasa arinta dillaac ku dhaca hunguri marka jirka, kaasoo sababa in xiidmo xinjiro ah ay ku soo daadato gudaha jirka oo cadaadis ku dhaliya unugyda waaweyn ee ku yaal xabbadka, gaar ahaan tuubbooyinka hawo mareenka jirka.

mediastinum *n.*kala barka xabbadka, halkaas oo laga helo unugyada waaweyn ee jirka sida wadnaha, halbowlaha, hunguriga cadka iyo qanjirada halbowlayaalka. Waxaa loo kala qeybiyaa afar gees oo kala ah bartamaha, kor, hoos iyo dhinacyada.

medical *adj.* la xiriira caafimaad iyo daawo. Waxaa kale oo loo adeegsadaa tilmaamta meelaha dadka lagu daaweeyo ama isbataalka.

medical assistant qof u shaqeeya sida kalkaaliye oo kale, kaasoo saacida takhtarka laakin aan heysan gaaradaha takhaatiirta ay haystaan hayeeshee qibrad u leh taxadirka iyo daryeelka bukaanka. Waxay qabtaan ama awood u leeyihiin in ay daaweeyaan jirrooyinka yaryar, daawo u qoradi dadka iyo dhaawaca dadka gaara inay ka daaweeyaan. Badanaa waxay ka shaqeeyaan meelaha aan takhtar joogin sida tuulooyinka iyo xaafadaha.

medical certificate cadeeyn takhtar sameeyo uu ku cadeynayo in qof jirran yahay oo uusan awoodin u laheyn inuu shaqeeyo.

medical jurisprudence barshada cilmiga sharxiyada caafimaadka, gaar ahaan kuwa quseeya maxkamadaha iyo dacwooyinkooda.

medical social worker qof aqoon caafimaadeed yar leh oo loo shaqaaleeyo inuu caawiyo bukaanka haysta dhibaatooyin famileed, waxay noqonkartaa jirro.

medicated *adj.* daaweysan, daawo leh sida kareemada jirka la marsado oo daawo ku jirta.

medication *n.* daaweyn, walax afka laqa qaato ama jirka la mariyo ama lagu shubo si loo daaweeyo. Daaweynta dhaawacyada waxaa la adeegsadaa marooyin nadiif ah oo daaweysan si looga hortago jeermis ku dhalan kara boogta dhaawaca ka dhalatay.

medicine *n.1.* barashada cilmiga sayniska caafimaadka quseeya baarida, daweeynta iyo ka hortaga cudurada. 2. Sayniska barashada caafimaadka quseeysa daaweeynta oo loo baahneyn in la adeegsado qaliin. 3. Daawo ama isku qas loo diyaariyey in lagu daaweeyo ama looga hortago cudurada, gaar ahaan tan afka laga qaato.

medicochirurgical *adj.* xaalad caafimaaddeed u baahan daaweyn iyo qaliin labadaba.

medroxyprogesterone *n.* daawo laga soo dhiraandhariyey hoormoonka naagaha dareenka ka keena oo lagu daaweeyo dhibaatooyinka dhiiga caadada dumarka iyo markuu goos goos noqdo. Afka ayaa laga qaataa ama sida irbada (duro, mudo) oo kale, *waxaa kale oo loo yaqaanaa* **Farlutal, Provera.**

medulla *n.* gudaha unugyada jirka, taasoo si cadaan ah uga duwan unugyada banaankiisa.

medulla oblongate qeyb ku soo fidsan gudaha basada madaxa, taasoo ka soo dheeraata fiinta laf dhabarka ilaa ay soo gaarto hab dhiska maskaxda, waxay sameeyaan meel fariinta dareenwadayaasha gala kana baxa basada madaxa. qeybtaan waxay si gaar mas'uul uga yihiin ilaalinta iyo iskudheelitirka unugyada waaweyn shaqadooda sida xidida dhiiga iyo wadnaha.

medulloblastoma *n.* buro halis ah oo lagu arko maskaxda, badanaa waxay ku dhaccdaa ilmaha. Waxay haysataa unugyo matela fariin gudbiye, waxayna ka dhalataa bartamaha maskaxda, waxay dhalisaa dhaqdhaqaaqa jirka oo aan isla socon, dheecaanka maskaxda oo xirma, badanaa waxaa u ah in la qallo burada oo laga soo saaro maskaxda iyo xubnah ay gaartay, dheecaankana halka uu ka xirmayna loo furo, inkastoo ilmaha ay burada ku dhacday fursadooda nololeed ay aad u yartahay.

mefenamic acid *n.* daawo xanuun qaade ah oo loo adeegsado xanuun ka dhasha ilkaha iyo lafaha. Afka ayaa laaga qaataa, waxay keeni kartaa calool xanuun, lulmood iyo nabro korka ka soo baxa. *waxaa kale oo loo yaqaanaa* **Ponstan.**

mefloquine *n.* daawo lagu daaweeyo cudurka kaneecada (duumo), oo daawooyinka kale ay wax katari waayeen. Dadka uurka leh, dadka madaxa ka waalan iyo dadka qaata daawooyinka wadanaha ma isticmaali karaan daawadaan. *Waxaa kale oo loo yaqanaa* **Lariam.**

mefruside *n.* daawo loo adeegsado daaweeynta dhiig karka iyo in ay jirka ka saarto biyaha xad dhaafka uu ceshado. Afka ayaa laga qaataa, waxayna dhalinkartaa lab jeex iyo lalabo. *Waxaa kale oo loo yaqaanaa* **Baycarone.**

mega- *horgale;* tilmaama; weyn, cabbir ballaran.

megakaryoblast *n.* unug saacida unugyo sameeya dhiiga aan midabka laheyn ee jirka oo ku jira laf dhuuxa dhiiga laga abuuro.

megakaryocyte *n.* unug laga helo dhuuxa lafta dhiiga sameeysa, kaasoo mas'uul ka ah in ay abuuraan unuyda dhiiga aan midabka laheyn.

megaloblast *n.* unugyada dhiiga gaduudan (cas) oo six ad dhaaf ah u weny, ballaaran. Waxaa lagu arkaa jirrooyinka dhiig yarida iyo fiitimiin yarida qaarkeed.

megestrol *n.* daawo laga soo dhiraandhariyey hoormoonada dareenka kacsiga dumarka. Kaasoo loo adeegsado daaweynta kansarka ku dhaca naasaha. *Waxaa kale oo loo yaqanaa* **Megece.**

meibomiam glands qanjiro yaryar oo ku hoos yaala baalasha isha daboola.

meiosis *n.* hab unug taran ah, unuga wuxuu isu qeybiyaa 4 farac oo mid walba heysto nus fir ah oo uu ka helay unuga asalka ah. Waxay ka dhex dhacdaa arintaa inta ka horeysa waqtiga ugxaanta dumarka iyo shahwada (biyaha) raga ay kulmayaan oo hiddo wade kasta booskiisa joogo.

melaena *n.* saxaro madow ah oo midab keeda aad uga duwan yahay kan caadiga ah ee marwalba la arko. Waxaa sababa arintaan dhiig ka yimaada mindhicirka qeybtiisa kore oo ku soo darsama saxarada, hadii ay arintaan sii socoto waxay noqotaa arin laga walwalo, hadii kalena way wax iska caadi ah oo dhaqso u istaaga.

melanin *n.* unugyo sameeya midab madow iyo mugdi xigeen ah oo lagu arko maqaarka jirka oo idil gaar ahaan maqaarka timaha hoostooda, maqaarka indhaha agagaarkooda iyo meelaha maqaarka banaanka jira, meelaha aan dharka daboolin. Waxaay ficil ka bixiyaan marka ifka iyo kulka qoraxda, cadceeda jirka ku dhacdo.

melanocyte stimulating hormone (MSH) hoormoon laga sameeyo lagana soo daayo qanjiro maskaxda ku yaalo, kaasoo mas'uul ka ah midab u yeelka jirka, laakin sida uu u shaqeeyo iyo wuxuu dadka u taro lama oga.

melanoma *n.* buro halis ah oo ku dhacdo unugyada sameeya midabeynta maqaarka jirka. badanaa waxaa lagu tilmaamaa cudurka kansarka maqaarka ka dhasha ifka qoraxda, cadceeda kulul. Inkastoo maqaarka uu ku dhaco, hadane wuxuu ku faafi karaan dhamaan xubnaha jirka gaar ahaan qanjirada nadiifiya dheecaanada jirka difaaca. Ogaantiisa waxay ku xirantahay burada sida ay u adagtahay iyo qaabkeeda, badanaa dadka noocaan kasarka qaba waa ay ka badbaadaan hadii burooyinka la gooyo.

melomelus *n.* uur jiif (ilmo caloosha ku jira) oo leh adimmo dheeraad ah (gacan kale ama lug kale oo dheeraad ah).

melphalan *n.* daawo loo isticmaalo daaweeynta noocyo badan oo cudurka kansarka ka mid ah sida, kan ku dhaco maqaarka, kan naasaha iyo kan ilma galeenka ku dhaca. Afka ayaa laga qaataa ama sida irbada (duro, mudo) oo kale, waxay keentaa calool xanuun, boog afka ka soo baxa iyo timaha madax iyo jirka oo daata. *Waxaa kale oo loo yaqaanaa* **Alkeran.**

membrane *n.* xuub aad u adag oo daboola dhamaan unugyada iyo xuubabka jirka oo idil. Dabaqyo badan ayuu kala leeyahay, kuwo ah xuubab adag iyo kuwo aad u jilicsan ayey u kala baxaan, shaqooyin gooni ahna kala qabtaan.

men- (meno-) *horgale;* tilmaama; dhiiga caadada dumarka.

menarch *n.* waqtiga gabdhaha ay gaaraan qaangaarka oo dhiiga caadada billaabmo oo la socota qaab isbadelka jirka iyo caqliga. Waxay arintaan dhalataa marka xubnaha taranka ay shaqadoodu billaabaan, xiligaas oo noqonkara muddada u dhaxeesa 10 sano ilaa 18 sano.

Mendel's laws sharci aqooneed ku saleysan hindis ka timid saynisyahan lagu magacaabi jiray Gregor Mendel. Taasoo ah shaqsinimada layska dhaxlo, in ay ka timaado walax lamaane ah. (hada waxaa loo yaqanaa hiddo wadeyaal) waxa uu ogaaday in unug walba walaxdaas heysto oo marka uu unug kale sameeynayo uu u reebo hal fir.(hada waxaan ognahay in unug walba gudahiisa uu ku sido labo hiddo wade), oo marka uu unuga tarmayo hal fir siiyo kii katarmay. Marka shaqsi walba wuxuu haystaa labo hiddo wade oo mid ka helay aabaha kan kalena ka helo hooyada, sidaa daraadeed hiddo wade kasta waa ka duwan yahay kankale, hadii ay noqdaan labo isku mid ah waxaa dhacdo in qofka ku dhasho cudurada cilada ku jirto hiddo wadayaalka.

mening- (**meningo-**) *horgale;* tilmaama xuub ku dahaaran maskaxda iyo fiinta ricirka.

meninges *n.* sedex xuub oo ku yaala kanaal u dhaxeeya basada madaxa iyo fiinta ricirka (lafaha laf dhabarka sameeya), kuwaas oo ku dahaaran maskaxda. Xuubabkaan waa ay kala adag yihiin oo kan ugu koreeya ayaa ugu adag oo kan hoose iyo kan dhexe waa ay ka jilicsan yihiin kan kore, meeshaas kan dhexe iyo kan hoose ayaa ah meesha laga helo dheecaanka maskaxda.

meningioma *n.* buro ku dhacda xiidmo daboosha maskaxda iyo fiinta ricirka, taasoo si tartiib ah u korta islamarkaana ugu faafta unugyada dareen wadayaalka maskaxda. Burada qeybteeda maskaxda gaarta waxay sababtaa qallal joogta ah, tan gaartana fiinta ricirka iyo laf dhabarka waxaa hallaaba dhaqdhaqaaqa jirka oo ugu danbeyn dhalata cuuryaan in laga noqdo qaarka danbe ee jirka. Waxaa daawo u ah qaliin iyo in la adeegsado daaweeynta ileyska danabka quwada badan si loogu toogto wixii kahara burada. Dadka qaarkiis waxaa la arkay in buradaani ay jirkooda ku jirtay 30 sano inta aan la ogaan.

meningism *n.* qoor adeeg, qoorta oo aad u adkaato aan la qalloocin Karin, badanaa waxaa lagu arkaa ilmaha. Waa astaan dhaadhaajiso cuduro maskaxda gaara, laakin dheecaan laga soo qaado maskaxda oo la baaro ayaa cadeyn u ah qoorta inay ku eg tahay arintaan.

meningitis *n.* jirro jeermis noole sababay aad halis u ah, taasoo ku dhacda sedex xuub oo maskaxda daboola. badanaa waxay ku dhacdaa ilmaha oo lagu arko madax xanuun aad u daran, qandho, cunto daro iyo iftiinka oo dhiba, waxaa kale oo lagu arkaa qoor adeeg aan la dhaqdhaqaajin karin iyo matag joogto ah oo sababa geeri (dhimasho). Waa wax la og yahay, hadii aan si dhaqsi ah looga gaarin qofku inuu dhimanaayo. Waxaa daawo u ah adeegsiga daawooyinka jeermiska dila.

meningoencephalitis *n.* jirro xanuun iyo dhaawac leh oo ku dhacda xuubabka daboola maskaxda. Waxaa sababa jeermis noole ilma'arag ah. Jirrada waxay gaari kartaa xubnaha fiinta laf dhabarta, taasoo sababta in labada lugood ay cuuryaan noqdaan.

meniscectomy *n.* qaliin lagu soo saaro carjaw jilibka ku taalo oo qaabkeeda shabbaha bisha markay nus tahay. Badanaa waxaa loo sameeyaa qaliinkaan marka ay dhaqdhaqaaq lugta u diido ama xanuun la timaado.

menopause *n.* waqtiga dumarka dhiiga caadada ka dhamaado, oo ugxaanta ilmaha ka abuurma ka dhamaato jirkooda oo aysan awoodin in ay ilma dhalaan. Waqti walba ayey arinkaan dumarka ku dhalankartaa oo kuma xirna da'da ay jiraan, si tartiib tartiib ah ayuu dhiiga caadada u yaraadaa ilaa marka danbe uu si toos ah u istaago.

menorrhagia *n.* dhiiga caadada dumarka oo aan caadi u soo bixin, ahna mid culus oo badan waqti dheerna socdo. Waxaa dhici karta in ay xaaladaan caadi tahay ama mid cilad ku jirto sida jirka uu isugu dheelitiro hoormoonada waxaa kale oo lagu lifaaqaa dhibaatooyinka ah in ay jiraan xiidmo buro oo kale u sameeysan oo lagu arko agagaarka xubnaha sinta ku jira.

MENS magic u yaal ah (*multiple endocrine neoplasia syndrome):* kooxo jirrooyin ah oo ku dhaca qanjiro mas'uul ka ah inay hoormoono jirka u baahan yahay ku soo dhex dara hab dhiska dhiig wareega jirka. Jirrooyinkaan waxay noqonkaraan buro qanjirada ku dhacda.

menstrual cycle xaalad soo noq-noqota oo dumarka qaan gaarka ah ee aan uurka laheyn xubnahooda taranka ay soo daayaan hal ugux afartii asbuuc mar, ilaa dumarka ay gaaraan waqtiga dhiiga caadada ka istaago. arintaan sida silsilada camal ayey taxane u tahay. Uguxda waxay u soo dhaadhacdaa xaga hore ee ilma galeenka, waxaa ka danbeeya hoormoon caawiya oo xuubabka ilma galeenka ka dhiga meel adag oo dhiig ka buuxa, hadii uguxdaas aysan helin shahwo (biyo) bacrimiya waxay ku dhamaataa halkeedii oo waxaa dhasha dhiiga caadada. Silsiladii meesheeda ayay ka billaabanaysaa hadane. Hadii laakin uguxdii la bacrimiyo xuubkii adkaa ayey ku dhegtaa oo waxaa dhasha uur.

menstruation *n.* dhiiga caadada dumarka. Caado, dhiiga afartii asbuuc mar ka yimaada dumarka qaangaarka ah.

mental handicap korida caqliga iyo garaadka oo soo daaha, taasoo sii dheer deegaanka iyo bulshada sida ay u dhaqanto oo aad u khaldan, sida waxbarasho la'aan, dayactir uusan jirin, qofka oo aan awoodin inuu is xakumo. Sidaa daraadeed qofka lagu tilmaamo inuu yahay qof dhiman.

mental illness jirro ku dhacda maskaxda shaqooyinka ay qabato sida (qiirada, fakarka, aragtida iyo xusuusta). Taasoo dhalisa asiibo ku dhacda qof ama bulshada la nool. Waxaa muhiim ah in lakala saaro jirrooyinka caqliga iyo garaadka soo daaha iyo jirrooyinka ku dhaca sida ay maskaxda u shaqeeyso.

mental retardation *n.* dad garaadka iyo caqligooda kori waayey, oo aad ugu baahan dayactir iyo tixgelin waxbarasho u gooni ah la siiyo. Dadkaan ma'ahan dad waalan ee garaadkooda heerka uu gaarsiisan yahay ayaa aad u yar, laakin markii ay helaan waxbarasho iyo sida loola dhaqmo bulshada waxay noqdaan dad is maamuli kara, sidaa daraadeed waxaa haboon in la kala saaro dadka maskaxda ka jiran iyo dadka caqliga iyo garaadka yar yahay.

mepacrine *n.* daawo loo isticmaalo daaweeynta shubanka iyo jeermiska ay dhaliyaan gooryaanada caloosha gala. Waqtiyadii hore waxaa daawadaan loo adeegsan jiray daaweeynta cudurka kaneecada (duumo). laakin waa la joojiyey oo waxaa xaaladaa loo helay daawooyin ka wanaagsan. Isticmaalka daawadaan waxay keentaa calool iyo madax xanuun, maqaarka jirkana wuxuu isku badelli karaa midab jaallo (huruud) ah.

meprobamate *n.* daawo loo isticmaalo daaweeynta cabsida iyo walwalka badan oo waxay lee dahay awood maskax dejin ah. Afka ayaa laga qaataa ama sida irbada (duro,mudo) oo kale, waxay dhalinkartaa madax xanuun, lulmood iyo calool xanuun. *Waxaa kale oo loo yaqaanaa* **Equanil.**

meralgia paraesthetica jiriiricyo xanuun badan iyo kabaabyo laga dareemo cajirada lugaha korkooda. Waxaa sababa dareen wade dhex mara xiidmada iyo murqaha cajirada oo ku xayirmaan halkaas ay maraan.

mercaptopurine *n.* daawo ka hortagta korida iyo is abuurka unugyada kansarka ku dhacay, gaar ahaan kansarka dhiiga gala. Afka ayaa laga qaataa, waxayna caado u leedahay inay hoos u dhigto unugyada dhiiga cadcad ee jirka. *Waxaa kale oo loo yaqaanaa* **Puri-Nethol.**

mercury *n.* curiye macdan ah oo dareere ku noqda heerkulka dabiiciga ah. Sun isticmaalkeeda aad ayuu u yaraaday, laakin waxaa loo adeegsadaa waqtiyadaan danbe jeermis nadiifinta jirka iyo adeegsiga daaweeynta ilkaha, gaar ahaan markii ilik la badellaayo ayey caawimaad u tahay in walax ay ka sameeysantahay lagu buuxiyo booskii ilikta ka maqanayd ama ka maqan tahay.

merozoite *n.* marxalada cudurka kaneecada (duumo) maro marka uu isu badanayo gudaha unugyada dhiiga gaduudan (cas) marxaladaan oo ah xilaga ay ku faafaan unugyada dhiiga oo idil ilaa ay gaaraan xubnaha beerka, halkaas isku dhal-dhalaan oo lab iyo dhedig yeeshaan.

mes- (meso-) *horgale;* tilmaama; nus, bar, kala barka.

mesaortitis *n.* xanuun iyo barar ku dhaca bartamaha halbowlaha xabbadka, guud ahaan waxaa sababa maalmaha ugu danbeeya cudurka waraabowga. Badanaa waxaa daawo u ah daawooyinka jeermiska dila sida *penicillin.*

mesna *n.* daawo loo adeegsado in ay ka hortagto sunta ka dhalata daawooyin kale oo loo adeegsado daaweeynta cudurka kansarka.

mesoderm *n.* xuub dhexaad khar u ah uur jiifka maalmaheeda nolosha ugu horeysa. Ka asoo sal u ah halka ay ka abuurmaan unugyada carjawda, murqaha, lafaha, kellida iyo qanjirada qaarkood iyo tuubbooyinka ay maraan.

mesametrium *n.* seed aad u ballaaran oo ku dhegan ilma galeenka, kaasoo qaab fidsan leh oo dhiiga u keena ilma galeenka, wuxuu ku heystaa ubucda.

Messenger RNA nooc kamid ah quruubka ugu yar maatarka oo mas'uul ka ah in ay caawiyaan fariinta hiddo wadaha bu'da unuga si aay ugu badellaan borootiin.

mestranol *n.* daawo laga soo dhiraandhariyey hoormoon dumarka ku dhaliyo dareenka kacsiga, taasoo loo adeegsado daaweeynta dhibaatooyinka dhiiga caadada istaaga ka dhalata. Badanaa waxaa la isticmaalaa marka dumarka ay da'doodu weynaato, waxaa kale oo loo adeegsadaa ka hortaga uur qaadka. *Waxaa kale oo loo yaqaanaa* **Menophase, Norinyl-1.**

metabolism *n.* isbadelka ka dhexdhaca kiimikada ku jirto jirka gudahiisa, taasoo jirka u sahalsha sii socodka koridiisa iyo shaqooyinka ka dhex socdo oo si wanaagsan u dhacda. Waxay arintaan quseysaa burburinta wixii jirka soo gala iyo dheefshiidkooda si tamarta looga helo walaxda soo gala jirka nafaqo u noqdaan. Waxay kale quseeysaa in ay hab dhis isku qas ah u yeesho unugyada iyo xuubabka jirka.

metacarpus *n.* shanta lafood ee sacabka ku yaala, taasoo ku dhegan curcurka (jalaqley)

metamyelocyte *n.* unugyo dhiiga cadcad ah oo bu'dooda iniinyo ka buuxda oo aan weli korin. kuwaasoo qaabkoodu shabbaha qaabka kellida oo kale. waxaa lagu arkaa unugyada dhiiga sameeya, inkastoo ay u badan yihiin in ay abuurmaan marka jeermis jirka cudur ku dhaliyo.

metaphase *n.* marxalada labaad uu maro taranka unugyda jirka, taasoo ah waqtiga hiddo wadeha uu u dhawaado bartamaha bu'da unuga.

metaraminol *n.* daawo looga hortago xasaasiyada aadka u daran ee ku dhacda jirka markuu ka jawaab celinayo wax yaabaha dhibaaya ee soo gala. Waxaa loo qaataa sida irbada (duro, mudo) oo kale. *waxaa kale oo loo yaqaanaa* **Aramine.**

metastasis *n.* cudur faafka, cudur ka faafa meesha asalka ah ee uu ka billaabmay. Gaar ahaan waxaa loo adeegsadaa burooyinka halista ah, oo badankooda awood u leh in ay ku faafaan unugyada u dhow agagaarka ay ka dhasheen.

metatarsal *n.* la xiriira lafaha lugta iyo cagaha.

metatarsus *n.* shanta lafood ee lugta, inta u dhaxeysa ciribta iyo faraha cagta.

metformin *n.* daawo loo adeegsado hoos u dhiga sonkorta dhiiga gasha. Badanaa waxaa loo adeegsadaa daaweynta jirrada kaadi sonkorowga. Afka ayaa laga qaataa, waxay keeni kartaa calool xanuun dabacsan iyo cuntada qaadashadeeda oo yar.

methadone *n.* daawo aad u quwad badan oo maandooriye ah. Waxaa loo adeegsadaa yareynta xanuunka xad dhaafka ah iyo in la siiyo dadka mukhaadaraadka qaata si looga joojiyo maandooriyaha ay caadeysteen isticmaalkeeda. Afka ayaa laga qaataa, waxay keeni kartaa calool xanuun, lulmo, warwareer iyo

isticmaalkeeda badan uu noqdo mid uu qofka ku xirnaada uu mar walba u baahdo.

methanol *n.* aalkolo aan dabiici aheyn oo qiyaasteeda yar sun tahay. Hadii jirka ay gasho waxay sababtaa xaalad aad halis u ah oo tirta indhaha, iyo hab dhiska neefmarka oo shaqadooda joojiya, taasoo sababi karta geeri.

methixene *n.* daawo loo adeegsado joojinta kor gariirka ka yimaada cudurka xusuus tirka maskaxda, iyo murqo xanuunka ka dhasha jirrooyinka calool xanuunka. Waxay dhalin kartaa af qaleel iyo warwareer araga mugdi la gala. *Waxaa kale oo loo yaqaanaa* **Tremonil.**

methoserpidine *n.* daawo hoos u dhigta dhiiga kaca, waxaa loo adeegsadaa daaweeyta dhiig karka. Afka ayaa laga qaataa, waxay caado u leedahay calool xanuun, dhuun xanuun iyo lulmood. *Waxaa kale oo loo yaqaanaa* **Decaserpyl.**

methotrexate *n.* daawo hor istaagta korida unugyada dhiiga cadcad. Waxaa badanaa loo isticmaalaa daaweeynta cudurada kansarka noocyadiisa badan gaar ahaan nooca ku dhaca dhiiga. Afka ayaa laga qaataa, waxay caado u leedahay in keento afka iyo caloosha oo xanuuna, korka oo nabro ka soo baxa iyo timaha oo gurma. *Waxaa kale oo loo yaqaanaa* **Maxtrex.**

methotrimeprazine *n.* daawo miyir dejiye ah oo loo adeegsado daaweeynta walwalka, cabsida joogtada ah iyo shacuur kaca, waxaa kale oo loo adeegsadaa in ay yareeysa xanuunk dabacsan. waxay keeni kartaa warwareer iyo daciifnimo. *Waxaa kale oo loo yaqanaa* **Nozinan.**

methoxamine *n.* daawo loo adeegsado in dhiiga mara xididada kor loogu qaado waqtiga qaliin lagu jiro, waxaa loo qaataa sida irbada (duro, mudo) oo kale, si dhiig karka uu u jiro. Hadii qiyaasta la isticmaalayo ay noqoto mid badan waxaay keentaa madax xanuun iyo matag. *Waxaa kale oo loo yaqaanaa* **Vasoxine.**

methyclosthiazide *n.* daawo ah kuwa dheecaanka jirka ka soo saaro, oo loo adeegsado daaweeynta dhiig karka, gaar ahaan kan ka yimaada unugyada waaweyn sida beerka, kellida iyo wadnaha ay shaqada joojiyaan oo jirka billaabo in uu dheecaanka kabixi lahaa ceshado. Afka ayaa laga qaataa, waxayna keeni kartaa cuntada oo aan la cuni karin, warwareer iyo dhiiga hoos u dhaca. *Waxaa kale oo loo yaqaanaa* **Enduron.**

192

methyl alcohol *fiiri (eeg)* methanol.

methylamphatamine *n.* daawo loo adeegsado daaweeynta hurdada badan, cudurka maskaxda ka lumiya xusuusta iyo noocyo kamid ah jirroyinka cadaadiska nolosha sida niyad jabka iyo walwalka badan. Afka ayaa laga qaataa ama sida irbada (duro, mudo) oo kale, marka loo isticmaalayo jirrooyinka niyad jabka iyo walwalka waali horseedi kara.

methylcellulose *n.* walax loo diyaariyey sida budada oo kale, taasoo loo isticmaalo si daawo ahaan oo calool jilciye koontoroolsha shubanka ah. Afka ayaa laga qaataa, dhibaatadeeda waa yar tahay, *waxaa kale oo loo yaqanaa* **Celevac**.

methyldopa *n.* daawo hoos u dhigta dhiig karka. Afka ayaa laga qaataa ama sida irbada (duro, mudo) oo kale, warwareer ayaa laysku arkaa maalmaha ugu horeeya isticmaalkeeda. *Waxaa kale oo loo yaqaanaa* **Aldomet, Dopamet, Medomet**.

methylene blue dareere midab buluug ah leh oo loo adeegsado kor marinta unugyada jeermiska il-ma'aragtada ah ee larabo in lagu baaro qalabka lagu fiiriyo il-ma'aragtada.

methyltestosterone *n.* daawo laga soo dhiraandhariyey hoormoonka raga ku dhaliya dareenka kacsiga oo loo adeegsado daaweeyta hoos u dhaca dareenka kacsiga ee raga. Waxaa kale oo lagu daaweeyaa dhibaatada ay dumarka ka helaan caadada dhiiga oo istaagta iyo kansarka ku dhaca naasaha dumarka. Afka ayaa laga qaataa ama sida irbada (duro,mudo) oo kale.

methysegide *n.* daawo lagu daaweeyo madax xanuunka daran oo marwalba ka yimaada geesaha madaxa iyo joojinta shubanka ka dhasha burooyinka caloosha ku yaalo. Afka ayaa laga qaataa, waxaa caado u ah in ay keento calool xanuun, warwareer iyo lulmood. *Waxaa kale oo loo yaqaanaa* **Deseril**.

metolazone *n.* daawo loo adeegsado ka soo saarka dheecaanada jirka ceshada iyo dhiig karka, afka ayaa laga qaataa, waxay keeni kartaa cunto xumo, calool xanuun iyo madax wareer. *Waxaa kale oo loo yaqaanaa* **Xuret, Metenix**.

metoprolol *n.* daawo hoos u dhigta ficilada wadnaha dhibka sababa iyo dhiig karka. Afka ayaa laga qaataa, waxay leedahay daal iyo calool xanuun. *Waxaa kale oo loo yaqaanaa* **Betaloc, Lopresor**.

metritis *n.* xanuun iyo barbarar ka yimaada ilma galeenka.

metronidazole *n.* daawo loo adeegsado daaweeynta jeermisyada gala hab dhiska kaadi markeenka, xubnaha taranka (guska iyo siilka) iyo hab dhiska dheefshiidka. Afka ayaa laga qaataa ama sida suboostada futada la geliyo oo kale, dhibaatooyinkeeda aad ayey u yaryihiin. *Waxaa kale oo loo yaqaanaa* **Flagyl, Metrozol**.

metropathia haemorrhagica xaalad dhiig bax ka yimaada ilma galeenka, ayadoo aan uur jirin. waxaa loo maleeyaa hoormoon si xad dhaaf ah inuu jirka ugu badan yahay oo ay sababtay, ama boog ka soo baxda xuubka ugxaanta soo daaya.

metrorrhagia *n.* dhiig bax xad dhaaf ah oo aan aheyn kii caadada dhiiga dumarka. Waa arin aad halis u ah oo u baahan baarid degdeg ah.

metyrapone *n.* daawo loo adeegsado in ay isku dheelitirto cilad ku jirta dheecaanada hoormoonada jirka ku jira. Afka ayaa laga qaataa, waxaa laga yaabaa in ay keento lalabo, matag cabbirka dhiiga oo hoos u dhaca iyo xasaasiyo *waxaa kale oo loo yaqaanaa* **Metopirone**.

mianserin *n.* daawo loo adeegsado daaweeynta jirrada niyad jabka, diiqadda dabacsan ama kiisa culus, afka ayaa laga qaataa, dhibaatooyinkeeda waa ka yar yahay kuwa kale oo loo adeegsado jirrooyinkaan oo kale. *waxaa kale oo loo yaqaanaa* **Bolvidol, Norval**.

miconazole *n.* daawo lagu daaweeyo jirrada ay dhaliyaan gooryaanada badan ee gala jirka, gaar ahaan kuwa gala basada, cagta iyo magaarka kore. Sida dhibcin oo kale ayaa xididada looga qaataa ama siilka ayaa la geliyaa. waxay sababtaa kor cuncun, lalabo iyo matag. *Waxaa kale oo loo yaqaanaa* **Daktarin, Gyno-daktarin**.

micr- (**micro-**) *horgale;* tilmaama; yar, wax aad u yar.

microangiopathy *n.* dhaawac iyo dil-dillac gaara gidaarada xididada ugu yaryar ee jirka, taasoo sababta cuduro badan oo ku dhicikara jirka, sida cudurka kaadi sonkorowga, jeermis soo gala jirka islamarkaana ku faafa, kellida oo hawlgabta iyo burburka unugyda dhiiga gaduudan (cas). Daawadiisa waxay tahay in la'ogaado sababta keentay arinkaa.

microbe *n. fiiri (eeg)* microorganism.

microbiology *n.* barashada cilmiga quseeya jeermiska nool ee il-ma'aragtada ah iyo cudurada ay dhaliyaan.

microcyte *n.* unugyada dhiiga gaduudan (cas) oo si xad dhaaf ah u yaryar.

microcytosis *n.* unugyada dhiiga gaduudan (cas) oo yeesha qaab aad u yaryar. Waa astaanta lagu arko noocyo kamid dhiig yarida, gaar ahaan nooca macdanta jirka ku yar.

microdiscectomy *n.* qaliin lagu soo saaro dhamaan carjawda fidsan ee u dhexeeysa ricirka (lafaha laf dhabarka sameeya) marka ay isku dhex daadato. Waxaa la adeegsadaa xirag aad qafiif u ah afka mudac ku leh, ayaa lagu dalooliyaa boos ka banaan lafdhabarka la qalaayo si looga dabciyo culeys saran jiridka dareen wadeyaasha. waa qaliin yar oo dalool oo keliya lagu daaweeyo dhibaatada jirta.

microfilaria *n.* jeermis noole il-ma'arag ah oo dadka cuduro ku dhaliya. Waxaa laga qaadaa cayayaanada dhiiga xoolaha ka jaqa (dhuuqa) sida kaneecada.

microgamete *n.* jeermiska kaneecada dhaliso noociisa labka ah ee lagu arko unugyada dhiiga gaduudan (cas) gadahooda. Kan noocaan ah waa ku yaryahay kan dhediga ah waana ka dhiman og yahay.

microgametocyte *n.* jeermis kaneecada dhalisa, kaasoo unugiisa tarma sida kan dadka oo kale. wuxuu iska abuuraa ilaa 8 unugood oo cusub. Inta aysan soo gaarin dhiiga dadka, waxay ku dhex tarmaan kaneecada wada.

microgyria *n.* xaalad korida maskaxda ay cilad ku jirto, taasoo ah duub-duubka maskaxda iyo booska ay ku fadhiso oo aad u yaryar. Waxaa xaaladaan lagu saleeyaa inay ka timaado garaadka iyo caqliga oo soo daaha.

microorganism *n.* noole isha oo qaawan aan lagu arki karin, kaasoo jeermis cuduro dhaliya sababa.

microscope *n.* qalab loo adeegsado in lagu arko noolaha isha aan qaban karin oo sababa cuduro dadka dhibaato u keena.

microscopic *adj.1.* walax nool oo isha aan qaban karin. *2.* la xiriira qalab lagu arko il-ma'aragtada.

microsurgical epididymal sperm aspiration (Mesa) xirfad loo adeegsado in shahwada (biyaha) raga xiniinyaha laga soo saaro ayadoo la adeegsanaayo irbad dhuuban. Waxaa arintaan loo sameeyaa marka raga aysan awoodin in ay ilmo dhalaan, jeermis ku dhacay ama tuubbooyinka shahwada marta oo xirma. markii shahwada la soo saaro waxaa laga baaraa hadii ay dhibaato qabto, markaas si gooni ah ayaa loo diyaariyaa si midkii wanaagsan looga soo saaro oo gacan rimmin loogu adeegsado.

midazolam *n.* daawo loo adeegsado suuxdinta dadka la qalaayo. Waxaa loo qaataa sida irbada (duro, mudo) oo kale, waxaa laga yaabaa inay keento madax xanuun, warwareer iyo neefta oo dadka ku dhegta. *Waxaa kale oo loo yaqaanaa* **hypnovel.**

midwifery *n.1.* ummuliso. *2.*xirfada la bartay oo lagu shaqeysto, taasoo ah in dumarka foosha ku jira lagu caawiyo in ay aduunka keenaan nolol cusub.

mifepristone *n.* daawo loo isticmaalo in ay uurka joojiso oo aay ilmaha soo daadiso inta aysan gaarin 60 maalmood ee ugu horeeya. Waxaa kale oo lala adeegsadaa daawo kale oo loo yaqaan *Gemeprost.* taasoo dhameystirta soo xaagida ilmaha. Daawooyinkaan 95% waa mid lagu guuleysto hawl qabadkooda.

migraine *n.* madax xanuun bood-boodid ah aad u garaaca, oo lagu qeexo inuu ka yimaado hal dhan (gees) madaxa ka mid ah. Waxaa jira digniino lagu garto madax xanuunkaan oo ah araga oo mugdi gala, kabaabyo iyo daciifnimo laga dareemo lugaha iyo gacmaha, kuwaasoo qarsooma marka madax xanuunka billaabma, badanaa waxaa wehliya xanuun la fooraarsi iyo matag. Hab loo daaweeyo waa la haayaa waqtiyadaan danbe, waxaa kale oo loo adeegsadaa daawo loo yaqaan *Sumatriptan* oo ah mid aad wax uga tarta.

milium *n.* nabro yaryar afka ka cad oo ka soo baxa maqaarka ilmaha cusub ee dhasha. Waxay badanaa ka soo baxaan wejiga ilmaha laakin waa wax caadi ah, oo iska baaba'a daawo la'aan.

milk *n.* caano. Dareere laga helo kana yimaada qanjirada naasaha naasleeyda. Waa cuntada keliya ay qaataan ilmaha cusub oo markaa dhasha. Caanaha waa cunto dhan nafaqo u ah ilmaha nolosha ugu horeeysa. Inkastoo caanaha waxyaabaha laga helo ay naasleeyda ku kala duwantahay. Tusaale: caanaha laga helo xoolaha sida lo'da waxaa ku kooban dhamaan inta nafaqo loo baahan yahay marka laga reebo fiitimiinada C iyo D. kuwa naasleeyda dadka waxaa laga helaa sonkor badan, laakin ka borootiin yar kan lo'da.

milk rush nabro yaryar oo wejiga ilmaha cusub ka soo baxa maalmaha noloshooda ugu horeyso. Waa ay iska baaba'aan daawo la'aan

milk teeth ilka caano, ilkaha ugu horeeya ee u soo baxa ilmaha.

MIND hay'ad ku shaqeeysa bilaash oo kor u qaada wanaaga iyo ka warqabka dadka waalan waxbarashadooda, waano siintooda iyo ku soo celinta bulshada, marka ay ka bogadaan jirrada waalida.

minimally invasive surgery qaliin, qaliinada ugu yar uguna dhib yar si dadka walwalka qaliinka ka qabaan loo yareeyo. waxaa la adeegsadaa xirfadaha ah in tuubbooyinka afka kaamerada ku wata lagu dalooliyo xubnaha la rabo in la qalo. Meelo badan oo jirka kamid ah ayaa loo adeegsadaa cirfadaan sida, ubucda, jilibka, dhagaxa kellida gala ama kaadi mareenka gala iyo in dacar jirka lagaga soo saaro. Waa hab aan dhibaato weyn dhalin wax weyna qabata.

minocycline n. daawo jeermis dile ah oo loo adeegsado jeermisyada keena cudurada neefmarka jirka iyo qandhada soo noq-noqota. Afka ayaa laga qaataa ama xididada lagu duro (mudo). waxay keeni kartaa inay cuntada hor istaagto, nabro jirka kasoo baxa iyo warwareer waxaa kale oo loo yaqaanaa **Minocin**.

minoxidil n. daawo awood u leh inay ballaariso xididada dhiiga jirka, taadoo loo adeegsado daaweynta jirrada dhiig karka aan daawooyinka kale waxaba ka tarin. Waxaa kale oo loo adeegsadaa inay madaxa timo u yeesho gaar ahaan dadka timaha ka daatay. Afka ayaa laga qaataa ama madaxa ayaa la mariyaa sida saliid oo kale marka loo adeegsanayo timo abuurka madaxa, waxay keeni kartaa wadno garaaca oo is badella iyo jirka inuu dheecaanada ceshado (biyo gaalaan). Waxaa kale oo loo yaqaanaa **Loniten, Regaine**.

mio- horgale; tilmaama; yareyn, hoos u dhac.

miosis n. soo yaraanta, isku soo uruurka bikaaca (birta) madow ee isha. Waa arin caadi u dhacda marwalba oo isha if biriq ah aragto, laakin badaa waxaa sababa daawooyinka isha lagu dhibciyo oo loo adeegsado cudurada indhaha.

miotic n. daawo bikaaca (birta) madow ee isha ku dhalisa inay isu soo uruurto (soo yaraato) kadib markii ay daawooyin kale oo cadaadiska joojiya ka dhigay waaweyn ballaaran.

miscarriage n. uur jiif soo daatada inta aan la gaarin waqtigoodii. Ilmo soo dhicisowba oo jiritaankooda nolol sii socon waayey. Ilmaha soo hallaaba 6 asbooc ee ugu horeysa uurka (laga billaabo maalintii caadada ugu danbeysay) waxaa la dhahaa uur jiif dareere, wixii ka danbeeya 6 asbuu waxaa la dhahaa uur jiif caafimaad daro u soo daadata. Labadaba waa arin murugo leh. fiiri (eeg) abortion.

misoprostol n. daawo laga soo dhiraandhariyey hoormoon ka yimaada qanjir maskaxda ku yaalo, oo loo adeegsado daaweynta boogta caloosha ka dhalatay daawooyinka gaaska keena isticmaalkooda, waxay keeni kartaa lalabo, matag iyo calool xanuun. Waxaa kale oo loo yaqaanaa **Cytotec, Napratec**.

missed case qof jirro ku dhacday, laakin astaanta jirrada iyo calamadaheeda aan la arki karin ama ay yihiin mid aad u yar oo takhtarka seego (gafo) inuu arko. Waxaa loo maleeyaa dadka noocaan ah in habdhiska difaaca jirkooda uu yahay mid aad u xoog badan, oo jirradii ama jeermiskii ku dhacay jirkooda si tartiib ah ayuu u soo koraa oo uu burburin aan la'arag sababaa ama jirkooda isaga jiraan oo nolosha si caadi ah u wataan.

mite n. cayayaan aad u yar oo aan isha arki karin, kuwaasoo meel walba ku noolaan karo. Ma'ahan kuwo jirkooda kala baxsan yahay, oo waxay ka sameysan yihiin hal xubin oo keliya, kuwa caafimaadka muhiimka u ah waa kuwa jirrooyin ku dhaliya maqaarka jirka dadka.

mithramycin n. daawo jeermis dile ah oo ka hor tagta is abuurka iyo korida unugyada kansarka ku dhacay, waxaa loo adeegsan jiray nooc walba uu leeyahay cudurka kansarka, laakin hada waxaa keliya oo laa adeegsadaa hoos u dhiga macdanta dhiiga ku badata, waxay keeni kartaa calool xanuun iyo afka oo boogo ka soo baxaan, waxaa kale oo la'arkaa dhiig matag iyo sangaroor.

195

mitochondrion *n.* hab dhis laga helo dareere ku dhex jira unugkasta gudahiisa, hab dhiskaan ayaa ah halka mas'uulka ka tamar sameynta unugyada. Waxay haystaan falgal de-dejiye loo yaqaan ATP oo awood u leh inuu unugyada ka caawiyo burburinta kiimikada unugyada jirka iyo qaab u sameeyntooda.

mitomycin C daawo jeermis dile ah oo loo adeegsado ka hortaga unugyada kansarka ku dhacay koritaankooda, waxay keentaa cilad ah in ay caburiso laf dhuuxa abuura dhiiga jirka. Laakin aad ayey wax uga tartaa cudurka kansarka ku dhaca caloosha iyo naasaha.

mitosis *n.* marxalad unug taran ah oo hal unug sameeyo labo kale oo isku farac ah. Waa marka unug kale oo cusub dhalanayo, ha haato inuu mid kale badello ama mid kale oo hor leh noqdo, markey intaan joogaan waxaa u dhiman marxalado kale uu u baahanyahay in uu maro si ay u helaan bu' iyo hiddo wade.

mitoxantrone *n.* daawo loo adeegsado daaweeynta cudurka kansarka, gaar ahaa kan ku dhaca dhiiga, naasaha dumarka iyo qanjirada jirka badankooda. Dhibaatooyinkeeda aad ayey u yaryihiin. *Waxaa kale oo loo yaqaanaa* **Novantrone.**

mitral valve *n.* xuub aad u yar oo dabool u ah xididada waaweeyn ee wadnaha dhiiga ka qaada. daboolkaan wuxuu fududeeyaa dhiiga inuu wadnaha dhex maro islamrkaana diidaa in uu wadnaha ku soo laabto. Dhibaata ayaa daboolkaan ku dhici karta sida inuu hawlgabo, taasoo dhalisa dhiiga inuu ku soo noqdo wadnaha, taasoo ah arin aad halis ah, u baahan in la badello daboolkaas. Waxaa kale oo dhici karta in daboolkaas uu jeexmo cuduro ku dhaca daraadeed, waxay sababtaa inuu furka ka qaado xididada ee daboolayey oo dhiiga ku soo laabto wadnaha, xaaladaana waxay u baahantahay in wax laga qobto oo la badello daboolkaas.

mittelschmerz *n.* xanuun laga dareemo qaarka danbe ee ubucda, waqtiga caadada dhiiga soo dhawdahay. Waxaa badanaa keena ugxaanta ilmaha ka abuurma oo la soo daaya.

MMR vaccine tallaal isku qas ah oo loo adeegsado tallaalka ka hortaga cudurada jeedeecada, qaamo-qashiirka iyo busbuska. Waqtiyadaan danbe waxaa la siiyaa ilmaha da'doooda ka yartahay 16 bilood.

mole *n.* 1. bar, dheecaanka mas'uulka ka ah midabbeynta maqaalka jirka oo si aan dhib laheyn isugu uruursada meel kamid ah jirka oo kor u soo kuusma ama ku malaasma. 2 qiyaas cabbireed loo adeegsado in lagu cabbiro quruurta walax la egtahay kan atamka ugu yar.

muleculer biology *n.* barashada cilmiga quruurta maatarka ugu yar iyo sida ay nolosha u quseeyaan.

mongolism *n. fiiri (eeg)* Down's syndrome.

monoblast *n.* unugyada dhiiga cadcad oo marka lagu fiiriyo qalabka il-ma'aragtada lagu arko ah kuwa ugu horeeya ee la magacaabi karo. Waxay badanaa ka jiraan unugyada dhaliya dhiiga jirka, laakin waxay ku badataan marka jirka cudur ama jeermis ku dhaco.

monoclonal antibody jeermis la deris loo sanceeyey inuu ku dhex milmo unugyada jeermiska dhaliya, sida unugyada kansarka ku dhacay, taasoo matala jeermiskii saxa ahaa ee jirroyinka sababay. Arintaa waxaa loo adeegsankaraa in kansarka lagula dagaalamo.

monocyte *n.* nooc kamid ah unugyada dhiiga cadcad, kaasoo midabkiisa ah danbas buluug xigeen ah oo qaab kellida oo kale leh shaqadiisa waxay tahay inuu la dagaalamo wixii jeermis ah ee jirka soo gala.

monocytosis *n.* nooc kamid ah unugyada dhiiga cadcad oo dhiiga ku bata. Waxaa dhalin kara jeermis jirka soo gala, ama cuduro kale oo halis ah sida kansarka dhiiga ku dhaca.

monodactylism *n.* faraha gacanta iyo lugaha la'aantood lagu dhasho (faro la'aan).

monomania *n.* xaalad dhalanteed qiyaali ah ay jirto, laakin shaqooyinka kale ee maskaxda ay caadi tahay.

mononucleosis *n.* xaalad dhiiga ay ku bataan nooc kamid ah unugyada dhiiga cadcad. Waxaa sababa jeermis jirka gala, gaar ahaan kan keena jirrada quumanka.

monophobia *n.* baqdin xad dhaaf ah oo laga baqdo in keli la noqdo, keli ahaansho laga cabsado.

monoplagia *n.* cuuryaanimo ah hal adin (lug ama gacan).

monarchism *n.* hal xiniin la'aan lagu dhasho, raga oo ku dhasha hal xiniinyo oo keliya. Waxaa dhici karta in midkood abuurmi waayo waqtiga ilmaha uurka ku jiraan, ama waxaa suurtagal in hal xiniin qaliin lagu saaro cuduro ku dhashay daraadeed. Wax dhib ah malaha xaaladaan oo hal xiniin wuxuu u shaqeeyaa meel laba xiniin ku jirto oo kale.

monosaccharide *n.* sonkorta caadiga ah ee dadku isticmaalo, taasoo lix nooc oo kamid ah sonkorta dabacsan ay iskudhis ka sameeyeen.

monosomy *n.* xaalad unugyada hal hiddo wade ka maqanyahay.

monozygotic twins *n. fiiri (eeg)* twins.

morbilli *n.fiiri (eeg)* measles.

mordant *n.(la xiriira baarida il-ma'ragtada)* walax loo adeegsado in la mar-mariyo ama la dhex galiyo xuubab laga soo gooyey jirka, si loo baaro.

moricizine *n.* daawo lagu daaweeyo wadne garaaca khaldan oo nafta halis galiya. Afka ayaa laga qaataa, dhibaatooyinkeeda waxaa kamid ah in garaaca wadnaha sii xumaado, wadnaha oo istaaga sidaa daraadeed isticmaalkeeda waa in la adeegsadaa oo keliya hadii aan laga maarmin.

morning sickness lalabo iyo matag laysku arko subaxdii maalmaha uurka ugu horeeya, waxa yar markii la cuno waa ay tagtaa arintaas, laakin maalinta kale subaxdeeda meesha ayay ka billowdaa oo labadaba soo laabataan.

morphine *n.* xanuun qaade aad u awood badan oo maandooriye ah, kaasoo loo isticmaalo daaweeynta xanuunka xad dhaafka ah ee soo noq-noqda, afka ayaa laga qaataa ama sida irbada (duro, mudo) oo kale. waxay keeni kartaa cuntada oo aan la qaadankarin, lalabo, calool adeeg iyo isku buuq maskaxda ah. Waxaa kale oo la arkaa qofkii isticmaalkeeda u barta inuu iska qoyn waayo, oo noqota mid uu ku xiran yahay.

morphology *n. fiiri (eeg)* anatomy.

mosaicism *n.* xaalad unugyada qofka ka koobanyahay aysan wada haysan hiddo wade isku mid ah, waxaa la arki karaa laba koox oo unugya ah mid ay hiddo wadayaalka u wada dhan yihiin, kooda kalena ay hal hiddo wade haystaan. Taas waxay sababtaa in qofku uu noqdo fir sida cilad ku jira hiddo wadehiisa oo cudurada cilanka u gudbiyo ilmahiisa.

mosquito *n.* kaneeco. Cayayaan yar baallo iyo af labo mudac uu dadka ku mudo leh si uu dhiiga kaga dhuuqo. kaneecada midkeeda dhediga ah waxay dadka ku dhalisaa cuduro halis oo kamid ah cudurka kaneecada, duumo.

motile *n.* awood u leh in uu dhaqdhaqaaqo. Gaar ahaan waxaa loo adeegsadaa noole ilma'arag ah oo jeermisyo sababa.

motion sickness *n. fiiri (eeg)* taravel sickness.

motor cortex maskaxda qeybta mas'uulka ka ah billaabida mowjadaha dareen wadka is dhaaf-dhaafa, taasoo sababta dhaqdhaqaaqa murqaha jirka. Waa suurtagal in qeybtaan la ogaado sidaay u shaqeeyso iyo meesha ka mas'uul ah wax qabad kasta, sidaa daraadeed maskaxda qeybteeda bidix waxay mas'uul ka tahay dhaqaaqa dhanka midig ee jirka.

motor nerve *n.* dareen wade fariin ka qaada bartamaha habdhiska dareen wadeyaasha jirka, fariintaas oo sababta shaqooyinka murqaha iyo qanjirada jirka qabtaan.

motor neurone *n.* mid kamid ah hab dhiska dareen wadeyaasha jirka kooba dariiqa u dhaxeeya maskaxda iyo habdhis fariinta ka suga, sida murqaha qalfoofta jirka. Dareen wadahaan wuxuu ku yaalaa maskaxda kore iyo hoose, midka kore wuxuu leeyahay jir unug ah iyo gacan u dheeraata xaga lafdhabarka, sidaa daraadeed idilkiisa wuxuu galaa bartamaha habdhiska dareen wadeyaasha jirka. Kan hoosena wuxuu haystaa jir unug ah iyo gacan ka soo dheeraata maskaxda ama lafdhabarka taasoo gaarta murqaha qalfoofta jirka.

motor neurone disease (MND) jirro ku dhacda habdhiska dareen wadaha mas'uulka ah dhaqdhaqaaqa murqaha jirka. Taasoo sababta inay murqaha daciifaan, islamarkaana sii dhamaada, wuxuu badanaa ku dhacaa dadka da' dhexaadka ah oo marka ay sii koraanba cuuryaan noqda. Wax daawo ah looma haayo, laakin daryeel iyo caawimaad ayaa la siiyaa dadkaan oo kale, maalmahaan danbe waxaa la wadaa baarid ku saabsan in dareen wade la badelli karo iyo inkale.

mouth-to-mouth respiration hab loo adeegsado in hawo been ah lageliyo sanbabada qof aan neefsan karin, ayadoo afka loo saarayo afka qof kale oo badbaadin karo, kaasoo hawo ku afuufo afka qofka aan neefsan karin ilaa uu ka neefsado. waxaa waajib ah in lagu cel-celiyo hawo siintaas ilaa uu awoodo inay sanbabadiisa hawo gasho kana bixi karta.

MRI *fiiri (eeg)* magnetic resonance imaging

MS *fiiri (eeg)* multiple sclerosis.

muco- *horgale;* tilmaama; qoyan. duuf, diif. meel qoyan oo sabiix-sabiix ah.

mucosa *n. fiiri (eeg)* mucous membrane

mucous membrane xuub yara qoyan oo u dhaxeeya dhamaan hab dhiska jirka qaabkooda shabbaha tuubbo oo kale. xubnahaas oo kala ah hab dhiska neefmareenka, sanka, tuubbada gaaska mara, xammeetida iyo beer yareha jirka. xuubabkaan sida ay u qoyanyihiin ku xiran iyo halka ay ku yaalaan shaqooyin aad muhiim u ah ayey jirka u qabtaan.

mucoviscidosis *n. fiiri (eeg)* cystic fibrosis

mucus *n.* dheecaan dareere ah oo ka sameeysma xuubab qoyan oo unugyada jirka badankooda sal u ah. Dheecaankaan wuxuu difaacaan dhaamaan xuubabkaas oo idil.

multigravida *n.* dumar uur badan yeesha, ilma badan dhashay, laba uur iyo in kabadan yeelatay.

multi organ failure (MOF) marxalada qof ugu danbeysa uu qarka u saran yahay geeri, taasoo ah marka ay unugyadiisa oo idil hawlgabaan, shaqo joojiyaan.

multiple personality disorder jirro waali ah, qofka ay ku dhacdo aaminsan inuu yahay labo qof oo leh shaqsi kala duwan, taasoo midba midka kale rabo inuu hogaanka jiido sida la dhaqanka, go'aan gaarka iyo ficil ah in uu dhaqsadiiba isku badello shaqsiga kale ee uu sameeystay. kaasoo markii la baaro shaqsi walba uusan ka war hayn shaqsiga kale uu aaminsan yahay inuu jiro. Waxaa loo haystaa xaaladaan inay ka dhalata ilmaha la soo fara xumeeyey oo ku weynaada dhibkii garay.

Multiple sclerosis (MS) jirro qoto dheer oo ku dhacda hab dhiska dareen wadeyaalka jirka, badanaa ku dhacda dadka da'da yar iyo kuwo da' dhaxaadka ah. Waxaay ka timaadaa dhibaato ku dhacda xuub sal iyo dabool u ah maskaxda, dareen wadayaashaa iyo fiinta laf dhabarka, taasoo wax u dhinta shaqada dareen wadaha qabto. Jirrada waxay gaartaa meelo badan oo kala duwan kuna yaal maskaxda iyo xariga laf dhabarka, kuwaasoo sababa jirka inuu gariiro, gaar ahaan adimaha, indhaha oo dhaqdhaqaaq badan sameeyaan, hadalka oo noqda mid shik-shik ku jira iyo daciifnimo jirka oo idil ah. Sababaha dhaliya inuu dareen wadeyaashaa dhibkaan gaaro lama oga, daawo loo hayana ma jirto, daryeel iyo kawar hayn ayaa lagu caawiyaa qofkii qaba jirradaan.

multisystem *adj.* tilmaam lagu sameeyo jirro gaartay hab dhisyo badan oo jirka kamid ah.

mumps *n.* qaamo-qashiir. Jirro jeermis dhaliyey oo si joogta ah loo arko. Badanaa waxaa lagu arkaa ilmaha da'dooda u dhaxeysa 3 ilaa 7 sano. markuu jeermiska jirka galo muddo 3 asbuuc kadib waxaa lagu arkaa qandho, madax xanuun, matag iyo qanjiro ku yaala qoorta oo barara. Jirradaan waa laga bogsadaa 3 maalmood kadib, laakin bararka qanjirada inta uu jiro, bukaanka weli jirkiisa jeermiskii ayaa ku jira, oo wuxuu sababi karaa inuu ku faafo qanjirada kale ee jirka, taasoo keenta in ay dhibaato hor leh dhaliso, sida in uu gaaro beer yareha, maskaxda iyo xiniinyada raga waaweyn. Tani waxay raga ku dhalin kartaa inay ilmo dhali waayaan. tallalka looga hortago ayaa aad jirka uga difaaca jirradaan.

Munchaunsen's syndrome jirro nooc waali ah oo qofka marwalba raadiyo inuu tago isbataal si looga daaweeyo jirro aan jirin uu iska mala'awaalay inay jirto, gaar ahaan qaliin lagu sameeyo. Waa xaalad aad halis u ah oo marka qofka laga dhaadhaxiyo jirrada uu sheeganayo inay tahay mid aan waxba ka jirin, waxay isku dayaan dadkaan inay naftooda ama qof ay la nool yihiin (sida ilmaha ay dhaleen) dhaawac weyn u geystaan si loola orda oo isbataalka loo geeyo daawo iyo daxadir loo siiyo.

murmur *n.* dhawaaq laga maqlo gudaha xabbadka, gaar ahaan wadnaha marka la isticmaalayo takhaatiirta qalabka ay dhegaha gashadaan oo ay baarid ku guda jiraan. Dhawaaqaas oo u yeera sida dabeelo aad u daran sida ay dhacaan oo kale, waa mid ka dhasha qulqulka dhiiga ka dhex socda wadnaha ama dhiiga xididada ay maraan, waxaa sababa dhaawac ku dhaca dabool xira xididada dhiiga mara. Inkastoo dhawaaqaan si caadi ah xabbadka looga maqlo, gaar ahaan ilmaha iyo dadka dhiiga kacsan yahay oo caadi ay tahay, hadane waxaa haboon hadii uu sii jiro in wax laga qabto.

muscle *n.* muruq. Xubno awood u leh in ay isku xirmaan, kala furmaan, mas'uulna ka ah dhaqdhaqaaqa iyo tamar u keydinta jirka. Shaqada ugu weyn ee murqaha qabtaan waa in ay dhaliyaan dhaqaaqa iyo isku dheelitirka jirka marka uu ka hortagayo xooga cuf is jiidka. Sedex nooc ayey u kala baxaan muraqaha kuwa jiid-jiidma oo ku dhegan qalfoofta jirka, kuwo dabacsan oo ku yaalo caloosha iyo kuwo ku yaala gidaarada wadnaha.

muscle relaxant kooxo daawo ah oo lagu dabciyo murqaha jirka. noocyo badan ayey leeyihiin daawooyinkaan, laakin waxaa ugu muhiimsan kuwa lagu dabciyo murqaha haysta qalfoofta jirka marka ay jiraan jirroyinka jirka ka gariirsiiya, sida jirrada xusuusta ka qaada maskhaxda iyo tan murqo qabadka ah, waxaa kamid ah daawooyinkaas *Diazepam, Dantrolene.*

muscular dystrophy cuduro murqaha burburiya isla markaana baaba'iya, taasoo si cad ah u muuqata inay ka dhalatay jirro dhaxal ah. Waxaa aad u gurma murqaha qaar kamid ah, meesha ay ka gurmeen waxaa isu badella xuub cadiin ama baruur ka sameeysan. Cudurkaan wuxuu ku xiran yahay ogaanteeda qofka da'da uu jiro, daciifnimada murqaha heerka ay gaarsiisan yihiin, cudurka sida uu u faafo iyo nooca hiddaha layska dhaxlay. Inkastoo wax daawo ah aan loo hayn, riix-riixa jirka iyo xanuun yareeya la adeegsado ayaa qofka dejiya. inkastoo maalmahaan danbe la baaro hiddo wadeha sababi kara cudurkaan, rajo fiican ayaa laga qabaa in daawo loo helo mustaqbalka.

muscle rheumatism murqo iyo lafo xanuun ka yimaada is xoq-xoqa ka dhasha carjawda u dhaxeeyso isgalka lafaha, ama barar gaara murqaha oo ka dhasha walax difaaca murqaha oo aad ugu yar jirka.

mustine *n.* daawo loo adeegsado in lagu daaweeyo noocyo badan uu leeyahay cudurka kansarka, waxaa loo qaataa sida irbada (duro, mudo) oo kale, waxaa caado u ah inay keento lalabo, matag iyo cabburis ay ku sameeyso unugyada laf dhuuxa dhiiga abuura.

mutation *n.* isbadel ka dhex dhaca unuga. gaar ahaan walaxda hiddo wadeha u sameeya taasoo si kale u badesha sida qaabka qofka u muuqdo. Isbadelkaan ma'ahan mid caadi ah ee waa cilad hiddo wadeha ku jirta ama dhib banaanka uga yimid oo si talantaalli u dhaliyey isbadelkaan.

mutism *n.* hadal la'aan ama qof diiday inuu hadlo. Waxaa jira jirroyin sababa in qofka hadalka ku dhego, sida dadka dhegaha la' oo aan awood u laheyn maqal iyo hadalba. Waxaa jira dad maskaxda dhaawac ka gaaray oo aan hadli karin ama dad cilmi nafsi ahaan u jirran oo la hadlo oo keliya qofka ay rabaan. Daaweeynta waxay ku xirantahay hadba xaalka sida uu yahay, maalmahaan danbe daawo waa loo helaa, xitaa hadii lagu dhasho maqal iyo hadal la'aan waa la daaweeynkaraa.

my- (**myo-**) *horgale;* tilmaama; muruq.

myalgic encephalomyelitis (**ME**) jirro kor daal iyo caajis ah, wehliya iska warqab la'aan iyo dawakhsanaan niyad jab la socda iyo xanuun jirrka meelo kamid ah jiro. Waxyaabaha keena weli lama oga, laakin badanaa waxaa lagu arkaa dadka jeermisyada fudud ku dhaca, sida hargabka, quun xanuunka ama dadka jeermisyadaas ka reestay oo xaaladaan ay weli joogto. Daawo looma haayo nasasho in la badiyo ayaa xal u ah, jeermisk hadii uu sii jirana loo qaato daawo disha.

myasthenia gravis jirro joogta ah, oo lagu qeexo daal xad dhaaf ah, daciifnimo ka dhalan karta murqaha jirka qaarkood, baalasha isha daboola oo hoos u soo dhaca, araga oo labalaba noqda iyo dhaqdhaqaaqa jirka oo yar. waxyaabaha keena ma cada, laakin waxaa loo maleeyaa dareen wade maskaxda fariin ka soo qaada oo ku dhaliya murqaha inay dhaqaaq sameeyaan oo noqda daciif hawlgabay. Nasasho badan ayaa daawo u ah, laakin kiisa daran waxaa loo adeegsadaa qaliin in lagu saxo dareen wadeha daciifayc iyo in daawo joogta ah la isticmaalo iyo in dhiiga aan midabka laheyn dadka lagu shubo, waxaa badanaa lagu arkaa dadka markaas qaangaaray iyo dumarka badankooda.

myectomy *n.* qaliin lagu gooyo qayb kamid ah murqaha.

myel- (**myelo-**) *horgale;* tilmaama; 1.taxanaha laf dhabarta. 2. dhuuxa lafta dhiiga abuurta. 3. Walax dareere ah oo laga halo salka xuubka maskaxda.

myelin *n.* walax isku qasan oo ka sameeysan dareere isugu darsoon nafaqo iyo baruur oo laga helo salka xuubabka dareen wadka maskhaxda iyo gacankooda. Aad ayey uga dhaqso badan yihiin kuwa kale ee aan laheyn nafaqada iyo baruurtaan.

myelitis *n.* xanuun iyo barbarar ku dhaca taxanaha laf dhabarka. Badanaa jirrooyin ayaa ka hooseeya oo arimahaan dhaliya. Laakin laf dhabarka shaqadeeda ayuu cuuryaamiyaa markuu ku faafo dhamaan lafdhabarka, dareen wadeyaasheedana hawlgabaa, waxaa dhalata markaa in qaarka danbe ee jirka aan la dhaqaajin karin.

myeloblast *n.* unuga dhiiga ugu horeeyo ee la arki karo marka la adeegsanaayo qalabka ilma'aragtada lagu fiiriyo, kaasoo ah mid iniin badan leh, bu'diisana aasiidh kala duruqsan leh. Waxaa badanaa lagu arkaa laf dhuuxa abuura dhiiga jirka iyo cuduro halis ah marka ay jiraan, sida kansarka dhiiga ku dhaca.

myelocyte *n.* nooc ka mid ah unugyada dhiiga cadcad oo aan si fiican u korin, bu'dana ku leh iniinyo yaryar. waxaa badanaa lagu arkaa laf dhuuxa sameeya dhiiga jirka, laakin waxay joogto loo arkaa marka jirka jeermis ku dhaca ama cuduro halis ah, sida kansarka ku dhaca dhiiga.

myeloid *adj.* shabbaha, u eg, la xiriira xuubka laf dhuuxa dhiiga abuura.

myeloid leukaemia *n.* noocyo badan oo kansarka dhiiga ku dhac ah, kuwaasoo si toos ah u abaara xubnaha dhiiga ka soo abuurma. Noocyadaan kansarka waxay noqon karaan kuwo wax yar socda oo laga badbaado ama kuwo leh dhibaatooyin qoto dheer oo burburiya laf dhuuxa dhiiga abuura.

myeloid tissue *n* xuub ku dhex yaal laf dhuuxa dhiiga jirka abuura, kaasoo mas'uul ka ah dhamaan abuurka dhiiga jirka oo idil.

myeloma *n.* jirro halis ah oo ku dhacda laf dhuuxa dhiiga abuura. waa nooc kamid ah cudurka kansarka ku dhaca dhiiga. Labo astaan oo lagu garto ayuu leeyahay, mid ah in si xad dhaaf ah loo arko unugyada dhiiga aan midabka laheyn. Tan kale oo astaan u ah waxxay tahay lafaha jirka oo lagu arko inay yeeshaan daloolo ka muuqda markii raajo la saaro. qofka wuxuu dareemaa lafo xanuun xad dhaaf ah iyo daal joogta ah, oo kaga yimaada dhiig yari jirta, waxaa dhici karta lafaha inay si sahal ah u ja-jabaan. waxaa daawo u ah daawooyinka ah *melphalan, cyclophosphamide* iyo adeegsiga shucaaca tamarta quwada badan leh, oo lagu burburiyo meelaha xanuunka ka jiro.

myelomalacia *n.* xuubabka lafdhabarka oo aad u jil-jilca. Waxaa sababi kara dhiiga soo gaara oo aad u yaraada.

myoblast *n.* unugyo isku badella xiidmo murqo ah.

myocardia infarction *n.* gabal kamid ah murqaha wadnaha oo dhinta, taasoo sababta dhiiga soo gaari lahaa wadnaha oo carqaladeyn galo. Xaaladaan waxay ku eg tahay halbowlaha bidix. Bukaanka wuxuu isku arka wadne istaag, xabbad xanuun talantaalli ah, kaasoo dhaqsadiiba ku faafa gacanta iyo dhuunta. Arinta halista ah ee ka dhalankarta ayaa ah geeri, laakin qofkii laga gaaro, inta uu wadnaha istaagin, oo helo taxadir gaar ah iyo daweeyn lagu siiyo isbataalka waa uu ka kaci karaa kuna soo noqonkaraa nolashiisa caadiga ah.

myocarditis *n.* dhaawaca iyo barar gaara murqaha wadnaha, kaasoo noqon kara mid joogta. Waa jirro iska dhalankarta ama ku hoos ganbata cuduro kale oo wadnaha lagu arko.

myocardium *n.* sedex xuub oo kala khar ah midkooda dhaxe sal u ah gidaarka wadnaha, wuxuu ka sameysanyahay murqo xoog badan oo ka adag xididada dhiiga wandanaha.

myoclonus *n.* murqo xanuun si kedis ah ku dhasha, gaar ahaan murqo qabsi ku yimaada si talantaalli ah markii wax culus kor loo qaado ayadoon diyaar loo ahayn. Mararka qaarkeed waa xaalad ka hooseeysa cuduro jira, sida qallalka iyo dareen wade qaldan oo sababa xubnaha maskaxda oo idil si tartiib tartiib ah u hallaabaan, taasoo dhalisa cuuryaanimo qaarka danbe ah. nooc qallal ah ayaa jira oo qofka oo hurda dhasha, taasoo murqaha ka dhiga kuwo aad isu taaga, gariirna leh qofka aan ka war heyn laakin caadi ah.

myodynia *n.* murqo xanuun.

myoglobin *n.* fiiri *(eeg)* myohaemoglobin.

myoglobinuria *n.fiiri (eeg)* myohaemoglobinuria.

myohaemoglobin *n.* borootiin hab dhiskiisa ka sameeysan yahay macdan shabbahda kan dhiiga gaduudan (cas) midabka u yeela. Waxay shaqadiisa tahay inuu murqaha jirka u keydiyo hawada nadiifka ah uu jirka u baahanyahay.

myohaemoglobinuria *n.* dareere borootiin ah oo macdan ka sameysan oo lagu arko kaadida.

myology *n.* barashada cilmiga quseeya hab dhiska murqaha iyo cudurada ku dhaca.

myoma *n.* buro aan dhib laheyn oo lagu arko murqaha dabacsan ee jirka.

myomectomy *n.* qaliin lagu gooyo ama laga soo saaro buro aan dhib laheyn oo lagu arko agagaarka ilma galeenka *fiiri (eeg) fibroids.*

myometritis *n.* dhaawac iyo barar xanuun leh oo ku dhaca gidaarada murqaha ilma galeenka.

myometrium *n.* xuub murqo ah oo sal u ah ilma galeenka, wuxuu ka sameeysan yahay murqo dabacsan oo hoormoonada jirka ay ku dhaliyaan inuu ka jawaab celiyo waqtiga dhiiga caadada ama uur dhasho.

myopia (short-sightedness) xaalad qofka uusan arki karin wixii ka dheer ama uu caad ka galo. Waa cilad ku jirta xuubka isha arag u qaabila, waxaa lagu sixi karaa qaliin ama la isticmaalo muraayadaha indhaha la gashado.

myoplasty *n.* qaliin murqaha meelo kamid ah la soo gooyo, oo meelo kale oo jirka kamid ah lagu tallaalo si daawo ah ama loogu badello meelo gubtay ama dhaawac gaaray.

myosarcoma *n.* buro halis ah oo ku dhacda murqaha jirka.

myosin *n* walax borootiin ka sameysan oo mas'uul ka ah is jiid-jiidka iyo dhaqdhaqaaqa murqaha.

myosis *n. fiiri (eeg)* miosis.

myositis ossificans *n.* xinjiro dhiig ah oo isku uruuriya laf kharar galay ama jabtay, gaar ahaan waxaay u badantahay agagaarka ku wareegsan xusulka (suxulka).

myringa *n.* xuubka dheg maqalka dhaliya.

myringitis *n.* xuubka dheg maqalka dhaliya oo dhaawac iyo barar gaara.

myringoplasty *n.* qaliin lagu sameeyo xuubka dhegta maqalka dhaliya, taasoo ah qaliin dal-daloolin.

myringotomy *n.* qaliin daloolin ah oo lagu sameeyo xuubka dhegta maqalka u dhaliya, si dheecaan jeermis ku dhaliyey looga saaro iyo dheecaano meesha xuubka ku yaalo kudhega.

myx- (myxo-) *horgale;* tilmaama; dheecaan.

myxoedema *n.1.* dheexaan xabag oo kale u adagkaada isku dhejiya maqaarka iyo xuubabka dheecaanada la deris ah. Badanaa waxaa lagu arkaa dadka qanjirada hoormoonada u sameeyaan ee ku yaala qoorta oo hawlgaba. *2.* Jirro dadka aan u adkeysan Karin qabowga, maqaarkoodana gawtiyo la soo baxa iyo in ay isku arkaan fahmid daro. Waxaa daawo u ah in kor loo qaado hoormoonka qanjirada qoorta ka yaraaday.

myxoid cyst *n.* boog hooseed dheecaano jiid-jiidma leh oo ka soo baxa isgalka farta iyo suulka meesha ugu danbeysa. Boogtaan halka ay ku taal in loo daayo ayaa haboon, oo aan la gooyn, maxaa yeelay isgalka lafta iyo xubnaha farta ama suulka ayey la xiriirtaa, dhibka kale oo ay la imaankarto ayaa ka weyn.

myxoma *n.* buro aan dhib laheyn oo dheecaano jiid-jiidma ka sameysan, taasoo ku dhacda xuubab sal u ah unugyda jirka.

myxovirus *n.* jeermis noole il-ma'arag ah oo unug keliya awood u leh inuu isbadiyo ka sameeysan. badanaa waxay sababaan cuduro ku dhaca jirka, sida harqabka, jadeecada iyo qaamo-qanshiirka.

N

nabilone *n.* daawo muqaadaraadka maanka dooriya la famil ah oo lagu daaweeyo lalabada iyo mataga xad dhaafka ah ee ka yimaada istimaalka daawooyinka looga hortago cudurada kansarka. Afka ayaa laga qaataa, *waxaa kale oo loo yaqaanaa* **Cesamet.**

nabothian follicle boog hooseed lagu arko qoorta ilma galeenka agagaarka u dhow afka siilka. Kiish dheecaan ka buuxa ayaa dhasha marka qanjirada qoorta ilma galeenka is hortaagaan qanjiro kale oo cusub soo dhalanaya si jeermiska boogata dhaliyey meelaha uu dhaawacay ay u badellaan.

NAD (nicotinamide adenine dinucleotide) falgal de-dejiye shirko la' ah midkale oo ku dhis ah oo ku jira dhamaan unugyada jirka oo idil, kaasoo shaqadiisa tahay inuu ogolaado curiye hawo ah oo soo gala gudaha unuga, marka ay kala gudbinayaan awooda danabka jirka, wuxuu la shaqeeyaa falgal de-dejiye kale oo loo yaqaano *NADP (nicotinamide adenine dinucleotide phosphate).*

nadolol *n.* daawo loo adeegsado daaweynta wadne xanuunka iyo dhiig karka. Afka ayaa laga qaataa, dhibaatooyinka ay dhalisa waxaa kamid ah wadne garaaca oo siyaada, cabbirka dhiiga oo hoos u dhaca iyo warwareer. *Waxaa kale oo loo yaqaanaa* **Corgard.**

NADP (nicotinamide adenine dinucleotide phosphate) *fiiri (eeg)* NAD.

naegele rule hab loo ageegsado in lagu qiyaaso saadaasha maalinta foosha ay ku dhalankarto qof uur leh. sagaal bilood iyo todoba maalmood ayaa lagu daraa maalinta qofka uurka leh ugu danbeeysay dhiiga caadada, in si sax ah loo xisaabiyo ayaa haboon hadii dumarka caadadeeda uusan aheyn mid toosan oo 28 maalmood ku soo toosin.

naevus *n.* bar ama callaamad jirka ku taal oo lagu dhasho. Nooycyo badan ayey leedahay bartaan, qaarkood barar weyn oo dhiig la socda ayey leeyihiin oo ka soo baxa wejiga bisha ugu horeyso ee ilmaha jiraan, laakin si tartiib tartiib ah ayey u baaba'daa oo waxay ku xirantahay koritaanka jirka oo marka qofka sii weynadaba barta waa dhamaataa. Waxaa kale oo jira bar ka soo baxda jirka intiisa kale gaar ahaan qaarka kore, oo aan baaba'in ilaa laga gooyo mooyee, waxaa suurtagal ah in ay cilad ku jirto xididada dhiiga mara maskaxda dusheeda, sidaa daraadeed ayey bartaan u soo dhalataa.

nail *n.* ciddi.

nalidixic acid daawo jeermis dile ah oo loo adeegsado cudurada hab dhiska kaadi marta iyo kan dheefshiidka. Afka ayaa laga qaataa, waxay sababi kartaa lalabo, matag iyo maqaarka oo xasaasiyad lagu arko. *Waxaa kale oo loo yaqaanaa* **Negram, Uriben.**

naloxone *n.* daawo xanuun qaade ah oo loo adeegsado xanuunka xad dhaafka. Xididada ayaa laga qaataa, wax tarkeeda wuxuu billaabmaa marka qaadashadeeda lagu cel-celiyo. *Waxaa kale oo loo yaqaanaa* **Narcan.**

naltrexone *n.* daawo loo adeegsado in lagu daaweeyo dadka sunta muqadaraadka isticmaalkeeda u bartay oo faraha aan ka qaadi karin. Afka ayaa laga qaataa, waxay dhalin kartaa ubuc qabsin, lalabo, matag iyo hurdo la'aan, *waxaa kale oo loo yaqaanaa* **Nalorex.**

nandrolone *n.* daawo laga soo dhiraandhariyey hoormoono raga dareenka kacsiga ku dhaliya, taasoo ah daawo jirka dhista (muruqo waaweyn iyo unugyada jirka xoog u yeesha). Qiyaasteeda badan hadii la isticmaalo jirka dumarka wuxuu ka dhigaa ama u badellaa kan raga oo waxay yeelataa qaabka ninka oo kale.

nano- *horgale;* tilmaama; cabbir yar. Aad u yar.

naphazoline *n.* daawo loo adeegsado in ay cadaadiso xididdada yar yare e dhiiga, waxaa loo isticmaalaa in ay yarayso caburka sanka. Sanka ayaa lagu dhibciyaa, waxayna keeni kartaa cuncun yar. *Waxaa kale oo loo yaqaanaa* **Vasocon-A.**

napkin rash nabro yaryar oo gaduudan (cas) oo ka soo yaaca agagaarka meesha xafaayada loogu xiro ilmaha. Badanaa waxaa dhaliya cuncun ka dhashay kiimiko ku jirto xafaayada. Waxaa daawo u ah in hawada la tusiyo dabada iyo xafaayad badel joogto ah.

naprapathy *n.* hab aqooneed caafimaad ku saleysan aragti ah in cudurada jirka oo idil ay ka dhashaan seedkada jirka iyo xubnaha isku xir-xira jirka oo boosaskooda ka durqay, sidaa daraadeed waxay daawo ku sugan tahay in xubnahaas booskoodii lagu celiyo si maquulin ah.

naproxen *n.* daawo xanuun yareeye ah oo loo isticmaalo xanuunka lafaha iyo qandhada ka dhalata jirroyinka isgalka lafaha. Afka ayaa laga qaataa, waxay keeni kartaa calool xanuun iyo kor cuuncun. *Waxaa kale oo loo yaqaanaa* **Naprosyn, Nycopren.**

narcissism *n.* naftiis ku mashquule, si xad dhaaf ah ilaa ay gaarto qof si maskixiyan inuu aad isku jeclaado. Takhaatiirta cilmi nafsiga waxay aaminsan yahiin arintaan in ay qof walba korkiisa ku jirto. tusaale: wax walba waxaad ka hormarsiisaa naftaada, laakin hadii ay noqoto mid xad dhaaf ah waxaay astaan u tahay jirro waali soo socota.

narcolepsy *n.* rabid hurdo xad dhaaf ah in la'la' dhaco, qof rabooda in uu hurdo markuu meel cidlo aan shanqar laheyn jooga ama uu gaari saran yahay oo safar u socdo. Qofkaan oo kale aad ayuu u feejigan yahay oo hadii uu maqlo dhawaaq ama hadal yar waa ka boodaa hurdadii.

narcosis *n.* xaalad miyirka iyo caqliga taga oo qofka aan ogaan laheyn. Waxay dhalataa qofka markuu isticmalayo muqaadaraadka maanka dooriya, kuwaasoo awood u leh in ay cadaadiyaan dareen dhaliya maskaxda oo sababa inay hor istaagaan ficiladii caadiga ahaa ee dareen wadayaasha sameynlahaa. taasoo keenta qofka inuu noqdo qof aan jirka waxba ka dareemin oo noqda qof suuxsan.

narcotic *n.* muqaadaraad, maandooriye ama daawo dhalisa hurdo la'aan iyo miyir la'aan. Wax walba oo maanka qaada iyo sharci ahaan daawooyinka loo adeegsado in ay maanka qaadaan waxay u shaqeeyaan in ay hor istaagaan shaqooyinka maskaxda. Laakin kuwa sharciga iyo kuwa aan sharciga aheyn waa la kala saaray oo kuwa sharciga ah oo badanaa bukaanka loo adeegsado waxaa lagu magacaabay daawada hurdada, si aan isticmaalkeeda u noqon mid lagu xirnaado.

nares *n.* daloolada sanka. Labada dalool ee sanka.

naso- *horgale;* tilmaama; sanka.

nasogastric *n.* tuubbo dhuuban oo sanka loo mariyo caloosha si dheecaan looga soo qaado ama walax kale loogu shubo caloosha.

nates *n.* barida, labada sal ee qofka ku fariisto.

National Health Service (NHS) (gudaha wadanka UK) daryeel wax kasta ka dhan oo dadka u tara ku caawinka ka hortaga cudurada iyo daaweeyntooda. Dawlada ayaa maalgeliso takhaatiirta iyo kalkaaliyeyaalka ka hawl gala iyo isbataalada ay ka shaqeeyaanba. maalintii la'aasaasay oo ahayed 1948 ilaa hada waxaa mas'uul ka ah wasaarada caafimaadka oo adeegsata laama waaxeed caafimaad ku yaala xaafad kasta oo ku taalo gobalkasta ee wadaka UK, taasoo hawlsheeda kamid tahay ka warqabka iyo sameeynta maaliyada ay u baahan yahiin in ay u isticmaalaan xaafadooda si caafimaad ahaan.

natriuresis *n.* cusbo si xad dhaaf ah oo aan caadi aheyn loogu arko kaadida jirka ka soo baxda.

natriuretic *n.* walax jirka ku booriya inuu iska soo saaro cusbada kaadida ku jirta.

natural killer cell nooc kamid ah unugyada dhiiga cadcad oo awood u leh in ay dilaan unugyada kansarka ku dhaca. Dadka cudurka kansarka jirkooda ku jira, waa ku yar yahay unugyadaan cadcad ee awooda u leh inay baaba'iyaan unugyada kansarka.

nausea *n.* lalabo. Qof raba inuu matago laakin aan matagii imaan, badanaa waxaa u qaba xaaladaan dadka jirran ama maalmaha uurka ugu horeeya.

navicular bone *n.* lafta ciribta.

NEC *fiiri (eeg)* necrotizing entrocolitis.

nector *n.* gooryaan qaroofan oo ku nool mindhicir yareha. Badanaa waxaa lagu arkaa dadka ku nool wadamada kulul sida afrika iyo hindiya. Waxay afka ku leeyihiin labo mici oo awood u siisa in ay dhiiga dadka kaga dhuuqaan, si ay u noolaadaan.

necatoriasis *n.* jeermis jirro leh oo midhicir yareha kaga yimaada gooryaan ku jira.

neck *n.* qoorta. Meesha u dhaxeysa jirka iyo madaxa.

necro- *horgale;* tilmaama; dhimasho, geeri, ama dhamaad.

necrobiosis *n.* unugyada si tartiib tartiib ah u dhamaada kama danbeyntiina dhinta. Waa jirro walax carjawda ka sameeysan oo unugyada jirka xerig u ah ay sii halaabaan, midab kale oo jaalle (huruud) iyo buluug isku qas yeesha, gaar ahaan maqaarka wejiga dumarka. Badanaa waxaa loo maleeyaa (inkastoo aysan aheyn wax la hubo) in ay u badan tahay dadka kaadi sonkorowga qaba.

necrology *n.* barashada cilmiga quseeya baarida unugyada iyo xuubabka jirka marka ay dhintaan, ama qofka markuu dhinto unugyada iyo xubnahiisa sida ay isu badellaan.

necropsy *n. fiiri (eeg)* autopsy.

necrotizing enterocolitis (NEC) xaalad halis ah oo lagu arko ilmaha nolosha ku cusub tahay oo jiro qiyaas ahaan 3 asbooc. Taasoo ah in cudur ku dhaca mindhicirka, ubucda ka dhiga mid hoos u noqoto, dhiig iyo dheecaan jiid-jiidma saxarada soo raacaan, islamarkaa mindhicirka dalooliya. Waxaa daawo u ah in mindhicirka la nasasiiyo, jeermis dilena la isticmaalo, hadii xubnaha mindhicirka ay dhintaan waxaa qasab ah in qaliin loo adeegsado hab daawo ahaan.

nedocromil *n.* daawo loo adeegsado daaweeynta cudurka neefta, xiiqda. afka ayaa lagu buufiyaa, waxayna sababi kartaa madax xanuun dabacsan iyo lalabo. *Waxaa kale oo loo yaqaanaa* **Tilade.**

needle *n.* irbad, gaar ahaan mid afka mudac ku leh. waxaa loo adeegsadaa hawlo badan oo kala duwan, waxaa kamid ah in tolliinka xubnaha jirka loo adeegsado marka qaliin lagu jiro ama in jirka lagu duro, mudo marka daawo la siinayo, iwm.

neo- *horgale;* tilmaama; cusub, ama wax cusub oo soo dhasha.

neoadjuvant chemotherapy daaweeyn kiimiko ah oo la adeegsado inta aan cudurka daawo sax ah lagu billaabin ama qaliin lagu deg-degin, gaar ahaan waxaa arintaan la sameeyaa marka burooyinka halista ah ee laga yaabo in ay faafaan la daaweeynayo.

neomysin *n.* daawo jeermis dile ah oo laa adeegsado jeermiska ku dhasha maqaarka iyo indhaha, waxaa loo qaataa sida kareemada oo kale ama indhaha lagu dhibciyo.

neonatal screening baarid lagu sameeyo ilmaha marka ay dhashaan, si loo ogaado hadii ay qabi karaan cudurada halista ah, sida cudurada murqaha, maskaxda iyo hiddaha.

neonate *n.* ilmo markaas dhashay, ilaa ay noloshooda ka gaaraan afarta asbooc ee ugu horeeysa.

neostigmine *n.* daawo dhaadhaajisa shaqooyinka maskaxda, taasoo hor istaagta falgal de-dejiye dareen wadka hawlshiisa yareeya. Waxaa kale oo loo adeegsadaa daawadaan in lagu baaro cudurada maskaxda qabi karto iyo in lagu daaweeyo cudurada ku dhaca mindhicirka.

nephr- (nephron-) *horgale;* tilmaama; kellida ama labada kelli.

nephralgia *n.* kelli xanuun. waxaa laga dareemo gumaarka, waxaa sababa wax yaabo badan oo laga cabado.

nephrectomy *n.* qaliin lagu soo saaro kelli markuu cudurka kansarka dal-dalooliyo. unuga kellida oo dhan iyo xadiimo ku wareegsa agagaarka booska kellida ayaa la soo saaraa.

nephritis *n.* xanuun iyo barbarar ku dhaca kelliyaha. ereygaan waxaa loo adeegsankaraa dhamaan xanuunka kellida oo idil.

nephroblastoma *n.* buro halis ah oo lagu arko kelliyaha jirka, ilmah 8 sano ka yar waa ku yartahay, laakin wixii ka weyn da'daa waa ay ku dhici kartaa. Astaanta lagu garto waxay tahay ubucda oo aad u soo bararta. Daawadeedana waa qaliin iyo adeegsiga daawo kiimiko ah iyo daawooyinka kansarka looga hortago. Kasarka noocaan ah aad ayaa looga reeystaa oo daawooyinka loo adeegsado wax tarkooda ayaa badan.

nephrolithiasis *n.* dhagaxyo lagu arko kellida. Noocaan wax astaan ah oo lagu arko ma jiraan, laakin wuxuu leeyahay xanuun xad dhaaf ah iyo kaadi dhiig joogta ah, sidaa daraadeed waxaa loo baahan yahay baarid xirfad iyo wanaagba leh. hadii dhagaxyada ay is hor istaajiyaan kaadi mareenka waxaa waajib ah in qaliin lagu burburiyo dhagaxyadaa.

nephrology *n.* qeybta caafimaadka quseeysa takhasuska baarida, kellida cuduradeeda iyo daaweeynteeda.

nephron *n.* xubinta hab dhiska kellida u qaabilsan in ay kala saarto, isla markaana isku dheelitirto shaqooyinka kellida, marka loo baahdana wasaqda ka saarto jirka.

nephropathy *n.* cudurada ku dhaca kellida.

nephropexy *n.* qaliin lagu sameeyo kelli booskeeda ka soo fuqday oo liiq-liiqanaysa. Kellida waxaa lagu xiraa lafta feeraha 12naad si aysan hoos ugu soo dhicin qofka markuu kor u taagan yahay.

nephrosclerosis *n.* xididada waaweyn iyo halbowlayaalka kelliyaha oo aad u adkaada. Waxaa sababa dhiig karka.

nephrostomy *n.* kaadida oo laga soo saaro kellida, ayadoo la adeegsanaayo in tuubbo la geliyo maqaarka kore, halka kellida ku taal meel ku aadan. Waxaa badanaa loo isticmaalaa si ku meel gaar ah oo u badesha kellida hawlsha ay qaban laheyd inta daawo looga heliyo.

nephrotic sydrome *n.* xaalad ah in borootinka jirka iyo kan ku jira dhiiga oo biyaha ku milma oo si xad dhaaf ah ku beerdarowba kaadida, taasoo dhalisa xubno barar ka timid biyo xuubabka jirka gala. Waxaa sababi kara cuduro badan oo jirka ku dhici kara, laakin tan ugu weyn waxay tahay kelliyaha oo hawlgaba.

204

nephrotomy *n.* qaliin, mid daloolin ah oo lagu sameeyo xubnaha kellida si looga soo saaro dhagax ku jira.

nephroureterectomy (ureteronephrectomy) *n.* qaliin lagu soo saaro dhamaan xubnaha kellida iyo hab dhiska kaadi mareenka jirka, kadib markuu kansar six un u baaba'iyey.

nerve *n.* xiidmo isku xiran oo dareenka u dhaliya jirka, kuwaas mowjado fariin ah ka soo qaado maskaxda iyo taxanaha laf dhabarka islamarkiina u gudbiya murqaha iyo qanjirada, hadane ku soo noqda maskaxda si uu fariinta u gaarsiiyo xubnaha urka iyo dhadhanka u qaabilsan. Dareen wadeyaasha waaweyn kor iyo hoos ayey ugu noqnoqdaan meelo u gooni ah jirka, ayagoo shaqo kala gaar qabta.

nerve block hab xirfadeed loo adeegsado in xanuun dareenka jirka la joojiyo. Daawo xanuun tiri ah ayaa lagu duraa, dareen wade dareenka jirka dareensiiya, markaas jirka wax xanuun ah ma dareemo markii hawl qaliin ah lagu haayo. tani waxay faa'ido ugu jirtaa qofka ka cabsanaya in la suuxiyo marka la qalayo. Markii daawadaas lagu duro, qofkii oo soo jeedo ayaa qaliinka la sameeyaa karaa.

nerve cell *n. fiiri (eeg)* neurone.

nerve ending meesha uu xiidmo dareen wadeyaal ah ku dhamaadaan oo unug kamid ah hab dhis dareen wade uu xiriir la sameeyo mid kale ama murqaha iyo qanjirada jirka uu ku xirmo.

nerve fibre xiidmo dareen wade si fiican isugu xiran oo aad u dheer unugyo dareen sameeye ah ka kooban mowjado fariin qaada hadba meel u orda jirka gudahiisa wata. Mid walba waxaa ku daboolan xiidmo xuubeed aad u xoog badan iyo walax cadiin ka sameeysan.

nerve impulse mowjadaha fariimeed ee sida korantada oo kale uga dhex socda xuubka dareen wadka, kaasoo ah il-biriqsi meel ku tag kuna soo noqda meesha uu katagay isla il-biriqsigii, ayadoo ah habka ay fariimaha jirka ku kala gudbiyaan.

nerve breakdown hab casri ah oo loo adeegsado qiiraanyada iyo murugada joogtada ah ee maskaxda cadaadiskeeda iyo niyad jabka ka dhalata, taasoo isugu jirta mid dabacsan oo laga reeysto dhaqsadiiba iyo mid aad u daran oo soo horseeda jirro waali ah.

nervous system hab dhiska dareen wadka jirka.

neur- (neuro-) *horgale;* tilmaama; dareen wade ama hab dhiska dareen wadka jirka.

neural arch *fiiri (eeg)* vertebra.

neuralgia *n.* xanuun aad u daran oo kor hur ama mindi mud oo kale ah kadib markii dareen wade dhib gaaray.

neural tube hab dhis weli aan dhaafin uur jiif, kaasoo ka abuurma xunaha maskaxda iyo tuubbo ku xirta hab dhiska laf dhabarka, hadii hab dhiskaan isku keena maskaxda iyo laf dhabarka hawlgab noqda waxaa suurtagal ah in ay dhalato cilad korida jirka ku dhacda.

neural tube defects xaalad jirrooyin isku jir ah oo cilad korida jirka quseeyso. Taasoo ah in uur jiif caloosha ku jirto gabto inay si caadi ahaa u koraan, gaar ahaan waxaa gaba inay koraan xuubka maskaxda iyo lafdhabarka waxaa dhalata tuubbo isku xirta maskaxda iyo lafdhabarka oo aan korin, xuub daboola lafaha ricirka oo aan awoodin inuu isa soo gaaro, taasoo dhalisa cuuryaanimo caqli daro leh iyo maskaxda shaqadeeda oo aan fiicnayn. waxaa kale oo jirta cilad gaarta xuubabka maskaxda daboola, taasoo sababta xaalad halis ah oo u sahlsha maskaxda inay jeermisyo galaan, sidaa daraadeed waxaa qasab ah qaliin deg-deg ah la sameeyo, si loo saxo xuubka maskaxda dabooli lahaa. Ilmaha xaalkaan ku dhasha aad ayey u dhibtoodaan oo cuuryaanimo iyo caqli daro isugu tagtaa.

neurapraxia *n.* dareenka jirka oo yara luma waxay dhalisaa jiriiricyo, kabaabyo daciifnimo leh. badanaa waxaa dhaliya cadaadis fuula dareen wade maskaxda ka yimaada, waa wax si dhaqsi ah looga reeysto, maxaa yeelay wax dhib ah magaarin dareen wadka.

neurasthenia *n.* jirro si hab dhis iyo cilmi nafsi ah isugo jirto. astaanteeda tahay daal, adkeysi daro, xanaaq badan, madax xanuun iyo warwareer aan loo adkeysankarin buuqa iyo qeylida, waxaa kale oo sii dheer walwal joogta ah. Waxaa xaaladaan sababi kara shil ama jug gaarta madaxa iyo cuduro ku dhaca maskaxda.

neurectomy *n.* qaliin lagu gooyo qeyb kamid unug dareen wade ah ama gabigiis la soo saaro.

neurilemmoma *n. fiiri (eeg)* neurofibroma.

neurinoma *n. fiiri (eeg)* neurofibroma.

neuritis *n.* cudur ku dhaca unugyada dareen wadka qeybta isku xirta maskaxda iyo unugyada murqaha iyo lafaha jirka. Dareen wadka si qaab ahaan ayuu isu badellaa islamarkaana yareeyaa dareenka uu gudbin lahaa.

neuroantomy *n.* barashada cilmiga hab dhiska dareen wadka, quseeya dhiskooda iyo qaabkooda.

neuroblast *n.* midkasta oo kamid ah unugyda dareen wadka ah ee ka farcamaan dhamaan hab dhiska dareen wadka. Waxaa badanaa loo adeegsadaa uur jiifka caloosha ku jira oo unugyadooda is abuurayaan.

neuroblastoma *n.* buro halis ah oo ka timaada unugyada cusub ee dareen wadka jirka, taasoo ku faafta unugyada dareen wadka maskaxda ilaa ay gaarto xubnaha ay u fariin sidaan, sida lafaha.

neurocranium *n.* basada madaxa qeybta ku daboolan maskaxda.

neuroendocrine system hab dhis iskujir ah oo koontoroola shaqooyinka ka dhex socda gudaha jirka. Taasoo ah dareen wadeyaasha fariinta kala geeya iyo hoormoonada jirka ku dhex qulqula. habdhiska dareen wadka waxay si wada jir ah ula shaqeeyaan labo qanjir oo ku kala yaal maskaxda iyo kellida korkeeda.

neuroepithelioma *n.* buro halis ah oo ka soo baxda isha xuubka araga dhaliya, taasoo hadii aan la daaweeyn noqota mid ku faafta maskaxda.

neurofibroma *n.* buro aan dhib laheyn oo ku dhacda xiidmooyinka ku dahaaran hab dhiska dareen wadeyaasha jirka. Badanaa wax astaan ah oo ay leedahay malahan, laakin hadii ay gaarto xuubka daboola maskaxda waxay leedahay xanuun ka yimaada cadaadis gaara xariga lafdhabarka.

neurofibromatosis *n.* cudur lagu dhasho oo tilmaam u ah burooyin halis ah lagu arko xiidmo daboosha xubnaha dareen wadka jirka. Burada waxay ka soo bixi kartaa xariga lafdhabarka oo cadaadis saaraan ricirka, taasoo keenta in bararka burada laga dareemo maqaarka kare. Waxaa badanaa lagu lifaaqaa in ay yihiin burooyin halis ah oo ka dhasha qanjiro ku yaal kellida korkeeda.

neurogenesis *n.* soo dhalashada iyo korida unugyada dareen wadka.

neurogenic *adj.* cuduro ka dhasha ama ku yimaada unugyada dareenka dhaliya.

neuroglia *n. fiiri (eeg)* glia.

neurology *n.* barashada cilmiga quseeya hab dhiska dareen wadka qaabkooda, cudurada ku dhaca iyo daaweeyntooda.

neuroma *n. fiiri (eeg)* neurofibroma.

neuromuscular junction meesha ay ku kulmaan xiidmo dareen wade ah iyo xiidmo murqo ah, si ay labadaba isku kaashadaan oo jirka ay u siiyaan dareen iyo dhaqdhaqaaq.

neuromyelitis optica *fiiri (eeg)* multiple sclerosis.

neurone *n.* unuga dareenka u dhaliya jirka. Dareen wade.

neuropathic bladder cilad gasha sida ay u shaqeeyaan hab dhiska kaadi haysta, taasoo ka dhalata carqaladeen ku dhacda unug dareen wade ah oo soo gaarsiin lahaa dareenka. Badanaa waxaa lagu arkaa cudurada cuurnimada jirka ka dhiga, cudurada dareen wadeyaasha ku dhaca iyo cudurka kaadi sonkorowga si toos ah ugu dhaca indhaha.

neuropathy *n.* cudur kasta oo ku dhaca hab dhiska dareen wadka soo gaara xubnaha murqaha iyo lafaha. kuwaasoo sababa xuub daciifnimo iyo kabaabyo joogta ah.

neurophysiology *n.* barashada cilmiga quseeya kiimikada isku qasan ee ku jirta hab dhiska dareen wadeyaasha iyo sida ay u badellaan shaqooyinka ay qabtaan.

neuropsychiatry *n.* maadada takhasuska caafimaadka qeybta quseeysa jirrada madaxa iyo dareen wadka sababi kara. Maalmahaan danbe aad ayaa leysugu lifaaqaa jirrooyinka waalida iyo dhibaatooyinka ku dhaca dareen wadka jirka, ayadoo la fiiranayo sida ay isu badellaan hab dhiska maskaxda marka la baarayo cudurada madaxa.

neurosis *n.* jirro qoto dheer oo nooc waali ah, taasoo bukaanka aaminsan yahay nolol qiyaali ka fog xaqiiqda jirta. Waalidaan waxay quseeysaa qof inuu isku rakibo caado uu isaga difaaco walwalka iyo baqdinta joogtada ah. Sidaa daraadeed waqtiyadaan danbe waxaa lagu tilmaamaa jirrada walwalka.

neurosurgery *n.* daawo qaliin lagu sameeyo xubnaha maskaxda iyo xariga laf dhabarka, si loo daaweeyo cuduro ku dhaca. waxaa sababi kara cadaadis xubnahaas kora si looga fududeeyo, jeermis gala iyo in laga koontoroolo dhiig bax ka dhalan kara madaxa.

neurosyphilis *n.* cudurka waraabowga ku dhaca xubnaha dareen wadka.

neurotransmitter *n.* walax kiimiko ka sameeysan oo laga soo daayo dabada dareen wade ku dhamaado, meeshaas oo mid kale ka billaabmo, fariinta gaarsiiya muruqyada ay ka mas'uul yihiin.

neutropenia *n.* unugyada dhiiga cadcad nooc kamid ah oo dhiiga ku yaraada. waxaay arintaan imaan kartaa marka cuduro badan oo jirka ku dhaca kuwa dhaxlna ay ku jiraan, dhiig yarida, kansarka dhiiga ku dhaca iyo burooyinka qaarkood. Tani waxay sababtaa inuu jirka jeermis walba oo soo weerara si sahlan uu ugu dhalinkaro cudurada yar yar.

neutrophil *n.* nooc kamid ah unugyada dhiiga cadcad oo logu garto bu'diisa cakaw qaabeed leh. noocaan wuxuu awood u leeyahay inuu dilo jeermiska jirka soo weerara, sidaa waxay shaqadooda tahay inay difaacaan jirka.

nicardipine *n.* daawo lid ku ah macdanta jirka, taasoo loo adeegsado daaweeynta wadne qabadka joogtada ah. Afka ayaa laga qaataa, waxay keeni kartaa lalabo, xabbad xanuun iyo warwareer madax xanuun leh. *waxaa kale oo loo yaqaanaa* **Cardene.**

niclosamide *n.* daawo loo adeegsado in gooryaanada jirka looga soo saaro. Daawooyinka kale waxay kaga duwan tahay way wax dhib ah oo ay keento malahan. *Waxaa kale oo loo yaqaanaa* **Yomesan.**

nicotinamide adenine dinucleotide *fiiri (eeg)* NAD.

nicotine *n.* walax kiimiko ah oo geedka tubbaakada laga soo dhiraandhariyey, kaasoo dadka ku noqda mid ay ku xirnaadaan marka ay isticmaalaan wax yaabaha lagu daro, sida sigaarka iwm. Suntan waxay mas'uul ka tahay maanka inay dooriso, cunto qaadasha ay hor istaagto, dhiig kar sababto, garaaca wadnaha ay kor u qaado. Hadii qiyaas badan la qaato waxay sababtaa dhibaatooyin gaara hab dhiska dareen wadka.

nictitation *n.* buun-buunid iyo isdaba joog si ah isha laysku qab-qabto. Il-jibin joogta ah.

nidus *n.* meel jirka kamid ah oo jeermiska ay degaan islamarkaana ku dhal-dhalaan oo isku badiyaan. meeshaas oo ah meel ay jecel yihiin oo ay isku qariyaan.

nifedipine *n.* daawo lid ku ah macdanta jirka, taasoo loo adeegsado daaweeynta wadne xanuunka iyo dhiig karka. Afka ayaa laga qaataa, waxay keeni kartaa warwareer, madax xanuun iyo lalabo. *Waxaa kale oo loo yaqaanaa* **Adalat, Calcilat.**

night blindness awood daro indhah aysan awoodin araga habeenkii ama maalintii marka uu ifka yaryahay mugdi yar jiro. Waxaa dhaliya xuub ku jira isha gadaasheeda oo mas'uul ka ah in marka mugdiga jiro isha ay wax arki karto oo cilad ku jirta, taasoo ka imaankarta nafaqo daro iyo fiitimiin yari jirka haysato. Hadii nafaqo daradaan ay sii jirto waxaa dhalan karta in indha gabigooda dhacaan.

night sweat dhidid aad u fara badan oo habeenkii marka la jiifo yimaada. Waa astaamaha ugu horeeyo ee lagu garto cudurada qaaxada iyo aaydhiska.

night terror baraarug. xaalad ilmaha badanaa da'dooda u dhaxeeysa 2 ilaa 4 sano marka ay habeenkii seexdaan la soo booda qeylo iyo gariir cabsi xad dhaaf ah la socota, marne lama dejinkaro ilmahaa ilaa ay hordada ka toosaan, marka ay soo toosaana wixii dhacay waxba kama oga.

nikethamide *n.* daawo loo adeegsado in ay kor u soo qaado miyirka dadka koomada ku jira si loogu dhiiri geliyo inay qufacaan oo dheecaan caloosha hoose ka soo baxo. Afka ayaa laga qaataa ama sida irbada (duro, mudo) oo kale, waxay keeni kartaa wadne garaac saa'id ah, warwareer iyo nasasho la'aan baraarug leh

nipple ibta naaska. Dumarka caanaha waxay ka soo baxaan tuubbo ka furanta ibta naaska.

nit *n.* ugxaanta injirta ay dhalaan oo ku harta timaha madaxa, gaar ahaan timaha gadaale ayay ku dhegaan.

nitric acid aasiidh aad u quwad badanoo awood u leh in ay gubaan maqaarka jirka. Hadii la liqo aasiidhkaan wuxuu sababaa xanuun hur leh iyo dil-dillaac ah afka iyo dhuunta uu maray. Waxaa daawo u ah in la adeegsado daawooyin aasiidhka lid ku ah iyo daqiiqad kadib caano ama saliid saytuun la cabo.

nitrofurantoin *n.* daawo lagu daaweeyo jeermiska nool oo il-ma'aragtada ah cuduro ku dhaliyo hab dhiska kaadi mareenka. Afka ayaa laga qaataa, waxaa laga yaabaa in ay keento lalabo, matag iyo nabro yaryar oo maqaarka jirka ka soo baxa.

nitrogen *n.* curiye gaas ka sameeysan oo hawo dhiskiisana ay ku jirto. curiyahaan nafta daruuri ayuu u yahay, borootiinka jirka ku dhisan yahay iyo bu'da unugyda aasiidhkooda ayaa aad ugu baahan, waxaana laga helaa cuntada la cuno badankooda. laakin kan ah hawada si caadi ah looma helo. Astaantiisa kiimiko waa N.

nitroprusside *n.* daawo si gargaar deg-deg ah loo adeegsada oo loo isticmaalo daaweeynta cudurka dhiig karka halista ah oo u baahan in laga gaaro si dhaqsi ah. ma jirto daawo kale oo kaga haboon daaweeynta dhiig karka sidaa daraadeed waxaa qasab ah in isticmaalka daawadaan laga warqabo. afka ayaa laga qaataa waxay keeni kartaa lalabo, matag, madax iyo xabbad xanuun, wadne xanuuna waa leedahay.

nitrous oxide *n.* gaas aan midab laheyn oo loo isticmaalo suuxdinta dadka markii qaliin lagu sameeynayo, waxaa gaaskaan ku jira xanuun qaade aad u quwad badan si buufin ah afka laga qaato, waxaa lala isticmaalaa hawo aan midab iyo ur toona laheyn oo la'aan teeda aan wanagsaneyn in la isticmaalo gaaskaan, waxaa kale oo loo adeegsadaa in dumarka marka ay foolanayaan afka looga buufiyo si xanuunka uga yaraado. Gaaskaan markiisa hore waxaa lagu magacaabi jiray gaaska qosolka, maxaa yeelay isticmaalkiisa wuxuu dadka ku reebaa farxad gelin iyo xiiso.

NMR *fiiri (eeg)* nuclear magnetic resonance.

nocardiosis *n.* jirro ka dhalata jeermis noole il-ma'arag ah oo ku dhacda sanbabada, maqaarka iyo maskaxda jirka, taasoo ku dhaliya malax unugyadaas dhib gaarsiiya. Waxaa daawo ah in la adeegsado doowooyinka dila jeermiska iyo daawo loo yaqaanaa *Sulphonamides*

nocturia *n.* kaadi habeenkii inta la jiifo soo daadata ama habeenkii inta la jiifo laysku kaadiyo ayada oo aan biyo la cabin. Waxaa xaaladaan u badan raga, gaar ahaan kuwa da'da weyn. waxaa sababa hab dhiska koontoroolo kaadida oo aad u ballaarta, sidaa daraadeed waxay horseedaa in qaliin lagu saxo.

node *n.* barar yar oo meel jirka kamid ah ka soo kuusma. xubno isku xir-xirma.

nodule *n.* barar yar ama unugyo isku darsama.

nome *n.* nabar fash-fash la qurma oo ka soo baxa afka, kaasoo ku faafa wejiga oo idil. Aad ayuu ugu yaryahay wadamada horay u maray, oo wuxuu ku badan yahay wadamada baahida ka jirto. Waa cudur aad halis u ah oo quseeya hab dhiig wareega jirka.

nondisjunction *n.* xaalad hiddo wade aan kala go'in, marka unuga tarmayo, waxay dhalisaa in unuga yeesho hiddo wade siyaado ah.

noninvasive *adj.1.* xirfad baarid iyo daaweeyn ah, oo aan quseeyn in irbad ama mindi la adeegsado. 2. Buro aan faafin oo halka ay ka dhalatay iska joogta.

nonsteroidal anti-inflammatory drug kooxo daawo ah oo loo isticmaalo inay xanuun yareeyaan, gaar ahaan xanuunka lafaha. waxay u shaqeeyaan in ay hor istaagaan falgal dedejiye ka mas'uul ah hoormoon muhiim u ah dhex-dhexaadinta xubno bararka. Daawooyinkaan waxaa kamid ah *aspirin, azapropazone, diflunisal, ibuprofen, ketoprofen, naproxen.* waxay dhaliyaan boog iyo dhiig baxa caloosha

norethisterone *n.* daawo laga soo dhiraandhariyey hoormoon dumarka dareenka kacsiga ku dhaliya, taasoo lagu daaweeyo dhibaatooyinka dhiiga caadada la yimaado, gaar ahaan caadada goos-gooska ah mar la arko iyo marna aan la arag. Laakin tan ugu weyn ee loo adeegsado daawadaan waxay tahay in loo qaato ka hortaga uurka. *Waxaa kale oo loo yaqaanaa* Primolut.

normo- *horgale;* tilmaama; xaalad caadi ah.

normoblast *n.* unugyada dhiiga gaduudan (cas) oo bu' yeesha marka ay soo saarkooda jirka ku bataan, badanaa waxaa si caadi ah loogu arkaa xubnaha laf dhuuxa dhiiga dhaliya

Waxay maraan sedex marxaladood oo ay ku koraan, mid yar, mid dhex-dhexaad iyo mid weyn.

normocyte *n.* unugyda dhiiga gaduudan (cas) oo cabbirkooda yahay mid caadi ah.

northern blot analysis xirfad baarid ah oo lagu cadeeyo nooca uu yahay aasiidhka ku jira bu'da unuga loo yaqaan *messenger RNA* ee mas'uul ka ah fariin ka qaadka hiddo wadaha. unuga.

nortriptyline *n.* daawo taxane ah oo lagu daaweeyo nooc walba oo ay leedahay jirrada niyad jabka, diiqadda iyo walwalka. Afka ayaa laga qaataa, waxaa laga yaabaa in ay keento warwareer iyo af qaleel. *Waxaa kale oo loo yaqaanaa* **Allegron, Aventyl.**

nose *n.* san, unug mas'uul ka ah kala saarka ur iyo caraf, waxaa kale oo mas'uul ka yahay in neefta hawada ay jirka u marto inta aysan gaarin sanbabada. waxay martaa xaalad kala sooc ah oo lagu nadiifiyo, sanka ayaana mas'- uul ka ah arintaas.

nosebleed *n.* dhiig sanka ka yimaada (san goror), wuxuu ka imaankaraa si jug ah oo jirka ku dhacda ama qandho, dhiig kar iyo jirro uu qabi karo, dhiiga jirka oo marwalba ku dhalisa dhiiga inuu ka soo daato sanka. wuxuu dhiiga soo maraa xidid gudaha sanka ku yaal, sidaa daraadeed dhiig qulqulka waxaa lagu istaajin karaa in xoog la saaro xididkaas ayadoo gees sanka laga riixayo, hadii kale waxaa sanka la saaraa marro nadiif ah si loo koontoroolo qul- qulka dhiiga. *Magaca caafimaadka waa* **Apistaxis**

noso- *horgale;* tilmaama; cudur, jirro.

nosocomial infection (hospitan infecti- on) jeermis cuduro dhaliya oo ka abuurma gudaha isbataalka, kaasoo bukaanka ku dhali- ya jirro horleh. jeermiskaan meel kale kama dhasho, meesha keliya oo lagu arkaa waa deegaanka isbataalka, wuxuu noqdaa mid la arko dadka markay isbataalka ka baxaan, daawooyinka jeermiska dilena waxba kama taraan oo waa fursad ku noole, waxaa suurta- gal ah dadka isbataalka ka shaqeeya in uu aygana ku dhaco, hadii aan isbataalka laga nadiifin jeermiskaas.

nosology *n.* barashada cadeynta cudurada iyo magacaabidooda.

NSAID *fiiri (eeg)* nonsteroidal anti-inflammat- ory drug.

nuclear cardiology barashada iyo baari- da cudurada wadnaha, ayadoo la adeegsana- yo daawo laga soo dhiraandhariyey khumbulo dooriye lagu duro xididada gacanta, kadib si fiican u soo saarta masawirka wadnaha oo markaas sahal ahaato araga iyo tilmaamta cudurada wadnaha.

nuclear magnetic resonance baarid ah in si fiican loo arko hab dhiska jirka, ayadoo la adeegsanayo mowjadaha danabka quwada badan meel ay ku jiraan, sida qalabka raajada iyo tuubbada jiifta oo la dhexmaro.

nuclear medicine waxada caafimaadka quseeysa barashada iyo cudurada ku daawee- yntooda daawo laga soo dhiraandhariyey ama la sameeyey khumbulo dooriye.

nuclease *n.* falgal de-dejiye awood u leh inuu isku dheelitiro shaqooyinka kiimikada ka dhex socota unuga gudahiisa.

nucleic acid laba aasiidh dabiici ah oo laga helo bu'da unuga, waxay kala yihiin DNA oo la mid ah hiddo wade iyo RNA oo la mid ah aasi- idh caawiya. waxay shaqadooda ugu weyn ay tahay soo saarka iyo isku dheelitirka hiddo wadaha jirka.

nucleus *n.* bu'da unuga, bartamaha unuga, taasoo ay ku jiraan hiddo sameeyaha jirka.

nullipara *n.* naag aan weligeed ilmo nool dhalin, ama ilmo badan qof ay ka hallaabaan.

nurse *n.* kalkaaliye caafimaadeed. Qof loo tababaray laguna aamino daryeelka bukaanka, waxay shaqadooda quseeysaa inay ka hawl galaan wax qabadaka isbataalada gaar ahaan qaliinka iyo daaweeynta dadk jirran, takhaatiir- tana ay kor kala socdaan. Kalkaaliyeyaalka noocyo badan ayey leeyihiin, kuwo waxaa jira dadka ku booqda guriyahooda, waxaa jira kuwo iskoolaadka ka shaqeeya, waxaa jira ku- wo takhaatiirta ilkaha la shaqeeya, iyo kuwo jooga meelo dadka waaweyn lagu daryeelo iyo xanaaneen lagu siiyo.

nutrient *n.* walax nafaqo ka sameeysan oo jirka qasab ku tahay inuu helo maalintii in ku filan, si koritaankiisa iyo tamartiisa ay u sii jirto.

nutrition *n. 1.* Barashada cilmiga quseeya cuntada nafaqadeeda iyo wax tarkeeda jirka u baahan, taasoo ku xiran koritaanka, tamarta iyo nafaqada. 2. Walax nafaqo isuga jira oo jirka xubnahiisa isku dheelitiro markii la cuno, hadii qofka uu nafaqo qaadan waayo, waxaa loo siiyaa si ah in tuubbooyin loo mariyo ama xididada laga siiyo.

nymhpo- *horgale;1.* Tilmaama faruurta yar ee ku taal afka siilka dumarka. 2. Dareenka kacsisa dumarka xad dhaafka ah.

nymphomania *n.* dareenka kacsi xad dhaaf ah oo la dareemo, badanaa waxaa loo adeegsadaa kacsiga dumarka (mayiiko).

nystatin *n.* daawo jeermis dile ah oo loo adeegsado cudurada ay dhaliyaan cayayaanada badarka gala, kuwaasoo dhibaatooyin halis ku dhaliya maqaarka jirka, futada iyo siilka dumarka. Waxaa loo qaataa sida kareemada la marsado marka maqaarka loo adeegsanayo, ayadoo suboosato ahna waa loo qaataa marka lagu daaweeynayo jeermiska futada iyo siilka ku dhaca.

O

oat cell unug dhasha marka cudurka kansarka uu jirka ku jiro, kaasoo ah mid qaab wareegsan leh ama qaab ukun shabbaha leh.

obesity *n.* buuran, cayilan. Xaalad ay jirka si xad dhaaf ah uga badato cadiinta, baruurta. Xaaladaan waxay dhalataa marka qofka uu qaato cunto si xad dhaaf ah oo aan wax jimicsi ah la sameeyn, waxaa kale oo korka laga saaraa in maalmahaan danbe ay arinkaan ka dhalato cunitaanka cuntada aan nafaqada laheyn. Bukaanka wuxuu u baahan yahay in si qaliin ah looga yareeyi hilibka korkiisa saaran.

obsession *n.* dareen fakareed ama ficil soo noqnoqda, kaasoo ah mid aan wanaagsaneyn walwal iyo walaac wata, si sahlan aan leysaga reebi karin. Inkastoo xaaladaan tahay mid qofka qabsata, hadane fakarka iyo walwalka ayuu ku dhibtoodaa inuu ka reesto. Waxay arinkaan noqonkaraa qofka ku dhego ficil uu rabo inuu marwalba sameeyo sida, gacmaha inuu waqti walba dhaqo. waxaa lagu tilmaamaa in ay tahay xaalad maskixiyan ah oo u baahan daaweeyn waano celin ah.

obsession compulsive disorder *fiiri (eeg)* obsession.

obstetrics *n.* maadada caafimaadka qeybta quseysa takhasuska daryeelka iyo daaweynta dumarka waqtiga ay uurka leeyihiin ilaa ilmaha ay ka dhalaan oo waqigooda gaaro lix asbuuc markaas ah xubnaha taranka waqtiga ay reesan karaan.

obstructive sleep apnoea xaalad aad halis u ah, taasoo ah hawada neefta marta sanka iyo afka waqtiga la jiifo oo xirma, islamarkaana aan awood u laheyn inay neefta la qaadanay ay gaarto sanbabada. Waxaa lagu qeexi karaa khuuro dheer iyo hawada qaada oo kala qeybisa dhiig wareega jirka oo aad u yar, sidaa daraadeed waxay dhalin kartaa wadno istaag. Ilmaha waxay ku dhalisaa quun iyo qanjiro qoorta ku yaalo oo ballaarta, taasoo sababta in qaliin lagu gooyo, laakin dadka waaweyn arima kale ayaa ku hoos jiri karta oo kamid tahay qofka inuu buuran yahay, sidaa daraadeed daawada waxay quseeyaa in uu qofka is caateeyo, waxyaabo neef mareenka caawiyana la siiyo, markaas kadib ayaa qaliin loo soo jeesan karaa, sida quunka in la gooyo iyo hab dhiska neefmarka oo la ballaariyo.

obturator foramen boos weyn oo banaan ah, kaasoo ku yaal lafta sinta (misigta).

obturator muscle labo muruq oo dabool u ah geesaha lafta sinta (misigta) ka kooban tahay. waxay mas'uul ka yihiin wareega iyo dhaqdhaqaaqeeda.

occupational disease cuduro u gaar ah in laga qaado meelaha laga shaqeeyo, gaar ahaan dadka warshadaha ka shaqeeyo ayaa laga yaabaa inay waxyaabaha ay ka shaqeeyaan ay ka helaan cuduro sida, sunta warshada waxay dhalinkartaa boor dhaliya cudurada sanbabada. Dadka beeraleyda waxaa lagu arkaa cudurada jeermiska keena oo ka soo gaara jeermiska nool oo aan isha qaban karin.

occupational health service (OHS) adeeg bilaash ah oo loo fidiyo shaqaalaha ka shaqeeya warshadaha waaweyn iyo waaxaha dawlada. Takhaatiir iyo kalkaaliyeyaal si gaar ah loo tababaray ayaa ka shaqeeya oo diyaar u ah inay shaqaalaha waano iyo taageerid si walba ah u fidiya, hadii ay tahay dhaawac ka gaara meelaha ay ka shaqeeyaan iyo hadii ay tahay dhibaatooyin madaxeed oo ka soo gaari kara gudaha ama dibada shaqada. Waxa kale oo aay ku shaqo leeyihiin inay waano u siiyaan maamulayaalka mas'uul ka ah meelaha laga shaqeeyo si ay ula macaamiloodaan shaqaalahooda iyo dadka cuuryaanka ah ee soo booqan kara ama la shaqeeya.

oct- (**octa-, octi-, octo-**) *horgale;* tilmaama; siddeed, lambarka 8.

ocular *adj.* isha ama tilmaamta araga.

oculo- *horgale;* tilmaama; isha, il.

oculogyric *adj.* dhaqaaqa isha oo aan fiicneyn ama cilad ku jirta.

oculomotor *adj.* dhaqaaqa isha oo cilad ku jirta.

oculomotor nerve dareen wade xiidmo dhaqdhaqaaqda leh oo ku yaal murqaha isha iyo agagaarkeeda. Waxay mas'uul ka yihiin koontoroolka bikaaca (birta) isha iyo xuubka daboola, waxa kale oo aay mas'uul ka yihiin dhaqaaqa isha iyo difaacooda.

oculonasal *adj.* la xiriira isha iyo sanka.

odont- (**odonto-**) *horgale;* tilmaama; ilig: Tusaale; *odontalgia=* ilig xanuun.

odontoblast *n.* unuga iligta ka soo farcanta.

odontogenic tumour *n.* buro halis ah oo ka sameeysanta xuubabka ilikta ka soo farcamaan.

odontology *n.* barashada cilmiga ilkaha.

odontome *n.* xuubab ilkaha ka sameeysmo oo meel si aan caadi aheyn isugu uruursada, taasoo noqota meel barar ku jirto ama ilik kale oo aan caadi aheyn soo dhalata.

-odynia *dabagele;* tilmaama; xanuun ka dhasha meel la ogyahay.

odynophagia *n.* xanuun iyo hur laga dareemo dhuunmarka markii cunto kulul oo basbaas ku jira la cuno ama biyaha kulul sida aalkoloda la cabo.

oedema *n.* biyo iyo dheecaano si xad dhaaf ah xubnaha jirka u gala, taasoo sababta barar lagu arko meelaha ay ku jiraan. waxaa sababa wadnaha ama kellida oo hawl yareeya, good ahaan waxaa la arki karaa in xabbadka iyo ubucda ay biyo galaan oo ka dhalan karta shil jirka ku dhaca, laakin taas waxaa u diyaar ah kellida oo jirka ka soo saari karta biyaha iyo dheecaanada ku jira hadii la adeegsado daawooyinka dheecaanada jirka ka soo saara. Waxaa jira daawooyin dhaliya jirka in ay biyo galaan, kuwaas oo ay kamid yihiin *phenylbutazone, cortisone.* Waxaa kale oo jirta biyo gala luguha iyo qoobabka dumarka marka ay dhiiga caadada u soo dhow yahay, laakin nasasho iyo lugaha oo kor loo dhigo ayey ku baxaan.

oesophag- (**oesophago-**) *horgale;* tilmaama; dhuun marka. Tuubbada cuntada jirka u marto.

oesophageal varices *fiiri (eeg)* peptic ulcer, oesophagitis.

oesophageal varices xididada qaarka hoose ee hab dhiska dhuun marka oo aad u ballaarta, waxaa sababa nooc kamid ah dhiig karka. Waxaa dhalan kara inay xididada ay dildillaacaan iyo dhiig bax xad dhaaf ah halisna ah oo nolosha qatar geliya. Dhiig baxa waxaa lagu istaajin karaa buufin la geliyo xididada oo cadaadiya xididadaas ama si qaliin ah in laastiko lagu xiro xididka quseeya dhiig baxa.

oesophagitis *n.* xanuun iyo barar ku dhaca dhuun marka kaasoo leh dil-dillaac yar oo hur leh. waxaa sababa dheecaan caloosha soo celisa oo ku soo noqda dhuun marka, kaasoo sababa laabjeex, dheecaan qaraar la dhadhamiyo iyo liqida oo aad u adkaata. waxaa arinta sii haleynkara tuubbada inay ciriiri noqoto ama ay dhiig bax bilowdo dil-dillaaca ka jiro daraadeed. Waxaa daawo u ah isticmaalka daawooyinka ka hortaga gaaska caloosha, in culeyska qofka la yareeyo (la caateeyo) iyo fooraarsiga la yareeyo. Hadii xaalada ay wehliso dhiig bax waxaa haboon in la sameeyo qaliin deg-deg ah.

oesophagoscope *n.* hab loo baaro loona daaweeyo dhuunmareenka, taasoo la adeegsado qalab afka ku wata kaamero oo lagu arki karo waxyaabaha ka dhex socda ama in laga soo saaro wixii ku jiri kara.

oesophagostomy *n.* qaliin lagu sameeyo dhuunmareenka. Ayadoo qoorta laga soo saarayo si cunto looga qaadsiiyo. Badanaa waxaa arintaan la sameeyaa marka uu jiro qaliin weyn dhuunta oo idil ah.

oesophagotomy *n.* qaliin lagu furo dhuurmareenka si wax looga soo saaro ama loo geliyo.

oesophagus *n.* dhuunmareen, tuubbo aad u dheer oo cuntada jirka ay u marto.

oestradiol *n.* hoormoon ugu weyn hoormoonada dareenka kacsiga dumarka ku dhaliya ee ka yimaada xubnaha ugxaanta dumarka ilmaha ka abuurmaan.

oestriol *n. fiiri (eeg)* oestradiol, oestrogen.

oestrogen *n.* kooxo hoormoono ah oo koontoroola korida xubnaha taranka, shaqada iyo dareenka kacsiga dumarka. waxay mas'uul ka yihiin abuurka iyo kor u qaadka xubnaha taranka dumarka sida, naasaha soo baxa. badanaa hoormoonka waxa uu ka yimaadaa xubnaha uguxda dumarka u abuura. Si daawo oo kale ayaa loogu adeegsadaa, in lagu daaweeyo dhibaatooyinka dhiiga caadada ka dhasha, sida marka uu yahay mid aan toos aheyn iyo marka uu istaago. waxaa kale oo loo adeegsadaa daaweeynta burooyinka kansarka ku xiran hoormoonada qaarkood iyo in lagu joojiyo naaska caanaha ka socda, wuxuuna yahay mid ka hortaga uurka aan la rabin. Isticmaalkeeda waxay keenaan lalabo, matag, madax xanuun, warwareer, dhiig bax ka yimaada siilka iyo jirka inuu ceshado dheecaanada iyo biyaha. Daawadaan hoormoon ma haboona in la siiyo dadka taariikh ahaan horay ugu dhacay kansarka naasaha dumarka iyo kan ilma galeenka.

oestrone *n. fiiri (eeg)* oestrogen.

ofloxacin *n.* daawo jeermis dile ah oo loo adeegsado jeermiska ku dhaca xubnaha kaadi mareenka jirka oo ka dhasha ficilka galmada (wasmada) afka ayaa laga qaataa ama si irbad (duro, mudo) oo kale, waxay keeni kartaa lalabo, matag iyo nabro yaryar oo korka ka soo baxa. daawadaan waxaa lagu wadaa cilmi baaris ah in loo adeegsankaro daaweeynta cudurka juudaanka. *Waxaa kale oo loo yaqaanaa* **Tarivid.**

ointment *n.* walax dufan ah oo daawo ku jirto, badanaa maqaarka korkiisa ayaa sida kareemada oo kale loo marsadaa.

olecranon process lafta gacanta, inta u dhaxeeysa garabka iyo sacabka.

oleothorax *n.* hab xirfad ah oo loo adeegsado in walax ka sameeysan daawo iyo saliid laysku daray sanbabada lagu shubo si ay u shaqo joojiyaan. Waxaa habkaan loo adeegsadaa daaweeynta cudurka qaaxada sanbabada ku dhacay.

olfaction *n.* dareemka wax urinta, urka uu sanka uriyo.

olfactory nerve dareen wade mas'uul ka ha wax urinta. Wuxuu ka sameeysan yahay xiidmo ka soo dhaadhacda xuub aqbala urka oo ku yaal sanka gadaashiisa, kadib u dheeraada xaga basada labo dalool ku yaal kuwaas oo sameeya dhuun dareen wadka maro si uu ugu laabto makaxda.

olig- (oligo-) *horgale;* tilmaama; wax yar ama ku yar.

oligoarthritis *n. fiiri (eeg)* arthritis.

oligodactylism *n.* qaar kamid faraha gacanta iyo suulasha lugta la'aantood lagu dhasho.

oligodendroglioma *n.* buro ku dhalata hab dhiska dareen wadka jirka, taasoo ka soo farcanta xuubabka daboola dareen wadka ee ma'ahan mid si toos ah uga dhalata dareen wadayaasha.

oligodontia *n.* ilko la'aan lagu dhasho (ilig aan soo bixin gabigeeda).

oligohydromnios *n.* xaalad biyaha ku wareegsan uur jiifka caloosha ku jira ay aad u yaryihiin. badanaa waxaa loo maleeyaa in ay ka timaado ilmaha koritaankooda soo daaha waxay sababtaa inay ilmaha ku dhashaan kelli xumid daran.

ologomenorrhoea *n.* caadada dhiiga oo goos-goos ah. dhiiga caadada oo sidii la rabay aan u socon.

oligo-ovulation *n.* ugxaanta ilmaha ka abuurma ee dumarka oo si goos-goos ah u timaada, ugxaanta dumarka oo yar.

oligospermia *n.* shahwada (biyaha) raga oo aad u yar, taasoo keenta raga ay arintaan quseeyso fursada ay ilmo ku dhalaan ay aad u yar tahay. Waxaa daawo u ah in la baaro waxa dhaliyey xaaladaan.

oliguria *n.* xaalad ah kaadida jirka ka soo baxdo ay aad u yar tahay. Tani waxaa sababi kara dhididka badan oo jirka ka socda markii shaqo gacanta lagu haayo ama cimilo kulul la joogo ama waxay ka imaan kartaa jirrooyinka kellida, jirka oo biyaha iyo dheecanada ceshada, dhiig bax iyo shuban.

olsalazine *n.* daawo laga diyaariyey saliid iyo cusbo laysku daray, waxaa lagu daaweyaa boogta caloolaad dabacsan. Afka ayaa laga qaataa, waxayna keeni kartaa lalabo, matag madax xanuun, nabro korka ka soo baxa iyo isgalka lafaha oo xanuun ka yimaada. *Waxaa kale oo loo yaqaanaa* **Dipentum.**

omentectomy *n.* qaliin lagu gooyo dhamaan xuub maqaar ah oo u kala dhaxeeya caloosha iyo unugyada kale ee ubuda.

omentum *n.* xuub maqaar ah oo laba khar leh, kaasoo ku dhegan caloosha una fidsan unugyada kale ee ubucda sida, beerka iyo mindhicirka. Waxay shaqadiisa tahay inuu heerkul ka dhaliyo agagaarka xubnahaas islamarkaana ka ilaaliyo in ay kala go'aan.

omeprazole *n.* daawo waxtarkeeda aad u qoto dheer oo loo adeegsado daaweeynta gaaska caloosha iyo boogta mindhicirka weyn. aad ayay wax ugu tartaa gaaska caloosha, sidaa daraadeed maalintii hal xabo in la qaato ay haboon. afka ayaa laga qaataa, waxayna leedahay in ay keento lalabo, shuban, madax xanuun iyo calool adeeg. *Waxaa kale oo loo yaqaanaa* **Losec.**

omphal- (omphalo-) *horgale;* tilmaama; xarigga xuddunta ama xuddunta (daloolka bartamaha caloosha).

omphalitis *n.* barar iyo dhaawac xanuun leh oo ku dhaca xuddunta (daloolka bartamaha caloosha) gaar ahaan ilmaha aad u da' yar.

onchocerca *n.* cayayaan ama gooryaan wadamada Afrika iyo ameericada dhexe lagu arka oo dadka jeermis cuduro dhaliya ka qaadaan, gaar ahaan cudurada maqaarka iyo xuub-abka ka hooseeya oo salka u ah unugyada jirka.

onchocerciasis *n.* cudur wadamada kulul ka dhasha oo ku dhaca maqaarka jirka iyo xuubabka ka hooseeya oo sal u ah unugyada jirka. Waxaa dhaliya cayayaan ama gooryaan wadamadaas laga helo, maqaarka hoose gala oo dhaliya kor cuncun iyo dil-dillaac nabro yar-yar oo kuus kuusan yeesha. Waxaa daawo u ah daawooyinka kala ah *suramin, diethylcarbamazine, ivermectin.* Hadii nabraha kuusan ay noqdaan wax waaweyn in la gooyo ayaa haboon.

onco- *horgale;* tilmaama; buro.

oncogene *n.* hiddo wade jeermis ku jira oo awood u leh in ay dhaliyaan cudurka kansarka. Waxaa loo maleeyaa jirkooda inuu ka kooban yahay borootiino koontoroola unug taranka sidaa daraadeed hadii ay borootiinkooda bato waxaa dhalanaysa in unug taranka aan la koontorooli karin wax badan noqdaan oo halis ah.

oncogenesis *n.* unug ama buro cusob oo jirka ka soo dhalata.

oncology *n.* barashada cilmiga cudurada burooyinka iyo daaweeyntooda (badanaa waxaa loo adeegsadaa daaweybta kansarka).

oncosphere *n.* gooryaan lix geesood ah oo gala xayawaanda la dhaqdo sida doonfaarka. wuxuu isticmaalaa lixda gees oo uu ku dalool sadaa gidaarada mindhicirka, meeshaas oo ka guuro oo gaaro xubnaha murqaha isku dhaldhalo jeermisyo ku dhaliyaa.

ondansetron *n.* daawo loo adeegsado ka hartaga lalabada iyo mataga, gaar ahaan mara ay ka yimaadaan daawooyinka loo isticmaalo cudurka kasarka.

oneirism *n.* riyo maalmeed, fakarka iyo isla sheekaysiga la sameeyo markuu qof soo jeedo. Waa xaalad caadi ah oo nolosha kamid ah, laakin hadii ay badato waxaa dhici karta qofka in uu xamili waayo fakarka iyo riyada sidaa daraadeed wuxuu halis ugu jiraa waali.

O'nyong nyong fever (joint-breaker fever) jirro lagu arko wadamada afrikada bari iyo maleesiya. dadka waxay ka qaadaan kaneecada jeermis ay wado. jirrada waxay u egtahay sida jirrada kaduudiyowga, waxay leedahay qandho xad dhaaf ah, madax xanuun, cuncun, iyo xanuunka isgalka lafaha oo aad xad dhaaf u ah. bukaanka waxaa la siiyaa daawo xanuunka yareeya.

oocyst *n.* ugxaan. ukun. Ugxaanta noolaha ka abuurmo.

oocyte donation ugxaan tabaarruc, qof ugxaanteeda ay ilmaha ka abuurmaan qof kale ugu deeqda, taasoo qofka wax deeqaya laga soo saaro ugxaanta, qofka kale lagu wareejiyo sababaha keenana ay noqon karto, inuu jiro qof aan awood u laheyn jirkiisa inuu abuuro ugxaanta ilmaha ka sameeysma cilado ku jira daraadeed, waxaa kale oo dhalin kara in qofka uu qaato daawooyin cabburin kara xubnaha ay ka abuurmaan ugxaanta, sida daawada loo qaato kansarka.

oophor- (**oophoro-**) *horgale;* tilmaama; xubnaha ugxaanta ilmaha ka abuurma ee dumarka.

oophorectomy *n.* qaliin lagu soo gooyo dhamaan xubnaha ugxaanta ilmaha ka abuurma ee dumarka, marka ay buro ku taal ama cuduro kale ay sababeen.

oophoritis *n.* barar iyo dhaawac xanuun leh oo ku dhaca xubnaha ugxaanta ilmaha ka abuurma ee dumarka ama agagaarka ay ku yaaliin. Waxaa sababi kara jeermis ku dhacay tuubbooyinka ay ugxaanta maraan nabarkiisa soo gaara. Waxaa daawo u ah in la isticmaalo daawooyinka jeermiska dila.

operating microscope xirfada qaliin ah oo lagu qalo xubno aad u yaryar oo aan isha qaban ee jirka. Waxaa la adeegsadaa qalab weyn oo haysta weyneyso sahalsha in la arko xubnaha aan isha qaban, oo markaa takhtarka qalabka gacanta ku haya, kalkaaliye bukaanka hoos taagan ayaa tilmaama halka la rabo in la qalo.

operculum *n.* xuub dheecaan leh oo fur yar u qaab eg, kaasoo xira qoorta ilma galeenka waqtiga dumarka ay uur leeyihiin. Marka ay foosha bilaabato oo ilma galeenka ballaarto furka wuxuu soo raacaa dhiiga baxaya oo waa ka furantaa halkii uu ku xirnaa.

ophthalm- (**ophthalmo-**) *horgale;* tilmaama; il. Isha ama bikaaca (birta) isha.

ophthalmia *n.* barar iyo dhaawac ku dhaca isha, gaar ahaan xuub sal u ah bikaaca (birta) isha halka ay ku fadhido.

ophthalmia neonatorum nooc kamid ah jirroyinka indhaha ku dhaca oo lugu arko ilmo markaas dhasha hooyadood laga soo hoos qaada, waxaa sababa jeermis ku jira kanaalka ay ka soo baxaan oo gaara. Kan halista ah ee aay qaadi karaan waa cudurka ku dhaca xuubka salka u ah bikaaca (birta) isha oo ka dhalan kara hooyada marka ay qabto cudurka jabtada taasoo sababta in ilmaha ay indhaha beelaan. hadii aan lala gaarin daawooyinka jeermiska dila sida ugu dhaqsiyo badan.

ophthalmic nerve sedex dareen wade midkooda ugu yar oo ku yaal bikaaca (birta) isha gadaasheed, wuxuu mas'uul ka yahay inuu dareen soo gaarsiiyo isha iyo xubnaha ku ag yaal agagaarkeeda sida sanka, sunniyaha iyo maqaarka basada.

ophthalmitis *n.* fiiri *(eeg)* conjunctivitis, uveitis.

ophthalmodynamometry *n.* hab loo adeegsado in lagu cabbiro dhiig karka xidida xubnaha indhaha ku yaala. Qalab yar gacanta lagu qabsado ayaa isha lagu riixaa, ilaa laga arko xididka dhiiga mara ee isha ayadoo la adeegsanaya weyneyso indhaha lagu fiiriyo, markuu xididka xooga saaran ta dhaco ayaa la cabbiraa caddaadiska dhiiga, hadii caddadiska uu yar yahay waxaa loo maleeyaa jirro in ay jiri karto.

ophthalmologist *n.* takhtarka ku takhasusay baaridda cudarada indhaha iyo daaweeytooda.

ophthalmology *n.* barashada cilmiga quseeya cudurada indhaha iyo daawadooda.

ophthalmoplegia *n.* cuuryaanimo ku dhacda murqaha koontoroola bikaaca (birta) isha, taasoo sababta inay dhaqdhaqaaq yeelan weydo oo bikaaca (birta) noqoto mid bartamaha isha iska taagan aan geesaha u dhaqaaqi karin. Waxaa loo maleeyaa in ay tahay cilad korida murqaha isha ah oo sababt-aa dhaliya.

ophthalmoscope *n.* qalab loo adeegsado in gudaha isha lagu baaro, kaasoo ah mid u sahla takhtarka inuu arko wixii ku jiri kara isha.

opiete *n.* kooxo daawo ah oo laga sameeyey dhirta mukhaadaraadka maanka dooriya, waa kuwo loo adeegsado xanuun ka qaadka dadka midka xad dhaafka ah qaba, waxay yareeyaan qufaca, in la matagana jirka ku booriyaan. Aad ayaa loo koontoroolaa, sidaa daraaadeed ayaa loo adeegsadaa xanuunka xad dhaafka oo keliya, maadaama ay yihiin daroogo noqota mid lagu xiran yahay isticmaalkeeda.

opisth- (**opistho-**) *horgale;* tilmaama; gadaal dhabarka, xubnaha jirka gadaale.

opisthorchiasis *n.* xaalad ka timaada jeermis noole il-ma'arag ah oo cudur ku dhaliya tuubbada xammeetida marta. Wuxuu jeermiskaan ku dhashaa markii la cuno hilib aan si fiican loo karin ama la cuno xoolaha duurka ku nool, hadii aan la daaweeyn xaalad halis ayuu keeni karaa. Waxaa astaan u ah miisaanka jirka oo hoos u dhaco, ubuc xanuun, shuban iyo lab jeex. Waxaa lagu daaweeyaa daawo lagu magacaabo *chloroquine*.

opium *n.* daawo laga soo dhiraandhariyey dhir awood u leh in ay maanka dooriso. Waxaa loo adeegsadaa daawadaan madax dejin iyo xanuun qaade. Maadaama ay tahay mi awood u leh in ay noqoto mukhaadaraad, isticmaalkeeda waa la koontoroolaa.

opportunistic *adj.* tilmaame; cuduro fursad raadiye ah oo marka uu jirka heysanin wax difaaca ka faa'ideysta oo aad ugu xoogeysta qofkana dili kara. Tusaale; waxaa jira jeermisyo marka jirka caadi ugu dhaca aan waxba ka tari karin oo jirka si caadi ah isaga difaaco, laakin isla jeermiskaas markuu jirka qabo cudurka aaydhiska, uusan awoodin inuu is difaaco, wuxuu awoodaa inuu ka faa'ideysto fursada ah aaydhiska jira, markaa wuxuu kari karaa inuu mid halis ah noqda oo qofka dhimasho, geeri ku dhaliya.

opt- (**opto-**) *horgale;* tilmaama; isha ama araga.

optic *adj.* quseeya; indhaha ama araga.

optic atrophy *n.* hallaabid ku dhacda dareen wade mas'uul ka ah dhaqdhaqaaqa isha. Waxaa sababa dhaawac ama barar gala dareen wadehaas.

optician *n.* farsame yaqaan sameeya muraayadaha indhaha la gashado ama awood u leh dadka inuu indhahooda baaro oo uu u sameeyo muraayad ku cabbir ah araga ay xamili karaan.

optic nerve *n.* dareen wade labaad oo mas'uul ka ah araga indhaha. Dareen wade kasta wuxuu ka kooban yahay xiidmo malyano ah oo ka fariin qaata unugyo xuubka isha ku yaala, inta uusan gaarin maskaxda wuxuu sii dhexmaraa basada madaxa, markaas oo ah waqtiga araga dhasha.

optic neuritis *fiiri (eeg)* retrobulbar neuritis.

optometrist *n. fiiri (eeg)* optician.

oral *adj.* 1. afka la xiriira. 2. Afka laga qaato (waxaa loo adeegsadaa daawo isticmaalka).

oral cavity afka. daloolka afka.

oral contraceptive daawo si gaar ah looga diyaariyey hoormoonka dareenka kacsiga damurka ku dhaliya oo loo adeegsado ka hor taga ilmaha caloosha gali kara (uurka aan la rabin). Badanaa daawadaan waxaa lala isticmaalaa daawo kale oo la mid ah, waxayna u shaqeeyaan is hor istaaga mashruuca ay ku dhashaan ugxaanta ilmaha ka abuurma. Dhibaatooyin yaryar ayey leeyihiin isticmaalka daawooyinkaan, inkasta oo ay u kala duwan yihiin, hadene qaarkood waxa ay ka wada siman yihiin xaaladaha ah madax xanuun, lalabo, miisaanka jirka oo kor u kaca, maqaarka jirka oo midabkiisa is badella iyo niyad jab, diiqadda. waxay kale leeyihiin dhiiga lugaha mara oo xinjirooba, taasoo keeni karta biyo inay galaan sanbabada, waxaa kale oo suurta gal ah hadii daawooyinkaan qaadashadeeda ay dheeraato in fursada ilma dhalka danbe ay yaraan karto. Si kala duwan ayaa loo qaadan karaa, waxaa jira kuwo sida irbada (duro, mudo) oo kale loo qaadan karo iyo kuwo sida sharootada oo kale garabka lagu dhejisto.

oral hypoglycaemic drug *n.* daawo afka laga qaato oo loo adeegsado in ay hoos u dhigto sonkorta dhiiga ku jirta. Afka ayaa laga qaataa waxaana lagu daaweeyaa kaadi sonkorowga nooca labaad ee aan u baahneyn in laysku duro irbada hoormoonada ah.

oral rehaydration therapy (**ORT**) hab loo daaweeyo ilmaha wadamada sedexaad ee nafaqo darada daraadeed shuban halis ah ugu dhacay. Taasoo ah in afka laga siiyo nafaqo isugu jirta sonkor, cusbo iyo biyo inta uu shubanka ka istaagayo, markuu istaagana waxaa si caadi ah afka looga siin karaa cunto fudud.

orchi- (**orchido-**, **orchio-**) *horgale;* tilmaama; xiniinyaha raga. Labada xiniin midkood.

orchidalgia *n.* xiniinyo xanuun. Xanuun aad xad dhaaf u ah oo ka yimaada xiiniinyaha raga waxaa dhici karta xanuunka in uusan aheyn mid ka yimaada xiniinyaha, waxaa dhalin kara sheelo ku jirta gumaarka iyo agagaarkiisa ama dhagax ku jira kaadi mareenka qaarkiisa danbe ah.

orchidectomy *n.* qaliin lagu sameeyo mid kamid ah labada xiniinyo ee raga, ama dhamaan xiniinyaha oo idil la gooyo, buro ka dhalata cudurka kansarka halista ah daraadeed ayaa arinkaan loo sameeyaa. Hadii labada xiniin la saaro raga ma'awoodaan taran ama galmo (wasmo) inay sameeyaan.

orchidotomy *n.* qaliin yar oo dheecaan ka soo qaad ah oo lagu sameeyo xiniinyaha raga si loo baaro xaalado ka jira, gaar ahaan raga aan awoodin in ay ilmo dhalaan oo shahwada (biyaha) raga jirkooda ku yar tahay.

orchitis *n.* xanuun dhawac iyo barar leh oo ka yimaado xiniinyaha raga. barar weyn ayaa gala xiniinyaha, waxaa dhici karta in ay ka dhalato jeermis ku dhaca xuubabka salka u ah ama jirrada qaamo-qashiirka ku dhaca xiniinyaha, taasoo keeni karta in ilmo dhalka uu yar yahay. Waxaa daawo u ah isticmaalka daawooyinka jeermiska dila iyo xanuun qaade la adeegsado.

orciprenaline *n.* daawo loo adeegsado daaweeynta cudurka neefta, xiiqda iyo ballaarinta hab dhiska neefmarka jirka. *Waxaa kale oo loo yaqa-anaa* **Alupent.**

orf *n.* jeermis ku dhaca xoolaha la dhaqdo, gaar ahaan ariga iyo idaha, waxaa suurta gal ah dadka gacanta kula jiro taabashada xoolaha in ay ka qaadaan oo faraha iyo gacmaha lagu arko nabro waaweyn oo xanuun badan.

organ *n.* unug, xuubnaha jirka ka kooban yahay ee u yeela qaabka uu u sameeysan yahay una qabta shaqooyin muhiim ah.

organelle *n.* hab dhis ku dhex jira gudaha unuga, kuwaas oo qabta shaqooyin u gaar ah sida Bu'da unuga iyo aasiidhka ku dhex jira.

organic *adj. 1.* la xiriira unugyada nool ee jirka ka kooban yahay. *2.* qeexid lagu sameeyo kiimiko isku dhis iyo dabiici ah oo laga helo dhamaan wixii nool.

organic disorder *n.* jirro si dabiici ah uga dhalata ama ka timaada hab dhiska jirka, taasoo ahaan karta isbadel ku dhaca qaabka uu unug u dhisan yahay ama xuub dhib gaaray.

organism *n.* noole hal unug ka sameeysan oo aan isha qaban. il-ma'aragto.

orgasm *n.* xarako kaca gabagabada ama gudaha galmada (wasmada). Shahwo bax, biyo baxa raga iyo dumarka.

oriental sore jirro maqaarka ku dhacda oo lagu arka wadamada kulul sida afrika iyo aasiya, waxaa dhaliya jeermis kaneecada soo gudbiso, waxaa badanaa lagu arkaa ilmaha. Jirka ilmaha wuxuu noqdaa mid jeex-jeexma, dillaca si tartiib ah oo waqti qaata u reesta, waxaa dhici karta meelaha maqaarka ka jeex-jeexan jeermis kale ka gala oo xanuun hor leh keena. Waxaa daawo u ah isticmaalka daawooyinka jeermiska dila.

oro- *horgale;* tilmaama; afka.

oroantral fistula meesha isku xirta afka iyo wejiga, ahna bartamaha sanka ku yaalo.

orphenadrine *n.* daawo lagu daaweeyo murqo qabsiga ka dhasha cudurka xasuusta ka qaada maskaxda, kor jereyskana leh. afka ayaalaga qaataa ama sida irbada (duro, mudo) oo kale. waxay keeni kartaa araga oo yaraada iyo kaadida oo qofka ku adkaata inuu si caadi ah u kaadiya.

ORT *fiiri (eeg)* oral rehydration therapy.

ortho- *horgale;* tilmaama; qaab dhis toosan.

orthochromatic *n.* baarid raajo ah oo laga qaada qaab dhiska jirka, sidaa daraadeed si go'aan cabbireed toos ah looga gaaro.

orthodontic appliance qalab caag ama qallin laga diyaariyey oo loo adeegsado wax ka qabadka ilkaha, sida ilig la badellaayo lagu badello ama dadka waaweyn marka ay ilkaha oo idil ka daataan looga sameeyo ilig taxane ah oo afka la geliyo noqda ilko sax ah, lagana soo bixin karo si loo nadiifiyo. Waxaa xirfadaan sameeynkara takhtar aqoon u leh.

orthodontics *n.* caafimaadka qeybta quseeysa, ilkaha koridooda, toosintooda iyo daaweeynta ilkaha.

orthopaedics *n.* barashada cilmiga quseeya takhasuska cudurada lafaha iyo daaweeyntooda. Qeybtaan takhasuska ah waxa kamid ah qaliinka lafaha.

orthopnoea *n.* neef ku dheg, qofka oo si caadi ah u jiifa neefta ku xiranta, taasi waxay dhalisaa hadii qofka raba inuu hurdo, wuxuu u seexdaa asagoo kursi ama sariirta ku fadhiya.

orthosis *n.* qalab loo farsameeyey inuu caawiyo lafaha jirka jabay ama kala baxay.

orthotics *n.* cilmiga farsamada quseeya diyaarinta iyo cabbirka lugaha beenta ah oo lagu badello lugta ama gacanta asliga go'day.

os *n.* horgale; tilmaama; laf, lafaha.

osgood-schlatter disease dhaawac iyo barar ku dhaca meesha ugu koreysa kaladheerta lafta lugta halka ay ka gasho jilibka. Badanaa waxaa sababa jug ku dhacda, waxaa si joogto ah oo lagu arkaa ilmaha da'da yar, gaar

216

ahaan wiilasha. Waa ay iska reesataa hadii nasashada la badiyo.

osm- (**osmo-**) *horgale;* tilmaama; ur ama carfinta.

osmic acid *fiiri (eeg)* osmium tetroxide.

osmium tetroxide *n.* aasiidh ka sameysan kiimiko isku dhis ah, kaasoo ah mid aan midab laheyn ama yeesha midab jaalo (huruud) qafiif ah. Waxaa loo adeegsadaa in lagu malaaso xubno jirka laga soo gooyay oo loo diyaarinayo in lagu baaro qalabka lagu fiiriyo il-ma'aragto. Hadii aasiidhkaan jirka gaaro sun ayuu ku noqdaa oo waa halis.

osmosis *n.* hab dariiq mar ah oo walax milme ay ka tagaan meel aysan ku milmi karin oo wixii ay ku milmi lahaayeen meeshaas ku yar, ayagoo taga meel ay ku badan tahay wixii ay ku milmi lahaayeen meel ay ku badan yihiin Taasi waxay sababtaa isku dheelitir ah walax ku dhex jira unuga nool gudahiisa. arintaan muhiim ayey u tahay unugyada jirka, gaar ahaan isku dheelitirka biyaha unuga gala iyo kala qeybintooda.

osseous *adj.* xuub lafo-lafo ah oo ku yaalo bartamaha dhegta.

ossicle *n.* laf yar. Xubno ka kooban sedex lafo oo ku dhex yaala dhegta gudaheeda. Waxay mas'uul ka yihiin dhawaaqa ka dhaca banaanka dhegta ay gudbiyaan gudaha dheggta.

ossification *n.* dhalashada ama is abuurka lafaha jirka. Laf soo dhalata.

ost- (**oste-, osteo**) *horgale;* tilmaama; lafaha. tusaale: ostalgia= *lafo xanuun.*

ostectomy *n.* qaliin lagu gooyo laf, ama qeyb kamid ah.

osteo- *horgale; fiiri (eeg)* ost-.

osteoarthritis *n.* cudur gala carjaw ku jirta isgalka lafaha, taasoo ka timaada lafta salka u ah, waxay leedahay xanuun xad dhaaf ah, kama danbeyntiina waxaa timaada shaqada isgalka lafaha in ay yaraato, gaar ahaan sinta, jilibka iyo isgalka suulasha. Dadka da'da yar waa uu ku yaryahay cudurkaan, laakin waxaa dhici karta marka lafaha ay shil ku dhacaan in uu yimaado cudurkaan. Waxaa daawo u ah in la isticmaalo daawooyinka xanuunka yareeya sida aasbariin iwm, miisaanka jirka la yareeyo si culeyska saaran lafaha u yaraado iyo in la isticmaalo ul la cuskado marka la soconayo.

osteoarthropathy *n.* jirrooyinka kudhaca xubnaha lafaha iyo carjawda ku jirta isgalka lafaha. waxaa lagu qeexaa xuubab lafo-lafo ah oo cusub ayaa jirka ka soo dhasha, waxaa arinta sii weyneeya marka ay jiraan cudurada xabbad xanuunka keena sida neefta iyo kansarka sanbabada.

osteoarthrosis *n. fiiri (eeg)* osteoarthritis.

osteoblast *n. fiiri (eeg)* ossification.

osteochondritis *n.* barar xanuun leh oo ku dhaca xubnaha lafaha. markii lafta raajo laga qaado waxaa la arkaa xuubab lafo-lafo yeesha oo lafta ka dhex abuurma, xanuunka iyo bararka taa ayuu ka yimaadaa. Sababaha dhaliya lama yaqaan, inkastoo ay iska reesato, laakin suurtagal ayey noqonkartaa in lafta ciladaan haysato ay qalloocato. Daaweeyn waxaa loo adeegsada wax xanuunka yareeya. *Waxaa lamid ah jirrada Kohler's disease iyo Osgood-Schlatter disease.*

osteochondritis dissecans jab-jab iyo burbur lafo ah oo ku dhexdaata isgalka lafaha, gaar ahaan jilibka. Taasoo leh xanuun badan dhaqdhaqaaqa iyo laabbidana caddida. Hadii xanuunka sii jira ama uu ahaado mid soo noqnoqda waxaa haboon in qaliin daloolis ah lagu soo saaro jab-jabka iyo burburka lafaha yaryar ee ku dhex daatay meeshaas.

osteochondroma *n.* buro lafata dheer ee jirka ka soo baxda, taasoo ka sameeysanta unugyo carjaw ah oo is uruursada, waxay marka hore u mooqataa wax aan xanuun laheyn oo meel ka soo buurata, kadib isku badelli karta buro halis ah oo hadii aan laga hortagin sababayso in lugta la gooyo.

osteochondrosis *n. fiiri (eeg)* osteochondritis.

osteoclasia *n.1.* laf si ulla kac ah loo jebiyo si qallooc ku jira looga toosiyo, waxaa badanaa arintaan sameeya takhaatiirta lafaha qalla. 2. laf booskeedii ku dhamaata cudur ku dhaca daraadeed.

osteoclasis *n. fiiri (eeg)* osteoclasia.

osteodystrophy *n.* guud ahaan jirrooyin ku dhaca lafaha jirka, waxaa sababa hab dhiska kiimiko wareega lafaha oo khaldan jirro jirka ku jirta daraadeed, sida kellida marka ay shaqooyinkeeda yareeyso waxaa dhasha lafo xanuun noocaan ah.

osteogenesis *n. fiiri (eeg)* ossification.

osteogenesis imperfecta cilad lagu dhasha oo lafaha ay yihiin kuwo aad qafiif u ah oo si sahlan u jabi og. Wax daawo ah looma haayo, laakin qofka koritaankiisa lafaha waa ku xoogeystaan.

osteology *n.* barashada cilmiga hab dhiska lafaha iyo qaabka ay u sameeysan yihiin oo la xiriira shaqadooda.

osteolysis *n. fiiri (eeg)* osteoclasia.

osteoma *n.* buro aan dhib laheyn oo ku dhacda lafaha. Waxay ka soo kortaa gunta lafdheerta ilaa ay kor ka soo gaarto, noocyo kala duwan ayay leedahay, laakin wax dhib iyo cadaadis ay u keento xubnaha lafaha ma jirto.

osteomalacia *n.* lafaha jirka oo aad u jilca qallooc iyo xanuunna u sahlan. Waxaa sababa fiitimiin D oo jirka ku yar, hadii ay ka dhalato nafaqo la'aan iyo ifka qoraxda oo aan qofka si fiicaan u qaadan, labadaba sabab ay u yihiin. Hadii uusan qofka helin nafaqada fiitimiinka D lama daaweeynkaro lafaha.

osteomylitis *n.* barar iyo dhaawac ku dhaca laf dhuuxa abuura dhiiga gaduud (cas) jirka. Waxaa laga yaabaa in ay ka dhalato quruur lafo ah in ay galaan laf dhuuxa, sidaa daraadeed marka la rabo in la qalo lafaha iyo isgalka lafahaba waxaa aad muhiim u ah in taxadir weyn la sameeyo si looga ilaaliyo quruur soo jabtay inay gaaraan laf dhuuxa. waxaa kale oo sababi karo dhiiga jeermis gala ama inuu xinjiro yeesho. Labo nooc ayey u kala baxaan, mid dabacsan iyo mid qoto dheer, laakin isku si ayey u xanuunaan. waxaa lagu arkaa ilmaha da'da yar iyo dadka cudurka qaxaada iyo waraabawga ku dhaca, jeermis dile ayaa loo adeegsadaa daaweeynta cuduradaan, laakin qaliin ayaa loo baahnaan karaa si looga soo saaro dheecaanada jeermiska keenay. Hadii aan xaaladaan la daaweeyn waxaa suurtagal ah in lafaha ay ku dhalato cilad qallooc ah iyo in ay soo gaabtaan gaar ahaan laf dheerta.

osteopathy *n.* hab baarid iyo daaweeyn ku saleysan cilmi ah dhamaan cuduradda oo idil ee ku dhaca jirka ay ka yimaadeen cilad ku jirto hab dhiska murquha qalfoofta jirka, sidaa daraadeed hadii maquulin iyo riix-riix lagu sameeyo waxaa daawo loo helo cudurada jirka oo idil. Inkastoo habkaan riix-riixa ah ay daawo u tahay lafo xanuunka badan gaar ahaan laf dhabarka iyo isgalka lafaha.

osteopetrosis *n.* xaalad aan caadi aheyn oo lagu dhasho, taasoo ah mid lafaha jirka yihiin kuwo cufan oo jabi og, dillaac iyo taraar in uu galana u sahlan.

osteoporosis *n.* xuubabka lafaha ka sameeysma sida budada oo kale u data, taasoo sabab u noqota lafaha in ay noqdaan kuwo aad u jilcan oo jabi og, dillaac iyo taratna u sahlan. Waxaa badanaaba lagu arkaa dadka waaweyn, inkastoo jeermis ama shil lafta ku dhaca uu qofkasta ku dhalin kara ciladaan. Waxaa daawo u ah in hoormoonada jirka la badello, daawooyinka xanuunka yareeyana si qoto dheer ah loo qaato.

osteosarcoma *n.* burooyinka kansarka dhaliya nooc kamid ah oo lafaha ka soo baxa. Badanaa waxaa lagu arkaa ilmaha iyo dadka waayeelada ah, inkastoo dadka da' dhexaadka ah lagu arki karo. Burada waxay joogto uga soo baxdaa laf-dheerta lugta. Waxaa jira nooc kale oo lamid ah, kaasoo ku dhici kara xubnaha kale ee jirka, sida sanbabka iyo beerka. Astaan waxaa u ah barar iyo xanuun ka yimada meesha ay burada ku taalo, daaweeynteeda waxay ahaan jirtay in lugta la gooyo. laakin maalmahaan danbe, waxaa la sameeynkaraa in lagta la badello oo laf kale lagu tallaalo meesha lugta laga gooyo, iyo daawooyin loo yaqaano *doxorubicin, cisplatin, cristine iyo methotrexate.*

osteosclerosis *n.* laf si xad dhaaf ah u cufan, dhiig wareega jirka oo soo gaari waayo, ama jeermis iyo cuduro ku dhay daraadeed. Lafaha dhibkaan qaba markii raajo lagu fiiriyo waa ay ka mugdisan yahiin lafaha kale oo aan dhibkaan qabin.

osteotomy *n.* qaliin lagu kala gooyo lafaha jirka gaar ahaan mid larabo in lafkale lagu kabo, ama cudur ku jira si looga saaro. Badanaa waxaa qaliin loo sameeyaa in xanuunka iyo cudurada ku dhaca isgalka lafaha loo yareeyo.

ot- (oto-) *horgale;* tilmaama; dhegta.

otalgia *n.* dheg xanuun. Marka laga reebo dhegta. xanuunka wuxuu kale uu ka imaan karaa cuduro ku dhaca lafaha daanka, qoorta, dhuunta iyo ilkaha.

OTC drug *fiiri (eeg)* over-the-counter drug.

otitis *n.* xanuun iyo barar ku dhaca dhegta. Laba nooc ayuu leeyahay xanuunkaan, mid ku dhaca tuubbada u dhaxeeysa xuubka maqalka iyo dhegta daloolkeeda hore, iyo mid xubnaha gudaha dhegta ku dhaca, waxaa badanaa keena jeermis gudaha dhegta gala. Waxaa daawo u ah in la adeegsado jeermis dile.

otocyst *n.* xuub daloolan oo ku dhex jira xubnaha uur jiifka inta aysan tarmin. Kaasoo noqda daloolka dhegta marka uur jiifka yeelato qaab bani aadan.

otology *n.* barashada cilmiga quseeya cudurada dhegta iyo daaweeyntooda.

otoplasty *n.* qaliin lagu saxo cilad gasha ama shil ku dhaca dhegta iyo cilad ah mid lagu dhasho, sida dhegaha ballaaran.

otorhinolaryngology *n.* barashada cilmiga quseeya dhegta, sanka iyo dhuunta cudurada ku dhaca iyo daaweeyntooda.

otorrhagia *n.* dhiig baxa dhegta, dhegta oo dhiig badan ka soo daata.

otorrhoea *n.* dheecaan dhegta ka socda, gaar ahaan marka uu jeermis ku jiro.

otosclerosis *n.* jirro dhaxal ah oo lagu dhasho, taasoo ah maqal la'aan (dhegool) lagu noqdo da' weyn(qofka markuu weynaado dhegaha beelo). Waxaa dhaliya laf ka soo korta xubnaha dhegta, oo kala dhex gasha xuubka maqalka gaaro iyo kan soo gudbiya, sidaa daraadeed dhawaaqa uma gudbo bartamaha dhegta. Maqal la'aan waa mid sii faafta dhegaha tirta, sidaa daraadeed waxaa haboon in qaliin looga gaaro inta aysan xoog yeelan.

otospongiosis *n. fiiri (eeg)* otosclerosis.

ouabain *n.* daawo wadnaha kicisa marka uu hawlshiisa gabo, daawana waa u tahay dhibka kale ee gaara. Afka ayaa laga qaataa, ama sida irbada (duro, mudo) oo kale.

outbreeding *n.* ilmo ay isu dhalaan laba qof oo aan islaheyn, laba qof oo kala famil ah.

out-patient *n.* bukaan daryeel daawo ka hela isbataal uu mar uun tago ama si joogta ah ugu noq-noqdo, laakin ma'ahan qof jiifa isbataalaka. Isbataalada waaweyn waxay si gooni ah u leeyihiin qeybo u qaabilsan bukaanka in uu imaado daryeel daawo ka helo kadibna markii la dhameeyo hawlshiisa loo dhameeyo gurigiisa ku laabto.

ovary- *horgale;* tilmaama; xubnaha abuura ugxaanta dumarka ee ilmaha ka abuurmaan.

ovarian cancer *n.* buro halis ah oo ka soo baxda xubnaha abuura ugxaanta dumarka ilmaha ka abuurma. Ma'ahann mid si sahlan lagu arko ama lagu ogaada. astaanta lagu fahmo aad ayey u yartahay, inkastoo ay badanaa burada gaarto meel halis marka dumarka dhiiga caadada ka istaago, hadane fahmideeda aad ayuu u adag yahay. Laakin markii la arko waxaa daawo u ah in la qallo islamarkaana la adeegsado kiimiko daaweeyn iyo ifka danabka quwada badan leh oo lagu gubo.

ovarian cyst *n.* boog sida kiish u sameysan oo dheecaan ka buuxa hal ama laba ah oo ka soo baxda xubnaha abuura ugxaanta ilmaha ka abuurma ee dumarka. boogta badankeeda dhib ma'lahan laakin waxay noqotaa wax aad u weyn oo ubucda laga dareemo islamarkaana is rog-rogta oo dhiig wareega jirka hor istaagta taasoo sababta ubux xanuun xad dhaaf ah iyo matag dhaliya in si deg-deg ah qaliin lagu soo gooyo, hadii ay buro halis ah isu badesho waa adagtahay sida lagu ogaado, ilaa ay noqoto mid halis ah oo sii faafta.

ovariectomy *n. fiiri (eeg)* oophorectomy.

ovariotomy *n. fiiri (eeg)* oophorectomy.

ovary *n.* unuga xubnaha taranka ah ee abuura ugxaanta dumarka ilmaha ka abuurma iyo isku dheelitirka hoormoonka jirka sameysto si ay u fududaato wareega caadada dhiiga ku dhasho. Laba unug ayey ka kooban yahiin oo ku yaala labada gees ee ilma galeenka. Meeshaan ayey ugxaanta ka dhashaan inkastoo in yar oo ka mid ah nolol hela.

Over-the-counter drug daawo aad ka gadan karto farmashiyaha ayadoon loo baahneyn takhtar inuu kuu qoro.

ovi- (ovo-) *horgale;* tilmaama; ugax, ukun.

oviduct *n. fiiri (eeg)* fallopian tube.

ovulation *n.* waqtiga ugxaanta ilmaha ka abuurmaan ay ka soo dhaadhacdo unugyada abuura, ayadoo soomareysa tuubbooyinka ugxaan marka ah ilaa ay ka soo gaarto ilma galeenka.

ovum *n.* hal ugax dheddig koray ah.

oxatomide *n.* daawo looga hortago xasaasiyada ka dhalata dhirta cowska ah. Afka ayaa laga qaataa, waxaa laga yaabaa in ay keento lulmood. *Waxaa kale oo loo yaqaanaa* **Tinset**.

oxazepam *n.* daawo loo adeegsado daaweeynta walwalka iyo baqdinta badan oo ka dhalata aalkolo cabka. Afka ayaa laga qaataa, waxay keentaa lulmood.

oxethazaine *n.* daawo kabaabiska yar ee maqaarka kore jirka awood u leh oo loo adeegsado daaweeynta laabjeexa badan iyo xanuunka ka dhasha xubnaha dheefshiidka jirka. Waxay leedahay dhibaatooyin yaryar oo dabacsan sida lalabo.

oxidase *n. fiiri (eeg)* oxidoreductase.

oxidoreductase *n.* mid kamid ah kooxo falgal de-dejiye ah oo awood u leh in ay soo celiyaan ficilo isgal ah oo falgale kale ka dhex dhaco.

oxprenolol *n.* daawo koontoroosha ficilada wadnaha. Waxaa loo adeegsada daaweeynta wadne xanuunka, dhiig karka iyo wadne garaaca aan caadiga aheyn. Afka ayaa laga qaataa ama sida irbada (duro, mudo) oo kale, waxay keeni kartaa warwareer, lulmood, madax xanuun iyo calool xanuun. *Waxaa kale oo loo yaqaanaa* **Trasicor**.

oxybutinin *n.* daawo loo adeegsado in ay hoos u dhigto kaadida dadka ka soo fakata. Dadka kaadi fakadka dhibka ku hayso oo aan kaadida celin karin ayaa la siiyaa. kaadida aan la celin karin waxaa sababa murqaha gidaarka kaadi hayeha oo dabcay.

oxycephaly *n.* cilad gasha qaabka lafta basada madaxa, taasoo sababta muuqaalka madaxa inuu u mooqdo mid geeso leh.

oxygen *n.* hawo ama gaas aan midab iyo ur toona laheyn, oo cimilada nuskeeda ka sameeysan yahay. Aad ayey muhiim ugu tahay nololsha daruuriga ah, markay ku darsanto walax ka sameysan kiimiko, sonkor ama dheecaano kale waxay dhalisaa tamarta burburisa kiimikada unugyada ku jira. Dadka markay hawada si neef u qaataan oo ay sanbabada tagto waxaa dhuuqa dhiiga jirka. si daawo ahna waa loo isticmaalaa marka xubnaha jirka aysan sanbabada ka helin hawo ku filan.

oxymetazoline *n.* daawo loo adeegsado in ay furto sanka xirn. Sanka ayaa lagu buufiyaa. Waxaa laga yaabaa inay keento san cuncun, madax xanuun, wadno garaac badan iyo hurdo la'aan. *Waxaa kale oo loo yaqaanaa* **Afrazine**.

oxymetholone *n.* daawo laga soo dhiraandhariyey hoormoon dareenka kacsiga raga ku dhaliya oo loo adeegsado jir dhiska iyo in ay murqaha xoojiso. *Waxaa kale oo loo yaqaanaa* **Anapolon 50**.

oxyteracycline *n.* daawo jeermis dile ah oo loo adeegsado daaweeynta jeermiska ay dhaliyaan jeermisyo badan oo noole il-ma'arag ah, afka ayaa laga qaataa ama sida kareemo maqaarka jirka la mariyo oo kale. *Waxaa kale oo loo yaqaanaa* **Imperacin**. **Terramycin**.

oxytocic *n. fiiri (eeg)* oxytocin.

oxytocin *n.* daawo laga soo dhiraandhariyey hoormoon laga soo daayo qanjiro maskaxda ku yaal, ama si caadi ah ayaa jirka looga helaa Waxaa loo adeegsadaa inuu soo de-dejiyo foosha iyo kicinta soo baxa caanaha naasaha dumarka, isla markaana murqaha ilma galeenka ku dhiira geliya in ay dabcaan, jirkana ka ilaaliya inuu dhiig baxo intuu shaqada foosha ku jiro.

oxyuris *n. fiiri (eeg)* pinworm.

ozaena *n.* jirro sanka ku dhacda, taasoo xuubabka dheecaanka sanka ka dhiga kuwa gurma oo dhamaada, markaas sanka waxaa ka soo daata dheecaano iyo qolofyo qaleel ah.

P

pacemaker *n.* *1.* Wadnaha qeybtiisa koontoroosha xawaaraha uu garaaciisa gaarayo. *2.* qalab lagu rakibo wadnaha si uu dhaliyo dhaqdhaqaaq iyo wadne garaac caadi ah, markuu wadnaha hawlgabo. qalabkaan wuxuu ka kooban yahay batari iyo silig qafiif ah oo lagu xiro xididada wadnaha, ayagoo is hasta ayaa la hoos dhigaa salka wadnaha, batariga wuxuu billaabaa inuu wadnaha dhaqdhaqaajiyo, bataiga jirka kore ayaa lagu xeri karaa taasoo ka shaqa gasha marka uu wadnaha u baahdo kicin. kuwa kale si joogta ah ayaa loo geliyaa jirka gudahiisa oo wadnaha lagu rakibaa oo waxay la socdaan wadnaha marka uu shaqo joojiyo, kadib ku dhiira geliyaa inuu dhaqaaqo.

pachy- *horgale;* tilmaama; ad-adeeg wax noqda, sida maqaar iyo xubin.

pachydactyly *n.* faraha gacanta ama kuwa lugta oo si xad dhaaf ah u ballaarta, waxay ahaan kartaa mid lagu dhasho ama cudur keena.

pachyglossia *n.* carabka oo aan si caadi aheyn u adkaada.

pachymeningitis *n.* cudur barar iyo jeermis ah oo ku dhaca xuubab daboola maskaxda mid kamid ah.

pachyonychia congenita *n.* jirro dhif ah oo dhaxal ku timaada, taasoo ah ciddiyaha oo aad u adkaada. ciddiyo adeeg.

pachysomia *n.* xuububka jirka ama qeyb kamid ah oo ad-adeeg noqda, cuduro qaarkood ayaa lagu arkaa.

pachytene *n.* marxalada sedexaad ee unug taranka, waqtiga unuyada ay isu kala gudubka billaabanayo.

packed cell volume (haematocrit) caddadka unugyada dhiiga gaduudan (cas) ku jira guud ahaan dhiiga. qeyb ahaan waxaa la cabbiraa dhiiga lagu shubay dhalo, heerka uu gaarayo caddadka ku jira ee dhiiga gaduudan (cas) inta uu yahay.

pad *n.* suuf maro ka sameeysan oo loo adeegsado in lagu duubo meelo jirka dhaawac ama dillaac ka gaara, si looga ilaaliyo jeermiska gali kara.

paed- (**paedo-**) *horgale;* tilmaama; ilmo, caruur.

paediatrics *n.* maadada caafimaadka quseeysa takhasuska cudurada ilmaha iyo daaweeyntooda. Gacan ku qabashada ilmaha jirran xirfad gaar ah ayey u baahan tahay, laga billaabo marka ay dhashaan ilaa qaangaar ay ka gaaraan. waalidnimada sidoo kale xirfad iyo daryeel siin ayey u baahan tahay.

paedodontics *n.* caafimaadka qeybta quseeysa daaweeynta ilkaha ama afka ilmaha.

paget's desease *1.* xaalad jirro joogta ah oo ku dhacda lafaha jirka. waxaa badanaa lagu arkaa dadka waayeelada ah waxayna kaga dhacdaa xubnaha lafdhabarka, basada, lafdheerta iyo sinta (misigta). Lafaha dhibkaan ku dhacay waxay noqdaan kuwo aad u adag oo hab dhiskooda noqda wax isku yaacsan, wax astaan u ah ma jiraan laakin xanuun badan iyo qalooc ayaa qofka lagu arkaa lafahana waxaa gala dillaac iyo jab tarar ah. *2.* Xaalad halis ah oo ibta naaska lagu arko, taasoo shabbahda qaab cambaar oo kale laakin dhibka ka hooseeya oo sababay ayaa ah kansarka naasaha ku dhaca. *3.* xaalad aan caadi aheyn oo lagu arko faruurta siilka dumarka, taasoo ah mid u eg cambaarta ibta naaska gasha oo ka dhalan karta cudurka kasarka nasaaha.

pain clinic bukaan socod eegto u gooni ah xirfadaha xanuun yareeyn qoto dheer, gaar ahaan dadka cudurada halista ah qaba oo aan la daaweeyn karin laakin xanuun joogta ah qaba. Dadkaas oo kale ayey u tababarteen in ay xanuunka ka ilaaliyaan.

palate *n.* dhab xanagga, saqafka afka.

palatoplasty *n.* qaliin qurxin ah oo lagu sameeyo saqafka afka, si cilad ku jirta loo saxo.

palilalia *n.* jirro hadalka ah, oo qofka marka uu hadlayo ay tahay hadal deg-deg ah oo uu ku soo celceliyo. waxaa loo maleeyaa in ay ka timaado cilad ku jirta maskaxda qeybta marmarka ka dabeeysa.

palindromic *adj.* soo laabta. Tilmaam qeexid lagu sameeyo cudur soo laabta ama xaalkiisa ka dara.

palingraphia *n.* jirro qoraalka farta la qorayo ahna mid qasqas ah oo isku dar-darsan. Waa mid ka timaada cudurka qallalka markuu maskaxda ku dhaco.

palliative *n.* hab daryeel iyo xanuun ka yareeyn ah oo bukaanka jirran la siiyo. Tani ma'ahan daaweeyn ama daawo siin, ee waxaa loo adeegsadaa cudurada kansarka dadka qaba oo aan wax kale loo sameeyn karin ilaa ay toda rabbi uga timaada.

pallidectomy *n.* qaliin maskaxda looga burburiyo ama laga sanceeyo dhibaato ay geeystaan xuub dareereed dabool u ah. Badanaa qaliinkaan waxaa loo adeegsan jiray cudurka xasuusta ka qaada maskaxda ee leh jir gariirka.

paller *n.* midabka jirka oo isu badella midab barax ah oo si cadcad u muuqda. waa xaalad ka dhalata cudurada qaarkood sida dhiig yarka daran, kansarka oo u diida dhiiga qulqulkiisa in uu soo gaaro maqaarka kore ee jirka.

palpation *n.* xirfada taabashada tacadirka ah, ee takhtarka adeegsado cudur baarka jirka ka jira. markuu jirka si tartiib ah u taab-taabto waxaa suurtagal ah in lagu kala saaro jirrooyinka u dhexeeya bararka adag iyo boog biyo ku jirtaan. Waxaa kale oo xirfadaan tabasho lagu ogaadaa hadii dumarka ay uur leeyihiin.

palpitation *n.* garaaca wadnaha oo la dareemi karo, wadne garaaca oo la og yahay. Waa wax si caadi ah loo arko marka baqdin ama cabsi, qiiro iyo daal. Waxay kale oo ay noqon kartaa walwal iyo niyad jab is wata ama cuduro halis ah sida wadno xanuunka iyo dhiig wareega jirka oo si xad dhaaf ah u shaqeeya.

palsy *n.* cuuryaan, cuuryaannimo.

pan- (**panto-**) *horgale;* tilmaama; wax walba, meel walba, wax kasta, caafimaadka waxaa loo adeegsankaraa guud ahaan.

panacea *n.* daawo la sheegay in ay wax walba ama cudur kasta daawo u tahay, meesha uu rabo ha ka dhasha, sidduu rabo ha u dhasho waxay leeyihiin wax walba oo jirro ah ayey daawo u tahay. Nasiib daro daawadaan waxba kama jiraan oo waa been abuur ay ku andacoodaan shirkadaha daawooyinka sameeya.

panadol *n.* daawo xanuunka dabacsan loo adeegsado. *fiiri (eeg)* Paracetamol.

pancoast syndrome xanuun iyo cuuryaannimo ka yimaada buro halis ah oo ku dhacda xubnaha hore ee sanbabada.

pancreas *n.* beer yare. qanjir yar cabbirkiisa dhan 15 cm dherer ahaan, kaasoo hal gees ka haysta mindhicirka geeska kalena taabta unug saacida dhiig soo saarka jirka. Wuxuu ka sameeysan yahay unugyo yaryar isku ururursan oo soo daaya dheecaan dacar ah oo falgal de-dejiye wata, waxay ku soo daadataa tuubbo ku darta xammeetida kadib isku jirkooda tagaan mindhicirka weyn si ay u caawiyaan dheefshiidka jirka.

pancreatectomy *n.* qaliin lagu soo gooyo dhamaan beer yareha. Waxaa sababi kara buro gasha qanjirkaas ama jeermis ku jira ama ku soo noq-noqda.

pancreatic juice *n.* dheecaan beer yareha ka soo baxa (dacar), waxaa beer yareha ku dhiira galiya inuu dacarta soo daayo hoormoon mindhicirka weyn ka yimaada markuu helo fariin ah cunto soo gashay caloosha. Dheecaankaan beer yareha ka soo baxa waxay leeyihiin awood ay ku dejiyaan aasiidhka ku bata caloosha.

pancreatin *n.* walax laga sameeyey dheecaanka beer yareha ka yimaada oo si daawo ah loogu adeegsado daaweeynta marka uu jirka ku yaryahay dheecaanka beer yareha ka soo baxa.

pancreatitis *n.* (mindi jiido) jirro ku soo bood ah oo beer yareha barar iyo xuubab dillaac ku dhaca, taasoo leh xanuun xad dhaaf ah oo laga dareemo qaarka kore ee ubucda iyo dhabarka shoogna la socdo, waxyaabaha dhaliya lama oga laakin waxaa loo maleeyaa dhagax ku jira kaadi mareenka iyo cabida aalkoloda ay gacan ku lahaan kara dhibaatooyinkaan. Marmarka qaarkeed waxaa si khalad ah loogu maleeyaa in ay tahay boogta gaaska caloosha, laakin waxaa lagu kala gartaa falgal de-dejiye dhiiga ku jira oo lagu magacaabo *Amylase* ayaa kacsan marka xanuunka beer yareha jiro. Daawo waxaa u ah in la isticmaalo tuubbo cuntada laga qaato oo aan marna la isticmaalin in afka laga cuno cuntada inta uu xanuunkaan jiro iyo daawo hor istaagta ficilada falgal de-dejiyaha dhiiga ku badan. Waxaa jira xanuun noocaan oo kale ah laakin ka mid ka dabacsan oo ka dhasha dhagax gala kaadi mareenka iyo aalkoloda cabideeda badan. Dhagaxyada oo jirka laga saaro, aalkoloda la yareeyo ayaa xal u ah, waxaa kale oo jira mid soo noq-noqda oo jeermis ka dhasha thaaso sababa in dheecaanka beer yareha yaaraado oo nafaqo daro timaada, sida dardeed waxaa la adeegsadaa walax laga sameeyey dheecaanka beer yareha si loogu daaweeyo dacarta yar ee ka dhalatay beer yareha.

pancytopenia *n.* unugyada dhiiga gaduudan (cas), dhiiga cadcad iyo unugyda dhiiga aan midabka laheyn oo si isku mar ah jirka ugu yaraada. Waxay dhalataa marka jirka ay ku dhacaan jirrooyin halis ah sida kansarka iyo burooyinkiisa ku dhaca laf dhuuxa dhiiga jirka abuura.

pandemic *n.* jirrooyinka sida dhaqsiyaha ugu faafa, dadka aduunka kala dhaadheer ku nool oo isku si iyo isku waqtiba ku dhaca, waxaa jiri-jiray cuduro aduunka oo dhan ku faafa dadka dhan baabi'ya. Waqtigaan aan ku jirno waxaa si cad ah xaaladaan loogu tilmaami karaa cudurka aaydhiska oo aduunka dhan ka jiro isku si ahaan dadka u dhameeyo.

panic disorder xaalad soo noq-noqota oo wax yar socoto, taasoo ah maskax isku dhex yaac walwal iyo ka baqid in la geeriyoodo ah ay jirto. Wadnaha aad ayuu u garaacaa, neeftuur xad dhaaf ayaa dhasha, dhidid badan ayaa imaada. Waxay arintaan dhalataa asbuucii laba mar, inkastoo ay ka badnaan karto, waxaay badanaa ku dhacdaa dadka ka cabsi qaba jirradaan in ay ku dhacdo, waxaana la dhahaa waa mid familka kawada siman oo qof walba oo kamid ah familkaas ay ku dhici karto. Waxaa daawo u ah in la adeegsado daawada ka hortagta jirrada niyad jabka, diiqadda iyo walwalka joogtada ah.

Panniculitis n. dhaawac iyo dil-dillac ku dhaca xuubab ka hooseeya maqaarka jirka, taasoo sababta inay lugaha iyo cajirada ka soo baxaan nabro badan oo ad-adeeg ah.

pannus n. xuub xidido dhiigeed aad u yaryar wato oo ku soo faafa xuubka salka u ah bikaaca (birta) isha, kaasoo isha ka kor kora.

panophthalmitis n. jirro barar iyo dillaac ah oo ku dhacda dhamaan gudaha isha oo idil.

pantropic n. jeermis awood u leh inuu galo jirrooyinna ku dhaliya unug kasta oo jirka ka mid ah.

papillotomy n. qaliin lagu gooyo meesha ay ku kulmaan dheecaanka beer yareha iyo kan xammeetida, si loo ballaariyo tuubbada ay maraan, taasoo sahalsha dhagaxyada ku jira kaadi mareenka iyo xammeetida ay ku soo qulqullaan dheecaanadaa.

papovavirus n. mid kamid ah kooxo jeermir noole il-ma'arag ah oo hiddo wade haysta, kuwaasoo burooyin ku dhaliya xoolaha.

papula n. nabar yar oo kor u soo kuusan, kaasoo ka soo baxa maqaarka jirka korkiisa.

para- horgale;1. tilmaama; la bar-bar ah, isku dhinac ah. 2. la mid ah. 3. arin aan caadi aheyn.

para-aminobenzoic acid daawo si dabiici ah u dhalata, sida kareemada oo kale maqaarka jirka la mariyo si kulka qoraxda ay uga difaacdo.

para-aminosalicylin acid (PAS) daawo kiimikadeeda la mid ah tan aasbariinta laga sameeyo. Waxaa loo adeegsadaa in lala isticmaalo daawo kale oo isku jirkooda waxay daaweeyn u yihiin cudurka qaaxada. afka ayaa laga qaataa, waxayna keeni kartaa lalabo, jirka oo nabro ka soo baxa, matag iyo shuban.

paracetamol n. daawo xanuunka dabacsan yareeysa, taasoo loo adeegsado xanuunka ka yimaada madax xanuunka, ilik xanuunka iyo lafo xanuunka jirka. afka ayaa laga qaataa, waxay keeni kartaa calool xanuun. Waxaa kale oo loo yaqaanaa **Calpol, Panadol, Panaleve.**

paracoccidioides n. cayayaan shabbaha kan qamidaga gala oo jeermis ku dhaliya maqaarka jirka taasoo ah mid jirro qoto dheer.

paradoxical breathing n. neefta oo aan si caadi aheyn jirka uga soo baxda, markii la neefsanaayo xabbadka ayaa la boodbooda oo hawo raadis ah. Waxaa badanaa lagu arkaa ilmaha ka jirran hab dhiska neefmarka ama dadka gala shil nooca uu rabo ha noqdee.

paraesthesiae n. jiriiricyo si isdaba joog ah oo aan caadi aheyn laga dareemo jirka, taasoo lagu tilmaamo dareen ah in irbad ay jirka mudmudeyso. Waxaa loo maleeyaa in ay ka timaada cilad gaarta dareen wade kamid ah kuwa ku shaqo leh dhaqdhaqaaqa jirka ama xiidmo dareen wade ah oo ku yaala laf dhabarka.

paraganglion n. mid kamid ah unug yar oo qaabkiisa shabbaha ukunta oo kale, kaasoo ah mid ku yaala gidaarka xuubka daboola hab dhiska dareenwadka jirka oo u dhow xariga laf dhabarka. Waxay yihiin qanjiro awood u leh in ay sii daayaan hoormoono.

paragonimiasis n. jirro lagu arko wadamada kulul, taasoo ah jeermis ku dhasha sanbabada oo ku noqda sida cudurada neefta, xiiqda oo dhiig la soo qufoco iyo neefta oo jirka ku dhegta. Waxaa dhaliya jeermis laga qaado xayawaada bada ku jira la cuno ayadoon si fiican loo karin. waxaa daawo u ah in la adeegsado daawooyinka kala ah bithinol iyo chloroquine.

parainfluenza viruses n. kooxo fayrus ah oo aad u badan, kana mid ah jeermis noole ilma'arag ah, kuwaasoo dadka ku dhaliya jeermis gala hab dhiska neefmarka jirka, kaasoo leh astaan ah, hargabka qandhada leh.

paraldehyde *n.* daawo hurdo dhaliye ah oo loo adeegsado daaweeynta jirrada qallalka. Dadka hurdo ayey ku dhalisaa, waxayna hoos u dhigtaa qallalka iyo gariinka badan ee jirka. Waxaa kale oo loo adeegsadaa daaweeynta murqo qabadka, afka ayaa laga qaataa ama sida irbada (duro, mudo) oo kale iyo sida suboostada futada la geliyo. Waxay keeni kartaa calool xanuun iyo in qiyaasteeda badan la qaato ay wax tari wayso.

paralysis *n.* jirro daciif ka dhigta murqaha jirka, taasoo sababta cuuryaannimo, inkastoo heerka ay gaarsiisan tahay ku xiran tahay waxa sababay iyo hab dhiska ay ku dhacday ama sida ay wax u yeeleeyay hab dhiska dareen wadka jirka, taasoo ah mida ugu weyn ee cuuryaanka xubnaha jirka.

paramedical *n.* laan caafimaadka kamid ah oo toos ula shaqeeya tahkaatiirta laakin aan u baahneyn in ay heysataan shaahaado ah maadada caafimaadka, dadkaas waxaa ka mid ah dadka masawirada raajoda qaada iyo dadka jir riix-riixa yaqaan.

parameter *n. (la xiriira caafimaadka)* cabbiraad lagu sameeyo farar badan oo quseeya caafimaadka jirka, sida dhiiga oo la qaado, hadii uu jiro dhiig kar iyo cabbirka garaaca wadnaha. Intaas oo dhan waxay kamid tahay baarid lagu sameeyo jirka.

paranoia *n.* jirro waali ah oo qofka ka dhigta mid qiyaali iyo shaki ku nool ah oo waxaan jirin ka cabsada. Waxyaabo badan ayaa sababa, tan ugu weyn ay tahay cuqdad nafsi ah oo ugu danbeytii dhalisa waali halis ah oo qofka naftiisa iyo tan familkiisaba halis galin karo.

paraparesis *n.* daciifnimo labada lugood ah oo ka timaada cudur ku dhaca hab dhiska dareen wadka jirka.

paraphrenia *n.* jirro waali ah oo muran ku jiro in ay waali tahay iyo inkale. Waxaa lagu qeexaa fakarka qofka taga, qiyaali iyo shaki ku nool isku badellan fakarka, cuqdad badanna ay timaado. Waxaa badanaa lugu arkaa dadka waayeelada iyo dadka dhegoolka ah oo aan waxba maqlin, jirradaan dadka waa daba socotaa ilaa ay ka ahaato waali buuxda oo qafka maanka ka taga.

paraplegia *n.* dareenka oo ka taga labada lugood, waxaa sababa cudur ama shil ku dhaca xariga lafdhabarka, waxaana marwalba la socda cuuryaannimo qaarka danbe ah iyo kaadi haysta oo hawlgaba.

parasitology *n.* barashada cilmiga quseeya cayayaanada iyo jeermiska nool oo aan isha arag iyo cudurada ay dhaliyaa.

parasuicide *n.* ficil qof naftiisa dhaawac gaarsiiya si uu isu dilo (nafta isaga qaado). Xaaladaan waa ka duwan tahay qofka caqliga ka tagay oo ula kac nafta isga qaada, tani ma ahan mid daacadnimo ku jirto in dhaawac nafta leysaga qaado ee waa ka dhuumasho ah dhibaatooyinka aduunka, oo qofka wuxuu u baahan yahay in kaalmo la siiyo si looga yareeyo cadaadiska nolosha ku dhaliyey inuu nafta iska qaado.

parasympathetic nervous system mid kamid ah sedex hab dhis dareen wade ah oo jirka hawlshiisa dhan wada. Kani wuxuu quseeyaa oo mas'uul ka yahay xididada dhiiga qanjirada oo idil iyo unugyada gudaha jirka badankooda. Ayagoo xiidmo ah ayay ka soo baxaan hab dhiska dareen wadka maskaxda iyo meel u dhow qaarka hoose ee lafdhabarka, kadib ayuu ku faafaa xubnahii uu mas'uulka ka ahaa. Waxay la sheeqaayeen labada kale ee hab dhiska dareen wadka ah.

parathyriodectomy qaliin lagu gooyo qanjiro yar yar oo dhuunta ku yaala.

parathyroid glands qanjiro yaryar oo labada gees ee dhuunta ku yaal, kuwaasoo leh midab jaalo (huruud) xigeen ah. waxay ku kor dhegan yihiin qanjir weyn oo dhuunta ku yaal. waxay shaqadoodu tahay in ay soo saaraan hoormoon, ayagoo hoos u dhiga cadadka macdanta dhiiga ku jirta.

parathyroid hormone hoormoon ka soo baxa qanjiro yaryar oo dhuunta labada gees uga yaal, kaasoo koontoroola macdanta jirka ku jirta. Hadii uu jirka ku bata waxay sababtaa inuu macdanta lafaha ka soo qaado oo dhiiga ku dhex daaya, hadii uu ku yaraadana waxaa dhalata macdanta in ay dhiiga ku yaaraata oo dhasha cudurada lafaha iyo murqaha.

paratyphoid fever *n.* jirro jeermis sababa oo u kala baxa sedex nooc oo noole il-ma'arag ah keeno. *A, B,* ama *C* ayaa look ala bixiyaa. Waxay ku faafaan saxarada bukaanka qaba oo ku soo daata meelo biyo laga cabo oo nadiifka ku yar yahay. Jeermiska markuu jirka galo muddo toddobo maalmood kadib, waxaa laysku arkaa qandho yar iyo nabro gaduudan (cas) oo xabbadka ka soo baxa oo jira ilaa toddobo maalmood kale. Waxaa daawo u ah daawo loo yaqaan *chloramphenicol.* oo aad wax uga tara.

paresis *n.* murqaha oo daciif noqda, waxaa sababa cudur ku dhaca hab dhiska dareen wadka. Ma ahan cuuryaanimo, waa daciifnimo murqaha noqdaan oo keliya.

parity *n.* hab lagu sheego inta mar ay naag uur yeelatay oo ku dhamaaday guul (ilmaha ay caadi ku dhasheen).

parkinsonism *n.* xaalad lagu qeexo jir gariir, jareys, ad-adeeg xaniba jirka dhaqdhaqaaqiisa talan taaliga ah. Astaantiisa ugu horeyso oo ah tan ugu daran waa jareys hal gacan ku dhaca, kadib gaara lugta xigta gacanta jareyska billawday, kadibna ku faafa adimanka intooda kale, gariinka iyo jareyska waxay ku yaraadaan marka qofka nasanayo uu meel fadhiyo ama gacanta uu wax ku haysto sida koob gacanta si xoog leh loogu qabto. Xaaladaan waa cudur ku dhaca qanjir ku yaala maskaxda iyo dheecaan qanjirkaas soo daayo oo maskaxda ka caawiya in ay sii deyso dareen wade fariin ka qaada oo maskaxda ku yar. Mararka qaarkeed waxaa laysku saleeyaa cudurkaan iyo sii weynaanshada da'da dadka waxaa kale lagu saadaaliyaa in uu ka yimaado isticmaalka daawooyinka loo qaato jirroyinka niyad jabka, diiqadda ama cuduro kale oo maskaxda ku dhaca. Waxaa daawo u ah in la adeegsado daawo kor u qaada dheecaanka caawiya maskaxda fariin gudbinteeda iyo mid kale oo loo yaqaan *levodopa*.

paromomycin *n.* daawo jeermis dile ah oo loo adeegsado daaweeynta jeermisyada ku dhaca mindhicirka, kuwaasoo keena axal (shuban biyood). Afka ayaa laga qaataa, waxaa laga yaabaa inay keento calool xanuun, kor cuncun iyo laabjeex.

parotid gland laba qanjir oo ku kala yaal horaadka labada dheg oo laga arki karo gadaasha danbe marka afka la kala qaado, waxay mas'uul ka yihiin in ay sameeyaan candhuufta afka.

parotitis *n. fiiri (eeg)* mumps.

parous *adj.* naag ilmo badan dhashay.

paroxysm *n.* xaalad jirro ku soo bood ah oo noqan karta muruq qabad ama qallal.

partogram *n.* garaaf, tusmo lagu muujiyo foosha heerka mareyso.

parturition *n.* ilmo dhal, fool, naagta marka ay ilmaha dhaleyso. *Waxaa la mid ah (labour).*

paschen bodies *n.* walax ku dhex jira unugyada nabraha yaryar oo jirka ka soo baxa waxaa lagu arkaa maqaarka dadka busbuska ku dhaca. Waxaa loo maleeyaa walaxdaas in ay yihiin jeermiska keenay busbuska.

pasteurization *n.* nadiifinta caanaha marka la diyaarinayo, taasoo ah in si aad ah loo kululeeyo si looga dilo jeermiska dhaliya qaaxada iyo tiifoowga.

patau syndrome cilad ku jirta fir sameeyaha, taasoo ah in ay jirto hiddo wade siyaado ku ah hiddo wadaha lambarkiisa ah 13, wuxuu haystaa 3 hiddo wade, meeshii laga rabay in uu haysto 2. taasoo sababta caqli yari, kellida iyo beerka oo aan si fiican u korin. dadka ciladaan ku dhasha ma'ahan dad sii noolaado.

patch test baarid lagu sameeyo qofka xasaasiyada jirkiisa dhibi kara, gaar ahaan maqaarka jirka. Waxa loo maleeyo inay xasaasiyada dhaliyaan ayaa qofka dhabarka loogu dhejiyaa muddo 48 saacadood kadib ayaa laga fujiyaa, marka waxaa la baaraa waxa ku dhegan wixii jirka laga soo fujiyey, sidaa daraadeed waxaa la arkaa qofka wax yaabaha xasaasiyada ku dhaliya.

patella *n.* lafta leh qaabka koofida ee ku taal jilibka. Laf wareegsan oo ku taal wejiga jilibka.

path- (patho-) *horgale;* tilmaama; cudur, jirro.

pathogen *n.* wixii jeermis noole il-ma'arag ah oo dadka, dhirta iyo xoolaha jirrooyinka ku dhaliye.

pathogenic *adj.* wixii noole il-ma'arag ah oo awood u leh inay dhaliyaan jeermis iyo cuduro.

pathological *adj.* la xiriira ama sababa cudur. Tusaale: *pathological fracture.* waa laf jab ka dhasha cudur lafaha ku jira.

pathology *n.* barashada cilmiga cudurada sida ay u dhashaan, waxyaabaha dhaliya iyo meelaha ay ku dhici karaan, tani waxaa lagu gaarraa baarida dhiiga la qaado, kaadida iyo saxarada la baaro, xuubab laga soo jaray qof jirran iyo raajo lagu sameeyo xubnaha la rabo in la baaro.

pectoral *adj.* la xiriira xabbadka.

pectoral girdle *fiiri (eeg)* shoulder girdle.

pectoral muscles murqaha xabbadka ilaa garabka iyo gacanta, kuwaas oo mas'uul ka ah dhaqdhaqaaqa garabka iyo gacanta.

pectus *n.* xabbadka ama naasaha.

pediculosis *n.* injir ku faafta madaxa iyo jirka oo idil, taasoo sababta cuncun daran, hadii ay siisocoto waxay dhalisaa jeermis cudur keena. Injirta madaxa gasha waa arin caadi ah oo ilmaha iskoolada dhigta lagu arko ee ma'ahan qofkii lagu arko in uu yahay qof aan is nadiifin. Waa wax caadi joogta ah loo arko. Waxaa jira shaambooyin lagu daaweeyo markii la isticmaalo baabi'ya injirta, waxaa loo yaqaanaa *malathion, carbaryl.* aad ayey wax uga taraan injirta.

pellagra *n.* jirro nafaqo daro ah oo jirka uu ku yar yahay fiitimiin B. badanaa waxaa lagu arkaa dadka cuna cuntada aan nafaqo ku jiran sida galeyda. Sidaa daraadeed qofka waxa uu isku arkaa shuban, maqaarka jirka oo qaleel noqda iyo waxaa dhasha cudurada maskaxda sida niyad jabka, walwalka iyo cabsida badan oo aan jirin wax laga cabsado.

pelvic girdle lafaha sinta (misigta) salka ay kaga dhegaan lafaha lugaha. (meesha u dhexeysa jirka qaarkiisa qore iyo qaarkiisa danbe).

pelvic inflammatory disease (PID) jirro ku dhacda xubnaha taranka dumarka sida ilma galeen, ungyada ugxaanta abuura iyo tuubbooyinka ugxaanta maraan, taasoo ah mid aad u xanuun badan. Waxaa keeni kara jeermis ka soo faafa unugyada dariska la ah xubnaha taranka sida beer yareha jeermis ku dhaca ama jeermis ka soo gaara siilka oo ka dhasha ficil galmo (wasmo) ah, waxaa kale oo sababi kara jeermiska gala dhiiga sida cudurka qaaxada. Badankooda waxay ku reeystaa daawooyinka jeermiska dila, laakin waxaa jirta in ay mararka qaarkeed isku badellan boog bararta oo u baahan in qaliin lagu soo saaro. Dhibaatada ugu weyn ee jirradaan sababi karto waxay tahay in tuubbooyinka ugxaanta u marta ilma galeenka ay xiranto.

pelvic *n.* had dhiska lafaha sinta (misigta) ay ka kooban tahay(fiiri masawirka hoose). waxay ka dhisan tahay lafo aad u xoog badan oo difaaca unugyada waaweyn ku jira qaarka danbe ee ubucda iyo in ay isku xir u noqoto qaarka kore ee jirka iyo qaarka danbe ee jirka.

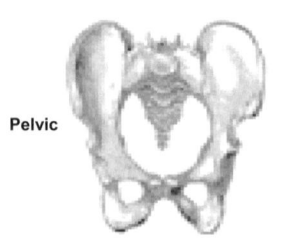

Pelvic

(hab dhiska lafta sinta, misigta ku fadhido)

pemoline *n.* daawo aad u dabacsan oo lagu daaweeyo jirrooyin ilmaha ku dhaca oo ah wax is wata oo hal mid la tilmaami kara jirin. Afka ayaa laga qaataa, waxaa laga yaabaa inay keento madax xanuun, cuncun, warwareer iyo miiska jirka oo hoos u dhaca. *Waxaa kale oo loo yaqaanaa* **Volital.**

pemphigoid *n.* jirro cuncun iyo maqaar dil-dillaac qoto dheer jira leh dadka waayeelada lagu arko, gaar ahaan qaarka danbe, waxaa keena hab dhiska jirka difaaca oo noqda wax jirka soo weerara, waxaa daawo u ah in la cadaadiyo habdhiska jirka difaaca iyo isticmaalka daawooyinka xanuunka yareeya.

pemphigus *n.* jirro dhif-dhif ah oo aad halis u ah, taasoo ah dil-dillaac ku dhaca maqaarka jirka, kaasoo ah dusha kore waqti yarna socda waxaa sababa hab dhiska jirka difaaca oo soo weerara unugyada jirka.

penicillamine *n.* daawo ku milanta macdanta jirka oo loo adeegsado daaweeynta sunta curiyeyaalka macdanta birta ka sameeysan. waxaa kale oo loo adeegsadaa daaweeynta laf xanuunka jirka. Afka ayaa laga qaataa, waxaa caado u ah in ay keento calool xanuun iyo xasaasiyada jirka. *Waxaa kale oo loo yaqaanaa* **Distamine, Pendramine.**

penicillin *n.* daawo jeermis dile ah oo laga soo dhiraandhariyey dheecaan falgal de-dejiye jeermiska nool laga helo waxaa wax tarkeeda la ogaaday sanadkii 1941. Waqtigaan la joogo si daruuri dabiici ah ayaa loo sameeyaa waxaa lagu daaweeyaa cuduro badan oo ka yimaada jeermisyo nool oo aan isha arag, sida irbada (duro, mudo) oo kale ayaa loo qaataa, afkana waa laga qaataa si loogu daaweeyo xanuunka ilkaha. Dhibaatooyin halis ah ayey keenta sida xasaasiyad qatar ah oo maqaarka nabro ka soo baxa, dhuunta oo si aad u bararta iyo qandho. Daawooyinka jeermiska dila badankood

226

waxaa laga soo dhiraandhariyaa jeermiska lagu daaweeyo.

penicillinase *n.* falgal de-dejiye laga helo jeermiska nool qaar ka mid ah, kaasoo awood u leh inuu la dagaalamo ficilada daawooyinka jeermiska dila. falgal de-dejiyehaan laga helo jeermiska nool waxaa badanaa laga diyaariyaa daawooyinka lagula dagaalamo jeermiska.

penis *n.* (gus) unuga taranka, kaadida iyo shahwoda (biyaha) raga soo mara.

pentagastrin *n.* daawo laga soo dhiraandhariyey hoormoon jirka ku jira oo awood u leh inuu kiciyo dheecaanka gaaska caloosha. Waxaa loo isticmaalaa baarida dhibaatooyinka gaaska caloosha.

pentamidine *n.* daawo jeermis dile ah oo loo adeegsado daaweeynta jeermiska sanbabda dadka cudurka aaydhiska qaba ku dhaca. Sida irbada (duro, mudo) oo kale ayaa loo qaataa ama afka ayaa lagu buufiyaa, waxaa laga yaabaa inay keento cabbirka dhiiga oo hoos u dhaca, sonkorta dhiiga oo hoos u dhacda iyo dhaqdhaqaaqa wadnaha oo aan caadi ahayn. *Waxaa kale oo loo yaqaanaa* **Penton 300, Nebupent.**

pentazocine *n.* daawo aad u quwad badan oo xanuun yareeye ah, waxaa loo adeegsadaa yareeynta xanuunka xad dhaafka ah iyo kan dabacsanba. Afka ayaa laga qaataa ama sida irbada (duro, mudo) oo kale, waxaay leedahay in ay keento warwareer iyo calool xanuun. *Waxaa kale oo loo yaqaanaa* **Fortal.**

pepsin *n.* falgal de-dejiye caloosha ku jira, kaasoo horseeda dheefshiidka borootiinka, si ay u kala burburiyaan oo ay ka dhigaan aasii-dhka caloosha.

peptic ulcer boog ka soo baxda salka tuub-bada xuubka dheefshiika, kaasoo ka dhasha gaaska caloosha. boogtaan waa soo gaari kartaa dhuunmareenka, sido kale wuxuu ka dhashaa gaaska caloosha.

peptone *n.* quruurta ka soo jabta borootiinka markii la dheefshiido.

percussion *n.* xirfad loo adeegsado baarida cudurada jirka ku jira, taasoo ah in farta lagu garaaco jirka bukaanka. tani waxay sheegtaa wax yaabaha ka jira jirka, sida biyo hadii ay ku jiraan sanbabada, unuyada cabbirkooda ka weynaaday iyo barar hadii uu galay jirka.

perforation *n.* unugyada ama xubuubka jirka oo daloolin lagu sameeyo, waxay noqon kartaa cuduro jirka ka dhalanaya ama is faafin billaabay, sida kansarka caloosha, taasoo sababta in mindhicirka hawlshiisa ay ku dhamaato dalool caloosha ku yaal xanuun badanna keenta. waxaa daaweeyn u ah qaliin, laakin daawooyinka jeermiska dila yaa si tartiib u baabi'ya dalooladaas ka dhasha jirka.

perfusion *n.* 1. ficilka dheecaano dhex sabeeya xubnaha jirka, gaar ahaa dhiiga xubnaha sanbabada dhex mara si uu hawada jirka soo gasha uga soo qaato xubnahaas. 2. hab ula kac ah oo dheecaano jirka loogu shubo ayadoo loo mariyo xididada jirka.

pergolide *n.* daawo lagu daaweeyo cudurka xasuusta maskaxda lumiyo oo jir jareeyska leh afka ayaa laga qaataa, waxaa laga yaabaa in ay keento warwareer qas leh, muuqaal dhalanteed, hurdo la'aan, neef ku dheg iyo araga oo mugdi gala. *Waxaa kale oo loo yaqaanaa* **Celance**

perianal haematoma barar yar oo aad u xanuun badan oo ka soo baxa futuda agagaar-keeda, waxaa lagu tilmaamaa baabasiir ku dhasha saxarada adag marka ay soo baxayso ku adag qofka inuu soo riixo ama qufaca joogt-ada ah. Badanaa waxaa sababa xidid yar oo futada ku yaala oo dillaaca. dhaqsadiiba waa uu iska reeystaa, laakin hadii uu xanuunka sii jiro dhaawacana futada ka muuqdo waxaa haboon in qaliin la sameeyo.

pericard- (pericardio-) *horgale;* tilmaama; kiish wadnaha ku jiro.

pericardiectomy *n.* qaliin lagu soo gooyo xuub ku dahaaran wadnaha, kaasoo uu ugu jiro sida kiish oo kale.

pericardiocentesis *n.* dheecaan laga soo saaro agagaarka kiishka wadnaha ku jiro, ayadoo la adeegsanayo irbad looga soo dhuuqo

pericarditis *n.* dhaawac iyo barar gaara xuubka sida kiishka oo kale ku wareegsan wadnaha, kaasoo noqon kara mid muddo jira. Waxaa sababa xaalado badan uu jeermis ku dhacay kamid yahay, kansarna ugu weyn yahay. waxaa astaan u ah qandho, xabbad xanuun iyo salaax laga dareemo xabbadka oo ka imaan karta biyo ku jiri kara kiishka. Mid hali ah ayaa jira oo sababa inuu wadnaha istaago. Waxaa daawo u ah in si toos loogu tago wixii keenay sida biyaha in laga soo saaro ama hadii uu yahay nooca halista ah waxaa haboon in kiishka laga soo saaro wadnaha.

227

pericardium *n.* xuub sida kiishka oo kale ugu wareegsan wadnaha. laba qeyb ayuu leeyahay mid banaanka wadaha jira oo xiidmo isku xiran dhamaan wadnaha ku wareegsan, kaasoo ku dhega xididada waaweyn ee dhiiga. iyo mid gudaha ah oo ka kooban xuubab aad u yaryar, kaasoo aad ugu dhow gidaarada murqaha wadnaha. kiishka gudahiisa waxaa ku jira dheecaano aad u yar, taasoo diida in labada xuub ay is xoqaan marka wadnaha garaacayo.

perichondritis *n.* barar iyo dhaawac gaara carjaw daboosha xuubka dabacsan, badanaa waxay ku timaadaa jeermis ku dhaca carjawda waxaana si joogto ah loogu arkaa xuubka dhegta.

pericoronitis *n.* barar iyo dhaawac gaara agagaarka cirridka ilkaha, gaar ahaan ilig ama gows soo baxaaya.

pericystitis *n.* barar iyo dhaawac gaara xuub ku wareegsan kaadi hayeha, kaasoo leh xanuun, qandho iyo boogo soo baxa. Badanaa waxaa ka danbeeya jeermis ku dhaca tuubbo ugxaanta ilmaha ka abuurmaan ee dumarka soo marta ama ilma galeenka. Daaweeyntiisa waxay quseeysaa in la ogaado waxyaabaha sababay, badanaa laakin waxay ku reeystaan isticmaalka daawooyinka jeermiska dila.

perihepatitis *n.* barar iyo dhaawac gaara xuub ku daboolan beerka, badanaa waxaa ka danbeeya jirroyinka beerka ku dhaca sida cudurka cagaarshawga (indha caseeye).

perikaryon *fiiri (eeg)* cell body.

perinatal *adj.* maalmaha uurka dumarka ugu danbeya inta aysan dhalin, ilaa marka ay dhalaan muddada ah bilooyinka ugu horeeya nolosha ilmaha.

perineoplast *n.* qaliin loo sameeyo in lagu ballaariyo daloolka siilka gabdhaha. waxaa si gaar loo dalooliyaa xuubka gabarnimada.

perineorrhaphy *n.* qaliin lagu tollo xuub u dhaxeeya siilka iyo futada dumarka, kadib marka ay ilmo dhashaan.

perinephric abscess *n.* malax isku uuursatay agagaar ku wareegsan kellida.

perinium *n.* xuub ku yaal agagaarka u dhaxeeya meesha kaadida ka soo baxda iyo futada xuubkaas oo ka siman dhamaan dadka oo idil. Dumarka marka ay dhalayaan xuubkaas waa uu ballartaa marka siilka la furo si ay ilmaha uga soo baxaan.

periodontal *adj.* xuub u dhaxeeya ilikta iyo cirridka. Kaasoo ah mid taageera ilkaha.

periodontal disease cudur ku dhaca xuub u dhaxeeya ilkaha iyo cirridka. Waxaa dhaliya jeermis gala ilkaha meesha ay ku yaaliin, oo ka yimaada nadiif darada afka iyo ilkaha. Wuxuu noqdaa mid ku faafa dhamaan ilkaha oo idil, waana mida ugu weyn ee ilkaha ka soo rida dadka waayeelada.

periodontal membrane seed yar aad u xoog badan oo ku yaala agagaarka ilkaha, kaasoo iligta ku haya lafaha afka.

periostitis *n.* dhaawac iyo barar ku dhaca xuub ku daboolan lafaha jirka. Badanaa waxay ku timaadaa shil ama jug gaarta lafaha taasoo la dhalata dhiig xinjirood meesha gala, oo gadaal ka noqda mid jeermis wadata. Hadii aysan noqon mid halis, waa ay iska reeysataa marka nasashada badato xanuun yareeyena la qaato. Waxaa jira kuwo halis ah oo la socda cudurada waaweyn sida cudurka qaaxada iyo waraabowga, kuwaasoo sababa in xuubkaas ku daboolan lafaha noqdo mida ad u adag oo dhiba lafaha jirka.

peripheral nervous system *n.* qeybaha hab dhiska dareen wadka jirka oo idil, marka laga reebo kuwa maskaxda iyo lafdhabarka. Waxay ka dhax shaqeeyaan meelaha ka fog bartamaha laga koontoroolo dhamaan dareen wadayaasha jirka.

periphlebitis *n. fiiri (eeg)* phlebitis.

perisalpingitis *n.* barar iyo dhaawac xanuun leh oo lugu arka agagaarada ka ag dhow tuubbooyinka ugxaanta dumarka marto.

peritomy *n.* qaliin isha lagu sameeya oo quseeya in duleel ballaaran laga furo xuubka salka u ah bikaaca (birta) isha.

peritoneum *n.* xuub jilicsan oo aad u weyn, kaasoo dabool u ah dhaam unugyada ku jira ubucda oo idil.

peritonitis *n.* jeermis barar iyo dhaawac leh oo ku dhaca xuub jileec ah, daboola dhamaan unugyada ku jira ubucda. Waxaa sababa jeermis ka soo faafa hab dhis wareega dhiiga, sida cudurka qaaxada. dhibaatadaan waxay leedahay ubuc xanuun, barar xad dhaaf ah, qandho iyo miisaanka jirka oo hoos u dhaca, biyo ayaa gali kara ubucda iyo xuubka inta u dhaxeeysa taasoo arinta halis ka sii dhigta oo sababi karta in unugyada ubucda ku jira ay dil-dillaacaan. Waxaa daawo u ah qaliin, ama tan sahlan oo ah isticmaalka daawooyinka jeermiska dila.

periureteritis *n.* barar iyo dhaawac gaara xuub ku ag yaal kaadi mareenka jirka. Waxaa badanaa waa ka danbeeya jeermis ku dhaca kaadi haysta oo ka yimaada dhagax ku jira. Waxaa daawo u ah dhagaxa ku jira laga saaro iyo qaadashada daawooyinka jeermiska dila.

pernicious *adj.* tilmaam lagu sameeyo qeexida cudur halis ah ama halis geeri sababta keeni kara hadii aan la daaweeyn.

pernicious anaemia nooc kamid ah dhiig yarida jirka, taasoo ka timaada fiitimiin B_{12} oo jirka ku yar, ha ahaato jirka inuu sameeyn kari waayo ama nafaqada la qaato oo aan ku jirin fiitimiinka noocaan ah. Waa nooc halis ah oo mas'uul ka ah burburinta dhiiga gaduudan (cas) ee jirka. Waxaa daawo u ah in la qaato fiitimiinka B_{12}.

pernio *n. fiiri (eeg)* chilblains.

perniosis *n. fiiri (eeg)* chilblains.

peroneal *adj.* la xiriira ama xidid wax walba soo gaarsiiya geesaha lugta.

peroneus *n.* muruq kamid ah murqaha ka soo farcama lafta kala dheerta ee u dhaxeeysa jilibka iyo lugta hoose. kaasoo faraha lugta ku caawiya in horey iyo gadaal isu qalloociyaan.

perphenazine *n.* daawo ka hortagta jirrada waalida, oo loo adeegsado in ay hoos u dhigto walwalka, baqdinta iyo shacuur kaca. Waxaa kale oo loo adeegsadaa daaweeynta lalabada iyo mataga. Afka ayaa laga qaataa ama sida irbada (duro, mudo) oo kale. *Waxaa kale oo loo yaqaanaa* **Fentazin**.

persistent vegetative state (PVS) arin ah qofka inuu noqdo maro meel iska taala oo aan awood u laheyn inuu wax dhaqdhaqaaq ah sameeyo, maskaxda oo dhib gaaray daraadeed. Mararka qaarkeed dadka xaaladaan ku jira waxay u muuqdaan dad miyir qaba, soo jeeda isla markaana dhaqaaq yar sameeya, sida far inay dhaqaajiyaan ama isha ay biriqbiriq ka siiyaan, laakin wax hadal ah aysan awoodin. waxaa haboon in jirrooyinka kale aan lagu khaldin xaaladaan oo si wanaagsan loo baaro dhibaatooyinka maskaxda ka jira, taasoo ka duwan jirrooyinka kale.

personality disorder nooc kamid ah jirrooyinka waalida oo isugu jira caado ku dheg iyo caqlaaq xumo dadka ku billaabata marka ay qaangaaraan. Heer ay caqlaaq xumida gaarto qofka inay naftiisa iyo familkiisaba dhib ku dhaliso. daaweeynteeda waxay ku xiran tahay heerka dhib uu gaarsiisan yahay iyo qofka hadii uu ka bixi karo daawo cilmi nafsi iyo caqlaaq celin ah.

perspiration *n.* dhidid. ama dhidid soo daadan rabo.

pertussis *n. fiiri (eeg)* whooping cough.

pes cavus *fiiri (eeg)* claw-foot

pessary *n.* 1. Caag yar oo sida faraantiga farta la gashado oo kale u wareegsan, kaasoo la geliyo siilka si uu u celiyo ilma galeenka soo dhaci kara cuduro ku dhacay daraadeed. 2. fur ama caag dhuuban oo daawo ku dhex jirta, oo loo adeegsado in lagu daaweeyo jirrooyinka dumarka sida jeermiska siilka ama saadaalinta uurka, ayadana waxaa lageliyaa siilka, wax dhib ah oo lagu ogyahay malahan. *Waxaa kale oo loo yaqaanaa* **Vaginal suppository**.

pesticide *n.* kiimiko laysku qas-qasay oo loo adeegsado in lagu dilo jeermiska nool oo aan isha qaban iyo cayayaanada cudurada u keena dadka iyo xoolaha la dhaqdo.

pethidine *n.* daawo aad u awood badan oo xanuun yareeye ah, waxaa loo adeegsadaa in ay hoos u dhigto xanuunka daran dadkan kaalmo siiso. Afka ayaa laga qaataa ama sida irbada (duro, mudo) oo kale, waxay keentaa afka oo qaleel noqda, warwareer iyo isticmaalkeeda oo noqda mid lagu xernaado.

petit mal *fiiri (eeg)* epilepsy

petrissage *n.* hab jir daaweeyn ah oo la adeegsado riix-riix iyo jir tuujin. Maqaarka jirka ayaa la qabtaa oo si majuujis ah loo dhuujiyaa markaas la daayaa, waxay fududeysaa xubnaha iyo dhiig wareega jirka waxay tahay hab xanuunka ka yareeysa lafaha iyo murqaha jirka.

petrous bone *fiir (eeg)* temporal bone.

Peutz-Jeghers syndrome jirro dhaxal ku yimaada oo ah boog sida cad kuusan lagu arko xuubab sal u ah mindhicir yareha, waxaa badanaa lagu qiyaasaa ayagoo badan in ay ka soo baxaan meelaha ay ku badan yihii walax midabka u yeela dhiiga gaduudan (cas) sida afka, faruuryaha iyo calaacasha gacanta iyo lugta. Waxaa suurta gal ah in ay dillaacan oo dhiig bax sababta ama keenta dhiig yari joogta ah, kuwa gudaha jirka ka soo baxana waxay xeri karaan tuubbooyinka mindhicirka wasaqda ka soo baxda.

pH hab loo adeegsado in lagu cabbiro quruurta atam ee curiye hawo ah oo ku jiri kara aasiidh dareere ah oo jirka ku jira. Qiyaas ahaan cabbirka waxaa laga rabaa inuu ahaado 7 oo ah meeshii laga rabay inuu joogo, hadii uu ka badan yahay waxay sheegaysaa in aasiidhka uu badan yahay, hadii uu ka yaryahayna waxa ay tilmaamtaa aasiidhka in uu yahay mid yar.

phaeochromocytoma *n.* buro yar oo ka soo baxda gudaha qanjiro ku yaala kellida korkeeda, taasoo sababta in ay si aan caadi aheyn u soo daysa hoormoono dhaliya dhiiga karka iyo wadne garaac xad dhaaf ah oo madax xanuun leh.

phag- (phago-) *horgale;* tilmaama; cunid.

-phagia *dabagale;* tilmaama; cunid.

phagocyte *n.* unug awood u leh in uu isku laabo kadib cuna jeermiska nool oo aan isha arag soo gala jirka. Unugyadaan waxaa kamid ah unugyda dhiiga cadcad oo quseeya difaaca jirka.

phagocytosis *n.* ficilka uu unug isku laabo kadibna cuno jeermiska soo weerara jirka.

phalangectomy *n.* qaliin lagu gooyo mid kamid ah lafaha faraha gacanyta ama lugaha.

phalanges *n.* lafaha faraha gacanta ama lugaha.

phalloplasty *n.* qaliin lagu saxo cilad ku jirta guska, xubnaha taranka ee raga maqaarkiisa ama shil gaara, sida beejada oo meel qabsata iwm.

phantom pregnancy *n.* xaalad dumarka ay la yimaadaan astaanta uurka lagu garto, ayadoo aan uur laheyn, sida caloosha oo soo weynaata, miisaka culeyska oo kur u kaca lalabada subaxii la dareemo iyo waqtiga dhiiga caadada oo soo daaha. Xaaladaan waxay leedahay niyad xumo iyo qalbi jab.

phantom tumour ubucda ama agagaaradeeda oo barar lagu arko, taasoo ka timaada murqo ama gaaska caloosha oo is uruursaday. Badanaa waa mid dhaadhaajisa burooyin aan asteeda laheyn, waxaa laga yaabaa in ay ku timaado jirrooyinka niyada iyo qiiro xumada. qaliin yar oo lagu fududeeyo ayaa lagu sameeyaa ayadoo la adeegsanaayo kabaabyo yar.

pharmaceutical *adj.* Daawo la xiriira.

pharmacist *n.* qof bartay cilmiga daawooyinka iyo gaddidooda.

pharmacology *n.* cilmiga barashada hab dhiska daawada iyo sida ay wax u taraan.

pharmacy *n.* farmashiye, meesha lagu diyaariyo ama lagu gado daawooyinka.

pharyng- (phayryngo-) *horgale;* tilmaama; hunguri (cunto) marka, hawo marka jirka.

pharyngectomy *n.* qaliin lagu soo gooyo qeyb kamid ah ama dhamaan hunguri marka jirka.

pharyngitis *n.* barar iyo dhaawac ku dhaca dhuunta, meel ka danbeysa hunguri marka. Waxay leedahay dhuun xanuun badan, waxaa laga yaabaa inay dhaliso jirrada quunka.

pharyngoscope *n.* baarid lagu sameeyo tuubbada cuntada iyo hawada u marta jirka, ayadoo la adeegsanayo tuubbo dheer oo afka kaamera ku wadato oo jirka hoos loo geliyo.

pharynx *n.* hunguri (cunto) marka. Tuubbo dheer oo hab dhiskeeda yahay murqo xuub dabacsan oo dheecaano siyaadiya, taasoo ka soo billaabata basada madaxa ilaa hoosta caloosha. qeybo badan ayuu kala leeyahay oo midba gooni u baxa.

phenazocine *n.* daawo xanuun qaade ah oo loo adeegsada xanuunka daran iyo kan dabacsanba. Afka ayaa laga qaataa ama sida irbada (duro, mudo) oo kale, waxay keeni kartaa calool xanuun, warwareer iyo in lagu xernaado isticmaalkeeda badan. *Waxaa kale oo loo yaqaanaa* **Narphen**.

phenazopyridine *n.* daawo xanuun qaade ah oo loo adeegsado xanuunka xad dhaafka guud ahaan jirka oo idil ah, gaar ahaan kan ka dhasha dhibaatooyinka kaadi mareenka iyo boogo ka soo baxa kaadi hayaha. Afka ayaa

230

laga qaataa. *Waxaa kale oo loo yaqaanaa* **Pyridium**.

phenelzine *n.* daawo loo adeegsado in ay hoos u dhigto walwalka iyo niyad jabka, diiqadda, afka ayaa laga qaataa, waxaa laga in ay keento warwareer lulmood, daal iyo calool xanuun. *Waxaa kale oo loo yaqaanaa* **Nardil**.

phenindione *n.* daawo ka hortagta dhiiga inuu xinjiro yeesha oo lagu daaweeyo xinjiro gala xididada wadnaha iyo adimaha danbe ee jirka. Afka ayaa laga qaataa ama sida irbada (duro, mudo) oo kale, waxaa laga yaabaa in ay keento nabro maqaarka ka soo baxa, qandho iyo shuban. *Waxaa kale oo loo yaqaanaa* **Dindevan**.

pheniramine *n.* daawo xasaasiyada ka hortagta oo lagu daaweeyo tan ka dhalata cawska iyo kor cuncunka. afka ayaa laga qaataa ama jirka korkiisa ayaa la mariyaa, waxaa laga yaabaa in ay keento, lulmo, calool xanuun iyo nabro yaryar oo maqaarka jirka ka soo baxa. *Waxaa kale oo loo yaqaanaa* **Daneral**.

phenobarbitone *n.* daawo cadaadisa dareen wadayaasha maskaxda si ay dadka kaalmo u siiso. Waxaa lagu daaweeyaa hurdo la'aanta, walwalka joogtada ah iyo inay hoos u dhigto gariirka iyo jareyska badan ee cudurka qallalka sababa. Afka ayaa laga qaataa.

phenolphthalein *n.* daawo calool socodsiiye ah oo dadka habeenkii la siiyo si ay u wax u tarto subaxdii.

phenolsulphonphthaline *n.* walax gaduudan (cas) oo loo adeegsado si daawo oo kale si loogu baaro dhibaatooyinka kellida.

phenotype *n.* shaqsinimada lagu garto qof ama unug, kaasoo laga helo hiddo wade u yeela firka uu yahay.

phenoxybenzamine *n.* daawo ballaarisa xididada dhiiga, taasoo loo adeegsado in ay hoos u dhigto dhiig karka iyo inay caawiso hab dhiska dhiig wareega jirka. Afka ayaa laga qaataa ama sida irbada (duro, mudo) oo kale, waxaa laga yaabaa in ay keento warwareer iyo wadnaha oo si aad ah u garaaca. *Waxaa kale oo loo yaqaanaa* **Dibenyline**.

phensuximide *n.* daawo jirrada qallalka loo adeegsada oo lagu daaweeyo gariirka badan ama yar ee qallalka sababa. Afka ayaa laga qaataa, waxaa laga yaabaa inay keento warwareer, lalabo iyo cuntada oo laga suulo.

phentermine *n.* daawo loogu talagalay in ay hor istaagto rabida cunto la cuno. Waxaa lagu daaweeyaa dadka aad u buuran (cayilan) si uu miisaanka jirkooda hoos ugu dhaco. Afka ayaa laga qaataa, waxay keentaa lalabo, daal iyo hadii isticmaalkeeda bato qofka inuu noqdo mid uu ku xeran qaadashadeeda. *Waxaa kale oo loo yaqaanaa* **Lonamin**.

phentolamin *n. fiiri* phenoxybenzamine.

phenylbutazone *n.* daawo xanuun yareeye ah oo loo adeegsado qandhada iyo xanuunka lafaha iyo isgalkooda. Afka ayaa laga qaataa ama sida irbada (duro, mudo) oo kale. Dhibaatooyin badan ayey u keentaa xubnaha dhaliya dhiiga jirka, sida daraadeed aad ayaa loo koontoroolaa isticmaalkeeda. *Waxaa kale oo loo yaqaanaa* **Butazolidin**.

phenylephrine *n.* daawo isku cadaadisa (xoog isugu adkaysa) xididada dhiiga, waxaa bukaanka loo siiyaa sida irbada (duro, mudo) oo kale si ay dhiig karka ay kor u qaada, waxaa kale oo lagu daaweeyaa sanka xirma in ay furto ayada oo lagu buufiyo sanka ama in indhaha lagu dhibciyo si ay u ballaariso bikaaca (birta) madow ee isha. *waxaa kale oo loo yaqaanaa* **Minims phenylephrine**.

phenylpropanolamine *n.* daawo lagu daaweeyo jirrooyinka xasaasiyada ka yimaada iyo cudurka neefta, xiiqda. afka ayaa laga qaataa ama sida irbada (duro, mudo) oo kale iyo in lagu buufiyo afka. waxaa laga yaabaa in ay keento warwareer, madax xanuun, dhidid, daal iyo calool xanuun.

phenytoin *n.* daawo ka hor tagta qallalka, waxaa loo adeegsadaa gariirka iyo jareeyska badan ee qallalka ka yimaada. Afka ayaa laga qaataa ama sida irbada (duro, mudo) oo kale. Waxaa laga yaabaa in ay keento cirridka afka oo burbura, jirka oo si xad dhaaf ah timo uga soo baxaan iyo maqaarka nabro yaryar ka soo yaaca. *Waxaa kale oo lo yaqaanaa* **Epanutin**.

phleb- (**phlebo-**) *horgale;* tilmaama; xidid.

phlebectomy *n.* qaliin lagu gooyo xidid ama qeyb kamid ah, gaar ahaan kuwa lugaha qaarkooda danbe, marka uu jiro cudurka xidid barar.

phlebitis *n.* xaalad aad u xanuun badano o gidaarada xididada ay soo bararaan, gaar ahaan qaarka danbe ee lugaha. Qeyb kamid ah xididka ayaa noqota meel aad u adag oo laga dareemo maqaarka kore, taasoo ah meel aad u xanuun badan, waxaay isu badeshaa in ay xinjiro fariistaan xididada lugaha, taasoo ah mid ka qatarsan bararka xididada. Waxaa daawo u ah in la adeegsado laastikada lugaha la gashado iyo in la isticmaalo daawo bararka iyo xanuunka yareysa sida, *phenylbutazone*.

phlebolith *n.* hab dhis aad u yar oo u eg dhagaxyada jirka gala, kaasoo si aan la filayn loogu arko unugyada ubucda. Waxay ka dhalataa quruurta macdanta jirka oo meel isugu tagata ama xinjiro xididada unugyada isku xira. Waxay u eg tahay midabka deebta (danbasta) oo kale, agagaarka lafta sinta (misigta) ayey u badan yihiin, laakin wax dhib ah malahan wax daawo ahna u ma baahna.

phlebosclerosis *n.* xaalad aan la ogeyn waxa dhaliya, taasoo badanaa lagu arko raga da'da yar xididadooda lugaha oo xinjiro dhiig ah isku xir-xira, taasoo lugaha ay yeeshaan kuus- kuus aad u badan. Wax dhib ah ma lahan wax daawo ahna u ma baahna.

phlebothromosis *n.* xinjiro isku xira xididada lugaha, gaar ahaan kuwa ku yaala kubka lugta. Waxaa sababa jiifka badan, wadnaha oo istaaga, uurka iyo shil ama qaliin jirka gaara, intaba waa ay keenaan xinjiraha xididada jirka xira, waxaa kale oo lugu arkaa dumarka qaata daawooyinka looga hortago uur qaadka. Lugta waa ay barartaa meesha xinjirada ku jiraana waxay noqotaa meel aad u adag, dhibaatada ugu weyn waxay tahay xinjirada marka ay gaaraan hab dhiska neefta marta, taasoo ah mid aad halis u ah oo nafta qatar gelisa. Waxaa daawo u ah in la adeegsado daawooyinka xinjirada dhiiga burburiya sida *warfarin*, iyo in socodka la badiyo si lugaha ay u helaan dhaqdhaqaaq iyo jimcis. Hadii xinjarada ay yihiin kuwo waaweyn waxaa haboon in la qalo.

phobia *n.* cabsi, baqdin, gaar ahaan si nafsi ah. Waxay quseeysaa in laga cabsado wax ama shay aan jirin nafta ku dheygagto in uu soo weeraro, ama nafta dhib gaarsiiyo sida mindi meel taaba too laga cabsado taabashadeeda. Waxaa suurtagal ah hadii aan cabsida joogtada ah laga hortagin inay qofka noloshiisa xaddido. Daaweeynteeda waxay quseysaa caado celin cilmi nafsi ah iyo daawooyin ka hor taga xaaladaan.

phocomelia *n.* xaalad lagu dhasho oo qaarka kore ee gacamaha ama luguha ay yihiin kuwo maqan, waa arin dhif-dhif ah oo aan si joogta ah loo arkin, markii laga reebo dhibaatada laga helo daawooyinka la isticmaalo inta ilmaha ay caloosha ku jiraan oo ka dhiga kuwo aan laheyn gacmo iyo lugo, daawooyinka arintaan sababa waxaa kamid ah mid loo yaqaan *thalidomide*.

pholcodine *n.* daawo joojisa qufaca, cuncunka dhuuntana yareeysa, waqtiga hargab jiro. Afka ayaa laga qaataa, waxay leedahay lalabo iyo lulmo. *Waxaa kale oo loo yaqaanaa* **Galenphol** *iyo* **Pholcomed**.

phosphatase *n.* mid kamid ah kooxo falgal de-dejiya ah oo awood u leh in ay isbadel ku booriyaan kiimiko kale iyo aasiidh isla falgalo. Noocaan falgal de-dejiyaha ah aad ayuu muhiim ugu yahay jirka, wuxuu mas'uul ka yahay burburinta nafaqada, kiimikada, tamarta iyo aasiidh bu'eedka unugyada, waxay kale oo ay caawyaan xoogna u yeelaan lafaha.

phospholipid *n.* falgal de-dejiyo cadiin, baruur ka sameeysan oo xubnaha jirka oo idil laga helo, gaar ahaan xubnaha maskaxda. Waxaa laga sameeyaa oo uu ka yimaadaa beerka iyo mindhicir yareha.

phosphorus *n.* curiye aan macdan ka sameeysneyn oo aad muhiim ugu ah dhamaan xubnaha jirka, dhirta iyo xoolaha la dhaqdo. Dadka waxaa aad ugu baahan hab dhiska lafaha. qaarkood waxay aad muhiim ugu yihiin in ay unugyada u keydiyaan isla markaana ay kala gudbiyaan tamarta jirka.

phren- (**phreno-**) *horgale;* tilmaama; madaxa ama maskaxda iyo murqaha kala jeeda xabbadka iyo ubucda.

-phrenia *dabagale;* tilmaama; xaaladaha madaxa, sida waalida. Tusaale: hebephrenia= *waalida madaxa ka gasha dhalinyarada.*

phrenic avulsion qaliin lagu gooyo dareen wade cuuryaamin ku sameeya murqaha kala jeexa xabbadka iyo ubucda. Qaliinkaan waxaa loo sameeyn jiray in sanbabada qaba cudurka qaaxada ay nasasho helaan.

phrenic nerve dareen wade gaarsiiya dareenka murqaha kala jeexa xabbadaka iyo ubucda. Wuxuu ka soo baxaa qoorta uu soo dhaafaa wadnaha iyo sanbabada ilaa uu ka soo gaaro murqahaas. maskaxda ayuu fariin ka qaataa si uu isugu dheelitiro shaqada murqaas waqtiga jirka uu neefsanaayo.

phycomycosis *n.* cudur ka dhasha jeermis noole aan isha qaban karin oo jirka ka gala hab dhiska dhiig wareega. Cudurka wuxuu ku dhacaa hab dhiska neefta marta jirka, hab dhiska dareen wadka maskaxda, sanbabada iyo maqaarka. Jeermiska waxay awoodaan in ay dhiiga ku koraan xinjiro ka sameeyaan dhaamaan unugyada ay gaaraan oo idil. Waxaa daawo u ah jeermis dile aad wax uga tara oo loo yaqaan amphotericin B.

physi- (physio-) horgale; tilmaama; shaqooyinka ka dhax socda wax walba oo nool. Hab dhiska jirka iyo astaantiisa.

physical adj. (la xiriira caafimaadka) hab dhiska muuqaalka jirka. Astaanta muuqata ee jirro lagu garto, marka uu takhtar baarayo qof jirran.

physician n. takhtar. Qof ka qalin jibiyey jaamacada caafimaadka ee u diiwaan geshin wasaarada caafimaadka, si uu u baaro isla markaana u daaweeyo cudurada bukaanka.

physiology n. cilmiga barashada quseeya hab dhiska jirka iyo sida ay u shaqeeyaan.

physiotherapy n. qeybta caafimaadka quseeysa daaweeynta jirka, si riix-riix iyo jimcin ah.

physostigmine n. daawo badanaa isku cadaadiso bikaaca (birta) isha si ay hoos ugu dhigto cadaadis ku jira gudaha isha. waxaa loo qaataa sida irbada (duro, mudo) oo kale ama indho dhicis.

pian n. fiiri (eeg) yaws.

pica n. wax cunid aan kala sooc laheyn, qof wax walba iska cuna, wax aan nafaqo laheyn, wax dhabaato u keena oo aan la cunin cuna sida dhagaxa, cawska, dharka iyo qashinkaba. marka loo fiiriyo ilmaha agtooda arintaan caadi ayey ka tahay oo wax ma gartaan oo wixii ay gacanta la helaan afka ayey la adaan, laakin waxaa jira dad lagu arko in ay sameeyaan ficilkaan, hayeeshee waa dad aan fiyoobeen oo caqliga ka dhiman. baarid lagu sameeyey dadka noocaan ah waxaa la ogaaday in ay tahay jirro ka timaada macdanta jirka oo aad u yar.

PID fiiri (eeg) pelvic inflammatory disease.

pierre-robin syndrome jirro lagu dhasha oo ilmaha ku dhasha ay u gaaban yihiin lafaha labada daan iyo dhanxanaga, sida daraadeed cunida cuntada waa ay ku adag tahay neefta waa dhibtaa.

pigeon chest tuur xabbadka ka soo baxda.

pigment n. walax midabka u yeela dhiiga jirka, gaar ahaan dhiiga gaduudan (cas). Midab sameeye.

piles n. fiiri (eeg) haemorrhoids.

pill n. 1. Caag yar oo sida kubada oo kale u wareegsan, kaasoo qiyaas ahaan iyo midab ahaanba kala duwan oo sonkor lagu qaso si daawo oo kale loo isticmaalo. 2. fiiri (eeg) oral contraceptive.

pimozide n. daawo waalidda madaxa loo adeegsada oo daawo u ah fakarka qiyaaliga iyo dhalanteedka ah ee waalida daran ka yimaada. Afka ayaa laga qaataa, waxay leedahay nabro maqaarka ka soo baxa, jir gariir iyo jir dhaqdhaqaaq aan caadi aheyn. Waxaa kale oo loo yaqaanaa **Orap.**

pimple n. nabro yar yar oo maqaarka jirka ka soo baxa xanuun leh oo malax wata. Waxaa laga yaabaa in ay yihiin jeermis ku dhasha jirka. Laakin waxaa si caadi ah loogu arkaa dhalinyarada qaangaaray ama u dhow, oo waxay badankooda noqdaan fin doob.

pink disease n. jirro halis ah oo lagu arko ilmaha aad u yar ee ku jira waqtiga ilkaha u soo baxaan. Midabada gacanta iyo lugta ayaa isu badella midab gaduud (casaan) xigeen ah, dhidid badan iyo dhiig karka oo kor u kaca, waxaa lagu arkaa in ay cunida diidaan, ifka nalkana uu dhibo, hurdo la'aana caado u noqota. Waxay halis u yihiin cudurada jeermiska dhaliya in ay si sahlan u qaadaan. Waxaa loo maleeyaa inay xasaasiyad ka qaadaan, taasoo ah mid ka soo gaarta kiimikada ku jirto dhalooyinka caanaha ay ku cabaan. inkastoo maalmahaan danbe la joojiyey waxa yaabaha kiimikada dhibaatada u keenta ilmaha loo adeegsado in dhalooyinka caanaha ilmaha laga sameeyo, sida arintaas loo joojiyey jirradaan waa yaraatay.

pinna (auricle) n. maqaar carjaw ah ee ka soo raaracdo labada dhan ee madaxa, kuwaas oo leh daloolo u furan dhegta (dhego).

pinta n. jirro maqaarka ku dhacda oo lagu arko wadamada kulul ee ameerica, kaasoo ku dhaca oo keliya dadka jinsiyada madow ka dhashay. waxaa dhaliya jeermis noole isha aan qaban karin oo la mid ah kan sababa cudurada waraabowga, waxaa loo maleeyaa in jeermiska laysaga qaado taabasho tooska ah oo la taabto dadka qaba cudurka ama tixsiga duula inuu dadka jirkooda qaniino ayagoo jeermiskii sidda. Waxaa astaan u ah maqaarka

233

aad u adkaada, wixii midabka u yeeli lahaana ay ka dhamaadaan sidaa daraadeed ay dadka u ekaadaan deebta dabka oo kale. Jirradaan ma'ahan mid dhibaato weyn sababta waxaa lagu daaweeyaa daawada jeermiska disha ee *Penicillin*.

pinworm (threatworm) *n.* gooryaan jeermis jirro sababa leh oo ku jira qaarka hore ee mindhicirka weyn. Midkiisa dhediga ah aad ayuu uga weynyahay kiisa labka ah, waxay habeenkii waqtiga la jiifo u soo dhaadhacdaa futada daloolkeeda oo ay ugxaanteeda ku dhaaftaa kadib dhimataa. Gooryaanada noocaan ah ilmaha ayay jeermisyo qaarkood halis ah ku dhaliyaan, meelwalba ay aduunka ka joogaan.

piperazine *n.* daawo loo adeegsado daweeynta gooryaanka jirka ku faafa, afka ayaa laga qaataa, dhibaato lagu sheegana laguma arkin. *Waxaa kale oo loo yaqaanaa* **Pripsen**.

piroxicam *n.* daawo xanuun yareeye ah oo loo adeegsado xanuunka lafaha iyo murqaha. Afka ayaa laga qaataa, waxay keentaa gaaska caloosha, warwareer iyo nabro yaryar oo jirka ka soo baxa. *Waxaa kale oo loo yaqaanaa* **Feldene**.

pithiatism *n.* hab daaweeyn ah oo la adeegsado in bukaanka loo sheego wax walba waa hagaagsan yihiin oo wax dhib ah ma qabtid. Hadii bukaanka uu ku bogsado hadalkaas uusan daawo qaadan, waxaa loo maleeyaa astaantiisa jirro in ay ka timid si cilmi nafsi ah.

pituitary gland qanjir ku yaalo maskaxda meesha basada ku aadan oo mas'uul ka ah dhamaan hoormoonada jirka iyo isku dheelitirkooda.

pityriasis *n.* jirro waayahaan danbe magac kale loo yaqaano, kaasoo ah *Pityriasis alba*. Waxaa badanaa lagu arkaa maqaarka ilmaha, taasoo bar yaryar oo cadaan ah korkooda ka soo baxda maalmo kadibna isku badesha cambaar. Waxaa loo maleeyaa nabro yaryar oo jeermis sababa in ay ka soo farcamaan ka dibna jirka ku faafaan gaar ahaan saableyda feeraha. Laakin muddo 8 asbuuc kadib waa ay baaba'aan, noocyada sii joogana oo jeermiska aan dhiman ka dhalata muddo ayey jirka ku sii jiraan, gaar ahaan basada madaxa nabro baddan oo cadcad ayaa ka soo baxa, oo isku badella agoolka madaxa gala. waxaa daawo u ah oo markiiba dila shaambo si gooni ah loogu diyaariyey, midbka madaxana muddo ayey ku qaadataa in uu sidii hore ku soo laabto.

pityrosporum *n.* cayayaan il-ma'arag ah oo sabab jeermiska maqaarka jirka cuduro ku dhaliya. Waxay caadi u jecelyijiin in ay galaan basada madaxa, inkastoo ay gali karaan jirka intiisa kale oo ay jeermis ku dhaliyaan.

pivampicillin *n.* daawo guud ahaan ka wada siman jeermis dilaha Penicillin, oo loo adeegsado in ay ka hortagto jeermisyada ku dhaca hab dhiska neef marka, kaadi mareenka iyo jirada jabtada. Afka ayaa laga qaataa, waxay keentaa lalabo iyo matag. *Waxaa kale oo loo yaqaanaa* **Pondocillin**.

pizotifen *n.* daawo xanuunka yareeysa oo laa adeegsado madax xanuunka daran oo lagu arko geeska kore ee madaxa. Afka ayaa laga qaataa, waxayna keentaa warwareer, lulmood iyo miisaanka culeyska jirka oo siyaada. *Waxaa kale oo loo yaqaanaa* **Sanomigran**.

placebo *n.* daawo aan waxba tari karin (wax tar laheyn), laakin bukaanka ku caawisa in ay xanuunka ka yareeyso. maxaa yeelay bukaanka ayaa aaminsan in ay wax u tarto. Daawadaan waxaa loo adeegsadaa in lala isticmaalo marka daawo cusub la baarayo waxtarkeeda.

placenta *n.* mandheer (madheer). Unug ku dhex jira ilma galeenka, kaasoo ku xiran uur jiifka. Waxay shaqadiisa ugu weyn tahay nafaqo siinta uur jiifka, wasaqda ka ilaaliyo neeftana u marto. Waxa kale uu qabtaa isku dheelitirka hoormoonada jirka qaarkood, gaar ahaan kuwa caawiya jiritaanka uurka.

placenta praevia xaalad mandheerta (madheer) ay ka soo horeyso ilma galeenka, taasoo sababta waqtiga foosha soo dhawaato in ay ballaarata oo cabbirkii laga rabay ay ka dheeraato isla markaana qoorta ilma galeenka ay isku xir-xiranto isla markaana ay dillaacdo oo dhiig bax yimaado. Arintaan waxay dhalan kartaa waqtiga foosha lagu jiro ama inta aysan foosha dhalan, labadaba waa arin halis ah oo taxadir u baahan in go'aan lagu gaaro, maxaa yeelay hadii hooyada iyo ilmaha ay noloshooda ay halis tahay waxaa haboon in qaliin lagu soo saaro ilmaha, waxaa jirto in ilmaha ay si caadi ah ay u dhalankaraan hadii ay badbaado ku jirto.

placentography *n.* baarid raajo ah oo lagu sameeyo unuga mandheerta (madheerta) si loo ogaado booska ay taagantahay. Habkaan baarid waqtiyadaan danbe waa la joojiyey oo arin ka casriyeysan ayaa la adeegsadaa *(fiiri (eeg)* **ultrasonography***).*

plague *n.* jiiro daacuuneed dhaqsi u faafta oo dadka u dhinta ay badan yihiin, waxaa laga qaadaa cayayaanada iyo xayawaanada jeermisyo ku dhaca oo dadka soo gaarsiiya. Midkiisa halista ah waa kan gala hab dhiska dhiig wareega jirka kadib u gudba sanbabada hadii aan laga gaarin, marwalba geeri ayaa timaada markuu jeermiska jirka galo, muddo 2-6 casho kadib waxaa laysku arkaa madax xanuun, kor xanuun, qandho, daciifnimo, inuu qofka isku daran noqdo xanuun daraadiisa iyo barar aad u xanuun badan oo lagu arko qanjirada dhuunta. waxaa daawo u ah adeegsiga daawooyinka jeermiska dila sida *streptomycin, chloramphenicol*

plantar *adj.* tilmaam lagu sheego cagta hoose ee lugta.

plantar arch cagta, meesha ugu hooseysa lugta ee dhulka la dhigo marka la socanayo.

plantar wart roqor, feex ka soo baxda lugta cagteeda.

plantigrade *adj.* lugoleyda, dhamaan dadka aadanaha awood Illaahay u siiyey lugta ku istaagaan kuna socdaan.

plaque *n.1.* wasaq ilkaha isku dabarta, ku dhegta, gaar ahaan saqafka ilkaha, badanaa waxaa sababa jeermis afka qala oo ka dhasha nadiif darada, ugu danbeyna waxaa la arkaa ilkaha burburkooda iyo cudurada cirridka gala. ula jeedada ilkaha iyo afka loo nadiifiyo waa in laga illaaliyo xaaladaan. 2. Callaamado ka soo baxa maqaarka korkiisa, kaasoo ka dhasha nabro yaryar oo ku weynaada meesha ay ku yaaliin.

plasm- (plasmo-) *horgale;* tilmaama; dhiiga aan midabka laheyn.

plasma *n.* dareere dhiiga jirka laga soo dhiraandhariyey oo midabka caleemaha qalala oo kale leh. Waxay ka koobanyihiin cusbada dabiiciga ah iyo macadanta jirka laga helo, waxaa kale oo aad ugu badan borootiino aad jirka ugu baahan yahay.

plasmacytoma *n.* buro halis ah oo lagu arko unuyada dhiiga aan midabka laheyn, waxay aad ula socotaa kansarka dhiiga ku dhaca. Marka waxay burada ka soo baxdaa lafaha jirka, kadib ku faaftaa dhamaan xubnaha dhiiga aan midabka laheyn. Daawadeeda waa in la adeegsado burburinta unugyada ah danabka ileyska quwada badan iyo qaadashada daawada *melphalan* iyo *cyclophosphamide*.

plasmodium *n.* fir cudurka kaneecada (duumo) ka haray oo ku nool unugyada dhiiga iyo beerka. Cudurka kaneecada wuxuu u kala baxaa afar nooc oo halis ah, waxay kala yihiin *P.vivax, P. ovale, P. falciparum, P. malariae*.

plaster *n.* sharooto daawo lagu qasay oo dhaawaca jirka lagu dhejiyo ayada oo cad yar ah ama mid weyn leh.

plaster model *n. (la xiriira cilmiga ilkaha)* walax (jeeso) si farshaxan ah loo diyaariyey qaabka ilkaha iyo daanka ay ku yaaliin, si loogu barto hab dhiska iligta iyo daaweeyntooda, waxaa isticmaala ardayda maadada ilkaha iyo caafimaadkooda baranayo. Waxaa kale oo loo adeegsadaa kabniinka jabka lafaha jirka.

plaster of Paris jeeso buddo ah oo markii biyo lagu qaso adkaata, waxaa laga diyaariyaa waxyaabaha ilkaha lagu daaweeyo ama kabka lafaha jabay lagu kabo.

plastic surgery *n.* qeybta qaliinka quseysa toos-toosinta iyo qurxinta qaab dhiska jirka. Waxaa kale oo loo sameeya in jirka laga badello meello shil ka garay ama cilad ku jirto, taasoo ah ula jeedada ugu weyn ee loo sameeyo qeybtaan qaliinka ah.

platelet unug dhiiga jirka ka mid ah oo qaab wareegsan u sameeysan, kaasoo leh midab buluug barax ah. Waxay shaqaduudu tahay in ay ilaaliyaan dhiig baxa jirka.

pledget *n.* cad sharooto ama faashad lagu xiro dhaawac jirka gaaray.

pleomastia *n.* naaso dheeraad ah ama ibta naaska oo in ka badan labo ka soo baxaan naasaha dushooda.

plessor *n.* bir yar oo sida buraska oo kale u sameeysan oo loo adeegsado baarida jawaab celinta dareen wadeyaasha jirka, markii lagu garaaco lafaha gaar ahaan jilibka iyo meelaha dareen wade lugu ogyahay.

pleura *n.* xuub weyn oo ka hooseeya xabbadka, kaasoo daboola sanbabada. wuxuu ka kooban yahay qaab kiish oo kale u sameeysan dheecaano yar ku jiraan. Dheecaanada waxay xuubka ka caawiyaan ilaalinta xubnaha in ay is xoqaan.

pleural cavity boos banaan oo u dhexeeya xuubabka ubucda saqafkooda iyo salkooda.

pleurisy *n.* barar iyo xanuun ka yimaada jeermis ku dhaca xuubka daboola sanbabada. badanaa waxay sheegtaa jirro ku jirta sanbabka, oo xuubka wuxuu isku badellaa mid qaleel ah oo quruxdiisa iyo dhaldhalaalkiisa dhamaada oo isku dheg-dhegta, taasoo sababta xanuun ka yimaada neefta markii la neefsanaayo, guuxeedana lagu maqli karo adeegsiga qalabka takhaatiirta ay dhegaha gashadaan oo xabbadka ku dhegeystaan.

pleurocentesis *n.* hab loo adeegsado in dheecaan, malax, dhiig ama hawo laga soo saaro booska ka banaan xuubabka daboola sanbabada iyo unugyada ubucda, ayadoo la adeegsado irbad aad u dheer oo lagu daloolliyo xabbadka kore.

pleurodynia *n.* xanuun xad dhaaf oo nooc walba leh, kaasoo ka yimaada murqaha u dhaxeeya feeraha xabbadka. badanaa waxaa lugu tilmaamaa in ay kasoo farcantay cudurada xanuunka lafaha.

pleuroneumonia *n.* jirro ku dhaca sanbabka iyo xuubka daboola labadaba.

plexor *n. fiiri (eeg)* plessor.

plombage *n.* xirfad qaliin ah oo lagu saxo xuubka salka u ah bikaaca (birta) isha, kaasoo ah mid meeshiisii ka soo fuqa.

pneo- *horgale;* tilmaama; neefsasho, neefta.

pneumat- **(pneumato)** *horgale;* tilmaama; hawo ama gaas jirka ku jira. Neefsashada.

pneumaturia *n.* kaadida oo lagu arko hawo iyo gaas u yeela xumbo marka ay soo baxeyso waxaa dhaliya jeermis gala kaadi mareenka.

pneumocephalus *n.* hawo lagu arko ama gasha basada madaxa, waxaa sababa tarar, dillaac gala basada. Waxaa suurtagal ah in dheecaanada maskaxda meeshaas tararka galay ka soo daata, waxaa taas lagu gartaa raajo la saaro madaxa iyo sanka oo biyeeya.

pneumococcus *n.* jeermis noole isha aan arag oo jirka cuduro sababa hawada iyo biyo jirka gala ku dhaliya.

pneumoconiosis *n.* kooxo jirro ku dhacda sanbabada oo ka dhasha boorka la neefsado. Markuu jirka galo wuxuu tagaa sanbabada, muddo ayey qaadataa inay jirrada banaanka u soo baxda, waxaa si caadi ah loogu arkaa raajo la saaro sanbabada, qofkana waxaa ku adkaata neef qaadashada, oo neeftuurka ayaa bata.

pneumocyte *n.* nooc unug ah oo ku fidsan gidaarada kala qeybiya kiishka hawada u haya sanbabada.

pneum- **(pneumo-)** *horgale;* tilmaama; hawo ama gaas ku jira jirka. La xiriira sanbabada iyo caloosha.

pneumonectomy *n.* qaliin lagu soo saaro dhamaan sanbabka oo idil, waxaa sababa cudurka kansarka.

pneumonia *n.* cudur sanbabada ku dhaca oo ka dhasha jeermis gala. Jeermiska wuxuu galaa kiishashka hawada u haya sanbabka oo ka dhiga meel hawo badan ku jirta sanbabka ka dhiga wax aad u adag. waxaa astaan u ah qandho, madax xanuun iyo daal dhamaan jirka oo idil ah, qufac oo xabbad xanuuna la socda. Raajo laga qaado sanbabada waxaa soo baxa labo nooc oo jeermiskaan ah, laakin isku si u dhibaateeya sanbabka iyo xubnaha ka ag dhow. midka hore oo ah mid ka muuqda dhamaan tuubbooyinka neefta u marta hawada ah meel mugdi ka ku jirta. kan kalena wuxuu tilmaamaa nabro qaab cambaareed ah oo ka muuqda qeyb kamid ah sanbabka iyo xuubka ka dhow. Markii la tixraaco baarida waaxda caafimaadka waxay sheegtaa in cudurkaan ku yimaado isla markaaba ku faafo, waa kan hore in laga qaado jeermis ku jira dadka lala nool yahay. kan danbe waxaa laga qaadaa jeermis laga helo isbataalka la jiifo. Waxaa jirta mid ka dhasha jirro horay ugu jirtay jirka sida jirrooyinka caddaadiya unugyada jirka difaaca gaar ahaan aaydhiska. dad cilmi baaray waxay cudurkaan ku tilmaamaan inuu ku yimaado si fursad raadis ah oo marka jirka ay ku yaryihiin waxa difaaca ay soo dhashaan ama ku soo daba dhuunta cudurka aaydhiska. daaweeyta waxay ku xirantahay nooca iyo sida uu ku dhasho jeermiska, laakin badanaa waxaa la adeegsadaa daawada jeermiska disha.

pock *n.* malax ka soo baxda nabar maqaarka kore ee jirka ku yaala, gaar ahaan busbuska.

podagra (gout) *n.* cudur ku dhaca cagta lugta, gaar ahaan isgalka suulka weyn. taasoo ah in aasiidhka kaadida jirka ka dhalato ayaga

236

oo shabbaha dhalo burburtay, ja-jabkeeda ay galaan isgalka suulka weyn ee lugta.

Podalic version boos ka badellid lagu sameeyo uur jiifka ilma galeenka ku jira si marka ay soo baxayaan u soo hormarsadaan cagaha.

poikilo- *horgale;* tilmaama; kala duwanaan, kala gaddisnaan, aan caadi aheyn.

poikilocyte *n.* unugyada dhiiga gaduudan (cas) oo qaabkooda aan caadi aheyn oo kala duwan.

poikilocytosis *n.* unugyada dhiiga gaduudan (cas) oo qaabkooda aan caadi aheyn, waxa ay ka dhalataa cudur walba oo dhiiga ku dhaci kara.

poison *n.* (sun) walax dhiba, dhaawacda ama daciifasa shaqooyinka xubnaha jirka. Dhamaan wixii si xad dhaaf ah loo isticmaalo waxay kari karaan in ay ficilkaas ku kacaan oo sun ku noqoto jirka. Waxaa jira walax qiyaas yar markii la isticmaala xubnaha jirka cuuryaan ka dhigta ugu danbeyna geeri sababta.

poldine *n.* daawo hor istaagta gaaska ka soo baxa caloosha, sida daraadeed lagu daaweeyo cudurka gaaska caloosha iyo boogta mindhicirka. afka ayaa laga qaataa, waxay keentaa af qaleel, araga oo mugdi gala iyo kaadida oo si adag u soo baxada. *Waxaa kale oo loo yaqaanaa* **Nacton.**

poli- (polio-) *horgale;* tilmaama; xuub sal u ah unugyada dareen wadka maskaxda.

polioencephalitis *fiiri (eeg)* poliomyelitis.

polio *fiiri (eeg)* poliomyelitis.

Poliomyelitis *n.* jirro jeermis sababa oo ku dhacda unugyada dareen wadka maskaxda. Waxaay ka timaadaa meelaha wasaqda fariisata biyo ku jira la isticmaalo, meeshaasoo laga heli karo saxarada dadka cudurka qaba. sida daraadeed cudurkaan wuxuu ku badan yahay meelaha nadiifka ku yaryahay ama dadka marka ay dhashaan aan laga tallaalin jeermiska inta ay yaryiin. Astaantiisa waxay billaabataa 6-12 maalmood kadib marka uu jirka galo, waxaa laysku arkaa murqo xanuun gaar ahaan kuwa qoorta iyo dhabarka, mindhicirka iyo calool xanuun hargab leh. Wax daawo ah oo la tilmaamo malahan, mida keliya oo la adeegsado waxay tahay xanuun yareeye, iyo in laga hortago jeermiska si tallaal ah waqtiga ilmaha dhashaan.

poliovirus *n.* kooxo fayrus noole il-ma'arag ah, oo dhaliya cudurka ku dhaca xuubka unugyada dareen wadka maskaxda sal u ah.

polyarteritis nodosa cudur aan la ogeyn asalkiisa meesha uu ka yimid iyo waxa dhaliya kaasoo gidaarada xididada dhiiga u yeela nabro cambaar shabbaha, waa cudur ku dhaca xuubabka unugyada jirka salka u ah, waxaa ka mid ah cudurada isgalka lafaha, cudurada dareen wadka maskaxda, neefta, xiiqda, dhiig karka, kellida oo hawlgabta iyo nabro maqaarka jirka ka soo baxaan. Waxaa intaba daawo u ah mid cadaadisa oo laga soo dhiraandhariyo hoormoonada jirka qaarkood.

polyarthritis *n.* jirro ku dhacda dhamaan isgalka lafaha, taasoo sababta xanuun xad dhaaf ah barar adeeg ah leh iyo dareenka oo ka yaraada.

polychromasia nooc kamid ah unuyada dhiiga gaduudan (cas), kaasoo midab buluug iyo gaduud (cas) isku jir ah leh. unugyadaan dhiiga waa kuwo curad ah.

polycoria *n.* xaalad dhif-dhif oo lagu dhasho taasoo ah daloolo yaryar oo ka soo baxa meel u dhaw bikaaca (birta) isha.

polycytic disease of the kidney jirro dhaxal ah oo lagu arko xuubabka kellida, taas oo ah in dareere jeermis deris la ah kellida ay isu badellaan boogo waaweyn. Astaanta lagu garto waxay tahay, kaadi dhiig, jeermis gala kaadi mareenka iyo dhiig kar. waxaa badanaa lagu arkaa dadka da'dooda u dhaxeysa 20 ilaa 40 sano. Waxa lagu tilmaamaa in kellida ay joogto waqtigii ay hawlsheeda istaagi laheyd.

Polycystic ovay sydrome (POS) cilad gasha hoormoono caawiya xubnaha ugxaanta dumarka ee ilmaha ka abuurmaan, taasoo ah in hoormoonnada ay noqdaan kuwo aan isku dheelitirneyn. waxay sababtaa in boogo ka soo baxaan meesha ay xubnaha ugxaanta abuura ku yaaliin, arintaa waxay dhalisaa in ugxaanta ay yaraato, bukaanka noqdo qof aan awoodin in uu ilmo dhalo, maxaa yeelay boogta ayaa durjisa xubnaha ugxaanta, sidaa daraadeed ugxaanta ma soo gaarto ilma galeenka. waxaa daawo u ah in hoormoonno isku dheelitira la adeegsado.

polycythaemia *n. fiiri (eeg)* polycythaemia vera.

polycythaemia vera xaalad unugyada dhiiga gaduudan (cas) ay si xad dhaaf ah jirka ugu badanyihiin, waxaa wehliya unugyada dhiiga cadcad oo ayagana ku badan jirka, waa arin aan la ogeyn waxa sababa. Astaanteeda waxaa kamid ah madax xanuun, dhiiga oo xinjiro yeesha iyo kor cuncun, waxaa daawo u ah in dhiiga jirka laga soo daadiyo, hadii ay tahay mid halis ahna waxaa loo adeegsadaa daawooyinka unugyada burburiya.

polydipsia *n.* oon, harraad badan oo aad siyaado u ah, taasoo sababta in biyo badan la cabo, waa astaanta lagu garto cudurka kaadi sonkorowga.

Polymerase chain reactin (**PCR**) hab xirfad loo adeegsado baarida hiddo wadaha jirka. Taasoo inta la soo qaado hal unug hiddo wadahiisa kadib lagu daro falgal de-dejiye awooda inuu badiyo halkii hiddo wade si loo sameeyo baarid huban. Waxaa la rajeynayaa in xirfadaan mustaqbalka loo adeegsandoono baarida cudurada hiddo wadaha iyo jeermisyada sababa.

polymyalgia rheumatic jirro lafaha iyo isgalkooda ah, taasoo leh lafo xanuun iyo murqaha adkeyn soo xumaata, gaar ahaan kuwa garabka, qoorta iyo sinta (misigta). xaaladaan badanaa waxaa si caadi ah loogu arkaa dadka waayeelada, aad ayey ugu yartahay in lagu arko da'da 50 ka hooseesa. daawo la isticmaalo waa xanuun qaade oo keliya.

polymyositis *n.* jirro guud ahaan murqaha jirka ku dhacda, gaar ahaan waxay si toos ah dhibaato u gaarsiisaa murqaha garbka, qoorta iyo kuwa sinta (misigta), taasoo ka dhigta in ay ahaadaan kuwo daciif ah, taabashada ay aad u dhibto. Markii murqaha la baaro oo qalabka il-ma'aragtada lagu fiiriyo waxaa soo baxda xiidmada murqaha isku xirxiran oo aad barar u galay. Waxaa daawo u ah in la adeegsado mid xanuun qaade ah.

polymyxin B daawo jeermis dile ah oo loo adeegsado daaweeynta jeermiska ay dhaliyaan noocyo badan oo kamid ah jeermisyo nool oo il-ma'aragta ah. Waxaa loo qaataa sida kareemada korka la marsado ama indhaha iyo dhegaha lagu dhibciyo si ay uga hortagto jeermisyada ku dhaca.

polyneuritis *n. fiiri (eeg)* polyneuropathy.

polyneuropathy *n.* jirro ku dhacda dhamaan hab dhiska dareen wadaha jirka. Astaanta ugu horeyso waxaa lagu arkaa caarrada farta gacanta iyo suulka faraha lugta, kadibna ku faaftaa tuubbada ay ku farcamaan dareen wade kasta.

polynucleotide *n.* silsilad aad u dheer oo ay ku wada kooban yihiin walaxda sameeya hiddo wade iyo quruurah caawiya.

polyp (**polypus**) *n.* nabro sida buro oo kale u soo baxa, badankooda lagu arka meelaha jirka ka daloola sida sanka, dhegta iyo afka. Waxay sababaan in ay jeermis ku dhaliyaan meesha ay ka soo baxaana ay xiranto, waxaa badanaa lagu arkaa dadka xasaasiyada sida fudud u qaada oo sanka ka diifa, waxaa suurtagal ah jeermiskooda inuu gaaro caloosha, mindhicirada (kan weyn iyo kan yarba) taasoo ay halis ku noqdaan oo sababaan burooyinka kansarka ka yimaada, laakin nabrahaan badankooda waa wax aan dhib weyn laheyn.

polpectomy *n.* qaliin lagu gooyo nabro sida burada oo kale jirka meelihiisa daloola ka soo baxaan, sida sanka, dhegta iyo afka.

polypus *n. fiiri (eeg)* polyp.

polyradiculitis *n.* cudurro ku dhaca unugyada dareen wadka maskaxda, dhibkooda ugu weyn wuxuu ku dhacaa jirridka unuga, meeshaasoo ah meesha ay ku kulmaan lafdhabarka. Waxaa badanaa lagu qiyaasaa inay ka dhalato dhibaatooyinka xasaasiyada, oo unugyada dareen wadka isku dayaan in ay ka jawaab celiyaan.

polyribosome *n. fiiri (eeg)* polysome.

polysaccharide *n.* habdhis kiimikeed ka sameeysan isku jir nafaqo iyo sonkor daciif ah. Laba shaqo oo muhiim ah ayey unugyada jirka u qabtaan 1. inay u keydiyaan tamarta jirka iyo 2. inay diyaariyaan hab dhiska kiimikeed ee lagu garto waxa ay ka kooban yihiin.

polyserositis *n.* xaalad halis ah badanaa dhaxal ku timaada. Taasoo ah barar gala xuub ka hooseeya xabbadka, ubucda iyo isgalka lafaha, waxaa bararka wehliya biyo gala daloolada u dhaxeeya xubnahaas. hadii dhibaato kale jirto, sida jirro kale soo siyaada waxaa suurta gal ah xaalada in ay halawdo oo geeri sababto, waxaa badanaa loo adeegsadaa daawoda loo yaqaan *colchicine* oo badanaa aad wax uga tarta xaaladaan.

polysome (**polyribosome**) *n.* hab dhis laga helo gudaha bu'da unuga, kaasoo isu haya aasiidh caawiya walax fariimaha ka qaada hiddo wadaha unugyada waqtiga borootiinka la kala soocayo.

polysomnograph *n.* qalab loo adeegsado in lagu ogaado shaqooyinka ka dhex socda jirka iyo maskaxda qofka inta uu jiifo. Badanaa waxaa lagu baaraa dhibaatooyinka ka dhasha jirrooyinka hurdada, sida qofka marka uu jiifo neefta ku dhegta.

polyspermia *n. 1.* shahwada (biyaha) raga oo xad dhaaf u soo baxa. *2. fiiri (eeg)* polyapermy.

polyspermy *n.* shahwada (biyaha) raga oo ugxaanta dumarka ilmaha ka abuurmaan mid kamid ah ayagoo badan bacrimiya. Waa arin aan caadi aheyn, sababta uurka inuu soo hallaabo.

polythelia *n.* xaalad lagu dhasha oo ah ibta naasaha oo badan jirka ka soo baxa.

pompholyx *n.* cambaaro ka soo baxa gacanta iyo lugaha. Ma ahan kuwo si caadi ku reysta ilaa ay dil-dillaacaan oo maqaarka soo fuqaan, maxaa yeelay halka ay ka soo baxeen maqaarkiisa waa meelo adag oo cambaartaha kale waxba ka tarin. Waxaa badanaa lagu arkaa dadka da'da yar, waxayna noqon kartaa mid joogta ah oo soo noq-noqda.

pontic *n. (la xiriira daaweeynta ilkaha) fiiri (eeg)* bridge.

porocephaliasis *n.* cudur dhif-dhif ah oo ku dhaca xubnaha sanka, hunguriga cad, sanbabada, beerka iyo unug dhiiga u abuura jirka. Waxaa bukaanka ka qaadaa jeermis nool oo ku jiro biyaha iyo khudaarta aan si ficiin loo karin oo ugxaanta jeermiska ay ku dhashaan. Waxaa layskuu arkaa ubuc xanuun inta uu jeermiska jirka ku jira, laakin wax astaan ah oo lagu garto ma lahan, waxaa cudurkaan lagu tilmaamaa inuu ku badan yahay dadka madow ee qaarada afrikada dhexe.

porta *n.* dalool yar oo wax maraan ah oo ku yaalo unug, kaasoo xididada ay dhex maraan. Tusaale waxaa u ah beerka, oo aay ku yaaliin daloolo dhex maraan xididada jirka.

portacaval anastomosis *1.* Xirfad qaliin ah oo loo adeegsado in xididada dhex mara daloolka beerka lagu dhejiyo halbowle dhiiga u geeyo wadnaha, taasoo sahalsha dhiiga laga soo qaado unugyada ubucda uusan dhex marin, waxaa arintaa loo sameeyaa in caddaadis dhiiga laga yareeyo xididada beerka, caloosha iyo dhuun marka, hadii aan laga yareeyn waxaa dhalata dhiig bax ka yimaada xididada mindhicirka. *2.* Xiriir u dhexeya xididdada beerka iyo halbowlaha weyn ee dhiiga u geeya wadnaha.

portal system xidid ama kooxo xidido ah oo afkadooda ama dabadooda ku dhamaada unug fidsan. Tusaale waxaa u ah xididka beerka. dhiiga waxaa laga soo qaadaa unugyada caloosha, beer yareha iyo mindhicirka yar iyo kan weyn, wuxuu soo gaaraa xidido ku wada kulma daloolka beerka, meeshaas oo kooxo xidido ah beerka dhexmara ay ka qaadaan oo u kala qeybiya unugyada beerka si nafaqo ahaan.

portal vein xidid gaaban oo sameeya hab dhis xidido ah oo ku yaala beerka (fiiri masawirka hoose). xididkaan waxaa soo gaaro xidido

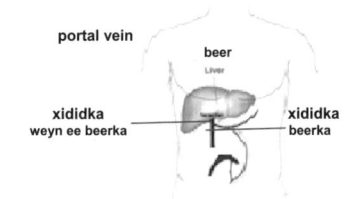

portal vein
beer
Liver
xididka
weyn ee beerka
xididka
beerka

(xididka weyn ee dhiiga kala qeybiya)

badan oo ka soo kala gaara unugyada waaweyn ee jirka sida caloosha, mindhicirka beerka yar, malawadka iyo futada.

POS *fiiri (eeg)* polycystic ovaru syndrome.

posset *n.* diliq, mataga yar ee soo celiyaan ilmaha marka ay caanaha cabaan ama naas nuugaan.

possum qalab u sahla dadka cuuryaanka ah in ay u isticmaalaan qoraalka, xisaabaadka iyo telefoonada ay u baahan yihiin. Waqtiyadaan danbe qalabkaan waxaa laga dhigay mid casri ah oo u baahan dhaqaaq yar oo keliya, isla markiiba waa shaqeynayaa.

post- *horgale;* tilmaama; kadib. gadaal.

postcibal *adj.* wax dhasha cuntada markii la cuno kadib. Daaco qurun.

postcoital contraception hab ka hortag uurka ah galmada (wasmada) marka ay dhamaato kadib. tani waxaa lagu gaari karaa sedex dariiq oo hor istaagta ugxaanta iyo shahwada (biyaha) raga is bacrimiyaan, taasoo ah *(1)*. 72 saacadood ugu horeeya galmada (wasmada) kadib la qaato daawooyinka *oestrogen, progestogen*. Si shahwada ay u burburto. *(2)*. 72 saacadood gudaheeda qiyaas yar oo hal waqti la qaato hoormoonk caksiga ku ah taranka ugxaanta dumarka kaasoo loo yaqaan *mifepristone*. Iyo *(3)*. In 5 maalmood gudaheeda qoorta ilma galeenka lageliyo caaq yar oo faraantiga farta la gashado shabbaha. Arintaan waxaa loo sameeyaa hadii aan la rabin in ilmo caloosha galaan kadib marka raga iyo dumarka isu tagaan.

poscoital test hab baarid loo adeegsado in lagu ogaado dadka aan awoodin inay dhalaan. Dheecaan ayaa laga soo qaadaa agagaarka ilma galeen muddo u dhexeysa 6 ilaa 12 saacadood kadib marka ninka iyo naagta galmoodaan. Dheecaankaas ayaa lagu fiiriyaa qalabka loo adeegsado araga il-ma'aragta, hadii lagu arko dheecaanka la fiirinayo ilaa toban shahwo (biyaha) raga ama in ka badan, waxay cadeyneysaa in aan wax dhib ah jirin oo laba qof ay caadi u dhali karaa.

posterior *adj.* dhabarka danbe ee jirka. gadaasha danbe ee unug.

posteroanterior *adj. (la xiriira raajoda)* sawirka raajoda laga sameeyo oo gad-gadaal loo fiiriyo. Waxaa jira unugyo ku haboon in horaadkooda gadaal-gadaal loo fiiriyo.

posthetomy *n.* gudniin. beejada (buryada) oo idil lagooyo.

posthitis *n.* barar iyo xanuun ku dhaca beejada (buryo) guska oo ka imaada jeermis gaaro xubinta guska, sidaa daraadeed barar waxaa wehliya xanuun xad dhaaf ah, caarada oo gaduud (casaan) noqota. Waxaa daawo u ah in la adeegsado daawooyinka jeermiska dila, ugu danbeyna waxaa imaaneysa in gudniin lagu sameeyo si jeermiska uusan u soo laaban.

posthumous birth *1.* Ilmo qaliin lagu dhaliyo marka ay hooyadooda dhimato. *2.* Ilmo dhasha aabaha markuu dhinto kadib.

post mortem dhimasha kadib, geeri kadib. *fiiri (eeg)* outopsy.

postnatal depression *fiiri* baby blues.

postoperative *adj.* qaliin kadib: la xiriira daawo la siiyo bukaanka xaalad qaliin kadib.

postpartum *adj.* maalmo yar kadib marka ay ilmaha dhashaan, hooyo umusho.

post-traumatic stress disorder (PTSD) jirro walwal iyo walaac ay sababeen oo cadaadiska nolosha ka timaada, sida shil, cabsi, kufsasho, rafaadka dagaalada sokeeye oo qofku marqaati ka yahay dad badan oo geeriyooday meedkooda dariiqa yaala oo aysan haysan wax astura. waxaa suurtagal ah qofka in uu dhibaatadaan isla markiiba taabato ama ay ku qaadato muddo inuu arko qibradii uu la kulmay, taasoo dhalisa wuxuu soo arkay inay maskaxdiisa ku soo noq-noqta oo hurdada u diida, habeenkii qarwa (la soo booda riyo cabsi leh), gooni-gooni ahaada oo danbi inuu soo galay dareema, fakarka iyo qiiradana isaga khaldama. Xaaldaan waxay noqon kartaa mid iska degta oo qofka ka reysta, waxaa laga yaabaa in ay isku badesho jirrada niyad jabka, diiqadda, taasoo u baahan in bukaanka la taageero loona raadiyo dad caawiya.

potassium *n.* curiye macdan ah oo jirka aad muhiim ugu ah. Waxaa laga helaa saxarka maatarka iyo dheecaanada ku jira gudaha unugyada jirka, waxaa caawiya curiye cusbo ka sameeysan, oo fudaydaaba waxay shaqadoodu tahay in ay ilaaliyaan quwada koronto ee ka dhex socota unugyada dareen wadka maskaxda. Waxaa qiyaas ahaan loo baahan yahay in uu cabbirkiisa ahaado 3 ilaa 5. Markuu yahay 5 iyo wixii ka badan waxay cadeynaysaa in ay kelliyaha shaqo joojiyeen, wadnahana istaago. Hadii ay dhalatana inuu 3 ka yaraado waxay cadeynaysaa in jirka dheecaanadiisa ay yaryiin matag iyo shuban daraadiis, taasoo sababta tabar dari murqaha iyo jirka oo idil ah. Astaantiisa kiimiko waa K.

potassium chloride cusmo macdan ah oo sidii daawo oo kale loo adeegsado in ay ka hortagto ku yaraanta curiye macdan oo jirka muhiim u ah. Afka ayaa laga qaataa ama sida irbada (duro, mudo) oo kale. *waxaa kale oo loo yaqaanaa* **Nu-k, Slow-K**.

potter syndrome cilad lagu dhasha oo ah ilmaha oo kelli la'aan dhasha, ilmahaas waxay noqdaan kuwo weji ballarar oo maqaarkiisa laa-laaban, sanbabada oo aan si fiican u korin iyo lugaha oo qaloocan. Ilmahaan ma'noqdaan kuwo sii noolaada.

Pott's disease cudurka qaaxada ku dhaca laf dhabarka, badanaa waxaa laga qaadaa jeermis ku jira caanaha lo'da, sac.

pouch *n. (la xiriira hab dhiska jirka)* hab dhis yar oo shabbaha boorso ama kiish oo kale, kaasoo lugu arko agagaarada unugyada jirka waaweyn.

pox *n.* jirro jeermis sababa oo nabro yar-yar maqaarka ku dhaliya, kuwaas oo noqda kuwa waaweyn malax la yimaada. Waxaa la mid ah cudurka busbuska.

poxvirus *n.* fayrus noole il-ma'arag ah oo dhaliya cudurka busbuska.

practice nurse kalkaaliye gooni u tababaratay daryeelka iyo taxadirka bukaanka, ayadoo ku qaabileyso meelo u gooni ah.

Prader-willi syndrome xaalad lagu dhasha oo ah in buurnaanta (cayilka) lagu lifaaqo caqli yarida iyo xubnaha taranka raga (guska) oo aad u yar, waxaa soo raaca kaadi sonkorowga.

provastatin *n.* daawo hoos u dhigta cadiinta, baruurta dhiiga. *waxaa kale oo loo yaqaanaa* **Lipostat.**

praziquantel *n.* daawo loo adeegsado burburinta gooryaada gala jirka iyo jeermisyada halista ee ku dhaliyaan beerka iyo sanbabada. afka ayaa laga qaataa, waxay keeni kartaa lalabo, matag, ubuc xanuun, qandho, lulmo iyo dhidid. *waxaa kale oo loo yaqaanaa* **Biltricide.**

prazosin *n.* daawo loo adeegsado inay hoos u dhigto dhiig karka, afka ayaa laga qaataa, waxaa laga yaabaa in ay keento warwareer, madax iyo wadne xanuun. *Waxaa kale oo loo yaqaanaa* **Hypovase.**

pre- *horgale;* tilmaama; ka hor. Tusaale: *premenstrual=* dhiiga caadada ka hor, *prenatal=* ilmaha intaysan dhalan ka hor, *precardiac=* wadnaha ka hor.

precancerous *n.* buro aan halis aheyn oo laakin la ogyahay in ay noqondoonto mid halis hadii aan laga hortagin. Waxaa la ogyahay buro ka soo baxda furuurta (bushinta) siilka dumarka ay tahay xaalad noocaas ah aan dhib keenin, laakin isku badella mid aad halis u ah hadii aan la daaweeyn.

precordium *n.* xabbadka inta u dhaxeysa qoorta iyo wadnaha.

predisposition *n.* qof ujanjeera cudurkasta inuu ku dhaco, waxay noqon kartaa jirrooyinka layska dhaxlo ama inuu jirkiisa ku yar yahay fiitimiinada, hurdada iyo nafaqada.

prednisolone *n.* daawo xanuun qaade ah oo loo adeegsado lafo xanuunka, gaar ahaan isgalka lafaha iyo xasaasiyada jirka ku dhacda. Afka ayaa laga qaataa iyo sida irbada oo kale oo lagu duro meesha isgalka lafaha xanuunka ka jira. Marka loo adeegsanayana xasaasiyada sida kareemada oo kale ayaa korka la mariyaa. *Waxaa kale oo loo yaqaanaa* **Deltacortril** iyo **Deltastab, Precartisyl, Prednesol.**

prednisone *n.* daawo xanuun qaade ah loo adeegsado daaweeynta xanuunka lafaha, gaar ahaan isgalka lafaha, xasaasiyada daran iyo kansarka dhiiga ku dhaca. Afka ayaa laga qaataa. *Waxaa kale oo loo yaqaanaa* **Decortisyl.**

pre-eclampsia *n.* dhiig karka oo kor u kaca waqtiga dumarka uur leeyihiin kaasoo cabbirkiisa gaara 140/90 mmHg. Waxaa sii wehliya in uu jirka dheecaanada keydsada oo barar gala, borootiinka kaadidana uu yahay mid yar.

pre-gangrene *n.* marxalada ugu danbeysa ee wareega dhiiga uusan soo gaarin xididada waqtiga ay u dhowyihiin cudurka xidid qurunka gaar ahaan qaarka danbe ee jirka.

pregnancy *n.* uur, xaamilo. Ilmo calool gala. Xiliga uurka waxay qaadataa inuu jiro muddo ah 266 maalmool, laga billaabo ilmaha marka ay caloosha galaan ama 280 maalmood laga billaabo maalintii dhiiga caadada ugu danbeysay. Waqtiga uurka jira dhiiga caadada waa uu istaagaa, waxaa siyaado noqota rabida iyo qaadashada cuntada, naasaha ayaa weynaada waxaana suurtagal ah dumarka in ay subaxdii la soo kacaan lalabo iyo matag. waxaa arintaa sababa hoormoon loo yaqaan *progesterone* oo ka yimaada xubnaha ugxaanta abuura iyo mandheerta.

pregnancy-induced hypertension (PIH) *fiiri (eeg)* pre-eclampsia.

pregnancy test noocyo badan oo loo adeegsado hadii dumarka uur leeyihiin iyo hadii kale. Baarida uurka waxay ku saleysantahay in jirka lagu arko hoormoon loo yaqaan *human chorionic gonadotrophin (HCG)* kaasoo laga arko kaadida marka uu uur jiro. Maalmahaan danbe waxa jirta xirfad aad u sahlan oo ka hubanti badan kaadida la baaro, taasoo ah in dhiig la qaado oo saadaaliya maalmaha ugu horeeya ee dhiiga caadada la sugo.

premature beat *fiiri (eeg) ectopic beat.*

premature birth dhicis ku dhasha, ilmaha culeyskooda ka yar yahay 2.5 kg oo dhasha, hadii ilmaha ay ka yaryihiin 500g waxaa loo maleeyaa sii noolaadkooda in ay aad u adagtahay.

premature ejaculation shahwada raga oo iska soo daadata inta aysan dhicin galmo (wasmo) ama mar ala marka ay labada unug is gaaraan (guska iyo siilka).

premenstrual tension xaaladaha ugu horeeya ee waqtiga dhiiga caadada uu soo dhawyahay, taasoo ah mid walwalsan, cabsi qab, isku dhex yaac, niyad jab, madax xanuun iyo qiiro daro oo dumarka qaarkiis lagu arko. Waxaa keena xaaladahaa cusbo iyo biyo gala xuubabka jirka, badanaaba waa ay dhamaataa marka dhiiga caadada dhasho iyo isbadelka hoormoonada jirka qaarkood.

prenatal diagnosis taxadirka, daryeelka iyo baarida loo fidiyo dumarka uurka leh, si loo ogaado ciladaha iyo jirroyinka ay qabi karaan uur jiifka iyo hooyada. Waxaa la baaraa dhiiga hooyada, waxaa la adeegsadaa qalab raajo oo kale oo caloosha hooyada la saaro si loo fiiriyo dhaqdhaqaaqa uur jiifka, hadii ay suurtagal tahay waxaa dheecaan laga soo qaadaa xuubka daboola uur jiifka si loo baaro hiddo wade ka khaldami kara, inkastoo tani la adeegsado maalmaha uurka ugu danbeeya laakin dadka hawlshaas waa loo fidiyaa hadii ay rabaan waxay ku xirantahay hooyada iyo aabaha uur jiifka. Hadii ay jiraan dhibaatooyin laga arko hooyada ama uur jiifka waxaa dadka la siiyaa waano ku filan oo go'aan kaga gaaraan uur jirka.

preoperative *adj.* qaliinka ka hor, inta aan qaliin la galin diyaarinta loo adeegsado iyo daawo siinta bukaanka.

presby- (presbyo-) *horgale;* tilmaama; da' weyn, waayeelada.

presbyacusis *n.* maqalka dhegaha oo sii yaraada dadka marka ay sii weeynaadaan oo ugu danbeyn dhalata dhegoolnimo.

presbyopia *n.* awaad darada waayeelada ka qabsata wax aqriska, araga oo yaraada

daradeed. Dadka waaweeyn oo aan awoodin in ay wax ka aqriyaan ama ka arkaan meel ka yara fog. Waxaa keena bikaaca (birta) isha oo aan karin in ay kala baxdo da'da kadaba timid daraadeed.

prescription *n.* qoraalka daawo ee ka timaada inuu sameeyo dad ka diiwaan gishan wasaarada caafimaadka sida takhtar iyo kalkaaliye daawo qori kara.

presenility *n.* waayeelnimo ka muuqata caqli yari jir duqnimo. Waa astaanta lagu garta qofka in ay da' kadaba timid.

presentation *n.* xiliga uur jiifka u soo dhawaadaan kanaalka ay ka soo baxaan, waqtigaas oo hadii far siilka la geliyo uur jiifka la taaban karo, caadi ahaan waxaa soo hormara ilmaha madaxooda, waxaa suurtagal ah dabada in ay soo hormarsadaan ama hadii uur jiifka yahay mid dadab-dadab u jiifa gacan ama garab u soo hormarsada. Hase yeeshee waxaa arinta adkeyn kara marka mandheerta ay isku hor goyso uur jiifta, taasoo dhibaato keeni karta oo ku qasba ummulisa iyo takhtarka in ay xirfad kale adeegsadaan si ilmaha loo badbaadiyo.

pressure point barta xidid dillaacay farta laga saara oo loo joojiyo dhiiga ka soo qulqula.

preterm birth ilma dhicisnimo ku dhasha. qiyaas ahaan ka soo hormara 259 maalmood laga soo billaabo maalinta dhiiga caadada ugu danbaysay hooyada. Hadii ilmaha ay ku soo hallaabaan 23 asbooc waxay noqdaan ilmo aan noolaan. Ilmaha soo dhicisowa waxaa sababi kara, dhiig karka dhasha waqtiga uurka oo keliya, qofka hadii ay marar badan uur qaaday ama jeermis ku dhaca ilma galeenka iyo xubnaha taranka, laakin badanaa xaqiiqda ay ilmaha u soo hallaabaan ilaa hada lama oga.

prickly heat nabro yaryar oo af gaduudan (cas) leh oo aad u cuncun badan, kuwaasoo ka soo baxa wejiga, qoorta, dhabarka, cajirka iyo xabbadka. Waxaa badanaa lagu arkaa ilmaha iyo dadka aad u buuran oo ku nool meelaha kulul. waxaa sababa, qanjirada dhididka keena oo xerma. daawadiisa waxay quseysaa dadka oo taga meelo qabow. *Magaca caafimaad ee loo yaqaan waa* **miliaria**.

prilocaine *n.* daawo kabaabyada yar loo adeegsado, gaar qaliinka dhegta, sanka iyo dhuunta. agagaarka xubnahaas ayaa lagu duraa, mudaa, sida kareemada oo kale ayaa korka la mariyaa. *Waxaa kale oo loo yaqanaa* **Citanest**.

primaquine *n,* daawo loo adeegsado daaweeynta cudurka kaneecada (duumada). Afka ayaa laga qaataa. Hadii isticmaalkeeda uu bato waxaa laga yaabaa in ay dhibaato ku dhaliso dhiiga jirka iyo calool xanuun joogta ah

primidone *n.* daawo ka hortagta qallal oo loo adeegsado cudurka qallalka. Afka ayaa laga qaataa, waxay caado u leedahay in ay keento lulmood, murqaha oo aan isla shaqeyn iyo calool xanuun. *Waxaa kale oo loo yaqaanaa* **Mysoline.**

primigravida *n.* dumarka uurka ku cusub, kii ugu horeeyey ah.

prion *n.* walax awood u leh in ay is abuuraan isla markaana sababa jirroyinka jeermiska jirka ku dhaliya. waa ay ka sahlan yihiin jeermiska nool ee aan isha arag qaarkood, ha yeeshee waxay ka dhisan yihiin boorootiin shabbaha kan laga helo hiddo wadaha jirka, taasoo sababta in ay is badiiyaan oo mararka qaarkeed ka danbeeya jirrooyinka halista ah ee unugyada maskaxda ku dhaca.

pro- *horgale;* tilmaama; ka hor, ka horeeya.

probe *n.* bir macdan ka sameeysan dheer oo aad qafiif u ah, taasoo loo adeegsado marka la baarayo meelaha jirka ka daloola sida sanka, dhegta, afka iyo dhuunta.

probenecid *n.* daawo loo adeegsado in ay hoos u dhigto kiimiko isku dhis oo dhiiga laga helo, kuwaas oo sababa cudurada isgalka lafaha, gaar ahaan mid ku dhacda suulka weyn ee lugta. Afka ayaa laga qaataa, dhibaatada ay keento waa ay yartahay, laakin dadka ka cabaada calool xanuun ayaa la arkay marka ay isticmaalaan daawadaan. *Waxaa kale oo loo yaqaanaa* **Benemid.**

probucol *n.* daawo hoos u dhigta subaga dhiiga, waxaa la siiyaa dadka daawooyinka kale, cuntada lugu koontoroolo iyo jimcisiga ay wax u tari waayeen. Afka ayaa laga qaataa, waxay keentaa madax xanuun, nabro korka ka soo baxa, shuban iyo ubuc xanuun. *Waxaa kale oo loo yaqaanaa* **Lursele.**

procainamide *n.* daawo hoos u dhigta shaqooyinka wadnaha, si ay u yareeyso wadne garaaca xad dhaafka ah ciladaha sabab. Afka ayaa laga qaataa, waxaa laga yaabaa inay keento warwareer, xasaasiya iyo calool xanuun. *Waxaa kale oo loo yaqaanaa* **Pronestyl.**

procaine (**procaine hydrochloride**) *n.*daawo loo adeegsado kabaabiyada laf dhabarka. waxaa loo isticmaali jiray kabaabiyada ilkaha. Sida irbada oo kale ayaa loo qaataa, wax dhib ahna laguma arkin.

procaine penicillin G daawo jeermis dile ah oo loo adeegsado jeermiska nool oo aan waxba ka tarin penicillinta keligeed waxaa lagu duraa murqaha si ay wax u tarto. *Waxaa kale oo loo yaqaanaa* **Bicillin, Triplopen.**

procarbazine *n.* daawo hor istaagta korida unugyda kansarka iyo tarankooda, gaar ahaan kan ku dhaca dhiiga. Afka ayaa laga qaataa, waxaay leedahay lalabo, matag iyo in ay hor istaagto rabida cuntada, waxaa kale oo lagu arkaa shuban in ay sababto. *Waxaa kale oo loo yaqaanaa* **Natulan.**

prochlorperazine *n.* daawo aad u quwad badan oo loo adeegsado daaweeynta jirrada waalida nooc walba ay noqoto, waxaa kale oo loo adeegsadaa daaweeynta madax xanuunka geesaha madaxa ka dhasha, lalabada, mataga iyo dhaqaaqa jirka oo aan isku dheelitirneyn. Afka ayaa laga qaataa ama sida irbada (duro, mudo) oo kale iyo sida suboostada futada la geliyo, waxaa laga yaabaa in ay keento, lulmo, af qaleel iyo hadii qiyaas badan la isticmaalo waxaa la arkaa gariir joogta ah. *Waxaa kale oo loo yaqaanaa* **Stemetil.**

procidentia *n.* unug gabi ahaan booskiisa ka soo dhaca, gaar ahaan waxaa arinkaa lagu arkaa ilma galeenka oo meesha uu ku dhegan yahay ka soo fuqa dhaawac gaaray aawadeed oo la arko inuu siilka ka soo baxo.

proct- (**procto-**) *horgale;* tilmaama; futada ama malawadka.

proctalgia *n.* xanuun xad dhaaf ah oo ka yimaada futada ama malawadka, kaasoo ah mid kadis ku dhasha muddo socda oo noqon kara mid soo noq-noqoda. Waxaa laga yaabaa in aysan ahayn mid hab dhiska jirro ku jirta oo laga yaabo in ay tahay murqo qabad, sidaa daraadeed uma baahna daawo, sida ugu wanaagsan oo ku haboon in la adeegsado waa biyo kulul oo futada lagu dhaqo ama farta la geliyo si ay kaalmo u noqoto.

proctectomy *n.* qaliin lagu soo saaro dhamaan malawadka oo idil. waxaa loo sameeyaa cudurka kansarka marka uu jiro. Waxay u baahnaan kartaa in mindhicirka dalool laga sameeyo si wasaqda ay u soo marto.

243

proctitis *n.* barar iyo xanuun ku dhaca malawdka. Waxaa sababa gaaska iyo boogta mindhicirka, taasoo noqota mid saxaro ku adagtahay, hadii kalena waxaa soo mara shuban dhiig la socda. dhibaatooyin waaweyn ayaa ka danbeyn kara sida cudurka kansarka ku dhaci kara ilma galeenka iyo xubnaha caloosha.

proctocele *n.* malawadka oo ka soo jeeda futada, banaanka u soo baxa. Hadii arinkaan lagu arko dumarka waxay astaan u tahay ilma galeenka oo hoos u soo dhacay ayaa soo riixa malawadka. waxaa lagu sameeyaa qaliin ah in ilma galeenka booskiisa lagu celiyo.

proctodynia *n.* fiiri (eeg) proctalgia.

proctology *n.* barashada cilmiga jirrooyinka quseeys malawadka iyo futada.

proctorrhaphy *n.* qaliin ah in laysku tolo dillaac gala malawadka ama futada.

procyclidine *n.* daawo hoos u dhigta murqo gariirka jirka ka yimaada cudurka xasuusta ka qaada maskaxda, afka ayaa laga qaataa ama sida irbada (duro, mudo) oo kale. Waxay leedahay af qaleel, araga oo mugdi gala iyo dakhsanaan. *waxaa kale oo loo yaqaanaa* **Arpicolin, kemadrin.**

proerythroblast *n.* unugyada dhiiga gaduudan (cas) kan ugu horeeya ee la tilmaami karo, waxaa laga helaa laf dhuuxa dhiiga abuura, qiyaas ahaana wuxuu leeyahay bu' weyn.

progesterone *n.* hoormoon laga soo daayo xubnaha abuura ugxaanta dumarka ilmaha ka abuurmaan iyo xiniinyaha raga. waxay mas'uul ka yihiin in ay salka xuubabka ilma galeenka u diyaariyaan uur qaadka, hadii ilmo caloosha galaana waxay ilaaliyaan oo aay ka taxadiraan uurka inta uu jiro.

progestogen *n.* mid kamid ah hoormoono si caadi ah jirka uga abuurma oo shaqadiisa kamid tahay ilaalinta iyo taxadirka uurka. Hoormoonkaan oo daawo laga sameeyay waxaa loo adeegsadaa daaweeynta dhibaatooyinka dhiiga caadada, marka uu istaago, dhiiga baxa ka dhasha ilma galeenka, maxaayeelay wuxuu hor istaagaa xubnaha abuura ugxaanta ilmaha ka abuurmaan, sida daraadeed waxaa loo adeegsadaa ka hortaga uurka.

prognosis *n.* natiijada la sugo meesha uu ku dhamaankaro cudur bukaan haya, ayadoo la adeegsanayo aqoonta iyo qibrada laga qabo cudurkaas iyo caafimaadka guud ee bukaanka iyo shaqsiga uu yahay.

proguanil *n.* daawo disha jeermiska ka dhasha kaneecada (cudurka duumada) iyo ka hortageeda, afka ayaa laga qaataa, wax dhib ah oo ay keento ma'lahan. *Waxaa kale oo loo yaqaanaa* **Paludrine.**

prolactin *n.* hoormoon laga soo daayo qanjir ku yaala maskaxda oo shaqadiisa tahay sameeynta caanaha jirka, ilmaha marka ay dhashaan kadib. hadii uu jirka ku bato waxaa kor u kaca caanaha jirka lagu arko oo noqda kuwo xad dhaaf u soo baxa.

prolabse *n.* unug u soo janjeera xaga hoose ee jirka, unug booskiisa ka fuqa oo hoos u soo dhaadhaca. Waxaa badanaa arrintaan lagu arkaa ilma galeenka, marka ay ilmaha ka soo baxaan hoos ayuu u soo degtaa. laakin taas waxaa ka daran marar la arko in uu booskiisa ka soo fuqo cuduro ama jeermis ku dhaca xuubab ka agdhow agagaarka uu ku yaalo, oo waxaa suurtagal ah in qoorta ilma galeenka laga arki karo horaadka siilka. Waxaa daawo u ah qaliin lagu sameeyo seedka haayo ilma galeenka kaasoo ku dhegan gidaarada siilka.

prolapsed intervertebral disc (PID) cilad lagu arko ricirka (lafaha lafdhabarka ka-kooban yahay) oo ah carjaw u fidsan sida saxan oo kale banaanka kaga soo baxda lafta. Waxaa sababi kara jug gaarta laf dhabarka ama ayada oo aan la fileyn gees-gees loo jeesto ama si xoog ah loo fooraarsado, mararka qaarkeed waxaa laga yaabaa dareen wade in uu dhaawac gaaray taasoo sababta dareen la'aan iyo dhaqdhaqaaq daciifnimo ka timaada murqaha jirka. Daawo waxaa u ah nasasho badan, iyo riix-riix jimcis ah oo carjawda soo baxda si maquulin ah loogu celiyo booska ay ka soo baxday, hadii ay taas ka daaweysmiweydo waxaa la adeegsadaa qaliin lagu soo saaro carjayda soo baxday.

promazine *n.* daawo ka hortagta jirrada waalida, oo loo adeegsado madax kaalmeynta iyo walwalka, isku dhexyaaca, xanuunka daran mataga, lalabada ka dhasha aalkolo cabka iyo isticmaalka mukhaadaraadka maanka dooriya. Afka ayaa laga qaataa, waxaa caado u ah in keento warwareer iyo lulmo. *Waxaa kale oo loo yaqaanaa* **Sparine.**

promegakaryocyte *n.* unugyo dhiiga gaduudan (cas) ah oo aad u da' yar, kuwaas oo laga helo laf dhuuxa dhiiga abuura. Nooca sidaan ah wuxuu isku badellaa mid curad ah oo aad u weyn.

promethazine *n.* daawo aad u awood badan oo loo adeegsado daaweeynta xasaasiyada daran iyo hurdo la'aanta. Afka ayaa laga qaataa, waxaa kale oo loo adeegsandaa qufac badan oo riirixyada leh, waxay keentaa warwareer, lulmo iyo isku dhex yaac. *Waxaa kale oo loo yaqaanaa* **Avomine, Phenergan.**

propantheline *n.* daawo hoos u dhigta shaqooyinka murqaha dabacsan, waxaa kale oo loo adeegsadaa daaweeynta jirrooyinka gaaska caloosha ku dhaliyo, sida boogaha caloosha iyo mindhicirka iyo dadka ayagoo hurda habeenkii sariirta ku kaadiya. Afka ayaa laga qaataa, waxay keentaa af qalal iyo araga oo mugdi gala. *Waxaa kale oo loo yaqaanaa* **Pro-Banthine.**

properdin *n.* walax kooxo isu leh oo laga helo gudaha dhiiga aan midabka laheyn, kuwaasoo matala jeermis la deris jirka ka difaaca jeermiska nool ee soo weerara. Walaxdaan waa wax jirka sameeysto si caadi ah ugu dhex dhasho oo dabiici ah, marwalbana u diyaarsan difaaca jirka.

prophase *n.* marxalada koowaad ee unuga tarankiisa, waqtigaas oo hiddo wadeyaasha ay ka muuqdaan unugyada gudahooda.

prophylactic *n.* walax ka hortaga korida iyo faafka xaalad cudur ama jirro.

prophylaxis *n.* si kasta oo looga hortago jirro ama cuduro jirka ku dhici kara. Sida tallaal la sameeyo oo jirka loo diyaariyo is difaaca.

propranolol *n.* daawo loo adeegsado ka hortaga iyo daaweeynta wadne garaaca aan caadiga aheyn, waxay kale oo loo adeegsadaa daaweeynta walwalka joogtada ah. Afka ayaa laga qaataa ama sida irbada (duro,mudo) oo kale, waxay keentaa calool xanuun, hurdo yari iyo daal dhacdaan ah. *Waxaa kale oo loo yaqaanaa* **Inderal.**

propylthiouracil *n.* daawo hoos u dhigta shaqooyinka qanjirada quunka, si ay u yareyso sunta ay soo daayaan, waxaa kale oo loo isticmaalaa in bukaanka la siiyo marka la rabo in laga gooyo quunka. Afka ayaa laga qaataa, iyo sida irbada (duro, mudo) oo kale, waxaa laga yaabaa in ay keento calool xanuun iyo nabro yaryar oo korka ka soo baxa.

prostaglandin *n.* walax matala hoormoon oo ku jira xubnaha iyo dheecaanada jirka badankooda, gaar ahaan ilma galeenka, kelliyaha, maskaxda, sanbabada iyo shahwada (biyaha) raga. Ficilo madan ayey sameeyaan oo ay ka mid yihiin dhaqdhaqaaqa murqaha, dhaawaca gaara xuubabka jirka oo ay mas'uul ka yihiin waxa dhaliya (taas aasbariin ayaa loo qaataa oo ka hortaga ficiladooda), waxa kale oo ay quseeyaan dheecaan u sameeynta caloosha si ay uga hortagaan dheecaanada gaaska ku dhaliya caloosha. Ayagoo daawo laga sameeyay waxaa loo adeegsadaa soo de-dejinta foosha iyo in lagu soo xaaqo uurka aan la rabin, waxaa kale oo loo adeegsadaa daaweeynta gaaska caloosha iyo ciladaha wadne xanuun ay ku dhashaan ilmaha.

prostate cancer buro halis ah oo kansar ka soo farcanta, taasoo lagu arko qanjiro u qaabilsan xubnaha galmada (wasmada). Raga waayeelada ayaa si caadi ah loogu arkaa cudurkaan, si tartiib tartiib ah ayay u qaadataa astaantiisa lagu garto, badanaa waxaa si khalad ah loogu kahaa qanjirada da'da la weynaada oo waxaa loo maleeyaa in aan kansar meesha ku jirin.

prostatectomy *n.* qaliin lagu soo gooyo qanjiro u qaabilsan xubnaha galmada (wasmo) badanaa waxaa loo sameeyaa in lugu fududeeyaa kaadida oo jirka ku dhegta, taasoo ka dhalata qajiradaas oo ballaarta ama cudurka kansarka oo ku dhaca xubnahaa.

prostate gland qanjir caawiye ah. kaasoo mas'uul ka ah xubnaha galmada (wasmada) raga oo ku yaal inta u dhaxeysa kaadi marka iyo kaadi hayaha. marka raga ay biyo baxayaan waxay soo daayaan dheecaan aasiidh ku jira oo ku darsama biyaha raga ka imaanaya. Waxaa caado u ah inuu aad u ballaarto marka ay waayeelnimo timaado, taasoo aad u ciriirisa xubnaha kaadi haynta, kadibna sababta kaadida inay ciriiri ku soo baxdo, waxaa dhalata markaas inuu cadaadis koro tuubbada kaadida ka soo qaada kellida. hadii ay taas timaado kelliyaha waxay billaabaan inay hawl joojiyaan. waxaa daawo u ah qaliin ama in la adeegsado wax walba daaweeynkara.

prostatic specific antigen (PSA) falgal de-dejiye ka yimaada qanjirada caawiya xubnaha galmada jirka raga. Hadii uu jirka ku bato waxaa loo maleeyaa qanjiradaas in ay aad u ballaarteen, lama oga qiyaas ahaan inta laga rabo inuu cabbirkiisa noqdo, laakin waxaa la ogyahay inuu aad u bato marka cudurka kansarka ku dhaco qanjiradaas, waxaana taa sheega dhiig la baaro oo lagu magacaabo *PSA* markii daawo lagu billaabana cibbirkiisa hoos ayuu u dhacaa.

prostatitis *n.* barar iyo xanuun ku dhaca qanjir caawiya xubnaha galmada (wasmada) raga, waxay ka imaan kartaa jeermis gala meesha uu ku yaalo. Wuxuu noqonkaraa mid yar ama mid qoto dheer socda, midka yar bukaanka wuxuu leeyahay dhamaan astaanta kaadida jeermiska ku jira, sida xanuun badan oo ka yimaada agagaarka khaska kuyaalo ilaa korka daloolka futada iyo qandho lala gariira. waxaa daawo u ah daawooyinka jeermiska dila. mida qotoda dheer socota waxay ku xiran tahay sida uu bararka yahay iyo waxa dhaliya, markaa waxaa suurtagal ah in qaliin loo adeegsado daawadiisa.

prostatorrhoea *n.* dheecaan ka soo daata qanjir caawiya xubnaha galmada (wasmada), dheecaanadaas oo ka soo baxa meesha ay ka soo baxdo kaadida, waa kuwo wasaqeysan oo u eg biyo oo kale, jeermis ayaa sababa. Hadii la daaweeyo jeermiska sababay dheecaanka waa istaagaa.

prosthesis *n.* qalab jirka loo sanceeyo, si loogu badello xubnaha asalka jirka, waxaa ka mid ah ilkaha la badello, qalab yar oo dhegta la gashado si maqalka u sahlanaada iyo lug ama gacan si gooni ah loo farsameeyey oo lagu badello lug, gacan la gooyey.

protein *n.* borootiin. Walax isku dhis ah oo laga helo nafaqada ku jirta cuntada la cuno. Jirka aad ayay muhiim ugu yihiin hab dhiskeeda waxayna ku caawiyaan tamar helida iyo jiritaanka xubnaha, muruqyada iyo xuubabka jirka. waxay kale ka shaqeeyaan isku dheelitirka hoormaanada jirka.

proteinuria *n.* borootiin lagu arko kaadida, kaadida oo borootiin ku jira. Tani waxay saadaalin u tahay dhibaatooyinka ka jira kellida.

prothrombin *n.* walax ku jira dhiiga aan midabka laheyn, taasoo hor istaaga falgal dhiiga jirka xinjiro u yeela.

prothrombin time (**PT**) inta saacad ee qaadato dhiiga inuu ku xinjirowbo, ayadoo dhiig qof laga soo qaaday lagu daro dareere macdan ah oo u eg dhiiga ku jira xinjiro. Hadii waqtiga ay ku xinjirowbaan dhiiga uu yahay mid qaata saacado dheer waxaa loo maleeyaa in ay jirka ku yaryihiin wixii dhiiga xinjiro u yeeli lahaa, sida daraadeed waxaa la adeegsadaa macdan jirka u gaar ah si ay u saacido walaxda xinjirada u

yeela dhiiga. hab baaridaan waxaay tahay mid loo adeegsado baarida dadka qaba cudurada dhiiga biyo ka dhiiga oo u qaata daawo loo yaqaan *warfarin*.

proton pump falgal de-dejiye laga helo unugyada hawada u qaada caloosha, kaasoo sababa gaaska caloosha.

proton pump inhibitor daawo hoos u dhigta gaaska caloosha ku dhasha oo ka yimaada falgal de-dejiye hawo u qaada caloosha. Waxaa kamid ah daawadaan mid loo yaqaan *omeprazole* oo daawo u ah boogta caloosha iyo mindhicirada.

protoplasm *n.* walaxda dhamaan wixii nool ka koobanyahay.

protozoa *n.* jeermis noole il-ma'arag ah oo noocyo badan ka kooban, kuwaas oo hal unug leh. Badankood waxay u badan yihiin kuwo iskii u noole ah, laakin kuwa kale waxay dadka ku dhaliyaan cuduro halis u keeni kara.

protozoan *fiiri (eeg)* protozoa.

protozoology *n.* barashada cilmiga quseeya xoolaha halka unug ka dhisan.

protriptyline *n.* daawo taxane ah oo loo adeegsado jirrooyinka cadaadiska madaxa sida niyad jabka, diiqadda dabacsan ama kan daran, gaar ahaan dadka maqane jooge ah. Afka ayaa laga qaataa, waxay keentaa af qaleel, araga oo mugdi gala, wadne garaac saa'id ah iyo calool xanuun. *Waxaa kale oo loo yaqaanaa* **Concordin**.

protrusion *n.* *(la xiriira ilkaha)* daanka oo horay u soo baxsan. Ilig ka soo baxsan safka ilkaha afka caadiga ah.

proximal *n.* *(la xiriira hab dhiska jirka)* unug lagu tilmaamo inuu u dhowyahay meesha uu ka soo farcamay. u dhowaan.

prune belly syndrome jirro dhaxal ah oo si joogta ah loogu arko wiilasha keliya, taasoo ah mid murqaha ubucda ay jirka ku yaryihiin oo maqaarka caloosha ka koreeya noqdo mid balaq-balaq ah, xubnaha kaadi mareenka oo shaqa yareeya, sanbabada oo aan sifiican u korin iyo labada xiniinyo oo aan booskooda ka soo bixin.

prurigo *n.* kor cuncun joogta, kaasoo leh maqaar dillaac iyo nabro aan cambaar aheyn

246

oo aad u cadcad, lama yaqaano waxa ay ka dhashaan ama sababta keentay, sidaa daraadeed wax daawo ah looma haayo, waana jirro soo noq-noqota.

pruritus *n.* cuncun daran oo wehliya xasaasiyad ku kacda jirka, kaasoo leh cambaar iyo nabro aad u xanuun badan dhamaan ka wada siman jirka oo idil, waxaa laga yaabaa inuu yahay jirrooyinka maqaarka ku dhaca. Dadka waayeelada ayaa si joogto ah loogu arkaa oo waxaa u sii dheer jirrooyinka cilmi nafsiga.

PSA *fiiri (eeg)* prostatic specific antigen.

psammoma *n.* buro asataan u ah kansarka ku dhaca xubnaha abuura ugxaanta ilmaha ka abuurmaan ee dumarka iyo xuub ku dahaaran maskaxda.

pseud- (pseudo-) *horgale;* tilmaama; aragti been ku saleysan.

pseudarthrosis *n.* isgal lafo been ah oo ka sameeysma meel kala baxday. Mararka qaarkiis waxaay noqotaa cilad lagu dhasho oo gooni loogu arko lafta sinta (misigta).

pseudocryptorchidism *n.* xiniinta raga oo booskoodii ka maqan. Waa xaalad si caadi ah loogu arko wiilasha marka ay dhashaan. laakin waxaa haboon in lakala saaro mid jirro sababtay iyo mida beenta ah oo ilmaha marka ay koraan xiniinyada ku soo laabtaan booskii laga rabay, hadii ay taa noqon wayso waxaa muhiim ah in qaliin lagu sameeyo si xiniinyaha ay booskooda ugu soo laabtaan.

pseudocyesis *n. fiiri (eeg)* false pregnancy phanton pregnancy.

pseudogout *n.* barar iyo xanuun ku dhaca isgalka lafaha, taasoo shabbahda cudurada isgalka lafaha. noocaan waxaa sababa burburka quruurta macdanta jirka oo gasha isgalka lafaha iyo dheecaanada ku jira.

pseudohypoparathyroidism *n.* jirro xaddida korida, caqliga iyo lafaha jirka. Taasoo ka dhalata cilad ku jirta hiddo wade koontorooli kara hoormoon ka yimaada qanjir ku yaala maskaxda. Waxaa daawo u ah in la isticmaalo fiitimiin D iyo macdanta jirka oo kor looqaado.

pseudo-obstruction *n.* tuubbada cuntada marta oo xaga hoosa ka xiranta dareen wade aan fariin soo gaarsiin daraadeed, taasoo sababi karta in mindhicirka carqaladeen ciriiri ah gasho.

pseudoplegia *n.* cuuryaanimo adimaha hoose ah, oo aan ka dhalan sabab dabiici ah.

psoas (psoasa major) *n.* muruq ku yaal gumaarka, kaasoo shaqadiisa tahay inuu caawiyo muruq kala fidiya isgalka lafta sinta (misigta).

psoriasis *n.* jirro maqaar cuncun ah qoto dheer jirta, kaasoo leh baso cuncun, nabro ballaaran oo midab gaduud xigeen leh oo ka soo baxa xusulada, jilbaha iyo basada madaxa. waxyaabaha dhaliya lama oga, laakin waxaa la ogyahay qofka qaba in ay familka ka wada siman yihiin, wax daawo ah looma haayo, in la adeegsado daawooyinka xanuunka qaada mooyee. Waxaa maalmahaan danbe lagu lifaaqaa cudurka gala isgalka lafaha ka danbeyn karaan, laakin wax hubanti looma haayo.

psoriatic athritis cudurka isgalka lafaha gala oo loo maleeyo inuu ka dameeyo jirrooyinka maqaarka ku dhaliya cuncunka iyo nabro ballaaran isugu taga. Cudurkaan wuxuu leeyahay xanuun xad dhaaf ah, waxay ku dhacdaa isgalka lafaha yaryar sida, isgalka faraha iyo suulasha lugta.

psych- (psycho-) *horgale;* tilmaama; maskaxda ama cilmiga quseeya cilmi nafsiga.

psychedelic *adj.* kooxo daawo ah oo awooda in ay badellaan sida ay maskaxda u fakarto ama caqligeeda. Waxaa kamid ah daawo loo yaqaan *lysergic acid diethylamide (LSD)* ama tan maandooriyeda ah oo sida sharci darada loo isticmaalo, waxaa soo raaca khatka, jaadka oo kamid ah waxyaabaha caqliga maskaxda badelli kara.

psychiatrist *n.* takhtar ku takhasusay xanuunka maskaxda iyo daaweeyntooda.

psychiatry *n.* barashada cilmiga xanuunka maskaxda, sida waalida, daaweeynta iyo ka hortageeda.

psychanalysis *n.* iskool lagu barto cilmiga xanuunka maskaxda iyo sida loo daaweeyo oo ku saleysan tacliin laga soo gaaray aqoon yahan cilmi nafsi ku takhasusay oo lagu magacaabi jiray Sigmund Freud (1856 ilaa 1939) waxay ku saleysneyd xirfad ah in bukaanka u jiran si cilmi nafsi, caqligiisa caburiyey cabsi iyo iska hor imaad ka dhex socda maskaxda, lagu cadaadiyo caqli sifeeyn shaqsinimo ah si uu isaga xureeyo culeyska dareen kacsisiga caruur ka baxa ah.

psychologist *n.* qof bartay cilmiga quseeya seyniska maskaxda, qofkaan wuxuu ka shaqeyn karaa iskoolaadka, jaamacadaha, warshadaha iyo isbataalada si uu ula xaajoodo dadka sida gaarka ah u jirran, sida dadka cuuryaanka ah iyo daawadooda, waxa kale ay qabtaan jirrooyinka quseeya cilmi nafsiga iyo u diyaarinta ardada jaamacadaha dhigta oo bara cilmigaan iyo ardayda iskoolaadka hoose, kuwa dhexe iyo kuwa sareba u edab celiya.

psychology *n.* barashada cilmiga seyniska quseeya dhaqanka maskaxda iyo koritaanka shaqadeeda. Cilmigaan wuxuu quseeyaa wax yaabaha la xiriira xasuusta, caqliga, fakarka, sabab u yeelka garaadka, qiirada, murugada iyo shaqsinimada xiriirka ay leeyihiin.

psychopath *n.* qof si xun u dhaqma oo caksi ku ah edabta iyo xiriirka dadka uu la leeyahay, kaasoo marna aan dareemin in uu yahay mid qalad lugaha kula jiro. Dadka noocaan ah daawo siin waxba kama tarta, laakin waxay noqdaan dad dhibka ka koro.

psychopharmacology *n.* barashada cilmiga quseeya daawooyinka sida ay wax uga taraan maskaxda waalan.

psychosis *n.* nooc kamid ah jirrooyinka waalida maskaxda, taasoo ah in bukaanka uu ka fogyahay xaqiiqda nolosha, uu yahay mid qiyaali ku nool, oo ku fakara faqiirnimo iyo farax la'aan, la dhaqanka dadka saaxibadiis iyo familka uu ku xun yahay. Badanaa waalida noocaan ah waa ay ku reestaan daawooyinka loo isticmaalo, oo markaa waxaa laga yaabaa in ay ku soo noqdaan sidii caadiga ahayd.

psychosurgery *n.* qaliin lagu sameeyo maskaxda, si looga fududeeyo jirrooyinka dabiiciga ah ee ka yimaada cadaadiska nolosha, sida niyad jabka, diiqadda, walwalka cabsida joogta ah iyo xanuunka aan la daaweeyn karin hadii qaliinkaan la sameeyo, soo celin malaha oo dhibaatadiisa ayaa ka weyn, sidaadaraadeed waxaa lagu sameeyaa dadka la hubo in ay ku badbadayaan.

psychotherapy *n.* hab cilmi nafsiyeed loo adeegsado daaweeynta dadka qaba xanuunka maskaxda. Siyaabo badan oo kala duwan ayaa loo adeegsadaa daaweeynta bukaanka madaxa ka jirran, sida ku dayga booqashada deegaanka lagu daaweeyo, deegaanka kooxo la mid ah, deegaanka familka iyo xiriirka u dhaxeeyo bukaanka iyo takhtarka ku shaqo ka mas'uul ah daaweentiisa.

puberty *n.* baaluq, qaangaar.

puplic health medicine qeybta caafimaadka quseeysa daryeelka iyo ka taxadirka waxyaabaha bulshada dhibi kara, sida cudurada faafi kara, u qorsheynta iyo daboolka baahida bulshada.

pudendum *n.* xubnaha taranka oo si dheeraad ah jirko loogu arko, gaar ahaan dumarka oo siil iyo faruurada daboola siyaado ah lagu arko.

puerperal *adj.* ummushay, markaas ilmo dhalay. Saacado kadib marka dumarka ay dhalaan saacado yar kadib.

puerperal depression xaalad murugo, niyad jab, dumarka marka ay dhalaanba isku arka. Badanaa waxay timaadaa digniin la'aan maalinta labaad ama maalinta sedexaad marka ay dhalaan kadib, waxaa laga yaabaa xaalada inay is xaliso muddo dhan ilaa laba billood kadib, laakin waxaa suurtagal ah in ay isku badesho mid halis ah oo qofka u baahanado daaweeyn iyo in la seexiyo isbataalka, maxaayeelay waxaa dhici karta hooyada in ay nafta iska qaado ama ilmaha disho.

puerperal infection jeermis ku dhasha xubnaha taranka dumarka, kaasoo ka dhasha dhaawaca ka yimaada marka ay ilmaha caloosha ka soo baxaan kadib.

puerperal pyrexia qandho daran oo heer kulkeeda kor u dhaafta 38C, taasoo dhalata labada maalmood ee ugu hareeya marka ilmo hooyada ku soo hallaabaan.

puerperium *n.* waqtiga ilma galeenka uu booskiisa ku laabto marka ilmaha ay ka soo baxaan, waqtigaas oo ah lix asbooc kadib marka ay ilmaha dhashaan.

pulmo- (pulmono-) *horgale;* tilmaama; sanbabada.

pulmonary *adj.* la xiriira ama dhibaatooyinka sanbabada.

pulmonary artery xidid weyn oo dhiiga ka soo qaada wadnaha, sanbabada u geeya si uu hawo ugu soo milmo, kadib wadnaha ku celiya

248

dhiigi oo hawo neefeed sita. waa xididka keliya ee hawlshaan fulin kara.

pulmonary circulation hab dhis quseeya dhiig wareega, kala qaadka iyo kala qeybinta u dhaxeeya wadnaha iyo sanbabada. dhiig aan hawo laheyn ayaa ka soo qulqula halbowlaha midig ee wadnaha, waxay tagaan sanbabada inta ay sii socdaan ayey gaas kala qaadasho ka dhex dhacdaa oo markaas ay dhaceyso neefta wasaqda ah ay ka baxdaa meeshaas oo tii nadiifka ahayd soo gashaa, ayada dhex mareysa sanbabda kadib ku noqotaa halbowlaha bidix ee wadnaha si ay dhiigii hawo neefeedka sita ku laabto wadnaha. sida daraadeed dhiiga wadnaha ka qulqula oo look ala qeybiyo jirka unugyadiisa kale.

pulmonary embolism xaalad ah xinjiro inay isku xiraan xidid weyn oo dhiiga ka soo qaada wadnaha oo u geeya sanbabka, taasoo ah xaalad aad halis u ah oo sababi karta in uu wadnaha istaaga oo geeri deg-deg ah dhalato, waxaa kale oo jira in ay xinjirada yihiin kuwo yaryar oo ku eg in ay dhibaato gaarsiiyaan qeybo kamid ah sanbabka. Xinjirada yaryar waxaa lagu daaweeyn karaa daawooyin burburiya oo dhiiga xinjiro la'aan ka dhigi kara, taasoo loo yaqaan *warfarin*. Hadii uu intaa isku badelli waayo waxaa haboon in qaliin xinjirada lagu burburiyo.

pulmonary hypertention nooc dhiig kar ah oo ka yimaada carqaladeeyn ku dhaca xididada dhiiga gaarsiiya sanbabada, kaasoo ah cadaadis weyn gala xididadaas. Waxay ka dhalan karaan jirrooyinka wadnaha, sanbabka iyo xinjiro ku bata xididada dhiiga jirka oo idil.

pulmonary stenosis xididka dhiiga wadnaha ka soo qaado sanbabka u geeya oo aad ciriiri u ah. Arintaan waa mid lagu dhasho oo waxaa suurtagal ah inay cilad ku jirto fur yar oo dabool u ah xididkaas, ama jirro wadnaha ka jirta. Cilada waxaa lagu saxaa qaliin.

pulmonary tuberculosis *fiiri (eeg)* tuberculosis.

pulmonary vein *fiiri (eeg)* pulmonary circulation.

pulp *n.* xubno xiidmo ah oo meel isugu taga, waxaa lagu arkaa ciradka iligta ka soo baxda, caarrada faraha iyo xubnaha dhiiga abuura.

pulse *n.* cadaadis dhaqaaqeed oo sida mawjadaha oo kale looga dareemo xidid weyn oo bidixda wadnaha ku yaal, kaasoo ku xiran heer garaaca wadnaha uu garaaco daqiiqadii. si sahlan ayaa looga dareemi karaa xidid ku yaalo curcurka, jalaqleyda gacanta iyo xidid qoorta ku yaal. Qiyaas ahaan garaaca mawjadahaas dadka waaweyn waxaa laga rabaa 60 ilaa 80 inuu ahaado daqiiqadii, laakin waxaa suurtagal ah in jirro, jimcis iyo shil ay dhaliyaan dhaqaaq xawaarahiisa ka dheer kan qiyaasta laga rabo.

puncture *n.* dalool dhaawac ahaan jirka ugu dhaco ama si ula kac loo sameeyo, si jirka loo geliyo irbad ama tuubbo hawlo daraadeed loo sameeyo.

pupil *n.* bikaaca, birta madow ee isha, halka wareegsan ee ifka u maro xuubka araga isha.

purgation *n.* isticmaalka daawooyinka lagu qaras baxo.

purine *n.* kiimiko isku dhiskeeda ka kooban yahay hawada aan midaka iyo urba laheyn. Kuwaasoo laga helo aasiidhka ku jira bu'da unuga.

purkinje cells xidid dareen wade ah oo laga helo xuubka maskaxda khar u ah. Qaabka uu u yaala wuxuu shabbahaa sida tarmuus (falaas) oo kale, dabada u dhuuban qoortana faro badan oo kala baxa leh isla markaana ku kala fidsan dhamaan maskaxda oo idil.

purpura *n.* nabro yaryar maqaarka kore ka soo baxa, oo leh dhiig bax badan oo ka imaan kara cilad ku jirta xididada yaryar ee maqaarka ku hoos yaala waxaa sababi kara walax dhiiga jirka xinjiro u yeela oo jirka ku yar. Waxaa jira nooc ilmaha ku dhaca oo aad halis u ah, taasoo ah in ilmaha jirkooda abuurtaan jeermis la deris burburiya dhiiga aan midabka laheyn oo jirka ku caawiya xinjiro lahaanshahiisa.

pus *n.* malax. dheecaan midab jaale (huruud) iyo cagaar isku jira, oo ka soo daata meelaha jirka jeermiska kaga jira. Malaxda waxay ku sameeysan tahay unugyada dhiiga cadcad oo dhintay, jeermiska dhaliyey asaga oo nool ama dhintay iyo xuubab dhintay soo raaca.

push-bang technique xirfad loo adeegsado in lagu soo saaro dhagax ku jira kaadi mareenka, taasoo ah in dhagaxa loo riixo xaga kellida si loogu burburiyo marka xaga kore la keeno.

pustule *n.* dil-dillaac yaryar malax ku jirta oo maqaarka jirka lagu arko.

PVS *fiiri (eeg)* persistent vegetative state.

py- (pyo-) *horgale;* tilmaama; malax. Tusaale: *pyoureter= kaadi malax.*

pyaemia *n.* jeermis noole dhiiga ku sumeeya malax, kaasoo ka dhashay boog malax ka buuxda.

pyarthrosis *n.* jeermis malax wata oo gala isgalka lafaha. In laga soo dhuuqo isla markaana la adeegsado jeermis dile, inkastoo dhibaatada ay isgalka baabi'say oo aan laga gaari karin, hadane waxaa haboon in laga gaaro waxyaabaha kale ay gaarsiin karto xubnaha kale ee jirka.

pyel- (pyelo-) *horgale;* tilmaama; moxoga kellida.

pyelitis *n.* barar xubno dhaawac ku dhaca moxoga kellida, gaar ahaan qeybta kaadida ka soo qaada kellida. tani badanaa waxaa dhaliya jeermis noole jeermis ku dhaliya xubnahaas. Bukaan wuxuu isku arkaa xanuun joogata ah oo ka yimaada agagaarka gumaarka, gariir iyo qandho xad dhaaf ah, daawo waxaa u ah in la adeegsado jeermis dile ku haboon jeermiska dhaliyey iyo xanuun qaade si wanaagsan loo qaato.

pyelocystits *n. fiiri (eeg)* pyelitis.

pyelolithotomy *n.* qaliin lagu soo saaro dhagaxa jirka ku jiro ayadoo loo maro dalool laga sameeyo xaga danbe ee moxoga kellida.

pyelonephritis *n.* jeermis noole, jeermis ku dhaliya agagaarka kellida, bukaanka wuxuu isku arkaa xanuun ka yimaada agagaarka gumaarka, qandho xad dhaaf iyo gariir. Waxaa daawo u ah in ugu horeyn kaadida la baaro, kadibna la adeegsado jeermis dile ku haboon.

pyeloplast *n.* qaliin lagu fududeeyo culeys saaran moxoga kellida iyo kaadi mareenka.

pylephlebitis *n.* xididka weyn ee beerka oo malax gasha kadib markuu jeermis ku dhacay, taasoo si dhif-dhif ah u noqon karta inuu ku faafo dhamaan xubnaha ubucda oo idil. Xaalada waxay sababtaa cudur aad halis u ah beerka nabro malax leh ku dhasha, qandho joogta ah. Waxaa daawo u ah in la adeegsado jeermis dile iyo qaliin looga soo dhuuqo malaxda.

pylethrombosis *n.* carqaladeeyn ku dhacda xidid weyn oo ku yaala beerka. taasoo ah xinjiro in ay isku xiraan dhiig marka xididka. Waxaa dhici karta inuu ka dhasha jeermis ku dhaca xudunta ama jiro beerka lagu arko.

pylor- (pyloro-) *horgale;* tilmaama; xuub leh qaab qoroofan oo isku xira unugyada caloosha iyo mindhicir yareha, kaasoo ah mid murqo ka sameeysan.

pylorectomy *n.* qaliin lagu gooyo xuub isku xira caloosha iyo mindhicir yareha.

pyloric stenosis xuub isku xira caaloosha iyo mindhicir yareha oo aad ciriiri u noqda, taa waxay sababtaa wixii caloosha gala oo ugudbi lahaa mindhicirka ay daahaan, taasoo sababta matag joogta ah, mararka qaarkiis lasoo matago cuntadii la cunay 24 saac ka hor. Hadii xaalada ay sii socoto waxay bukaanka ku dhalisaa inuu miisaanka jirkiisa hoos u dhaco, biyahana ka dhamaado, oo uu noqdo qof maqaar qaleel ah leh. waxaa ugu daran ilmaha laba billood ka yar gaar ahaan wiilasha, taasoo xuubkaas uu noqdo mid aad u adag nabro kuus-kuusan oo kale oo laga dareemi karo markii la taabto caloosha kor keeda. Daawo waxaa u ah qaliin oo keliya, markii la qalana lagama yaabo in ay ku soo noqoto bukaanka. Kan dadka waaweyn lagu arko waxaa sababa gaaska caloosha iyo boogaha ku dhasha mindhicirka, badanaana waxaa daawo u ah in la daaweeyo gaaska iyo boogta mindhicirka, hadii ay intaa ku reeysan waayaan waxaa lagama-maarmaan noqoneysa in qaliin la adeegsado.

pylorus *n.* dabada ugu danbeyso caloosho, halka ay kaga xiranto mindhicirka. Waxay ku dhamaataa meel sida faraantiga oo kale u wareegsan, isfur iyo isxir sameeysa si aay ula xiriirto mindhicirka.

pyo- *horgale; fiiri (eeg)* py-.

pyocele *n.* barar malax ku jirta oo meelo ka mad ah jirka ka soo baxda.

pyocolpus *n.* malax lagu arko siilka. Siilka (xubnaha taranka ee dumarka) oo malax ku jirto.

pyocyanin *n.* daawo jeermis dila ah oo laga soo dhiraandhariyey jeermiska nool oo loogu talagaley in ay ka hortagto.

pyoderma gangrenosum boogo yaryar oo dil-dillaaca maqaarka kor kiisa ka soo baxa, gaar ahaan wejiga iyo lugaha. Waxaa sababa jirrooyinka caloosha iyo isgalka lafaha jirka oo idil. Waxaa daawo u ah daawooyinka hoormoonada laga soo dhiraandhariyey oo qiyaas badan la isticmaalo.

pyogenic *adj.* jeermisyo jirka malax ku dhaliya.

pyometra *n.* malax lagu arko ilma galeenka.

pyometritis *n.* barar iyo dhaawac malax ku jirta oo lagu arko ilma galeenka.

pyomyositis *n.* jeermis noole murqaha jirka jeermis malax leh ku dhaliya, kaasoo ah mid aad u xanuun badan.

pyosalpingitis *n.* barar iyo dhaawa malax ku jirta oo lagu arko xubnaha tuubbada ugxaanta dumarka marta.

pyosalpingo-oosphoritis *n.* barar iyo dhaawac malax ku jirta oo lagu arko xubnaha ugxaanta dumarka abuura iyo tuubbada ay u maraan ilma galeenka.

pyosalpinx *n.* malax ka buuxsanta tuubbo ugxaanta marta.

pyosis *n.* malax. nabar maal iska buuxisa oo si tartiib tartiib ah uga soo daadata.

pyramid *n.1.* mid kamid ah xuub xiidmo ah oo ku jira gudaha qanjiro sedex xagal ah oo ku yaala kelliyaha korkooda. *2.* xuub dareen haye ama wade ah oo maskaxda ka soo dheeraada ilaa saqafka laf dhabarka.

pyramid cell nooc unug dareen wade ah oo ku yaal saqafka maskaxda, kaasoo leh qaab sedex geesood maskaxda ka soo farcama oo isku fidiya dhamaan salkeeda isla markaana si dadban u soo dheeraada ilaa uu ka soo gaaro laf dhabarka.

pyrantel *n.* daawo loo adeegsado gooryaan ku faafa mindhicirka. Afka ayaa laga qaataa, dhibaatooyinkeeda waxay ku xirantahay markii qiyaas badan la isticmaalo in laysku arko madax xanuun, warwareer, qandho iyo nabro jirka ka soo baxa. *Waxaa kale oo loo yaqaanaa* **Antiminth, Combantrin.**

pyrazinamide *n.* daawo afka laga qaata oo lala isticmaalo daawooyin kale si loogu daaweeyo cudurka qaaxada, waxay keentaa calool xanuun, lafo xanuun gaar ahaan isgalka lafaha qandho iyo nabro korka ka soo wada yaaca, waxaa kale oo laga yaabaa hadii qiyaas badan la isticmaalo in ay dhibaato gaarsiiso beerka. *Waxaa kale oo loo yaqaanaa* **Zinamide.**

pyret- (pyreto-) *horgale;* tilmaama; qandho.

pyrexia *n.* fiiri *(eeg)* qandho.

pyridostigmine *n.* daawo hor istaagta falgal de-dejiye awood u lah inuu burburiyo midkale oo caawiya dareen wadeyaash maskaxda Waxaa lagu daaweeyaa murqaha jirka oo daciif noqda marka ay fariin ka waayaan dareen wadeyasha maskaxda ka imaan lahaa. Afka ayaa laga qaataa, waxay keentaa lalabo, matag, ubuc xanuun, dhidid, candhuuf xad dhaaf u badan. *waxaa kale oo loo yaqaanaa* **Mestinon.**

pyrimethamine *n.* daawo ka hor tagta laguuna daaweeyo cudurka kaneecada (duumo). Afka ayaa laga qaataa, dhibaatooyinkeeda waa mid yar, laakin waxaa la arkay in dadka cuntoda ay ka hor istaagatay iyo matag, waxaa kale oo lugu arkay in ay burburiso unugyada dhiiga gaduudan (cas) ee jirka. *Waxaa kale oo loo yaqaanaa* **Daraprin.**

pyuria *n.* malax lagu arko kaadida, waa astaanta sheegta in jeermis uu ku jiro tuubbada kaadi mareenka. Waxaa daawo u ah in la adeegsado daawooyinka jeermiska dila, ama in la adeegsado qaliin tuubbada kaadi mareenka lagu sameeyo.

Q

qat *n.* fiiri *(eeg)* khat.

Q fever jeermis jirro ku dhaliya xoolaha la dhaqdo sida lo'da, ariga iwm. kaasoo ah mid jirka xoolaha ku reeba jeermis noole il-ma'arag ah oo dadka ay ka qaadi karaan hadii hilibka xoolaha aan si ficiican loo karin ama aan si fiican loo kululeeyn caanaha xoolaha. Jeermiska wuxuu jirka ku jiraa muddo dhan laba asbuuc wuxuu leeyahay madax xanuun daran, qandho iyo neefta oo jirka ku dhegta, waxaa daawo ah oo loo adeegsadaa daawooyinka *chloramphenicol, tetracyclines.* Kuwaas oo aad wax uga tara.

QRS complex dhaqdhaqaaqa koronto ee uu muujiyo halbowlaha wadnaha marka raajo u gooni ah laga qaado, taasoo tilmaama gabal

251

calaamadeed ee ka horeeya S-T calaamad loo yaqaan.

Q-T interval biriifka yar (nasashada yar) ee u dhaxeeya dhaqdhaqaaqa koronto oo tilmaama ka leexasho uu muujiya dhaqaaqa halbowlaha.

quadrantanopia *n.* qeyb kamid ah afar dhis ee quseeya waaxda araga indhaha oo mid luma.

quadrate lobe qeyb kamid afar laab-laab uu beerku leeyahay.

quadratus *n.* muruq walba oo leh afar gees. Tusaale: *quandratus femoris* waa muruqa bowdada oo fidsan, kaasoo mas'uul ka ah dhaqdhaqaaqa cajirka.

quadri- *horgale;* tilmaama; afar. Tusaale: *quandrilateral* = afar geesood.

quadriceps *n.* murqaha lugaha, gaar ahaan cajirada, waxay shaqadoodu quseeysaa dhaqdhaqaaqa iyo is-fidinta lugta.

quadriplegia *n.* cuuryaanimo ku dhacda afarta adin ee jirka (gacmaha iyo lugaha).

quantitative digital radigraphy xirfad loo adeegsado in lagu baaro cudurka burburiya lafah jirka. if ileyskiisa aad u quwad badan ayaa sida raajada oo kale la adeegsadaa ayadoo si toos ah loo saaro meesha dhibka ka jiro taasoo sahalsha in la cabbiro macadanta ku jirta lafaha, waxaa kale oo lagu ogaadaa lafta burbur iyo dillaac geli kara, oo markaas loo diyaar garowbo habkii looga hortigi lahaa iyo daaweeynteeda.

quarantine *n.* waqtiga bukaan ama xoolo la karantiilo, si cudur uusan u faafin. Asalkii hore inta karantiil lagu hayo bukaanka waxay ahaan jirtay 40 maalmood, laakin waqtiyadaan danbe waxay ku xiran tahay cudurka jira nooca iyo sida uu yahay.

quartan fever *fiiri (eeg)* malaria.

quickening *n.* dhaqdhaqaaqa ugu horeeya ee hooyada uurka leh ka dareento ilmaha caloosha ku jira. Badanaa dhaqaaqaan waxaa la dareemaa uurka ilmaha markuu gaaro 16 asbuuc, inkastoo la dareemi karo maalmaha uurka ugu horeeya, laakin 16 asbuuc ayaa ah hooyo waqtiga ugu horeeya ay dareento dhaqaaqa ilmaha.

quiescent *adj.* tilmaam lagu sheego cudur jirka ku jira oo marayaa marxaladii aan lagu ogaan karin, aan weli banaanka u soo bixin.

quinestradol *n.* daawo laga soo dhiraandhariyey hoormoon dumarka dareenka kacsiga ku dhaliya oo loo adeegsado daaweeynta barbarar iyo dhaawac gaara siilka, gaar ahaan dumarka marka ay dhiiga caadaada ka dhamaato. wax dhibaato ah oo lagu sheego malaha. *Waxaa kale oo loo yaqaanaa* **Pentovis**.

quinestrol *n.* daawo laga soo dhiraandhariyey hoormoon dumarka dareenka kacsiga ku dhaliya oo loo adeegsado in lagu joojiyo caano ka soo daata naasaha dumarka marka ay joojiyaan naas nuujiska ilmaha. Wax dhib ah oo lagu ogyahay majiraan, inkastoo dadka qaarkiis ay ka cabadaan lalabo iyo matag. *Waxaa kale oo loo yaqaanaa* **Estrovis**.

quinidine *n.* daawo hoos u dhigta hawlsha shaqo ee wadnaha, si loo koontoroolo wadno garaaca kor u kaca. Afka ayaa laga qaataa, waxaa laga yaabaa in ay keento calool xanuun iyo isbadel ku dhaca hab dhiska kiimikada jirka ka dhex socda. *Waxaa kale oo loo yaqaanaa* **Kinitard, Kinidin Durules**.

quinine *n.* daawo loo adeegsan jiray ka hortaga iyo daaweeynta cudurka kaneecada (duumo), laakin waqtiyadaan danbe lagu badellay mid sunteeda yartahay, kana awood badan. afka ayaa laga qaataa ama sida irbada (duro, mudo) oo kale. hadii qiyaasteyda badan la isticmaalo waxay jirka ku dhalisaa sun dhib ku dhalisa xubnaha maqalka iyo araga, waxay kale oo leedahay qandho daran, matag iyo isku dhexyaac.

quinism *n.* astaan jirro oo ka dhalata isticmaalka qiyaas badan daawada *quinine* oo loo adeegsan jiray daaweeynta cudurka kaneecada (duumo).

quinolone *n.* kooxo daawo jeermis dile ah oo isku dhiskooda kiimiko hal yahay. Waxaa loo adeegsadaa jeermisyada nool badankooda aan daawooyinka kale waxba ka tarin. Afka ayaa laga qaataa, waxay keeni kartaa lalabo, matag, shuban, ubuc xanuun, daal iyo isku dhexyaac maskaxda ka imaankara oo marmar la arko.

quinsy *n.* malax gasha meel u dhaxeeysa quunka iyo gidaarada hunguri marka. Bukaanka wuxuu isku arkaa xanuun xad dhaaf ah oo u diida inuu afka kala furo ama wax liqo. Waxaa daawo u ah qaliin lagu soo saaro malaxda meesha ku jirta.

quotidian fever *fiiri (eeg)* malaria.

Q wave falaarta hoos u jeeda ee laga arko masawirka raajada oo kale ah oo laga qaado wadnaha dhaqdhaqaaqa koronto ee ka dhex socda. Tani waxay sheegtaa dhaqaaqa ugu horeeya ee halbowlaha sameeyo.

R

rabies *n.* cudur jeermis, fayruus ah oo ku dhaca xayawaanada dadka la nool iyo kuwa duur kunool ahba, wuxuu si toos ah u baabi' yaa hab dhiskooda dareen wadka maskaxda. Si caadi ayaa looga qaadaa jeermiskooda, gaar ahaa marka xayawaanada dadka qaniinaan. astaantiisa lagu garto waxay timaadaa muddo u dhexeeysa 10 maalmood ilaa hal sano kadib marka bukaan ay qaniinaan xayawaanada, gaar ahaan eyda waxaa laysku arkaa kor xanuun leh neefsasho dhib, candhuuf badan oo ka soo daadata afka, murqo qabsi iyo dhuunta oo aad u bararta, maalmaha cudurka ugu danbeeysa dheecaan ayaa maskaxda gala oo qallal sababa cuuryaanimo ka dhiga dhamaan jirka oo idil muddo 4 ilaa 5 maalmood kadib bukaanka waa dhintaa. Tallaal laga soo dhiraandhariyey jeermiska oo si joogta ah bukaanka la siiyo ayaa daawo ka hortagta faafida jeermiska u ah.

rachi- (**rachio-**) *horgale;* tilmaama; laf dhabarka.

rachischisis *n. fiiri (eeg)* spina bafida.

radial *adj.* tilmaama ama la xiriira lafta gacanta inta ka hooseeysa garabka.

radial artery qeyb xiidmo xidido ah oo ka soo bilaabma xusulka gacanta ilaa soo gaara faraha gacanta lafta ay ku yaaliin, kuwaas oo ah xidido ku lifaaqan halbowlaha wadnaha oo la shaqeeya fariinta dhaqaaqaaqa ah oo ay halbowlayaasha bixiyaan.

radial keratotomy qaliin indhaha ah oo lagu sameeyo dadka araga yar.

radial nerve dareen wade aad muhiim u ah oo isugu jira dareen iyo dhaqdhaqaaq dhaliye, kaasoo ku yaala. Wuxuu ka soo billaabmaa gacanta korkeeda ilaa faraha meesha ay ku yaaliin, markaas isku kala qeybiyo xubnaha gacanta iyo murqahooda oo idil.

radiation *n.* tamar, quwad nooc mawjadaha ileyska kaaha dhaliyaan. Waxaa loo adeegsan karaa daaweeynta cudurada qaarkood iyo si masawir qaad ah (raajo) oo unugyada jirka lagu sameeyo.

radical treatment daaweeyn si xoog ah loogu jeesto cudurka, ayada oo faraha laga qaadayo xanuunka jira.

radical *n. (la xiriira hab dhiska jirka)* jirrid yar, ama xiidmo xidid dareen wade ah caaradiisa hore.

radiculitis *n.* barar iyo dhaawac gaara jirrid xidideed dareen wade ah.

radioactivity *n.* kala daadashada bu'da curiye gooni ah ama mawjadaha ileyska kaaha dhaliya, taasoo abuurta tamar shucaaceed quwad badan oo u kala baxda quruur yaryar oo curiye kale sameeya.

radiobiology *n.* barashada cilmiga quseya tamarta ka dhalata ileyska kaaha iyo sida ay wax ugu dhinto noolaha iyo il-ma'aragtada, gaar ahaan waxtarka ay ku dhalin karto cudurka kansarka iyo daaweeyntiisa.

radiograph *n.* raajo, masawir laga qaado unugyda jirka ayada oo la adeegsanaya ifka ileyska ka dhasha kaaha quwada badan.

radiographer *n.* qof bartay aqoon xirfadeed raajo looga qaado unugyada iyo xubnaha jirka.

radiography *n.* xirfad baarid ah oo lagu sameeyo xubnaha jirka, taasoo ah in raajo laga qaado unugyada la rabo in la baaro. Siyaabo badan ayaa loo adeegsadaa xirfadaan baarid, sida takhaatiirta ilkaha oo u adeegsado in ay masawiro ka qaadaan ilkaha iyo daanka ay rabaan in ay wax ka qabtaan.

radiologist *n.* takhtar ku takhasusey cilmi aqriska sawirada raajada iyo daaweeynta waxyaabaha uu raajada ka arko.

radiology *n.* qeybta caafimaadka quseeysa isticmaalka ileyska kaaha shucaaciisa iyo ku daaweeynta cudurada, sida raajo ka qaadka, burburinta unugyada kansarka ku dhaca gaar ahaan burooyinka xubnaha jirka baabi'ya.

253

radionecrosis *n.* unug jirka ka dhinta. Gaar ahaan unugyada u dhinta adeegsiga daawada ifka ileyska kaah shucaaca oo lugu burburiyo unugyada jirran.

radionuclide *n.* kala daadashada falgalka curiye iyo quruurta maatarka loo adeegsado baarida iyo daaweenta quseeyso maaddada khubuldooriye caafimaadeed.

radiotherapist *n* takhtar ku takhasusay istimaalka ileyska kaah shucaaca daaweeyntiisa.

radiotherapy *n.* hab loo adeegsado cudur daaweeynta, ayadoo la isticmaalayo tamar quwad badan oo ka dhalata ileyska kaah shucaaca, kaasoo ka abuurma qalab loogu tala galay. If aad u quwad badan oo ka yimid kaaha shucaaciisa ayaa si toos ah loo saaraa meel cudurka ku jiro ama silig aad qafiif u ah ayaa jirka lagu xiraa, markaas ayaa quwada danabka loo adeegsadaa. Habkaan noocyo badan oo kansarka kamid ah ayaa lagu daaweeyaa.

radius *n.* lafta gaaban ee gacanta, inta u dhexeeysa garabka iyo jalaqleyda, curcurka.

Ramsay Hunt syndrome *n.* jirro jeermis dhaliya oo ku dhacda wejiga dareen wadkiisa, taasoo sababta weji cuuryaanimo iyo wax dhadhemiska afka oo luma. waxaa kale oo dhasha dheg xanuun daran.

ramus *n.* xiidmo dareen wade ah ama xidido dhiigeed ah.

ranitidine *n.* daawo ka hortagta dheecaan gaas ah oo caloosha yo soo dayso, sida daraadeed waxaa loo adeegsadaa daaweeynta gaaska iyo boogaha caloosha iyo mindhicirka. Dhibaatooyinka ay leedahay waxaa kamid ah madax xanuun, nabaro yaryar oo jirka ka soo baxa iyo lulmood. *Waxaa kale oo loo yaqaanaa* **Zantac.**

ranula *n.* boog ka soo hoos baxda carabka hoostiisa. Waxaa sababa tuubbo yar oo ka soo dheeraata qanjirada candhuufta dhaliya oo xirma.

rash *n.* nabro muddo yar jire ah maqaarka ka soo kor baxa, badanaaba waxaa lagu qeexaa kuwa gaduudan (casaan) oo la socon kara cuncun. waxayaabo badan ayaa sababa oo ay ugu horeeyaan jirrooyinka busbuska iyo jadeecada.

rat-bite fever jirro laga qaado qaniinyada dooliga (jiirka), kaasoo jeermis kor dil-dillaac ah ku dhaliya qofka ay qaniinaan iyo qandho soo noqnoqota oo joogta ah. Waxaa daawo ahaan loo adeegsadaa *penicillin* taasoo si aad ah wax ugu tarta.

rationalization *n. (la xiriira cilmi nafsiga)* sharaxaad marmarsiyo ku jirta oo qof runta dhacday diidaya inuu sheego. Tusaale: bukaanka waxa uu sheegaa in uusan aadi karin xaflad laga marti qaaday, daal haayo daraadeed. Laakin xaqiiqda jirto ayaa ah waxa uu u aadi waayey xafladaa ay tahay inuu yahay qof ka cabsanaya inuu dad cusub la kulmo.

raynoud's disease *n.* xaalad aan la aqoon waxa dhaliya iyo sababta ay u timaada, taasoo ah in xididada dhiiga soo gaarsiiya faraha gacanta aysan u shaqayn sidii la rabay, taasoo sababta far qabsin iyo kabaabyo joogta ah, waxa kale oo aad u dhiba qabowga. Wayxaabaha gacanta looga difaaco dhaxanta ayaa la gashadaa iyo in la isticmaalo daawo kabaabyada joojisa, ayaa daaweeyn looga hortago ah.

reamer *n.* qalab yar oo diyaarinta jirrid kanaal la rabo in la qalo loo adeegsado.

receptor *n.* unug ama kooxo unugyo ah oo shaqadoodu tahay in ay ogaadaan isbadelka ku soo siyaada jirka oo islamarkiiba fariimo mawjad ah ka bixiyo markay arkaan isbadel, taasoo garata hab dhiska dareen wadka jirka. waxaa la og yahay dabada dareen wade kasta uu haysto unugyadaan oo markii jirka la taabto ama ur yar gaara laga dareemo sanka ama in wax yar la dha-dhamiyo fariintaas il biriqsigiiba gaarsiiya maskaxda.

recipient *n.* qaate, bukaan dhiig laga soo qaaday qof kale lagu shubo, ama unug qof kale tabaarucay sida kelli, la siiyo si uu caafmaad u helo.

rect- (recto-) *horgale;* tilmaama; malawadka.

rectosigmoid *n.* mindhicirka weyn qeybta ugu hooseeysa ee u dhow malawadka.

rectum *n.* malawad, mindhicirka weyn qeybtiisa ugu hooseeyso, meeshaas oo ah meesha lagu keydiyo saxarada inta aysan jirka ka bixin

red blood cell *fiiri (eeg)* erythrocyte.

referred pain *n.* xanuun laga dareemo jirka meel kamid ah, taasoo aheyn meesha laga sugo xanuunka la cabanayo. Tussale: nabar ka soo baxa murqaha caloosha ka hooseeya xanuunkiisa waxaa laga dareemi karaa murqaha garabka, ama wadne xanuunka wuxuu dhalin karaa xanuun laga dareemo gacanta bidix, xaalada waxaa isku dardara dareen wadayaasha jirka waxay wadaagaan hal dariiq oo ay wada maraan marka ay u fariin qaadaan xariga laf dhabarka.

reflex *n.* ficil celin si ogaan ah u dhaca, sida meel kulul markii farta lagu taabto, islamarkiiba gacanta wey la boodaa farta intaysan maskaxda waqti u helin in ay fariin ka bixiso xanuunka gaari lahaa. Tani waxaa mas'uul ka ah dareen wade yar oo aan u baahneyn inuu maskaxa ku xernaado.

reflex arc dareen wade wareegsan oo mas'uul ka ah ficil ka celinta si taam ah loo sameeyo, taasoo u baahneyn in maskaxda ay ogaato. Inkastoo uu xiriir la leeyahay dareen wadayaasha kale ee ku xirin maskaxda, hadane shaqadiisa waa tan sahlan oo quseeysa laba dareen wade oo keliya.

reflux *n.* gadaal u soo celin, gaar ahaan dheecaan dhuun mareenka kor u soo celiya meeshii laga rabay in ay hoosta caloosha u dhaadhacaan.

refractory *adj.* aan jawaabayn, aan jawaab bixineyn. Waxaa loo adeegsadaa xaalad jirro oo markii daawo la isticmaalo aan laga helin wax jawaab ah oo ku saabsan daawadaas la isticmaalay.

regimen *n. (la xiriira daaweeynta)* habka loogu diyaariyo bukaanka sida uu daawada u qaato ama loo qoro hab daawo ah sida cunto ku haboon cudurka uu qabo, jimcis iyo socod u roon bukaanka.

regional ileitis *fiiri (eeg)* Crohn's disease.

registrer *n.* takhtar qibrad leh oo ka yara sareeya takhaatiirta kale ee hada jaamacada caafimaadka ka soo qalin jabiyey. kaasoo bukaanka daryeel siiya islamarkaana garab siiya takhaatiirta kale ee cusub, inta laga gaarayo inuu booskiisa ka dalaco oo uu qaato jago kale ka sareysa tan uu hada joogo.

regurgitation *n.* cunto la cunay oo inta aysan caloosha dheefshiidin la soo celiyo, sida mataga oo kale. wax la soo matago.

rehabilitation *n.* baxnaanis caafimaad ahaan oo qof jirran ama shil dhibaateeyey lixdiisa lixaad logu soo celiyo inuu is maamulo keligiis ayadaa taageerid iyo garab lagu siinayo habka uu isu daryeeli lahaa.

reimplantation *n. fiiri (eeg)* replantation.

reiter's syndrome xaalad laqu qeexo xubno barar iyo dhaawac, gaar ahaan kaadi mareenka, xuubka salka u ah bikaaca isha iyo isgalka lafaha, lama oga waxyaabaha sababa laakin waxaa loo maleeyaa in ay jeermis ka danbeeyaan.

rejection *n. (la xiriira xuub ka badellka jirka)* had dhiska jirka difaaca oo diida ama burburiya xubno jirka lagu tallaalay, sida kelli qof loo badellay oo jirkiisa diida.

relapse *n.* cudur dib u soo laabta markii laga reestay, ama uu yahay weli mid jirka ku jira oo daawooyin ku socdaan ah mid laga guul gaaro islamarkiiba soo laba kacleeya.

relapsing fever cudur jeermis noole ilma'arag ah sababa oo qandho soo noq-noqod ah leh, waxaa dhaliya cayayaanada yaryar oo xoolaha dhiiga ka dhuuqa ama injirta madaxa timaha gasha. Qandhada ugu horeeyso waxay timaadaa asbooc kadib marka uu jeermiska jirka galo, waxay leedahay madax, murqo iyo isgalka lafaha oo aad u xanuuna, kaasoo socda muddo u dhexaysa 2 ilaa 10. Hadii aan la daaweeyn waa ay soo noq-noqotaa, waxaa daawo u ah jeermis dile wax aad uga tara oo loo yaqaan *Erythromycin.*

relative analgesia xirfad xanuun yareyn iyo suuxdin isugu jirta oo takhaatiirta ilkaha ay u adeegsadaan dadka ka cabsada irbada leysku duro, mudo ee kababayada ah. waxaa bukaanka afka loo saaraa hawo dabiici ah taasoo miyirka qaada inta ay daaweeynta socoto.

relaxant *n.* daawo, walax hoos u dhigta kacdoonka qiirada, gaar ahaan murqaha.

relaxation *n. (la xiriira habdhiska gudaha jirka)* hoos u dhaca kacdoonka murqaha, gaar ahaan marka yara joojiyaan shaqada iyo dhaq-dhaqaaqooda, taasoo ah marka ay murqaha nasasho ku jiraan.

relaxation therapy xirfad murqo dejin ah oo loo adeegsado daaweeynta qiira kaca iyo walwalka bukaan qabi karo. Tani waxaa loo sameeya qofka inuu kabaxo caadaadiska uu kala kulmo nolosha dhibka badan iyo niyad jab la socdo.

relaxin *n.* hoormoon ka yimaada mandheerta waqtiga uurka uu marayo marxaladaha ugu danbeeyo, kaasoo qoorta ilma galeenka ku dhaliyo in ay ballaarato si ilmaha ay uga soo baxaan.

REM (rapid eye movement) tilmaamid lagu sheego marxalda lagu jiro qofka marka uu hurdo oo ay indhaha isku xiran yihiin, laakin murqaha ka danbeeya ay dhaqdhaqaaq sameeyaan. Waqtigaas lagu jiro hadii uu qofka soo tooso wuxuu isku haystaa in uu ahaa mid riyoonayey.

remedial profession shaqo quseeysa in xirfad lagu caawiyo dadka cuuryaanka ah la barto, taasoo ah in dadka isticmaalaan xirfada ay soo barteen oo ku caawiyaan dadka cuuryaanka ah, sida in la baro sida loo hadlo, sida loo socdo, sida loo isticmaalo waxyaabaha daruuriga ah ee nolosha u baahantahay.

renal *adj.* la xiriira ama dhibaatada kellida.

renal artery mid kamid ah laba xidid oo aad u waaweyn kuwaas oo ka soo farcama ubucda halbowlaheeda, mid walba wuxuu leeyahay faracyo badan oo kala baxda intaysan gaarin kellida.

renal cell carcinoma *fiiri (eeg)* hypernephroma.

renal function test baarid lagu sameeya kellida, si loo ogaado heerka ay gaarsiisan tahay shaqadeeda iyo dhibaatooyinka ay qabi karto.

renal transplantation *fiiri (eeg)* transplantation.

renal tubule tuubbo qafiif ah oo kellida ku dhegan, taasoo biyaha iyo waxyaabaha dareera dhiiga ku soo celisa.

renin *n.* falgal de-dejiye kellida ay ku soo dhexdeyso dhiiga qofku markuu la kulmo nolol cadaadis ah iyo niyad jab, taasoo dhiiga ku dhalisa inuu kor u kaco sida daraadeed waxaa hoos u dhaca jawaab celiskii ka dhasha niyad jabka. Hadii falgal de-dejiyahaan uu jirka ku bato waxaa suurta gal ah in ay dhalato jirrada dhiig karka.

reovirus *n.* kooxo fayrus il-ma'arag ah oo hal unug ka kooban, kuwaasoo gala habdhiska neefmarka iyo tuubbada minndhicirka, ayagoo aan wax dhibaato sababin, sida daraadeed waxaa lagu magacaamaa jeermis aan aabe laheyn.

repetitive strain injury (RSI) xanuun ku dhasha adimaha jirka, kaasoo ka yimaada shaqooyinka maalin walba iyo waqti walba lagu qabto. Tusaale: qofka shaqadiisa quseeysa teeb garaac maalin walba waxaa laga yaabaa inay xanuunto curcurka gacanta, sidaadaraadeed waxaa la dhahaa xanuunka waxaa sababay shaqada maalintii adimanaha lagu qabto.

replacement bone laf la sanceeyey, si loogu badello carjaw ka sameeysan laf-lafo.

replantation *n.* xirfad qaliin ah oo loo adeegsado in jirka lagu tallaalo xubno kale ama adimo loo sanceeyay. Tusaale: sanka oo lagu badello carjaw meel kale laga soo gooyey, iyo ilig xoog loo soo gooyey ama u soo fuqday oo meesheedii lagu celiyo.

replication *n.* mashruuca hiddo wade uu isu badiyo (mid kale iska sameeyo) marka unuga tarmayo. Labada silsilad ee hiddo wade ayaa is-fur fura, kadib gacan walba ku dhaliya hiddo wade kasta inuu mid cusub sameeysto.

reproductive system xubnaha taranka ee labka iyo dhediga. Xubnaha taranka raga waxay ka kooban yihiin xiniinyaha, qanjir caawiya galmada (wasmada), shahwada, tuubbo shahwada soo marto, guska iyo kaadi mareen. Kan dumarkana waxay ka kooban yihiin, siilka, xubnaha ugxaanta abuura, tuubbo ay soo maraan ugxaanta, ilma galeenka iyo bushimada daboola siilka.

resection *n.* qaliin lagu gooyo xubin kamid ah jirka, gaar ahaan xubin jirran. Tusaale: in la gooyo qeyb kamid ah mindhicirka oo jirran ka dibna lagu dhejiyo qeyb kale oo caafimaad qabta. Unugyada jirka badankood ayaa loo adeegsadaa qaliin, oo hal meel oo keliya kuma eka.

resectoscope *n.* qalab loo adeegsado qaliinka goyska quseeyo, kaasoo ah mid lagu gooyo qanjirada iyo burooyinka jirka dhiba.

resistance *n.* adkeysiga jirka muujiyo marka uu cudur soo weeraro, heerka uu jir difaaca gaarsiisan yahay. Heerka uu jeermis ku jiro jirka muujiyo marka loo adeegsado daawooyinka jeermiska dila.

256

resorcinal *n.* daawo maqaarka diirka ka xuufisa (ka qaada), si ay u daaweeyso nabraha ka soo baxa wejiga sida finanka yaryar. Sida kareemada oo kale ayaa loo marsadaa, isticmaalkeeda badan wuxuu sababa inay horistaagto qanjirada hoormoonada jirka sameeya, taas oo dhalisa hoormoon yari.

respiration *n.* neefsasho, ficil ka dhaxeeya noolaha iyo deegaanka, kaasoo noolaha uu hawo nadiif ah qaata oo uu soo celiyo mid wasaq ah oo gaas la socda.

respiratory distress syndrom xaalad ilmaha marka ay dhashaan sanbabadooda ay isku ballaariyaan si aan caadi aheyn, taasoo sababta in xuubab mas'uul ka ah neef siinta iyo kala qeybinta aysan awoodin in ay ficilkaa sameeyaan, is ballaarintaas oo dheecaano u diida daraadeed. Waxaa badanaaba lagu arkaa xaaladaan ilmaha dhicisnimo ku dhasha oo aan awoodin in unugyadooda koraan ama ay ku yaryihiin dheecaanada caawiya xubnaha sanbabada ka kooban yahay. waxaa ilmaha lagu arkaa neeftuur la bood-bood ah dhawaaq guux ah la socdo, markii la sii baarana waxaa sanbabada lagu arkaa xubnaha shaqada joojiyey dheecaan adag oo jiid-jiidma. waxaa lagu daaweeyaa, daryeel badan la siiyo, xididada biyo laga siiyo iyo in hawo afka laga siiyo. maalmahaan danbe waxaa la adeegsadaa in dheecaanada sanbabada iyo xuubabkiisa ay baahanyihiin afka laga siiyo. arimahaas daryeelka aad ayey u soo celisaa ilmaha dhicisnimo ku dhasha.

Respiratory syncytal virus (RSV) jeermis, fayrus noole, jirro jeermis ah ku dhaliya sanka iyo dhuunta, waa kan sababa cudurada neefta iyo sanbabada ee ku dhaca ilmaha, waxaa loo maleeyaa inuu yahay midka ilmaha oo jiifa iska dhinta ka danbeeya. Waxaa lagu daaweeyaa jeermis dile loo yaqaan *ribavirin*. Kaasoo wax ka tara.

respiratory system habdhiska neefmarka jirka, waxaa kamid ah sanka, dhuunta, hunguri cadka iyo sanbabada. Waxaa kale oo jira murqo caloosha ku yaala oo lagu lifaaqo hab dhiskaan, kuwaasoo caawiya neefta jirka gasha kana baxda.

rest pain xanuun, badanaa laga dareemo cagaha hoose, tani waxay cadeysaa in ay jirto dhiiga wareega oo aan cagta soo gaarin, ama ku yar.

restriction enzyme falgal de-dejiye laga soo qaado jeermis, kaasoo awood u leh in uu gabal-gabal u kala gooyo hiddo wade. Falgalkaan waxaa loo adeegsadaa xirfada lagu sanceeyo hiddo wadeyaahsa.

resuscitation *n.* dib u soo celin, qof loo haystay inuu dhintay oo dib loo soo neef siiyo. Waxay arintaan ku xirantahay wadne istaaga iyo shaqooyinka hab dhiska neef marka.

retention *n.* dheecaan haysi, jirka oo ceshada kaadida ka bixi laheyd. Xaaladaan waxay noqotaa laba arimood, mid muddo yar ah oo leh xanuun saa'id ah iyo mid qoto dheer jirta oo aan lagu arag wax xanuun ah. waxaa badanaa sababa qanjir caawiya, xubnaha taranka raga oo aad u ballaarta, inkastoo xaalado kale oo badan ay hor istaagi karaan kaadi in ay soo baxdo. Kaadida jirka ceshado waxaa lagu soo fududeeyaa tuubbo la geliyo kaadi mareenka, laakin waxaa muhiim ah in la baaro waxyaabaha dhaliyey markeyda hore.

retention defect *(la xiriira cilmi nafsiga)* cilad xasuusta ku jirta, taasoo ah maskaxda wixii ay duubataba waa ay ka lumaan oo ma soo xasuusan karto waxyaabahii ay horey u aragtay. Waa astaanta lagu garto cudurka xasuusta ka qaada maskaxda.

reticular activiting system habdhis dariiq mareed ay sameeyaan dareenwadeyaalsha mas'uulka ka ah heerka ogaanta maskaxda ay sameeyso waqtiga la jiifo, nasashada ama lulmo lagu jiro. Hab dhiskaan wuxuu dareenka ka soo uruuriyaa dhamaan qeybaha maskaxda ka kooban tahay, markaas ayuu go'aan ka garaa shaqooyinka maskaxda waqtiga la hurdo iyo waqtiga la soo jeedo.

reticular fibres xiidmo aan dabacsaneyn oo il-ma'arag xuubab isku xir ah, kuwaasoo is kaashada si ay u caawiyaan xididada dhiiga, ayagoo isku wareejiya dhamaan gidaarada xididada. Waxay ka sameeysan yihiin borootiin laastiko oo kale u jiidma, caadi ahaan waxaa badanaa laga helaa beerka, kellida, murqaha iyo xiidmo dhiiga jirka sameeysa oo beerka agaagaarkiisa ku taal.

reticulocyte *n.* unugyada dhiiga gaduudan (cas) oo aan weli korin, aan kobcin, saqiir ah. Badanaa wuxuu ku muuqdaa marka unugyada la midabeeyo, oo muuqaalkiisa noqdo mid leh midab buluug ka dhex muuqda unugyada dhiiga gaduudan (cas), tiri ahaan waxay sameeyaan boqolkiiba hal, oo marka dhiiga gaduudan (cas) tiradiisa badato noocaan kamid ahna kor ayuu ula bataa.

reticulocytosis *n.* unugyada dhiiga gaduudan (cas) oo aan weli korin, dhiiga ku siyaada. waa astaan lagu garto in soo saarka dhiiga cusub uu badan yahay.

reticulosis *n.* buro halis ah oo ka soo asaasanta unugyada dhiiga oo is qab-qabsada sida burada oo kale u adkaada, waa arin aad halis u ah oo u badan qanjirada qoorta iyo kilkisha.

reticulum *n.* kooxo xidido dhiigeed ah oo tuubbo oo kala u qaabaysan.

retin- (**retino-**) *horgale;* tilmaama; xuubka isha.

retina *n.* xuubka salka u ah bikaaca (birta) isha, kaasoo ah midka ifka ileyska qabto.

retinitis *n.* barbarar iyo xanuun ku dhaca xuubka salka u ah bikaaca (birta) isha, kaasoo ah mid aan la aqoon meesha uu ka yimaado ama sababta keenta.

retinoblastoma *n.* buro dhif-dhif ah oo ka soo baxda xuubka isha salka u ah, kaasoo badanaa lagu arko ilmaha yaryar.

retinoid *n.* kooxo daawo ah oo la famil ah fiitimiin A, taasoo loo adeegsado daaweeynta nabraha maqaarka, gaar ahaa fininka yaryar ee ka soo baxa wejiga. waxay maqaarka ku dhaliyaan inuu qaleel noqda oo diir-diirmo yeesho, isla markaana kor salida ilaaliyo. Waxaa loo isticmaalaa sida kaniiniga oo kale ama kareemada korka la marsado, dhibaatooyinka ay keenaan aad ayey halis u yihiin gaar ahaan dumarka uurka leh, waxay dhib ka gaarsiiyaan ilmaha caloosha ku jira, dumarka ilmaha naas nuujinayana canaaha sun ayey ku noqotaa iyo beerka ama kellida ayey dhaawacdaa, maaqaar cuncunna waa leedhahay, waxaa kale oo loo yaqaanaa *tretinoin*.

retinol *n.* fiiri (eeg) vitamin A.

retinopathy *n.* cilado badan oo ku dhaca xuubka salka u ah isha, taasoo yareeyaa araga indhaha. Waxay ka timaadaa dhaawac ku dhaca xididada dhiiga soo gaarsiiya xuubkaas, oo badanaa la arko marka cuduro halis ay jiraan sida cudurka aaydhiska, cudurka kaadi sonkorowga, kaasoo si gaar ah ugu dhaco xuubka indhaha.

retraction *n.* 1*(la xiriira dumarka dhalaaya)* murqaha ilma galeenka dib uga noqda qoorta, si ilmaha ay u soo baxaan. 2 *(la xiriira ilkaha)* ilig laga celiyo boos khaldan oo aay ka soo baxday, ayadoo lagu celiyo meel ka fiican meesha ay ka soo baxday.

retraction ring cadaadis gala wareega ay ku yaaliin murqaha gidaarada ilma galeenka gabalka kore iyo gabalka hoose, waqtiga ay ilmaha soo baxayaan oo murqahaas ay ku jiraan shaqooyinka kala baxa iyo is fidinta, taasoo si caadi ah loo arko marka ay foosha billaabato xiidmada murqaha gabalka kore waxay noqdaan kuwo gaab-gaaban, meesha gabalka hoose ay noqdaan kuwo dhaa-dheer, adag oo kala baxa, kuwaasoo sababa in ay dhalato wareeg aan caadi aheyn oo dhaliya in gabalka hoose ee ilma galeenka dillaaco, sida daraadeed ay haboon tahay in si deg-deg ah looga gaaro dhibaatada soo siyaadeysa. waxaa markaa qasab noqoneysa in qaliin ilmaha lagu soo saaro.

retractor *n.* qalab loo adeegsado qaliinka jirka marka la sameeynayo, gaar ahaan marka unug la kala qaadayo ama la kala furayo. noocyo badan ayaa leeyahay oo siyaabooyin badan loogu isticmaalo.

retro- *horgale;* tilmaama; gadaal-gadaal ama dhabarka danbe ee xubin.

retrobulbar neuritis barar iyo dhaawac ku dhaca dareen wade ka danbeeya birta madow ee isha, kaasoo dhaliya araga oo mugdi gala, hadii aysan cuduro kale jirin waa ay iska reeysataa, aragana caadi ku soo noqdaa.

retroflexion *n.* unug ama xubin kamid ah oo gadaal-gadaal isku gediya, roga. gaar ahaan ilma galeenka oo qeybtiisa kore gadaal isku gediya, roga.

retropulsive *n.* qof gadaal-gadaal raba inuu u socdo, waa astaanta lagu garto cudurka xasuusta maskaxda ka lumiya.

retroversion *n.* meesha ilma galeenka uu ku yaal oo aan aheyn booskii caadiga ahaa, taasoo ah mid gadaal-gadaal u jan-jeera siiba xaga malawadka, meesha laga rabo inuu ilma galeenka joogana ay tahay xaga kaadi haysta.

retrovirus *n.* jeermis, fayrus noole ah oo hal unug ka kooban kaasoo haysta walax caawiya hiddo wadeyaasha jirka, sida daraadeed jeermiskaan waxa uu awood u leeyahay in mid hiddo wade haysta isku badella oo unugyada uu galo la mid noqda. Waxaa jeermiskaan lagu eedeeyaa inuu dhaliyo noocyo kamid ah jirrooyinka kansarka iyo inuu hoos u dhogo unugyada dhiiga difaaca.

retrusion *n. (la xiriira ilkaha)* daanka hoose oo gadaal u ceshan. Booska ilko qaarkood ay ku yaaliin oo gadaal u riixan.

Rett's syndrome jirro gabdhaha da'da yar ku dhacda oo lagu qeexo, dhaqdhaqaaq iyo ka fogaansho ay ka fogaadaan la dhaqanka iyo la noolaadka bulshada, caqliga iyo garaadkooda waa daciif, sida daraadeed waxay u baahan yihiin caawimaad ah xaga wax barsho.

Reye's syndrome jirro dhif-dhif loo arko oo hadii la arko, ku dhacda ilmaha da'da yar. Taasoo lagu qeexo, dhaawac iyo barbarar ku dhaca xuubabka maskaxda, waxaa sii wehliya beerka oo shaqadiisa joojiya. badanaa jirrada waxay dhalataa marka ilmaha ay ka reesanayaan jirrooyinka jeermiska ka yimaada, oo isku badella jirradaan kale. daaweeyntiisa waxay quseeysaa in laga ilaaliyo biyo inay maskaxda galaaan si ilmaha ay u reeystaan, inkastoo la arkay geeri iyo maskax beel cudurkaan ka dhalatay, hadane ilmo ka kacay waa la arkaa. Lama yaqaano waxyaabaha sababa iyo waxa dhalin kara, laakin waxaa la eedeeyaa in ay ka danbeeyso asbariin la isticmaalo, sida daraadeed waxaa waano xoogan ah in ilmaha ka da' yar 12 sano aan la siinin kaniiniga aasbariinka ah, ilaa laga helo takhtar kale oo kugu waaniya isticmaalkiisa.

rhabdomyoma *n.* buro aan dhib laheyn oo si dhif-dhif ah loogu arko murqaha wadnaha iyo kuwa qalfoofta jirka.

rhabdomyosarcoma *n.* buro halis ah oo ka soo farcanta xiidmooyinka murqaha, taasoo ku dhici karta meel kasta oo muruq kaga jirta jirka.

rhagades *n.* dil-dillaac iyo jeexan lagu arko maqaarka jirka, gaar ahaan agagaarka afka ama meelaha kale jirka dhaqdhaqaaq badan sameeysa.

rhesus factor (RH factor) walax ku jiri kara ama aan ku jirin saqafka unugyada dhiiga, taasoo go'aamisa nooca dhiiga uu yahay. tusaale: hadii walaxdaan qofka unugyada dhiigiisa ay ku jirto, waxaa la dhahaa qofkaas nooca dhiiga waa (+). Qofka walaxdaan ay ka maqan tahay dhiigiisa waxaa la dhahaa nooca dhiigiisa waa (-). Sidaa daraadeed aad ayey muhiim u tahay nooca dhiiga in la ogaado nooca dhiiga walaxdaan ku jirto ama ay ka maqantahay, si qofka dhiiga lagu shubaayo aan dhib u imaan. Waxaa kale oo loo maleeyaa walaxdaan in ay ka danbeyso jirrooyinka dhiig burburka ilmaha dhasha lagu arko.

rheumatic fever (acute rheumatic) cudur gaar ahaan ku dhaca dadka da'da yar, taasoo ka soo kacda jeermis ku daaha xubnaha hab dhiska neef marka jirka. astaamaha ugu weyn oo lagu garto waxay tahay, qandho, xanuunka isgalka lafaha saa'id ah oo midba madka kale gaarsiiya, nabro wareegsan oo gaduud (casaan) ah maqaarka jirka ka soo baxa, waxaa kale oo la arkaa nabro soo kuus-kuusan aan xanuun laheyn oo ka soo baxa meelaha lafaha badan jirka kaga yaaliin, sida xusulka, dhaqdhaqaaq aan caadi aheyn oo lagu arko madaxa iyo adimaha, waxaa kale oo la arkaa barar ku dhaca murqaha wadnaha, furar daboola xididada wadna iyo xuubka ku dahaaran, xaaladan oo isku badesha mid joogta ah oo dil-dillaacisa dhaamaan xubnaha wadnaha ay taabatay taasoo sababta inuu wadnaha istaago. Jeermiska ugu horeeya waxaa daawo ahaan loo adeegsadaa jeermis dile sida *penicillin* nasashadana la badiyo, xanuunka isgalka lafahana waxaa loo adeegsadaa aasbariin. Maalmahaan danbe jirradaan waxaa loo maleeyaa in ay ka yaraaneeyso wadabada sedexaad, maxaa yeelay waxaa aad looga isticmaalaa daawooyinka jeermiska dila.

rheumatism *n.* jirro ah xanuun xad dhaaf ah oo lagu arko murqaha iyo isgalka lafaha jirka.

rheumatoid arthritis jirro nooc lafo xanuun ah, gaar ahaa isgalka lafaha faraha, curcurka gacant iyo ciribta lugta, kama danbeyna u sii gudbi karta jilibka, sinta iyo garabka. Runtii hadii uu jirka ku sii jiro wuxuu noqdaa mid aad ugu faafa dhamaan isgalka lafa, taasoo leh xanuun xad dhaaf. Waxaa lagu ogaadaa dhiig oo la qaado, markii la baaro hadii jirradaan jirto waa uu sheegaa iyo raajo lafaha la saaro waxay si cad ah u soo saartaa isgalka lafaha dhibka ka jira. Daaweeyntaa waxay quseeysaa in la isticmaalo daawooyinka xanuunka yareeya, hadii ay suurtagal tahayna waxaa la badellaa lafta isgalka xanuunka ka jira.

rheumatology *n.* maado takhasus ah oo quseeysa cilmiga baarida cudurada isgalka lafaha, seedadka isku haya iyo daaweeyntooda.

RH factor *fiiri (eeg)* rhesus factor.

rhinitis *n.* barar iyo dhaawac ku dhaca xuub dheecaaneed sal u ah sanka, waxaa sababi kara jeermis gala ama xasaasiyad jirka ku kacda.

rhinolith *n.* dhagax ku jira ama gala sanka.

rhinology *n.* qeybta caafimaadka quseeya barashada cilmiga cudurada sanka, daloolada neefta u marto iyo daaweeyntooda.

rhinomycosis *n.* jeermis noole jirro sanka xuubabkiisa gudaha ku dhaliya.

rhinophyma *n.* barbarar kuus-kuusan oo sanka ka soo baxa, gaar ahaan waxaa lagu arkaa raga. Qaliin in loo adeegsado ayaa ku haboon daawadiisa.

rhinoplast *n.* qaliin lagu saxo hab dhiska sanka, mararka qaarkeed waxaa la adeegsadaa carjaw ama laf meel kale oo jirka kamid ah laga soo gooyey oo markaas lagu kabo sanka.

rhinorrhoea *n.* dheecanada biyo-biyaha ah oo sanka ka soo qulqula watiga qabowga jiro.

rhinoscopy *n.* baarid sanka lagu sameeyo.

rhinosporidiosis *n.* jeermis sanka, isha, dhuunta iyo xubnaha taranka (guska iyo siilka) ku dhaco. waxaa sababa jeermis noole aan isha arag ah oo u badan wadamada aasiya. Waxaa xubnahaas ka soo baxa nabro biyo ku jiraan.

rhomboid *n.* laba muruq oo loo kale yaqaan mid weyn iyo mid yar oo ku yaal dhabarka jirka meesha labada garab u dhexaysa, waxay caawiyaan dhaqdhaqaaqa garbaha.

rhythm method hab ilma ka hortag, ama uur ka hortag ah, taasoo la adeegsado in naagta ay ninkeeda u galmooto maalmaha ugu horeeya marka ay dhiiga caadada istaago iyo maalmaha ugu danbeeya ee la sugu inuu dhiiga soo dhowyahay, waa arin aan la hubin oo guusheeda ay yartay, maxaa yeelay boqolkiiba labaatan iyo shan naagood ayaa uur qaada.

rib *n.* feer, lafaha xabbadka sameeya. Wuxuu jirka heystaa 12 lamaane saableeyda jirka ah.

ribavirin *n* daawo jeermis, fayrus ka hortag ah, oo aad wax uga tarta jeermisyada, fayrus hiddo wade iyo walxda caawiya unugyadooda ka sameeysan yahay, kuwaasoo cuduro ku rida unugyada jirka waaweyn sida, beerka hab dhiska neefta marto iyo hargabka fayruska keena. waxaa loo qaataa qiyaas yar oo afka lagu buufiyo ama xididada la qaato, dhibaatooyinka ay leedahay waxaa kamid ah neefta oo jirka ku xiranto jeermisyo, fayrusyo kale dhaliso, laakin tan ugu weyn waxaay tahay in ay lid ku tahay daawo looga hortago cudurka aaydhiska taasoo loo yaqaan *Zidovudine*. waxaa kale oo loo yaqaanaa **Virazole**.

riboflavin *n.* *fiiri (eeg)* vitamiin B$_2$.

ribonuclease *n.* falgal de-dejiye laga helo aasiidh ku jira unuga gudahiisa, kaasoo kala qeybiya walax caawiya hiddo wadaha unuga.

ribonucleic acid *fiiri (eeg)* RNA.

ribose *n.* sonkor dabacsan oo matar aan laheyn, taasoo ah mid ku jirta gudaha unuga isla markaana caawisa aasiidhka bu'da unuga iyo burburinta dheefta unuga.

ribosome *n.* walax ka kooban aasiidh caawiya hiddo wadeha iyo borootiin isugu tagay gudaha unuga, taasoo ah badanaa meelaha si gooni ah borootiinka unugyada ka yimaada.

ribozyme *n.* aasiidh maatar sita, oo matali kara falgal de-dejiye badella hab dhiska maatarkiisa ka kooban yahay. inta aan la aqoonsan aasiidhkaan maatareed waxaa loo haysan jiray dhamaan falgal de-dejiye waxay ka soo farcameen borootiino, laakin markii la helay aasiidhkaan maatareedka ah waxaa la ogaaday in hiddo wade kasta marka uu is badinayo uu u baahanyahay falgal de-dejiye iyo aasiidh caawiya. Sidaa daraadeed markii aqoonyahanada ay ogaadeen waxaa la xaliyey xujadii xernayd oo aheyd in laysku kaho falgal de-dejiye iyo borootiin. Aasiidh maatareet kaan cilmi baarid ayaa ku socoto oo ah in loo adeegsado burburinta cudurka aaydhiska, ayadoo laga baarayo hadii carqaladeyn lagu sameeyn karo hiddo wadeyaasha aaydhiska.

ricin *n.* sun dareere kiimikeed ah oo laga soo dhiraandhariyey dhir saliida la cuno laga soo dhuuqo, taasoo aad halis u ah oo qiyaasteeda yar ay qof naf ka qaadi karto. Markay jirka ay gasho waxay si toos u tagtaa xubnaha dheef shiidka, beerka iyo xididadiisa, waxay kale oo ay sababtaa cudurka cagaarshawga (indha caseeye), daqiiqad gudaheedana waxaa istaaga wadnaha iyo hab dhiska dhiig wareega jirka. Suntaan waxaay aad u dhibaato badantahay marka xididada lagu duro ama afka iyo sanka lagu buufiyo. Maalmahaan danbe waxaa loo baaraa in loo adeegsankaro si daawo ah, gaar ahaan daaweeynta cudurada kansarka ku dhaca dhiiga.

rickets *n.* cudur ilmaha ku dhaca, kaasoo ah mid lafaha ay yihiin kuwo aan adkeyn aad u jillicsan, taasoo sababta in lafaha ay noqdaan kuwo qalloocan oo si qaab daran u kora, waxa sababa waa fiitimiin D oo lafaha ku yar, taasoo dhalisa in lafaha aysan keydsan karin cusbada iyo macdanta jirka, waxaa si cad ah uga looga arkaa laf dheerta oo gud yeelata. Fiitimiin D yarida waxaa sababi kara nafaqo daro iyo ifka qoraxda jirka qaato oo aad u yar, kaasoo ah mid aad ugu muhiimsan lafaha iyo helida fiitimiin D.

rickettsiae (rickettsia) cayayaan yar yar oo aan dhaqaaq laheyn, kaasoo iska dhiga fayrus iyo jeermis, laakin sidooda oo kale ma karaan in ay is abuuraan ama ku noolaadaan dibada unugayada, sida fayruska iyo jeermiska oo awood u leh in ay ku noolaadaan meel ka baxsan gudaha unugyada. Badanaa waxay jirro ku ridaan xayawaanada duur joogta ah, inkastoo dadka ay ka qaadi karaan cudur aad halis u ah.

rickettsial pox cudur ku dhaca dooliyada (jiirka) kaasoo kaga yimaada cayayaan yar oo matala jeermis ama fayrus. Dadka dooliga (jiir) ayay ka qaadi karaan oo ku dhaliya, qandho, murqo xanuun iyo qabow gariir leh, wuxuu cudurkaan shabbahaa sida cudurka bus-buska oo kale, waa mid dabacsan oo socdo muddo 2 ilaa 3 asbooc.

rifampicin *n.* daawo jeermis dile ah oo loo adeegsado cudurka qaaxada. afka ayaa laga qaataa, calool xanuun ayaa caado u ah in ay keento. *Waxaa kale oo loo yaqaanaa* **Rifadin.**

Rift Valley fever jirro ka dhalata jeermis, fayrus ay soo gudbiyaan kaneecada, waxaa jirradaan lagu arkaa dadka ku nool afrikada bari, wuxuuna shabbahaa sida hargabka, ifilo oo kale.

rigidity *n. (la xiriira dareenwade maskaxda)* adeega adimaha jirka muujiyaan, marka ay diidayaan dhaqaaq qafiif ah, dabacsan. Waa astaata lagu garto cudurada maskaxda, gaar ahaan midka xasuusta qaada.

rigor *n.* qandho ku soo bood ah oo aad u daran, taasoo wadata dhaxan qarqaryo leh oo lala gariiga, heerkulka jirka kor u qaada. waxay sababtaa in lala dhididda oo kuleyl la dareemo.

rigor mortis ad-adeega taagan uu jirka noqdo marka ay nafta ka baxdo. waxaa sababa isbadelka kiimiko ee jirka ku dhacay muddo 24 saacadood kadib adeega waa qarsoomaa.

ringworm (tinea) *n.* jeermis maqaarka jirka ku dhaca, taasoo ka soo baxa nabro warwareegsan cambaar shabbaha. waxaa keena il-ma' arag taabashada xoolaha la qaado. Badanaa waxay ku dhacdaa basada madaxa iyo faraha cidiyadooda, waxaa daawo u ah in afka laga qaato daawooyin ka hortaga sida, *griseofulvin* iyo *terbinafine*. oo aad wax uga tara.

risus sardonicus ilko isku xogid aan caadi aheyn oo ka timaadaa murqaha wejiga oo aan sidii la rabay u dhaqdhaqaaqin, si gaar ahaan waxaa loogu arkaa jirrooyinka tetanada.

RNA (ribonucleic acid) aasiidh laga helo bu'da unuga iyo dheecaanada ku dhex jira. Waxay shaqadooda tahay soo saarka iyo kala qeybiska borootiinada unugyada.

rod *n.* mid kamid ah laba unug ileyska ifka dareemi og oo ku yaala xuubka salka u ah bikaaca (birta) isha. Bani adaamka waxay isha ku haystaan qiyaas ahaa 125 malyan oo unugaan ah, kaasoo muhiim u ah araga isha.

rodent ulcer *fiiri (eeg)* basal cell carcinoma.

Romanowsky stains kooxo dareere aasiidh midabeysan ka sameeysan, kaasoo loo adeegsado diyaarinta unugyada la rabo in lagu fiiriyo qalabka lagu arko il-ma'aragtada. Waxay unugyada u yeeshaa midabbo lagu kala garta oo loo kala magacaabi karo, hadba ayadoo la tixraacaya midabka uu unuga leeyahay.

root *n.* 1 *(la xiriira dareenwade maskaxda)* xiidmo xidido dareen wadeyaal oo ka soo farcama laf dhabarka. Waxaay laf dhabarka haysataa 31 lamaane dareen wadeyaal ah, horaarka iyo gadaasha ku leh xiidmo, kaasoo ku kooban unuga dareenka, xiidmada waxay ku kulmaan xariga lafdhabarka banaankeeda si ay u sameeyaan dareen wadeyaal wada jira. 2. *(la xiriira ilkaha)* ilig aan daboolka ku dheehan laheyn oo laf xiidmo ka sameeysan ku dhegan. 3 jirrid unug kaskasta salkiisa ugu hooseeya ee ka soo unkamaan ka soo farcamaan.

root canal treatment hab loo soo bixiyo ilig kala jabtay, ayadoo gudaha iligta la nadiifinayo, qaabna loo yeelayo, kadib meesha kala jabtay la buuxiyo. Ma ahan hawl hal maalin ku dhamaato ee waa mid waqti qaadata.

root filling marxalada ilig buuxiska lagu jiro, waqtiga iligta kala jabtay hawlsha laga haayo.

roth spot meel midab cadaan iyo gaduud isku jir ah oo lagu arko xuub sal u ah isha, waxaa sababa dhiig bax ka soo qulqula isha taasoo ka timaada jeermis isha ku dhaca.

-rrhagia (-rrhage) *dabagale;* tilmaama; wax jirka si qulqul ah uga soo daata. Tusaale: *haemorrhage*= dhiig bax. *menorragia*= dhiiga caadada si xad dhaaf ah u socda.

-rrhaphy *dabagale;* tilmaama; tollid, tollis laysku tollo xubno jirka laga qaley. Tusaale: *herniorrhaphy* = sheelo qalid kadib laysku tollo.

-rrhexia *dabagale;* tilmaama; xuub kala dillaca, kala go'a.

-rrhoea *dabagale;* tilmaama; dheecaan unug kamid ah jirka ka soo daata. Tusaale: *rhinorrhoea* = dheecaanada sanka ka soo daata.

rubber dam *n.* caag qafiif ah oo ilkaha lagu kala ilaaliyo, markii shaqo laga haya oo daawo lagu wado.

rubefacient *n.* daawo maqaarka jirka ku dhalisa gaduudasho (casaan) iyo diiran ama qandac. Badanaa waxaa loo adeegsadaa murqo xanuunka jirka.

rubella *n. fiiri (eeg)* German measles.

rubeola *n. fiiri (eeg)* measles.

rubor *n.* gaduudasho (casaan) gaar ahaan meel barar galay. Afar nooc ayaa jirta oo lagu tilmaamo dhibka gaara xuubabka jirka, mid waa *rubor (gaduudasho)* sedexda kale waxay kala yihiin, *calor (kuleel), dolor (xanuun) tumor (barar ama buro).* Bararka gaduudan (casaan) ee xubnaha wuxuu ka yimaadaa cabbirka xididada yaryar oo ka hoos yaala bararka oo weynaada, taasoo dhalisa dhiig inuu iska buuxiyo.

rumination *n. (la xiriira cilmi nafsiga)* fakar ku dheygag, maskaxda ay ku dhegto hal fakar, kaasoo soo noqod-noqod ku ah maskaxda. Bukaanka wuxuu dareemaa cadaadis caqliga ah iyo niyada jab, diiqadda ka haysata xasuus la'aanta uusan karin inuu soo xasuusto dhacdooyinkii dhacay goor hore, taasoo uu weli ku jirto dareen ah danbi dareemid.

rubture *n.* dillaac, unug ama xidid kala dillaca, gaar ahaan sheelada.

Russell-Silver syndrome xaalad lagu dhasho oo lagu qeexo xubno gaab-gaaban, weji leh qaab sedex xagal ah iyo guud ahaan qaab dhiska jirka muuqaalkiisa oo qal-qallooc ah.

Russian sping-summer encephalitis jeermis, fayrus shabbaha kan hargabka dhaliya oo ku dhaca maskaxda iyo habdhiska dareenwadka, kaasoo lagu arko wadanka ruushka iyo yurabta dhexe. Waxaa dadka ku qaadaan cayayaanada jeermiskaan sida marka ay qaniinaan dadka, ama la cabo caanaha ariga qabi kara jeermiskaan. jirrada waxay ku dhacdaa xuubka daboolo maskaxda, taasoo sababta in cuuryaan laga noqdo qaarka danbe ee jirka, laga billaabo qoorta wixii ka hooseeya, badanaana waa halis geeri sababta. Waxaa looga hortigi karaa tallaal.

Ryle's tube tuubbo aad u qafiifsan oo caag ka sameeysan, taasoo loo adeegsado in dheecaan laga soo qaado caloosha ama cunto loo mariyo caloosha, ayadoo afka ama sanka la mariyo.

S

Sabin vaccine tallaal afka laga qaata oo looga hortago cudurka daacuun calooladka. Waxaa laga soo dhiraandhariyaa jeermiska dhaliya cudurkaan, si markuu jirka tago uu ugu diyaar garowbo mustaqbalka markuu cudurka yimaado.

sac *n.* kiish ama hab dhis qaab boorso oo kale leh, badanaa waxay u badan yihiin dabada uguyada daloolka leh, sida sababka, isha iwm.

sacahar- (saccharo-) *horgale;* tilmaama; sonkor.

saccharide *n.* sonkor dabacsan oo laga helo tamarta nafaqada.

saccharine *n.* macaaniye (macayn), loo adeegsado in ay isticmaalaan dadka kaadi sonkorowga qabo, inkastoo uu la mid yahay sonkorta macaan ahaan, laakin wax tamar ah ma haysto, kulkana waa ku dhalaalaa, sidaa daraadeed laama isticmaalo in wax lagu karsado.

saccharomyces *n. fiiri (eeg)* yeast.

saccula *n.* laba kiish ama boorso oo kale unugyo u sameeysan oo aad u yaryar, waxay ku yaaliin bartamaha xubnaha dhegta, waxay shaqadoodu tahay isku dheelitirka dhaqdhaqaaqa jirka iyo inay maskaxda u sheegaan booska madaxa taagan yahay.

sacral nerve shan lamaane dareen wade oo laga helo xariga laf dhabarka, taasoo gala labo kiish oo bartamaha dhegta ku yaala. Dareen wadkaan, waxay dareen iyo dhaqdhaqaaq ku dhaliyaan qaarka kore iyo qaarka hoose ee lugta iyo agagaarka xubnaha taranka (guska iyo siilka) iyo futada.

sacrum *n.* daba jaqda, meesha laf dhabarka ugu danbeyso oo leh qaab sedex xagal shabbaha taasoo ka kooban shan ricir oo toda ugu hooseeysa ku dhegan tahay lafta sinta, misigta (fiiri masawirka tusmada).

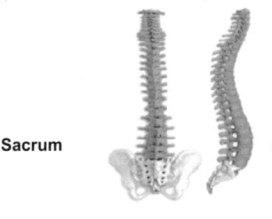

Sacrum   daba jaqda

SADS (seasonal affective disorder syndrome) jirro bukaanka ay hayso la sheegay inuu la jirrado hadba xiliga lagu jiro sida uu yahay. hadii xiliga qabowga jiro bukaanka wuxuu noqdaa qof murugeysan, caajis iyo hurdo badan, cunto badan cuna, caqli yari iyo qun yar socod noqda. Laakin markii lagaaro xiliga kuleeylka dhamaan xaaladaan dhan waa dhamaadaan.

safe period maalmaha dhiiga caadada maqan yahay oo in ilma caloosha hooyada galaan aan suurta gal aheyn. Guud ahaan waxay arintaan dhacdaa bartamaha waqtiga caadada maqantahay, taasoo dumarka badankooda ka war hayaan oo waa suurta gal in la xisaabiyo maalinta ugu horeysa caadada iyo maalinta ugu danbeyso oo galmada (wasmo) aan sababin uur qaad.

sagitall *adj.* tilmaam lagu sameeyo dhexda jirka ee u dhaxeysa bidix iyo midig.

salbutamol *n.* daawoo loo adeegsado daaeeynta cudurka neefta, xiiqda, ama jirrooyinka sanbabada ku dhaca. Afka ayaa laga qaataa ama sida irbada (duro, mudo) iyo in afka lagu buufiyo, waxay keeni kartaa warwareer, qaraw iyo wadne garaac xad dhaaf ah, gaar ahaan markii qiyaas badan la qaato. *Waxaa kale oo loo yaqaanaa* **Ventolin**.

salicylin acid daawo dhalisa maqaar dillac iyo diir ka dhac, taasoo burburisa jeermiska maqaarka ku dhaca oo sababta roqorta iyo fin doobka. sida kareemada oo kale ayaa loo isticmaalaa, waxaa laga yaabaa inay xasaasiyad maqaarka ku dhaliso.

saline *n.* dareere milan oo 0.9% cusbo ku jirta, taasoo loo adeegsado inay isku qasto tijaabooyinka la baarayo iyo daawooyinka la qaato.

saliva *n.* candhuuf, calyo.

salivary gland qanjir soo saara candhuuf, calyo. sedex nooc ayaa jirta, mid ku yaal daanka korkiisa, mid ku yaal carabka hoostiisa iyo mid ku yaal dhuunta hoosteeda. waxay ka jawaab caliyaan marka wax la dha-dhamiyo, wax la uriyo ama cunto lagu fakaro.

Salk vaccine tallaal looga hortagu cudurka daacuun caloolaadka. Waxaa loo adeegsadaa in ay daaweeyso cudurka, laakin aan waxba daciif ka dhigin jeermiska sababa.

salmeterol *n.* daawo loo adeegsado daaweeynta cudurka neefta, xiiqada daran, afka ayaa lagu buufiyaa, waxaa laga yaabaa in ay keento xaalada inay ka sii darto iyo inay hoos u dhigto macdanta dhiiga.

salmonella *n.* cayayaan il-ma'arag ah oo lumaaxa, kaasoo ku jira mindhicirka dadka iyo xoolaha, intabbana ku sababa cuduro halis ah. Waxaa laga qaadaa cunida hilibka xoolaha oo aan si fiican loo karin iyo sonkorta la qamiiriyo.

salping- (salpingo-) *horgale;* tilmaama; 1. tuubbada ugxaanta dumarka marto, 2. tuubbo maqalaka dhegta caawisa.

salpingectomy *n.* qaliin lagu soo saaro dhamaan tuubbada ugxaanta dumarka marta. Qaliinka wuxuu quseeyaa laabada tuubbo oo idil la wada saaro si ilmaha caloosha gala loo joojiyo. sababtoo ah hadii ugxaanta ay weydo meel ay u marto ilma galeenka, waxaa istaaga ilmaha caloosha gala, oo markaa uur ma yimaado.

salpingitis *n* barar iyo dhaawac ku dhaca xubnaha jirka ee qaab tuubbo u sameeysan. Waxaa si gaar ah loogu adeegsadaa, labada tuubbo ee ugxaanta dumarka u marto ilma galeenka, waxaa sababa jeermis kaga yimaada

263

ilma galeenka ama siilka, oo soo raaca habdhiska dhiiga wareegiisa, xanuun badan ayaa ka yimaada qaarka danbe ee ubucda, waxaa dhici karta in lagu kaho mindi jiiddo, taasoo sababta in jeermiska uu ku faafo dhamaan xubnaha ka agdhow agagaarka tuubooyinkaa. Teeda halista ah waxay keentaa in tuubbada ay jeexanto oo is xirta, markaa bukaanka ma awoodo in ay ilma galaan caloosha. Waxaa lagu daaweeyaa daawooyinka jeermiska dila, hadii ay sii socotana waxaa haboon in la qalo tuubbada dhibka ka jira.

salt depletion cusmo badan oo si xad dhaaf ah jirka uga dhamaata, waxaa dhalin kara dhididka badan, shubanka, mataga ama dheecaanada ka soo daata dhaawaca jirka gaara. astaanta ugu weyn waa murqaha oo daciif ah iyo qabsiga badan ee murqaha, waxaa si joogta ah loogu arkaa dadka ku nool meelaha cimilada kululshahay. Waxaa daawo u ah in la isticmaalo daawooyinka cusbada laga sameeyey.

sangui- (**sanguino-**) *horgale;* tilmaama; dhiig.

sanguineous *adj.* dhiig leh, walax dhiig ku daata, xuub dhiig ku daboolan (xuubka oo idil dhiig ka wada buuxa).

saphena *n. fiiri (eeg)* saphenous vein.

saphena vera ballaarnimo oo aan caadi aheyn oo lagu arko xiidmo xidida ah dabadooda danbe oo ku yaala gumaarka.

saphenous nerve xiidmo dareen wade weyn oo ka soo farcama dareen wadka bowdada oo hoos uga dhaadhaco ilaa lugta, kaasoo dareen siiyo dhamaan qaarka hoose ee lugts.

saphenous vein laba xidid oo is bar-bar yaala midkood, kaasoo dhiig ka soo qaada cagta oo soo gaarsiiya lugta. Labadooda midka dheer oo ah xididka ugu weyn jirka, waxa uu ka soo billaabmaa cagta, lugta ayuu soo maraa ilaa uu ka soo gaaro gumaarka, meeshaas oo uu kula kulmo xidid bowdada ka yimid. kan gaabana lugta gadaal ayuu ka maraa ilaa uu gaaro jilibka dabadiisa.

sapraemia *n.* dhiiga sumeeysan oo ka yimaada jeermis sun ku dhaliya, taasoo ah mid noole ah ama aan nooleyn.

sarc- (**sarco-**) *horgale;* tilmaama; hilib-hilib ah, xuub hilib oo kale u qaab eg una jilcan ama muruq.

sarcocele *n.* buro dhamaanteed hilib ka kooban, gaar ahaan tan xiniinyaha raga lagu arko.

sarcoid *n. 1.* hilib-hilib. *2.* buro hilib-hilib u sameysan.

sarcoidosis *n.* jirro joogta ah oo la ogeyn meesha ay ka timid. Taasoo ah in qanjiro ku yaal jirka qaarkiisa ay noqdaan wax soo kuuskuusan oo qaab hilib ah yeesha, waxaa si gaar ah loogu arkaa beerka, sanbabka, xuub yar oo beerka ka hooseeya abuura dhiiga jirka, qanjirada canfhuufta iyo maqaarkaba. Astaanteeda waxay shabbahdaa cudurka qaaxada, dadka daawo lagu billaabo sedex markuu loo dhigo laba waa ay ka kacaan jirradaan.

sarcoma *n.* nooc kasta oo cudurka kansarka ah, kaasoo ku dhaca xuubnaha isku xira unugyada jirka. kuma eka oo keliya unugyada ee wuxuu ka soo koraa xuubabka unugyada sameeya, meel walba oo jirka kamid ah ayaa ku dhici karaa.

sarcoma botryoides *fiiri (eeg)* carcinosarcoma.

sarcomatosis *n.* kansarka ku dhaca xubnaha jirka isku xir-xira oo jirka ku faafa, gaar ahaan habdhiska dhiiga. Waxaa lagu daaweeyaa daawooyinka kala ha *cyclophosphamide, ifosfamide, vincristine, actinomycin D, methotrexate, doxorubicin.* Saadaasha looga reeysado ma wanaagsana.

sarcoplasm (**myoplasm**) *n.* dheecaanka bu'da unugyada murqaha. Kaasoo ah mid aad u adag oo unugyda isku haya.

sarcoplastic reticulum hishiis ka dhaxeeyo laba dheecaano bu'da unugyada murqaha ku jira, kuwaasoo mid qaab xiidmood ah u eg kan kalena tuubbo shabbaha, hishiiskaan aad ayuu muhiim ugu yahay shaqada, kala baxa iyo dhaqdhaqaaqa murqaha.

sarcoptes *n.* cayayaan yar oo sida ukunta oo kale u qaab eg, kaasoo dharka iyo boorka guriyaha lagu arko. Wuxuu dadka ka galaa daloolada maqaarka korkiisa, meeshaasoo ugxaantiisa dhigaa, markaas ayuu sababaa cuncun ka horeeya cudurka isnadaamis.

sarcostayle *n.* xiidmo murqo oo isku xiran.

saucerization *n. 1.* qaliin lagu gooyo xuub dul kora meel dhaawac gala si ay u reeysashada dhaawacaas u billaabato. 2. ricir (lafta lafaha laf dhabarka sameeysa) dillaac gala oo kaga yimaada cadaadis fuula.

Sayre's jacket jaako, jaakeet, koor jeesada kabniinka lafaha lagu kabo, laga sameeyey oo feeraha xabbadka lagu xiro, si ay u taageerto lafdhabarka marka ricirka jab galo ama cudur gaaray, gaar ahaan cudurka qaaxada ama kuwa kale oo ka daran.

scab *n.* dhiig qalala oo aad u adag, kaasoo ka dul sameeysanta nabar ama dhaawac inuu reeysto billaabay.

scabicide *n.* daawo loo adeegsado inay disho cayayaanka yar oo sababa maqaar cuncunka isku badelli kara cudurka isnadaamiska.

scabies *n.* isnadaamis, jirro maqaarka jirka ku dhacda oo leh cuncun aad u daran, nabro yaryar oo af gaduudan (cas) wata, oo jeermis ku xigeen ah, cuncunka habeenkii ayuu u daranyahay. Waxaa dhaliya cayayaan yaryar oo dharka iyo maqaarka dadka gala. Midka dhediga ah ugxaanta ayey dhigaan maqaarka kore ee dadka, markaas ukuntooda meeshaas ku dillaacdaa, taasoo si sahlan ay dadka ku kala qaadi karaan, sida marka ay istaabtaan. cuncunka badan waxay cadeysaa xasaasiyada loo yahay cayayaanka jirka galay iyo ugxaantiisa. Meelaha si caadi ah loogu arko cuncunka iyo nabraha waa maqaarka ku yaal faraha gacanta dhexdooda, agagaarka guska ku yaal iyo ibta naaska. Waxaa daawa u ah daawo disha cayayaanka oo loo yaqaan *scabicide,* taasoo sida kareemada oo kale loo marsado, dhamaan jirka oo idil qoorta ilaa lugaha la mariyo.

scald *n.* gubniin, gubin ka timaada wax kulul jirka lagu daadiyo, sida biyo kulul lagu shubo.

scale *n.* maqaar dhacsi, xuub ka soo daata maqaarka jirka qaleel noqday. Dadabka ilkaha laga xoqo, nadiifiyo.

scalenus *n.* mid kamid ah afarta muruq ee qoorta afarteeda gees ku yaal ilaa garbaha, feerta kore iyo xaga lafdhabarka.

scalenus syndrome (thoracic outlet syndrome) murqo xanuun, gaar ahaan murqaha qoorta inta ay ka kooban yihiin, kan xabbadka ku isugu jira xiidmo is haysata iyo mid dhaqaaqa qaarka hoose ku yaal, waxaa kale oo lagu arkaa murqaha gacanta, ilaa ay ka noqdaan kuwo gurma oo booskooda ku dhamaada isla markaanaa aad u xanuuna.

scan *n.* hab xirfadeed oo adeegsado in jirka lagu baaro, ayadoo la isticmaalaya kumbuyuutar masawireed mawjadaha korontada quwad u yeesha, qofka markuu dhexmaro unugyada jirka oo idil banaanka soo saarta sawir ahaan.

scapoid bone lafta qaansada oo kale u qaab eg oo ku taala inta u dhaxeysa suulka farta gacanta iyo curcurka, jalaqleyda badanaa waa meesha dhaawaca u badan marka la dhaco

scapula *n.* laf sida saxanka oo kale u fidsan, taasoo sal u ah garabka hore iyo gadaal. Waxay leedahay qaab sedex xagal ah oo kale kaasoo fududeysa dhaqaaqa lafaha garabaha.

scar *n.* xagtin, jeex, meel jirka dhaawac ka gaaray oo calaamad yeelata.

scarlet fever cudur aad halis u ah oo si sahlan laysaga qaado, badanaa waxaa u badan ilmaha uu ku dhaliya jeermis il-ma'arag ah, sida lagu kala qaado waa taabashada iyo qufac ama caano jeermiska ku jira. Waxaa astaan u ah qandho, matag, dhuun xanuun iyo nabro gaduudan (cas) oo korka ka soo yaaca, gaar ahaan xabbadka, dhabarka, gumaarka, adimaha iyo qoorta, waxaa kale oo ay gaaraan carabka. Daawo waxaa marwalba u ah, kuwa jeermiska dila. Caafimaad ahaan waxaa loo yaqaanaa *Scarlatina.*

scat- (scato-) *horgale;* tilmaama; saxaro, xaar.

SCC *fiiri (eeg)* squamous cell carcinoma.

Scheuemann's disease carjaw is xoq, ama dhamaad quseeysa ricirka (lafaha laf dhabarka sameeya). xaaladaan badanaa waxaa lagu arkaa dadka da'da yar, oo ay ku dhalisaa laf dhabar xanuun, ayadoon dhib gaarsiin laf dhabarka ayey iska reeysataa.

Schick test baarid lagu ogaan karo hadii qofka uu ku dhici karo cudurada hab dhiska neef marka, waxaa la sameeyaa jeermiska sababa cudurkaan ayaa lagu duraa qofka, hadii meesha laga duray ay soo bararto, qofka halis ayuu ugu jiraa cudurka inuu ku dhaco, sidaa daraadeed waxaa haboon in laga tallaalo.

Schilling test baarid lagu ogaado qofka hadii uu jirkiisa ku jiro fiitimiin B_{12} ku filan, ama mindhicirkiisa soo saari karo, afka ayaa laga siiyaa fiitimiin B_{12}, kadib waxaa la uruuriyaa kaadida uu kaadiyo qofka, muddo 24 saacadood ah wax walba uu kaadiyo caag ayaa lagu shubaa, kadib waxaa tijaabo laga qaadaa kaadida inta fiitimiin B_{12} ku jirta, hadii qofka si caadi ah uu u soo saaro 10% fiitimiinka B_{12} la siiyey waxaa la dhahaa qofkaas wax daawo ah uma baahna, laakin hadii ay ka yartahay inta uu soo saaro 5% waxaa la dhahaa qofkaas dhiig yari ayuu qabaa.

schisto- *horgale;* tilmaama; dillaac, kala go'an.

schistoglossia *n.* carabka oo kala dillaaca, ama si dheer dhexda u kala go'a. hadii ay tahay mid lagu dhasho, waa la daaweeyn karaa, laakin hadii ay tahay mid cudur ku dhasha waxay noqotaa mid joogta ah oo aan waxba laga qaban karin.

schistosoma (bilharzia) *n.* cayayaan aad u yaryar oo gooryaano iyo il-ma'aragto isugu jira. kuwaasoo si gooni ah loogu magacaabo dhiig jeceyl ama dhiig gale, aad ayey halis u yihiin oo waxay sababaan cudurada ugu qatarsan ee lagu arko wadamada kulul. aduunka wadamadiisa sedexaad ayey u badan yihiin.

schistosomiasis (bilharzia) *n.* cudur wadamada kulul lagu arka oo ka dhasha cayayaan yaryar iyo gooryaano isku jir ah oo loo yaqaan cayayaanka dhiiga jecel. waxay ku nool yihiin meelaha wasaqda ku badan oo biyaha la isticmaalo ayey soo raacaan, gaar ahaan qofkii ku qubaysto biyo ay ku jiraan, jirka ayey galaan kadib u mulaaxaan mindhicirka xididadiisa dhiiga ama xididada dhiiga kaadi hayeha. ukuntooda waxay dhalisaa dhiig yari, xuubabka jirka dillaac iyo jeex-jeex noqdaa, shuban iyo axal badan la yimaado, unugyada beerka iyo xuub ka hooseeya oo dhiiga abuura oo aad u barara iyo kaadi hayeha oo jeermiska gaara, taasoo dhalisa in kaadida dhiig lagu arko, oo waxaa dhici karta in kaadi hayeha kansar ku dhaco. Waxaa daawo u ah in la isticmaalo daawooyin badan oo ay kamid yihiin *stibophen, niridazole, praziquantel.* Kuwaasoo aad wax uga tara.

schizogony *n.* marxaladaha ay maraan jeermiska tarma. Tani waxay ka dhex dhacdaa beerka ama unugyada dhiiga gaduudan (cas). Jeermiska gaar ahaan kan ka yimaada kaneecada (duumo) waa ay koraan oo isbadiyaan ayagoo la yimaada noocyo badan oo kala duwan, kan dhiiga ku dhex tarma wuxuu la yimaadaa qandho.

schizont *n.* mid kamid ah marxaladaha ka dhasha taranka jeermiska jirka gala.

schizonticide *n.* daawo loo adeegsado in ay disho noocyo kamid ah jeermiska ku tarma unugyda dhiiga gaduudan (cas) iyo beerka.

schizophrenia *n.* jirro waali aad halis u ah, oo quseeysa sida uu qofka u fakaro, qiyaali iyo qiirada xaqiiqda ka fog maskaxda ku haysto. bukaanka wuxuu aaminaa in caqliga iyo fakarka uu qabo uu yahay mid ay dad kale la wadaagaan ama ay xakumaan, wuxuu noqdaa mid bulshada ka dheer, tamar iyo awood yari aan bixin, rajada uu nolosha ka qabo ay tahay mid yar iyo maan gaabnimo. Astaanta lagu garto aad ey u sahlan tahay, waxay u badantahay in dadka da'da yar ay bulshada ka dheeraadaan, qof isku mashquulsan ayey noqdaa oo wax walba ka baqda. Daawooyinkeedana waa la mid oo si sahlan ayaa loo helaa, waxaa intaa sii dheer ceqli celin iyo taageerida reerka ayaa u muhiimsan.

sciatica *n.* xanuun laga dareemo qaarka danbe ee dhabarka, cajirada banaanka jira, lugta iyo cagaha. Waxaa badanaa keena carjaw fidsan oo u dhaxaysa ricirka (lafaha laf dhabarka sameeya) oo xumaata ama banaanka uga soo baxda booska ay ku jirto, taasoo ciriirisa qaarka danbe ee lafaha. Waxaa dhici karta ayadoo aan la ogeyn in ay timaada, sida ayadoo diyaar la aheyn wax culus kor loo qaado ama gadaal leysku qalloociyo ayadoon diyaar loo ahayn, taasoo keeni karta xanuun xad dhaaf ah, daciifnimo qaarka danbe ka timaada iyo kabaabyo lugaha ah. badanaa waxaa daawo u ah nasahada badan, sariirta dhabar-dhabar loogu seexdo, hadii xanuunka uu sii jiro waxay noqotaa in aan laga maarmin qaliin ku daaweeyn, taasoo ah in qala oo carjawda dhibka ka jira la soo saaro, laakin waa mid hawl badan u baahan oo shaki aan ku jirin in ay wax ka tarto.

scirrhous *adj.* Tilmaamid lagu sameeyo borooyinka kansarka ka yimaada oo taabashada ay tahay wax sida dhagaxa oo kale u adag. badanaa waxaa lagu arkaa nooca ku dhaco naasaha oo tabashadooda muujiya meel adag.

scelra *n.* xuubka cad ee isha, meesha ka danbeysa bikaaca (birta) madow.

scelerectomy *n.* qaliin lagu sameeyo xuubka cad ee isha meesha madow salka u ah.

sclerosis *n.* xuubabka jirka oo aad u adkaada, kadib markii ay dillaacaan ama xagasho ku dhacda oo ka imaan kartaa barar gala xuubabka iyo waayeelnimo timaada. Xubno kasta oo jirka kamid ah ayey ku dhici kartaa, waxaa ugu daran xuubabka maskaxda iyo murqaha jirka, taasoo sababi karta cuuryaanimo.

sclerotherapy *n.* hab lagu daaweeyo xididada ballaarta oo soo kuus-kuusan, gaar ahaan waxaa lugu arkaa xididada lugaha. daaweynta waxay quseeysaa in dareere dhiba xididada lagu duro, taasoo sababta in dhiiga mara meelahaas ay xinjiro noqdaan, kadib xididada ka yareeya ballaarka ay yihiin. Waxaa kale oo habkaan loo adeegsankaraa daaweeynta jirrada baabasiirka.

screening test *n.* baarid caafimaad sahlan. Taasoo quseeysa in dad badan oo caafimaad qaba baaris loo fidiyo, si looga ogaado dad qabi kara cuduro qarsoon. Badanaa waxaa lagu sameeyaa dumarka looga cabsi qabo dhibaatooyinka ilma galeenka iyo waayeelada laga filo jirrooyinka halista ah.

scrofula *n.* nooc cudurka qaaxada ah oo ku dhaca qanjiro ku yaala qoorta, taasoo dhalisa in ay nabro malax ku jirta ka soo baxda qoorta. Hadii aan la daaweeyn waxaa dhalaneysa in nabrahaas dillaacaan, dheecaanada xanuunka leh qoorta ka soo daataan, oo qoorta ku reeba callaamad jeex-jeex ah marka ay reeysato. daawo waxaa u ah in dhamaan daawooyinka ka hortaga cudurka qaaxada la adeegsado.

scrotum *n.* laba tuubbo oo qaabka kiishka oo kale u sameeysan, kuwaas oo isku haya labada xiniinyo ee raga.

scurvy *n.* cudur ka dhasha fiitimiin C oo jirka ku yar. Astaanta ugu horeysa oo la arko waxay tahay cirridka barar isla markaana dhiig bax billawda, nabro yaryar oo mararka qaarkeed dhiig baxa ayaa ka soo baxa madaxa meesha timaha ka soo baxaan. Waxaa daawo u ah in la adeegsado fiitimiin C oo xaalada sidii hore ka dhiga.

seasickness *n.* fiiri (eeg) travel sickness.

Seasonal affective disorder syndrome *fiiri (eeg)* SADS.

sebaceous cyst boog ka soo hoos baxda maqaarka ka hooseeya wejiga, qoorta iyo tuubbooyinka isku unugyada waaweyn ee jirka, waa mid aad u adag oo af leh, badanaa waxaa daawo u ah in qaliin lagu gooyo.

sebaceous gland qanjiro yar yar oo maqaarka hoostiisa ku safan, waxay shaqadoodu tahay in ay saliid jirka u soo sameeyaan. Qeybo kamid ah waxay aad u shaqeeyaan marka waqtiga qaangaarka la galo.

seborrhoea *n.* qanjiro maqaarka hoostiisa ku safan oo dheecaano saliideysan kor u soo deeya, taasoo ah mid xad dhaaf ah, waxay sababtaa in agagaarka sanka labadiisa dhinac ka soo baxaan nabro aad u yaryar (finan) waxaa si caadi ah loogu arkaa dhalinyarada qaangaarka galay.

sebum *n.* walax saliid oo kale u dheg-dhega oo maqaarka dul kora, ayagoo ka soo baxaya daloolada yaryar ee maqaarka korkiisa ku yaal oo timaha ka soo baxa, waxaa walaxdaan ay ka yimaadaan qanjiro ka hooseeya maqaarka jirka. waxay badanaa hor istaagaan biyaha jirka ka soo baxa, waxaa kale oo ay haystaan walax ka hortagta jeermiska jirka soo geli kara.

secretin *n.* hoormoon ka yimaadaa mindhicir yaraha, marka cuntada aashitada ku jirto ay soo dhaafto caloosha, si ay uga hortagaan gaaska caloosha ku dhici kara.

secretion *n.* **1.** hawl qanjir uu qabta oo quseeysa in dhiiga, dheecaanada iyo xuubabka jirka ay ka saaraan wasaqda, ayagoo adeesanaya kiimiko u sahalsha wasaq ka saarka jirka. **2.** Walax dareere ah oo qanjirada ay sameeyaan.

section *n.* qaliin gooyn ama daloolin lagu sameeyo unug, xuub ama ilik. Gaar ahaan marka ubucda si toosan ama dadban loo jeexo si uur jiif looga soo saaro. Waxaa kale oo aay quseeysaa marka la diyaarinayo xuubab la rabo in la shaybaaro, ayadoo la adeegsanayo qalabka lagu fiiriyo il-ma'aragtada markii xuubka ama unuga la diyaariyo. Waxaa lamid ah **Caesarean section.**

sedative *n.* daawo awood u leh kaalmeynta ama maskax dejinta dadka, sida in ay hoos u dhigto walwalka iyo walaaca qof hayn kara. badankood waxay u shaqeeyaan inay ilaawsiiyaan dadka xanuunka haya, markii la isticmaalo qiyaas yar.

sedimentation rate heerka walax adag ay hoos ugu daadagaan dheecaan ay ku dhex jiraan markii kor loo istaajiyo, quwad uga imaato cuf is jiidka daraadeed.

segment *n.* *(la xiriira habdhiska jirka)* gabal, qeyb unug ama xuub ka farcanta, ka go'da unug kale, taasoo si gaar ah looga garan karo.

selenium *n.* curiye kiimiko isku dhis ah ka sameeysan oo mar dhaw la ogaaday in ay ku dhisan yihiin falgal de-dejiye awood u leh in uu kala qeybiyo hoormoono ka yimaada qanjirada qoorta. Astaantiisa kiimiko waa Se.

selenium sulphide daawo sida shaambo ama kareemo oo kale loo isticmaalo, taasoo lagu daaweeyo agoolka madaxa gala iyo jeermiska sababa. *Waxaa kale oo loo yaqaanaa.* **Selsun, Lenium.**

semeiology *n.* barashada caafimaadka qeybta quseeysa astaanta iyo hababka cudurada ay leeyihiin.

Semen (seminal fluid) *n.* shahwo, biyaha raga ka soo baxa marka ay galmada (wasmo) dhamaato. Qiyaas tiro ahaan waxay raga soo daayaan in gaareysa 300 ilaa 500 malyan oo shahwo ah, marwalba oo ay biyo baxaan.

semicircular canals sedex tuubbo oo ku yaala xuubka maqalka dhegta, kuwaas oo ka mas'uul ah isku dheelitirka dhaqaaqa iyo socodka jirka. waxay diiwaan geliyaan fariimo kala duwan oo ka soo gaara salka xuubka dhegta. Marka uu madaxa dhaqaaq sameeyo, tuubbooyinka waxay fariin u gudbiyaan maskaxda. Ayagoo diraaya mawjado dareen wade ah.

seminal analysis baarid ah shahwada raga, taasoo la baaro shan maalmood kadib marka raga ugu danbaysey galmada (wasmo). Si loo fiiriyo hadii bukanka uu yahay qof awood u leh dhalida ama dhali kara.

seminal vesicle mid kamid ah laba qanjir oo caawiya dareen kacsiga raga, kuwaas oo mas'uul ka ah soo daynta shahwada. Waxay ku yaalliin meel ka yara hooseeysa kaadi mareenka.

seminoma *n.* buro aad halis u ah oo ka soo baxda xiniinyada raga. Mid la mid ahna waxa ka soo baxdaa xubnaha abuura ugxaanta ilmaha ka abuurmaan ee dumarka. Waxaa daawo u ah in qaliin lagu gooyo, hadii ay u muuqato mid faafi karta waxaa lagu gubaa kiimiko ama mawjadaha tamarta quwada badan.

semipermeable membrane xuub ogalaada inay dhex maraan quruurta atamka yaryar qaar kalena diida. Xuubabka unugyada oo idil ayaa qaaba, sidaa daraaddeed ayadoo la xirfadeeyey ayaa loo adeegsadaa dhiig sifeynta la sameeyo marka kelli ay shaqo joojiso.

senior house officer (wadanka UK) takhtar garaade labaad haysta oo aqoon guud ka wada siman.

sensation *n.* dareen, dareemid gaar ahaan jirka dareemeyaalkiisa markay fariin gaarsiiyaan maskaxda, kadib ay ka jawaab celliyaan taabashada, shacuurta iyo qiiradaba.

sense *n.* siyaabaha badan ee kamid ah mucjisooyinka jirka muujiyo, taasoo ah dareenka uu ka dhadhamiyo deegaanka banaanka sida araga, maqalka, taabashada iyo urka.

sense organ unugyo is uruursaday oo ku takhasusay ogalaanshaha fariimeed. Kuwaas oo ku xiran habdhiska dareen wadka jirka, waxay awood u leeyahayiin in ay ka jawaab celliyaan fariin ka soo garata dhanka kale ee jirka. unugyadaan waxay dareemi karaan ama ogolaadaan ileyska ifka (araga), xanuunka iyo kul dareenka (maqaarka), urka (sanka) iyo dhadhaminta (carabka).

sensibility *adj.* awooda wax lagu dareemo iyo ka jawaab celinta quseeysa, tasoo ka timaada agagaarka deeganka jirka. waxa arintaan mas'uul ka ah unugyada hab dhiska dareen wadeyaasha.

sensitivity (la xiriira cilmi baarid caafimaad) cabbiraad ku xiran hubanti xaqiiqeed laga helo baardin lagu sameeyo dad u jirran cudur gaar ah, iyo sida ay u dareemi og yihiin tijaabada la sameeyeen (hadii dareemi ogaanshaha uu badan yahay khaladka tijaabada waa yaryahay, hadii dareemi og uu yaryahay khaladka kor ayuu u kacaa), inkastoo baarid walba ay lahaan karto cilad, hase ahaatee tani waxay ku xiran tahay sida wax loo dareemo, gaar ahaan bukaanka sida uu u dareemi og yahay cudurka iyo xanuunka haayo.

sensory *adj.* la xiriira hab dhiska dareen wadka qeybtooda dareenka soo gudbisa, kuwaas oo fariin ka ogolaado dhamaan jirka oo idil isla markaana gaarsiiya maskaxda iyo lafdhabarka xarigeeda dareemayaasha ku xiran.

sensory cortex qeyb maskaxda ku taal oo mas'uul ka ah in ay aqbasho fariimaha ay soo gaarsiiyaan dareen wadeyaasha, ayagoo ka soo uruuriyey dhamaan jirka oo idil.

sensory nerve dareen wade fariin qaade ah oo maskaxda geeya fariimada uu ka soo uruuriyo dhamaan xubnaha jirka.

268

sepsis *n.* xuubabka ama xubnaha jirka oo si aad ah u hallaba, burbura ama qurma jeermis ku dhaca iyo sunta ay keenaan daraadeed.

septal defect dalool ka dhasha bartamaha wadnaha, kaasoo u kala bara bidix iyo midig. Waa xaalad lagu dhasho oo uur jiifka caloosha ku jirto lagu arkaa. waxay sababtaa in dhiiga wadnaha ku wareega ay tahay mid khalad ku jiro, meeshii laga rabay inuu ka baxo ay noqoto mid uu ka soo galo, meeshii laga rabayna inuu ka soo gala ay noqoto mid uu ka baxo. taas waxay sababtaa inuu culeys koro dhinaca midig. daawo ahaan, daloolka hadii uu weynyahay qaliin ayaa la adeegsadaa, hadii uu yahayna mid yar sidiisa ayaa loo daayaa, maxaa yeelay ilmaha waa ay ka weynaadaan oo noqota mid ay ka reeystaan.

septic *adj. fiiri (eeg)* sepsis.

septicaemia *n.* burbur iyo hallaabid guud ahaan ku faafa dhamaan xuubabka jirka. waxaa sababa jeermis iyo suntiisa oo gaara hab dhiska dhiig wareega jirka. mararka qaarkiisa waxaa loo adeegsadaa sunta dhiiga gasha sida (dhiig sumeysan).

septrin *n. fiiri (eeg)* co-trimoxazole.

serology *n.* barashada cilmiga quseeya walax kala qeybisa dhiiga, nooca xinjirada leh iyo nooca aan midabka laheyn.

seropus *n.* malax iyo dhiiga aan midabka laheyn oo isugu aruura ama lagu arko meelaha jirka ka dillaaca ama boogta jirka.

serum (blood serum) *n.* walax dareere ah oo awood u leh inay dhiiga u kala qeybiso mid midab leh iyo mid aan midab laheyn, marka kor loo istaajiyo.

sexarche *n.* da'da ugu horeysa ee qof ku billaabo ficilaka galmada (wasmo).

sex chromosome hiddo wade mas'uul ka ah shaqsi sameynta uur jiifka. Tusaale: hadii uurka ilmaha ku jiro ay noqdaan lab iyo dhedig midkood. Dumarka waxaa sameeya laba XX. Ragana waxaa sameeya X iyo Y.

sex hormone hoormoon dareen kacsiga ah oo ka soo farcama xubnaha taranka raga ama dumarka oo ka kala yimaada xiniinyaha iyo ugxaanta dumarka unuga abuura. Raga waxay heystaan *androgen*. Dumarka koodana waa labada kala ah *oestrogens* iyo *progestrone*.

sex-linked *adj.* tilmaam lagu sameeyo fir wade lagu sido hiddo wadeha X. kaasoo siddi kara cilladaha daciifiya awooda dhiiga jirka uu xinjiro ku sameeysto, sida daraadeed jirradaas waxay ku dhacdaa wiilasha maaddaaba hiddo wadaha sida uu yahay X, wiilashana ay heystaan hal X iyo Y, waxay halis ugu jiraan in ay dhaxal ku helaan ciladaas, maxaa yeelay gabdhaha waxay noqdaan sideyaal oo waxaa cilada ka difaaca labada XX ay leeyihiin kooda xooga badan.

sexology *n.* barashada waxyaabaha quseeya ficilka galmada (wasmo) hab dhidka ku shaqo leh, xirfadaha la adeegsado iyo dhaqanka edabta.

sexual abuse *fiiri (eeg)* child abuse.

sexual transmited disease (STD) jirro leysugu gudbiyo ficilka galmada (wasmo). Waxaa kamid ah cudurka aaydhidka, jabtada iyo waraabowga.

sheath *n.* xuub ku daboolan unug dareen wade ah, seed iyo xididada jirka. difaac ayuu u yahay.

Sheehan's syndrome xaalad dhiiga caadada dumurka istaago, awooda dhalmadana ay joojiyaan kadib markii dhiig bax xad dhaaf ah dhasho waqtiga dumarka uurka leeyihiin, taasoo sababta in qanjirada hoormoonka ee ku yaal maskaxda ay dhintaan kadib markuu dhiig gaari waayey, dhiig baxa jira daraadeed.

shock *n.* xaalad had dhiska dhiig wareega ay hallaabaan, isku soo dumaan. (shoog) Taasoo ah marka xididada dhiiga dhexmaraaya cadaadiskooda hoos u dhaca, bukaanka waxaa lagu arkaa maqaarka jirka oo qabow iyo midab gaduun iyo cadaan isku jira yeesha iyo daciifnimo xoog ah oo lagu arko garaaca wadnaha, neeftuur aan caadi aheyn, af qaleel, baalasha isha daboola oo aad u ballaarta, kaadidana si tartiib ah u socoto. Shooga waxa uu marwalba ka imaankaraa dhiig qulqulka oo hoos u dhaca, taasoo badanaa la arko marka uu dhiig bax jiro, gubasha, mataga ama shaqooyinka wadnaha oo carqaladeyn gala, waxaa kale oo la arkaa marka xididada dhiiga mara ay aad u ballaartaan oo dhiiga ku fillan inuu buuxiya xididada la waayo, tani waxaa sababi kara maray ay jeermis ku jiraan hab dhiska dheeg wareega jirka ama xasaasiyad daran. Daaweeynta shooga waxay ku xiran tahay waxa dhaliya in la ogaado marka hore.

shoulder *n.* garab.

269

sial- (sialo-) *horgale;* tilmaama; candhuuf iyo qanjirada sameeya.

sialagogue *n.* daawo boorisa candhuuf badan in ay timaado.

sialolith *n.* dhagax lagu arko qanjirada candhuufta ama tuubbada ay soo maraan. Qulqulka candhuufta ayaa hakata oo sababtaa barar iyo xanuun xad dhaaf.

Siamese twins ilmo mataano ah oo qaab ahaan jirkooda isku dhegan, waxay ilmahaan noqon karaan kuwa isaga dhegan mandheerta ilaa madaxa, badankooda waa la kala fujin karaa ilaa ilmaha madaxa isaga dhegan mooyee.

sib *n.* fiiri *(eeg)* sibling.

sibilant *n.* foori, firimbi laga maqlo gudaha jirka, marka qalabka takhaatiirta ay dhegaha gashadaan la adeegsado.

sibling (sib) *n.* walaalo, ilmo ama dad isla dhashay oo isku aabo iyo hooyo ah.

sickle-cell disease *n.* jirro dhaxal ah oo ku dhacda dhiiga, si gaar ahaan loogu arko dadka afrikaanka ah inkastoo dadka degan qaarad dhexdaxda lagu arki karo, sida sacuudi carabiya iyo hindiya, laakin waxay si gooni ah u quseeysaa dadka afrika ka yimaada. waxaa laga dhaxla labada waalid, waana jirro dhiiga walaxda midbka u yeela hawo qaadashadana ka caawiya oo aan si caadi aheyn u soo baxa, taasoo sababta in qaabka unugyda dhiiga ay noqdaan qaab shabbaha sida qaabka ciddida oo kale u dheer-dheer, taasoo ka badeshay sidii caadiga ahaa oo lagu ogaa in ay ahaadaan qaab ukun oo kale (fiiri masawirka tusmada). qaabka ciddida shabbaha ee unugyada dhiiga aad ayaa hab dhiska dhiig wareega jirka looga saaraa, sida daraadeed waxaa dhalata dhiig yari joogto ah, cudurka cagaarshawga (indho caseeye) iyo daal badan. waxaa loo maleeyaa dadka cudurkaan qaba noloshooda in ay tahay mid yar ama gaaban.

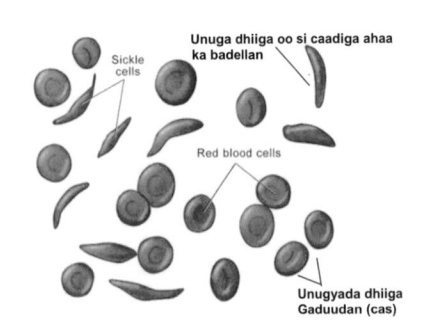

Sickle cells

Red blood cells

Unuga dhiiga oo si caadiga ahaa ka badellan

Unugyada dhiiga Gaduudan (cas)

Wax daawo ah loo haayo majiraan cudurkaan qofka markuu ku dhaco noloshooda waa soo yaraataa oo waxaa laga yaabo qofka intuusan qaan gaarin inuu geeriyoodo, inkastoo la arko dad cudurka qaba oo gaara 60 ilaa 70 sano. Waxaa jira dad side yaal ah oo hal waalid ka dhaxlay cudurka, wax dhib ah kuma qabto, oo waxaa la arkaa in ay ayga faa'ido ku qabaan, maxaa yeelay dadka sideyaalka ah cudurka kaneecada (duumo) kuma dhaco oo hiddo wadeha u sida ayaa ka difaaca. Dadka jirrada noocaan ah qaba marka ay qaliin galayaan waxaa aad u muhiim in laga koontoroolo daawada lagu suuxiyo.

sicknes benefit (wadanka UK) lacag loo qoro dad aan jirraneyn, laakin aan awoodin in ay shaqeeyaan cilad u diiday daraadeed, sida awood yari, karaan yari iyo culeys maskaxda ka cadaadiya, jirkiisa aan awoodin inuu diyaar u yahay shaqo, inkastoo lacagtaan dadka lagu caawiyo, hadane waxay ku xirantahay inta lacag ee laga gooyey qofka intuu shaqeyn jiray. Sanadkii 1995 habkaan waa la joojiyey oo waxaa lagu badellay hab kale oo loo yaqaan (incpacity benefit) taasoo sharuudo adag lagu xiro qofka inta aan la siin.

side-effect *n.* dhibaatooyinka laga helo daawooyinka la isticmaalo. Inkastoo daawo kasta oo la isticmaalo ay wax daaweeyso hade waxa ay leeyihiin dhibaatooyin badan oo halis ah.

SIDS sudden infant death syndrome *fiiri (eeg)* cot death.

sigmoid colon qeybta mindhicirka ugu danbeysa oo qaab qaloocan leh, taasoo ah halka ay kaga dhegto malawadka.

sigmoidectomy *n.* qaliin lagu soo gooyo qeybta ugu hooseeysa mindhicirka, kadib markii lagu arko buro ama cudurada caloosha ku dhaca iyo xiidmada dheer ee mindhicirka isku xir-xiranto.

sigmoidoscopy *n.* baarid lagu sameeyo malawadka, ayadoo la adeegsanaayo tuubbo dheer oo afka kaamera ku wadato, taasoo la geliyo futada. Waxaa loo sameeya in la baaro hadii ay jiraan dhibaatooyinka shubanka, dhiig bax ka imaan karara malawadka iyo cudurka kansarka, hadii loo baahdo qofka waa la suuxiyaa inta aan tuubbada la gelin, laakiin waxaa laga yaabaa in aan loo baahan oo tuubbada tahay mid aad u dhuuban, qafiifna ah oo aan wax xanuun ah dhalin.

Simmonds's disease dareenka kacsiga iyo rabida galmada (wasmo) oo tagto ama miisaanka jirka oo hoos u dhaco, waxaa sababa qanjir maskaxda ku yaalo oo shaqadiisa gabo. Waxaa badanaa lagu arkaa dumarka marka ay dhalaan, gaar ahaan foosha dheer oo dhiig bax daran wadata.

simvastatin *n.* daawo loo adeegsado in ay hoos u dhigto subaga dhiiga gala. Dhibaatooyinka ay keento waxaa kamid ah murqo xanuun daciifnimo, hurdo la'aan, madax iyo beer xanuun, lalabo, shuban iyo ubuc qabad. *Waxaa kale oo loo yaqaanaa* **Zocor**.

singultus *n* fiiri *(eeg)* hiccup.

sinoatrial node (**SA node**) firaaqo u yeele. Xidido aad u yaryar oo il-ma'aragto ah oo ku dhex yaal gidaarada murqaha kore wadnaha. ayaga ayaa is xakuma, waxayna daqiiqadiiba garaac wadne sameeyaan 70 mar, taasoo si gooni ah looga dareemo dhamaan xidido wadnaha la xiriira.

sinus *n.* daloolada sanka. Dalool kasta oo ka soo kor baxa laf korkeeda.

sinus arrhythmia wadne garaaca caadiga ah heerarkiisa kala duwan, wuxuu la shaqeeyaa neef qaadashada jirka. Qof walba oo nool caafimaadna qaba ayaa lagu arkaa.

sinusitis *n.* xanuun iyo barar ku dhaca daloolada sanka qaarkeeda kore. Badanaa waxaa sababa jeermis sanka gala oo leh madax iyo san xanuun daran, xuubabka sanka oo aad u adkaada dheecaano iska buuxiya sanka, taasoo sababta in hawada ay ka xiranto neefmarka hadii ay yihiin wax sii socda waxaa qasab ah in daawooyin la adeegsado oo kamid ah qaliin.

Sjögre's syndrome xaalad bukaanka uu ka cabado af qaleel, ka dhasha qanjirada candhuufta oo aan shaqeyn. Waa arin ka dhalata cudurka isgalka lafaha iyo indhaha oo aan biyo laheyn.

skeletal muscle xiidmo xuubab murqo ah oo ku wareegsan dhamaan qalfoofta lafaha, kuwaas oo mas'uul ka ah dhaqaaqa lafaha oo idil. Waxay ka kooban yihiin xiidmo aad u xoog badan oo is bar-bar yaal hadba iskood meel u jiidma. Marka uu muruq dhaqaaqo xiidmada is barbar yaal dhanka ayey iska maraan oo koox kasta yareeysaa is dheeryeynta kooxda kale.

skeleton *n.* hab dhiska lafaha jirka. Qalfoof.

skin *n.* maqaar, harag.

skin graft gabal maqaar (harag) ah fiican oo aan jirro qabin, la soo gooyo si loogu daboolo meel kale oo maqaarka jirka kamid ah oo lumiyey maqaarkeeda asalka ahaa, shil ama gubasho gaartay daraadeed. Badanaa waxaa la istimaalaa qofka dhibka gaaray maqaarkiisa hadii ay jiraan meelo ka fiican, hadii kale waxaa la adeegsadaa qof kale maqaar laga soo gooyey si meesha dhibaatada ka jirta loogu daboolo.

skull *n.* baso, lafta madaxa. waxay ka kooban tahay 22 lafood, marka laga soo billaabo lafta maskaxda daboosha ilaa tan garka.

SLE magac u yaal ah (*systemic lupus erythematosus*). fiiri *(eeg)* lupus erythematosus.

sleep *n.* hurdo, jiifasho. xaalad miyir tagid ah oo maskaxda shaqada badankeeda yareeysa markii laga reebo dhaqdhaqaaq yar iyo neefsasho hawo qaadasho ah mooyee, inta kale oo shaqo ay joojiso.

sleep apnoea *n.* neef ku dheg, gaar ahaan waqtiga la hurdo oo neefta soo bixi weyda. tani waxaa sababa hab dhuska neefta marta jirka oo xerma ama carqaladeen yar ku dhacda.

sleeping sickness cudur wadamada kulul ee afrika ku badan oo ka yimaada jeermis ay soo gudbiyaan cayayaanada yaryar oo dadka qaniina, sida kaneecada iwm. astaantiisa ugu horeysa ee lagu garto waxay tahay qandho iyo madax xanuun la socda qarqaryo, barar gala qanjirada qoorta, dhiig yari iyo xanuun aad ah oo ka yimaada adimaha jirka isgalka lafaha. Muddo billooyin ah ama sanado markuu socdo jeermiska wuxuu ku faafaa hab dhiska dhiig wareega jirka, gaar ahaan kan u gudba hab

271

dhiska dareen wadka maskaxda, taasoo sababi karta in ay dhalato warwareer iyo lulmood la socda quuman xanuun. Hadii aan si dhaqsi ah loo daweeyn bukaanka geeri ayaa u soo degdegta. Waxaa badanaaba daawo ahaan loo isticmaalaa daawooyinka kala ah *suramin*, *pentamidine* iyo *eflornithine*. Kuwaas oo aad wax uga tara inta uusan u gudbin xubnaha maskaxda.

sleep-walking *n.* qaraw ama isla hadal ah qof asagoo hurda ama istaaga oo iska socda, marka uu soo baraaruguna aan waxba ka ogeeyn wixii dhacay inta uu qarawga ku jiray. waa arin caadi loogu arka ilmaha inta ay yar yihiin, noqon kartana in ay la koraan, waxaa kale oo sababa qofka markuu dhibaatooyin iyo cadaadiska nolosha la soo gudboonaado.

SMA *fiiri (eeg)* spinal muscular atrophy.

small for dates *fiiri (eeg)* intrauterine growth retardation.

smallpox *n.* (furuq) cudur jeermis, fayrus sababa oo leh qandho yoo kaco yaaca dhamaan maqaarka jirka oo idil. Waxaa laga qaadaa taabashada qof cudurka qaba, astaantiisana waxay billaabataa 6 ilaa 20 maalmood kadib markuu jirka galo, taasoo ah madax xanuun, qandho aad u daran iyo matag, maalinta sedexaadna qandhada ayaa yaraata laakin oo waxaa jirka ka soo wada baxa nabro yaryar oo af gaduudan (cas) leh, muddo todoba maalmood kadib dhamaan nabaradaas waxay isu badellaan nabro dheecaano iyo malax ku jirta, qandhada ayaa soo noq-noqta oo la timaada isku dhexyaac iyo warwareer, muddo 7 ilaa 20 maalmood kadib nabraha waxay noqodaan kuwa qalalan oo xuubaba iyo jeexnin ku reeba dhamaan jirka oo idil. Jeermiska jirka waa uu ku jiraa ilaa nabraha aay xuubab dhacsadaan, hadii aan la daaweeyn dhibaatooyin halis ah ayaa sababaan, sida kellida iyo sanbabada oo hawl joojiya. Daawo ahaan waxaa aad wax uga tara mid loo yaqaan *thiosemicarbazone.* iyo tallaal ka hortag ah la isticmaalo ilmaha inta ay da' yaryarihiin. Magac caafimaad ahaan waxaa loo yaqaanaa **Variola**.

smear *n.* dheecaan ama xuub gudaha jirka laga soo saaro, si loo baaro hadii ay jiraan jirro ama cuduro halis ah, ayadoo la adeegsado in lagu fiiriyo qalabka il-ma'araga loo isticmaalo.

Smith's fracture jab dillaac, qarar ah oo gala curcurka gacanta, inta u dhaxeysa faraha iyo garabka.

smooth muscle muruq dabacsan oo sulub ah, kaasoo xubnaha gadaal jira shaqadooda hoos u dhigo ama mudo ku qaadato in ay is kala bixiyaan. waxaa ka mid ah unugyadaas, caloosha, mindhicirka, xididada dhiiga iyo kaadi hayeha. waa murqo sida xiidmo xarig ah oo kale isugu xiran ka fariin qaata dareen wadka maskaxda.

sneeze *n.* hindhis, hindhiso.

snore *n.* khuuro, ficil neefta ka soo baxda qof hurda ay xoog badantahay oo dhawaaqeeda shabbaha dhawaaqa fardaha oo kale. waxaa badanaa la arkaa qofka markuu hurdo.

social services waax waano iyo caawimaad aan dhameeyn dadka siisa oo degmo kasta ku taal (wadanka UK). Waxaa mas'uul ka ha shaqaaleeynteeda iyo mushaarkooda dawlada hoose ee xaafad walba maaliyada u haysa. Dadka ka shaqeeya waa dad loo tababaray ka baahi tirka bulshada dhibaatooyinka la soo gudbanaada, sida waayeelada dayac tirkooda iyo ka warqabkooda, dadka waalan iyo takhtar ku xerkooda, mararka qaarkeed dadkaan waxay awood u leeyihiin in ay maxkamadaha amar ka soo qaataan si ay dadka waalan isbitaal xoog u jiifiyaan ama meelo ay ku ogyihiin geeyaan si dadka kale iyo nafta qofka waalan looga war qabo. waxaa kale oo aay xirfad u leeyihiin xalinta dhibaatooyinka soo food saara familka iyo waano siintooda.

social worker *fiiri (eeg)* social services.

sodium *n.* curiye macdan ah oo aad daruuri ugu ah jirka, waxay shaqadiisu tahay isku dheelitirka iyo kontoorolka dhamaan dheecaanada ku dhex jira unugyada jirka oo idil. Waxa kale oo uu ku shaqo leeyahay dayactirka koraantada ka dhex socota dareen wadka maskaxda, sidaa daraadeed wuxuu aad muhiim ugu yahay murqahooda iyo shaqadooda. Badanaa waxaa curiyeyahay laga helaa cuntada la cuno badankood, waxaana shaqo ku leh isku dheelitirkiisa kellida. waxaa loo baahanyahay in jirka uu helo qiyaas fiican maalintii, hadii uu batana waxaa laga yaabaa in unugyada jirka biyo galaan, tani waxaa lagu arki karaa ilmaha canaha dhalada ku caba, taasoo ah mid curiyeyahaan aad uga badan, maxaa yeelay ilmaha ma awoodaan in jirkooda ay ka saaraan, sidaadaraadeed waxaa dhalata in ay halis geliso naftooda. Waxa kale oo ay ka danbeysaa cudurka dhiig karka dadka waaweeyn iyo jir qaleelka, sida biyaha oo jirka ka dhamaada. Astaanteeda kiimiko waa Na.

sodium bicarbonate macdan cusbo ah oo awood u leh in ay dabiiciso aasiidhka iyo gaaska caloosha, waxaa loo adeegsadaa daaweeynta dhibaatooyinka caloosha iyo mindhicirka. afka ayaa laga qaataa ama sida irbada (duro, mudo) oo kale. hadii qiyaas badan la isticmaalo waxay dhibaato u keentaa hab dhiska dheefshiidka jirka.

sodium chloride cusbo (milix) dabiici ah oo caadi loo isticmaalo. Si caadi ah ayaa dhamaan unugyada jirka iyo xuubnahooda looga helaa, waxayna isku dheelitirtaa awooda tamareedka jirka. waxaa badanaa la siiyaa dadka qaliinka ka soo baxa si ay u soo celiso tamarta iyo dheecaanada jirka ka lumay, waxay kale wax tartaa in la siiyo dadka biyaha jirkooda ka dhamaada.

sodium fluoride cusbo macdaneed loo isticmaalo ka hortaga burburka ilkaha, afka ayaa laga qaataa ama ilkaha la marmariyaa. qiyaas badan hadii la adeegsado waxay dhib u keeni kartaa xubnaha hab dhiska dheefshiidka.

sodium salicylate daawo ficilkeeda iyo wax tarkeeda la mid tahay kan aasbariinka oo kale. badanaa waxaa loo adeegsadaa xanuun yareynta, gaar ahaan kan lafaha iyo isgalka ka dhasha.

sodium valproate daawo qallal ka hortag ah oo loo adeegsada dhaamaan noocyada jirrada qallalka ay leedahay. Afka ayaa laga qaataa, waxaa laga yaabaa in ay dhaliso calool xanuun iyo shaqooyinka murqaha oo aan isla socon. *Waxaa kale oo loo yaqaanaa* **Epilin.**

soleus *n.* muruq ballaaran oo kala fidsan, kaasoo ku yaal kubka lugta, inta gadeele ee u dhaxeysa cirbta iyo jilibka lugta. Waxay shaqadiisu tahay kala bixinta iyo fidinta lugta si farta iyo suulka lugta ay u dhaqdhaqaaqaan.

somatization disorder jirro waali si nafsiyan ah oo bukaanka aamino in muuqaalka jirkiisa u bahaan yahay isbadel nooc walba ah, sidaa daraadeed adeegsada daawo ama qaliin si uu u badello sida uu muuqaalka jirka yahay ama aan aheyn. Jirrada waa mid qoto dheer badanaana waxaa la socdo niyad jab, diiqadda iyo walwal joogta ah, waxayna qalalaaso ku dhalisaa bukaanka iyo familkiisa xiriirka u dhaxeeya, taasoo horseeda daaweeyn iyo qaliin aan loo baahneyn bukaanka lagu sameeyo. Waxaa daawo u ah in la adeegsado caqli celin iyo ka hortaga niyad jabka, diiqadda.

somatomedin *n.* borootiin hoormoon ah oo beerka ka yimaado, si uu u kiciyo hoormoonka korida jirka. hab dhiskiisa kiimiko wuxuu la mid yahay hoormoonka insilinta, waana isku ficil.

somatostatin (growth hormone release inhibiting factor) hoormoon is hortaaga ficilada hoormoonka booriya korida jirka, waxaa xakuma oo laga soo daayaa qanjir ku yaala maskaxda iyo xubno kale oo dhex-dhexaadiya unugyada jirka, sida dhuunta dheer ee mindhicirka. Waxay shaqo ku leeyihiin isku dheelitir iyo kala joojinta hoormoonada jirka ku bata, waxay kale shaqo ku leeyihiin koontroolka la xiriira hurdada, cadaadiska nolosha, dareen wadeyaasha fariinta kala gudbiya, sonkorta dhiiga iyo illaalinta dheecaanada mindhicrka soo daayo, waxaa loo isticmaalaa joojinta dhiig baxa ka imaankara ubucda ama marka qaliin lagu jiro.

somnambulism *fiiri (eeg)* sleep walking.

somniloquence *n.* hurdo ku hadal, qof hurda oo jiifka ku hadla.

sonoplacentography *n.* xirfad loo adeegsado in lagu baaro booska ay ku taal mandheer waqtiga dumarka ay uur leeyihiin. Waa ka bad-baado badan tahay raajoda caadiga ah ee dhibka u keeni karta uur jiifka caloosha ku jirta.

sorbitol *n.* nafaqo yar oo macaan wehliya, oo loo isticmaalo badelka sonkorta gaar ahaan dadka kaadi sonkorowga qaba u isticmaalaan inay ku badeshaan sonkorta ay u baahdaan in ay qaataan, waxaa kale oo loo adeegsadaa daaweeynta nafaqo darada. Afka ayaa laga qaataa ama sida irbada oo kale.

sore *n.* dil-dillaaac, jeexdin xanuun badan lagu arko meelo jirka kamid ah. Marxalado badan ayey kala leedahay, mid dhaawac ama shil ku dhalata iyo mid jeermis uu dhaliyo.

sore throat dhuun xanuun, badanaa waxaa keena jeermis ama fayrus ku dhaca quunka. hadii xanuun uu soo socdo, waxaa suurta gal ah in dhuunta labadeeda dhan bararaan.

sotalol *n.* daawo loo adeegsado daaweeynta wadne garaaca aan caadiga aheyn iyo xididka wadnaha oo cadaadis gala, waxaa kale oo loo adeegsadaa dhiig karka daran. Afka ayaa laga qaataa ama sida irbada (duro, mudo) oo kale. waxaa laga yaabaa in ay keento warwareer, daal iyo hab dhiska dheefshiidka oo ay dhibaateyso. *waxaa kale oo loo yaqaanaa* **Sotacor, Beta Cardone**.

Southern blot analysis xirfad loo adeegsado baarida iyo magaacibada hiddo wade ku jira unugyada. Waxaa unugyda laga soo dhex saaraa hiddo wadeyaasha, kadib waxaa lagu daraa falgal de-dejiye gabal-gabal u dhiga, ka dib waa la kala qeybiyaa oo la raadiyaa hiddo wade la fir ah kan la baarayo. Waxaa la mid ah xirfadaha kale ee loo yaqaan Northern blot analysis iyo Westren blot analysis.

sparganosis *n.* cudur ka dhasha hab kala guurka ay sameeyaan gooryono badan oo ku hoos jira maqaarka jirka. badanaaba gooryaanadaan waxay dadka ka soo gaaraan cunida cuntada aan si fiican loo karin ama la cabo biyo wasaqeysan oo ugxaanta gooryaanka ku jiraan. waa cuduro aad halis u ah oo keena kor barar iyo dhiiga oo xinjiro yeesha, badankooda waxaa loo adeegsadaa daawada loo yaqaan *neosalvarsan* hadii ay wax isku badeliwaayaan waxaa haboon in qaliin lagu soo saaro gooryaanka.

spasm *n.* qabsin, gaar ahaan murqaha jirka. badanaa waa ay iska dhalataa ayadoon laga war aheyn ama la socoto caafimaad daro guud ahaa, mararka qaarkiis waa mid aad u xanuun badan, mararka kalena isla markiiba waa laga kacaa.

spasmodic *adj.* la xiriira murqo xanuun ama qabsin.

spasmolytic *n.* daawo hoos u dhigta qabsika iyo xanuunka murqaha. Mararka qaarkeed waxaa loo adegsada daciifinta cuduurka hab dhiska neefmarka, sida cudurka neefta, xiiqda, ciriiriga ay galaan xididada wadnaha iyo wax walba oo quseeyaa qabsinka murqaha.

spastic colon *fiiri (eeg)* irritable bowel syndrome.

spastic paralysis adimo daciifnimo ka yimaada kor u kaca shaqada murqaha, taasoo sababta in murqaha jirka ay sidii la rabay u shaqeeyaan, laakin lugta ama gacanta aysan awoodin wax tar. wuxuu sababi kara cudur ku dhaca xiidmo dareen wade ah oo ku yaala laf dhabarka dusheeda, kaasoo ah mid hor istaaga dhamaan dhaqdhaqaaqa adimaha.

species *n.* noole ugu yar inta nool, kaasoo ah mid aan isha qaban. Waxay karaan taran iyo is abuur.

spectinomycin *n.* daawo jeermis dile ah oo loo adeegsado jeermisyada jirka ku dhaca, gaar haan cudurka jabtada. Sida irbada (duro, mudo) oo kale ayaa loo qaataa, waxay keentaa lalabo, warwareer, qandho iyo korka oo nabro yaryar ka soo baxa. *Waxaa kale oo loo yaqaanaa* **Trobicin**.

speculum *n.* qalab yar oo awood u leh inuu kala qaada daloolada jirka sida, siilka, malawadka iyo sanka. si loo baaro.

sperm *n.* shahwo, biyo, minada raga. Unug taranka raga ah daba dheer leh oo uu ku dabaasho, taasoo ah mid aad ugu muhiimsan in uu gaaro ugxaanta dumarka si ay isu bacrimiyaan, inkastoo dhaqaaqa murqaha salka u ah ilma galeenka uu caawimaad ka helo marka ay siilka soo dhaafaan.

spermatorrhoea *n.* biyo bax, gaar ahaan raga marka ay galmo (wasmo) dhameeystaan.

spermatozoon *n.* fiiri *(eeg)* sperm.

sperm count *fiiri (eeg)* seminal analysis.

spermicide *n.* daawo loo adeegsado in ay burburiso shahwada raga, gaar ahaan dadka diida in ay ilma dhalaan. Badanaa waxaa loo isticmaalaa ka hortaga ilmaha caloosha gala. waxaa loo qaataa sida kareemada oo kale.

sphenoid bone laf sameeysa wejiga, gaar ahaan salka ay ku yaaliin isha, baarka timaha isha ku kor yaala iyo sanka.

spherocyte *n.* unugyada dhiiga gaduudan (cas) oo si aan caadi aheyn u goobaaban, waxaa la arkaa badanaa markii la adeegsado qalabka lagu fiiriyo il-ma'aragtada. dhiiga qaabkiisa wuxuu u muuqdaa mid aan caadi aheyn. Waxaa arintaan sababa jirrada burburka dhiiga iyo nooc kamid ah dhiig yarida.

spherocytosis qaabka ungyada dhiiga gaduudan (cas) uu u muuqdo wax goobaaban oo aan caadi aheyn, waxaa sababi kara cudurada layska dhaxlo iyo noocyo kamid ah dhiig yari.

sphygmomanometer *n.* qalab loo adeegsado cabbiraada dhiiga, badanaa waxaa haysta takhaatiirta. Wuxuu ka kooban yahay caag lagu xiro curcurka gacanta ama garabka, kaasoo is buufiya iyo saacad tilmaanta heerka uu dhiiga gaarsiisan yahay.

spina bifida jirro ku dhacda ilmaha dhasha, taasoo ah cilad kala duruq ah oo ku timaada laf dhabarka iyo xuub daboola. taasi waxay sababtaa in ilmaha ay qaarka danbe oo dhan ka cuuryaamaan, inta ka hooseeysa qoorta. Astaan waxaa u ah, garaad yari, cuuryaanimo qaarka danbe ah iyo shaqooyinka maskaxda oo gaba. Badanaa waxaa sababa dheecaan borootiin ah oo aad u quwad badan lagu arko biyaha ku wareegsan xuubka uur jiifka difaaca, waxaa la ogaan karaa in ilmaha ay qatar u yihiin cudurkaan inta uurka caloosha yahay 16 asbuuc, ayadoo hooyada dhiig laga qaado iyo dheecaanka xuubka daboolana wax yar laga soo qaado, si loo ogaado hadii borootiinkaas uu yahay mid qiyaastiisa ka badantahay inta loo baahanaa in ay meeshaas ku jiraan.

spinal anaesthesia *1.* dareen ceyjin, dareen caburin gaar ahaan qaarka danbe ee jirka ayadoo la adeegsanay irbad kabaabyo ah oo lagu duro, mudo boos ka banaan laf dhabarka, laba hab oo qaliinka quseeya oo kala duwan ayaa la adeegsadaa marka larabo in xanuunka la yareeyo. mida hore oo ah in irbad lagu soo dhuuqo dheecaan maskaxda taga oo ka baxa laf dhabarka. mida labaad oo ah in irbad daawo kabaabyo ku jirta lagu duro, mudo boos ka banaan laf dhabarka, meeshaas oo ah halka labada hab dareen wade ee jirka ku kulmaan. Mida labaad waxaa loo adeegsadaa dumarka foosha xanuunka kaga yimaada. labada habba waxay leeyihiin dhibaatooyin halis ah, sida in meel khaldan lagu mudo, duro irbada, taasoo dhalinkarta cuuryaanimo qaarka danbe jirka ku dhacda. *2.* Dareenka oo ka taga qaarka danbe ee jirka, kadib markuu cudur ama jug gaarta.

spinal column *fiiri (eeg)* backbone.

spinal cord xariga laf dhabarka ee dhamaan ricirka (lafaha lafdhabarka sameeya) kuwada dhegan yahiin (fiiri masawirka tusmada). Waxay ka koobantahay dareen wadeyaal iyo xiidbo dareen dhaliyeyaal ah oo wada gaara dhamaan xubnaha jirka oo idil iyo maskaxda. Waxaa korkeeda ku yaala walax dareere ah oo midab danbas ah leh oo ku wareegsan walax kale dareere ah oo midab cadaan ah leh. Waxay leedahay sedex xuub oo kala khar ah kaasoo gaara maskaxda, laf dhabarka iyo 31 lamaane dareen wadeyaal ah.

spinal musclar atrophy (SMA) jirro dhaxal ah, taasoo quseeysa in unugyada xariga ay dhintaan, taasoo sababta in murqaha gacanta iyo lugaha ay aad u daciifaan.

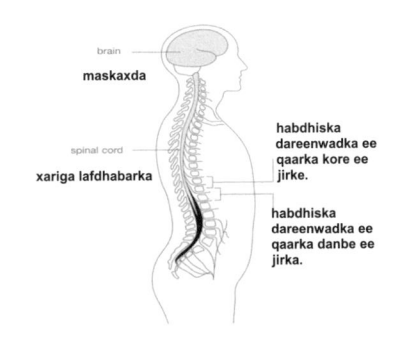

(spinal cord. Xariga laf dhabarka)

Hiddo wade ka mas'uul ah waa la ogaaday jirradaan dhaxalka, waxayna ku dhacdaa ilmaha da'dooda u dhaxeysa 2 ilaa 12 sano. Waxay noqotaa mid ku faafta dhamaan xubnaha neefta marta, taasoo ugu danbeyn geeri sababta inta ay ilmaha yaryihiin.

spinal nerve 31 lamaane dareen wadeyaal oo ka baxa xariga laf dhabarka, ayagoo u kala farcama dhamaan xubnaha jirka. waxay dhaxmaraan daloolada ricirka, dareen wade walba wuxuu leeyahay xidid hore iyo mid gadaale ah, kan hore wuxuu mas'uul ka yahay dareenka dhaqdhaqaaqa jirka, kan gadaalena wuxuu ka mas'uul yahay dareenka dareemida jirka.

spine *n.* laf dhabar. Ricir (lafaha sameeya laf dhabarka).

spinocerebellar degeneration jirro ku dhacda maskaxda ayadoo noocyo badan leh, taasoo ah inay hallaabaan dhamaan xuubabka ku daboolan maskaxda oo idil, waxaa qeexid u ah adimo qabsin iyo gariir ay la yimaadiin.

spirograph *n.* qalab lagu baaro heerka ay la egtahay neefta la neefsado.

spirometer *n.* qalab lagu cabbiro neefta.

spleen *n.* unug weyn midab madow iyo gaduud (casaan) isku jir leh oo ku yaal dhanka bidix ee jirka, caloosha hoosteeda gadaal. wuxuu mas'uul ka yahay inuu soo daayo unugyo dhiiga gaduudan (cas) ka mid ah aan weli kubcin iyo jir difaace la dagaalama unugyada dhiiga weynaaday iyo wixii kale ee hab dhiska wareega dhiiga soo weerara, waxa kale uu matal u yahay unugyda dhiiga gaduudan (cas), sidaa daraadeed wuxuu yahay mid dhiiga gaduudan (cas) ilmaha inta ay yaryihiin u abuura.

275

splenectomy *n.* qaliin lagu gooyo unug ku yaal gadaasha caloosha, kaasoo ah mid weyn oo mas'uul ka ah soo saarka iyo caawinaadka dhiiga gaduudan (cas). Sababta loo sameeyo qaliinkaan waxay tahay unugaas oo dillaaca ama cudur ku dhaca dhiiga.

spondylitis *n.* barar iyo dhaawac xanuun leh oo gaara isgalka ay iska galaan lafaha laf dhabarka. Waa xaalad xanuun iyo ad-adeeg lafaha ah leh oo horseedi karta in lafdhabka ay qaloocato, waxaa daawo u ah in la adeegsado xanuun yareeye iyo isjimcin badan.

spondylolisthesis *n.* ricir (lafaha kooba laf dhabarka) midkood booskeeda ka soo baxda oo mid kale dul fuusha, cilad isgalak lafaha ku jirta daraadeed. Tani waxay noqon kartaa mid lagu dhasho ama shil ku timaada, badankood oo xanuun leh waxaa lagu daaweeyaa nasasho badan iyo suun lagu xiro laf dhabarka waxaa suurta gal ah in dhibaato ay gaarto dareen wadeyaalka qaarkood, hadii taasi dhacdo waxaa lagama maarmaan ah in qaliin la adeegsado.

spondylosis *n.* xaalad ricirka laf dharka ay sii hallaabaan, gaar ahaan meesha qoorta iyo laf dhabarka ay iska galaan, taasoo ah in mid kamid ah saxanka u dhaxeeya ricirada uu banaanka u soo baxo. Astaan waxaa u ah xanuun badan, dhaqdhaqaaq yari qoorta ama qaarka danbe ah. Waxaa si cad masawirada raajo loogu arkaa sida lafta saxanka shabbahda ay meesha u dhibto. waxaa badanaa la adeegsadaa xanuun yareeye ama suun lagu xiro laf dhabarka, hadii xanuunka sii socdo waxaa haboon in qaliin la adeegsado si lafta dhibka keenta loo soo saaro.

spondylosyndesis *n.* qaliin lagu saxo ricir (lafaha sameeya laf dhabarka) markuu booskiisa ka soo baxo ama isgalka lafaha dhabarka ay iska galaan. Waxaa badanaa loo sameeyaa hadii cilad ay jirto ama shil uu ku dhaco lafdhabarka.

spongiform encephalopathy nooc kasta oo jirro ku dhaca maskaxda. Marka hore wuxuu ku dhacaa xoolaha la dhaqdo sida, idaha, laxda iyo lo'da, kadib dadka marka ay cunaan hilbka xoolaha jeermiska ku jira, si sahlan ayey u qaadaan cudurka. Waxaa astaan u ah xuubka maskaxda oo hallaba, taasoo leh hilmaan badan, maskax la'aan iyo jir gariir. markii maskaxda la baarana waxaa la'arkaa boog weyn inay ku taal dhamaan xuububka daboola maskaxda.

spontaneous *adj.* xaalad ama cudur si lama filaan ah ku yimaada, ayadoon wax dhaliya aysan jirin.

sporadic *adj.* xaalad ama cudur si dhif-dhif ah ku yimaada, taasoo meelo gooni-gooni ah ka faafa si kala googo'an.

sports injury dhaawac ama shil ka dhasha waqtiga cayaar orad ama kubada cagta, ama gacanta lagu jiro. Taasoo badanaa ah muruq ama seed booda inta leys jimcinaayo, laf kala baxda ama jab ku dhaca. Caafimaad ahaan waxaa jirta maado takhasus u gooni ah xalinta dhaawacyada ka yimaada cayaaraha iwm.

spotted fever *fiiri (eeg)* meningitis, typhus.

sprain *n.* dhaawac seed kala bax ama lug iyo gacan murgacasho ah.

sprengel's deformity cilad lafta garabka ku fadhido ku jirto, taasoo ah mid koritaanka ka soo daaha, aadna u yar. Badanaa waa xaalad lagu dhasho.

sprue (psilosis) *n.* dheefshiid yari, caloosha oo aan awood u laheyn inay burburiso cuntada soo gasha, jirro ku jirta mindhicir yareha aawadeed. Badanaa waxaa lagu arkaa dadka ku nool wadamada kulul. Waxaa astaan u ah shuban, carabka oo barara, dhiig yari iyo culeyska miisaan ee jirka oo hoos u dhaca. badanaa waxaa loogu tuhmaa inay yihiin arin jeermis ku dhacay mindhicirka sababaan. Waxaa daawo u ah in la adeegsado jeermis dile, taasoo aad wax uga tara.

spud *n.* irbad aad u af dhuuban oo loo adeegsado in isha looga soo saaro wixii gala.

spur *n.* laf bananka u soo baxda.

sputum *n.* walax candhuuf oo kale ah afka ka soo baxda (qaaxo) markii la qufaco. noocya badan ayey leedahay muhiimna u ah markii la baarayo, cudurada halista ah ee neefmarka.

squamous bone *fiiri (eeg)* temporal bone.

squamous cell carcinoma (SCC) kansarka kiisa maqaarka sida caadiga ah uga dhaca. Badanaa waxaa lagu arkaa dadka da' dhaxaadka ilaa dadka waaweeyn, ifka ileyska qoraxda ayaa badanaa ka danbeeya sababaha keena, raga ayaa kaga badan dumarka. Waa mid si dhaqsi ah u faafa, daawo waxaa u ah qaliin iyo in la gubo.

stage *vb.* marxalad, heer. Badanaa waxaa loo adeegsadaa cudurka kansarka dabaqada uu kala marayo.

stain *n.* midabeyn, midab u yeelid. badanaa waxaa loo adeegsadaa marka la diyaarinayo tijaabooyin la rabo in lagu fiiriyo qalabka il-ma' aragtada.

stammering (stuttering) *n.* shig-shig, hadal la hakadid badan oo lagu arko ilmaha inta ay yaryihiin, kadibna la weynaada. Waxaa laga yaabaa in ay la qabsadaan hadal shig-shiga, hadii ay helaan tababar hadaleed loo diyaariyo.

standard deviation hab xisaabeed tiro koob ah, oo loo adeegsado diwaan gelinta baarid la soo xigtay ama la sameeyey, aydoo tirada la helay loo qeybiyo inta la tira koobay.

stanozolol *n.* daawo loo adeegsado daaweynta xididda xirma, xinjira daraadeed. *waxaa kale oo loo yaqaanaa* **Stromba**.

stapedectomy *n.* qaliin lagu gooyo laf ku taal dabaqada sedexaad ee xubnaha dhegta, si mid la sanceeyeey loogu badello. Badanaa waxaa loo sameeyaa daaweynta cudurka lagu dhasho ee maqal la'aanta ah (dhegool).

stapes *n.* laf qaab war-wareeg ah leh oo ku taal bartamaha dhegta, taasoo ku lifaaqan xuubka maqalka soo gudbiya.

Staphylococcal scalded skin syndrome
cudur ilmaha marka dhashaan maqaarkooda ku dhaca, kaasoo kadhiga mid leh xuub soo fuq-fuqa oo midab gaduudan (casaan) ah leh. Waxaa badanaa sababa jeermis noole oo isha aan qaban karin ilmaha ay ku dhacdo waxay u baahan yihiin daryeel iyo taxadir wanaagsan waxaana daawo u ah in la adeegsado daawooyinka jeermis dile. Magaca caafimaadeed ee loo yaqaano waa **toxic epidemal necrolysis**.

staphylococcus *n.* jeermis noole il-ma' arag ah, oo mas'uul ka ah dhalinta cuduro badan oo jirka aadanaha ku dhaca, gaar ahaan maqaarka kore ee jirka iyo cuduroda ku dhaca sanbabada jirka.

starch *n.* hab nafaqo keydin ah oo jirka u keydsado nagfaqado uu ka helo dhirta la cuno. Waxay ku dhisan tahay burburinta sonkorta iyo dabaq u yeelideeda.

status asthmaticus neef, xiiq ku soo bood halis ah oo bukaanka neefta ku dhegta ciriiri xabbadka ka fuula, taasoo keenta in nafta bukaanka qatar ku jirta hadii aan laga gaarin. Dadkaan waxay u baahan yihiin gargaar deg-deg ah iyo daaweeyn haboon.

status epilepticus qallal soo noq-noqda oo aan u aabo yeelin qallalka hore uu bukaanka ku guda jiro, isla marka uu qallalka asalka ah dhamaado, kan yimaada ogaan iyo ogaan la'aanba. Wax ka qabad deg-deg ah ayey u baahantahay, hadii kale geeri ayey sababtaa.

STD *fiiri (eeg)* **sexually transmitted disease**.

steatoma *n.* boog ama buro ka soo baxda qanjirada dheecaanada jirka sameeya.

steatopygia *n.* baruur si xad dhaaf ah ugu uruurta barida, wadamda afrika caadi ayey ka tahay oo kuleelka ayaa sababa in baruurta ay badankooda hoosta jirka u soo degto.

steatorrhoea *n.* saxarada oo baruur, cadiin badan oo xad dhaaf ah soo raacda, ilaa saxarada ay culeys ahaata oo biyaha aysan qaadi karin. Waxaa sababa mindhicirka oo aan awood u laheyn inuu dheefshiido baruur, cadiinta soo gasha jirka. saxarada waxay u muuqataa mid subageysan, midab cadaan ah leh oo ur xad dhaaf ah wadata.

stem cell unug waara (aan weligii dhimanayn) oo ka soo farcamaan dhamaan unugyada ku dhex jira unugyada waaweyn ee jirka oo idil. Gaar ahaan laf dhuuxa ka soo abuurma unugyada dhiiga jirka.

stenosis *n.* daloolo ciriiri noqdo, gaar ahaan daloolada xididada dhiiga mara, sida kuwa wadnaha iyo dabooladooda.

stenostomia *n.* furiin ciriiri noqdo, sida kan tuubbada xammeetida marta.

sterco- *horgale;* tilmaama; saxro, xaar.

stercobilin *n.* dheecaan midab gaduud (casaan) iyo boor isku jir ah oo ka yimaada cunto la dheefshiiday iyo dacar is gaarta. Kaasoo ugu danbeyn noqda wasaqda jirka sida kaadi iyo saxarada, xaarka oo kale uga soo baxda.

sterile *adj.* 1. *(la xiriira noolaha)* aan awood u laheyn in ay tarmaan, dhalaan. 2. Jeermis aan laheyn, nadiif ah oo wax jeermis dhaliya aan lagu arag.

sterility *n.* aan awood u laheyn taranka, aan dhali karin. xag kore ama ula kac in loo sameeyo qofka inuu dhalmada iska joojiya. waxaa kale oo aay ku imaan kartaa si aan la fileyn in qofka qaliin markii lagu sameeyo, xubnaha taranka si khaldan loo gaaro ama loo gooyo.

sterilization *n.* *1.* hab qaliin ah oo loo adeegsado in qofka laga dhigo ma dhale, lab ama dhedigba waa loo adeegsadaa. *2.* hab la gula dagaalamo dhamaan jeermisyada nool nadiifintooda, nooc walba ay noqdaan nadiif laga dhigo meelaha ay ka dhow yihiin.

sternomastoid muscle muruq dheer oo ka soo billaabma qoorta, gaara garbaha, feeraha iyo dhabarka. Wuxuu mas'uul ka yahay dhaqaaqa qoorta iyo jeed-jeedsiga madaxa.

sternum *n.* lafta lafaha feeraha ugu koreyso (fiiri masawirka hoose) waxaa kale oo loo yaqaannaa (lafta naaska) taasoo ah mid fidsan oo cabbirkeeda gaaraya 15 ilaa 22 dhuudhun. Waxay ka soo billaabantaa qoorta ilaa muruqa

sternum (lafta naaska)

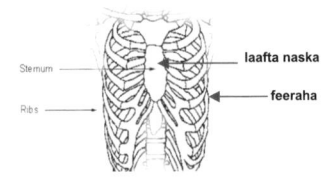

kala bara ubucda iyo gumaarka hoose, waxay sameeysaa lafaha feeraha.

steroid *n.* walax iskudhis ah oo kawada siman waxtar. Waxay yihiin kuwa dabiici u dhasha iyo kuwo dabiiciga dhasha laga soo dhiraandhariyo. Waxaa kamid ah hoormoonka dareenka kacsiga ku dhaliya raga iyo dumarka. Kuwaas oo loo diyaariyo si daawo ah, oo wax tarkooda aad loo isticmaalo.

stethoscope *n.* qalab takhaatiirta u isticmaalaan baarida, kaasoo dhegaha gashadaan si ay ugu dhegeeystaan isbadelka ka socdo gudaha jirka.

stibophen *n.* daawo cusbo ku jirta oo loo adeegsado daaweeynta jeermisyada ay dhaliyaan gooryaanada jirka gala. Waxaa loo qaat-

aa sida irbada (duro, mudo) oo kale, waxaa laga yaabaa in ay keento calool xanuun, wadne garaaca oo hoos u dhaca iyo dhiig yari.

stigma *n.* cambaar, gaar ahaan tan ka timaada nabraha jirka ka soo baxa.

stilboestrol *n.* daawo laga soo dhiraandhariyey hoormoonada dhediga dareenka kacsiga ku dhaliya. Waxaa loo adeegsadaa dhibaatooyinka dhiiga caadada keena iyo marka uu gurmo. Afka ayaa laga qaataa ama sida irbada (duro, mudo) oo kale, dhibaatooyinkooda waxay lamid yihiin kuwa kale ee hoormoonada laga soo dhiraandhariyey.

stillbirth *n.* uur jiif (ilmo) meyd ku dhasha. Ilmihii oo dhintay caloosha ka soo baxa.

Still's disease cudurka isgalka lafaha ee ku dhaca ilmaha da'dooda ka yartahay 15. Noocyo badan ayuu leeyahay cudurkan isgalka lafaha ilmaha ku dhaca, badanaa waaxaha caafimaadka waxay ku kala qeexaan sidan. in cudurka uu gaaray isgal lafo badan oo jirka ka mid ah, qandho la socoto iyo nabro yar yar oo jirka ka soo baxa, waxaa intaa sii wehliya in jirka laga helo barbarar ah xubnaha gudaha jirka iyo bikaaca (birta) isha.

stimulant *n.* walax jirka ku booriya shaqooyin dheeraad. Waxaa kamid ah daawooyinka qaarkeed iyo qaxwada la cabo, kuwaasoo ah waxyaabaha jirka kiciya.

stitch *n.* *1.* Xanuun yar oo ka yimaada ama ka dhasha shaqooyinka jirka qabta, sida cayaaraha, oradka gaar ahaan markii wax la cuno, waxaa badanaa lagu arkaa ubucda. *2.* fiiri *(eeg)* suture.

Stokes-Adams syndrome miyir tag ku soo bood, taasoo dhacda marka qulqulka dhiig wareega jirka uu istaago. tani waxay sii xumaataa marka dhiiga uusan gaarin wadnaha, tani waxay u baahantahay wax qabad deg-deg ah.

stoma *n.* af ama hab dhis u daloola sida afka oo kale.

stomach *n.* calool.

stomatitis *n.* xanuun iyo barar ku dhaca xuubka salka u ah afka.

stomatology *n.* caafibaadka qeybta quseeysa barashada cudurada afka iyo daaweeynteda.

stone *n. fiiri (eeg)* calculus.

strain *n. 1.* muruq kala bax barar iyo xanuun xad dhaaf ah leh. *2.* kooxo jeermis noole ah oo laga soo xigto kuwo kale oo lamid ah si loo bar bar dhigo hab dhiskooda iyo jeermis cudureedka ay dhalin karaan.

strangury *n.* kaadi xanuun, badanaa waxaa lagu qeexaa xanuun ka yimaada kaadi haysta, taasoo qofka ka dhiga mid aan kaadida hayn karin oo raba inuu marwalba kaadiyo. Waxaa sababi kara kaadi hayeha dhagax ku jiro ama ay tuubbo ku jirto si kaadida looga soo saaro, ama la arko in boog ama kansar uu jiro.

stratum *n.* xuub kamid ah sedexda khar ee maqaarka jirka kooda ugu koreeya.

streptobacillus *n.* jeermis noole il-ma'arag ah oo cuduro ku dhaliya doolliga (jiirka), laakin dadka gaarsiin kara jeermis marka uu qaniino.

streptococcal toxic shock syndrome jirro jeermiseed ilmaha ku dhacda oo leh qandho miyir tag, iyo unugyada waaweyn oo hawlsha joojiya.

streptococcus *n.* jeermis noole il-ma'arag ah oo noocyo badan leh, dadkana jirro jeermiseed ah ku dhaliya. Waxaa lagu kala gartaa hadba sida ay dhiiga u galaan iyo cudurka ay sababaan.

streptomyces *n.* jeermis noole il-ma'arag ah oo hawo ku nool ah. Jeermisyada badankood waxay ku noolyihiin carada, laakin waxaa jira kuwa ku dul nool xoolaha, xayawaanada iyo dadkaba, noocaan jeermiska hawo ku noolka ah aad ayuu muhiim ugu yahay laanta caafimaadka.

streptomycin *n.* daawo jeermis dile ah oo laga soo dhiraandhariyey jeermis hawada ku nool, taasoo loo adeegsado daaweeynta cudurada ay dhaliyaan jeermisyada nool qaarkood

striated muscle *fiiri (eeg)* skeletal muscle.

stroke *n.* qabsin qallal ku soo bood ah oo hal dhinac oo jirka kamid ah isugu tagta taasoo ah mid daciifnimo dhankaas jirka ku eg. waxaa sababa qulqulka wareega dhiiga oo aan soo gaarin dhinacaas. jirrada ugu weyn ee keenta waa cilad ku jirta wadnaha iyo xididadiisa taasoo kadib soo gaarta maskaxda. qulqulka wareega dhiiga waxaa joojin kara xinjir is hor taagta ama gidaarada xididada dillaac ku dhasha iyo dhiig kar koontoroolkiisa faraha ka baxay. Qallalka dabaqyo ayuu kala leeyahay mid daciif ah oo aan la dareemin ilaa mid halis ah oo geeri sababi kara ayaa jira.

stroma *n.* xuub unug isku xer ah oo sal u ah dhamaan unugyada badankooda.

struma *n.* qanjiro barar, gaar ahaan kuwa ku yaala qoorta, taasoo sababta xanuun iyo quuman barar oo ugu danbeyn dillaaca.

S – T segment gabal-gabal uu muujiyo mawjadaha dhaqdhaqaaqa wadnaha, waqtiga nasashada uu ku jiro. Hadii ay noqdaan mid kala dheer waxaa loo maleeyaa in ay jiraan cilado wadnaha ah.

Sturge-Weber syndrome *fiiri (eeg)* angioma.

stuttering *n. fiiri (eeg)* stammering.

stycar tests baarid caadi ah, taasoo loogu talagalay in lagu ogaado indhaha ilmaha dhasha aragoodu heerka uu gaarsiisan yahay.

stye *n.* xanuun iyo barar ku dhaca qanjir ku yaal hoosta baalasha isha. waxaa keena jeermis ku dhaca isha, qanjirka ayuu wuxuu noqdaa mida ad u adag oo malax ka buuxsanta, taasoo boog isku badesha. Waxaa daawo u ah isticmaalka biyo kulul iyo in qaliin lagu sameeyo boogta hadii ay isbadelli weydo.

sub- *horgale;* tilmaama; hoos, ka hooseeya. Tusaale: *sublingual= carabka hoostiisa.*

subacute *adj.* tilmaamid lagu sheego cudur si dhaqsi ah u kora, oo aan aheyn mid qoto dheer, kii yaraana dhaafey.

subacute combined degeneration of the cord jirro maskax kharaab noqoto, oo sii dheer fiitimiin B_{12} yari iyo dhiig yari, waxaa jira dhibaato gaarta dhamaan xubnaha dareen wadka maskaxda iyo xiidmada xariga lafdhabarka taasoo keenta cuuryaanimo qaarka danbe ah iyo gariir joogta ah. Waxaa daawo u ah in kor loo qaado nafaqada fiitimiin B_{12}.

Subacute sclerosis panencephalitis (SSPE) xaalad dhif-dhif ah oo ka harta jirrada jadeecada, taasoo dhibaato weyn ku harta xubnaha dareen wadka maskaxda halis ah oo geeri sababi karta ah, waxaa la arki karaa in muddo tobon sano kadib ay soo baxdo marka cudurka ugu horeeysay oo jirka taabtay.

subarachnoid haemorrhage dhiig bax ku daata maskaxda gudaheeda, taasoo keenta madax xanuun iyo qoor taagan (adeeg) waxaa sababa maskaxda oo dillaacda, waxaa lagu ogaan karaa raajo kumbuyuutareed dadka la dhex geliyo. Daaweeynteedana waxay ku xirantahay meesha maskaxda ka dillaacday.

subclavian artery laba xidid oo dhiiga gaarsiiya qoorta iyo gacanta. Waxay xiriir la leeyihiin gacanka halbowlaha weyn.

subconscious adj. 1. tilmaam lagu tilmaamo shaqada maskaxda qabata, qofka asagoo ka warqabin. 2. (la xiriira cilmi nafsiga) tilmaamka qeybta maskaxda ka mas'uul ah xusuusta, waxqabadka iyo dhiiragelinta iyo ficilada, taasoo aan joogin, laakin hadii loo baahdo dib loo soo celinkaro.

subinvolution n. ilma galeenka oo booskiisa ku noqon waaya, lix asbooc kadib markay ilmaha dhasheen.

sublingual gland laba qanjir oo ku yaal qaarka hoose ee afka, geesaha carabka. Qanjiradaan waa kuwa ugu yar yar ee candhuufta keena, mid walba wuxuu haystaa 20 tuubbo oo badankooda u furma xaga afka si toos ah.

submentovertical (**SMV**) adj. (la xiriira raajada) muuqaalka basada madaxa oo si dadban ah.

submucosa n. xuub, xuubkale ka hooseeya gaar ahaan xuubka gidaarada mindhicirka.

subphrenic abscess malax isku uruursata inta u dhaxeysa murqaha ubucda iyo gumaarka, gaar ahaan dhanka midig ee u dhaw agagaarka beerka. Badanaa waxaa sababa qaliin kadib, gaar ahaan caloosha markii la furo ama jeermis ku dhaca mindhicirka, waxaa daawo ah in la adeegsado kuwa jeermiska dila, ama in qaliin la adeegsado si boogta malaxda ku jirto jirka looga soo saaro.

subtertian fever nooc kamid ah cudurka kaneecada (duumo) soo laba kacleeyey, kaasoo wata qandho xad dhaaf joogto ah.

sucrose n. nafaqo ka kooban sonkor dabiici ah iyo mid la sanceeyey, waa tan ugu weyn oo sonkorta qasabka ka soo farcanta iyo macaanka dabiici. Isticmaalkeeda badan waxay keentay cudurada ilkaha iyo baruur cadiinta jirka ku siyaadisa hilibka, taasoo sababta cudurada wadnaha.

suction n. hab loo adeegsado in jirka looga soo saaro wixii aan la rabin, ayadoo la adeegsanaayo tuubbo cadaadis yar wadata oo ka soo dhuuqi karta wixii loogu talagalay inay soo saarto. Badanaa waxaa loo adeegsadaa waqtiga qaliinka lagu jiro in dhiiga laga dhuuqo meelaha qaliinka lagu haayo, waxaa kale oo loo adeegsadaa in hab dhiska neefmarka loo furo ilmaha markay dhashaan oo hooyada laga soo hoos qaado.

sudden infant death syndrome SIDS fiiri (eeg) cot death.

Sudek's atrophy lafo burbur dhaqsi ku faafa gacan ama lug, kaasoo leh jab, jeermis iyo buro halis ah oo ka soo bixi karta xubnahaas.

suffocation n. neefsasho waa, neef ku dhegid, ka imaan karta biyo muudka, ceeyjinta iyo xoog cabburinta, taasoo keeni karta geeri.

sugar sonkor.

suicide is dil, naf iska qaad ula kac ah.

sulphacetamide n. daawo indho dhibcis ah oo loo adeegsado jeermiska ku dhaco xuubka salka u barta isha.

sulphamethoxazole n. daawo jeermis dile ah oo loo adeegsado dhamaan jeermiska ku dhaca xubnaha neef marka jirka, kaadi marka iyo xubnaha hunguri marka jirka. badanaa daawadaan waxaa lala isticmaalaa jeermis dile kale oo lamid ah.

sulphasalazine n. daawo loo adeegsado daaweeynta boogta caloosha iyo daacuun caloolaadka. Afka ayaa laga qaataa ama sida suboostada futada la geliyo oo kale, badanaa waxay keentaa lalabo, cunto cunida laga suulo iyo qadho. *Waxaa kale oo loo yaqaanaa* **Salazoprin**.

sulphinpyrazone n. daawo aad u awood badan oo loo adeegsado in ay hoos u dhigto aasiidhka ku badan isgalka lafaha, gaar ahaan kan burburiya suulka weyn ee lugta. waxay keentaa dhibaatooyinka gaaska caloosha, gaar ahaan boogta caloosha, waxay kale oo ay dhibtaa kellida, sidaa daraadeed marna ma habo-ona qof kelli xanuun qaba la siiyo. *Waxaa kale oo loo yaqaanaa* **Anturan**.

sulphonamide (**sulpha drug**) n. kooxo daawo ah oo laga soo dhiraandhariyey aasiidh leh midab gaduudan (casaan). daawooyinkaan waxay hor istaagaan korida iyo taranka jeermisyada jirka cuduro ku dhaliya. Waxaa loo adeegsadaa daaweeynta jeermiska ku dhaca kaadi mareenka, maxaa yeelay daawadaan waxay awood u leedahay in ay si dhaqsi ah ugu milinto kaadida. Laakin dhibaatooyinka ay keenaan ayaa aad u badan sida lalabo joogta ah matag, madax xanuun, midabka maqaarka jirka oo isu badella midab buluug ah, cudurada dhiiga iyo cunto cunida oo laga suulo. Sidaa daraadeed isticmaalkeeda aad ayaa loo kontoroolaa.

sulphone n. kooxo daawo ah oo waxtar iyo hab dhiskoodaba siman yahay, waxay aad wax uga taraan jeermisyada nool oo cudurada jirka ku dhaliya. Noocaan daawo waxaa loo adeegsadaa daaweeynta cudurka qaaxada iyo juudaanka.

sulphonylurea n. daawo laga soo dhiraandhariyey sonkor dabiici ah oo loo adeegsado daaweeynta cudurka kaadi sonkorowga. Afka ayaa laga qaataa, waxay beer yareha ku boorisaa inuu kor u qaado soo saarka hoormoonka burburiya sonkorta jirka gasha. Waxaa kamid ah daawooyinka, *chlorpropamide, tolazamide, glibenclamide, tolbutamide.*

sulphur curiye adag oo bir iyo macdanba toona aheyn, aadna wax uga tara jeermisyada nool badankooda, waxaa loo diyaariyaa sida daawada oo kale, in lagu daaweeyo jeermiska ku dhaca maqaarka kore ee jirka.

sulphuric acid aasiidh aad u quwad badan oo dhamaan warshadaha badankooda isticmaalaan, waxaa kiimiko ahaan loo qoraa H_2SO_4. Hadii la cuno wuxuu sababaa hur aad u daran, neef ku dheg iyo af burbur. hadii ay dhacdo in la cuno, waxaa haboon in caano badan la cabbo maya biyo ukun lagu qasey, deg-degna laga gaaro qofka, hadii ay gaarto indhaha, maqaarka kore waxaa haboon in biyo lagu dul shubo ilaa hurka uu ka yaraado, sidoo kale ma haboona in wax qabadka la daahiyo.

sumatriptan n. daawo hor istaagta dareen wade soo daaya dheecaan hoormoon ah, kaasoo keena madax xanuun daran oo geesaha madaxa ka billaabma. Afka ayaa laga qaataa ama irbada (duro, mudo) oo kale, waxaa laga yaabaa in ay keento warwareer, lulmo, xabbad xanuun, daal iyo dhiig kar. *Waxaa kale oo loo yaqaanaa* Imigran.

superego n. *(la xiriira cilmi nafsiga)* qeybta maskaxda fakerka go'aan gaarka, waxay kale oo aay mas'uul katahay garaadka quseeya ogaanshaha.

superfecundation n. bacrimin ku dhacda laba ugux oo hal ugxaan wadaaga, laakin gashay laba shahwo oo ka kala timid laba qof oo kala duwan.

superfetation n. uur jiif ka abuuranta ugux labaad oo ka danbeysa uur horey u billaabmay taasoo sababta in ilma galeenka laba uur jiif ku jiraan, laakin kala waqti danbeeya.

superior adj. *(la xiriira hab dhiska jirka)* hab dhis ama xuub ku yaal meesha ugu sareeysa jirka, markii loo fiiriyo hab dhis kale ama xuub kale oo lamid ah. Xuub, xuub kale ka koreeya.

suppository n. daawo loo diyaariyey adke dhaqsi u milme ah, si uu dhaqsi wax u tara oo la geliyo meelaha jirka ka daloola sida, futada ama siilka. Kuwa futada la geliyo badankood waa xanuun qaade, kuwa siilka la galiyona waxaa loo isticmaalaa dhibaatooyinka cudurada dumarka.

suppuration n. boog malax yeelata.

suprarrenal glands *fiiri (eeg)* adrenal glands.

suramin n. daawo loo isticmaalo daaweeynta cuduro badan ay dhaliyaan jeermisyo badan oo noole il-ma'arag ah. Si tartiib tartiib ah ayaa loogu duraa, mudaa xididada. Dhibaatooyinka ay keento waxay ku xirantahay bukaanka inta nafaqo uu qaadankaro, lalabo, matag iyo miyirka oo taga.

surgean n. takhtar ku takhasusey qaliinka.

surgery n. qeybta caafimaadka quseysa qaliin ku daaweenta cudurada, jabka, qallooca iyo muuqaal isbadelka jirka.

surrogate n. 1.*(la xiriira cilmi nafsiga)* qof ama walax matela inay ku shaqeeyaan qofkale ama walax nolooshooda. 2. *fiiri (eeg)* surrogate mother.

surrogate mother ugxaan u sidde. Dumar uur u qaada dumar kale aan awoodin in ay si caadi ah uur u qaado, kadib markay ku hishiiyaan. Badanaa ugxda iyo shahwada banaanka ayaa laysku bacriminyaa, kadib dumarka ugxaan siddeha ah ayaa ilma galeenka loo geliyaa, marka waqtiga uurka dhamaado waxaa ilmaha qaata qofka kale ee aan awoodin in ay sida caadiga ahaa u uur qaado, siduu hishiiska ahaaba. Wadanka UK waxaa sharci ka ah in aan shaqadaas la kala gadan, oo qofka uurka u qaadaya qofka kale uusan wax lacag ah qaadan.

suture *n.1.* isgal laf awood u leh dhaqdhaqaaq oo badanaa ku taal basada madaxa, waxay leedahay noocyo badan oo kala duwan shaqo gooni ahna u qabta madaxa iyo dhaqaaqiisa. *2. (la xiriira qaliinka)* tollid laysku tollo xubnaha jirka qaliinka lagu sameeyey.

suxamethonium *n.* daawo dabcisa murqaha iskood u dhaqaaqa. Afka ayaa laga qaataa ama sida irbada (duro, mudo) oo kale badanaa waxaa la isticmaalaa marka la rabo in qaliin la sameeyo si dhaqdhaqaaqa murqaha ay u yareyso. *Waxaa kale oo loo yaqaanaa* **Anectine, Scoline.**

swab *n.* maro, calal, suuf, walax wax dhuuqa heysta oo loo adeegsado in lagu nadiifiyo jirka meelaha dhaawaca gaara ama looga ilaaliyo wasaqda geli karta.

swallowing (deglutition) *n.* liqid, dhunjin, hab cuntada afka uga baxda oo u marta dhuun marka.

sweat *n.* dhididid. Dheecaan biyo ah oo ka soo qulqula qanjirada u xil saaran dhididid soo saarka. Dhididka wuxuu badanaaba ku dhashaa wasaq iska saarka jirka, gaar ahaan hawo aan midab laheyn iyo cusbo isku tagta. waxa kale oo uu koontoroolaa heer kulka jirka, dhididka ka soo hoos baxa maqaarka jirka waxay awood u leeyihiin in ay hab dhis qabowjiyaan, sidaa daraadeed hadii heer kulka jirka uu kor u kaco waxaa siyaada dhidid ka soo baxa jirka. Waxaa kale oo dhididka soo baxa kor u qaada xaaladaha ah, xanuunka, lalabada iyo baqdin. Waxaa hoos u dhiga qabowga, shubanka iyo nooc kamid ah daawooyinka xanuunka qaarkood.

Sweat gland qanjiro u xil saaran jir qabowjinta, kuwaas oo ku tixan maqaarka hoostiisa. Waxay si gaar ah ugu badan yihiin kilkisha, calaacasha gacanta, lugaha iyo foolka wejiga. Badanaa waxay soo daayaan dhididka jirka ka soo baxa.

symmelia *n.* cilad koritaanka ah oo muuqaalka lugaha jirka yihiin kuwu isku qasan.

symmetry *n. (la xiriira hab dhiska jirka)* laba unug oo ku kala yaala iska soo horjeedka jirka, labadooda weji isku muuqdaan.

sympathetic nervous system labada hab dhis ee dareenwadka jirka midkood. kaasoo shaqadiisu tahay ka mas'uulka dhaqaaqa jirka. Qeybtaan dareenwade waxay haysataa xiidmo ka baxda bartamaha maskaxda, ayaga oo sii mara xariga laf dhabarka. Waxaa dareenka ay u qaybisaa, xididada dhiiga, wadnaha, sanbabada, mindhicirada iyo dhamaan unugyada ku jirka ubucda.

sympatholytic *n.* daawo hor istaagta wax qabadka hab dhis dareewade yaal ah oo ka mas'uul ah dhaqaaqa jirka, waxaa loo adeegsadaa daaweeynta dhiig karka.

sympathomimetic *n.* daawo awood u leh inay kiciso shaqooyinka iyo waxtarka dareen wadeyaasha maskaxda ku shaqo leh dhaqaaqa jirka.

symphysiotomy *n.* qaliin lagu weyneeyo afka moxoga, ayadoo loo maraayo gumaarka korkiisa, meesha timaha shuunka ku yaaliin. Badanaa waxaa loo sameeya in ilmaha soo baxaya ay helaan meel laga soo bixiyo, taasoo sabab u ah in ilmaha madaxooda uu yahay mid weyn. Laakin xirfadaan qaliin maalmahaan danbe aad ayey u yartahay oo xirfado kale ayaa la adeegsadaa.

symphysis *n. 1.* laf isgal oo meesha lafaha iska galaan ay xiidmo carjaw ah u dhaxeyso, taasoo yareysa awooda dhaqaaq iyo kala bax ay sameyn laheyd. Tusaale: waxaa ah isgalka ay iska galaan gumaarka iyo moxoga, taasoo ah meel aan dhaqaaq badan sameeynkarin. *2.* bar dheer oo u dhaxeysa laba laf oo isu taga, kuwaasoo markoodii hore uu koritaanka jirka kala qaaday.

sympodia (sirenomelia) *n.* cago la'aan lagu dhasho, taasoo labada lugood qaarka danbe ay isaga dheganyihiin.

symptom *n.* astaan, gaar ahaan astaanta lagu garto cudurada iyo jeermisyada jirka.

symptomatology (semeiology) *n. 1.* qeybta caafimaadka quseysa barashada astaanta lagu garto cudurada. *2.* Astaan lagu garto jirro ama cudur.

synapse *n.* daqiiqad u dhaxeysa fariin ka soo baxa dareen wade, ilaa midka kale ee soo daba jooga mawjad fariimeed soo wada.

syncope (fainting) *n.* suuxdin, miirka tag, ka yimaada dhiig qulqulka jirka oo aan in ku filan gaarin maskaxda. Waqti walba ayey imaan kartaa oo qof caafimaad qabana waa lagu arki karaa, shaqada iyo istaaga badan ayaa sababi kara, ama shil, dhiig bax badan iyo qaliina ayaa keeni karaan. si lama filaan ah oo tartiib tartiib ah ayuu qofka u dareemaa madax daciifnimo, warwareer, dhidid iyo araga oo mugdi gala. Qofka isla markiiba waa ka kacaa oo dhibkeeda aad ayuu u yaryahay.

syndactyl *n.* xaalad lagu dhasho oo ah in faraha gacanta ama kuwa lugaha ay yihiin mid isku dhegan.

syndesmology *n.* barashada cilmiga quseella isgalka lafaha iyo meelaha ay ku yaaliin.

syndesmophyte *n.* laf ka soo baxda ricir, gaar ahaan, kuwa keena cudurada ku dhaca laf dhabarka ama xaaladaha gaara xariga laf dhabarka.

syndesmosis *n.* isgal lafo aan awood u laheyn in ay dhaqdhaqaaq sameeyso, taasoo xuub isku xir ah uu sal u yahay, sida laf isgalka u dhaxeeya lafdheerta lugta iyo bowdada.

syndrome *n.* astaan iyo calaamado isku jira oo cudur ama jirro kooba, taasoo takhtarka uu ku garto nooca cudurka ama jirrada tahay.

synergist *n.* daawo la falgasha daawo kale si ay waxtarkooda kor ugu qaadmo. Inkastoo dhibaatada ay keenaan ay ka badantahay tan keliya ee la isticmaalo.

synovia dareere adag oo aan midab laheyn, kaasoo ah mid ku jira dhamaan isgalka lafaha. Wuxuu caawiyaa dhaqdhaqaaqa iyo is xoqa lafaha.

synovial membrane xuub sal u ah dhamaan isgalka lafaha, kaasoo u sameeysan qaab kiish oo kale, wuxuu mas'uul ka yahay inuu soo saaro dheecaano caawiya isgalka lafaha dhaqaaqooda iyo is xoqooda.

synovioma *n.* buro isugu jirta mid aan dhib laheyn iyo kuwo halis ah oo ka soo baxa xuub sal u ah dhamaan isgalka lafaha jirka.

synovitis *n.* barar iyo dhaawac ku dhaca xuub sal u ah isgalka lafaha, kaasoo leh xanuun iyo lafo barar. Waxaa sababa shil lafta ku dhaca ama jirrooyinka isgalka lafaha, daaweeynteeda waxay ku xirantahay waxa bararka sababa iyo in dheecaan laga soo qaado xuubka si loo baaro.

synovium *n. fiiri (eeg)* synovial membrane.

syphilis *n.* (waraabow) cudur laga qaado galmada, wasmada oo dhaliya jeermis sababa maqaar dil-dillaac. Jeermiska wuxuu jirka ka galaa xubnaha taranka, waqtiga galmada lagu jiro, ha yeeshee marna meel kale jirka kama galo jeermiskaan, xubnaha taranka ama kaadi mareenka ayaa dariiq u ah. waxaa kale oo suurtagal ah in jeermiska uu gaaro mandheerta dumarka waqtiga ay uurka leeyihiin, taasoo si halis ah u gaarta uur jiifka, kuna dhalisa cudur lagu dhasho oo lamid ah waraabowga. Astaan waxaa u ah kor dil-dillaac adag, gaar ahaan agagaarka xubnaha taranka, kadib gaara qanjirada gumaarka, taasoo keenta qanjiro barar iyo qandho xad dhaaf ah oo wehliya nabro xabbadka ka soo baxa. Muddo kadib ama sanado kadib cudurka wuxuu gara marxal halis ah oo isu badella burooyin ku faafa jirka oo idil, taasoo qatar gelin karta wadnaha iyo xididada dhiiga ama xariga laf dhabarka iyo maskaxda ugu danbeyna keeni kara indho beel. Waxaa daawo wax katarta u ah, in la adeegsado jeermis dile *Penicillin.* loo yaqaan

syring- (syringo-) *horgale;* tilmaama; tuubbo dheer ama xarig ama dalool gaar ahaan xariga laf dhabarka.

syringe *n.* qalab ka kooban, xaag dhuuban oo afka u xoogan, kaasoo lagu dhejiyo irbad loo adeegsado in dadka daawo lagu siiyo ayadoo durid, mudid ah. (silinge)

syrigoma *n.* burooyin badan oo aan dhib laheyn, kuwaasoo badanaa ka soo baxa qanjirada dhididka dhaliya, ayagoo u muuqda bararo yaryar oo aad u adag, waxaa si caadi ah looga arkaa wejiga, qoorta iyo xabbadka.

system *n. (la xiriira hab dhiska jirka)* kooxo unugyo ama xuubab si gooni ah shaqooyin gaar ah u qabta, sida hab dhiska dhiig wareega jirka, hab dhiska neef marka jirka, hab dhiska dareen wadka jirka, iwm.

systemic *adj.* quseeya dhamaaan jirka oo idil.

systemic circultion hab dhiska dhiiga wada gaarsiiya dhamaan jirka oo idil, marka laga reebo sanbabka. Waxay ka kooban tahay halbowlaha iyo faraciisa oo idil, kaasoo dhiiga haweysan wada gaarsiiya xuubabka jirka idil.

systole *n.* waqtiga wadnaha soo gaaro wareega garaaca, kaasoo socda 0.3 il-biriqsi. taasoo ah waqtiga dhiiga kusoo qulqula wadnaha.

systolic pressure *fiiri (eeg)* blood pressure.

T

tabes dorsalis (locomotor ataxia) nooc waraabow dareenwadka maskaxda ku dhaca ah oo soo baxa 20 sano kadib markuu jeermiska jirka galay. Jeermiska wuxuu si toos u burburiyaa dhamaan xubnaha dareenwadeyaasha, taasoo keenta xanuun mudac mud-mud ah oo kawada siman jirka oo idil, dhaqaaq aan isku dheelitirneyn, kaadida oo iska socota iyo araga oo mugdi gala, waxaa kale oo intaa sii dheer dadka qaarkiis waxaa lagu arkaa waali. Waxaa si caadi ah wax uga tara daawada *Penicillin*.

tablet *n.* kiniini.

TAB vaccine tallaal isku dar ah oo looga hortago cudurka tiifowga labadiisa nooc A, iyo B.

tachy- *horgale;* tilmaama; dhaqsi, siyaado, kor u kac, xoogan.

tachycardia *n.* garaaca wadnaha oo kor u kaca, siyaado ah ama isdaba joog ah. Si caadi ah ayaa loogu arki karaa qofka markuu oradka badsado ama shaqo xoog badan qabto, laakin badanaa waxaa ka danbeeya cuduro ama jirro u baahan in daawo loo raadsado.

tachpnoea *n.* *fiiri (eeg)* rapid breathing.

taeniacide *n.* daawo disha gooryaanada badankood. *Waxaa kale oo loo yaqaanaa* **Taenicide**.

taeniafuge *n.* daawo jirka ka tirtirta jeermiska ka dhasha gooryaanada jirka gala.

taeniasis *n.* jeermis ka dhasha gooryaano jirka gala, badanaa waxaa laga qaadaa cunida hilib aan si fiican loo karin. Noocaan gooryaan marka uu mindhicirka gala, qofka wuxuu dareemaa baahi aad u badan, xanuun, daciifnimo iyo miiska jirka oo hoos u dhaca.

tagamet *n.* *fiiri (eeg)* cimetidine.

Takayasu's disease (pulseless disease) jirro xididada halbowlaha dhiiga ka soo qaada oo hallaaba, taasoo isugu jira kuwa qoorta, gacamaha iyo xabbadka. Waxay dhaliyaan in wadne garaaca uu aad u yaraado, suuxdin iyo miyir tag badan, cuuryaanimo ku dhalata xubnaha iyo murqaha wejiga, dhiiga oo aan gaarin daraadeed.

talampicillin *n.* daawo jeermis dile ah oo la mid ah waxtarka iyo dhibaatooyinka lagu arko *ampicillin*. Waxaa loo adeegsadaa la dagaalanka jeermisyada nool, oo cuduro jirka ku dhaliya. *Waxaa kale oo loo yaqaanaa* **Talpen**.

talipes *n.* *fiiri (eeg)* club-foot.

talus (astragalus) *n.* lafta ciribta.

tamoxifen *n.* daawo loo adeegsado daaweeynta cudurka kansarka naasaha ku dhaca. Waxaa lala qaataa daawo kale oo hoormoon laga soo dhiraadhariyey, si ay u hor istaagto burada naasaha sii faafta. Dhibaatooyinkeeda waa yaryihiin, waqtiyaadaan danbena baarid ayaa ku socoto, taasoo ah in loo adeegsado si tallaal ahaan looga hortago kansarka naasaha. *Waxaa kale oo loo yaqaanaa* **Nolvadex**.

tampon *n.* suuf, maro, calal loo adeegsan karo in meelaha dhaawaca gaara dhiiga ka ilaaliyo. Laakin waxaa si gooni ah uu wax u taraa dumarka, in ay u isticmaalaan dhiig ilaaliye waqtiga dhiiga caadada ka socdo.

tapeworm *n.* gooryaan, qaab fidsan leh oo u nool sida jeermiska oo kale, kuna nool mindhicirka dadka iyo nafleyda kale. hab dhiskooda wuxuu ka kooban yahay, qoor gaaban iyo daba dheer oo gabal-gabal isugu tixan. Dadka badankooda waxay yihiin dad caloosha ku sita gooryaanka, oo waxaa la dhahaa gooryaan sidde. Xoolaha iyo xayawaanadana waa lamid, laakin waxaa daran markay noqdaan kuwo taran iyo ugxaan yeesha. Gooryaanada badankooda aad ayey caafimaadka muhiim ugu yihiin.

target cell *(la xiriira unugyada dhiiga)* unugyada dhiiga oo si aan caadi dhexdooda ku yeeeshta calaamad shabbahda barta shiishka oo kale. waxay astaan u tahay jirrooyin halista ah sida noocyo badan oo kamid ah dhiig yarida, gaar ahaan tan macdanta jirka ku yar, jirrada beerka iyo habdhiska dhiiga guud ahaan.

tarsalgia *n.* xanuun ka yimaada lafaha lugta.

tarsus *n.* todoba lafood oo kooba lugta, meesha cagta ka koreysa.

tartar *n.* dabar, midab callaamad dhegan ku noqda ilkaha hore.

taste *n.* dhadhan.

taste buds unugyo yaryar oo mas'uul ka ah wax dhadhaminta jirka, waxay ku yaalaan saqafka carabka iyo dhanxanaga kore ee afka. aad ayey muhiim u yihiin, qofka aan haysan ama ka jirran unugyadaan ma'awoodo in uu wax dhadhamiyo ama uriyo.

taxis *n. (la xiriira qaliinka)* hab maquulin ah oo laf ama unug booskii ka baxeyn lagu soo celiyo, ayadoo aan la adeegsan wax qalab ah.

taxol *n.* daawo kansarka ka hortagta oo ugu horeynteyda dhir duur ka bax ah haragiisa la isticmaali jiray, laakin maalmahaan danbe dhirtii naftigeedii daawo laga dhigay. Waxay tahay mid hor istaagta borootiin caawiya is badinta iyo taranka unugyada kansarka qaba, gaar ahaan nooca ku dhaca naasaha, sanbabada iyo xubnaha ugxaanta dumarka abuurta. Hase ahaatee weli cilmi baaris ayaa ku socoto, rajada laga qabo aad ayey u wanaagsan tahay.

Tay-Sachs disease (amaurotic familial idiocy) jirro dhaxal ah oo hiddo wade ka danbeeya, taasoo ah in subaga jirka gala aan la dheefshiidi karin, sidaa daraadeed ay dhacdo in subug badan maskaxda iska buuxiya taasoo sababta indho beel. Waa la ogyahay hiddo wadeha ka danbeeya ciladaan, oo waano iyo fikrad ayaa loo fidiyaa qofkii lagu arko ciladaan.

tear gas gaas noocyo badan leh oo la adeegsado waqtiga dagaalada lagu jiro iyo askarta in ay u isticmaalaan awood tir ka timaada dadka kale. gaaska badankooda wuxuu leeyahay xanuun dheg-dheg ah oo ilin iyo dhareer indhaha iyo sanka ka keena.

tears *pl.* ilin, dheecaan ay soo daayaan qanjiro ku yaal isha hoosteeda, si ay qoyaan ugu yeelaan indhaha. Waxay kale oo dheecaanadaan ku yimaadaan, arin qiiro iyo murugo leh oo dad ka oohiya, indho cuncun iyo jeermis.

teeth *pl.* ilko, ilig.

telocentric *n.* hiddo wade bu'diisa ay ku taalo meel bartamaha ka dheer, sida dabada ama afka hore.

telophase *n.* marxalada ugu danbeeyso ee unug taranka, markaas oo ah marka unuga tarmay, bu'da ay qaab yeelatay, hiddo wadeha kala go'ay, dheecaanka aasiidh ee bu'dana billowda inay kala qeybsanto.

temazepam *n.* daawo loo adeegsado in looga hortago hurdo la'aanta, dadka aan hurdo ka imaan ama aroortii ka soo kaca sabab la'aan. Afka ayaa laga qaataa, waxaay keentaa lulmo, warwareer iyo cunto cunida oo laga suulo. *Waxaa kale oo loo yaqaanaa* **Normison**.

temple *n.* fool, madaxa foolka hore meesha indhaha ka koreysa, ilaa dhegaha korkooda.

temporal *adj.* foolka. wejiga indhaha korkooda

temporal arteritis *fiiri (eeg)* arteritis.

temporal artery xidid dhiiga soo gaarsiiya foolka iyo basada madaxa.

temporal bone lafta madaxa, gaar ahaan meesha ka koreysa labada dhegood.

temporal lobe maskaxda qeybta ku taal agagaarka foolka. Afar qeyb ayey u kala baxdaa maskaxda, taasoo ay ku kala taal afta gees ee madaxa.

tendinitis *n.* seed xanuun iyo barar. badanaa waxaa sababa jimcis ama orad badan, mararka qaarkiisana waxaa sababi kara jeermis ku dhaca seedka. Daawo waxaa u ah in nasashada la badiyo

tendon *n.* seed.

tendovaginitis *n.* barbarar iyo adeeg ku dhaca xiidmada seedka ka sameeysan, badanaa waxaa keena dhaawac si joogta ugu dhaca, kaasoo xanuun leh. Daawo waxaa u ah nasasho badan iyo in la adeegsado xanuun qaade, hadii intaas wax ay ka tari waayaan qaliin in la adeegsado ayaa haboon.

tennis elbow barar xanuun badan oo ka soo baxa seedka garabka korkiisa, wuxuu ka dhashaa shaqada badan ee gacanta iyo murqaha hore qabtaan. Daawo waxaa u ah in nasashada la badiyo ama la adeegsado daawo xanuuka qaada, hadii intaas ay ku reeysan weydo waxaa haboon in qaliin la adeegsado.

tenoplasty *n.* qaliin lagu daaweeyo seed dillaacay ama soo go'ay.

tenoposide *n.* daawo loo adeegsado daaweeynta cudurka kansarka, gaar ahaan kan ku dhaca ilmaha.

tenorrhaphy *n.* qaliin leysku dhejiyo laba seed oo kala go'ay.

tenovaginitis *n. fiiri (eeg)* tendovaginitis.

terat- *horgale;* tilmaama; cilad lagu dhasho.

teratogen *n.* walax, daawo ama hab sababa in cilad ay ku dhashaan ilmaha uurka ku jira. Waxaa kamid ah in aalkolo la cabo inta ilmaha ay uurka ku jiraan ama raajo lagu sameeya iyo in la isticmaalo daawo loo yaqaan *thalidomide*. oo hada isticmaalkeeda la joojiyey, waxaa kale oo keeni kara ciladaha lagu dhasho jeermiska ay kamid yihiin busbuska iyo jadeeco hooyada ku dhacda inta ilmaha uurka ku jiraan.

teratogenesis *n. fiiri (eeg)* teratogen.

teratoma *n.* buro ka soo farcanta xuubab aan aheyn unuga ay ka soo baxday, waxaa badanaa lagu arkaa xiniinyaha raga iyo xubnaha abuura ugxaanta dumarka ilmaha ka abuurmaan. Marka hore waxay tahay barar yar oo ka soo baxa hal xiniin, taasoo xanuun leh una badan raga da'da yar. Xanuunka astaan uma aha burada, oo waxaa haboon in baarid la sameeyo, maxaa yeelay burada waxay si dhaqsi ah ugu faaftaa xubnaha jirka, gaar ahaan hab dhiska jir difaaca, sanbabada iyo lafaha jirka. daawo waxaa u ah in qaliin lagu soo gooyo. Hadii ay noqotana mid faafta in kiimiko la adeegsado ama la gubo.

terbinafine *n.* daawo disha gooryaanka iyo jeermisyada kale ee nool oo jirka gala. Afka ayaa laga qaataa, waxaa laga yaabaa inay keento lalabo, ubuc xanuun iyo xasaasiyada jirka nabraha ka soo bixisa. *Waxaa kale oo loo yaqaanaa* **Lamisil**.

terbutaline *n.* daawo dabcisa xubnaha neefta marta, taasoo lagu daaweeyo cudurka neefta, xiiqda iyo jirrooyinka kale ee hab dhiska neefsashada dhiba, waxaa loo qaadan karaa sida irbada oo kale, in afka lagu buufiyo ama afka laga qaato. dhibaatooyinkeeda waxaa ka mid ah walwalsanaan iyo warwareer. *Waxaa kale oo loo yaqaanaa* **Bricanyl**.

terfenadine *n.* daawo loo adeegsado ka hortaga xasaasiyada jirka ku dhacda, gaar ahaan tan cawska ka dhalata oo leh cuncunka jirka iyo ilmeynta indhaha, waxaa laga yaabaa inay keento lulmood, madax xanuun iyo mindhicirka oo carqaladeyn ku dhacda. *Waxaa kale oo loo yaqaanaa* **Triludan**.

terlipressin *n.* daawo jirka ku boorisa in ay soo daayaan hoormoon qanjirada maskaxda ku yaal ka yimaada, kaasoo joojiya dhiig bax ka dhasha dhuun marka ama caloosha, ayadoo xidiidada ku dhalisa isku ciriirin, si ay u joojiyaan dhiiga soo baxa.

tertian fever *fiiri (eeg)* malaria.

testical *n.* xiniin, xiniinyaha raga midkood.

testis *n.* xiniinyaha raga, xubnaha taranka ee raga, kuwaasoo sameeya shahwo, soona saaro hoormoon dareenka kacsiga raga ku kiciya. Xiniinyaha ilmaha caloosha ku jira, waxay ku qarsanyihiin ubucda, si ay qabow u helaan, laakin horay u soo baxa markey yara koraan. Xaaladaas waxay caawisaa kor u qaadka shahwada raga.

testosterone *n.* hoormoonka ugu weyn ee dareenka kacsiga ku dhaliya raga.

test-tube baby ilmo ku dhasha xirfad ah in ugxaanta hooyada iyo shahwada aabaha meel aan jirka hooyada ahayn laysugu bacrimiyo, kadib si gacan ah ilma galeenka loogu tallaalo.

tetanus *n.* teetano, jeermis halis ah oo ku dhaca xubnaha dareenwadka maskaxda, kaasoo ka yimaada jeermis noole il-ma'arag ah oo ka dhasha meelaha jirka dhaawaca ka gaara. Muddo u dhaxeysa 4 ilaa 20 maalmood kadib markuu jeermiska jirka galo, ayaa astaantiisa soo baxda, taasoo ah murqo xanuun iyo qabsi maalmo kadibna isku badella kuwa ad-adeeg ah, gaar ahaan kuwa qoorta, garbaha iyo wejiga. Kadibna u gudba dhamaan jirka oo idil, qandho la socota. Hadii aan la'daaweeyn waxaa qofka uu halis yahay geeri. waxaa daawo u ah in la adeegsado jeermis dile, sida *Penicillin* oo aad wax uga tarta. tallaalkeeda ayaa jira oo jir difaace ah, inkastoo aaynan badnayn.

tetracycline *n.* kooxo daawo jeermis dile ah oo laga soo dhiraandhariyey jeermiska ay la dagaalanto naftarkiisa. waxaa loo adeegsadaa jeermisyo badan oo jirka cuduro ku dhaliya, sida jeermisyada ku dhaca hab dhiska neefta marta, jeermiska dhaliya cudurka waraabowga iyo kan nabraha jirka ka soo saara. Afka ayaa badankooda laga qaataa, waxaa laga yaabaa in ay keento shuban, lalabo iyo matag.

tetradactyly *n.* cilad lagu dhasha oo ah in afar farood oo keliya ay ku taallo gacanta ama lugta, oo hal far maqan.

tetrahydrozoline *n.* daawo xididada isku ciriirisa oo xadida, waxaa loo adeegsadaa in ay furto sanka xerma.

tetralogy of fallot cilad lagu dhashoo ah in xididada iyo halbowlaha wadnaha ay ku yaaliin meel khaldan, taasoo sababta in dhiig ka baxa iyo hawo gaarka wadnaha ay labadaba si khaldan u shaqeeyaan, ilmaha markaa lo dhashana ay yeeshaan midab buluug ah dhawaaq riimeeyd bixiya.

thalam- (thalamo-) *horgale;* tilmaama; hab dhis bartamaha maskaxda ku yaala.

thalamencephalon *n.* dhamaan hab dhiska maskaxda ka kooban tahay.

thalamic syndrome xanuun si tartiib tartiib ah u siyaada oo kor hur ah leh, waxaa sababa cudur ku dhaca habdhis ku yaala makaxda bartamaheeda.

thalamotomy *n.* qaliin maskaxda lagu sameeyo, kaasoo ah in si toos ah loo dalooliyo hab dhis bartamaha maskaxda ku yaal. Waa qaliin loo adeegsan jiray in lagu koontroolo cudurada waalida sababta.

thalamus *n.* habdhis qaab ukun oo kale leh oo ku yaal bartamaha maskaxda, waxay mas'uul ka yihiin dhamaan dareen dareemida jirka oo idil, markii laga reebo urka. Waxaa kale oo loo maleeyaa halkaan inay tahay meesha ay ka billawdaan ogaanta, xanuunka, heer kulka iyo dareenka taabashada laga xakumo.

thalassaemia *n.* jirro ku dhacda hab dhiska dhiiga jirka, taasoo ah mid dhaxal ku dhalata oo si gooni ah loogu arko dadka aasiya, afrika iyo dadka ku nool yurubta kulul. Waxay jirrada quseeysaa in quruurta caawisa midab u yeelka dhiiga gaduudan (cas) iyo siyaadintiisaba oo aan si fiican u shaqeeyn, taasoo sababta dhiig yari joogta. Bukaanka jirradaan qaba wuxuu ka dhaxlaa labadiisa waalid. Kaasoo ah mid aad u daran. qofna hal waalid ayuu ka dhaxlaa oo noocaas waa mid sahlan. Waxaa daawo u ah in qofka qaba midka daran dhiig joogta ah loogu shubo. Jirrada waxaa lagu ogaan karaa baarid lagu sameeyo inta ilmaha ay uurka ku jiraan.

thalidomide *n.* daawo loo qaadan jiray in ay dadka kaalmo ka dhigto, hurdana dhaliso waqtiga dumarka ay uur leeyihiin, gaar ahaan sedexda bilood ugu horeysa. Laakin waxaa la ogaaday inay uur jiifku ku dhaliso cilado waaweyn oo ah inay dhashaan adimo la'aan (gacmo iyo lugo la'aan) sidaa daraadeed gebigeedaba waa la joojiyey isticmaalkeeda.

thallium *n.* curiye macdan dabacsan ka kooban oo kiimikadiisu sun tahay, hadii ay jirka gaarta dhibaato ku dhalisa beerka iyo habdhiska dareen wadka maskaxda, timaha jirkana gurta marnaba aan sidoodii hore aan ku soo laaban. Astaanteeda kiimiko waa Tl.

therapeutics *n.* qeybta caafimaadka quseeysa hab kala duwanaanta loo daaweeyo cudurada, ayadoo la isticmaalaya daawo ku haboon cudurka jirra.

therm- (thermo-) *horgale;* tilmaama; kuleeyl. heer kulka.

thermoalgesia *n.* xanuun aan caadi aheyn la dareemo, marka meel jirka kamid ay kulushahay. Waxaa dhaliya cilad ku jirta dareenwade ku yaal maskaxda oo mas'uul ka aha dareen dareemida heer kulka jirra.

thermography *n.* xirfad loo adeegsado in lagu cabbiro heerka uu gaarsiisan yahay heer kulka jirra. ayadoo la adeegsanayo qalab laga sameeyey kaamero cabbiri og kuleeylka. kulka jirra dabaqyo ayuu kala leeyahay, dabaqad kasta waxay ku xerantahay wareega qulqulka dhiiga dhex mara xididada jirka.

thermometer *n.* qalab cabbira kulka jirka. badanaa waxaa la adeegsadaa in lagu ogaado qandhada jirka ka jirta. Qalabkaan wuxuu ka kooban yahay, muraayad caag ku dhex jirta oo tuubbo qafiif ah ku dhegan, taasoo kor u kacda marka kuleeyl ay taabato. qalabka wuxuu ku cabbiran yahay inuu diiwaangeliyo heer kulka jirka inta u dhaxeysa 35°C ilaa 45°C.

thermotherapy *n.* hab xanuun yareyn ah oo la adeegsado hab jir kululeyn ah, gaar ahaan xanuunka murqaha, isgalka lafaha iyo barbararka.

thiabendazole *n.* daawo lagu soo saaro gooryaanka jirka gala. Afka ayaa laga qaataa, waxaa laga yaabaa inay keento matag iyo in dhaqdhaqaaqa jirka uu noqdo mid aan isku dheelitirneyn, waxay kale oo keentaa in mindhicirka yara adkaado. *Waxaa kale oo loo yaqanaa* **Mintezol.**

thiamin *n. fiiri (eeg)* vitamin B$_1$.

thioguanine *n.* daawo loo adeegsado in ay ka hortagto korida iyo taranka unugyada qaba cudurka kasarka, gaar ahaan nooca ku dhaca dhiiga. dhibaatooyinkeeda waxaa kamid ah in ay hoos u dhigto unugyada dhiiga cadcad, waxay kale oo keentaa lalabo, matag, cunto cun yaraan iyo cagaarshow (indho caseeye). *Waxaa kale oo loo yaqaanaa* **Lanvin.**

thiopentone *n.* daawo waxtarkeeda mid yar ah oo loo adeegsado kabaabyada dabacsan ama la siiyo dadka inta aan la qalin. waxaa laga yaabaa in ay hab dhiska neef maraka ay dhibaato u keento, sidaa daraadeed dadka qaba cudurada hab dhiska neefka marnaba lama siiyo daawadaan. *Waxaa kale oo loo yaqaanaa* **Intraval, Pentothal.**

thioridazine *n.* daawo loo adeegsado noocyo badan oo jirrada waalida kamid ah. afka ayaa laga qaataa, waxay keentaa suuxdin, warwareer, af qaleel iyo dareenka kacsiga oo hoos u dhaca. *waxaa kale oo loo yaqaanaa* **Melleril.**

thorac- (**thoraco-**) *horgale;* tilmaama; xabbadka.

thoracic duct tuubbo dheer oo xabbadka ku taal, taasoo habdhis u ah qanjiro badan oo soo daayo dheecaan jirka difaaca. Waxay gaartaa qaarka danbe ee lugaha, dhanka bidix ee madaxa iyo gacanta bidix.

thoracic vertebrae 12$_{ka}$ ricir ee laf dhabarka, taasoo feeraha ay ka baxaan, waxay ku taalaa inta u dhaxeysaa qoorta iyo qaarka danbe ee dhabarka.

thoracotomy *n.* qaliin xabbadka lagu kala furo si loo baaro ama loo daaweeyo unugyada waaweyn sida, wadnaha, sanbabada iyo unugyada kale ee ka hooseeya xabbadka.

thorax *n.* xabbad.

thromb- (**thrombo-**) *horgale;* tilmaama; xinjir gaar ahaan dhiig xinjirooba.

thrombasthenia *n.* jirro dhaxaleed dhiiga ku dhacda, taasoo ah in dhiiga ay ku yaryihiin unugyada dhiiga aan midabka laheyn oo dhiiga xinjiro u yeela.

thrombin *n.* walax dareere falgal de-dejiye ah oo shaqadiisa quseeya inuu borootiin milme ah ka dhigo mid aan milmin. Waa walax dhiiga ku buuriya inuu xinjiro yeesha.

thrombocyte *n. fiiri (eeg)* platelet.

thrombocythaemia *n.* jirro ah, xaalad aan caadi aheyn oo dhiiga ay ku badato nooca aan midabka laheyn oo xinjiraha dhaliya, taasoo keenta in dhiiga uu yeesho xinjiro badan oo xididada dhiiga xera, ama inay shaqo joojiyaan oo dhiig bax joogta ah dhalata.

thrombocytopenia *n.* xaalad hoos ay u dhacaan nooca dhiiga xinjiraha u yeela, taasoo sababta dhiig bax joogta markuu dhaawac gaaro iyo in jirka uu si sahla u yeesho nabro madowbaada.

thrombocytosis *n.* dhiiga aan midabka laheyn oo xinjirada abuura oo dhiiga ku yar. waxaa sababi karaa cuduro badan oo jirka ku dhaca, sida jeermiska ama kuwa halista ah oo ugu horeeya kansarka.

thromboembolism *n.* xaalad xinjiro ay ku dhashaan ama isku xeraan xididada dhiiga, taasoo ah xaalad aad halis u ah oo lugu arko unugyada waaweyn, sida sanbabada iyo wadnaha una baahan daaweeyn deg-deg ah.

thrombophlebitis *n.* barar iyo dhaawac ku dhaca gidaarada xididada dhiiga, taasoo ka imaankara xinjiro ku xerma qeyb kamid ah xididada dhiiga, waxaa badanaa lagu arkaa dumarka uurka leh, isbadelka jirka ku dhaca daraadeed, waxaa badanaa lagu arkaa xididada lugaha iyo unugyada ubucda.

thromboplastin *n.* dareere ugu horeeya ee u shaqeeya falgal de-dejiye borootiin milme ka dhiga mid adag oo aan milmi karin, waxay si gaar ah u soo baxaan marka loo baahdo in dhiiga xinjiro yeesho.

thrombosis *n.* xaalad qulqulka dhiiga uu isu badello mid dareere adag ah, oo noqda xinjiro joogta ah. waxay arinkaan ku dhalan kartaa dhiiga marka ay jiraan cudurada dhiiga waa xaalad carqaladeyn ku dhacdo xididada dhiiga kala qeybiya, taasoo dhalisa in xubnaha dhiigii gaari lahaa ay yaraadaan, markaas la arko cudurka qallalka, wadne xanuun iyo jirrooyinka sanbabada. waa xaalad aad halis u ah isla markaana u baahan in si deg-deg ah wax looga qabto.

288

thrombus *n.* dhiig xinjiro yeesha. *fiiri (eeg)* thrombosis.

thym- (**thymo-**) *horgale;* tilmaama; qanjir.

thymidine *n.* kiimiko isku dhis ah oo ka kooban sonkor iyo aasiidh.

thymine *n.* mid kamid ah salka hiddo wade iyo aasiidhka caawiya bu'diisa oo habdhiskiisa ku dhisan yahay curiye macdan iyo hawo isku qas ah.

thymoma *n.* buro aan dhib laheyn oo ka soo baxda qanjirada qoorta ku yaal, waxaa loo maleeyaa in ay murqaha jirka ka dhigto kuwa aad daciif u ah oo bukaanka si dhaqsi ah daal ugu dhasho. Waxaa daawo u ah in qaliin lagu gooyo, taasoo laga yaabo in murqaha ku soo noqdaan sidii asalka u aheyd.

thymoxamine *n.* daawo loo adeegsado in ay ballaariso xididada dhiiga. waxaa loo isticmaalaa jirro si dhif ah loo arko, taasoo ah mid midabada faraha gacanta iyo lugaha noqdaan kuwo buluuq ah, oo kaga yimaada xididada oo ciriiri noqda. Afka ayaa laga qaataa, waxay keentaa dhibaatooyin dabacsan oo ay kamidyihiin lalabo, shuban, nabro ka soo baxa jirka iyo madax xanuun. Waxay kale oo ay aad u dhibtaa dadka qaba cudurka kaadi sonkorowga iyo wadne xanuunka, sidaa daraadeed ma haboona in la siiyo dadka jirrooyinkaas qaba. *Waxaa kale oo loo yaqaanaa* **opilon**.

thymus *n.* unug qanjir shabbaha oo ku yaal inta u dhaxeysa qoorta iyo korka wadnaha. waxay shaqadiisu quseeysaa, soo saarka noocyo kamid ah unugyada dhiiga cadcad ee jirka difaaca. Unugaan marka loo fiiriyo culeyska jirka, wuxuu yahay unuga ugu weyn jirka bani aadamka, marka la dhasho, marka la qaangaarana wuxuu noqdaa mid isku shuuqa oo aad u yaraada.

thyro- *horgale;* tilmaama; qanjirada qoorta.

thyrocalcitonin *n.* hoormoon ka yimaada qanjirada qoorta, kaasoo hoos u diga macdanta dhiiga. hoormoonkaan waxaa loo adeegsadaa si daawo ah, inuu hoos u dhigo macdanta ku badata dhiiga. waxaa loo qaataa sida irbad oo kale.

thyroid cartilage carjaw weyn oo sal u ah qanjirada qoorta ku yaal, waxay sameeysaa curta dhuunta ka soo taagan ee raga iyo hunguri marka.

thyroid gland qanjir weyn oo ku yaal salka qoorta labadeeda gees, waxaa soo daayaan isla markaana isku dheelitiraan hoormoon jirka aad muhiim ugu ah.

thyroid hormone walax saliid naar ka sameeysan oo qanjirada qoorta ay soo daayaan. Waxay aad muhiim ugu yihiin habdhiska burburinta kiimikada jirka iyo korida maskaxda iyo muqaalka jirkaba. Inuu jirka ku bato ama ku yaraado ma haboona.

thyroid stimulating hormone (**TSH**) hoormoon laga koontroolo isla markaana ka soo baxa qanjirada qoorta ku yaala, ma haboona inuu jirka ku bato ama ku yaraado. Waxaa badankiis loo adeegsadaa si daawo ah.

thyrotomy *n.* qaliin lagu gooyo ama lagu dalooliyo carjaw sal u ah qanjirada qoorta ama qanjirada qoorta naftigooda.

thyrotoxicosis *n.* xaalad hoormoonada ka yimaada qoorta ay dhiiga ku bataan, taasoo dhalisa wadne garaac siyaado ah, walwal, jir gariir, cunto cunid badan iyo culeyska miisaanka jirka oo hoos u dhaca, waxaa kale oo laga yaabaa inay isku badesho burooyinka halista ah oo astaamo gooni ah layimaada sida qoorta oo bararta iyo indhaha oo banaanka u soo baxaan, taasoo ka timaada qanjirada oo aad u ballaartay. Daawo waxaa u ah in qanjirada la gooyo ama saliid naar lagu gubo.

thyrotrophin *n. fiiri (eeg)* thyroid stimulating hormone.

thyrotrophin releasing hormone (**TRH**) hoormoon ka yimaada qanjiro bartamaha maskaxda ku yaal, kaasoo qanjirada qoorta ku yaal ku booriya inay sii daayaan hoormoon. Badanaa waxaa loo adeegsadaa si daawo ah in lagu baaro shaqooyinka hoormoonada jirka qabtaan iyo in lagu ogaado cabbirkooda inta uu gaarsiisan yahay.

thyroxine *n.* mid kamid ah hoormoonada ka yimaada qanjirada qoorta ku yaal. Waxaa loo adeegsadaa si daawo ah oo lagu daaweeyaa marka ay hoormoonadaas jirka ku yaraadaan.

tibia *n.* laf dheerta lugta, xubinta u dhaxeysa jilibka iyo lugta.

tic *n.* dubaax, murqo dubaaxid ama murqo qabsin, badanaa waxaa lagu arkaa ilmaha inta ay yaryihiin, laakin waaka joogsataa marka ay koraan.

ticaricillin *n.* daawo u shaqeysa sida penicillin oo kale, jeermis dile ah oo loo adeegsado jirrooyinka jeermiska dhaliya.

tick *n.* shillin, cayayaanada dhiig dhuuqa ah. noocyo badan ayey leeyihiin oo dadka jirrooyin ku dhaliya.

tick fever jeermis ka dhasha jirrooyinka ay keenaan shillinka qaniina dadka.

Tietze's syndrome (costochondritis) xaalad barar iyo xanuun badan oo lagu arko lafta feeraha xabbadka midkood, waxyaabaha dhaliya lama oga, iskeed ayey u reeysataa, laakin hadii ay sii socoto waxaa lagu daaweeyaa daawooyinka xanuunka yareeya.

timolol *n.* daawo loo isticmaalo daaweeynta dhiig karka, wadne xanuunka iyo cadaadiska indhaha. Afka ayaa laga qaataa ama indhaha lagu dhibciyo, dhibaatooyinkeeda waxay tahay garaaca wadnaha oo hoos u dhaca, cabbirka dhiiga oo hoos u dhaca iyo warwareer. *Waxaa kale oo loo yaqaanaa* **Timoptol, Betin Blocadren.**

tinnitus *n.* dhawaaq ka yeera dhegta. waxaa dhalin kara dhukay, dhaawac ku dhaca xuubka maqalka dhegta iyo cuduro ku dhaca dhegta guud ahaan, waxaa kale oo sababa daawooyinka la isticmaalo qaarkood, sida aasbariin iyo daawo cudurka kaneecada (duumo) loo qaato.

tissue *n.* unug ama xuub sida unuga oo kale u shaqeeya.

tissue typing hab baarid ah oo loo adeegsado unugyada jirka iyo xuubabkooda, gaar ahaan marka larabo in jirka unug kale lagu tallaalo ama laga badello.

titre *n.* (la xiriira habdhiska jir difaaca) cabbir lagu ogaado inta jeermis ka hortage ku jira dhiiga aan midabka laheyn, markii laga saaro wax kasta oo midabka u yeela.

T-lymphocyte *n. fiiri (eeg)* lymphocyte.

tobacco *n.* tubbaako. caleemo la qalajiyey oo loo adeegsado waxyaabaha maanka kiciya sida, sigaarka la cabo. Waxay kale oo yihiin maandooriye sun ah oo dhibaato u keena dadka isticmaala iyo dadka aan isticmaalin oo ka ag dhow dadka sigaarka caba. dadkaas waxaa laga yaabaa inay sun ku noqoto khiiqa ka soo gaara sigaarka agagaarkooda lagu cabayo iyo inay ka ag dhawyihiinba meelaha maandooriyaha tubbaakada lagu isticmaalo.

tobramycin *n.* daawo jeermis dile ah oo loo adeegsado jeermiska sunta ku dhaliya dhiiga, jeermiska ku dhaca isha iyo agagaarkeeda iyo kan ku dhaca hab dhiska neefmarka qaarkiisa danbe. Afka ayaa laga qaataa ama sida irbada oo kale, waxaa kale oo la mariyaa isha iyo agagaarkeeda, waxaa laga yaabaa inay keento kelli burbur, maqalka dhegaha oo hoos u yaraada markii la isticmaalo qiyaas badan. *waxaa kale oo loo yaqaanaa* **Nebcin, Tobralex.**

tocainide *n.* daawo aad u quwad badan oo loo adeegsado daaweeynta wadnaha istaaga oo geeri sababi kara. afka ayaa laga qaataa, waxay keenikartaa lalabo, matag, warwareer, gariir iyo unugyada dhiiga cadcad oo u dhaca. *waxaa kale oo loo yaqaanaa* **Tonocard.**

toco- *horgale;* tilmaama; fool, ilmo dhalis.

tocopherol *n. fiiri (eeg)* vitamin E.

toddler's diarrhoea jirro shuban joogta ah oo ilmaha ku dhacda. Waa wax caadi ah oo ilmaha ka reeysta waqtiga ay weynaadaan.

tolazamide *n.* daawo afka laga qaata oo loo adeegsado daaweeynta cudurka kaadi sonkorowga. Waxaa caado u ah in ay keento lalabo, shuban, daciifnimo, dhuun xanuun iyo cunida cuntada oo laga suulo. *Waxaa kale oo loo yaqaanaa* **Tolanase.**

tolbutamide *n.* daawo afka laga qaata oo loo adeegsado daaweeynta cudurka kaadi sonkorowga, waxay si toos ah u abaartaa beer yareha, si aay ugu booriso soo saarka insilinta sonkorta burburisa, waa daawo aad u wax uga tarta sonkorta, gaar ahaan tan ku dhacda waayeelada. Waxay keentaa nabro korka ka soo baxa iyo cudurka cagaarshowga (indho caseeye). *Waxaa kale oo loo yaqaanaa* **Pramidex, Rastinon.**

tomography *n.* xirfad raajo ah oo la adeegsado mowjado aad u quwad badan oo masawirka unuga la rabo si fiician banaanka u soo bixiya, kuwa kalena mugdi ka diga.

tongue *n.* carab.

tonic *adj.* 1. muruq caadi u shaqeeya. 2. Daawo kor u qaada quwada qofka, oo ka dhigta qof wax walba awooda oo nolol geliya.

tonsil *n.* quun. laba qanjir oo ku yaal qoorta labadeeda dhinac, kuwaas oo jeermis jirro keena (quuman) ku dhaca.

290

tonsillectomy *n.* qaliin lagu gooyo quun jeermis ku dhacay (quuman).

tonsillitis *n.* quuman, jirro jeermis sababa oo ku dhacda qanjira qoorta, taasoo leh qoor barar, xanuun iyo qandho daran. Hadii aan jeermiska dhaliya loo isticmaalin daawo jeermis dile ah, waxay dhaliyaan jirrooyin halis ah, sida kelli xanuun iyo cudurada isgalka lafaha.

tooth *n.* ilig, ilko.

tophus *n.* aasiidh macdan iyo cusbo isku jir ah oo quruur birbiriqda qaabkooda leh, kuwaasoo isku uruuriya maqaarka hoostiisa iyo meelaha jirka carjawda ka dhisan, gaar ahaan dhegta iyo isgalka lafaha. Waa astaanta lagu garto cudurka aasiidhka isgalka lafaha.

tox- (**toxi-, toxo-, toxico-**) *horgale;* tilmaama; sun, sumeysan.

toxaemia *n.* dhiig sumeysan, waxaa badanaa dhaliya jeermis ku jira meelaha jirka dhaawaca ka gaara oo dhiiga u gudba ama si toos ah sun loo cuno. Waxaay leedahay astaanta caadiga ah ee lagu arko jirrooyinka kale, sida qandho, shuban, matag iyo kor xanuun.

toxic *adj.* sun ah ama sun leh.

toxic shock syndrome xaalad waxyaabo jirka gala ay ku noqdaan sun, gaar ahaan sun gasha habdhiska dhiig wareega taasoo sababi karta shoog argagax ah oo qatar gelin kara nolosha qofka. Waxaa sababa jeermis ama wax yaabaha kale ee sida caadiga ah loo isticmaali karo, sida suufka dumarka ay u isticmaalaan dhiiga caadada. waxaa daawo u ah in la adeegsado jeermis dile iyo daryeel joogta ah oo qofka qaba loo fidiyo.

toxin *n.* sumeysan, wax sun ku dhaliya jirka.

toxoplasma *n.* jeermis noole il-ma'arag ah oo ku dul nool unugyada iyo xuubka xoolaha iyo xayawanaada, kaasoo ku dhaliya cuduro gaar ahaan, shinbaraha iyo noolaha kale.

toxoplasmosis *n.* jeermis iyo cudur xoolaha iyo xayawaanada kaga yimaada jeermis ku dul nool, kaasoo dadka ku dhici kara marka ay cunaan hilib an si fiican loo karin. waxaa astaan caadi u ah, xanuun guud ahaan jirka ah, qanjiro barar, gaar ahaan kuwa qoorta ku yaal iyo dumarka uurka leh in ay u gudbiyaan uur jiifka caloosha ku jira, hadii ay qaadaan inta ay uur leeyihiin, kaasoo keeni kara indho la'aan.

trabeculectomy *n.* qaliin lagu yareeyo cudurka cadaadiska indhaha, taasoo la gooyo gabal kamid ah xuub daboola tuubbo yar oo ilinta isha ka soo qaada. Waxaa la ogyahay habkaan qaliin in ay dabciso cadaadiska isha saaran.

trace element curiyeyaal isku uruura oo jirka ka caawiya koritaankiisa iyo awood lahaanshahiisa. Waxaa kamid ah curiye *copper, zinc, manganese, selenium, molybdenum, cobalt, iodine* iyo *silicon*. waa kuwo isla nool oo jirka u siyaadiya fiitimiinada uu u baahan yahay.

trachea *n.* hunguricadka, tuubbo dhuunta ku taal oo hawada jirka u marta.

tracheal tugging astaan tilmaamta dillaac gala hunguricadka. dillaaca si sahlan ayaa loo dareemaa marka farta la saaro jiradka qoorta.

tracheitis *n.* xanuun iyo barar ka yimaada hunguricadka, badanaa waxaa sababa jeermis ku dhaca sanka iyo dhuunta. xunuunkaan wuxuu leeyahay qufac badan iyo xabbad xanuun siyaado ah, badanaana waxay horseedaa jirrada neefta, xiiqda. Daawo waxaa u ah jeermis dile iyo xanuun qaade dabacsan oo yareeya qufaca badan.

tracheostomy (**tracheotomy**) *n.* qaliin lagu dalooliyo hunguricadka si ay hawo u gasho jirka, badanaa waxaa loo sameeyaa hadii ay carqaladeyn ku dhacdo tuubbada hawo marka jirka ama neefta ay jirka ku xermato, ayadoo loo maraayo dhuunta.

tracheotomy *n.* fiiri *(eeg)* tracheostomy.

trachoma *n.* cudur aad halis u ah dhaqsi ku faafa oo ku dhaca indhaha, waxaa sababa fayrus jeermis oo kale ah, kaasoo si toos ah ugu dhaca xuubka salka u ah bikaaca (birta) isha. waxaa si caadi ah loogu arkaa wadamada kulul. barar ayaa gala xuubka, kadib malaxa ayaa ka soo daadata, hadii aan la daaweyn dhibaato weyn ayuu isha u keenaa, heer birta madow ay banaanka u soo baxdo ayuu gaaraa. Laakin araga ma tago, daawo waxaa u ah jeermis dile si aad ah wax uga tara maalmaha hore.

tranexamic acid daawo ka hortagta burburka ku dhaca xinjiraha dhiiga, waxay lid ku tahay walax dhiiga ku dhaliya inuu biyo dareera noqda. Badanaana waxaa loo adeegsadaa xaladaha dhiig baxa ku yimaada. afka ayaa laga qaataa, waxay keentaa lalabo iyo matag. *waxa kale oo loo yaqaanaa* **Cyklokapron.**

tranquillizer *n.* daawo awood u leh in ay dadka dejiso, kaalmo ka dhigta. Daawooyinka loo isticmaalo dadka waalan, awoodaan ayey leeyihiin oo dadka waa ay dejiyaan, laakin marka qiyaas badan la qaato dhibaato kale ayey dhaliyaan, in la taxadiro ayaa haboon.

Transcervical resection of the endometrium (TCRE) qaliin loo sameeyo in lagu yareeyo dhiiga caadada oo si aad ah u socda ama ah mid badan. waxaa la gooyaa xuub sal u ah ilma galeen, ayadoo la isticmaalayo kababyo dabacsan agagaarka meesha la qalaayo ah. si aad ah ayey waxtar u leedahay qaliinkan oo looma baahna in ilma galeenka la saaro.

transcription *n.* xirfad lagu kala geddiyo aqbaarta iyo fariinta firka sidda, ayadoo hiddo wadeha loo badello aasiidh fariin ka qaade ah.

transcutaneous electrical nerve stimulation (TENS) xirfad xanuun yareyn ah oo la adeegsado, in mowjado koronto la saaro xubnaha jirka, taasoo hor istaagta mowjadaha xanuunka in ay u gudbaan maskaxda. xarfadaan waxaa badanaa loo isticmaalaa xanuunka isgalka lafaha iyo waqtiga dumarka foosha ay ku jiraan, inkastoo aysan badneyn. Irbada lagu duro, mudo laf dhabarka ayaa loo adeegsadaa waqtiyadaan danbe.

transfusion *n.* dhiig ku shubid, qof caafimaad qaba dhiig uu tabaarucay lagu shubo qof u baahan oo aan caafimaad qabin ama dhiiga ku yaryahay. Waa arin waqti walba oo loo baahda la sameeyo, marka qaliin lagu jiro qofka waa uu dhiig bixi karaa, sidaa daraadeed wuxuu u baahanyahay in noloshiisa la badbaadiyo oo dhiig lagu shubo, sidoo kale dumarka dhalaya waxay u baahnaan karaan in dhiig lagu shubo hadii ay billaabaan dhiig bax, taasoo ah mid si caadi ah loogu arko.

transient ischaemic attack(TIA) xaalad inyar socota, oo ah in carqaladeyn ku dhacda dhiig wareega gaara maskaxda, xididada oo xerma ama xinjiro gala daraadeed. Astaanta ay leedahay waxay shabbahdaa tan qallalka oo kale, laakin 24 saac guduhooda xaaladaan caadi ayey ku soo noqotaa.

translocation *(la xiriira cilmiga hiddaha)*nooc hiddo wade lamid ah (koobbi) oo qeyb kamid ah ku darsama qeyb kale ama hiddo wade kale oo ka duwan. Tani waxay sababtaa in sida farta u taxanyahay isbadel ku dhaco, taas oo keenta xaalado halis ah oo horseeda cudurka kansarka, nooca unugyada dhiiga gala.

transplantation *n.* unug jir ku tallaal, wax walba ayey noqon kartaa. Waxay si gaar ah u quseeysaa in jirka laga badello unug shaqadiisa joojiyey, sida kellida ama maqaarka kore ee jirka. Waxaa kale oo jirka lagu tallaalaa timaha dadka ay ka gurmaan ama dadka bidaarta ka soo baxda oo rabo inay ka faantoobaan tin la'aanta. Mida ugu muhiimsan ee arintaan quseeysa waxay tahay in si fiican loo baaro inay is ogolaan karaan unugyada larabo in jirka lagu tallaalo iyo jirka in ay isqaadan karaan.

transsexualism *n.* xaalad qof (dhedig ama lab) uu rumeysan yahay in uusan aheyn waxa uu ku dhashay. Tusaale: marka qof gabarnimo ku dhasha, wuxuu aaminaa in jirkiisa ay ahayd mid wiilnimo loogu talagalay, sidaa daraadeed waxay qofka gabarnimada ku dhashay rabtaa in ay isku badesho wiilnimo. Wiilshana waa lamid, sidaas oo kale ayey ayagana dareemaan oo waxay rabaan in ay jirka gabarnimo ku wareegaan. Xaaladaan waxay ku billaabataa ilmaha inta ay yaryihiin, sidaa daraadeed waxaa haboon in caqli celis iyo waano lagu billaabo inta ay yaryihiin oo xaalka noqon mid weyn.

tranvaginal ultrasonography hab lagu baaro uur jiifka caloosha ku jira, ayadoo la adeegsanaayo tuubbo mowjadaha raajoda afka ku wata oo siilka la geliyo, taasoo qaabka uur jiifka si fiican u soo saara. Waa mid sahlan kana wanaagsan kan ubucda la saaro.

transvestism (cross-dressing) *n.* xaalad qof (dhedig ama lab) jecelyahay xerashada dharka shaqsiyada kale, sida raga jecel inay xertaan dharka dumarka.

tranylcypromine *n.* daawo loo adeegsado daaweeynta niyad jabka, diiqadda sababi kara jirrada waalida daran. Afka ayaa laga qaataa, waxay keentaa nasasho iyo hurdo la'aan, gariir badan iyo cabbirka dhiiga oo hoos u dhaca. *Waxaa kale oo loo yaqaanaa* **Parnate**.

trapezium *n.* laf ku taal curcurka, jalaqleyda gacanta.

trapezius *n.* muruq fidsan oo qaab sedex xagal ah u sameeysan, kaasoo ku yaal inta u dhaxeysa qoorta iyo garabka gacanta. Aad ayuu muhiim ugu yahay dhaqdhaqaaqa qoorta iyo madaxa.

trauma *n.* dhaawac, jug, shil ku dhaca jirka. Laba nooc ayaa loo kala bixiyaa, mid muuqaal ahaan jirka ugu dhacda, sida laf jabta ama dumarka marka ay dhalaan. Iyo mid maskaxiyan ah oo dadka dagaalada sokeeye soo arka ay la kulmaan, taasoo ah mid weligood daba socota ilaa si cilmi nafsiy ah loo daaweeyo.

traumatic fever qandho ka dhalata dhaawac, jug ama shil jirka ku dhaca.

travel sickness lalabo, matag iyo madax xanuun ka dhasha waqtiga safarka lagu jiro, gaar ahaan marka lagu safrayo maraakiibta bada maaxda ama diyaarad. Waa la arkaa dad ciladaan qabsada marka ay baabuur, gaari ku safar tagayaan. Badanaa xaaladaan waxaa dhaliya, unugyada jirka isku dheelitira ku yaal bartamaha dhegta oo isbadel ku dhaca iyo hab dhaqaaqa mowjadaha ay u rogaan unugyada. Waxaa daawo u ah in la adeegsado, kuwo si gooni ah loogu diyaariyey xaaladaan, inkastoo ay ku xiran tahay qofka iyo hab dhiska jirkiisa.

trazodone n. daawo loo adeegsado jirrada niyad jabka, daqiidda dabacsan oo walwalka aan la socon. Afka ayaa laga qaataa, waxaa laga yaabaa inay keento af qaleel, dareen kac iyo lalabo. *waxaa kale oo loo yaqaanaa* **Molipaxin**

treacher collins syndrome xaalad lagu dhasha oo dhaxal ku imaan karta, taasoo ah cilad ku jirta koritaanka qaab dhiska wejiga. Meesha dhegaha ka soo baxaan uma korta sidii la rabay, taasoo sababta in muuqaalka wejiga cilad ay ku jirto.

tremor n. jir gariir, jareys. Badanaa caadi ayaa loo arkaa oo jirka oo idil ayaa gariiri kara markii laga reebo gacmaha oo marnaba aan lagu arag, laakin waxaa sababi kara jirrooyinka halista ah oo maskaxda wax u dhima, sida qallalka iyo cudur xusuusta maskaxda ka lumiya.

trench foot suul madow, gaar ahaan kan lugta, maqaarka agagaarka ku yaal iyo xubnaha suulasha oo dhinta aawadeed ayey sababa. Waxaa badanaa lagu eedeeyaa qabow iyo wasaqda biyaha lagu socdo inay ka danbeeyaan

tretinoin n. daawo sida kareemada oo kale loo isticmaalo, taasoo lagu daaweeyo finanka iyo nabraha ka soo baxa wejiga. Qoraxda oo maqaarka jirka dhibta iyo dhibaato ay ku dhaliso uur jiifka ayaa caado u ah. *Waxaa kale oo loo yaqaanaa* **Retin-A.**

triamcinolone n. daawo hoormoon laga soo dhiraandhariyey lamid ah daawooyinka kale ee hoormoonada laga sameeyey, laakin ka dhib yar oo aan sababin biyaha iyo cusbada jirka ceshada. Waxaa loo isticmaalaa xanuunka iyo bararka xubnaha jirka, *waxaa kale oo loo yaqaanaa* **Adcortyl, Ledercort.**

triamterene n. daawo kaadi keen ah oo loo adeegsado inay jirka ka soo saarto biyaha iyo cusbada uu ceshado, kellidana ku dhaliyo inay soo saaraan kaadi badan, gaar ahaan markay jirka biyo galaan, waxtarkeedana saacado gudaheeda lagu arko. Afka ayaa laga qaataa, waxay keentaa lalabo, matag, daciifnimo, hoos u dhac dhiiga cabbirkiisa ah iyo calool xanuun. *Waxaa kale oo loo yaqaanaa* **Dytac.**

triceps n. muruq sedex geesood ah, gaar ahaan kan gacanta dhabarkeeda ku yaal.

trich- (**tricho-**) horgale; tilmaama; tin ama hab dhis qaab timo leh.

trichiasis n. xaalad xanuun badan oo ka dhalata is xoq ka yimaada timaha baalasha indhaha ku yaal iyo baalasha ay ku yaaliin. Mararka qaarkeed dillaac ku dhaliya bikaaca (birta) madow ee isha. Badanaa waxaa sababa timaaha baalasha isha oo si qalloocan u baxa.

trichiniasis n. fiiri (eeg) trichinosis.

trichinosis n. cudur daacuun caloolaad ah oo wadamada kulul iyo qabowba lagu arko, kaasoo ka dhasha gooryaan ay dadka ka qaadaan hilibka aan si fiican loo karin. Ugxaanta gooryaanka waxay si toos ah u tagtaa gidaarada mindhicirka, taasoo jeermis shuban leh ka dhaliso, qandho, lalabo iyo matagna soo wehliya, waxaa intaa sii dheer dhaqdhaqaaqa jirka oo noqda mid aan isku dheeliterneyn, xanuun ka yimaada jirka qaarkiisa danbe. Cudurkaan ma'ahan mid halis ah, waa mid sahlan oo lagu daaweeyo *thiabendazole.*

trichology n. barashada cilmiga timaha, tin.

trichomonas n. cayayaan jeermis lulume shabbaha ah oo ku mulaaxa xuubabka lulma, kaasoo hal unug oo daba dheer ka kooban. Jeermiskaan wuxuu badanaa galaa xubnaha taranka (siilka) oo uu ka dhigo meel aad u urta dheecaano qurun ah ka soo daata, waxaa lagu kala qaadaa galmada (wasmada). Waxaa jira nooc kale oo ku nool mindhicirka.

trichomoniasis n. jeermis jirro ku dhaliya xubnaha dheefshiidka, xubnaha taranka iyo xubnaha kaadi mareenka. taasoo xanuun iyo barar leh, xubnaha tarankana (gaar ahaan siilka) meel ur leh oo dheecaan ka soo daata ka dhiga, raga waa ay qaadi karaan, marka ay u galmoodaan dumarka qaba jirradaan. Waxaa daawo u ah jeermis dile loo yaqaan *metronidazole.*

trichomycosis *n.* jirro kasta oo timaha ku dhalisa jeermis jirro u keena.

trichorrhexis nodose xaalad timaha ay si sahlan ku soo go'aan. Waxaa dhici karta inay cilad dhaxaleed lagu dhasho tahay ama burbur iyo kiimikada caadiga loo isticmaalo ka dhalata sida, shaambo ku dhaqida timaha.

trichotillomania *n.* timo guran, timaha oo daata. Kadib markuu qofka xoog uu u soo jiido ama uu xoog u marmariyo gacantiisa.

tricuspid valve sedex fur oo ku yaal dhexda wadnaha, kaasoo isku xira xididada bidix iyo midig iyo halbowlaha weyn, waxay ka mas'uul yihiin in ay is furaan marka dhiiga ka baxaya wadnaha, kadibna is xera, si dhiigii uusan ugu soo laaban wadnaha.

trifluoperazine *n* daawo waali ka hortaga ah oo loo adeegsado jirrada waalida daran. Afka ayaa laga qaataa, waxay keenta lulmo, af qaleel, warwareer, murqo qabsin iyo gariir. *Waxaa kale oo loo yaqaanaa* **Stelazine.**

trigeminal nerve dareen wadeha shanaad ee ugu weyn dhamaan dareen wadeyaasha jirka. Kaasoo u kala baxa sedex qeyb oo kala ah dareenwade indhaha, dareenwade wejiga oo idil iyo mid ilkaha gaara. Murqahiisa ayaa mas'uul ka ah in ilkaha wax calaanjiyaan, markay fariin ka helaan dareen wadeha jir dhaqaaqa dhaliya. Kuwa kalena waxaa mas'uul ka ah dareen wadeha dareenka jirka dhaliya, kaasoo jirka dareensiiya taabashada, xanuunka, kulka iyo qabowga, gaar ahaan madaxa iyo foolka kore.

trigeminal neuralgia *fiiri (eeg)* neuralgia.

trigeminy *n.* xaalad wadne garaaca loo kala qeybin karo sedex dabaq. taasoo ah, garaaca koowaad uu yahay mid caadi ah, laakin garaaca labaad iyo kan sedexaad ay yihiin garaac aan caadi aheyn.

triglyceride *n.* caddiin, baruur. badanaa jirka wuxuu ka helaa nafaqada iyo cuntada la cuno, waa hab jirka uu ku keydsado baruurta, caddiinta.

triiodothyronine *n.* hoormoon qanjirada qoorta ka yimaada, kaasoo ka mid ah kuwa caawiya hab dhiska hoormoonada jirka, gaar ahaan tamarta iyo awooda dareen ee jirka. *fiiri (eeg)* thyroid hormone.

trimeprazine *n.* daawo xasaasiyada jirka loo isticmaalo. Waxaa loo adeegsadaa kor cuncunka iyo nabraha jirka ka soo baxa, waxay kaloo leedahay awood maskax dejin ah iyo kaalmeeyn. Afka ayaa laga qaataa. badanaa waxay keentaa lulmood, warwareer, af qaleel, murqo gariir iyo iskudhexyaac. *Waxaa kale oo loo yaqaanaa* **Vallergan.**

trimester *n.* *(la xiriira dumarka uurka leh)* xili walba oo kamid ah sedex qeyb loo kala qaado sagaalka billood ee uurka socda. Tusaale: (sedexda bil hore, sedexda bil dhexe iyo sedexda bil ugu danbeeya).

trimethoprim *n.* daawo disha sunta jeermis nool ee aan isha arag oo jirka jeermisyada jirrada keena ku dhaliya, gaar ahaan waxaa loo adeegsadaa jirrooyinka kaadi mareenka iyo cudurka kaneecada (duumo), waxay kaloo awood u leedahay maskax dejin iyo kaalmeeyn. Afka ayaa laga qaataa. Isticmaalkeeda badan waxay keentaa niyad jab iyo walwal joogta ah. *Waxaa kale oo loo yaqaanaa* **Ipral, Trimopan.**

trimipramine *n.* daawo lagu daaweeyo jirrada niyad jabka, hoos u dhac dareenka walwalka la socda. Afka ayaa laga qaataa ama sida irbada (duro, mudo) oo kale, waxaa kale oo loo adeegsadaa waalida dabacsan, waxay keentaa warwareer, lulmo, af qaleel iyo cabbirka dhiiga oo hoos u dhaca. *Waxaa kale oo loo yaqaanaa* **Sumontil.**

triple market test hab dhiig baaris ah oo lagu ogaado ilmaha caloosha ku jira in ay qabaan jirroonka hiddaha ama cilanka. Dhiig ayaa hooyada uurka leh laga qaadaa, gaar ahaan waqtiga uurka uu jiro 16 asbuuc, si loo ogaado uur jiifka dhibaatooyinkooda iyo waxa ku dhalan kara inta ay caloosha ku jiraan.

trismus *n* qabsin, gaar ahaan murqaha daanka, kuwaas oo isku soo uruura marka qabsinka billaabmo. Waxaa sababa sunta teetanada, waxaa kale ku timaadaa daawooyinka qaarkood oo xuubabka maskaxda dhiba.

trisomy *n.* xaalad hiddo wade dheeraad ah lagu arko unugyada, taasoo sababta in ilmaha la dhasha ay noqdaan ku cilan ah ama cuuryaan ah.

troche *n.* daawo la dhuuq-dhuuqo ama mid afka lagu haysta oo meesheeda ku dhamaata. Badanaa waxaa loo qaataa, daaweeynta af qaleelka ama dhuun xanuunka iyo tuubbada cuntada jirka u marta.

troisier's sing astaan qanjiro barar ah, gaar ahaan kuwa ku yaal qoorta. Waxay astaan u tahay kansarka caloosha ku dhaca.

troph- (**tropho-**) *horgale;* tilmaama; dhalaal, qurux, nafaqeysan.

trophozoite *n.* marxalad taranka jeermiska kaneecada (duumo) uu maro, marka uu isku badinaayo unuga gudahiisa, taasoo muuqaal ahaan shabbaha faraantiga gacanta la gashado oo leh bu', meel bartame u ah.

tropical medicine barashada cudurada iyo daaweeyntooda sida caadiga ah loogu arko wadamada kulul. Waxaa kamid ah cuduradaas cudurka kaneecada (duumo), jeermiska juudaanka iyo jirrooyinka gooryaanka sababa.

tropicamide *n.* daawo indho dhibcis ah oo loo adeegsado in ay ballaariso bikaaca (birta) isha madow, si loo daaweeyo ama si fiican loo arko marka la qalaaya isha. *Waxaa kale oo loo yaqaanaa* **Mydriacyl**.

trunk *n.* dhamaan jirka oo idil, marka laga reebo madaxa, gacmaha iyo lugaha. Waxaa kale oo loo adeegsadaa xididada dhiiga jirka kuwa ugu waaweyn, gaar ahaan kan halbowlaha wadnaha ka soo farcama.

trust *n. fiiri (eeg)* hospital, NHS.

trypanosomiasis *n.* cudur jeermis noole il-ma'arag ah dadka ku dhaliya, hurdo joogta ah iyo jeermis maqaarka kore ka soo baxa, waxa uu u badan yahay wadamada afrika iyo waqooyiga ameerika.

tryparsamide *n.* daawo loo isticmaalo daaweeynta jeermiska cudurka hurdada iyo jeermiska maqaarka jirka ku dhaca. Badanaa waxaa loo qaataa sida irbada (duro, mudo) oo kale, waxay kicisaa dheecaan maskaxda ku jira, kasoo aad wax uga tara jeermiska jirka ku jira. *Waxaa kale oo loo yaqaanaa* **Tryparsan**.

tsetse *n.* cayayaan dhiig dhuuq ah oo dikhsi, duqsi, shabbaha. Waxay afka ku leeyihiin laba mudax oo aay dadka dhiiga kaga dhuuqaan isla markaana jeermis cuduro u gudbiya, sida cudur hurdo keena iyo jeermis maqaarka kore ku dhaca. noocyo badan ayey leeyihiin oo laga helo wadamada kulul.

TSH *fiiri (eeg)* thyroid stimulating hormone.

tubal occlusion xerid lagu sameeyo tuubbooyinka ugxaanta dumarka ilmaha ka abuurma maraan, ayadoo qaliin la adeegsado. Waxaa loo sameeyaa arinkaan, in uurka la horistaago, gaar ahaan dadka aan rabin inay uur yeeshaan.

tubal pregnancy *fiiri (eeg)* ectopic pregnancy.

tuberculosis *n.* cudurka qaaxaada. Jirro jeermis noole il-ma'arag ah dhaliya, kaasoo lagu qeexo in xubnaha jirke yeesha khar dil-dillaaca Jeermiska wuxuu dadka jirkiisa ku jiri karaa muddo dheer oo sanadooyin dhaafi kara, islamarkaana wax astaan ah oo tilmaamta in uu cudurka qabo aan lagu arag, dadna markuu jeermiska jirkooda galo, waxay islamarkiiba la yimaadaan astaamahii cudurka lagu ogaa, sida culeyska miisaanka jirka oo hoos u dhaca, habeyn dhidid, qandho iyo in uu dadka uu la nool yahay si sahlan u qaadsiiyo, sida inuu qufaco, hindhiso, dhiig soo qufaco kadibna jeermiska dadka gaara. Jeermiska wuxuu gaari karaa xuububka maskaxda ama meel walba oo kamid ah xubnaha jirka. dadka waxay ka qaadaan caanaha lo'da jeermiska ku jira oo aan si fiican loo kululeyn. Cudurka qaaxada waxaa lagu daaweyaa, daawo isku dar ah oo kamid ah, *streptomycin, ethambutol, isoniazid, rifampicin* iyo *pyrazinamide*.

tubocurarine *n.* daawo xidhidada laga qaato oo hoos u dhigta shaqooyinka murqaha jirka, ka hor inta aan jirka la qalin, badanaa waxaa loo adeegsadaa dad suuxdinta ama kabaabyo ka dhiga jirka marka qaliin la sameeynayo. Wax dhibaato ah oo lagu sheego ma jiraan, in qiyaasta la adeegsanayo ay badato mooyee. *Wax-aa kale oo loo yaqaanaa* **Jexin, Tubarine**.

tumefaction *n.* barar, gaar ahaan meel jug ku dhacda oo soo bararta, dhiig ku jira daraadeed.

tumid *adj.* barartay, barara, soo kuusan.

tumor *n.* barar. waa astaanta xanuunka lagu garto. Waxaa kale oo jira sedex astaan kale oo si caadi ah xanuunka qofka tilmaamo, *calor = kuleyl ama qandho. *rubor= gaduudnimo (cas) iyo *dolor= xanuun. Bararka xubnaha waxaa ka danbeeya dillaac ku dhaca xididada yaryar ee dhiiga qaada, taasoo sababta dheecaankii ka soo daata unugyada ka buuxsama.

tumour *n.* barar aan caadi aheyn, meel jirka ka bararta, buro. Labadaba waa loo adeegsankaraa, buro aan dhib laheyn iyo mid dhib leh.

tumour marker walax dheecaan ah oo ka soo baxa burada jirka ku taal oo la baaro si loo ogaado burada cabbirkeeda iyo heerkay gaarayso.

tumour necrosis factor (TNF) borootiin gooni ah, oo burburiya burooyinka jirka ka soo baxa. baarid ayaa lagu wadaa hiddo wadeha ay ka soo farcanto, si loo ogaado hadii lagu daaweeynkaro cudurka kasarka.

Turner's syndrome cilad hiddo wadeha dumarka shaqsinimada u sameeyo ku jirto. Taasoo ah in, hal X lagu arko, meeshii laga rabay in ay heystaan laba XX. Dumarka ciladaan ku jirto, ma awoodaan in ay ilma dhalaan, inkastoo xubnaha taranka haystaan, malahan xubnaha ugxaanta dhaliya, dhiiga caaadada kama yimaado, waxaa laga yaabaa in caqliga aan weli korin, hadii xataa ay qaangaaraan.

twins *n.* mataano.

tympanic cavity *fiiri (eeg)* middle ear.

tympanic membrane xuub bartamaha dhegta ku yaal, kaasoo kala qeybiya xubnaha kore ee dhegta iyo kuwa gadaale. Markii dhawaaq dhegta gaaro xuubkan wuu gariiraa ama ruxmaa si dhegta ay uga jawaab celiso dhawaaqa gaara (maqal uu u dhasho).

tympanoplasty *n.* qaliin lagu daaweeyo xuubka bartamaha dhegta ku yaal.

typhoid fever (tiifoow) jirro jeermis il-ma'arag ah si toos ah ugu dhaca xubnaha dhiifshiidka jirka, kaa soo dhaliya qandho xad dhaaf ah, nabro gaduudan (cas) oo maqaarka ka soo baxa, gaar ahaan xabbadka iyo ubucda, kharkharyo, dhidid iyo lafo xanuun siyaado ah. Waxaa laga qaadaa cunto jeermiska ku jira oo la cuna ama biyo wasaqaysan la isticmaalo. Jeermiska keena waxaa lagu magacaabaa *Salmonella*. Badanaa dadka si dhaqsi ah ayey ugu kacaan, laakin waxaa daawo wax ka tarta ah jeermis dile badan, gaar ahaan *ampicillin, amoxicillin, ciprofloxacin* iyo *chloramphenicol*. Tallaal *TAB la dhahana aad ayuu u hor istaagaa jeermiska.

typhus (spotted fever) jeermisyo jirka ku dhaliya jirro, oo ka dhasha jeermisyada nool oo aan isha qaban. Waxay leeyihiin qandho xad dhaaf ah, nabro jirka ka soo yaaca iyo isku dhexyaac madax xanuun leh. Noocyo badan ayey leeyihiin, dhamaantoodana waxaa loo adeegsadaa daawo jeermis dile, loo yaqaan *chlorampheicol*. kaasoo si aad ah wax uga tara.

tyrothricin *n.* daawo jeermis dile ah oo laga soo dhiraandhariyey jeermis noole il-ma'arag ah. Waxaa loo adeegsadaa jeermisyada ka dhashada jirka markuu gubto, oo dhaawac gaara maqaarka korkiisa, afka iyo dhuunta. Waxloo qaataa sida kareemada korka la marsado ama kiniini la dhuuq-dhuuqo, si afka iyo dhuunta jeermiska uga dhinto.

U

ulcer *n.* boog, maqaar dillaac, dhaawac gaaro daraadeed. ama dillaaca gala xuubka gidaarada hunguri marka, taasoo sababta boogta caloosha.

ulcerative colitis boog iyo barar ku dhaca mindhicirka iyo malawadka.

ulcerative gingivitis cirrid dil-dillaac iyo barar xanuun badan, kaasoo xuubka ilkaha salka u ah ay burburaan, jeermis iyo afka oo ura astaan u ah. Waxaa daawo u ah nadiifin iyo jeermis dile loo yaqaan *metronidazole*.

ulna *n.* laf dheerta gacanta, inta u dhaxeysa cururka iyo xusulka.

ultrafiltration *n.* wasaq miirid, nadiifin cadaadis xoog leh loo adeegsada, gaar ahaan si wasaqda looga saaro kellida waxa aysan rabin oo kaadi oo kale u soo saarto.

ultrasonic *n.* barashada cilmiga isticmaalka dhawaaqa mowjadaha iyo quwadooda sare ay leeyihiin.

ultrasonography *n.* adeegsiga mowjadaha quwada badan, si u soo saaraan sawirada hab dhiska jirka. Ileys gacanta laga wado ayaa si toos ah loo saaraa jirka, gaar ahaan ubucda, sidaa daraadeed dhawaaqa mowjadaha iyo xawaarahooda ayaa sameeya qaabka hab dhiska jirka uu u muuqdo, ayadoo dhawaaq ahaan la maqlo, unuga la rabo in la arkana si fiican u muuqdo. Badanaa waxaa loo adeegsadaa baarida cudurada jirka, uurka ilmaha inta ay jiri karaan, hadii ilmaha caloosha ku jiraan ay jirran yihiin iyo hadii kale, ama hadii uurka uu yahay mid hal cunug kabadan, sida uur jiifka qaabkooda yahay, mandheerta qaabka u muuqato iyo meesha ay ku taal, ciladaha ilmaha ay qabi karaan ama hooyada lagu arki karo intaba si cad ah ayuu muuqaalkooda u soo saaraa.

ultrasound (ultrasonic waves) dhawaaq mowjadeed aad u xawaare dheer oo aan dheg maqli karin, dhawaaqa xawaaraha heerka uu gaarsiisan yahay daraadeed. waxaa loo adeegsadaa in baarid masawiro gudaha jirka laga soo qaado ah, sida raajoda qofka laga qaado oo kale, laakin tan waa ka casriyeysan tahay, qofkana kiimiko dhibeyso malahan, unugyda la rabana in labaaro, si cad ayaa loo arkaa.

umbilical cord xuub xarigeed dheer, isku xer u ah mandheerta iyo uur jiifka caloosha ku jira. waxay ka kooban tahay, laba xidid oo mid dhiiga ka soo qaada mandheerta midna dhiiga uur jiifka u geeya.

umbilicus *n.* xudun.

unconscious *adj.* marxalad miyir tag ah, miyir beel oo qofka wixii dhacaya uusan ka war qabin.

unconsciousness *n.* miyir li'i, qof hurdo oo aan ka war qabin wixii agagaarkiisa ka dhacaya. Miyir beelka aan caadiga aheyn waxaa dhalin kara waxyaabo hoos u dhiga shaqada maskaxda, sida hawo qaadashada oo aan si toos ah u gaarin, dhiig bax xad dhaaf iyo cuduro badan oo jirka ku dhaca. waxaa jirta miyir li'i ula kac loo sameeyo, sida marka qof qaliin loo diyaarinayo, waxaa la siiyaa daawooyin miyirka qaada (suuxiya) si loo qalo.

undulant fever *fiiri (eeg)* brucelosis.

ungual *adj.* ciddiyaha faraha gacanta ama lugta.

unguis *n.* ciddi, ciddida gacanta ama lugta.

unilateral *adj. (la xiriira hab dhiska jirka)* geeska ama dhinaca jirka. unug ama xuub jirka dhinaciisa ama geeskiisa.

unipolar *adj. (la xiriira maskaxda)* dareen wade u gooni ah hal shaqo oo keliya, kana soo kaca jirka hal unug.

uraemia *n.* kaadi iyo wasaqda kale ee kellida ay jirka ka soo saarto oo lagu arko dhiiga. dhiiga oo kaadi lagu arko waa astaan tilmaamta kellida oo shaqadeeda joojisay, taasoo leh lalabo, matag, dhuun xanuun, lulmo iyo ugu danbeyn geeri dhalata. Daawo waxaa u ah in kellida la nadiifiyo, ayadoo la adeegsanayo qalab laga xero jirka oo awood u leh kelli iyo dhiig nadiifis.

uramustine *n.* daawo loo adeegsado daaweeynta cudurka kansarka noocyada badan uu leeyahay, gaar ahaan nooca ku dhaca dhiiga. waxaa laga qaataa xididada, sida irbad oo kale waa daawo aad u sun badan, dhibaatooyinka ay keento waxaa kamid ah lalabo, matag, shuban iyo cadaadis ku dhaca laf dhuuxa dhiiga abuura shaqooyinkiisa.

urea *n.* wasaqda, dheecaanada uu jirka rabin oo iska soo saaro si kaadi ah. badanaa waa kiimikada jirka burburiya, oo uu ka helo cuntada iyo curiyeyaalka kale ee jirka gala.

ureter *n.* kaadi mareen. laba tuubbo oo kaadi ka soo qaada kelliyaha, kuwaasoo u soo gudbiya kaadi hayeha.

ureterectomy *n.* qaliin lagu gooyo tuubbooyinka kaadida ka soo qaada kellida. waxaa loo sameeyaa marka ay jirto cuduro halis ah, oo dhib gaarsiiya dhamaan xubnaha agagaarka kellida ku yaal, taasoo sababta in kellida lala gooyo tuubbooyinkaas.

ureteritis *n.* xanuun, barar iyo dhaawac ku dhaca kaadi mareenka, taasoo si toos ah u gaara kaadi hayeha. Waxaa sababa jirro horay u jirtay oo soo laba kacleysa, cudurka qaaxada iyo boogo ka soo baxa gidaarada tuubbooyinkaas ayaa u sal ah.

ureterocele *n.* boog barar leh oo ka soo baxda gidaarada kaadi mareenka, qeybta hoose ee gasha kaadi hayeha. Badanaa waxaa loo maleeyaa in ay ka dhalato ciriirinimo ku dhaca labada tuubbo ee kaadida ka soo qaada kelliyaha, taasoo sababta in kaadi soo baxa ay ciriiri gasho, hadii kaadi soo baxa ay carqaladeyn gasho, waxaa la adeegsadaa qaliin lagu ballaariyo tuubbooyinkaas.

ureterolithotomy *n.* qaliin lagu soo saaro dhagax gala ama ku jira tuubbooyinka kaadi mareenka. habka loo sameeyo qaliinka waxay ku xeran tahay booska dhagaxa ka muuqdo, hadii dhagaxa uu jiro qaarka hoose ee tubbooyinka waxaa dhici karto in laga maarmo qaliin weyn oo tuubbooyinka lagu furo.

ureteroscope *n.* fiilo dheer oo qafiif dabacsan ah, awoodna u leh inay dhexmarto tuubbada kaadi mareenka ilaa kellida gaarto. Baadanaaba waxaa loo adeegsadaa marka la baarayo xubnaha kaadi marka iyo kaadi hayeha jirka, gaar ahaan dhagax markuu ku jiro, oo larabo in laga soo saaro dhagaxa.

urethra *n.* kaadi soo saare, tuubbo kaadida ka soo qaada kaadi hayeha oo bananka u soo saarta. Tuubbadaan waxay ku taalaa afka xubnaha taranka. raga tooda waa mid dheer oo soo dhexmarta guska, kaadida marta waxaa u sii dheer shahwada oo ka soo baxda, tan dumarkana waxay ku taalaa inta u dhaxetsa siilka iyo kintirka.

urethritis *n.* xanuun, barar iyo dhaawac ku dhaca tuubbada kaadida u soo saarta, waxaa dhalin kara cudurka jabtada ama jeermisyo badan oo laga qaado ficilka galmada (wasmo). Astaan waxaa u ah dheecaano ka soo daata xubnaha taranka (siilka iyo guska), kaadidana ay tahay mid aad u xanuun badan marka ay soo baxayso. Waxaa daawo u ah in la adeegsado daawooyinka jeermiska dila, markii la ogaado kuwa ku haboon.

urethrocele *n.* kaadi mareenka dumarka oo ku noqda jirka gudahiisa, ama ku dhex duma gidaarada siilka. Taasoo siilka ka dhigta meelo bararsan oo kuus-kuus yeelata. Badanaa waxaa xaaladaan u badantahay dumarka ilmaha dhalay. Waxaa daawo u ah in qaliin lagu soo saaro tuubbooyinka kaadi mareenka, xuubka gidaarada siilka la toosiyo, wax taageerana loo sameeyo.

urethroscope *n.* qalab ka kooban fiilo qafiisan, daciif ah oo afka kaamera ku wadato, taasoo loo adeegsado in lagu baaro tuubbooyinka kaadi mareenka raga iyo xubnaha tarankooda.

-uria *dabagale;* tilmaama; kaadi la socod, wax walba oo jirka ka soo baxa oo kaadi ku jirta. tusaale: *haematuria= kaadi dhiig.*

uric acid aasiidh ku dhisan curiye hawo ah oo si dabiici ah jirka uga dhasha, waxaa si gooni ah loogu arkaa bu'da unugyada, waana walaxda kaadida jirka ka soo baxda ka sameeysanta. Noocaan aasiidh, asagoo shabbaha dhalo burburtay, ja-jabkeeda oo biriq-biriq leh ayey gashaa isgalka lafaha, gaar ahaan suulka weyn ee lugta, taasoo ay ku dhaliso cudur.

uricosuric drug daawo kor u qaada aasiidhka jirka sida dabiiciga ah u sameeysto. Badanaa waxaa loo adeegsadaa inay yar ee aasiidhka ka sameeysma gala isgalka lafaha gaar ahaan suulka weyn ee lugta ka saarto. Waxaa kamid ah daawo lagu magacaabo *sulphinpyrazone*. Marka daawadaan la qaadanayo waxaa lala isticmaalaa daawooyinka jeermiska dila, sida *penicillin*.

urinalysis *n.* kaadi baar.

urinary bladder fiiri *(eeg)* bladder.

urinary tract dhamaan hab dhiska kaadi mareenka jirka. waxaa kamid ah, tuubbooyinka kellida kaadida ka soo qaada, kaadi mareenka iyo kaadi hayeha.

urination *n.* kaadin, kaadiye, isku kaadin. kaadi si caadi ah uga soo baxda xubnaha taraanka aadanaha.

urine *n.* kaadi. dheecaan kelliyaha jirka si wasaq ah isaga soo saaraan.

urinogenital *adj.* xubnaha taranka ee raga iyo dumarka, oo ka mas'uul ah kaadi saarka jirka.

urongenital *adj.* fiiri *(eeg)* urinogenital.

urokinase *n.* falgal de-dejiye kellida sameeysato oo awood u leh burburinta dhiiga xinjiro yeesha. waxtarkeeda aad ayuu u ballaaran yahay, isla markaana ah mid nolol yar. sidaa daraadeed waxaa loo adeegsadaa jirrooyinka ku dhasha sanbabada dhiigiisa xinjiro yeesha iyo xididada xinjiro isku xera, iyo wixii jirro ah oo ka dhasha dhiig xinjiroobida. *Waxaa kale oo loo yaqaanaa* **Ukidan**.

urolith *n.* dhagax gala kaadi mareenka, gaar ahaan tuubbada banaanka u soo saarta kaadida.

urology *n.* qaybta caafimaadka quseeysa barashada iyo daaweynta cudurada kaadi mareenka iyo xubnaha taranka.

ursodeoxycholic acid daawo loo adeegsado inay burburiso dhagaxa xammeetada ku jira, kaasoo ka dhasha subaga dhiiga jirka. afka ayaa laga qaataa, dhibaatadeeda ma ahan mid badan, laakin waxaa la'arkaa shuban iyo laab-jeex. *Waxaa kale oo loo yaqaanaa* **Ursofalk, Destolit**.

urticaria *n.* dheedheero. nabro noocyo badan leh oo korka jirka ka soo yaaca. Waxaa sababa xasaasiyada jirka, taasoo noocyo kala duwan leh, mid halis ah oo cuncun iyo jir barar wehliya, gaar ahaan indhaha iyo faruuryada, taasoo u baahan wax ka qabad deg-deg ah iyo mid daciif ah oo laga kaco dhaqsadiiba ayaa laysku arkaa. waxaa daawo u ah in la isticmaalo daawooyinka xasaasiyada ka hor taga.

uterography *n.* raajo lagu sameeyo ilma galeenka.

uterus (womb) *n.* ilma galeen, rixim, makaanka. Xubnaha taranka dumarka, ogolaada in shahwada raga dhex gasha gidaaradeeda ku jira gudaha ilma galeenka, taasoo ka abuuranta uur jiif.

uterus didelphys (double uterus) xaalad aan caadi aheyn oo ah mid lagu dhasho, taasoo leysku arko laba unug oo ilma galeen ah iyo labadooda qoor oo ku yaal hal siil.

utricle (utriculus) *n.* 1. xuub sida kiishka oo kale u sameeysan, kaasoo sal u ah xubnaha dhegta. xuubkaan kiish waxaa ka buuxa dheecaano, taasoo mas'uul ka ah isku dheelitirka dhaqdhaqaaqa jirka, markuu fariin ka helo maskaxda oo madaxa u tilmaamta hadba dhanka uu u jeesado. 2. kiish yar oo ka baxa tuubba kaadida raga soo marta, taasoo keydisa walax caawiya dareenka kacsiga raga.

uvea *n.* xuubka midabka gaduudan (cas) leh ee isha, kaasoo sal u ah dhammaan xididada dhiiga soo gaarsiiya isha.

uveal tract *fiiri (eeg)* uvea.

uvula *n.* dhanxanag. xuubka qafiifsan ee ku yaal saqafka afka, carabka korkiisa.

uvulectomy *n.* qaliin lagu soo gooyo dhanxanaga.

uvulitis *n.* xanuun, barar iyo dhaawac gaara dhanxanaga afka.

uvulopalatopharyngoplasty (UPPP) *n.* qaliin lagu gooyo dhammaan dhanxanaga oo idil iyo qayb kamid ah quunka. Waxaa badanaa loo sameeyaa in lagu daaweeyo khuurada.

V

vaccination *n.* tallaalid, tallaal dadka lagu tallaalo si loogu diyaariyo jirkiisa inuu iska difaaco jeermis soo weerari kara.

vaccine *n.* daawo si gooni ah loo diyaariyey oo badanaa laga soo dhiraandhariyo jeermisyo nool oo jirrooyin dhalinkara, taasoo si tallaal ah jirka loo siiyo, si uu hab difaaciisa diyaar ugu noqdo marka cudurka ka dhasha jeermiskaas soo weeraro.

vaccinoid *adj.* jeermis shabbahe, ka dhalata fayruska jirka lagu tallaalo, gaar ahaan meesha tallaalka ku dhacay. Waa astaanta lagu garto qofka inuusan nus ka difaafneyn fayruska dhaliya busbuska. Meesha oo gaduudata (casaan) noqota, nabro dillaaca ka soo baxa iyo qandho yar la arko, waa ay ka waagsan tahay dadka cudurka busbuska qaada marka jirkooda laga tallaalo cudurka, dadkaas oo cadeysa inaysan jirkooda ka difaacneyn fayruska.

vacuole *n.* boos, meel ka banaan aasiidhka ku jira bu'da unuga. Waxaa sababa marka unuga isku laabayo wixii soo gala, badanaa waxa u badan unugyada dhiiga cadcad, kuwaas oo isku laaba jeermiska iyo waxyaabaha kale ee soo gala jirka, markay arintaas sameeynayaan waxay ku jiraan jir difaac, oo cunna jeermiska iyo fayruska soo weerara jirka.

vacuum extractor qalab loo adeegsado in lagu caawiyo ilmaha dhalanaya ee ka soo baxaya hooyada. Wuxuu afka ku wataa caag af ballaaran oo madaxa uur jiifka lagu qabto, kadibna lagu soo dhuuqo. Aad ayaa loo isticmaalaa, inkastoo xirfado kale la adeegsado.

vagina *n.* siil, qaybta ugu hooseeysa dhamaan xubnaha taranka ee dumarka. Waa tuubbo murqo ka sameeysan, xuub dheecaan leh sal u ah, kaasoo ku dhega qoorta ilma galeenka. Gidaarada siilka aad ayey u jiid-jiidmaan si ay ugu dabacsanaadaan ilmaha ka soo baxa waqtiga uurka dhamaado.

vaginismus *n.* xanuun iyo qabsin lama filaan ah oo ku yimaado, murqaha ku yaalo agagaarka siilka, badanaa ku dhasha marka siilka la taabto, dareen kacsi ku yimaado ama galmo (wasmo) lala damco. Waxay kale oo ay ku timaadaa dhaawac gaara siilka, jeermis ku dhaca iyo qaleel dheecaanka ka dhamaado xuubka salka u ah.

vaginitis *n.* xanuun, barar iyo dhaawac ku dhaca siilka, kaasoo ka dhasha jeermis ama nafaqo iyo nadiif daro. Badanaa waxaa la socda cuncun, dheecaan ka soo daata siilka iyo xanuun xad dhaaf ah oo ka yimaada marka la kaadinayo. Waxaa laga yaabaa inay astaan u tahay cudurada galmada ku dhasha.

299

valgus *adj.* tilmaam lagu qeexo cilad kasta oo gacanta ama lugta ka qalloocisa bartamaha jirka.

valium *n. fiiri (eeg)* diazepam.

valve *n.* fur, dabool ama habdhis qaabkaas leh oo laga helo dhamaan unugyada daloola ama tuubbooyin u qaab sameeysan, kaasoo u shaqeeya ilaalinta iyo ogolaanshaha qulqulka dhiiga dhexmara jirka. habdhiskaan aad ayey muhiim ugu yihiin wadnaha, xididada iyo hab dhiska difaaca jirka. badankooda waxay ka kooban yihiin laba ilaa sedex fur, dabool oo mid walba si gaar ah ugu dhegan gidaarada xididada, marka dhiig ka soo qulqula dhinaca toosan furarkaan, dabooladaan waa ay iskala fidiyaan marka dhiiga ka soo qulqulayana dhanka khaldan furarka, daboolada waa ay is ballaariyaan oo diidaan in dhiiga ama dheecaanada kale ka baxaan.

vancomycin *n.* daawo jeermis dile ah oo laga soo dhiraandhariyey jeermis noole il-ma'-arag ah. taasoo aad wax uga tarta jeemiska nool badankooda. Xididada ayaa laga qaataa, waxaana badanaa loo adeegsadaa jeermiska ku dhiman waayo daawooyinka kale. sunteeda aad ayey u yartahay, oo wax dhib ah ma keento, laakin waxaa laysku arkaa maqal yari iyo xidido barar. *Waxaa kale oo loo yaqaanaa* **Vancocin**.

van den bergh's test baarid si gaar ah lagu sameeyo hadii bukaanka qaba cudurka cagaarshowga (indha caseeye) yahay mid ka dhashay jirrada beerka iyo xammeetada ama dhiig burburka. Waxaa la soo qaadaa in yar oo bukaanka dhiigiisa aan midbaka laheyn, kadib lagu daraa aasiidh midab sameeye ah. hadii falgalkoodu midbaka ay yeeshaan yahay mid gaduud (casaan) xigeen ah, cagaarshoyga (indha caseeye) wuxuu ka yimid beerka iyo xammeetada oo jirran. Hadii midabka uu yahay mid aan isbadellin ilaa aalkolo lagu daro, cudurka cagaarshowga (indha caseeye) waa mid ka dhashay burburka dhiiga jirka.

varicella *n. fiiri (eeg)* chickenpox.

varices *pl. n. fiiri (eeg)* varicose veins.

varicocele *n.* barar iyo cuncun ku dhaca xididada shahwda (biyaha) raga soo marta. Badanaa waxaa lagu arkaa dhanka bidix ee xiniinyaha hoostiisa, waxaana loo maleeyaa inay ka danbeyso shahwo yaraanta raga ku dhalinkarta inay noqdaan ma dhale. Waa arin sahlan oo qaliin lagu daaweeyn karo, taasoo qaliinka kadib raga shahwadooda noqoto mid kor u kacda.

varicose veins *n.* jirro xididada jirka noqdaan kuwo barara, dheeraada, qallooc iyo maroojis gala. Xididada lugaha ayaa u badan xaaladaan, inkastoo lagu arki karo xididada kale ee jirka, gaar ahaan kuwa dhuunmareenka iyo xiniinyada raga. Waxaa lagu tuhmaa in ay ku dhalan karto dhaxal, laakin waxaa si cad ah loo hubaa inay tahay mid carqaladeyn gala qulqulka dhiiga xididadaas. Waxaa laga yaabaa in arinta ka sii darto markay ku dhashaan xinjiro ama dhiig bax oo lagu arki karo xididada. Waxaa daawo u ah in xididada halka ay ku yaalaan lagu xero laastiko xoog badan, laakin qaarkood waxay u baahan tahay qaliin xididka lagu xoqo.

varicotomy *n.* qaliin xididada lagu dalooliyo ama lagu xoqo.

variola *n. fiiri (eeg)* smallpox.

vas *n.* xidid ama tuubbo.

vasa efferentia tuubbooyin aad u yaryar oo shahwada raga ka soo qaada xiniinyaha, ayagoo soo gaarsiinaya tuubbo kale oo ka koreysa xiniinyaha.

vasa vasorum *pl. n.* xidido aad u yaryar oo sameeya ama gaarsiiya gidaarada xididada dhiiga.

vascular *adj.* la xiriira xididada dhiiga.

vascular system *fiiri (eeg)* cardiovascular system.

vas deferens laba tuubbo, midkood oo shahwada ka soo qaado tuubbo ka koreysa xiniinyaha, taasoo soo gaarsiisa kaadi mareenka, si ay diyaar ugu ahaato bixid ama ay baxaanba.

vasectomy *n.* qaliin lagu gooyo laba tuubbo oo shahwada raga soo gaarsiiya kaadi mareenka, si ay u soo baxdo. Badanaa waa hab si caadi ah loogu adeegsado ka hortaga ilma dhalka raga. Ma'ahan mid dareenka kacsiga hoos u dhigta ama raga u diida galmada, oo labadaba raga waa ay awoodaan, laakin waxay noqdaan dad aan dhali karin oo naftooda doorbiday in ay ilmo dhalka ka hortagaan.

300

vasodilator *n.* daawo dhalisa in xididada dhiiga ay ballaartaan, sidaa daraadeed dhiig qulqulka uu bato. Waxaa loo adeegsadaa in ay hoos u dhigto dhiig karka daran. waxaa jira kuwa lamid ah oo loo yaqaan *pentaerythritol* oo ayadana kor u qaado dhiig qulqulka. waxaa loo qaataa wadne xanuunka ka dhasha xididada oo ciriiri noqda.

vasomotor nerve dareenwade kasta oo xakuma hab dhiska dhiig wareega jirka mara xididada yaryar iyo ficiladooda garaaca wadnaha.

vasopressin (antidiuretic hormone ADH) *n.* hoormoon laga soo daayo qanjiro maskaxda ku yaal, kaasoo kellida ku dhiira geliya inay keydsadaan biyaha jirka soo gala, oo aysan ka qasaarin. Waxaa kale hoormoonkaan dhaliyaa in xididada dhiiga ay ballaartaan. waxaa laga qaadan karaa afka, ama sanka oo si buufin ah. waxaa kale oo loo adeegsadaa joojinta dhiig baxa.

vasovasostomy *n.* qaliin lagu soo celiyo tuubbooyinka shahwada raga soo gaarsiiya kaadi mareenka oo la gooyey, si laysaga ilaaliyo ilma dhalka. Tani waxaa loo sameeyaa in raga ay mar kale u helaan awood ay ku dhalaan.

vasovesiculitis *n.* xanuun, barar iyo dhaawac ku dhaca tuubbooyinka shahwada raga soo mara, waxaa lagu lifaaqaa inay ka dhalato xuub barar ku dhaca xubno caawiya dareen kacsiga raga. waa xaalad aad u xanuun badan oo xanuunka gaara xiniinyaha hoostooda, agagaarka gumaarka, taasoo leh qandho xad dhaaf ah. markii la baaro tuubbooyinka shahwada soo mara waa adeeg oo taabashada dhibta. Waxaa daawo u ah in la adeegsado daawo jeermis dile.

vectorcardiography *n. fiiri (eeg)* electrocardiography.

vegetation *n.(la xiriira cilmiga cudurada)* xaalad xuubabka jirka ka soo kor baxaan walax shabbaha nabar sida khudrada oo kale ah. waxaa sida khudrada ah kale u yaalo waxay ka sameeysan yihiin xiidmo xididada dhiig ah oo isku soorogmay.

vegetative *adj.* 1. la xiriira nafaqada. 2. Maskaxda oo caadi u shaqeysa marka uusan miyir u joogin. tan waxaa loo adeegsadaa qofka qaliin ku jiro ama miyir beel ku jira.

vein *n.* xididada dhiiga.

vellus *n.* xaad. timaha jirka ka soo kor baxa inta aan la qaangaarin.

vena *n. fiiri (eeg)* vein.

vena cava laba xidid oo waaweyn, oo dhiiga ka soo qaado dhammaan xididada kale ee jirka, kadib u geeya halbowlaha midig ee wadnaha.

venepuncture *n.* xidid daloolin, gaar ahaan marka xididka gacanta dhiiga laga qaadayo.

venereal disease (VD) *fiiri (eeg)* sexually transmitted disease.

venesection *n. fiiri (eeg)* phlebotomy.

venom *n.* sun halis ah oo masaska, caaroda iyo dib qalloca tufaan.

ventilation *n.* hawo qaadasho, hawada jirka gasha, ayadoo u mareyso habdhiska neef marka jirka.

ventilator *n.* qalab hawo dhaliya, qalab iskii u shaqeeya ama gacanta hawo looga keena si sanbabada hawo u gasho, kana soo baxdo.

ventricle *n.* 1. weelal wadnaha sal u ah, labdiisa danbe, kuwaasoo gidaaradooda ka sameeysaan murqo adag. kan dhanka bidix oo ka adag kan midig, wuxuu dhiiga ka helaa xididid sanbabka oo u soo marsiiya xididka weyn ee bidix, islamrkaana dhiiga ku qulquliya halbowlaha. Kan midig waxaa dhiiga soo gaarsiiya xididado yaryar oo u soo marsiiya xididda weyn ee midig, islamarkaa dhiiga ku qulquliya xididada sanbabada. 2. Afar xuub oo dheecaano ka buuxaan, kuwaasoo ku yaal afarta gees ee maskaxda.

ventro- *horgale;* tilmaama; ubucda ama horaadka jirka.

ventrofixation *n. fiiri (eeg)* ventrosuspension.

ventrosuspension *n.* qaliin lagu saxo ilma galeen booskiisa ka soo go'a. badanaa waxaa lagu dhejiyaa ubucda, ayadoo la kaashanaayo seedadka ku lifaaqan oo xoog u haayo ilma galeenka lagu wareejiyo ubucda.

venule *n.* xidid dhaqsi ka gura dhiiga ka buuxa weelasha wadnaha. Mararka qaarkeed

301

xididadaan ayagoo yaryar inta isku tagaan ayey sameeystaan xidid aad u weyn.

verapamil *n.* daawo lid ku ah macdanta jirka taasoo, loo adeegsado dhiig karka dabacsan, wadne xanuunka iyo wadne garaaca khaldan. Afka ayaa laga qaataa, waxay keentaa calool adeeg, lalabo iyo dhiiga oo hoos u dhaca. *Waxaa kale oo loo yaqaanaa* **Cordilox, Univer.**

vermicide *n.* daawo, wax isku dardarsan laga sameeyey oo loo adeesado inay disho gooryaanka gala mindhicirada.

vermiform appendix *fiiri (eeg)* appendix.

vermifuge *n. fiiri (eeg)* vermicide.

verruca *n. fiiri (eeg)* wart.

verrucous carcinoma roqor, buro halis ah isku badesha oo afka ka soo baxda. Waxaa lagu arkaa dadka tubaakada iyo khatka cuna.

vertebra *n.* (**vertebrae** *pl.*) ricir, lafaha laf dhabarka sameeya. Waxay ka kooban yihiin 33 lafood, seedo oo mid walba mida kale ku xera leh oo laf qafiif ah oo sida saxan oo kale u fidsan u dhexeeya, qiyaas ahaan sacabka gacanta kama weyna ricirka.

vertebral column *fiiri (eeg)* backbone.

vertigo *n.* xaalad uu qofka dareemo, inuu naftiisa iyo wixii agagaarkiisa ka dhow ay isla wareegayaan, (madax wareer, warwareer dhulka wareegta ah). Waxaa loo maleeyaa in uu yahay cudur ku dhaca xuub dhegta bartamaheeda ku yaal iyo dareen wade maskaxda hab dhiskeeda ku jira, taasoo labadaba ah kuwa ka mas'uul ah isku dheelitirka dhaqdhaqaaqa jirka iyo dareemidiisa.

vesical *adj.* la xiriira kaadi hayeha ama dhibaatooyinka ku dhaca kaadi hayeha.

vesicle *n.* dil-dillaac aad u yaryar oo maqaarka korkiisa ka soo baxa, kaasoo noqon kara bacool biyo ku jira. Jirrooyin badan ayaa dhalin kara, sida cambaarta iwm.

vesicostomy *n.* qaliin sanceyn ah oo loo adeegsado, in kaadi mareen ku meel gaar ah laga sameeyo ubucda korkeeda. Mararka qaar keed waxaa la xeraa dhamaan kaadi marka oo idil.

vesicoureteric reflux kaadida soo bixi laheyd oo gadaal ugu noqota ilma galeenka. Badanaa waxaa sababa fur, dabool, tuubbada kaadi mareenka xeri lahaa marka ay soo baxeyso si aysan gadaal ugu noqon oo hallaaba. Waa xaalad halis ah oo jeermis dhalisa, kellidana wax gaarsiisa, gaar ahaan ilmaha intay yaryihiin. Waxaa loo adeegsadaa jeermis dile, hadii ay wax isbadelli waayaan qaliin ayaa la sameeyaa oo lagu saxo cilada jirta.

vesicovaginal fistula isla socodka kaadi hayeha iyo siilka oo aan toosneyn. Taasoo keenta in kaadida aan la xakumikarin oo ay iska socto, waxaa sababi kara dhibaatooyin gaaray kaadi hayeha mar jirka qaliin lagu sameeyey, ama dhibaatooyin ka yimid baarid lagu raadinyo cudurada dumarka sida, ilma galeenka oo la bixinaayo, ama in cudurada kansarka ay ku dhacaan xubnaha moxoga. Wadamada sedexaad waxaa badanaa sababa in foosha marka ay dheeraato oo unugyada ilma galeenka ay dhintaan, arintaan la arko.

vesiculitis *n.* xanuun, barar iyo dhaawac ku dhaca tuubbada shahwada raga marto.

vessel *n.* tuubbo, weel, jirka ka qaada dheecaanada ama dhiiga, gaar ahaan ka qaada xididada dhiiga iyo qanjirada sameeya dheecaanka jirka difaaca.

vestibular glands *n.* laba qanjir oo ka yaal labada gees siilka iyo faauryadiisa. Waxay ka mas'uul yihiin in ay siilka ka dhiigaan qoyaan waqtiga galmada socoto (wasmo lagu jiro).

vestibularcochalear nerve dareen wade ka kooxos isku jir ah, kooda sideedaad, kaasoo mowjadaha dareemka bartamaha dhegta ka qaada oo maskaxda u gudbiya. wuxuu ka koobmaa laba far oo dareen wade ah, mid wuxuu mas'uul ka yahay mowjadaha maqalka dhegta, midka kalena wuxuu mas'uul ka yahay isku dheelitirka dhaqaaqa jirka iyo sida madaxa uu u janjeero.

viable *adj.* awood u leh in ay keligood noolaadaan. Waxaa loo adeegsadaa uur jiifka gaara 24 asbuuc, taasoo sharci ah in aan si jirro ma' ahanee si kale aan loo soo saari karin. waxaa la ogaaday maalmahaan danbe in ilmaha ay noolaan karaan waqti ka horeeya 24 asbuuc.

villus *n.* hab dhis gaab-gaaban oo faraha gacanta shabbaha, kaasoo ka soo baxa xuubabka gudaha jirka, gaar ahaan mindhicir yareha oo ayagoo aad u badan difaac u yihiin, islamarkaana u kala soocaan wixii la dheefshiido. waxay kale oo quseeyaan inay booska ay ku yaaliin fidiyaan, marka hawada, nafaqada, wasaq is badelka ay ka dhex dhaceyso.

vinblastine *n.* daawo ka hortagta unugyada tarma, isbadiya. Waxaa loo adeegsadaa cuduka kasarka, gaar ahaan kan ku dhaca unugyada dhiiga. waxaa loo qaataa sida irbada (duro, mudo) oo kale. waxay keentaa lalabo, matag, shuban iyo cadaadis ay ku qabato laf dhuuxa abuura unugyada dhiiga jirka. *waxaa kale oo loo yaqaanaa* **Velbe.**

vinca alkoloid kooxo daawo iskudhis ah oo ka hortagta taranka unugyada, taasoo loo adeegsado daaweeynta cudurada kasarka gaar ahaan, nooca ku dhaca dhiiga iyo qanjirada jirka. waxaa kamid ah *vinblastine, vincristine* iyo *vindesine.*

Vincent's angina cirrid dil-dillac.

vincristine *n.* daawo loo adeegsado daaweeynta kansarka, nooca ku dhaca xubnaha dhiiga iyo qanjirada sameeya waxyaabaha jirka difaaca. *Waxaa kale oo loo yaqaanaa* **Oncovin.**

vindesine *n.* fiiri *(eeg)* vinblastine, vincristine.

VIP (vasoactive intetinal peptide) borootiin ka soo baxa unugyada beer yareha, kaasoo hadii uu jirka ku bato sababa, shuban daran.

vipoma *n.* buro ku dhacda unugyada beer yareha, taasoo ku dhaliso inay si xad dhaaf ah u soo saaraan borootiin, jirka si xad dhaaf u ugu dhaliya shuban daran.

viral pneumonia jeermis jirro daran ku dhaliya xubnaha sanbabada, kaasoo ka dhasha fayrus ku dhaca xubnaha neefmarka jirka, iyo kan keena hargabka. waxaa astaan u ah madax xanuun, qandho, murqo xanuun iyo qufac qaaxo la soo tufo. Waxaa daawo u ah in bukaanka daryeel wanaagsan la siiyo iyo in la adeegsado daawooyinka jeermiska dila.

virology *n.* cilmiga sayniska quseeya jeermiska iyo fayruska nool oo aan isha qaban karin.

virus *n.* jeermis, fayrus noole il-ma'arag ah oo awood u leh in ay is abuuraan, is badiyaan, marka ay ku jiraan unugyda jirka gudahooda. oo marka ay banaanka jiraan, ma'ahan wax ficilkaas sameeynkara, waxay keliya oo ay isu badinkaraan unuga gudahiisa. Waxay ka kooban yihiin, bu' taxane ah oo hiddo wade iyo aasiidhka caawiya leh. waxay dhib gaarsiiyaan dhirta, xoolaha iyo il-ma'aragtada kale ee nool. Fayruska waxay sababaan cuduro badan oo qaarkood halis noqon kara iyo kuwa dabacsan oo dhib kale keenin, waxaa kamid ah jirrada hargabka, qabowga, busbuska, jadeecada, xiiq dheerta. iyo kuwa halis ah oo aan laga soo noqon karin sida, aaydhiska. Badanaa waxaa loo adeegsadaa daawooyin dila, laakin waxaa aad wax uga tara, tallaal adeegsiga joogtada loo sameeyo.

vitamin *n.* fiitimiin, nafaqo jirka u baahan ah oo uusan caadi u sameeysan karin. kaasoo in yar oo kamid ah ay anfaceyso koritaanka iyo caafimaadka jirka, waana wax aad muhiim ugu ah jirka. fiitimiinada waxay u kala baxaan laba qeybood oo kala ah, kuwa biyo ku milme ah iyo kuwa cadiin iyo baruur ku milma. fiitimiinada biyaha ku milma waxaa kamid ah, fiitimiin B iyo fiitimiin C. kuwa cadiinta iyo baruurta ku milma waxaa kamid ah fiitimiinada A, D, E, K. hadii ay jirka ku yaraadaan, waxay sababi karaan jirrooyin dhaliya xaalado halis ah. Sida lafo xanuunka, dhiig yarida iyo caqli iyo garaad yari.

vitamin A fiitimiin cadiinta iyo baruurta ku milma, oo laga helo cuntada xoolaha ka timaada, gaar ahaan caanaha, ukunta qeybteeda cad iyo beerka xoolaha, waxaa kale oo laga helaa khudrada iyo dhirta qaarkeed, sida salad iyo karootka, kuwaasoo muhiim ugu koritaanka jirka iyo araga indhaha. Hadii fiitimiin A, uu jirka ku yaraado waxaa dhasha xaaladaha ah in araga habeenkii daciifo, taasoo horseeda in indhaha la beelo gabigooda iyo koritaanka jirka oo hoos u dhaca.

vitamin B kooxo fiitimiino aan isku dhis aheyn, laakin laga wada helo cunto isku mid ah, sida beerka xoolaha iyo caanaha. Dhamaan waxay u wada shaqeeyaan, si falgal de-dejiye wada jir ah.

vitamin B$_1$ nooc kamid ah kooxo fiitimiin B isku si u shaqeeya, laakin aan isku dhis aheyn. Waxay wax taraan xuubabka jirka neefsigooda waxaana laga helaa, beerka, ukunta iyo caanaha xoolaha. Waxaa maalintii loo baahan yahay inuu jirka helo 1.7mg. fiitimiin B ah.

vitamin B$_6$ nooc kamid ah kooxaha fiitimiin B, waxay u wada shaqeeyaan falgal de-dejiye wada shaqeeya. Waxaa laga helaa cuntada badankeeda. sidaa daraadeed inuu jirka ku yaraado lama arkin, oo waa dhif qof uu ku yaryahay fiitimiinka noocaan ah.

vitamin B$_{12}$ nooc kamid ah kooxaha fiitimiin B, oo shaqadoodu quseeyso falgal de-dejiye wada jir ah, noocaan waxay ku hawl leeyihiin sameeynta iyo soo saarka aasiidhka bu'da unugyada, aad ayuu muhiim ugu yahay jirka, gaar ahaan unugyada tarma, hadii uu jirka ku yar yahay waxaa dhacda, dhiig yari halis ah oo sababta shaqo yareenta xubnaha iyo dareen wadka jirka. Waxaa si caadi ah looga helaa beerka xoolaha, kaluunka (malaay) iyo ukunta, waxaana loo baahan yahay inuu jirka helo maalintii 1.2mg oo noocaan fiitimiin ah.

vitamin C fiitimiin biyaha ku milma oo sun ka hortag ah, wuxuu aad wax ugu taraa xuub sal u ah dhamaan unugyada jirka oo idil iyo gidaarada unugyada. Hadii uu jirka ku yaraado waxaa dhalata, ilko iyo cirrid burbur. Waxaana aad looga helaa miraha dhirta la cuno iyo khudrada, waxaana maalintii loo baahan yahay in jirka uu helo 30mg oo fiitimiin C ah.

vitamin D cadiin iyo baruur ku milme fiitimin ah, oo macdanta ka soo qaada mindhicirka oo islamarkaana ku keydiya lafaha jirka. fiitimiin D aad ayuu jirka muhiim ugu yahay, laba nooc ayuu ku dhashaa. Dhirta caleemaheeda oo qoraxda (cadceeda) ku dhacdo. Iyo qoraxda (cadceeda) oo si toos ah jirka ugu dhacdo. hadii uu jirka ku yaraado waxaa dhasha jirrooyin halis ah oo kamid ah laf xanuun iyo laf qallooc. Taasna waxay ku timaadaa, in aan si fiican loo qaadan cuntada uu fiitimiin D ku jira ama aan la helin qorax (cadceed) ku filan jirka. waxaa laga heli karaa beerka xoolaha, kaluunka (malaay) iyo dhir saliida laga sameeyo. In yar oo kamid ah fiitimiinkaan ayaa jirka ku filan, maxaa yeelay aad ayuu sun u yahay, hadii uu jirka ku bato dhibaatooyin aad halis u ah ayuu leeyahay, sidaa daraaddeed waxaa loo baahan yahay in qiyaas yar la isticmaalo oo aan leyska badinin.

vitamin E kooxo fiitimiino hab dhiskooda kiimiko isku dhis ah, oo heysta walax la dagaala sunta iyo baruurta soo weerarta xuubabka unugyada jirka. wax walba oo la cuno ayaa laga helaa noocaan fiitimiin, gaar ahaa saliida laga sameeyey khudaarta, ukunta iyo subaga rootiga la marsado, sidaa daraaddeed inuu jirka ku yaraado lama arkin.

vitamin K fiitimiin cadiinta iyo baruurta ku milma, oo lama nooc ku dhasha, mid dhirta ka dhasha iyo mid xoolaha ka yimaada. wuxuu aad muhiim ugu yahay beerka jirka in uu yeesho xinjiro, taasoo ah arin muhiim ugu ah dhiiga xinjiro yeelashadiisa, si dhiig bax uusan u dhalan, wuxuu kale uu aad u caawiyaa dhamaan xinjiraha jirka. in uu fiitimiinkaan yaraado lama arag, maxaa yeelay jeermiska ayaa keena sidaa daraaddeed si caadi ah ayey ugu nool yihiin gudaha mindhicirka oo khudaarta iyo hilibka xoolaha ayaa laga helaa.

vitellus *n.* ugxaan ama dheecaanka cad ee ukunta.

vitiligo *n.* xaalad maqaar cadcad ah oo u badan dadka madow, inkastoo dadka kale ay ku dhici karto, laakin waa xaalad lagu arko dadka madow maqaarkooda. Waa jirro jirka uu la dagaalamo wixii difaaci lahaa oo si gooni ah u soo weerara. Waxaa dadka noocaan ah lagu caawiyaa kareemooyinka qoraxda karka laga marsado, badanaa waxaa loo arkaa in ay daawo u tahay arinkaa.

vitreous humour dheecaanka jiid-jiidma ee ka danbeeya bikaaca (birta) ee isha.

vitrectomy *n.* qaliin lagu soo bixiyo dhamaan dheecaanka jiid-jiidma ee ka gadaaleeya bikaaca (birta) madow ee isha.

vocal cords laba xuub oo laab-laaban oo ku yaal labada gees oo dhuunta. Wuxuu leeyahay dalool gadaal isaga dhegan u ogolaada hawo inay dhexmarto. Waxaa xakuma hawada dhexmareysa oo dhawaaq gariir iyo luxid ka abuurma hadalka iyo dhaawaaqa kale ee ka soo baxa afka sameeya. Micno kale hadii loo yeelo waa xuubka hadalka qofka abuura.

volar *adj.* calaacasha gacanta ama cagta lugta.

voluntary admission bukaan iskii u gala isbataalada dadka waalan lagu daaweeyo.

voluntary muscle *fiiri (eeg)* striated muscle.

volvulus *n.* calool maruujis. Xubnaha dheef shiidka oo isku xer-xerma, kaasoo hoos u dhigi kara dhiig wareega jirka, gaar ahaan ubucda iyo unugyadeeda oo aan dhiig ku filan gaarin, taasoo sababta in uguyada ubucda oo dhan dhaawac la qurmaan. Waxaa laga yaabaa in xaaladaan ay iska baanato, laakin hadii ay tani dhici weyso waxaa haboon in qaliin lagu saxo cilada jirta.

vomer *n.* 1. maal hunqaacid, dhib dhuunta ka jiro daraaddeed ama kansarka dhuunta oo sababa daraaddeed. 2. unug ama dalool maal ka jirta. Badanaa waxaa lagu arkaa sanbabka.

vomit *vb.* matagid, hunqaacid.

vomiting *n.* matag, hunqaaco, ficilka calool ayey sameeyso, marka ay soo celineyso wixii gala.

von hippel-lindau disease jirro dhaxal ku timaada, taasoo ah in burooyin ku dhaca unugyada dareen wadka maskaxda ay ka danbeeyaan boogo halis ah oo ka soo baxa kellida iyo beer yareha, waxay kale oo xubnah isha ku dhaliyaan buro halis ah oo indho beel keenta, kansarka kelliyaha iyo maqaarka bar ka soo saarka.

von recklinghausen's disease jirro hoormoono qanjiro maskaxda ku yaala ay si xad dhaaf u soo daayaan, kaasoo jirka ku dhaliya inuu lumiyo macdanta lafaha xooga u yeesha. taasoo lafaha ka dhigta kuwo aad u qafiif ah oo jabka u sahlan. Waxaa kale oo uu hoormoonkaan xad dhaafka ugu bata jirka sababaa dhagaxyada gala kellida.

von rossen's sign *fiiri (eeg)* congenital dislocation of the hip.

von Willebrand's disease jirro dhaxal ah oo dhiig bax joogta ah keenta. Waxaa loo maleeyaa in ay ka danbeeyso, walax dhiiga xinjiro u yeela ay jirka ku yar yihiin, taasoo ka timaada in waxyaabah jirka difaaca noqdaan wax ku soo laabta jirka, inta ay wax kale ka difaaci lahaayeen.

vulva *n.* dhamaan xubnaha taranka dumarka (siil, farji) banaankiisa, kaasoo ka kooban, laba faruur, bushimo oo hilib-hilib ah (kuwaasoo loo yaqaan faruur weyn iyo faruur yar) oo ku waregsan daloolka siilka, farjiga iyo kaadi mareenka, soo gaaro ilaa kintirka ay ka daboolaan. (fiiri masawirka hoose)

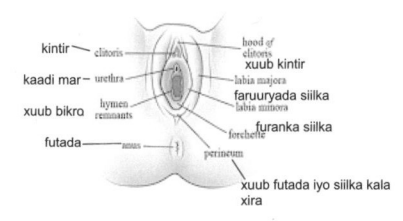

kintir — clitoris
kaadi mar — urethra
xuub bikro — hymen remnants
futada — anus
hood of clitoris
xuub kintir
labia majora
faruuryada siilka labia minora
furanka siilka forchette
perineum
xuub futada iyo siilka kala xira

vulva (Siil, Farji horaadkiisa banaan)

vulvectomy *n.* qaliin lagu gooyo xubnaha siilka banaanka ku yaal, sida faruuryada siilka, kintirka iwm. waxaa badanaa loo sameeyaa dhibaatooyin yaryar oo xubnahaas ku dhaca, sida burada aan dhibka laheyn. Waxaa kale oo loo sameeyaa si qurxin ah oo faruuryada lagu yareeyo. cudurada halista ah oo uu kamid yahay kansarka, kaasoo ku dhici karo xubnaha banaanka ku yaal oo idil.

vulvitis *n.* barar iyo cuncun xad dhaaf ah oo ku dhaco siilka, farjiga.

vulvovaginitis *n.* xanuun, barar iyo cuncun lagu arko siilka, farjiga.

W

waiting list saf suge, diiwaan magacyo lagu qoro, kuwaas oo ah bukaano sugaya in isbataal la jiifiyo, si loo daaweeyo ama loo qalo. Waxay ku xirantahay hadba sida loo kala dhib weyn yahay, oo hadii bukaanka uu yahay mid qaba cuduro halis ah oo nafta qatar gelin kara, wuxuu takhtarka awoodaa inuu soo si deg-deg ah safka loogu hormariyo bukaankaas. Waxaa la tixgeliyaa hadba sida ay u kala fudud yihiin daaweeynta cudurada.

warfarin *n.* daawo xinjirada dhiiga u diida. Waxaa loo adeegsadaa daaweeynta dhiig xinjiroobiida, gaar ahaan in dhiiga xididada u mara wadnaha ay xinjiro yeeshaan iyo sanbabada oo xinjiro yeesha. afka ayaa laga qaataa, dhibka ugu weyn ee aay daawadaan keento waxay tahay dhiig bax, gaar ahaan ka imaada cirridka iyo xuubabka salka u ah unugyada jirka. waxa kale oo loo adeegsadaa in lagu dilo jiirka, doolliga guryaha gala.

wart *n.* roqor, feex, kuus yar oo aan dhib keenin oo maqaarka jirka ka soo kor baxa. Waxaa keena jeermis noole il-ma'arag ah oo jirka gala gaar ahaan u badan faraha gacanta korkooda. Waxaa kaloo jira nooc cagaha lugta lagu arko, kuwaas ah kuwo aad u adag. badankood waa wax iska dhamaada. Waxaa kale oo jira kuwa ku dhaca xubnaha taranka (siilka iyo guska), laakin waxaay ku yimaadiin cudurada laga qaado galmada (wasmada), dumarka ayaana u daran oo waxa uu isku badelli karaa kansarka ilma galeenka iyo agagaarkiisa. Daawada u roon, si caadi ah ayaa looga heli karaa farmashiyeha, marnaba qaliin looma adeegsado.

Warthin's tumour (adenolymphoma) buro ka soo baxda xuubabka qanjirada candhuufta sameeya.

waterbrash n. candhuuf, calyo afka ka buuxsanta daqiiqad walba. waxay ugu badantahay markay lalabo iyo calool walaaq la socoto.

waterhouse friderichsen syndrome dhiig bax daran oo ka yimaada qanjiro ku yaal kellida korkeeda, oo shaqadoodu tahay in isku dheelitiraan hoormoonada jirka, ayagoo ku dhiig baxa maqaarka gudahiisa. Waxaa dhaliya jeermis qanjiradaas gala.

Weber's test hab maqal baarid ah, kaasoo loo adeegsado in wax maqalka dhegta heerka uu gaarsiisan yahay lagu baaro. Waxaa foolka lagu dhejiyaa qalab dhawaag ruxma oo kor u kaca daqiiqad walba, oo labada dheg isku si u maqla, hadii dhegaha midkood aysan wax maqal (dhegool laga yahay) maqalka saaran foolka ee ruxma guuxiisa si aad ah ayey u maqasaa.

wegener's granulomatosis jirro ka dhalata in dheecaanada jirka difaaca ay noqdaan kuwo cudur jirka ku dhaliya, taasoo si toos ah ugu dhacdo daloolada sanka neeftu marto, sanbabada iyo kelliyaha. Dheecaanka oo xiidmo iniinyo oo kale isugu xeran ayaa isugu taga xubnahaas. Hadii la daaweeyn aad ayey halis u tahay oo geeri sababi kartaa. Waxaa loo adeegsadaa daawooyin waqti dheer la qaato si loo koontoroolo iyo xanuun yareeye noocyo kala duwan isugu jira.

werdnig-hoffmann disease jirro dhaxal ah oo ku dhacda ilmaha marka ay dhashaan ilaa ay lix bilood ka gaaraan, taasoo ah in unugyada laf dhabarka iyo dareen wadkooda ay dhintaan, taasoo sababta in murqaha noqdaan kuwo aad daciif u ah, gaar ahaan kuwa wejiga iyo hab dhiska neefmarka isku dhex daataan. Ilmaha xaaladaan ku dhasha ma gaaraan 20 bilood, waa dhintaan, wax daawo ahna looma haayo. Waalidka ilmaha dhala waano iyo daryeel ayaa loo fidiyaa, maxaa yeelay xaaladaan waa mid ku dhalata dhaxal, sidaa daraadeed waxaa dhici karta in ilmaha danbe oo ay dhali doonaan lagu arko ciladaan oo kale.

wernicke's encephalopathy xaalad isu buuq iyo maskax isku dhexyaac ah oo wehliya in murqaha indhaha ay cuuryaanimo noqdaan. Waxaa keena jirka oo ku yaraada fiitimiin B_1 waxaana badanaa lagu arkaa dadka aalkolada caba, joogtana u mataga. Waxaa daawo u ah in la siiyo fiitimiinka noocaan ah cunto iyo daawo ay ku jiraan.

Wertheim's hysterectomy qaliin aan sahlaneyn oo banaanka la soo saaro dhamaan xubnaha taranka dumarka, sida ilma galeenka, tuubbooyinka ugxaanta marta, xuubka abuurta ugxaanta ilmaha ka abuurmaan, qeybta kore ee siilka iyo seedka isku haya. cudurka kasarka oo ku dhaca daraadeed.

Westren blot analysis xirfad baarid ah oo loo adeegsado in lagu kala saaro borootiin isku qasan markii laga qaado. Waxaa lamid ah xirfadaha kale ee loo yaqaan *Northern blot analysis, Southern blot analysis.*

wheeze n. guux, hiif aan caadi aheyn oo laga maqlo, xabbadka marka takhtarka uu ku jiro baarid, asagoo iticmaalaya qalabka uu dhegta gashado, ama dhegtiisa uu ku maqli karo asagoon adeegsan wax qalab ah. badanaba guuxaan, hiifkaan wuxuu ku dhashaa marka xubnaha hawo marka ay ciriiri noqdaan, gaar ahaan marka ay jiraan cudurada neefta, xiiqda iyo cudurada sanbaba.

whiplash injury dhaawac, jug ku dhacda seedka, ricir (lafaha lafdhabarka sameeya) xariga laf dhabarka iyo xididada dareerwadkada ku yaal agagaarka qoorta. Badanaaba waxay ku timaada shil aan la fileyn daraadeed, sida shil baabuur (shil gaari). Waa xaalad aad halis u ah oo cuuryaanimo ama geeri sababi karta.

whipple's disease jirro dhif ah, oo raga lagu arko. Taasoo ah marka jirka dheefshiidka cuntada dhameeyo, mindhicirka uusan awoodin inuu ka nafaqo baxsado. waxaa qofka ka muuqata nafaqo daro, midabka maqaarka oo isbadella iyo lafo xanuun, gaar ahaan isgalka lafaha. Badanaa waxaa lagu daaweeyaa jeermis dile muddo la isticmaalo.

whipple's triad xaalad halis ah oo sedex arin oo qatar ah hal mar isku timaada, taasoo ah in warwareer suuxdin la socdo, dhidid iyo cunto la'aan iyo sonkorto oo si xad dhaaf ah hoos u dhacda ay isku jir qofka ugu dhashaan. Waxaa daawo u ah in sonkorta dhacday kor loo soo qaado, qofka sonkor la siiyo.

whipworm gooryaan jeermis keena, oo ku nool mindhicirka weyn. ukuntiisa ayaa saxarada soo raacda, kadib dadka waxay jeermiska ka qaadaan isticmaalka biyaha saxarada ku jiraan. ukunta waxay ku dhex dhalataa mindhicir yareha, kadib waxay u guurtaa mindhicirka weyn, taasoo ay ku korto kuna weynaato.

white blood cell *n.* unugyada dhiiga cadcad. *fiiri (eeg)* leucocyte.

white leg *fiiri (eeg)* thrombophlebitis.

white matter xiidmo dareen wade ah, oo ku jira bartamaha dareen wadeyaasha maskaxda. midabkooda wuxuu shabbahaa midab gaduud (casaan) xigeen ah, aad ayeyna muhiim ugu yihiin shaqooyinka maskaxda.

WHO *fiiri (eeg)* World Healthy Organization.

whoop qufax qux dheer leh oo dheecaan la socda. Waa astaanta lagu garto qiix dheerta.

Whooping chough qiix dheer, cudur jeermis ka dhasha, oo badanaa lagu arko ilmaha inta ay yaryihiin. Waxaa sababa jeermis ku dhaca xuubab sal u ah habdhiska neefmarka jirka. jeermiska marka jirka galo muddu 1 ilaa 2 asbuux kadib, waxaa billaabata qandho, qufac iyo cunto cunida oo laga suulo. qufaca wuxuu isu badellaa mid joogta ah oo qiix dheer noqda, kadib waxaa soo raaca neefta oo ilmaha ku dhegta taasoo dhalisa qiix dheerta. waxaa kale oo la socda dhiig bax ka yimaada sanka iyo afka, kadib matag yimaada oo qufaca la socda, xaaladaan waxay jirtaa muddo ilaa laba asbuuc ah, cunugana wuxuu yahay mid aad u jirran oo cudurka dadkale qaadsiin kara. waxaa badanaa loo adeegsadaa tallaal looga hortago cudurkaan, oo marwalba jirradaan la arko tallaalka ayaa hor istaaga.

windigo *n.* dhalanteed qof iska dhaa-dhac siiyo in uu isku badellay dadka, dadka cunna. Sheeko mala-awaal ah oo lagu tilmaama inay jiraan dad, dadka cunna oo ku nool waqooyiga ameerika, kuwaasoo asalkoodu ahaa dad hindiyaan ah.

windpipe *n. fiiri (eeg)* trachea.

wisdom tooth gows caqliyeed. Sedex gows oo ka soo baxa ilkaha afka meesha ugu danbeysa, badanaa dadka markay gaaraan 20 jir dumarka ayaana u badan.

withdrawal *n. (la xiriira cilmi nafsiga)* jirro waali horseeda, oo bukaanka ka fogaada dhamaan wixii agagaarkiisa ka dhow. Wuxuu aad ugu mashquulaa inuu caqligiisa ka reebo wixii xiiso leh ee maskaxda ku fakarto. Waxay takhaatiirta ku tilmaamaan qofkaan inuu yahay qof waali ku soo socoto.

Wolff-Parkinson White syndrome xaalad lagu dhasha oo ah, in garaaca wadnaha uusan caadi aheyn. Taasoo sababta in mowjadaha uu bixiyo ay kala duwan yihiin, si khalad ahna u muuqdaan. waxaa sababa cilad ku jirta dariiqa u dhaxeeya xididada iyo halbowlaha wadnaha. taasoo si cad ah loogu arko calaamadaha QRS ee wadne garaaca muujiyo.

womb *n. fiiri (eeg)* uterus.

woolsorter's disease *fiiri (eeg)* anthrax.

word blindness *fiiri (eeg)* alexia.

World Health Organization (WHO) ururka caafimaadka aduunka. Kaasoo u furan in wadankasta uu qayb kamid ah noqon karo, ayadoo la tixraacayo sida wadanka uu u ilaaliyo caafimaadkiisa iyo sharciyada uu ku xaliyo xaaladkasta oo quseeysa cudurada iyo daaweeyntooda. Ururkaan caafimaad waxay ku shaqo leeyihiin uruurinta cudurada gaar ahaan jeermiska faafa, daaweeyntooda iyo waano siinta wadan walba sida loola xaajoodo, iyo tababar siinta dadka caafimaadka ka shaqeeya gaar ahaan wadamada faqiirka ah ee kamid ah ururkaan.

worm *n.* gooryaan. Noocyo badan ayey leeyihiin, oo isugu jira, kuwo fidsan, dhaadheer iyo kuwo isku laab-laaban. Waxay ka wada siman yihiin, dhamaantood ma'lahan wax lugo ah.

wormian bone mid kamid ah lafo yaryar oo ku yaal lafta madaxa (baso).

wound *n.* dhaawac, dillaac, jug gaarta xubnaha jirka, gaar ahaan meel la arki arko.

wrist *n.* curcur, jalaqley. Meesha gacanta dhudhunkeeda iyo lafta faraha heysa iska galaan.

wrist drop cuuryaanimo ku dhacda muruqa curcurka, jalaqleyda gacanta isku haya, taasoo keenta inay curcurka ka laalaado dhudhunka gacanta. Waxaa dhaliya dhaawac gaaray dareen wadaha mas'uulka ka dhaqdhaqaaqa gacanta, kaasoo ka dhalan kara cadaadis lafaha gacanta ya saaraan dareen wadkaas.

Wuchereria *n.* cayayaan yaryar oo gooryaanada dhaadheer kamid ah, oo jirrooyin halis ku dhaliya dadka. Waxay ku nool yihiin weelalka dheecaanada jir difaaca maraan. kuwooda yaryar waxay maalintii iska buuxiyaan sanbabada jirka, habeenkiina u guura dhamaan xididada dhiiga. halkaasoo ay u yihiin siddeyaalka cudurka ay dhaliyaan.

X

xamoteral *n.* daawo loo isticmaalo wadno xanuunka joogtada ah, waxaa laga qaataa afka. Waxay keeni kartaa madax xanuun, warwareer, murqo xanuun iyo korka oo nabro ka soo baxa.

xanthaemia (carotenaemia) *n.* midabka jaalaha (huruuda) oo si xad dhaaf ah loogu arko dhiiga, ka dib markii ay badato cunida khudrada, sida karootada iyo yaanyada.

xanthelasma n. dabar jaalle ah oo si isla eg oo isku egna uga soo baxa wareega baalasha indhaha. Caadi ayaa loogu arkaa dadka waaweyn wax dhib ah ma lahan, laakiin mararka qaarkood waxey leedahay xanuun yar oo ku yimaada sida cadiin, baruur yar oo meesha fariisata oo u baahan in wax laga qabto.

xantho *horgale*; tilmaama midabka jaallaha (huruuda).

xanthochromia *n.*jirka oo midabka jaallaha (huruuda) yeesha. tusaale: marka uu jiro cudurka cagaarshowga (indho caseeye).

xanthoma *n.* meelo yaryar oo ad-adag oo midab jaalle ah (huruud) yeesha. badanaa waxey ka timaadaa cadiinta (baruurta) jirka gasha oo burburi weyda, aad ayey u badan tahay meelaha jirka ay ka soo baxaan sida jilbaha, xusulada iyo seedaha.

xanthomatosis *n.* meelo badan oo jirka ka mid ah oo midab jaalle (huruud) ah yeesha, fiiri(eeg) xanthoma.

xanthopsia *n.* xaalad wax walba oo ay isha aragto ay u muuqdaan midab jaalle (huruud) ah. Waxaa loo maleeyaa in sun isha gaartay ay ka danbeyn karto.

X chromosome hiddo wade shaqsinimo ah oo tilmaama lab iyo dhedig labadaba. Dumarka waxay heeystaan laba X X. ragana waxey heeystaan X Y. hiddo wadeyaasha aad

ayey muhiim ugu yihiin baarida caafimaad. cudurada qaarkood waxa dhaliya hiddo wade khaldama.

xeno *horgale*; tilmaama; ka duwan, wax aan la aqoon ama kor socod ah.

xenodiagnosis *n.* hab lagu baaro jeermis jirka ku jira, taasoo ah in la adeegsado noole il-ma'arg kamid ah kuwa sidda jeermiska la baarayo, kaasoo loo ogolaado inuu dhiiga ka dhuuqo bukaanka looga cabsi qabo inuu jirrada jeermiska dhaliyey qaba, hadii noolaha uu noqdo mid jeermis ka qaada bukaanka, waxaa la ogaanayaa in bukaanka uu yahay mid u jirran jeermiska looga cabsi qabay, islamarkaa waxaa loo diyaariyaa sidii looga daaweeyn lahaa. inkastoo baaridaan ay tahay mid aan faa' ido laheyn oo faraha laga qaaday isticmaalkeeda.

xenophobia ka baqdin, ka cabsi qab xad dhaaf ah oo laga baqdo, cabsado qof cusub, ama kor socod.

xenopsylla *n.* cayayaano ama xayawaano aad u yaryar oo 40 nooc oo kala duwan leh. Badankood waxay ku nooliyihiin wadamada kulul, inkastoo qaar kamid ah lagu arko wadamada qabow. Waxaa kamid ah gooryaanka iyo doolliga (jiirka).

xero- *horgale;* tilmaama; meel qaleel ah, xaalad qalalan.

xeroderma *n.* jirro dhaxaleed dabacsan oo ah mid maqaar qaleel iyo cuncun leh, taasoo loo arko in ay tahay mid dhib yar oo u badan dadka waayeelada.

xerophthalmia *n. fiiri (eeg)* keratomalagia.

xeroradiography *n.* raajo ku soo baxda warqad (xaashi) qalalan oo si gooni ah loogu talagalay. Badanaa waxaa loo isticmaalaa marka la baarayo cudurka kansarka naasaha.

xerosis *n.* indho qaleel, isha oo aan laheyn biyaha ilinta ka dhalata. Xaaladaan waa mid aan aheyn wax caadi ah oo ka dhalata xuubka salka u ah bikaaca (birta) isha oo aad u adkaada, sidaa daraadeed qaleel noqda.

xerostomia *n. fiiri (eeg)* dry mouth.

xiphi- (xipho-) *horgale;* tilmaama; habdhiska iyo is qaabeeynta feeraha iyo lafahooda tan ugu hooseeysa.

308

xiphisternum *fiiri (eeg)* xiphoid process.

xiphoid process (**xiphoid cartilage**) lafaha feeraha tan ugu hooseeysa oo weli carjaw ah inta ay ka weynaaneyso, taasoo isku badesha laf waqtiga qofka da' dhexe gaaro, inta ka horeeysa ma ahan mid kamid ah lafaha feerta. *Waxaa lamid ah cartilage, xiphistrenum.*

X-rays *n.* raajo. Shucaac ileysees aad u quwad ballaaran, mowjadahiisana yihiin kuwa gaa-gaaban oo awood u leh ifka maatarka. Waxaa loo isticmaalaa baarida cudurada iyo daaweeyntooda. Taxadir weyn ayaa loo baahan yahay markii la isticmaalayo, maxaa yeelay shucaaceeda aad ayuu qatar u geliyaa dadka iyo wixii nool.

xylene (**dimethylbenzene**) *n.* dareere loo adeegsado in la dhex geliyo ama la mariyo xubno lagu baaro qalabka il-ma'aragtada lagu fiiriyo.

xylometazoline *n.* daawo isku cadaadisa xididada dhiiga, wax tarkeedana yahay mid dhaqsi ah qotona dheer. Waxaa loo adeegsadaa daaweeynta sanka la xirma hargabka.

xylose *n.* sonkor dabiici ah oo lagu qaso nafaqo unugyada wax tarta. Waxaa laa adeegsadaa baarida shaqooyinka mindhicirka.

Y

Yag laser qalab shucaaca ileyska if quwad badan leh oo loo isticmaalo qaliinka yar iyo goynta xubnaha jirka qaarkood, sida indhaha.

yawning *n.* halaaqo, hamaansi.

yaws (**pain, framboesia**) *n.* cudur jeermis ka dhasha oo lagu arko wadamada kulul, wuxuu u badan yahay meelaha wasaqda badan oo nadiifku ku yar yahay. waa jeermis halis ah oo jirka dil-dillaaciya, gaar ahaan lugaha, cagaha, gacmaha iyo wejiga, xanuun xad dhaaf ahna leh. Waxaa laysaga qaadaa taabashada la taabto dad qaba cudurka ama dharka laysla isticmaalo. Waxaa daawo u ah isticmaalka daawooyinka jeermiska dila.

Y chromosme hiddo wade u gaar ah raga, dumarka ma heystaan. Waxaa la rumeysan yahay inuu yahay hiddo wadeha keena raganimada.

yeast *n.* khamiir (qamiir).

yellow fever cudur jeermis ah laga qaado ama ay soo gudbiyaan nooc kamid ah kaneecada, taasoo u badan wadamada kulul gaar ahaan afrika iyo waqooyiga qaarada ameerika. Cudurka wuxuu wax gaarsiiyaa unugyada beerka iyo kellida. astaanteeda waxaay ku xiran tahay sida uu cudurka u kala daran yahay. waxaase kamid ah qar-qar (dhaxan, qabow) madax xanuun, qandho, matag, calool adeeg, kaadi yaraan, dhabar iyo lugo xanuun. Waxaa jira noocyo halis ah oo geeri sababa. Badanaa waxaa looga hortaga isticmaalka tallaalka. Daaweeynteedana waxaa ku haboon nafaqo siin.

yellow spot *fiiri (eeg)* macula.

yohimbine *n.* daawo loo adeegsado daaweeynta dhiig karka, dareenka kacsiga xooga badan (hiyi kac) iyo koontoroolka walwalka leh cabsida badan, waxaa kale oo loo adegsadaa in lagu daaweeyo dadka kacsiga iska waayo.

yolk (**deutoplasm**) *n.* walax dareere ah oo aad u nafaqo iyo borootiin badan, cadiina leh, kaasoo ka hooseeya ugxaanta dumarka una gooni ah in ay nafaqo siiyaan uur jiifka.

yolk sac (**vitelline sac**) xuub sida kiish oo kale u sameeysan, kaasoo caawiya maalmaha ugu horeeya uur jiifta caloosha gasha. Waxaa kale oo loo maleeyaa in ay tahay meesha ay ka nafoqo qaataan iyo halka ugu horeeysa ee unugyada dhiiga gaduudan (cas) ka soo abuurmaan.

Z

zalcitabine *n.* daawo loo adeegsado in ay yara dheeyrayso nolosha dadka qaba cudurka aaydhiska, waxay lamid tahay ficilada iyo wax tarka daawada loo yaqaan *Dadanosine*. Afka ayaa laga qaataa, waxay dhalinkartaa boogta caloosha, dhaawacyo gaarsiiso dareenwadka maskaxda, nabro yaryar oo korka ka soo yaaca, lalabo, matag iyo madax wareer.

zantac *n. fiiri (eeg)* ranitidine.

309

zein *n.* borootiin laga helo galleyda.

zidovudine *n.* daawo loo isticmaalo daaweeynta cudurka aaydhiska iyo dhibaatooyinka kale uu la yimaado. Waxay daawadaan horistaagtaa faafida cudurka uu ku faafi karo jirka, laakin ma'ahan mid daaweeysa cudurka. Afka ayaa laga qaataa, waxaa caadi u ah in ay keento lalabo, madax xanuun, hurdo la'aan iyo in ay dhibaato gaarsiiso laf dhuuxa dhiiga jirka abuura. *Waxaa kale oo loo yaqaanaa* **Retrovir.**

zinc oxide *n.* daawo loo isticmaalo daaweeynta dhibaatooyinka maqaarka kore ee jirka. sida kareemada oo kale ayaa jirka la mariyaa.

zinc sulphate *n.* isku dar-dar loo isticmaalo daaweeynta macdanta jirka ku yar. Afka ayaa laga qaataa. *Waxaa kale oo loo yaqaanaa* **Z Span Spansule, Solvazinc.**

zinc undecenoate (zinc undecylenate) daawo isku dar-dar ah oo loo adeegsado jeermisyo badan oo noole il-ma'arag ah oo dhib u keena maqaarka jirka iyo xubnaha taranka.

Zollinger-Ellison syndrome cudur dhifdhif ah oo dheecaanada caloosha si xad dhaaf ah u soo baxaan, taasoo sababta in buro lagu arko beer yareha ama noqda mid aad u weynaada. Waxay sababtaa shuban badan iyo in la arko boog caloolaad badan oo jirka ka soo baxda. Waxaa daawo u ah in la gooyo burada hadii aysan aheyn mid dhib weyn leh.

zone pellucida xuub ku dahaaran wareega ugxaanta dumarka iimaha ka abuurmaan, wareegaasoo ah meesha hal shahwo (biyaha) ay ka gasho marka bacriminta ugxaanta dumarka dhaceyso.

zoo- *horgale;* tilmaama; xoolaha ama xayawaanada.

zoonosis *n.* cudur jeermis sababa oo ku dhaca xoolaha, kaasoo dadka ay ka qaadi karaan.

zoophilism *n.* dad jecel in ay xoolaha ama xayawaanka u tagaan (la galmoodaan).

zoophobia *n.* ka cabsi, ka baqdin xoolaha ama xayawaanada si xad dhaaf ah.

zygoma *n. fiiri (eeg)* zygomatic arch, zygomatic bone.

zygomatic arch (zygoma) laf qallooc toosan ama siman leh oo ku taal wejiga, meesha ka hooseysa indhaha iyo labadeeda geesood.

zygomatic bone lafta wejiga ee ku taal labada gees ee daanka korkooda.

zygote *n.* ugxaan la bacrimiyey, marka ugxaanta dumarka iyo shahwada (biyaha) raga is qabsadaan, inta aysan yeelan bu'da.

zygotene *n.* marxalada labaad ay uguxda iyo shahwada is qabsadey maraan, taasoo ah marka hiddo wadeha ay isu qeybiyaan labalaba.

zym- (zymo-) *horgale;* tilmaama; 1. falgal dedejiye. 2. Khamiirin.

zymogen *n.* fiiri *(eeg)* proenzyme.

zymology *n.* barashada cilmiga sayniska quseeya khamiirka iyo hab khamiirinta.

zymolysis *n.* hab khamiireeyn ama falgale la dheef shiido.

zymotic disease magac hore oo loo yaqiinay cudur lays qaadsiin karo oo loo maleeyo in laga helo jeermis ku jira waxyaabaha la khamiiriyo.

310